F.H. Mader · H. Weißgerber

Allgemeinmedizin und Praxis

Springer
*Berlin
Heidelberg
New York
Barcelona
Hongkong
London
Mailand
Paris
Tokio*

F. H. Mader   H. Weißgerber

Allgemeinmedizin und Praxis

Anleitung in Diagnostik und Therapie
Mit Fragen zur Facharztprüfung

4. vollständig überarbeitete und erweiterte Auflage

Mit 182 Abbildungen, 105 Tabellen, 48 Übersichten
und 22 Farbbildern

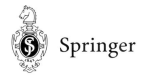

Springer

Dr. med. Frank H. Mader
Facharzt für Allgemeinmedizin
Lehrbeauftragter für Allgemeinmedizin
an der Technischen Universität München
Talstraße 3
93152 Nittendorf
Deutschland

Dr. med. Herbert Weißgerber
Facharzt für Allgemeinmedizin
Badearzt, Sportmedizin
Römerstraße 41
93077 Bad Abbach
Deutschland

Übersetzt ins Bulgarische

Übersetzt ins Polnische

ISBN 3-540-41716-8 Springer-Verlag Berlin Heidelberg New York

ISBN 3-540-64479-2   3. Auflage Springer-Verlag Berlin Heidelberg New York

Die Deutsche Bibliothek – CIP-Einheitsaufnahme

Mader, Frank H.: Allgemeinmedizin und Praxis : Anleitung in Diagnostik und Therapie ; mit Fragen zur Facharztprüfung / Frank H. Mader ; Herbert Weißgerber. – 4., überarb. Aufl. – Berlin ; Heidelberg ; New York; Barcelona ; Hongkong ; London ; Mailand ; Paris ; Tokio : Springer, 2002
   ISBN 3-540-41716-8

Dieses Werk ist urheberrechtlich geschützt. Die dadurch begründeten Rechte, insbesondere die der Übersetzung, des Nachdrucks, des Vortrags, der Entnahme von Abbildungen und Tabellen, der Funksendung, der Mikroverfilmung oder der Vervielfältigung auf anderen Wegen und der Speicherung in Datenverarbeitungsanlagen, bleiben, auch bei nur auszugsweiser Verwertung, vorbehalten. Eine Vervielfältigung dieses Werkes oder von Teilen dieses Werkes ist auch im Einzelfall nur in den Grenzen der gesetzlichen Bestimmungen des Urheberrechtsgesetzes der Bundesrepublik Deutschland vom 9. September 1995 in der jeweils gültigen Fassung zulässig. Sie ist grundsätzlich vergütungspflichtig. Zuwiderhandlungen unterliegen den Strafbestimmungen des Urheberrechtsgesetzes.

Springer-Verlag ist ein Unternehmen der BertelsmannSpringer Science+Business Media GmbH
http://www.springer.de

© Springer-Verlag Berlin Heidelberg 1993, 1995, 1999, 2002
Printed in Germany

Die Wiedergabe von Gebrauchsnamen, Warenbezeichnungen usw. in diesem Werk berechtigt auch ohne besondere Kennzeichnung nicht zu der Annahme, daß solche Namen im Sinn der Warenzeichen- und Markenschutzgesetzgebung als frei zu betrachten wären und daher von jedermann benutzt werden dürften.

Produkthaftung: Für Angaben über Dosierungsanweisungen und Applikationsformen kann vom Verlag keine Gewähr übernommen werden. Derartige Angaben müssen vom jeweiligen Anwender im Einzelfall anhand anderer Literaturstellen auf ihre Richtigkeit überprüft werden.

Satz: Goldener Schnitt, Sinzheim
Druck und buchb. Verarbeitung: Offizin Andersen Nexö Leipzig

Gedruckt auf säurefreiem Papier   SPIN: 10749622   22/3130 – 5 4 3 2 1 0

Gewidmet
Robert N. Braun

Wem sonst?

Geleitwort zur 1. Auflage

Erwin Liek schrieb 1926 in seinem vielbeachteten Buch „Der Arzt und seine Sendung" über die Erlebnisse und Erkenntnisse eines neugebackenen praktischen Arztes.

Noch am Tage seines Staatsexamens trat Liek seine erste Vertreterstelle in einem Dorf bei Tilsit an. Über seine erste Sprechstunden berichtet er und erinnert sich dabei an die Bewährung im Examen und an die glänzend logische Epikrise seines internistischen Falles.

„Nun kam es anders als ich erwartete. Was kam, sah ganz anders aus als die sauberen Fälle der Klinik. Nichts von Tuberkulose, nichts von Typhus, nichts von Herzfehlern, sondern ein altes Weiblein mit Kreuzschmerzen, ein zweites mit Magenbeschwerden, der dritten tat alles weh. Trotz aller Anstrengungen gelang es mir nicht, anstelle dieser verschwommenen Beschwerden eine exakte klinische Diagnose zu setzen. Jeder aber wollte vor allen Dingen wissen, was ihm fehlte."

Erst langsam entwickelt man Techniken und Routinen, die es ermöglichen, die tägliche Arbeit zu bewältigen. Mit ein paar gezielten Fragen lernt man das Beschwerdebild, das in keinem Lehrbuch steht, zu umgrenzen, mit einigen gezielten Handgriffen werden objektive Zeichen mehr ausgeschlossen als festgestellt, das Ganze erhält ein klinisches oder selbstgeprägtes Etikett – Karteiblatt und Krankenschein verlangen das ja obligatorisch – dann wird die Verordnung getätigt und schon erscheint der nächste Patient. Natürlich gibt es auch täglich bei Neuzugängen ganz klare Entscheidungen, bei vielen Verletzungen, bei klassischen Infektionen, bei gut sichtbaren Affektionen oder bei einem der großen klar abgesetzten Krankheitsbilder. In der Masse der Fälle muß man die Diagnostik irgendwo zwangsläufig, aber auch mit gutem Grund abbrechen. Es überwiegt das Einfache, das Banale, und doch muß der „praktische Arzt" bei 999 Banalitäten und Bagatellen, wenn man so will, genauso aufmerksam sein wie beim tausendsten Fall, der ein abwendbar gefährlicher Krankheitsverlauf ist.

Ähnliche Erkenntnisse haben wohl Robert N. Braun zu seinen Forschungen veranlaßt und seine Statistiken der Beratungsergebnisse der täglichen Praxis und sein Verteilungsgesetz begründet.

Einer seiner begabtesten Schüler, Dr. med. Frank Mader, hat das Lehrbuch „Allgemeinmedizin und Praxis" auf Braunschen Erkenntnissen aufgebaut. Er und sein Nachbarkollege, Dr. med. Herbert Weißgerber, behandeln das umfangreiche Gebiet Allgemeinmedizin orientiert an den Symptomen, die der Patient täglich in der Allgemeinpraxis präsentiert.

Die beiden Fachärzte für Allgemeinmedizin, Mader und Weißgerber, haben ein wichtiges praxisorientiertes Buch geschrieben, dem ich eine weite Verbreitung wünsche.

Mainz-Finthen, im März 1993 *Professor Dr. med. Benno König*
ehem. Präsident der Deutschen Gesellschaft
für Allgemeinmedizin (DEGAM)

Vorwort zur 4. Auflage

Die Gesellschaft benötigt eine lebensbegleitende, alle gesundheitlichen Dimensionen des Menschen umfassende, wissenschaftlich fundierte medizinische Grundversorgung. Diese muß wirtschaftlich sein und auch die soziale Dimension der Heilkunde im Auge haben. Die Allgemeinmedizin erfüllt diese Forderung und trägt daher sehr wesentlich die soziale Sicherheit bei Erkrankungsfällen in der Bevölkerung.

Die einschlägige, fachspezifische Literatur, die solchen komplexen Ansprüchen genügt, ist verstreut und im übrigen rar. Das schier unüberschaubare Schrifttum aus dem spezialistischen Bereich wiederum orientiert sich an der klassischen klinischen Krankheitenlehre und eignet sich daher nur bedingt dazu, dem Kollegen Anleitungen für das Arbeiten an der ersten ärztlichen Linie zu geben.

Beide Autoren dieses Buches arbeiten seit über 25 Jahren in großen Praxen auf dem Lande und sind seit 18 Jahren Fachprüfer für Allgemeinmedizin in der Bayerischen Landesärztekammer sowie Moderatoren in der Seminarweiterbildung für angehende Allgemeinärzte in verschiedenen Landesärztekammern. Beide arbeiten seit Jahren mit Freude und Engagement in der universitären medizinstudentischen Ausbildung. Aus diesen Erfahrungen heraus wagten sie mit ihrem Buch 1993 den Versuch, in die spezifische problemorientierte Diagnostik und Therapie unter den Bedingungen der täglichen Praxis einzuführen.

Keinem Arzt ist es möglich, das gesamte gesicherte Wissen der spezialistischen Bereiche zu überschauen. Die Autoren haben sich daher bemüht, bestimmte Aspekte davon, soweit sie für die Belange des Praxisalltags relevant sind, zusammenzufassen und mit den berufstheoretischen Grundlagen der Allgemeinmedizin zu verknüpfen.

Diese Verbindung soll den Medizinstudenten an die angewandte Heilkunde heranführen. Sie wird ferner dem in der Weiterbildung zum Facharzt für Allgemeinmedizin stehenden Jungarzt den Sprung von der Klinik in die Praxis erleichtern. Dem zur Weiterbildung ermächtigten Praxisinhaber werden Hilfen in der Schulung seiner ärztlichen Mitarbeiter an die Hand gegeben. Der langjährig niedergelassene Arzt wird seine Erfahrungen bestätigt finden.

Dieses Buch ist kein „allgemeinmedizinisches Kochbuch". Es kann auch nicht Aufgabe eines Lehrbuches für Allgemeinmedizin sein, über allgemeines medizinisches Grundlagenwissen zu informieren und für jede Frage eine Antwort parat zu halten; gleichwohl werden eher unbekannte und in der Literatur verstreut liegende Sachverhalte ausführlich dargestellt, soweit sie für die tägliche Allgemeinpraxis relevant sind.

Die Autoren hoffen, daß dieses Lehr- und Lernbuch mit dazu beiträgt, Wissenschaft und Praxis der Allgemeinmedizin in Deutschland weiter zu institutionalisieren und die Grundzüge der Qualitätssicherung und Qualitätskontrolle in den Hausarztpraxen zu verankern.

Nittendorf und Vichtenstein,　　　　　　　　　　　　　　　　　　　　　　　　*F.H. Mader*
Bad Abbach, im Mai 2001　　　　　　　　　　　　　　　　　　　　　　　　　*H. Weißgerber*

Einleitung zur 4. Auflage

Ein Buch, das sich auf die häufigsten Fälle konzentriert, die an den Allgemeinarzt im unausgelesenen Krankengut herankommen, hat mit der Beschränkung zu kämpfen: Immerhin sind in der weltweiten Literatur zwischen 40.000 und 60.000 Krankheiten und Syndrome beschrieben; dazu gibt es eine unüberschaubar große Zahl von uncharakteristischen Kombinationen und atypischen Verläufen. Mit all diesen Krankheitsereignissen muß ein Allgemeinarzt grundsätzlich rechnen. Im langjährigen Praxisdurchschnitt begegnen ihm rund 300 regelmäßig häufige verschiedene Entitäten; im Laufe seines Praxislebens wird er mit rund 3500 unterschiedlichen Vorkommnissen konfrontiert. Darüber hinaus muß er auch die nicht weniger wichtigen, allerdings raren abwendbar gefährlichen Verläufe (AGV) in seine Überlegungen einbeziehen.

Die meisten der 300 regelmäßig häufigen Beratungsergebnisse wurden nicht nach dem üblichen Stellenwert, den sie für den Kliniker besitzen, in das Buch aufgenommen, sondern nach der Häufigkeit ihres Vorkommens in der Allgemeinpraxis.

Die Allgemeinmedizin ist eine eigenständige ärztliche Funktion und Gegenstand einer spezifischen Grundlagenforschung. Ihre Ausübung basiert sehr wesentlich auf dem von den Spezialfächern geschaffenen Wissen über Krankheiten und Syndrome. Während die Verfasser in der allgemeinmedizinischen Diagnostik wiederholt auf die seit über 25 Jahren bewährten „Diagnostischen Programme" zurückgreifen konnten, mangelt es noch an entsprechenden Standards für die allgemeinmedizinische Therapie. Im Hinblick auf diese Funktion war es daher das Ziel der Autoren, ihre eigenen langjährigen Praxiserfahrungen mit dem derzeitigen Wissen der Spezialisten zusammenzuführen.

Seit dem 1.1.2000 wurde in Deutschland die bisherige 3jährige Weiterbildungszeit mit einer 240stündigen Seminarweiterbildung durch eine obligate 5jährige Weiterbildung in Klinik und Praxis mit einer nur noch 80stündigen Seminarweiterbildung abgelöst. Erstmals umfaßt die Weiterbildung für den Allgemeinarzt jetzt auch einen Abschnitt in der Kinderheilkunde. Diesem Umstand trägt das Buch bereits Rechnung durch die verstärkte Hereinnahme von Beratungsproblemen, die Kinder und Jugendliche in der Hausarztpraxis betreffen (z. B. Adipositas bei Kindern, Angst und Depression, Jugendgesundheitsuntersuchung, Wachstumsperzentilen).

Rasch war die 3. Auflage dieses Buchs vergriffen, die 2. Auflage der polnischen Ausgabe befindet sich in Vorbereitung. Das Buch wurde für die 4. Auflage völlig neu bearbeitet und um über 50 Abbildungen, Tabellen und Übersichten erweitert, wobei noch stärkerer Wert auf Brauchbarkeit und direkte Umsetzbarkeit gelegt wurde. Die vielzitierte Explosion des medizinischen Fachwissens seit der 3. Auflage 1999 verspürten auch die Autoren: So fanden zahlreiche neue Stichwörter von Alzheimer-Erkrankung, diabetischem Fuß, Refluxösophagitis, Reizdarmsyndrom, Sexueller Mißbrauch bis zu Tuberkulosetests und Thromboembolieprophylaxe Eingang in Form von Aktualisierungen, Korrekturen oder Erweiterungen. Unmittelbar vor Drucklegung konnten noch die jüngsten Impfempfehlungen der STIKO in voller Länge berücksichtigt werden.

Neben dem schulmedizinischen Wissen wurden vermehrt auch psychologische und sozialmedizinische Aspekte im Arzt-Patienten-Verhältnis einbezogen, die Arbeitswelt des Betroffenen, die Aktivitäten im Laienbereich, naturheilkundliche Erkenntnisse, die Langzeitbetreuung, Familienmedizin, aber auch die langjährigen eigenen Praxiserfahrungen.

Ein solchermaßen konzipiertes Handbuch empfiehlt sich sowohl für den medizinstudentischen Unterricht, zur Vorbereitung auf das medizinische Staatsexamen in der Allgemeinmedizin, v. a. auch als Vorbereitungslektüre zum Prüfungsgespräch in diesem Fach. Am Ende eines jeden der 12 Hauptkapitel (Teil B) findet sich ein umfangreicher Textteil mit verschiedensten Fragen und Überlegungen in der Form von „Zusatzfragen" befaßt.

In den 12 Abschnitten „Thematik des Fachgesprächs" soll sich der Kandidat anhand der dort aufgeführten Fragen in systematischer Weise mit den einzelnen Beratungsergebnissen auseinandersetzen. Durch diesen Aufbau der Fragenkataloge kann der Prüfungskandidat ebenso wie der fortbildungsinteressierte Arzt seinen Wissensstand kontrollieren und ggf. durch die entsprechende Literatur gezielt ergänzen. Zum schnellen Auffinden der Prüfungsfragen wurden die betreffenden Seiten augenfällig markiert. Das Sachwortverzeichnis ist besonders umfangreich, detailliert und durch mehrfache Indizierung zugriffsgerecht für den täglichen Praxisgebrauch. Beibehalten wurde das bewährte alphabetische „Verzeichnis der Präparate und Arzneistoffe (INN)", das farblich hervorgehoben ist.

Für den Prüfer soll das Buch ein Hilfsmittel darstellen, den Kandidaten nicht nur subjektiv, sondern auch objektiv zu beurteilen. Die Verfasser stellen sich vor, daß der Kandidat durch den Prüfer mit einem in den Tabellen aufgeführten regelmäßig bzw. nicht regelmäßig häufigen Krankheitsbild konfrontiert wird, das er anhand der vorformulierten Fragen und Zusatzfragen selbständig abhandeln soll.

Zu danken haben die Autoren dieser 4. Auflage wiederum zahlreichen Kollegen sowie den Mitarbeitern im Springer-Verlag: den Herren Dr. med. Max-Hubertus Allert, Dr. med. Gerhard Bawidamann und Dr. med. Jochen Manz. Besonders gedankt für ihre ausführliche Hilfestellung sei Prof. Dr. med. Bernd Krönig, Dr. med. Andreas Rauschenbach und Dr. med. Peter Gründahl; ferner gilt unser Dank Herrn Lothar Picht (Copy-Editing) und Herrn Hinrich Küster (Lektor Fachbuch Medizin) im Hause Springer. Für die geduldige und professionelle herstellerische Betreuung haben wir uns auch bei dieser Auflage bei Herrn Rainer Kusche (Goldener Schnitt) erneut aufs nachdrücklichste zu bedanken. Einmal mehr haben wir unseren Dank abzustatten bei Frau Maria Schmidmeier für die fleißige und gewissenhafte Textverarbeitung sowie bei Frau Alexandra Moosburger für die zügige Abwicklung der umfangreichen Korrespondenz, Koordination und Kommunikation. Besonders wertvoll waren für die Autoren die zahlreichen Anregungen und Hinweise aus dem Leserkreis.

Nittendorf und Vichtenstein, *F.H. Mader*
Bad Abbach, im Mai 2001 *H. Weißgerber*

Einleitung zur 3. Auflage (Auszug)

Der „Mader/Weißgerber" gehört inzwischen zum Standardwerk für den Medizinstudenten in der allgemeinmedizinischen Vorlesung und für den Assistenzarzt in der Weiterbildung in Klinik und Praxis zum Facharzt für Allgemeinmedizin.

Die wohl wesentlichsten Änderungen gegenüber der Vorauflage ergeben sich für den Inhalt, was dessen fachliche Aktualisierung und thematische Erweiterung betrifft: so wurden die einzelnen Fällestatistiken durch die Hereinnahme der jüngsten Zahlen von H. Danninger für die Jahre 1991-1996 fortgeschrieben; dadurch kann sich der Leser über die Entwicklung der Fälleverteilung in der Allgemeinmedizin im deutschsprachigen Raum (Österreich, Schweiz) und in Frankreich (Paris) informieren.

Der Lehrstoff ist so ausgelegt, daß er sich an den Anforderungen des Instituts für Medizinische und Pharmazeutische Prüfungsfragen (IMPP) für das 2. medizinische Staatsexamen orientiert. Für die Medizinstudenten in der Vorbereitung auf das 3. medizinische Staatsexamen im Fach Allgemeinmedizin, vor allem aber für die Assistenzärzte, die sich der Facharztprüfung im Gebiet Allgemeinmedizin unterziehen, bieten sich weiterhin die bewährten „Fragen und Zusatzfragen" im Rahmen der 12 Kapitel „Thematik des Fachgesprächs" an.

Vichtenstein,
Bad Abbach, im Frühjahr 1999

F.H. Mader
H. Weißgerber

Einleitung zur 2. Auflage (Auszug)

Seit Drucklegung der Erstauflage hat sich in Deutschland die berufspolitische Situation der Allgemeinmedizin erheblich gewandelt. Während einerseits die Ärztekammern vielen als Praktischer Arzt niedergelassenen Kollegen die Möglichkeit angeboten hatten, im Rahmen einer Facharztprüfung die Bezeichnung „Facharzt für Allgemeinmedizin" zu erwerben, trat zugleich ab Januar 1994 eine dreijährige Weiterbildungspflicht in der Allgemeinmedizin mit einer 240stündigen Seminarweiterbildung in Kraft.

Die 2. Auflage orientiert sich bereits an dem offiziellen „Kursbuch Allgemeinmedizin" der Bundesärztekammer und der Deutschen Gesellschaft für Allgemeinmedizin (DEGAM), worin die Lehr- und Lernziele für die theoretischen Weiterbildungskurse im Fach Allgemeinmedizin nach den Richtlinien zur (Muster-)Weiterbildungsordnung der Bundesärztekammer festgeschrieben sind.

Die ICD-Klassifikation, die ab dem 1.1.1996 für die niedergelassenen Vertragsärzte definitiv verbindlich ist, findet bereits in ihrer 10. Fassung Anwendung für die 300 häufigsten Beratungsprobleme.

Klingenbrunn/Bay. Wald, im Frühjahr 1995

F.H. Mader
H. Weißgerber

Einleitung zur 1. Auflage (Auszug)

In seinem Aufbau orientiert sich das Buch an der Häufigkeit der einzelnen Erkrankungsfälle (= „Beratungsergebnisse"), wie sie vom Pionier der Praxisforschung, Univ.-Prof. Dr. med. Robert N. Braun, seit 1944 beobachtet, systematisiert und fortgeschrieben wurden. Ein Blick in diese Tabellen ermöglicht es jedem Praxisanfänger, rasch und ziemlich genau zu ersehen, was ihn an Berufsarbeit erwartet. Der länger tätige Arzt wiederum wird erkennen, daß sich die Häufigkeiten der Beratungsergebnisse in diesem Buch mit seinen eigenen in der Praxis vergleichen lassen – vorausgesetzt, es wird die von Braun geschaffene Fachsprache in der Fällebezeichnung („Kasugraphie") zugrunde gelegt.

Vielleicht kann das Werk dazu beitragen, daß alle, die sich der Allgemeinmedizin verschrieben haben, das eigene Wissen und die eigene Funktion fortlaufend überprüfen, um als Facharzt für Allgemeinmedizin auf höchstmöglichem Niveau zu arbeiten.

Dieses Buch konnte nur durch den ungebrochenen Elan des akademischen Lehrers Robert N. Braun vorangebracht werden. Seiner scharfsinnigen und fördernden Kritik, vor allem aber seiner unermüdlichen Feinarbeit verdanken die Autoren sehr viel.

Nittendorf *F.H. Mader*
Bad Abbach, im Februar 1993 *H. Weißgerber*

Inhaltsverzeichnis

A Theorie

1	Die Grundlagen der Allgemeinmedizin	3
1.1	Regelmäßigkeit der Fälleverteilung	3
1.2	Zweidimensionale Systematik	14
1.3	Beratungsursache (BU), Beratungsergebnis (BE), Klassifizierung und Diagnose	15
1.4	Fachsprache, Kasugraphie	18
1.5	Abwendbar gefährlicher Verlauf (AGV)	18
1.6	Abwartendes Offenlassen	18
1.7	Unausgelesenes Krankengut	19
1.8	Zeitfaktor	19
1.9	Gesundheitspolitischer Rahmen	19
1.10	Beratungsmedizin	19
1.11	Konzept Allgemeinmedizin	20
1.12	Zusammenfassung	20

B Praxis

1	Uncharakteristisches Fieber (UF), Afebrile Allgemeinreaktion (AFAR), Luftwegekatarrhe, Tonsillitis	25
1.1	Prozeßgerechte Klassifizierung	25
1.2	Uncharakteristisches Fieber (UF)	26
1.2.1	Fachsprache, Berufsjargon und Laienausdrücke	26
1.2.2	Erregernachweis	27
1.2.3	Verläufe	28
1.2.4	Bettlägerigkeit und Hausbesuch	28
1.2.5	Höhe der Körpertemperatur	29
1.2.6	Subjektives und objektives Befinden	29
1.2.7	Wochenlange Temperaturerhöhungen	29
1.2.8	Nicht mehr uncharakteristisch	30
1.2.9	Qualitätskontrolle am Beispiel des Fieber-Programms	30
1.2.10	Management	31
1.3	Afebrile Allgemeinreaktion (AFAR)	32

1.4	Afebriler Husten	33
1.4.1	Intuitive primäre Diagnostik	33
1.4.2	Verschlimmerung	33
1.4.3	Symptomgruppe „Bronchitis"	33
1.4.4	Keuchhusten	34
1.5	Halsschmerzen	34
1.5.1	Tonsillitis	34
1.6	Heiserkeit	35
1.7	Schnupfen	35
1.7.1	Inanspruchnahme des Arztes	35
1.7.2	Verlauf	35
1.8	Kombinierte Luftwegekatarrhe	35
1.9	Kruppbilder	36
1.10	Fieberkrampf	37
■	Thematik des Fachgesprächs	38
2	**Myalgien, Neuralgien, Arthropathien, Kreuzschmerzen, Neuritiden**	**43**
2.1	Berufstheoretische Überlegungen	43
2.1.1	Fachsprache am Beispiel Kreuzschmerzen	44
2.2	Myalgien und Neuralgien	46
2.2.1	Kasugraphie	46
2.2.2	Polyneuropathiebilder und Engpaßsyndrome	47
2.2.3	Örtliche Diagnostik	48
2.2.4	Exklusion	49
2.2.5	Fibromyalgisches Syndrom	50
2.2.6	Therapie	50
2.3	Arthropathien und Periarthropathien	51
2.3.1	Kasugraphie	51
2.3.2	Therapie ohne „Diagnose"	52
2.4	Kreuzschmerzen	52
2.4.1	Präsentation der Symptome (Patientenklage)	53
2.4.2	Wurzelreizsyndrome	53
2.4.3	Lumbago	54
2.4.4	Programmierte Diagnostik	55
2.4.5	Chronische Rückenschmerzen	57
2.4.6	Psyche und Haltung	58
2.4.7	Führung des Patienten	59
2.5	Arthrosis deformans	59
2.6	Chronische Polyarthritis	60
2.7	Monarthropathie mit Erguß	62
■	Thematik des Fachgesprächs	63
3	**Pyogene Infektionen der Haut und ihrer Anhangsgebilde**	**69**
3.1	Kennerschaft	69
3.2	Erregernachweis in der Praxis entbehrlich	70
3.3	Impetigo	70

3.4	Abszesse, Furunkel, Karbunkel, Follikulitis, Parulis	70
3.5	Akne	71
3.6	Infektionen im Hand- und Fußbereich	71
3.6.1	Unerforschte Kompetenzen der Fachgebiete	71
3.6.2	Panaritium, Paronychie	72
3.6.3	Unguis incarnatus	74
3.7	Mastitis	74
3.8	Lymphadeniten	74
3.9	Angulus infectiosus, Hordeolum, Fisteleiterungen	75
3.10	Spritzenschädigung, Spritzenabszeß	76
■	Thematik des Fachgesprächs	78
4	**Verletzungen**	**81**
4.1	Aufklärung und Dokumentation	81
4.2	Häufigkeit	82
4.3	Insektenstiche	82
4.4	Kontusion, Distorsion	83
4.4.1	Distorsio pedis	83
4.4.2	Muskel- und Sehnenverletzungen	85
4.4.3	Kniegelenkverletzungen	85
4.5	Gelenkerguß, Hämatom	86
4.6	Biß- und Stichverletzungen	86
4.7	Verbrennungen, Verbrühungen	87
4.8	Hautwunden	87
4.8.1	Primärer Wundverschluß	88
4.8.2	Kontraindikationen	88
4.8.3	Fremdkörperverletzungen	89
4.9	Frakturen	89
4.9.1	Rippenbruch	89
4.9.2	Stürze auf die Hand	90
4.9.3	Schlüsselbeinbruch	91
4.10	Innere Verletzungen mit und ohne Fraktur	92
4.11	Schädelverletzungen	92
4.11.1	Commotio cerebri	92
4.11.2	Fallstrick „Vollrausch"	92
4.11.3	Forensische Überlegungen	92
4.12	HWS-Distorsion	93
■	Thematik des Fachgesprächs	95
5	**Andere Beschwerden und Erkrankungen in der Thoraxregion, Hypertonie, Schwindel, Beinödeme, Hypotonie, periphere akute Kreislaufinsuffizienz**	**99**
5.1	Hausärztliche Langzeitbetreuung	100
5.2	Herzinsuffizienz	100
5.2.1	Häufigkeit	100
5.2.2	Kasugraphie	100
5.2.3	Linksherz- und Rechtsherzinsuffizienz	100

5.2.4	Akute und chronische Herzinsuffizienz	101
5.2.5	Diagnostik	101
5.2.6	Therapie	102
5.3	Koronare Herzkrankheit (KHK)	102
5.3.1	Symptomatik	102
5.3.2	Diagnostik	102
5.3.3	Therapie	102
5.4	Herzinfarkt	105
5.4.1	Prä- und poststationäres Management	106
5.4.2	Plötzlicher Herztod	106
5.5	Funktionelle Herzbeschwerden	107
5.6	Herzrhythmusstörungen	107
5.7	Hypertonie	109
5.7.1	Hohe Prävalenz	109
5.7.2	Meßtechnik	111
5.7.3	Normwerte für den Blutdruck	113
5.7.4	Hochdruckbehandlung	113
5.7.5	Hypertensive Notfälle	115
5.8	Uncharakteristischer Schwindel	116
5.8.1	Berufstheoretische Überlegungen	116
5.8.2	Obligate Programmierte Diagnostik	116
5.8.3	Charakteristischer Schwindel und M. Menière	118
5.8.4	Gleichgewichtsprüfungen	119
5.8.5	Befreiungsmanöver	120
5.9	Asthma bronchiale	121
5.9.1	Strategien in Diagnostik und Therapie	122
5.9.2	Anfall und Notfall	122
5.9.3	Emphysem	122
5.10	Pneumonische Bilder	123
5.10.1	Abwartendes Offenlassen	123
5.10.2	Kliniker und Praktiker	123
5.10.3	Vorgehen im Praxisalltag	124
5.11	Bronchitis asthmatica und COPD	124
5.12	Lungentuberkulose	125
5.13	Operierte Herzen	126
5.14	Hypotonie	127
5.15	Akute Kreislaufinsuffizienz	128
■	Thematik des Fachgesprächs	129
6	**Andere charakteristische und uncharakteristische Beschwerden und Krankheitszeichen in der abdominellen Region**	**137**
6.1	Erbrechen	138
6.1.1	Vermutungen und Befürchtungen des Patienten	138
6.1.2	Kontaktfragen und Standardrepertoire des Arztes	138
6.1.3	Erbrechen als Leitsymptom	139
6.2	Durchfall	139
6.2.1	Durchfall bei Kindern	140
6.2.2	Säuglingsdyspepsie	141

6.3	Sonstige Abdomenopathien	141
6.4	Blut am/im Stuhl	141
6.4.1	Hämorrhoiden	141
6.4.2	Okkulte Blutung	143
6.4.3	Kolitische Bilder	144
6.4.4	Früherkennung des kolorektalen Karzinoms	144
6.5	Bauchkrämpfe	144
6.5.1	Nabelkoliken bei Kindern	144
6.5.2	Bauchschmerzen bei Erwachsenen	145
6.5.3	„Typische" Ausstrahlung als Fallstrick	145
6.5.4	Epigastralgien	146
6.5.5	Krämpfe im Oberbauch	146
6.5.6	Beschwerden in Speiseröhre, Magen und Zwölffingerdarm	147
6.6	Appendizitische Bilder	148
6.6.1	Kontrolliertes Zuwarten	148
6.6.2	Atypische Beschwerden	149
6.6.3	Gedanken zur Einweisung	149
6.7	Hernien (Bauchwandbrüche)	149
6.7.1	Nabelhernien im Säuglingsalter	150
6.7.2	Leistenhernien bei Kleinkindern	150
6.8	Oxyuriasis	150
6.9	Obstipation	151
6.10	Hepatopathien, Hepatitis und Zirrhose	152
■	Thematik des Fachgesprächs	156
7	**Andere Beschwerden und Erkrankungen der Haut**	**163**
7.1	Direkte Diagnostik als Minimum	164
7.2	Beobachtungen aus der Praxis	164
7.3	Ekzem	165
7.3.1	Nomenklaturprobleme	165
7.3.2	Stadien	166
7.3.3	Diagnostik	166
7.3.4	Therapie	167
7.4	Warzen	169
7.5	Ulcus cruris	170
7.6	Bläschen auf der Haut	171
7.6.1	Dyshidrotisches Ekzem	171
7.6.2	Herpes simplex	171
7.6.3	Herpes zoster	171
7.6.4	Bläschen im Mund	172
7.6.5	Hand-Fuß-Mund-Syndrom	172
7.7	Psoriasis vulgaris	172
7.7.1	Nicht immer ein „typisches Bild"	172
7.7.2	Tragfähige Arzt-Patienten-Beziehung	173
7.8	Zeckenstiche	173
7.9	Lipom, Atherom	174
7.10	Pruritus, Urtikaria	174
7.10.1	Uncharakteristischer Juckreiz	174

7.10.2	Nesselsucht	174
7.11	Rosazea	175
7.12	Erysipel	175
7.13	Pedikulose und Skabies	176
7.14	Bilder von Mykosen	177
7.14.1	Örtliche Routinen	177
7.14.2	Pilzbefund und Pilzkultur	177
7.14.3	Vorgehen nach brauchbaren Richtlinien	177
7.14.4	Vorgehen bei „Bildern von Krankheiten"	178
7.15	Haarausfall	178
7.16	Hautflecken und Hautveränderungen	179
7.16.1	Maligne Hauttumoren	179
7.16.2	„Schwarzer Krebs"	179
7.16.3	Zusammenarbeit mit dem Spezialisten	180
7.16.4	Beobachten – Operieren	181
7.17	Pityriasis versicolor und Pityriasis rosea	181
7.18	Lichen ruber planus	182
7.19	Keloid	182
7.20	Uncharakteristische Hautveränderungen	182
■	Thematik des Fachgesprächs	183
8	**Andere Beschwerden und Erkrankungen im Bereich von Nase, Ohren, Mund und Hals**	**193**
8.1	Otitis media acuta	193
8.1.1	Diagnostik	194
8.1.2	Therapie	194
8.1.3	Komplikationen	195
8.2	Otalgien	196
8.2.1	Patientenklage, Patientenmaßnahmen	196
8.2.2	Untersuchungsgang	196
8.2.3	Patientenführung	197
8.3	Otitis externa	197
8.4	Tubenkatarrh	197
8.5	Falsifizierung am Beispiel Ohrpfropf	197
8.5.1	Fallstrick Hörsturz	198
8.5.2	Ohrensausen	198
8.5.3	Schwerhörigkeit	199
8.6	Nasenbluten	201
8.7	Nasennebenhöhlenentzündungen	201
8.8	Adenotonsillarhyperplasie	202
8.9	Globusgefühl	203
■	Thematik des Fachgesprächs	204
9	**Andere Beschwerden und Erkrankungen im urogenitalen Bereich**	**209**
9.1	Psyche, Soma oder Psychosoma?	209
9.2	Fachsprache	210
9.3	Spezialist und Generalist	211

9.3.1	Ökonomische Zwänge	211
9.3.2	Rasches Beraten	212
9.3.3	Innere Prophylaxe	212
9.4	Urolithiasis und Bilder von Koliken	212
9.4.1	Intensität der Beschwerden	213
9.4.2	Stufendiagnostik	213
9.5	Blasen- und Nierenbeschwerden	214
9.5.1	Akute Zystitis	215
9.5.2	Pyelonephritis	215
9.5.3	Phytotherapie	216
9.6	Prostatahyperplasie	217
9.7	Prostatakarzinom	219
9.8	Enuresis nocturna	220
9.9	Blut im Harn (Hämaturie)	220
9.10	Phimose	221
9.11	Harninkontinenz	222
9.12	Urethritis	224
9.13	Hydrocele testis	225
9.14	Orchitis, Epididymitis	225
9.15	Leerer Hodensack	225
9.16	Sexualprobleme	226
9.17	Erkrankungen des weiblichen Genitales und der Brust	227
9.17.1	Klimakterische Beschwerden	228
9.17.2	Menstruelle Anomalien	230
9.17.3	Dysmenorrhö	230
9.17.4	Amenorrhö	230
9.17.5	Gravidität	233
9.17.6	Adnexitis	234
9.17.7	Benigne Adnexgeschwülste	235
9.17.8	Fluor	235
9.17.9	Portio-Erosion	235
9.17.10	Senkungen am Beckenboden	237
9.17.11	Abort	237
9.17.12	Myoma uteri	238
9.17.13	Kontrazeption	238
■	Thematik des Fachgesprächs	243
10	**Andere Beschwerden und Erkrankungen im Bereich der Augen**	**253**
10.1	Berufstheoretische Überlegungen	253
10.2	Uncharakteristische Konjunktividen	254
10.3	Verletzungen	255
10.4	Fremdkörper	256
10.5	Grauer Star (Katarakt), grüner Star (Glaukom)	257
10.5.1	Banalitäten als Herausforderung	257
10.5.2	Druckwerte	257
10.6	Refraktionsanomalien	257
10.6.1	Prüfung der Sehschärfe	258
10.6.2	Fehlsichtigkeit beim Kind	260

10.7	Schwellung der Lider	260
10.8	Glaskörpertrübung	260
10.9	Keratitis und Keratokonjunktivitis	260
10.10	Schielen (Strabismus)	260
■	Thematik des Fachgesprächs	262
11	**Andere Beschwerden und Erkrankungen im Bereich der Nerven und der Psyche**	**265**
11.1	Intuitive Diagnostik als Wagnis	265
11.2	Polymorphe, wahrscheinlich nichtorganische Beschwerden	266
11.2.1	Tabula diagnostica	266
11.2.2	Nervenzusammenbruch	266
11.3	Nervositas, Globus, Tic	267
11.4	Depressionen	268
11.4.1	Begriffsbestimmung	268
11.4.2	Symptomatologie	269
11.4.3	Begleitsymptome	269
11.4.4	Depressionen bei Kindern und Jugendlichen	270
11.4.5	Das ärztliche Gespräch	270
11.4.6	Psychopharmakotherapie	272
11.4.7	Selbstmordpläne: Potentiell abwendbar lebensbedrohlicher Verlauf	272
11.5	Alkoholismus	273
11.5.1	Stationäre Behandlung	274
11.5.2	Poststationäre Behandlung	275
11.6	Psychosen	275
11.6.1	Akute und chronische Formen	275
11.6.2	Schizophrenie	276
11.6.3	Demenzen	276
11.7	Neurosen	278
11.7.1	Angst und Angstkrankheiten	280
11.7.2	Ängste im Kindes- und Jugendalter	281
11.8	Apoplexie und Dekubitus	282
11.8.1	Ischämischer Insult	283
11.8.2	Hirnblutungen	284
11.8.3	Dekubitus	285
11.9	Epilepsiebilder	286
11.10	Parkinson-Krankheit	287
11.11	Multiple Sklerose	287
■	Thematik des Fachgesprächs	289
12	**Sonstige Beschwerden und Erkrankungen**	**295**
12.1	Diabetes mellitus	295
12.1.1	Rangverschiebung in der Statistik	296
12.1.2	Vermeintlich klassische Symptome	296
12.1.3	Verändertes Problembewußtsein	296
12.1.4	Diät	297
12.1.5	Diabeteskost: Zur Psychologie bei Arzt und Patient	299

12.1.6	Selbstkontrolle – Arztkontrolle	300
12.1.7	Diabetisches Fußsyndrom	302
12.2	Uncharakteristische Kopfschmerzen, Migräne	302
12.2.1	Situationshypothese	302
12.2.2	Fällestatistik	303
12.2.3	Klassifizierung von Symptomen	303
12.2.4	Intuition und Programmierte Diagnostik	303
12.2.5	Praktisches Vorgehen	304
12.3	Varizen	304
12.3.1	Überlappung der Fachgebiete	304
12.3.2	Patientenklage und Selbstmaßnahmen	306
12.3.3	Thrombophlebitis-Bilder	306
12.3.4	Phlebothrombose-Bilder	307
12.3.5	Beinkrämpfe	309
12.3.6	Arterielle Verschlußkrankheit, Extremitätenembolien	309
12.4	Schlafstörungen/Schlaflosigkeit (Agrypnie)	310
12.4.1	Tips zur Patientenführung	310
12.5	Bilder von Masern, Röteln, Varizellen, Mumps, Scharlach	311
12.5.1	Streptokokkenangina oder Scharlach?	313
12.5.2	Impfungen	314
12.6	Gewichtsveränderungen	316
12.6.1	Gewichtszunahme	316
12.6.2	Gewichtsabnahme	318
12.7	Fußübel und statische Beschwerden	319
12.7.1	Klavus	320
12.7.2	Kalte Füße	321
12.7.3	Senk- und Spreizfüße	321
12.7.4	Onychogryposis	322
12.7.5	Kalkaneodynie	322
12.7.6	Hallux valgus	322
12.8	Kropf und Schilddrüsenüberfunktion	323
12.9	Gutartige Neubildungen	323
12.9.1	Knoten in der Brust	324
12.9.2	Gynäkomastie	324
12.9.3	Lymphomata	324
12.10	Bursitis, Hygrom, Tendovaginitis, Ganglion, Epikondylitis	325
12.10.1	Bursitis acuta	326
12.10.2	Bursitis chronica	326
12.10.3	Hygrom	326
12.10.4	Tendovaginitis	326
12.10.5	Ganglion	327
12.10.6	Epikondylitis	327
12.11	Anämie	327
■	Thematik des Fachgesprächs	328

C Weiterbildung

1 Der Facharzt für Allgemeinmedizin 345

1.1 Geschichte der Weiterbildung 345
1.2 Inhalt des Fachgesprächs 346
1.2.1 Frageformen 346
1.2.2 Prüfungsfragen (Beispiele) 346
1.2.3 Hilfestellung für den Kandidaten im Prüfungsgespräch 359
1.3 Seminarweiterbildung Allgemeinmedizin 361

D Anhang

Farbtafel I 364
Farbtafel II 366
Farbtafel III 368
Farbtafel IV 370
Farbtafel V 372

Diagnostische Programme in der Allgemeinmedizin 373

Indikations- und Auffrischimpfungen der Ständigen Impfkommission (STIKO) am Robert Koch Institut (RKI) 378

Literaturverzeichnis 387

Sachwortverzeichnis 393

A Theorie

1 Grundlagen der Allgemeinmedizin

1.1 Regelmäßigkeit der Fälleverteilung
1.2 Zweidimensionale Systematik
1.3 Beratungsursache (BU), Beratungsergebnis (BE), Klassifizierung und Diagnose
1.4 Fachsprache, Kasugraphie
1.5 Abwendbar gefährlicher Verlauf (AGV)
1.6 Abwartendes Offenlassen
1.7 Unausgelesenes Krankengut
1.8 Zeitfaktor
1.9 Gesundheitspolitischer Rahmen
1.10 Beratungsmedizin
1.11 Konzept Allgemeinmedizin
1.12 Zusammenfassung

Die *Allgemeinmedizin* ist eine eigenständige ärztliche *Funktion* und *Gegenstand* einer spezifischen *Grundlagenforschung*. Ihre Ausübung basiert sehr wesentlich auf dem von den Spezialfächern geschaffenen Wissen über Krankheiten und Syndrome (R.N. Braun).

Die *Allgemeinpraxis* ist der schwierigste Beruf im Bereich der Heilkunde. Hier laufen die spezifische Diagnostik, Behandlung und Beratung durchschnittlich in wenigen Minuten ab, wobei jedoch im Bedarfsfall auf aufwendige technische Mittel zurückgegriffen werden kann.

Der angehende Arzt muß zunächst in die berufstheoretischen Grundlagen und dann in die Praxis der Allgemeinmedizin eingeführt werden. Hierin liegt die Aufgabe für die Wissenschaft von der Allgemeinmedizin ebenso wie für die praktische studentische Ausbildung und die ärztliche Weiterbildung.

1.1 Regelmäßigkeit der Fälleverteilung

Die Entwicklung zum *Fach Allgemeinmedizin* begann in den Jahren 1944/45 damit, daß der damalige Marburger Praktische Arzt Dr. med. Robert N. Braun anfing, die eigenen allgemeinärztlichen Tätigkeiten und Erfahrungen zu durchdenken.

Dabei dienten ihm zur Orientierung u.a. die fällestatistischen Resultate aus seiner Praxis. Die Regelmäßigkeiten, mit denen sich die ärztlichen diagnostischen Aufgaben im Berufsalltag stellten, erwiesen sich als grundlegend wichtig.

Das Phänomen war von ihm erstmals 1955 publiziert und als „*Fälleverteilungsgesetz*" bezeichnet worden [27]. Dabei ist „Gesetz" als „regelmäßiges Vorkommen" bzw. „regelmäßiges Verhalten wahrnehmbarer Dinge" zu verstehen.

Diese Regelmäßigkeit besagt:

„Menschen, die unter ungefähr gleichen Bedingungen leben, sind dem Faktor Gesundheitsstörung mit ungefähr gleichen Ergebnissen unterworfen. Ausgenommen davon sind Massengeschehen wie Seuchen und Katastrophen."

Obwohl das Fällematerial des Allgemeinarztes lediglich einen *Ausschnitt* aus der gesamten Morbidität betrifft, ist eine solche Verallgemeinerung statthaft. Wenn die unausgelesenen Ausschnitte, die der Allgemeinarzt sieht, in ihrer Zusammensetzung aber Gesetzmäßigkeiten aufweisen, dann muß das auch für das Gesamtmaterial (die Stammasse), d.h. für die gesamte Morbidität, gelten [39].

Die Regelmäßigkeit der Fälleverteilung läßt sich auch nachweisen durch den Vergleich der Fälle einer Praxis mit hohem und einer Praxis mit niedrigem Ausländeranteil in der Großstadt Berlin (Göpel in [102]).

Stellt man sich auf den Standpunkt, daß das Fälleverteilungsgesetz nicht nur für Österreich, sondern auch für Deutschland, die Schweiz, England, Frankreich und die USA gilt, muß der fehlenden einheitlichen Nomenklatur (vgl. „Fachsprache und Kasugraphie": A 1.4) die Schuld für den oftmals erheblich unterschiedlichen Rang in der Häufigkeit einzelner Beratungsergebnisse zugeschoben werden [69, 70, 149].

Tabelle 1.1. Beratungsergebnisse aus dem Unausgelesenen Krankengut des Schweizers P. Landolt-Theus (Stadtpraxis) der Jahre 1983-1988, aufgeschlüsselt nach durchschnittlichem Häufigkeitsrang und Häufigkeit in ‰ im Vergleich zu den Zahlen des Österreichers R. N. Braun (Landpraxis) der Jahre 1977-1980. Diese Statistik erfaßt nicht die Non-sickness-Kontakte (vgl. A 1.10). Für die Zwecke der Dokumentation zusätzliche Ausweisung der jeweiligen Beratungsergebnisse als Symptom (A), Symptomgruppe (B), Bild einer Krankheit (C) oder exakte Diagnose (D) (vgl. S. 15) sowie Klassifizierung der regelmäßigen BE nach ICD-10; Einordnung sämtlicher BE aus statistischen Gründen in die Fenster 1-12 der Zweidimensionalen Systematik (vgl. Tabelle 2, S. 16). Ab Rang 302 wird bei Landolt-Theus und ab Rang 289 bei Braun die 0,33‰-Marke unterschritten. Der „Durchschnittspraktiker" sieht also nur noch ungefähr einmal jährlich einen solchen Fall auf 3 000 Beratungsergebnisse. Die danach folgenden Beratungsergebnisse sind „nicht mehr regelmäßig häufig", sondern eher zufällig in den untersuchten Zeiträumen vorgekommen. (Weitere Zahlen aus der Großstadtpraxis Brauns für die Jahre 1954-1959 in [37])

P. Landolt-Theus 1983-1988 Rang	Klassifikation n. ICD-10	Beratungsergebnis (BE)	Klassifizierung n. Braun	Fenster	[‰]	absolut n	R. N. Braun 1977-1980 Rang
1	M79.1	Myalgien, einfache	A	2	71,9	1372	3
2	R50.9	Fieber, uncharakteristisches (UF)	A/B	1	55,5	1060	1
3	Z03.9	Afebrile Allgemeinreaktion (AFAR)	B	1	33,0	629	10
4	M25.9	Arthropathie und Periarthropathie	A/B	2	27,8	530	4
5		Kontusion	C	4	24,2	462	18
	T11.8	– obere Extremität					
	T13.8	– untere Extremität					
	T09.9	– Rumpf					
6	I10	Hypertonie	A/C	5	23,3	445	2
7	T14.9	Hautwunden	D	4	21,3	406	13
8	N54.5	Kreuzschmerzen	A/B	2	19,9	379	7
9	A09	Erbrechen und/oder Durchfall	A/B	6	18,3	350	11
10	R42	Schwindel	A	5	16,0	305	12
11	R07.2	Präkordiale Schmerzen	A/B	5	14,4	274	24
12	H61.2	Zerumen	D	8	13,5	258	31
13	R51	Kopfschmerzen	A	12	13,5	257	16
14	J03.9	Tonsillitis acuta/Angina tonsillaris	C/D	1	12,8	244	33
15	H66.9	Otitis media acuta	C	8	12,7	243	20
16	G47.9	Schlafstörungen, Agrypnie	A	12	12,5	239	28
17	L30.9	Ekzem	C	7	11,6	222	8
18	R10.4	Abdomenopathie, Sonstige	A/B	6	11,0	210	21
19	M19.9	Arthrose	C/D	2	11,0	210	48
20	R05	Husten, afebril	A	1	10,3	196	6
21	J00	Rhinitis, afebrile (Schnupfen)	A/C/D	1	10,3	196	35
22	S93.6	Distorsio pedis	C/D	4	10,1	192	37
23	R45.0	Nervosität	A	11	9,9	188	22
24	B07	Verruca, Warze	C/D	7	9,6	184	41
25	I50.9	Herzinsuffizienz, chronische	C	5	9,1	173	9
26	N30.9	Harnwegsinfekt, Zystitis	C/D	9	8,7	166	76
27	R10.1	Oberbauchschmerzen, Epigastralgie	A/B	6	8,6	164	58
28		Diabetes mellitus	C/D	12	8,4	161	15
	E10.9	– insulinabhängig					
	E11.9	– nicht insulinabhängig					
29	I66.9	Gewichtszunahme, Adipositas	A	12	8,3	158	45
30	M79.2	Neuralgie	A	2	8,0	152	5
31	R53	Mattigkeit allgemein, Müdigkeit, Schwäche	A/B	12	7,9	150	120
32	T09.2	Distorsionen, sonstige	C/D	4	7,6	145	63
33	T14.2	Frakturen, sonstige, isolierte u. multipie	D	4	7,6	145	38
34	D23.9	Neoplasien, gutartige, sonstige	C/D	7	7,4	141	51
35	T00.9	Verletzungen, leichte, kombinierte	D	4	7,2	137	36
36	R19.8	Krämpfe, abdominelle	A	6	6,3	121	50
37	I80.9	Thrombophlebitis, Thrombose	C	12	6,2	119	30
38		Sinusitis maxillaris acuta	C	8	5,9	113	176
	J10.0	– akute					
	J32.0	– chronische					
39	R07.0	Halsschmerzen, afebril	A/B	1	5,9	112	53
40	I83.9	Varizen	C/D	12	5,8	111	25

Tabelle 1.1. Fortsetzung

P. Landolt-Theus 1983-1988 Rang	Klassifi- kation n. ICD-10	Beratungsergebnis (BE)	Klassifi- zierung n. Braun	Fen- ster	[‰]	absolut n	R. N. Braun 1977–1980 Rang
41	F32.9	Depression	C	11	5,6	107	49
42	J06.9	Luftwegekatarrhe, afebrile, kombinierte	B	1	5,6	106	17
43	R64	Marasmus senilis, allgem. Arteriosklerose	B	12	5,4	103	46
44	T14.5	Hämatome	C/D	4	5,0	95	105
45	R22.9	Schwellungen und Infiltrate, unklare	A/B	12	5,0	95	67
46	R30.0	Algurie, Dysurie	A	9	4,9	94	215
47	M89.9	Ossalgie (Periostalgie)	A	2	4,8	91	102
48	W57	Insektenstiche	C/D	4	4,7	89	40
49	H10.9	Konjunktivitis	C	10	4,6	87	19
50	M65.9	Tendovaginitis acuta	C	2	4,6	87	177
51	D50.9	Arzneimittelexanthem/-intoxikation	C/D	12	4,3	82	122
52	E78.0	Hypercholesterinämie	A	12	4,1	79	
53	K59.0	Obstipation, Darmträgheit, Verstopfung	A	6	4,1	78	27
54	J18.9	Pneumonie	C/D	5	4,0	77	104
55	L30.9	Ekzeme der Hände und Füße	C	7	3,9	74	70
56	L03.0	Paronychie	C	3	3,8	73	148
57	N77.11	Epicondylopathia humeri	C	2	3,8	72	231
58	I84.9	Hämorrhoiden	C/D	6	3,8	72	47
59	J45.9	Asthma bronchiale	C/D	5	3,7	71	29
60	G58.9	Neuritis, Nervenkompression	C	2	3,6	68	59
61	J02.9	Pharyngitis, afebril	B	1	3,6	68	23
62	S83.6	Distorsio genus	C	4	3,4	65	133
63	N20.9	Urolithiasis	C/D	9	3,4	65	61
64	N94.9	Dysmenorrhö, sonstige Regelanomalien	A/B	9	3,4	64	32
65	T79.3	Verletzung, infiziert	C	3	3,3	63	75
66	H60.5	Otitis externa, Gehörgangsekzem	C	8	3,2	62	151
67	M62.6	Muskelzerrung, -riß	C/D	4	3,2	62	80
68	I64	Apoplektische Insulte, Enzephalomalazie	C/D	11	3,1	59	83
69	L30.8	Dermatitis acuta	C	7	3,1	59	62
70	B35.9	Tinea, Dermatomykosen	C/D	7	3,0	58	44
71	I21.9	Herzinfarkt	C/D	5	3,0	58	126
72	C76.7	Neoplasien, maligne (außer Haut)	D	5–12	3,0	57	78
73	R20.2	Parästhesien ohne besonderen Befund	A	11	3,0	57	103
74	L03.9	Abszeß, einfach	C/D	3	2,9	55	43
75	D50.9	Eisenmangel-Anämie	B/C	12	2,9	55	158
76	R60.0	Beinödeme	A	5	2,9	55	129
77	I51.6	Kreislaufinsuffizienz, akut, periphere	A	5	2,8	53	219
78	H69.9	Tubenkatarrh	C	8	2,8	53	200
79	L97	Ulcus cruris	C/D	7	2,8	53	65
80	R12	Sodbrennen	A	6	2,7	52	77
81	L70.9	Acne vulgaris	C	7	2,7	51	55
82	T30.0	Verbrennungen, Verätzung	C/D	4	2,7	51	95
83	S62.6 S92.5	Fingerfraktur Zehenfraktur	D	4	2,6	50	337
84	I48	Vorhofflimmern	A/B	5	2,6	50	147
85	R86.8	Uncharakt. Fieber (UF), Zustand nach	B	1	2,6	50	92
86	R06.0	Dyspnoe	A	5	2,6	49	187
87	R59.9	Lymphomata	A	12	2,6	49	145
88	R25.2	Beinkrämpfe	A	12	2,5	48	150
89	M10.9	Gicht, Arthritis urica	C/D	2	2,5	48	
90	R11	Übelkeit, Nausea	A	12	2,5	48	386
91	T14.1	Bißverletzung	C/D	4	2,5	47	130
92	K40.9	Hernia inguinalis	C/D	6	2,4	46	71
93	Z63.0	Partnerprobleme	A	12	2,4	46	
94	N40	Prostatahyperplasie	C/D	9	2,4	45	81
95	K37	Appendizitis-Bild	C	6	2,3	44	84
96	T14.0	Exkoriation, Schürfwunde	D	4	2,3	44	144
97	R04.0	Epistaxis	A/C	8	2,3	43	114

Tabelle 1.1. Fortsetzung

P. Landolt-Theus 1983-1988 Rang	Klassifikation n. ICD-10	Beratungsergebnis (BE)	Klassifizierung n. Braun	Fenster	[‰]	absolut n	R. N. Braun 1977-1980 Rang
98	B35.3	Mykose der Hände u. Füße, Tinea interdigital	C/D	7	2,3	43	74
99	R14	Meteorismus	A	6	2,2	42	89
100	L30.9	Ekzem, anogenitales	C	7	2,1	41	113
101	N95.9	Klimakterische Beschwerden	C	9	2,1	41	26
102	B01.9	Varizellen-Bild	C	12	2,1	41	149
103	K82.9	Cholezystopathie	B	6	2,1	40	131
104	K60.2	Fissura ani	C/D	6	2,1	40	160
105	M25.4	Monarthropathie mit Erguß	B	2	2,1	40	175
106	D22.9	Nävus	C/D	7	2,1	40	93
107	F45.9	Polymorphe, wahrsch. nichtorg. Beschwerden	B	11	2,1	40	14
108		Sinusitis frontalis acuta	C	8	2,1	40	64
	J01.1	– akut					
	J32.1	– chron.					
109	B02.9	Herpes zoster	C	7	2,0	39	206
110	Y28	Stichverletzungen	C/D	4	2,0	39	91
111	K12.0	Stomatitis aphthosa	C	8	2,0	39	73
112	R31	Blut im Harn, Hämaturie	A	9	2,0	38	185
113	R09.8	Polymorphe Kardiopathie	B	5	2,0	38	85
114	T00.9	Verletzungen, diverse, sonstige	C/D	4	2,0	38	96
115	T07	Verletzungen, schwere, kombinierte	C/D	4	2,0	38	212
116	F10.2	Alkoholismus	C/D	11	1,9	37	56
117	T14.3	Luxationen	C/D	4	1,9	36	308
118	L29.9	Pruritus, allgemeiner	A	7	1,9	36	154
119	G43.9	Migräne	C	12	1,8	35	146
120	Z33 O80.9	Schwangerschaft Geburt	D	9	1,8	35	52
121	N76.1	Vaginitis, Vulvitis, Kolpitis	C/D	9	1,8	35	99
122	H92.0	Otalgie	A	8	1,8	34	109
123	F29	Psychose, chronische	A	11	1,8	34	69
124	F41.9	Ängste	A	11	1,7	33	
125	F41.1	Angstneurose	C	11	1,7	33	202
126	F98.0	Enuresis nocturna u. sonstige Inkontinenz	A/C	9	1,7	33	230
127	R21	Exantheme, uncharakteristische	A	7	1,7	33	124
128	R29.8	Brachialgie, nächtliche, parästhetische	C	11	1,7	33	42
129	S22.3	Rippenfrakturen	C/D	4	1,7	33	183
130	K08.9	Abszeß, dentogener	C/D	3	1,7	32	57
131	J44.1	Bronchitis asthmatica	C	5	1,7	32	112
132	L01.0	Impetigo contagiosa	C	3	1,7	32	34
133	Z63.9	Probleme in Familie	A	12	1,7	32	
134	L08.0	Pyogene Infektionen, sonstige	C	3	1,7	32	274
135	K27	Ulkus, peptisches	C/D	6	1,7	32	60
136	W45	Fremdkörper unter Haut und Nägeln	D	4	1,6	31	189
137	S83.2	Meniskusläsion	C/D	4	1,6	31	277
138	N70.0	Adnexitis acuta	C	9	1,5	29	289
139	R56.8	Anfälle, sonstige	B	12	1,5	29	156
140	I70.9	Arterielle Verschlußkrankheit, periphere	C/D	12	1,5	29	121
141	H93.1	Ohrensausen, Ohrenklingen, Tinnitus	A	8	1,5	29	90
142	S52.5	Radiusfraktur loco typico	D	4	1,5	29	283
143	M77.3	Tarsalgie ohne besonderen Befund	A	2	1,5	29	259
144	L98.9	Dermatose, unklar	A	7	1,5	28	186
145	L02.9	Furunkel	C/D	3	1,5	28	115
146	F17.2	Nikotinabusus	D	12	1,4	27	
147	L29.3	Pruritus anogenitalis	A	9	1,4	27	118
148	L72.1	Atherom	C/D	7	1,4	26	128
149	M06.9	Chronische Polyarthritis	C/D	2	1,4	26	86
150	N95.1	Wallungen	A	12	1,4	26	228
151	M43.9	Haltungsanomalie	A/B	12	1,3	25	270
152	J04.0	Heiserkeit, Laryngitis, afebrile	A/C	1	1,3	25	68

Tabelle 1.1. Fortsetzung

P. Landolt-Theus 1983-1988 Rang	Klassifikation n. ICD-10	Beratungsergebnis (BE)	Klassifizierung n. Braun	Fenster	[‰]	absolut n	R. N. Braun 1977–1980 Rang
153	R00.2	Herzklopfen, anfallsweise	A	5	1,3	25	181
154	L91.8	Hyperkeratose, sonstige	A	7	1,3	25	305
155	B36.0	Pityriasis versicolor	C/D	7	1,3	24	257
156	L50.9	Urtikaria	C	7	1,3	24	82
157	H53.9	Visusstörungen, sonstige	A	10	1,3	24	287
158	M71.9	Bursitis acuta	C	12	1,2	23	167
159	F43.0	Erschöpf., akut-nerv., Nervenzusammenbr.	C		1,2	23	159
160	F52.9	Sexualprobleme (ohne Konzeption)	A	12	1,2	23	209
161	J20.9	Bronchitis, afebrile, acuta	C	1	1,2	22	141
162	G40.9	Epilepsie-Bilder, Epilepsie	C/D	11	1,2	22	134
163	M67.4	Ganglion	C/D	12	1,2	22	190
164	B00.9	Herpes simplex	C	7	1,2	22	87
165	Z56.7	Probleme am Arbeitsplatz	A	12	1,2	22	
166	M21.9	Statische Beschwerden, sonstige	C	12	1,2	22	199
167	L60.0	Unguis incarnatus	C/D	3	1,2	22	211
168	H57.1	Augenschmerzen	A	10	1,1	21	328
169	D17.9	Lipom	C/D	12	1,1	21	163
170	H60.9	Otitis externa furunculosa	C	8	1,1	21	237
171	B06.9	Röteln-Bild, Röteln	C/D	12	1,1	21	94
172	T14.6	Sehnendurchtrennung, -ruptur	D	4	1,1	21	376
173	R00.0	Tachykardie, anfallsweise	A	5	1,1	21	127
174	X25	Zeckenstich	C/D	4	1,1	21	110
175	R63.4	Abmagerung	A	12	1,0	20	322
176	I49.4	Extrasystolie	A	5	1,0	20	188
177	M20.1	Hallux valgus	C/D	12	1,0	20	303
178	H00.0	Hordeolum	C	3	1,0	20	136
179	N48.1	Balanitis	C	9	1,0	19	330
180	N19	Nierenfunktionsstörungen, Nephropathie, Hydronephrose, Niereninsuff.	A/B/C/D	9	1,0	19	218
181	R21.9	Ekzem, seborrhoisches	C	7	0,9	18	100
182	K06.9	Gingivitis	C	8	0,9	18	169
183	T15.0	Hornhautfremdkörper	D	10	0,9	18	54
184	I26.9	Lungenembolie	C/D	5	0,9	18	
185	G35	Multiple Sklerose (MS)	C/D	11	0,9	18	254
186	M21.4	Senkfußbeschwerden	C/D	12	0,9	18	139
187	D51.9	B12-Mangel-Anämie	D	12	0,9	17	
188	K92.2	Blut am und/oder im Stuhl	A	6	0,9	17	157
189	S06.2	Kommotio m. leichten Nebenverletzungen	C	4	0,9	17	142
190	K13.0	Lippen (aufgesprungene), Cheilitis	C	8	0,9	17	173
191	Z72.2	Drogensucht	C/D	12	0,8	16	
192	R06.4	Hyperventilation	B	12	0,8	16	
193	E03.9	Hypothyreose	C/D	12	0,8	16	
194	L29.8	Pruritus, lokaler	A	7	0,8	16	164
195	L40.0	Psoriasis vulgaris	C/D	7	0,8	16	98
196	J35.1	Tonsillarhyperplasie	C	8	0,8	16	224
197	N34.1	Urethritis	C/D	9	0,8	16	245
198	D24	Brustneubildung, gutartige	C/D	12	0,8	15	153
199	K80.8	Cholelithiasis	C/D	6	0,8	15	97
200	N89.9	Fluor	A/D	9	0,8	15	161
201	F45.0	Globus	A	11	0,8	15	235
202	L90.5	Hautnarben, schmerzende	A	7	0,8	15	152
203	L30.4	Intertrigo, Ekzem intertriginös	C	7	0,8	15	172
204	K43	Narbenhernie	C/D	6	0,8	15	359
205	L03.0	Panaritium	C/D	3	0,8	15	116
206	A38	Scharlachbild	C	12	0,8	15	
207	Z60.9	Schicksalsschlag	A	12	0,8	15	
208	E04.9	Struma, euthyreote	C/D	12	0,8	15	186
209		Herzvitien, kompensierte	C/D	5	0,7	14	390

Tabelle 1.1. Fortsetzung

P. Landolt-Theus 1983-1988 Rang	Klassifikation n. ICD-10	Beratungsergebnis (BE)	Klassifizierung n. Braun	Fenster	[‰]	absolut n	R. N. Braun 1977–1980 Rang
	Q24.9	– angeboren					
	I39.4	– erworben					
210	R61.9	Hyperhidrose, allgemeine	A	12	0,7	14	251
211	B08.1	Mollusca contagiosa	C/D	7	0,7	14	
212	N47	Phimose	D	9	0,7	14	208
213	R35	Pollakisurie	A	9	0,7	14	72
214	F23.9	Psychose, akute	C	11	0,7	14	222
215	L65.9	Alopezia diffusa	A	7	0,7	13	111
216	S06.0	Commotio cerebri, isolierte	C	4	0,7	13	294
217	H10.8	Konjunktivitis nach Fremdkörper	C	10	0,7	13	137
218	N13.9	Arthritis acuta, Monarthritis	C	2	0,7	13	
219	M79.1	Myalgie, exogene („Muskelkater")	A	4	0,7	13	
220	R80	Proteinurie	A	9	0,7	13	
221	L55.9	Sonnenlichtallergie	C/D	7	0,7	13	
222	T15.1	Subkonjuktivaler Fremdkörper	C/D	10	0,7	13	125
223	R25.1	Tremor, Zittern	A	11	0,7	13	
224	J49.9	Dysrhythmie	A	5	0,6	12	296
225		Fremdk. aller Aperturen, außer Augen	D	4	0,6	12	168
	T18.5	– Anus/Rektum					
	T19.0	– Harnröhre					
	T17.9	– Luftröhre					
	T18	– Mund					
	T17	– Nase					
	T16	– Ohr					
	T17.2	– Rachen					
	T19.2	– Vulva/Vagina					
226	R22.8	Füße (kalte)	A	12	0,6	12	135
227	A54.9	Gonorrhö	D	9	0,6	12	341
228	C44.9	Hautkrebs	C/D	7	0,6	12	192
229	J31.0	Nase, trockene	A	8	0,6	12	360
230	R55	Ohnmacht, Synkope	A	12	0,6	12	106
231	Z31.6	Sterile Ehe	A	9	0,6	12	297
232	R25.2	Wadenschmerzen	A	12	0,6	12	
233	N81.4	Descensus uteri et vaginae	D	9	0,6	11	143
234	L08.8	Fisteleiterung	C	3	0,6	11	249
235	I50.1	Herzversagen, akutes globales	C	5	0,6	11	195
236	E79.0	Hyperurikämie	A	12	0,6	11	306
237	T67.8	Konjunktivitis durch chem. u. physik. Einflüsse	C/D	10	0,6	11	196
238	H83.0	Labyrinthitis acuta	C	8	0,6	11	353
239	R50.1	Temperaturerhöh., wochenlange, uncharakt.	A/B	1	0,6	11	286
240	H25.9	Grauer Star (Katarakt)	D	10	0,5	10	217
241	I95.9	Hypotonie	A/C	5	0,5	10	307
242	T78.3	Quincke-Ödem	C	7	0,5	10	314
243	K20	Ösophagitis	C	5	0,5	10	
244	R13	Schluckstörungen, Dysphagie	A	6	0,5	10	
245	L74.8	Schweißdrüsenabszeß, Hidradenitis axillaris	C/D	3	0,5	10	375
246	R09.3	Sputum, vermehrtes	A	12	0,5	10	
247	K14.6	Zungenbrennen	A	8	0,5	10	201
248	K73.9	Hepatitis acuta	D	6	0,5	9	304
249	G56.0	Karpaltunnel-Syndrom (KTS)	C/D	2	0,5	9	381
250	B05.9	Masern-Bild	C	12	0,5	9	79
251	B35.1	Nagelmykose	C/D	7	0,5	9	
252	B80	Oxyuriasis	C/D	6	0,5	9	107
253	K85	Pankreatitis, akute	C/D	6	0,5	9	
254	G20	Parkinson-Krankheit	C	11	0,5	9	117
255	L42	Pityriasis rosea	C	7	0,5	9	256
256	R41.3	Vergeßlichkeit, allgemeine	A	11	0,5	9	
257	L63.9	Alopezia areata	C	7	0,4	8	246

Tabelle 1.1. Fortsetzung

P. Landolt-Theus 1983-1983 Rang	Klassifikation n. ICD-10	Beratungsergebnis (BE)	Klassifizierung n. Braun	Fenster	absolut [‰]	n	R. N. Braun 1977–1980 Rang
258	N45.9	Orchitis, Epididymitis	C	9	0,4	8	362
259	N10	Pyelonephritis	C/D	9	0,4	8	
260	L84	Klavus	C/D	7	0,4	7	132
261	F98.0	Enuresis nocturna	C	9	0,4	7	178
262	M20.4	Hammerzehe	D	12	0,4	7	
263	N93.9	Hypermenorrhö, Metrorrhagie	A	9	0,4	7	88
264	A37.9	Keuchhustenbilder, Pertussis-Bild	C	12	0,4	7	349
265	M89.0	Morbus Sudeck	C/D	12	0,4	7	
266	B26.9	Mumps-Bild	C	12	0,4	7	220
267	L60.3	Nagelfehlbildung	A/C	7	0,4	7	358
268	R43.2	Parageusien, Geschmacksstörungen	A	11	0,4	7	280
269	H91.1	Presbyakusis	A/C	8	0,4	7	155
270	K12.1	Stomatitis	A	8	0,4	7	210
271	N39.0	Zystopyelitis	C/D	9	0,4	7	213
272	N91.2	Amenorrhö, Hypomenorrhö	A	9	0,3	6	140
273	T84.9	Gelenkersatz, Beschwerden bei Status nach	B/C	2	0,3	6	267
274	H00.1	Chalazion	C/D	10	0,3	6	263
275	R19.5	Durchfall über 1 Woche	A	6	0,3	6	
276	A46	Erysipel	C	3	0,3	6	216
277	K42.9	Hernia umbilicalis	C/D	6	0,3	6	194
278	L81.0	Keloid	C	7	0,3	6	275
279	R25.3	Muskelkrämpfe	A	2	0,3	6	311
280	J36	Peritonsillitis, Peritonsillarabszeß	C	8	0,3	6	281
281	K91.5	Cholezystektomie, Beschwerden nach	B	6	0,3	6	108
282	X84	Suizidversuch	C/D	11	0,3	6	
283	O03.-	Abortus	C/D	9	0,3	5	184
284	T81.4	Abszeß, iatrogen (oder durch Pflegeperson)	C/D	3	0,3	5	
285	K62.2	Anal-/Rektalprolaps	D	6	0,3	5	
286	H.57.-	Augentränen, uncharakteristisches	A	10	0,3	5	123
287	M67.4	Hygrom, Bursitis chronica	C	2	0,3	5	170
288	K57.-	Diverticulitis acuta	C	6	0,3	5	
289	R11	Erbrechen über 1 Woche	A	6	0,3	5	248
290	M25.0	Hämarthros	D	2	0,3	5	269
291	T69.8	Hauterfrierungen, sonstige	C	7	0,3	5	180
292	H16.-	Keratitis, Keratokonjunktivitis	C	10	0,3	5	276
293	R68.1	Kind, schreiendes	A	12	0,3	5	
294	O91.2	Mastitis, akute Milchstauung	C	3	0,3	5	174
295	N64.4	Mastodynie, Mamillenschmerz	A	12	0,3	5	356
296	K86.-	Pankreatopathie	C	6	0,3	5	238
297	L08.0	Pyodermie im engeren Sinn	C	3	0,3	5	198
298	I73.0	Raynaud-Syndrom	D	12	0,3	5	241
299	O21.-	Schwangerschaftserbrechen	A	9	0,3	5	
300	O56.0	Thalassaemia minor	D	12	0,3	5	
301	H04.-	Tränensackentzündung	C	10	0,3	5	

nicht mehr regelmäßig häufig:

302		Anorexie	A	12	0,2	4	204
303		Epidermophytid	C	7	0,2	4	179
304		Fazialislähmung	C	2	0,2	4	299
305		Hämangiom	C	7	0,2	4	250
306		Hiatushernie, paraösophageale u. andere	D	7	0,2	4	
307		Hodenschmerzen	A	9	0,2	4	344
308		Hydrozele des Hodens	C/D	9	0,2	4	272
309		Hyperhidrose, lokal	A	12	0,2	4	171
310		Ikterus ohne nähere Bezeichnung	A	6	0,2	4	
311		Incontinentia alvi	A	6	0,2	4	348
312		Klavikulafraktur	D	4	0,2	4	351

Tabelle 1.1. Fortsetzung

P. Landolt-Theus 1983-1988 Rang	Beratungsergebnis (BE)	Klassifizierung n. Braun	Fenster	[‰]	absolut n	R.N. Braun 1977–1980 Rang
313	Kolitis	C/D	6	0,2	4	264
314	Myoma uteri	C/D	9	0,2	4	255
315	Parese peripherer Nerven, isoliert	C	2	0,2	4	
316	Probleme im Adoleszentenalter	A	12	0,2	4	
317	Probleme, sonstige	A	12	0,2	4	
318	Restless legs	A	12	0,2	4	
319	Sublingualdrüsen-Schwellung	A	8	0,2	4	
320	Soor, Candidose der Mundschleimhaut	C/D	8	0,2	4	244
321	Tic	A	11	0,2	4	260
322	Triggerfinger	C	12	0,2	4	261
323	Condylomata acuminata	C/D	7	0,2	3	334
324	Dupuytren-Kontraktur	D	7	0,2	3	247
325	Erythrasma	C	7	0,2	3	
326	Flatulenz	A	6	0,2	3	300
327	Fremdkörpergefühl im Rachen, Globus	A	11	0,2	3	
328	Furunkulose	C/D	3	0,2	3	234
329	Glaukom, chronisches	C	10	0,2	3	
330	Hämoptoe, Sputum blutig	A	5	0,2	3	
331	Hernia incarcerata	C/D	6	0,2	3	193
332	Hodentorsion	C/D	9	0,2	3	
333	Hörverminderung	A	8	0,2	3	
334	Ileus	C	6	0,2	3	
335	Hypertrophe obstruktive Kardiomyopathie	D	5	0,2	3	
336	Leberzirrhose	C/D	6	0,2	3	162
337	Sezernierende Brüste, Galaktorrhö	A	12	0,2	3	309
338	Morbus Wilson	D	12	0,2	3	
339	Ösophagusdivertikel	D	5	0,2	3	
340	Ohrfluß, chronisch-rezidivierend	A	8	0,2	3	315
341	Papanicolaou-Test III/IV	A	9	0,2	3	279
342	Polydipsie	A	12	0,2	3	
343	Laryngotracheitis subglottica, – Pseudokrupp-Bild	C	1	0,2	3	
344	Pyelitis, Zystopyelitis	C/D	9	0,2	3	119
345	Refraktionsanomalien	A	10	0,2	3	242
346	Sakraldermoid	C/D	12	0,2	3	
347	Stuhlgang, imperativer	A	6	0,2	3	
348	Vitiligo	C	7	0,2	3	391
349	Zervixpolyp	D	9	0,2	3	394
350	Abduzenslähmung	C	2	0,1	2	321
351	Blepharitis	C	10	0,1	2	291
352	Extrauteringravidität	C/D	9	0,1	2	
353	Flohbisse	C/D	12	0,1	2	
354	Follikulitis	C/D	3	0,1	2	233
355	Frenulumriß	D	4	0,1	2	
356	Fußheberparese	C/D	11	0,1	2	
357	Gehörsturz, akuter	C	8	0,1	2	
358	Glossitis	A	8	0,1	2	301
359	Haar, eingewachsenes (Trichiasis)	D	10	0,1	2	
360	Hernia epigastrica	C/D	6	0,1	2	271
361	Hernia femoralis	C/D	6	0,1	2	
362	HIV-positiv	A	12	0,1	2	
363	Kind, gestörtes	A	12	0,1	2	350
364	Lambliasis	D	6	0,2	3	
365	Lichen ruber planus	C	7	0,1	2	253
366	Lungentuberkulose	D	5	0,1	2	355
367	Meningitis	C/D	11	0,1	2	
368	Morbus Recklinghausen	D	11	0,1	2	
369	Nachtschweiß	A	12	0,1	2	

Tabelle 1.1. Fortsetzung

P. Landolt-Theus 1983-1988 Rang	Beratungsergebnis (BE)	Klassifizierung n. Braun	Fenster	[‰]	absolut n	R. N. Braun 1977–1980 Rang
370	Nägel, brüchige, Nageldystrophie	A	7	0,1	2	
371	Ohren, abstehende	D	8	0,1	2	
372	Orientbeule	D	12	0,1	2	
373	Osteochondrosis dissecans	C	2	0,1	2	
374	Osteoporose	C/D	12	0,1	2	
375	Pedikulosis	C/D	8	0,1	2	39
376	Prostatitis	C	9	0,1	2	318
377	Psychoorganisches Syndrom	C	11	0,1	2	
378	Pterygium	D	10	0,1	2	319
379	Rauchvergiftung	C	12	0,1	2	
380	Rückenmarkatrophie, thorakale	C	11	0,1	2	
381	Schmarotzer, unklarer	C	12	0,1	2	
382	Sehnenluxation	C/D	4	0,1	2	
383	Sehschwäche, passagere	A	10	0,1	2	377
384	Septumdeviation	D	8	0,1	2	
385	Speichelfluß, vermehrter	A	8	0,1	2	
386	Spreizfuß	C/D	12	0,1	2	223
387	Strabismus	C	10	0,1	2	285
388	Strophulus infantum	C	7	0,1	2	165
389	Thrombangitis obliterans	C/D	12	0,1	2	
390	Thyreoiditis	C/D	12	0,1	2	382
391	Trommelfellperforation	D	8	0,1	2	
392	Varikozele	C/D	9	0,1	2	
393	Vaskulitis	C/D	12	0,1	2	
394	Adhäsions- und Narbenbeschwerden	A	12	0,1	1	226
395	Adnexgeschwulst	A	9	0,1	1	323
396	Aerophagie	A	6	0,1	1	324
397	Anämie, kongenitale dyserythropoetische	D	12	0,1	1	
398	Angulus infectiosus, Perlèche	C/D	8	0,1	1	203
399	Arthritis purulenta	C/D	3	0,1	1	
400	Aszites	A	6	0,1	1	
401	Augen, trockene	A	10	0,1	1	
402	Baker-Zyste	C	2	0,1	1	
403	Blasen, pemphigoide	A	7	0,1	1	
404	Blutung aus dem Ohr	A	8	0,1	1	
405	Emphysem	A	5	0,1	1	229
406	Endometriose	C/D	9	0,1	1	
407	Erosio portionis cervicis	C	9	0,1	1	101
408	Erythema nodosum	D	7	0,1	1	
409	Exophthalmus	A	10	0,1	1	
410	Exostose, Exostosis multiplex	A	12	0,1	1	205
411	Extremitätenarterien, Verschluß, akuter	C	12	0,1	1	232
412	Fieber mit auffälligen Myalgien	B	1	0,1	1	336
413	Fieber, rheumatisches	D	2	0,1	1	
414	Gelenklaxizität	A	2	0,1	1	
415	Gesichtsekzem beim Säugling	C	7	0,1	1	191
416	Gleithoden	C	9	0,1	1	340
417	Glykosurie	A	12	0,1	1	302
418	Haarkrusten	C	7	0,1	1	
419	Hämorrhagien, venöse	A	12	0,1	1	225
420	Hautparasiten, unklare	C	7	0,1	1	
421	Hepatopathie	C	6	0,1	1	
422	Herpes corneae	C/D	10	0,1	1	
423	Herpes genitalis	C	6	0,1	1	
424	Homosexualität	A	12	0,1	1	
425	Hyperaldosteronismus	D	12	0,1	1	
426	Hyperhämoglobinämie	A	12	0,1	1	
427	Hyperplasia mammae	A	12	0,1	1	

Tabelle 1.1. Fortsetzung

P. Landolt-Theus 1983-1988 Rang	Beratungsergebnis (BE)	Klassifizierung n. Braun	Fenster	[‰]	absolut n	R. N. Braun 1977–1980 Rang
428	Hypertriglyzeridämie	A	12	0,1	1	
429	Hypochondrie	C	11	0,1	1	273
430	Impffieber	C	12	0,1	1	347
431	Karotissinus-Syndrom	C	12	0,1	1	
432	Komedonen	C	7	0,1	1	265
433	Lebensmittelallergie	C	12	0,1	1	
434	Löfgren-Syndrom	D	12	0,1	1	
435	Lues	D	12	0,1	1	
436	Lyme-Arthritis	D	12	0,1	1	
437	Lymphadenitis	A	12	0,1	1	
438	Malaria	D	12	0,1	1	
439	Marfan-Syndrom	D	12	0,1	1	
440	Medianuskompression (Ellbogen)	C	11	0,1	1	
441	Miktionsbeschwerden	A	9	0,1	1	
442	Mononucleosis infectiosa (M. Pfeiffer)	C/D	1	0,1	1	
443	Morbus Reiter	D	12	0,1	1	
444	Morton-Neuralgie	C	11	0,1	1	
445	Mundatmung, Schnarchen	A	8	0,1	1	
446	Mundgeruch	A	8	0,1	1	
447	Myasthenia gravis	D	11	0,1	1	
448	Myositis ossificans	D	12	0,1	1	
449	Nierenbeckenruptur	D	4	0,1	1	
450	Nykturie	A	9	0,1	1	
451	Oligurie	A	9	0,1	1	
452	Onychogryposis	D	7	0,1	1	207
453	Parotitis marantia	C	8	0,1	1	
454	Pemphigus	C	7	0,1	1	
455	Petechien	A	7	0,1	1	
456	Phlegmone	C/D	3	0,1	1	316
457	Pillenbeschwerden	A	9	0,1	1	366
458	Pleuraerguß	A	5	0,1	1	
459	Pleuritis	C/D	5	0,1	1	
460	Polymyalgia rheumatica	C/D	2	0,1	1	
461	Postherpetisches Syndrom	C	11	0,1	1	
462	Proktalgie	A	6	0,1	1	240
463	Ptosis	A	10	0,1	1	
464	Ruminieren	A	6	0,1	1	371
465	Sarkoidose	C	12	0,1	1	
466	Sialolith	D	8	0,1	1	
467	Sinusitis ethmoidalis sive sphenoidalis	C/D	8	0,1	1	
468	Skabies	D	7	0,1	1	243
469	Spondylolisthesis	A	2	0,1	1	
470	Sprue	D	6	0,1	1	
471	Streckhemmung Gelenk	A	2	0,1	1	
472	Thrombozytose	A	12	0,1	1	
473	Toxoplasmose	D	12	0,1	1	
474	Ulcus corneae	C/D	10	0,1	1	320
475	Unterkieferöffnungssperre	A	2	0,1	1	
476	Urethralstriktur	C	9	0,1	1	262
477	Vagina sicca	A	9	0,1	1	
478	Wehen, falsche	A	9	0,1	1	392
479	Zehendeformation	D	12	0,1	1	393

Eine fällestatistische Kontrolle der Braun-Ergebnisse durch andere Untersucher war in den Folgejahren deswegen so schwierig, weil dessen Diagnostik und Fällebezeichnung zwar konstant, jedoch nicht definiert waren. Dieser Tatsache trägt die Monographie *Benennung der regelmäßig häufigen Fälle in der Allgemeinpraxis (Kasugraphie* [152]; vgl. A 1.4) Rechnung.

Mit fällestatistischen Untersuchungen in der Allgemeinpraxis unter Verwendung der Fachsprache von Braun befaßten sich im deutschsprachigen Raum F. Prosénc [208], H. Göpel [92], A. Sonnleitner [235] und der Schweizer P. Landolt-Theus [151]. Für den Pariser Großraum haben die französischen Ärzte R. Sourzac und G. Very unter Leitung von O. Rosowsky dieselben Untersuchungen mittels dieser Fachsprache innerhalb einer Zweijahresstatistik durchgeführt [237].

Die jüngste Untersuchung der Fälleverteilung in der Allgemeinmedizin stammt von dem Österreicher H. Danninger. Im Erfassungszeitraum 1991-1996 wurden 17 255 Beratungsergebnisse registriert; nicht erfaßt wurden – wie bei den Voruntersuchern – sog. „Non-sickness-Kontakte". Vergleicht man diese 5 Einjahresstatistiken von Danninger mit den Erfassungen von Braun aus den Jahren 1977-1980 und Landolt-Theus von 1983-1988, so ergibt sich eine hochsignifikante Korrelation von r = 0,6; dies entspricht einer weitgehend identischen Fälleverteilung [56a].

Damit bestätigten Landolt-Theus und Danninger das von Braun entdeckte *biologische Phänomen*:

Etwa 300 Fälle (Symptome, Symptomgruppen, Bilder von Krankheiten und Diagnosen), die dem Allgemeinarzt in einer durchschnittlich großen Praxis *regelmäßig* häufig, d. h. *mindestens einmal* pro Jahr begegnen (Tabelle 1.1), machen im langjährigen Durchschnitt ca. 95-98 % aller Beratungsergebnisse einer Allgemeinpraxis aus (Abb. 1.1).

Weltweit sind in der Literatur rund 40.000-60.000 voneinander abgrenzbare Krankheiten, Syndrome und zahllose Symptome und Symptomgruppen beschrieben. Während seines Berufslebens sieht der Praktiker ungefähr 2.000-2.500 verschiedene Entitäten.

Die häufigsten 100 Vorkommnisse in der Allgemeinpraxis machen übrigens fast schon 80%, die häufigsten 200 bereits 93% aller Beratungsergebnisse aus [151].

Einen guten Überblick über die Fälleverteilung während der Jahre 1954-1959 und 1977-1980 vermittelt die umfangreiche Statistik von R. N. Braun in seinem *Lehrbuch der Allgemeinmedizin. Theorie, Fachsprache und Praxis* [37]. Während diese Statistiken noch weiter aufgeschlüsselt sind nach Altersgruppen, Geschlecht und danach, ob es sich um einen neuen oder um einen alten Behandlungsfall handelt, verzichten die Statistiken von P. Landolt-Theus (Tabelle 1.1) auf eine solche Differenzierung.

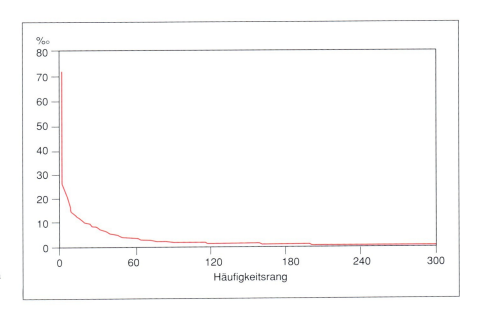

Abb. 1.1. Verteilung der regelmäßig häufigen Beratungsergebnisse nach ihrem Rang 1-300 in 5 Einjahresstatistiken (1983-1988) von P. Landolt-Theus [151]

Ein Blick in die verschiedenen Häufigkeitsstatistiken der beiden Autoren aus weit auseinanderliegenden Jahren ermöglicht es jedem Arzt, rasch und ziemlich genau zu ersehen, welche Fälle in welcher Häufigkeit ihm in der Regel begegnen.

Seit den ersten fällestatistischen Untersuchungen von R. N. Braun aus den Jahren 1954-1959 nahmen in den Statistiken der folgenden Jahrzehnte im wesentlichen der *Diabetes mellitus* und die *Hypertonie* an Häufigkeit zu und die *pyogenen Erkrankungen* ab. Als regelmäßig häufiges neues Beratungsergebnis wurde bei Danninger in den Statistiken 1991-1996 erstmals die *Borreliose* registriert [56a].

Der Wert dieser Tabellen wird nicht dadurch geschmälert, daß einzelne Benutzer manchmal bestimmte Beratungsergebnisse in ihrer eigenen Praxis nicht vorweisen können (z.B. vaginaler *Fluor, Wunden, Konjunktivitis, Schwangerschaft*); eine solche Ausblendung von Fällen erklärt sich meist durch eine hohe Versorgung mit Spezialisten im betreffenden Einzugsgebiet [93]. Andere Häufigkeitsreihungen könnten durch die eigenen Neigungen oder speziellen Fachkenntnisse erklärt werden.

Neben den regelmäßig häufigen Beratungsergebnissen (BE) kommen klarerweise in jeder Praxis auch immer wieder andere, nicht regelmäßig häufige Krankheiten, Syndrome und Symptomklassifizierungen vor. Verglichen mit den regelmäßig häufigen Beratungsergebnissen ist ihre Gesamtzahl jedoch klein (2-5 % zu 95-98 % [151]).

Die Allgemeinmedizin kann ihrem Wesen nach keine Konzentration auf bestimmte Krankheitsgruppen sein, wie das für die Spezialfächer gilt. Vielmehr muß sie mit *allen* Erkrankungen arbeiten, d.h. an sie denken, damit sie die unausgelesen an die Medizin der ersten Reihe herangebrachten *Beratungsursachen (BU)* rasch und vernünftig zu versorgen vermag [37].

1.2
Zweidimensionale Systematik

Der Allgemeinarzt braucht für verschiedene Zwecke (z.B. Statistik, Fortbildungsbedürfnisse) Systeme zur Ordnung seiner *Beratungsergebnisse (BE)* und dazu Hauptgruppen in verhältnismäßig kleiner Zahl.

Bei einem Durcheinander, wie es unabänderlicherweise die Krankheitsbegriffe und die Klassifizierungen darstellen, kann man die einzelnen Elemente weder nach Fächern noch sonst irgendwie voll befriedigend gruppieren. Für die Bedürfnisse dieses Buches hat sich die Gliederung der sog. *Zweidimensionalen Systematik* nach R. N. Braun angeboten (Tabelle 1.2). An dieser Zweidimensionalen Systematik fallen 4 senkrechte *Kolonnen* (A–D) und – in Anlehnung an die Computersprache – 12 waagerechte *Fenster* (1-12) auf. Diese Fenster entsprechen in diesem Buch den 12 Kapiteln des Textes B „Praxis".

Will man ein in der Praxis gefundenes Beratungsergebnis (BE) in die Systematik der 4 senkrechten Kolonnen A-D einordnen, muß man sich zunächst über folgende Fragen im klaren sein:

- Wurde der Fall unter einem Leitsymptom klassifiziert (z.B. Extrasystolie – vertikale Kolonne A)?
- Standen *mehrere Merkmale (Symptomgruppen)* gleichrangig im Vordergrund (z.B. Uncharakteristisches Fieber mit Halsschmerzen und Husten – vertikale Kolonne B)?
- Lag das „*Bild einer Krankheit*" oder einer Krankheitsgruppe vor (z.B. „*Bild einer Pertussis*" – vertikale Kolonne C)?
- War eine exakte *Krankheitserkennung (Diagnose)* möglich (z.B. „Verbrennung" – vertikale Kolonne D)?

Die waagerechten Fenster 1-12 basieren auf der diagnostisch und therapeutisch engen Zusammengehörigkeit der einschlägigen Vorkommnisse.

Das Fenster 3 (Kap. B 3 „Pyogene Infektionen der Haut und ihrer Anhangsgebilde") erfaßt – in Anlehnung an die statistische Praxis von Braun und anderen Untersuchern – zusätzlich noch die Beratungsergebnisse Zahnabszesse, Hidrosadenitis axillaris, Hordeola, Acne vulgaris und akute Mastitis.

Da bei einer solchen Zuordnung u.a. das „Hordeolum" bei den Beschwerden der Augenregion fehlt, wird das Fenster 10 (Kap. B 10) konsequenterweise mit „*Andere* Beschwerden und Erkrankungen im Bereich der Augen" überschrieben.

Das Fenster 4 (Kap. B 4) faßt Verletzungen zusammen; die Fenster 5, 6, 8, 9 und 10 (Kap. B 5, 6, 8, 9, 10) gelten Beratungsergebnissen in regionären Bereichen wie Thorax, Abdomen, Augen, Hals, Nase, Ohren, Urogenitale, und das Fenster 12 (Kap. B 12) nimmt die „Sonstigen Beschwerden und Erkrankungen" auf. Hierunter fallen z.B. epidemische Kinderkrankheiten und die Venenentzündungen. Die Vielfalt der in Fenster 12 zusammengefaßten Beratungsergebnisse mag zunächst verwirrend oder gar provozierend erscheinen. Eine solche Rubrik für das „Restliche" gibt es in jeder Systematik.

Darüber hinaus gibt es weltweit zahlreiche und unterschiedliche Klassifikationssysteme für die verschiedensten medizinischen Bedürfnisse. Für die Bundesrepublik Deutschland ist derzeit die *International Classification of Diseases* (*ICD*) in der 10. Fassung von 1995 (ICD-10) mit 14.500 beschriebenen Krankheiten verbindlich. Die Kasugraphie des Allgemeinarztes (vgl. Kap. A 1.4) ist weitgehend kompatibel mit der ICD-10.

1.3
Beratungsursache (BU), Beratungsergebnis (BE), Klassifizierung und Diagnose

Ein weiteres wesentliches Ergebnis der berufstheoretischen Forschung in der Allgemeinmedizin war der schon 1961 erbrachte Nachweis [31], daß sich in einer Allgemeinpraxis nur in 1 von 10 Fällen, also in rund 10%, eine Diagnose im Sinne einer überzeugenden Zuordnung zu einem wissenschaftlichen Krankheitsbegriff stellen läßt (vgl. in Teil B die Abschnitte 1.1 und 7.14.3; Abb. 1.2).

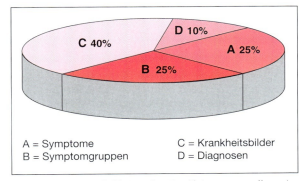

Abb. 1.2. Die 4 Möglichkeiten der Klassifizierung von allgemeinmedizinischen Beratungsergebnissen (A, B, C bzw. D) und ihr Anteil im langjährigen Durchschnitt des Krankengutes in der Allgemeinpraxis. In der Hälfte aller Fälle ist eine exakte Diagnose (D) oder eine diagnosenahe Zuordnung (C) möglich

Grundsätzlich ist semantisch zu unterscheiden zwischen
- Diagnostik (einem Weg) und
- Diagnose (dem Ziel).

Die Diagnostik ist der *Weg*, der von den *Beratungsursachen (BU)* zum *Ziel*, den *Beratungsergebnissen (BE)*, führt. Am Ende der Diagnostik (Beratung) stehen also die Bewertung und Benennung der Erkenntnisse; diese

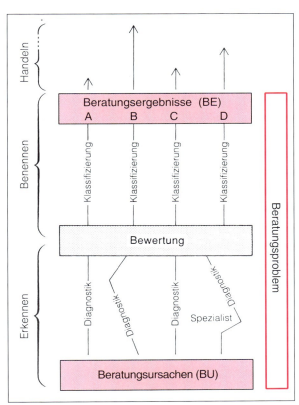

Abb. 1.3. Der Weg von den *Beratungsursachen (BU)* mittels der Diagnostik zur Bewertung und mittels der Klassifizierung zu den *Beratungsergebnissen (BE)*, die ein Symptom (A), eine Symptomgruppe (B), das Bild einer Krankheit (C) oder eine exakte Diagnose (D) sein können. Als *Beratungsproblem* wird der vom Arzt geführte Fall zwischen BU und BE bezeichnet

werden in einem BE zusammengefaßt. Die Beratungsergebnisse selbst werden – je nach Fall – als Symptom (A), Symptomgruppe (B), Bild einer Krankheit (C) oder als Diagnose (D) klassifiziert (Abb. 1.3). Dabei kommt in der Allgemeinpraxis der Diagnose (D) nicht die Bedeutung einer überragenden Krankheitserkennung zu. Für den Allgemeinarzt sind alle Klassifizierungen gleichwertig.

Die Beratungsursache (BU) ist der *Anlaß*, der den Patienten zum Allgemeinarzt bringt. Für gewöhnlich geht es um ein einziges Problem. Der Kranke kann sich aber auch zwei oder mehr Fragen für den Arztkontakt „aufgespart" haben. Die Problematik der Beratungsursachen ist derzeit ein wissenschaftlich fast unberührtes Gebiet.

Tabelle 1.2. Verteilung von rund 8 000 unausgelesenen Praxisfällen auf die 48 Felder einer speziellen Zweidimensionalen fällestatistischen Systematik der Jahre 1977–1980. (Mod. nach [37])

Fenster	Klassifizierung				A-D Gesamt [%]
	A Symptome	B Symptomgruppen	C Bilder einer Krankheit	D Diagnosen	
1 Uncharakter. Fieber (UF), Afebrile Allgemeinreaktion (AFAR), Luftwegekatarrhe, Tonsillitis	330 28,25	791 67,72	46 3,94	1 0,09	1168 14,7
2 Myalgien, Neuralgien, Arthropathien, Kreuzschmerzen, Neuritiden	351 36,15	496 51,08	104 10,71	20 2,06	971 12,2
3 Pyogene Infektionen der Haut und ihrer Anhangsgebilde	1 0,35	10 3,52	270 95,07	3 1,06	284 3,6
4 Verletzungen	18 2,92	43 6,98	293 47,56	262 42,53	616 7,7
5 Andere Beschwerden und Erkrankungen der Thoraxregion, Hypertonie, Schwindel, Beinödeme, Hypotonie, periphere akute Kreislaufinsuffizienz	202 23,31	69 7,97	581 67,10	14 1,62	866 10,9
6 Andere charakteristische und uncharakteristische Beschwerden und Krankheitszeichen in der abdominellen Region	218 30,19	218 30,19	179 24,79	107 14,82	722 9,1
7 Andere Beschwerden und Erkrankungen der Haut	81 9,16	47 5,32	641 72,51	115 13,01	884 11,1
8 Andere Beschwerden und Erkrankungen im Bereich von Nase, Ohren, Mund und Hals	58 21,01	7 2,54	158 57,25	53 19,20	276 3,5
9 Andere Beschwerden und Erkrankungen im urogenitalen Bereich	125 28,80	30 6,91	185 42,63	94 21,66	434 5,5
10 Andere Beschwerden und Erkrankungen im Bereich der Augen	22 9,82	13 5,80	126 56,25	63 28,13	224 2,8
11 Andere Beschwerden und Erkrankungen im Bereich der Psyche und Nerven	75 16,30	94 20,43	244 43,04	47 10,22	460 5,8
12 Sonstige Beschwerden und Erkrankungen	336 32,18	119 11,40	471 45,12	118 11,30	1044 13,1
Gesamt (1-12) [%]	**1817** **22,90**	**1937** **24,40**	**3298** **41,50**	**897** **11,30**	**7949** **100,0**

Statistisch sind von den Beratungsergebnissen, den Fällen, die *Inanspruchnahmen*, die Kontakte, scharf zu trennen. Tabelle 1.1 erfaßt die Beratungsergebnisse (Fälle) einer Allgemeinpraxis und stellt keine Statistik der Inanspruchnahmen dar. Ausführlich wird die statistische Problematik von Beratungsursache, Beratungsergebnis und Inanspruchnahme im „Lehrbuch der Allgemeinmedizin" und in „Wissenschaftliches Arbeiten in der Allgemeinmedizin" [37, 39] dargestellt.

Auch die Begriffe *Krankheit* und *Erkrankung* werden häufig ungenau verwendet. Berufstheoretisch ist zu unterscheiden zwischen
- *Erkrankung*, wenn es bei einem Fall weder überzeugende noch naheliegende Beziehungen zu einer einzelnen beschriebenen Krankheit gibt (z.B. Uncharakteristisches Fieber, Durchfall). Die Klassifizierung erfolgt in Kolonne A bzw. Kolonne B (Tabelle 1.1 und 1.2).
- *Krankheit*, wenn der Arzt Beziehungen zum Lehrinhalt der klinisch-spezialistischen Bücher herstellen will (z.B. Erysipel, Psoriasis, M. Paget). Die Klassifizierung erfolgt in Kolonne C bzw. Kolonne D (Tabellen 1.1 und 1.2).

Der berufstheoretisch geschulte Allgemeinarzt kann durch die Anwendung der Zweidimensionalen Systematik in seiner Praxissprache und in seiner Karteikarte (bzw. EDV) *alle* seine Befunderhebungen einfach, rasch, allgemein nachvollziehbar und korrekt dokumentieren. Dabei wird das gefundene Beratungsergebnis (BE) mit den Ziffern 1-12 aus den waagerechten Fenstern und den Buchstaben A-D aus den senkrechten Kolonnen der Zweidimensionalen Systematik (vgl. Tabellen 1.1 und 1.2) versehen. Beispiele für eine solche *neue Dokumentation* in der Allgemeinmedizin sind:
- „Hypertonie 5 A",
- „Hypertonie 5 C",
- „Afebriler Husten 1 A",
- „Depression 11 C",
- „Transmuraler Hinterwandinfarkt 5 D".

Auf diese Weise kann der Allgemeinarzt in seiner Dokumentation jederzeit erkennen, wie weit der aktuelle Stand seiner Diagnostik ist. Dies hat nicht nur Konsequenzen für das eigene weitere Vorgehen im jeweiligen Beratungsfall (z.B. Überweisung, Einweisung, erneute Einbestellung, Abwartendes Offenlassen), sondern es erleichtert auch die zahlreichen Auskünfte, zu denen der Arzt heute in zunehmendem Maße verpflichtet ist oder aufgefordert wird (z.B. Anfragen von Krankenkassen, Behörden und Versicherern, Auskünfte an weiterbehandelnde Kollegen in Praxis und Klinik).

Wie der Allgemeinarzt in seiner Praxis die jeweilige Zuordnung des gefundenen Beratungsergebnisses zu einer der 4 Kolonnen A-D im Praxisalltag handhaben soll, zeigt das folgende Beispiel aus dem Fenster 1 (s. Tabelle 1.2).

Fallbeispiel:

Symptomklassifizierung (A)

Ein 7jähriger Junge kommt mit seiner Mutter in die Abendsprechstunde und klagt über „Halsschmerzen"; die Mutter ergänzt: „Das hat er, seit er mittags von der Schule heimgekommen ist. Aber Fieber hat er keines." Der Arzt schaut in den Hals und findet außer einem nur wenig geröteten Rachen keine weiteren Auffälligkeiten. Regionale Lymphknoten lassen sich nicht tasten. Die Auskultation der Thoraxorgane ergibt ebenfalls nichts Auffälliges. Kein Hautausschlag.

In diesem Fall ist das Leitsymptom „Halsschmerz" sowohl die Beratungsursache (BU) wie auch das Beratungsergebnis (BE) am Ende der Diagnostik (Abb. 1.3). Der Arzt klassifiziert das Symptom

– „Halsschmerz (A)",

da außer diesem keine anderen Symptome angegeben bzw. festgestellt wurden.

Symptomgruppe (B)

Würde jedoch der Arzt im vorgenannten Fall belegte Tonsillen und vermehrte Rachenrötung finden und hätte die Mutter über Temperaturerhöhung von 38,5° (im After gemessen) berichtet und hätte sie ferner auf auffallende Müdigkeit und Kopfschmerzen hingewiesen, so würde der Arzt die Symptomgruppe

– „uncharakteristisches Fieber (B)"

klassifizieren. Es kann hier sowohl ein viraler als auch ein bakterieller Infekt vorliegen.

Bild einer Krankheit (C)

Wird in unserem Fall bei demselben kleinen Patienten vom Arzt zusätzlich noch ein skarlatinoformes Exanthem z. B. an den Achselfalten und in den Leistenbeugen entdeckt und berichtet die Mutter darüber hinaus von Übelkeit bei ihrem Kind und von ihrer Beobachtung, daß einige Kinder in der Klasse Scharlach hätten, so wird der Arzt jetzt klassifizieren:

– „*Bild von Scharlach (C)*"

Bewußt hat der Arzt in diesem Fall auf eine weiterführende und letzten Endes beweisende Diagnostik (z. B. Erregernachweis) verzichtet.

Der Arzt leitet noch am gleichen Tag die Behandlung mit einem Antibiotikum ein, wobei es unklar bleibt, welcher Erreger das Krankheitsbild verursacht hat und ob überhaupt ein Antibiotikum notwendig gewesen wäre.

Damit ist die antibiotische Therapie in gewisser Weise spekulativ. Es ist beispielsweise möglich, daß ein Antibiotikum eingesetzt wurde, das entweder auf resistente Keime stößt oder nicht induziert (Virusinfektion) war. Eine Kontrolle des Patienten in 1, 2 oder spätestens 3 Tagen – in geteilter Verantwortung mit dem Patienten, in diesem Fall mit der Mutter – ist unerläßlich. Der Arzt hat also aus seiner Erfahrung heraus gezielt, in strengem wissenschaftlichem Sinn jedoch ungezielt behandelt, d. h. eine „*Therapie ohne Diagnose*" vorgenommen. Eine solche Behandlungsweise ist jedoch charakteristisch für die meisten Beratungsergebnisse in der Allgemeinpraxis. Fazit: Die vorhandene Unsicherheit muß durch vermehrte Kontrollen minimiert werden. Der berufstheoretisch geschulte Arzt wird also „*Bild von Scharlach*" klassifizieren.

Diagnose (D)

Entschließt sich nun der Arzt in unserem Fall zu einem Rachen-/Tonsillenabstrich und zeigen sich in der Kultur massenhaft β-hämolysierende Streptokokken der Gruppe A, so läßt sich jetzt das gesamte Krankheitsbild exakt als

– „Scharlach (D)"

klassifizieren. Dieselbe Klassifizierung gilt selbstverständlich bei einem positiven Befund mittels Schnelltest (wohlweislich unter Berücksichtigung von dessen Sensitivität und Spezifität).

1.4
Fachsprache, Kasugraphie

An der unterschiedlichen Handhabung des Grippe- wie des Erkältungsbegriffs (vgl. B 1.2.1) im internationalen Schrifttum kommt zum Ausdruck, wie individuell die Praktiker das in solchen Fällen vorhandene nomenklatorische Vakuum durch persönlich entwickelte Begriffe ausfüllen müssen.

Das geschieht unbewußt und – in verwirrender Weise – unter sehr unterschiedlicher Benutzung vorgegebener klinischer Krankheitsbezeichnungen. Diese enthalten folglich von Allgemeinarzt zu Allgemeinarzt wechselnde und von den klinischen Begriffen mehr oder weniger weit entfernte Bedeutungen [29].

So wie die Regelmäßigkeiten der Fälleverteilung (vgl. A 1.1) eine wesentliche Basis für die Praxis in jedem Fach sind, so gehört auch eine Fachsprache (vgl. B 1.2.1, B 2.1.1, B 2.2.1, B 5.2.2, B 7.3.1, B 9.2) dazu. Eine spezifisch allgemeinmedizinische Sprache, die auch wissenschaftlichen Kriterien genügen kann, fehlt jedoch noch weitgehend. Gerade bei den häufigsten Beratungsergebnissen bestehen erhebliche Unterschiede in den individuellen Benennungen [28, 235].

An den klassischen *klinischen Krankheiten*, wie sie in den Lehrbüchern beschrieben worden sind, orientiert sich die

– *Nosographie*
  des Klinikers. Dagegen hat die
– *Kasugraphie*
  des Praktikers

die Fälle zum Gegenstand, wie sie sich im Alltag präsentieren.

Die Kasugraphie hat den Zweck, gleichartige Fälle, die bisher verschieden bezeichnet wurden, nur noch einem einzigen Begriff zuzuordnen.

Es wird also die Aufgabe künftiger berufstheoretischer Forscher in der Allgemeinmedizin sein, eine solche Kasugraphie einzuführen und weiterzuentwickeln [235].

1.5
Abwendbar gefährlicher Verlauf (AGV)

In der Fällestatistik spielt die regelmäßige Häufigkeit (vgl. A 1.1) von „*Abwendbar gefährlichen Verläufen/AGV*" (vgl. B 1.2.3) nur eine geringe Rolle. Trotz ihrer Seltenheit sind sie im diagnostischen Alltag von eminenter Bedeutung [42, 55].

Der Arzt muß immer an „Abwendbar gefährliche Verläufe" denken, ganz besonders an atypische Verläufe. Ein gutes Beispiel dafür ist das klassische Bild eines „akuten Magenkatarrhs", hinter dessen ganz typischer Symptomatik sich z.B. eine völlig atypisch verlaufende Wurmfortsatzentzündung verbergen kann.

1.6
Abwartendes Offenlassen

Der Begriff „*Abwartendes Offenlassen*" (vgl. B 5.10.1) wurde ebenfalls durch die berufstheoretische Forschung von R. N. Braun in die Medizin eingeführt und hat rasch große Verbreitung gefunden. Er drückt aus: Das diagnostische Problem ist mehr oder weniger offen, d.h. die überzeugende Zuordnung zu einem definierten Krankheitsbegriff ist nicht möglich.

Die bewußte Anwendung des Begriffs schützt den Arzt davor, in der diagnostischen Aufmerksamkeit nachzulassen. Selbstverständlich ist dazu auch die volle Mitarbeit des Patienten erforderlich [39].

Die meisten Praxisfälle in der Allgemeinmedizin werden abwartend offen geführt; der Arzt darf nicht durch eine unzulässige „Diagnose" die wahre diagnostische Lage verschleiern.

1.7 Unausgelesenes Krankengut

Die Allgemeinmedizin hat es mit dem *„Unausgelesenen Krankengut"* zu tun, d.h. ihre Patienten sind Menschen aller Altersgruppen, beiderlei Geschlechts, mit Beratungsproblemen aller Art. Die Allgemeinmedizin bemüht sich um den *ganzen* Menschen, und zwar in langzeitgerichteter, kontinuierlicher Betreuung, in Einzelfällen in lebenslanger Führung.

Der Allgemeinarzt wird bekanntlich in der Praxis durch eine Mischung verschiedenster Probleme beansprucht, die er als „Allrounder" auch fraglos am besten bewältigen kann. Diese Mischung verkörpert – statistisch gesprochen – das „Unausgelesene Material". Natürlich umfaßt das Unausgelesene Krankengut nicht alle Gesundheitsstörungen, da es stark selektiert ist. Denn die Menschen gehen bekanntlich wegen leichter Halsschmerzen, geringer Unpäßlichkeit oder etwas Kopfweh nicht gleich zum Arzt. Die meisten dieser überwiegend banalen Gesundheitsstörungen laufen im Laienbereich ab [37, 115].

1.8 Zeitfaktor

Die Allgemeinärzte sind gezwungen, ihre Beratungen ganz überwiegend in kurzer Zeit durchzuführen (vgl. B 9.3.2). Selbst unter idealen Bedingungen stehen für die meisten allgemeinärztlichen Patienten zur „nackten" Diagnostik und Therapie durchschnittlich insgesamt höchstens 9 Minuten pro Konsultation zur Verfügung [188]. Die Allgemeinpraxis wird also vom *Zeitfaktor* sehr wesentlich geprägt. Man darf den Zeitdruck aber nicht als Plage ansehen, sondern muß ihn als Herausforderung betrachten, will man die angewandte Medizin begreifen [33].

Im übrigen hat die Entwicklung in den letzten Jahrzehnten gezeigt, daß trotz zunehmender Ärztezahlen die für den einzelnen Patienten in der Allgemeinpraxis verfügbare Zeit nicht zugenommen hat. Um nur einen Grund dafür zu nennen: Die Versicherten werden immer mehr dazu motiviert, schon bei minimalen Gesundheitsstörungen, ja auch dann, wenn sie sich gesund fühlen, ihren Hausarzt zu beanspruchen [56].

1.9 Gesundheitspolitischer Rahmen

Die angewandte Heilkunde wird bekanntlich weltweit unter recht unterschiedlichen Rahmenbedingungen ausgeübt.

Die Grenze zwischen dem allgemeinärztlichen und dem spezialistischen Wirken verläuft von Land zu Land verschieden; zudem kann die Organisation der ambulanten und stationären Betreuung variieren: So sehen manche Gesundheitssysteme beispielsweise keine primäre Inanspruchnahme des Spezialisten vor; dort laufen also sämtliche Überweisungen in den Spezialbereich über den Hausarzt.

Dagegen ermöglicht das deutsche Sozialversicherungssystem den Patienten, primär den Spezialisten aufzusuchen, also freie Inanspruchnahme aller niedergelassenen Ärzte; so werden hier Kinder vielfach primär zum Kinderarzt gebracht, Frauen gehen direkt zum Frauenarzt, Männer mit Störungen beim Wasserlassen zum Urologen oder Patienten mit Rückenschmerzen zum Orthopäden.

Diese Fälle laufen zwar an der allgemeinmedizinischen Praxis vorbei, doch verändert das deren Krankengut nicht völlig (sog. Prosénc-Phänomen B) [209].

In Deutschland suchen derzeit knapp 60% der Patienten zuerst den Allgemeinarzt bzw. Praktischen Arzt auf, rund 40% konsultieren ohne Überweisung des Hausarztes direkt den Spezialisten. Dieser Trend nimmt zu.

Jeder 3. Patient einer bundesdeutschen Allgemeinpraxis wird zum Spezialisten überwiesen (davon 2/3 „ungezielt", also auf Wunsch des Patienten, und 1/3 mit „gezielter" Fragestellung zur weiterführenden Diagnostik und Therapie [169].

In einer anderen allgemeinärztlichen Studie, die als Erhebungseinheit den einzelnen Arzt-Patienten-Kontakt zugrunde legt, erfolgen auf 1000 solcher Patienten-Kontakte in Deutschland 55,6 Überweisungen (5,6%). 77% aller dieser Überweisungen gehen an niedergelassene Spezialisten, 15,3% an ambulante und 7,2% an stationäre Einrichtungen [253].

1.10 Beratungsmedizin

Immer vielfältigere Aufgaben und Forderungen werden heute an die Allgemeinmedizin herangetragen. Diese entspringen weitgehend auch gesundheits- und sozialpolitischen Überlegungen.

So werden neben der
- Heilung und Linderung von Krankheit (*kurative Tätigkeit*) als weitere Aufgabenebenen allgemeinärztlichen Handelns auch gesehen:
- Erhaltung und Förderung von Gesundheit, Leistungsfähigkeit und Wohlbefinden, gezielte Verhinderung von Krankheit sowie Früherkennung und Frühbehandlung von Gesundheitsstörungen (*präventive* Tätigkeit);
- Erfüllung gesellschaftlicher Anliegen (z.B. Mitwirkung bei Verbesserung der Arbeits- und Lebensbedingungen, beim Seuchen- und Katastrophenschutz [95]);
- Einsatz für ökologische Belange und Beachtung von ökonomischen Vorgaben.

Die Notwendigkeit, Inhalte und Methoden zur aktuellen und kompetenten Gesundheitsberatung auch in der ärztlichen Aus- und Weiterbildung zu berücksichtigen, belegt eine Untersuchung über 4554 Konsultationen in 10 Arztpraxen; demnach entfielen 23,3% auf die Gesundheitsberatung. Solche „präventivmedizinischen" Leistungen (meist *Non-sickness-Kontakte*) sind dabei u.a.
- Fragen zur Lebensführung (6,9%),
- die psychosoziale Beratung (5,6%),
- Rentenanliegen (2,9%),
- Attestanliegen (2,0%),
- Reiseberatungen (1,3%),
- arbeitsmedizinische Beratungen (0,6%),
- Hygieneberatungen (0,3%),
- Impfberatungen (0,2%) [122].

Dazu kommen noch Früherkennungsuntersuchungen, Rezept- und Überweisungswünsche oder die Antikonzeptionsberatung.

Aber auch die unter zukunftsgerichteten gesundheitspolitischen Überlegungen geführte Allgemeinpraxis läßt sich nicht auf eine bloße *Beratungsmedizin* zur richtigen Lebensführung oder auf einen reinen Vorbeugungsservice reduzieren [170].

1.11
Konzept Allgemeinmedizin

Aufs äußerste komprimiert, könnte man die Aufgabe des Allgemeinarztes mit folgenden Worten hinterfragen:

Wie geht er mit den rund 40.000 bis 60.000 beschriebenen Symptomen und Krankheiten innerhalb weniger Minuten auf höchstmöglichem Niveau vernünftig um? [170].

Um Antworten geben zu können, wird eine breite berufstheoretische Forschung unerläßlich sein. Immerhin gibt es bereits die spezifische „*Programmierte Diagnostik in der Allgemeinmedizin*"[1] (vgl. B 12.2.4) mit ihren 82 Handlungsanweisungen für den Hausarzt. Zudem wurden bereits wichtige Elemente einer künftigen Fachsprache erarbeitet. Weitere verbindlich festgeschriebene Standards in Diagnostik und Therapie müssen folgen, z.B.
- Zeitdauer des Abwartenden Offenlassens (Wie lange kann aus Verantwortung dem Patienten und sich selbst gegenüber zugewartet werden?);
- Reihenfolge der jeweiligen diagnostischen Schritte;
- Intervalle für verschiedene Kontrollmaßnahmen, z.B. bildgebende Verfahren, Laboruntersuchungen, Überweisungen;
- praxisgerechte Medikamentendosierung und -dauer;
- Berücksichtigung der Abwendbar gefährlichen Verläufe (AGV).

Für das therapeutische Vorgehen fehlen in unserem Fach derzeit jegliche „Standards". Hier wird überall noch intuitiv vorgegangen [173]. Betrachten wir die Bausteine für das wissenschaftliche Gebäude der Allgemeinmedizin, so könnte es nach dem in Abbildung 1.4 dargestellten Plan zusammengefügt werden. Dabei steht die Berufstheorie im Mittelpunkt aller Überlegungen. Nach Kant gibt es nichts Praktischeres als eine gute Theorie. Das Ganze dient also letztlich einer höheren Qualifikation des Allgemeinarztes und damit einem Mehr an Qualität in seiner täglichen Berufsausübung [171].

1.12
Zusammenfassung

Die Spezifität unseres Fachgebietes Allgemeinmedizin läßt sich mit folgenden Charakteristika beschreiben:

---
[1] Eine Zusammenstellung der in diesem Buch erwähnten 75 von insgesamt 82 diagnostischen Programmen befindet sich im Anhang (s. Übersicht 47, S. 373ff.).

Wir Allgemeinärzte haben es
- unabhängig von *Alter* und *Geschlecht* mit
- dem *unausgelesenen Krankengut* zu tun. Dabei müssen wir stets
- die *Gesetzmäßigkeiten der Fälleverteilung*, aber auch
- *atypische Verläufe* und
- vor allem *Abwendbar gefährliche Verläufe (AGV)* bedenken und uns
- in vertrauensvoller *Zusammenarbeit mit den Kranken*, deren Angehörigen und den Spezialisten immer wieder fragen,
- wo und wie lange wir *abwartend offen* bleiben können, wobei es uns nur in einer bescheidenen Minorität aller Fälle möglich ist,
- eine wissenschaftlich *exakte Diagnose* zu stellen.
- Das alles unter der Herausforderung des *raschen Beratens* und des *problemorientierten Handelns* sowie unter Berücksichtigung der *biopsychosozialen Gesamtschau* des einzelnen.

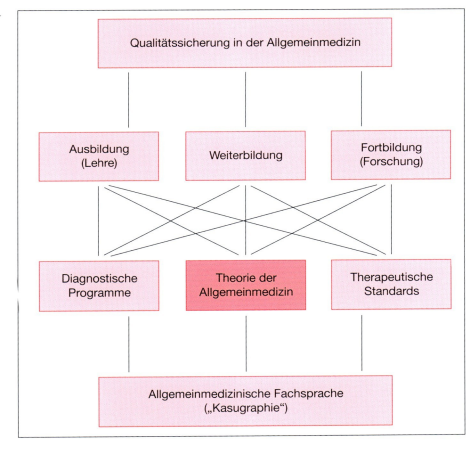

Abb. 1.4. Konzept Allgemeinmedizin. Die Theorie steht im Mittelpunkt aller Überlegungen

B Praxis

Im folgenden, zentralen Teil des Buches (B) sind in 12 Kapiteln die wichtigsten Fälle (= Beratungsergebnisse/BE) zusammengefaßt, wie sie dem Allgemeinarzt im Unausgelesenen Krankengut (vgl. Abschn. A 1.7) in der Sprechstunde regelmäßig häufig und jenseits der regelmäßigen Häufigkeit begegnen.

Unter „Fällen" versteht man in der berufstheoretischen Fachsprache Beratungsergebnisse *jeder Art* (vgl. Abschn. A 1.1, 1.3, 1.4), also sowohl die große Majorität der diagnostisch abwartend offenbleibenden Klassifizierungen A–C ebenso wie die Minorität der exakten Diagnosestellungen D.

Bei der Darstellung der Fälle orientieren sich die Autoren an deren Häufigkeit, wie sie den Praxisstatistiken von Braun aus den Jahren 1977–1980 und von Landolt-Theus von 1983–1988 zugrunde liegt. Für die Bedürfnisse dieses Buches hat sich – wie an verschiedenen Stellen erwähnt – die übersichtliche Gliederung der sog. Zweidimensionalen Systematik angeboten (vgl. Abschn. A 1.2; Tabelle 1.2). Diese Reihung der einzelnen Praxisvorkommnisse von „regelmäßig häufig" bis „nicht regelmäßig häufig" wird auch in den jeweiligen „Fragen" und „Zusatzfragen für das Fachgespräch" aufgegriffen.

Die Autoren betonen, daß sich die Häufigkeitsränge einzelner Beratungsergebnisse in anderen Allgemeinpraxen durchaus anders darstellen können; die Gesamtverteilung der Fälle ist jedoch weitgehend ähnlich (vgl. Abschn. A 1.1) [149, 151].

> **!** Die Lektüre der Abschnitte A 1.2 „Zweidimensionale Systematik" (Tabelle A 1.2) sowie des Abschnittes A 1.3 „Beratungsursache, Beratungsergebnis einschließlich Klassifizierung und Diagnose" ist für das Verständnis und den Gebrauch des Buches von grundlegender Bedeutung.

1 Uncharakteristisches Fieber (UF), Afebrile Allgemeinreaktion (AFAR), Luftwegekatarrhe, Tonsillitis

1.1 Prozeßgerechte Klassifizierung
1.2 Uncharakteristisches Fieber (UF)
1.2.1 Fachsprache, Berufsjargon und Laienausdrücke
1.2.2 Erregernachweis
1.2.3 Verläufe
1.2.4 Bettlägerigkeit und Hausbesuch
1.2.5 Höhe der Körpertemperatur
1.2.6 Subjektives und objektives Befinden
1.2.7 Wochenlange Temperaturerhöhungen
1.2.8 Nicht mehr uncharakteristisch
1.2.9 Qualitätskontrolle am Beispiel des Fieber-Programms
1.2.10 Management
1.3 Afebrile Allgemeinreaktion (AFAR)
1.4 Afebriler Husten
1.4.1 Intuitive primäre Diagnostik
1.4.2 Verschlimmerung
1.4.3 Symptomgruppe „Bronchitis"
1.4.4 Keuchhusten
1.5 Halsschmerzen
1.5.1 Tonsillitis
1.6 Heiserkeit
1.7 Schnupfen
1.7.1 Inanspruchnahme des Arztes
1.7.2 Verlauf
1.8 Kombinierte Luftwegekatarrhe
1.9 Kruppbilder
1.10 Fieberkrampf
■ Thematik des Fachgesprächs

In Kap. 1 werden jene Fälle behandelt, die diagnostisch und therapeutisch eng zusammengehören und sich durch ihre überragende Häufigkeit auszeichnen (s. Tabelle 1.2, S. 16). Dazu gehören:
- Uncharakteristisches Fieber (UF),
- gleichartige, jedoch afebrile Verläufe (Afebrile Allgemeinreaktion/AFAR),
- Angina tonsillaris (die häufig genug das Symptom einer viralen Allgemeinerkrankung darstellt), sowie
- verschiedene fieberfreie Katarrhe der Luftwege (Tabelle 1.3).

1.1 Prozeßgerechte Klassifizierung

Der Allgemeinarzt sollte sich bei jeder Konsultation (sowohl bei verschiedenen Fällen als auch im Verlauf desselben Falles) am Beratungsende darüber im klaren sein, welcher Art das gewonnene Beratungsergebnis ist (vgl. A 1.3; Abb. 1.2 und 1.3):

A: Klassifizierung von Symptomen,
B: Klassifizierung von Symptomgruppen,
C: Klassifizierung von Bildern von Krankheiten,
D: Klassifizierung als exakte Diagnose.

Ein Blick in die Zweidimensionale Systematik (Tabelle 1.2, S. 16 zeigt, daß für die Beratungsergebnisse des Fensters 1 eine exakte Diagnose (D) nur in einem einzigen von 1168 Fällen (0,09) möglich war. Die Klassifizierung von Symptomgruppen (B) überwiegt eindeutig.

Die Zuordnung der einzelnen Beratungsergebnisse zu A–D ist nicht nur unter fällestatistischen Gesichtspunkten zu betrachten, sondern hat auch für die Denk- und Vorgehensweise des Allgemeinarztes wesentliche Konsequenzen:

Bei Erkrankungen, welche in die Kolonnen A, B oder C fallen, muß der Arzt den Fall abwartend offen führen, d.h. er muß bereit sein, das Beratungsergebnis zu revidieren, sobald besondere Symptome dazutreten, oder wenn der Verlauf der Erkrankung in eine ungewöhnliche Richtung weist.

Tabelle 1.3. Häufigkeit (Rang) der Beratungsergebnisse „Uncharakteristisches Fieber (UF), Afebrile Allgemeinreaktion (AFAR), Luftwegekatarrhe, Tonsillitis" in allgemeinmedizinischen Praxen in Österreich [37] und in der Schweiz [151]

Beratungs-ergebnis (BE)	Österreich Braun 1954–1959	Braun 1977–1980	Schweiz Landolt-Theus 1983-1988
Uncharakteristisches Fieber (UF)	1	1	2
Afebrile Allgemein-reaktion (AFAR)	24	10	3
Angina tonsillaris	9	33	14
Husten, afebril	3	6	20
Rhinitis, afebril (Schnupfen)	47	35	21
Halsschmerzen, afebril	78	53	39
Luftwegekatarrhe afebrile (obere und/oder untere Luftwege)	29	17	42
Pharyngitis, afebril	20	23	61
Zustand nach Uncharakteristischem Fieber (UF)	23	92	85
Laryngitis, afebril (Heiserkeit)	85	68	152
Bronchitis, afebril	56	141	161
Temperaturerhöhung wochenlang	290	286	239
Fieber mit auffälligen Myalgien	–	336[a]	412[a]
Impffieber	235	347[a]	430[a]

[a] Nicht regelmäßig häufig.

Wurde durch den Arzt jedoch eine exakte Diagnose gestellt (Kolonne D), dann brauchen primär keine weiteren diagnostischen Überlegungen mehr vorgenommen zu werden. In diesen Fällen (z.B. Angina tonsillaris mit Erregernachweis) ist nach den Vorschriften der spezialistischen Lehre zu behandeln.

Eine „*dia*"-„*gnosis*" im Sinne eines „Durchschauens bis auf den Grund" ist für nahezu alle Beratungsergebnisse des Fensters 1 im allgemeinmedizinisch-wissenschaftlichen Sinn unmöglich. Hier kann der Arzt in der Praxis der Lehre nicht folgen, auch wenn er sich aufgrund der bisherigen Universitätsausbildung verpflichtet fühlt, seine Fälle als erkannte Krankheiten auszuweisen.

1.2
Uncharakteristisches Fieber (UF)

In der modernen Allgemeinmedizin ist ein Bedarf an wissenschaftlich brauchbaren Begriffen unübersehbar.

So hat sich im Falle der sog. Erkältungskrankheiten die Suche nach passenden diagnostischen Begriffen aufgedrängt [150]. Braun hat daher aus der Praxisforschung heraus u.a. 2 neue Begriffe in die allgemeinmedizinische Fachsprache eingeführt:

– *Uncharakteristisches Fieber (UF)* und
– *Afebrile Allgemeinreaktion (AFAR)*.

Diese beiden Begriffe werden noch nicht allgemein gebraucht, obwohl sie wissenschaftlich fundiert sind.

Es handelt sich bei diesen Beratungsergebnissen nicht um Diagnosen (Kolonne D), sondern um die Klassifizierung eines Symptomes (Kolonne A) oder um die Klassifizierung einer Symptomgruppe (Kolonne B).

Diese Begriffe drücken aus, daß keine herkömmliche „Diagnose" gemeint ist. UF und AFAR gehen von Symptomen aus, in die nichts Spekulatives hineininterpretiert ist. Die Bezeichnungen UF und AFAR sind den Situationen in der Allgemeinpraxis angepaßt, d.h. sie spiegeln die in der Praxis herrschende diagnostische Lage wider. Dadurch wurde eine zwanglose, wissenschaftlich vertretbare Benennung solcher Fälle möglich [150].

Uncharakteristisches Fieber (UF) und Afebrile Allgemeinreaktion (AFAR) nehmen in verschiedenen Untersuchungen aus allgemeinmedizinischen Praxen, die über viele Jahre hinweg zu unterschiedlichen Zeitpunkten durchgeführt wurden, in überraschender Auffälligkeit die weitaus vordersten Ränge in der Häufigkeit ein (Tabelle 1.1 und 1.4). In Tabelle 1.4 ist wiederum die Verteilung auf die einzelnen Altersgruppen bemerkenswert.

1.2.1
Fachsprache, Berufsjargon und Laienausdrücke

In der allgemeinmedizinischen Fachsprache ist der Begriff „Uncharakteristisches Fieber" (UF) wie folgt definiert:

– Fieber mit Allgemeinsymptomen, ggf. auch mit lokalen Symptomen.

Zu den Allgemein- und Lokalsymptomen gehören *obligat* Fieber; *fakultativ* Mattigkeit, Müdigkeit, Appetitlosigkeit, Schlafstörungen, Frösteln, Schweißausbrüche, uncharakteristischer Ausschlag. Ferner: z.B. Schnupfen, Niesen, Halsschmerzen, Husten, Kopfschmerzen, Gliederschmerzen, Erbrechen, Durchfall, Pollakisurie.

Tabelle 1.4. Häufigkeit (Rang) der Beratungsergebnisse „Uncharakteristisches Fieber" (*UF*) und Afebrile Allgemeinreaktion" (*AFAR*) in allgemeinmedizinischen Praxen in Österreich der Jahre 1977–1980, aufgeschlüsselt nach Geschlecht und Altersgruppe, im Vergleich zum Vierjahresmaterial der Jahre 1955–1959 [37]

1977–1980 Rang [‰]		1954–1959 Rang [‰]		Beratungs-ergebnis	1977–1980						
					Gesamt n	m.	w.	\multicolumn{4}{c}{Altersgruppen}
								0–14	15–44	45–64	≥65
1	52,7	1	80,4	UF	419	242	177	203	134	55	27
10	20,5	24	8,1	AFAR	163	62	101	16	75	54	18

Die angeführten Beschwerden und Erscheinungen treten in verschiedenster Kombination auf, wobei deren Zahl außerordentlich schwankt. Sie sind meist nur leicht ausgeprägt und flüchtig und dauern in der Regel einige Tage, in Einzelfällen bis zu 2 Wochen (vgl. B 1.2.7) [152].

Im ärztlichen Berufsjargon und in der Laienwelt existieren zahlreiche Ausdrücke, die von Land zu Land in unterschiedlicher, individueller Bedeutung als sog. „Diagnosen" verwendet werden, z.B. grippaler Infekt, Grippe, Virusinfekt (Bauch-, Kopf-)Grippe, Influenza, (fieberhafte) Bronchitis, Fieberzustand, Verkühlung, Erkältung.

Diese Begriffe sind z.T. Ausdruck eines Kausalitätsbedürfnisses des Patienten („Ich bin gestern naß geworden ..."), z.T. aber auch von Ärzten.

Der Erkältungsbegriff hat in der praktisch angewandten Medizin v.a. die Bedeutung einer dem Patienten plausibel erscheinenden Ausrede bei vielen ursächlich unklaren Krankheitsfällen [29].

Bei den Ärzten können sozialversicherungsrechtliche Erfordernisse, aber auch ärztlicher Ehrgeiz die Ursache dafür sein, „Diagnosen" auszuweisen, oder einfach die unausgesprochene Angst, vor dem Kollegen ohne „Diagnose" dazustehen (vgl. B 1.1).

Letztlich bedient sich der Arzt dieser Jargonsprache (z.B „grippaler Infekt"), weil er während seiner Ausbildung nicht mit praxisgerechten Begriffen ausgestattet worden ist.

1.2.2
Erregernachweis

Von sämtlichen fieberhaften Erkrankungen ist das Uncharakteristische Fieber (UF) mit schätzungsweise 50–60% das häufigste Beratungsergebnis in der Allgemeinpraxis (vgl. B 1.2). Den hohen Rang bestätigen die Fällestatistiken von Braun [31, 37], Göpel ([92] und in [102]), Prosénc [209], Landolt-Theus [151] sowie Danninger [56a].

Wissenschaftliche Untersuchungen haben immer wieder ergeben, daß in mindestens der Hälfte der unspezifischen Fieberfälle der direkte und indirekte Erregernachweis versagt [39]. Er ist jedoch wegen der enormen Häufigkeit der Fälle ohnedies nicht finanzierbar und wegen der sehr guten Prognostik des Durchschnittsfalles auch nicht nötig.

Ein Erregernachweis muß allerdings dann verlangt werden, wenn die Begriffe „Grippe", „Influenza" o.ä. korrekt verwendet werden. Einzelne Pandemien (Grippepandemien: 1918/19 „Spanische Grippe", 1957 „Asiatische Grippe", 1968/69 „Hongkong-Grippe") wurden virologisch bestimmten Influenzavirustypen zugeordnet.

Die Zahl der Erreger, die für eine Infektion des Respirationstraktes in Frage kommen, ist so groß und das klinische Erscheinungsbild der durch die verschiedenen Erreger ausgelösten Erkrankungen so wenig charakteristisch, daß sich eine exakte Diagnose (Kolonne D) nur aufgrund virologischer und serologischer Untersuchungen stellen läßt.

Im übrigen können beim UF auch nach intensiver und extensiver Testung nur in weniger als der Hälfte der Fälle pathogene Organismen (Viren oder Bakterien) isoliert werden ([28] und Frey in [150]).

Das Vorhandensein bestimmter Symptome bzw. deren Ausprägung kann in einzelnen Fällen einen Hinweis darauf geben, ob es der Hausarzt eher mit einem Influenzapatienten zu tun hat oder ob eher eine Erkältung vorliegt (Tabelle 1.5).

Epidemien von Uncharakteristischem Fieber (UF) sind nicht an eine bestimmte Jahreszeit gebunden [235].

Tabelle 1.5. Symptome und deren Ausprägung im Hinblick auf die Zuordnung „eher Influenza" bzw. „eher Erkältung"

Symptome	eher Influenza	eher Erkältung
Schnupfen	+	+++
Kopfschmerzen	+++	+
Muskel-/ Gliederschmerzen	+++	+
Halsschmerzen	+	+
Abgeschlagenheit/ Unwohlsein	+++	++
Husten	+++	++
Frösteln	+++	++
Fieber >38,5 °C	+++	–

Ausprägung: + mild; ++ mäßig: +++ schwer

Die *Morbidität* (definiert als die Häufigkeit des Auftretens einer bestimmten Krankheit, bezogen auf die Gesamtpopulation) ist bei Kindern und Jugendlichen während Influenzaepidemien immer höher als bei Erwachsenen, da dieser Altersgruppe die Basisimmunität fehlt.

Die *Letalität* (definiert als der Anteil der Erkrankten, die sterben) ist jedoch bei älteren Personen relativ hoch.

1.2.3
Verläufe

Der Arzt kann zum Zeitpunkt der Untersuchung oft nicht abschätzen, ob sich der Patient am Beginn, am Höhepunkt oder im Stadium der bereits abklingenden Erkrankung befindet.

Das Uncharakteristische Fieber (UF) kann verschiedene Verläufe nehmen:
– Die Symptome verschwinden innerhalb von Stunden und Tagen.
– Neue uncharakteristische Symptome kommen dazu.
– Charakteristische Symptome (z.B. ein pneumonischer Auskultationsbefund, eine „eitrige" Tonsillitis) werden faßbar.
– Ein Abwendbar gefährlicher Verlauf (AGV) (vgl. A 1.5) entwickelt sich innerhalb von wenigen Stunden (z.B. Appendicitis acuta, Meningitis acuta, Pankreatitis acuta).

Fallstricke bei fieberhaften Erkrankungen stellen z.B. atypische Appendizitiden oder Tropenkrankheiten (z.B. Malaria) dar.

1.2.4
Bettlägerigkeit und Hausbesuch

Der einzelne Patient oder seine Angehörigen reagieren auf das plötzliche Auftreten von Fieber (als einziges Symptom) durchaus unterschiedlich:

So wird z.B. ein im Erwerbsleben stehender Erwachsener zu einem üblichen „Grippemittel" greifen oder sich auf andere bereits erprobte Hausmittel verlassen. Die junge Mutter, deren erstes Kind fiebert, wird dagegen rasch den Arzt konsultieren. Hier kann (nach erfolgter Untersuchung) manchmal der Hinweis beruhigend wirken, daß 10–12 Fieberattacken im Jahr bis zum 10. Lebensjahr durchaus noch „normal" sein können.

Wenn sich der Berufstätige entschließt, den Arzt aufzusuchen, geht es ihm auch um die Verordnung von Arbeitsruhe, während die besorgte Mutter „Schlimmes" ausgeschlossen wissen möchte. Andererseits sind Mütter mit mehreren Kindern aufgrund ihrer Erfahrung durchaus bereit, zunächst ohne Arztkontakt auszukommen und sich auf bewährte Methoden (z.B. Wickel, Fieberzäpfchen) zu verlassen; dies besonders dann, wenn weitere Fieberfälle in der Umgebung bekannt sind.

In unserem Sozialversicherungssystem ruft man den Arzt zu Fiebernden überwiegend ins Haus [35]. Dabei handelt es sich meist um Kinder vom 1. Lebensjahr bis zum Schulalter sowie um 20- bis 30jährige (Tabelle 1.6).

Manche Patienten suchen aber auch die Sprechstunde auf oder lassen sich in die Praxis bringen, wenn es der

Tabelle 1.6. Alters- und Geschlechtsverteilung von 745 wegen fieberhafter Zustandsbilder durch den dringlichen Hausbesuchsdienst (DHD) versorgten, Patienten [103]

Altersgruppe	n Männlich	n Weiblich	n Gesamt	[%]
≤ 3 Monate	2	2	4	0,5
3 Monate – 1 Jahr	35	31	66	8,9
1–3 Jahre	76	56	132	17,7
5–7 Jahre	60	74	134	18,0
7–14 Jahre	31	26	57	7,7
14–20 Jahre	33	28	61	8,2
20–30 Jahre	39	50	89	11,9
30–40 Jahre	24	22	46	6,2
40–50 Jahre	20	14	34	4,6
50–65 Jahre	26	36	62	8,3
65–80 Jahre	25	22	47	6,3
≥ 80 Jahre	7	6	13	1,7
Gesamt	378	367	745	100,0

Arzt vorschlägt. Auch bei Säuglingen und Kleinkindern mit hohem Fieber ist es durchaus zumutbar, diese gut geschützt zum Arzt fahren zu lassen.

1.2.5
Höhe der Körpertemperatur

Die Körpertemperatur kann an verschiedenen Stellen gemessen werden: rektal (am genauesten), vaginal, sublingual, axillär (ungenau) oder im Gehörgang.

Die rektal (oder vaginal) gemessene Temperatur liegt etwa 0,5 °C höher als die axilläre Temperatur; sublingual werden um 0,2–0,3 °C geringere Werte als rektal gemessen. Der übliche Temperaturbereich beim Gesunden bewegt sich zwischen 36 und 37,5 °C (rektal), Werte über 37,5 °C rektal werden allgemein als erhöhte Temperatur bezeichnet.

Die per Infrarotmethode gemessene Ohrtemperatur steht zwar im Zusammenhang mit Temperaturen, die an anderen Körperstellen gemessen werden, ist aber nicht direkt mit diesen vergleichbar. Der Normalwert liegt mit dieser Methode für alle Altersstufen zwischen 35,8 und 38 °C.

Zu beachten ist die dem Organismus angeborene Tagesperiodik der Körpertemperatur; die morgendliche Temperatur liegt 0,5–1 °C unter der abendlichen. Eine andere zyklisch wiederkehrende Körpertemperaturänderung tritt im Laufe des Menstruationszyklus der Frau auf (vgl. Abb.9.12). Darüber hinaus gibt es individuell deutliche Unterschiede (Streubereich um 1 °C).

Die *normale Körpertemperatur* hängt auch vom Alter ab. Die Normaltemperatur liegt bei Babys und Kleinkindern am höchsten. Mit ungefähr 11 Jahren beginnt die Körpertemperatur allmählich zu sinken und erreicht ihren niedrigsten Wert bei alten Menschen.

Axillare Grenzwerte [29, 139]:
- subfebril: 36,9–37,4 °C,
- Fieber: 37,6–39,5 °C,
- hohes Fieber: 39,5–40,5 °C,
- sehr hohes Fieber: über 40,5 °C.

1.2.6
Subjektives und objektives Befinden

Jeder erfahrene Arzt weiß, daß „Fieberfall nicht gleich Fieberfall" ist:
- So gibt es Fälle mit hohem Uncharakteristischen Fieber, ohne daß die Patienten über ein schweres Krankheitsgefühl berichten. Dagegen können – z.B. bei tonsillären Anginen – nur mittelhohe Temperaturen gemessen werden; aber dennoch erscheint der Patient subjektiv und objektiv schwer krank.
- Hohes Fieber bei Säuglingen und Kleinkindern beunruhigt die Mütter in besonderem Maße, besonders wenn kein Ausschlag zu sehen ist. Der Arzt dagegen faßt dies eher als Ausdruck einer guten Reaktionslage auf und kann die Mutter entsprechend beruhigen.
- Kleinstkinder halten Temperaturen um die 40 °C nur einen, höchstens zwei Tage aus, da sie nicht genug trinken können, um den Wasserverlust auszugleichen. Zudem neigen sie bei hoher Körpertemperatur eher zu Fieberkrämpfen.

Besonders herumtollende Kinder („Spielfieber") fühlen sich manchmal „heiß" an. Solche Temperaturerhöhungen nach motorischer Aktivität im Vorschul- und Schulkindalter sind bis 38,5 °C durchaus in der Norm und sinken nach einer halben bis zu einer Stunde Ruhe wieder ab. Daher sollte bei Kindern erst ab 39 °C von „Fieber" gesprochen werden. Auch Erwachsene zeigen nach sportlicher Betätigung ein gleiches Verhalten (Gladtke in [139]).

- Wenn dagegen ein alter Mensch mäßiges Fieber hat, halten die Angehörigen diesen Befund zunächst nicht im selben Maße für besorgniserregend. Erfahrene Ärzte wissen, daß hier oft der Schein trügt.
- Alten Menschen können bei Fieber Tachykardien, kardiale Erkrankungen bis hin zur Insuffizienz oder einer O_2-Unterversorgung drohen. In diesen Fällen muß das Fieber mit einem Antipyretikum gesenkt werden.

1.2.7
Wochenlange Temperaturerhöhungen

Das „normale", flüchtige Uncharakteristische Fieber (UF) ist zu unterscheiden vom (seltenen) wochenlang andauernden Uncharakteristischen Fieber.

Solche ungeklärten Temperaturerhöhungen über mindestens 14 Tage hinweg treten in der Allgemeinpraxis gerade noch an der Grenze der regelmäßigen Häufigkeiten auf (s. Tabelle 1.1), d.h. sie sind die Ausnahme von der Regel. Das „normale" Uncharakteristische Fieber klingt in 2–5 Tagen spurlos ab. Eine Dauer von 1 oder gar 2 Wochen ist die Ausnahme.

1.2.8
Nicht mehr uncharakteristisch

Nur in 1 von 4 Fieberfällen finden sich Krankheitszeichen, die eine Charakterisierung gestatten. Die große Mehrheit wird von fieberhaft verlaufenden Gesundheitsstörungen gebildet, die näher charakterisierende Zeichen und Befunde vermissen lassen [33].

Fieberhafte Erkrankungen sind per definitionem nicht mehr „uncharakteristisch", wenn sich bei der Untersuchung z.B. ein Erysipel oder eine Thrombophlebitis als „charakteristische" Symptome aufdecken lassen. Dasselbe gilt, wenn sich vergrößerte Tonsillen mit eitrigen Belägen und ggf. mit angulären Lymphknoten finden.

In diesen Fällen ist also nicht „Uncharakteristisches Fieber" zu klassifizieren, sondern das entsprechende Krankheitsbild (Erysipel, Thrombophlebitis, Tonsillitis oder ähnliches – vgl. Fallbeispiel C, S. 17).

Ebensowenig „uncharakteristisch" ist Fieber dann, wenn z.B. bei liegendem Dauerkatheter ein Fieberschub auftritt (sog. „iatrogenes Fieber") oder wenn eine Impfung vorausgegangen ist („Impffieber"). Hier wird klarerweise – bei entsprechendem Laborbefund – eine „Zystopyelitis" (C) klassifiziert.

1.2.9
Qualitätskontrolle am Beispiel des Fieber-Programms

Die allermeisten uncharakteristischen Fieberfälle in der Allgemeinpraxis heilen nach einigen Tagen komplikationslos ab.

Haben die ersten Angaben des Patienten über die Beschwerden und Krankheitszeichen und hat die epidemiologische Situation bzw. der „erste Blick" des Arztes nicht in eine bestimmte Richtung (z.B. Masern, Stirnhöhlen- oder Lungenentzündung, Hepatitis) gelenkt, so kommt die standardisierte Diagnostik (Checkliste Nr. 1, „Fieber-Programm"; s. Übersicht 1) zum Tragen. Die Hauptzielrichtungen des Programms sind in Abb. 1.5 dargestellt.

Diese Checkliste dient der systematischen Suche nach wichtigen „versteckten" Symptomen. Bei einem reinen intuitiven Vorgehen läßt sich nicht die gleiche Verläßlichkeit erreichen [38].

Die große Stärke des Arbeitens mit diagnostischen Programmen liegt darin, daß alle wichtigen *Abwendbar gefährlichen Verläufe* (AGV) berücksichtigt werden.

Das programmierte Untersuchen beim Uncharakteristischen Fieber zwingt den Arzt beispielsweise dazu, die Beweglichkeit des Nackens zu überprüfen, auch

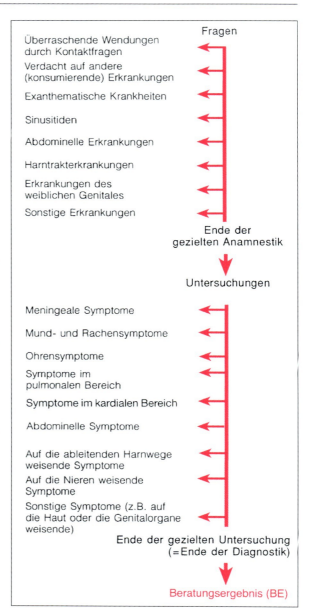

Abb. 1.5. Die Hauptzielrichtungen der allgemeinärztlichen Programmierten Diagnostik bei Uncharakteristischem (UF). (Nach [37])

wenn zunächst nichts für eine Meningitis spricht; es zwingt, die Lunge abzuhorchen, auch wenn nicht der geringste Verdacht auf eine Pneumonie besteht. Ebenso schreibt das Programm konsequent vor, die abdominelle Region zu palpieren, auch wenn nicht der mindeste Hin-

> **Übersicht 1**
>
> Checkliste Nr. 1: „Fieber-Programm" [42]
>
> **Programm**
> – für Uncharakteristische Fieberfälle (UF) und deren fieberfreie Varianten (Afebrile Allgemeinreaktion/ AFAR). Braun u. Mader (2001)
>
> | **Subjektiv** | **Objektiv** |
> |---|---|
> | Beratungsursache | Inspektion Körper/Beine (Erysipel etc.) |
> | erster Eindruck (schwerkrank) | Nasensekretion |
> | schon gehabt | Nasenspekulumuntersuchung |
> | gleich/besser/schlechter | Kopfbeugung frei |
> | frühere Therapie | Nasennebenhöhlen druckschmerzhaft |
> | Bettruhe (krank) seit | Lymphknoten am Kopf/sonstige |
> | Fieberhöhe (ax./rekt.), -dauer, -schübe | Mund/Rachen |
> | Mattigkeit | Otoskopie (Kleinkind) |
> | Appetitlosigkeit | Lungenauskultation |
> | Schlafstörungen | Lungenperkussion |
> | Frösteln/Schweiße | Herzauskultation |
> | Ausschlag | Abdomen palpatorisch |
> | andere Allgemeinerscheinungen | Nieren klopfempfindlich |
> | Schnupfen, anfangs Niesen | Blutdruck/Puls/Labortests (Urinstatus!) |
> | Husten, Auswurf (klar/gelb) | sonst auffällig |
> | Halsschmerzen | |
> | Kopf-, Ohrenschmerzen | **Beratungsergebnis** |
> | Stamm-, Gliederschmerzen | |
> | sonstige Schmerzen/ Bauch/Mutterbrust | **Maßnahmen** |
> | Erbrechen/Brechreiz | |
> | Durchfall/Obstipation | |
> | Pollakisurie/Algurie | |
> | menstruelle Anomalien | |
> | Tropenreise/AIDS-Möglichkeit | |
> | Genuß von roher Milch (Listeriose) | |
> | Katzenkratzer (Felinose) | |
> | Berufskrankheit | |
> | Ängste (Furcht vor) | |
> | Vermutung über Ursache/Art | |
> | Selbstbehandlung | |
> | sonst noch | |

weis auf eine intraabdominelle Affektion (etwa auf eine Wurmfortsatzentzündung) besteht.

Danninger deckte unter 200 standardisiert untersuchten Fällen von UF 11mal unerwartete Erkrankungen oder Symptome einer Erkrankung auf, wodurch eine diagnostische Weichenstellung zustande kam (Tabelle 1.7, S. 32).

Die Programmierte Diagnostik führt im übrigen nicht automatisch zu einer exakten Diagnose. Die meisten Fälle, die sich uncharakteristisch präsentieren, bleiben auch nach dem Einsatz einer solchen Handlungsanweisung uncharakteristisch. Der Arzt darf jedoch beruhigt sein, nichts Machbares unterlassen zu haben. Die Anwendung der Programmierten Diagnostik stellt somit einen wichtigen Beitrag zur Qualitätskontrolle und Qualitätssicherung in der Allgemeinmedizin dar [55, 171] (vgl. Abb. 1.4, S. 21).

1.2.10
Management

Für das Management beim Uncharakteristischen Fieber ist die Feststellung wesentlich, ob das Fieber weniger oder länger als 6 Tage besteht.

Unter 7 Tagen sollte auch beim leicht kranken Patienten routinemäßig nach Checkliste Nr. 1 („Fieber-Programm" – vgl. B 1.2.9) vorgegangen werden (s. Übersicht 1). Der Zeitaufwand für die komplette programmierte Diagnostik liegt bei durchschnittlich 4,5 min (2 min Befragung, 2,5 min Untersuchung [50]).

Tabelle 1.7. Auswertung von 200 diagnostischen Programmen „Uncharakteristisches Fieber" (UF). Weichenstellung in 11 Fällen durch neu aufgedeckte Erkrankungen oder Symptome einer Erkrankung. (Aus [54])

Fall	Alter (J: Jahre, M: Monate)	Geschlecht	Beratungsursache (BU)	Beratungsergebnis (BE)	Durch die Programmierte Diagnostik neu aufgedeckte Erkrankung
1.	49 J.	m.	Fieber, Husten	UF	Leistenhernie
2.	66 J.	w.	Verkühlung	AFAR	Subikterus
3.	29 J.	m.	Verkühlung	Husten	Perforiertes Trommelfell
4.	36 J.	m.	Verkühlung	Bronchitis	Hämorrhagische Zystitis
5.	20 J.	w.	Ohrenbeschwerden, Verkühlung	AFAR	Systolikum
6.	6 M.	m.	Husten	Husten, Mesotitis	Anämie
7.	27 J.	w.	Halsschmerzen, Husten	Pharyngitis	Zystitis
8.	7 J.	w.	Fieber	UF, Bronchitis	Mikrohämaturie
9.	55 J.	m.	Fieber	UF	Albuminurie
10.	42 J.	w.	Fieber, Brechreiz	UF	Diabetes mellitus
11.	60 J.	m.	Reduzierter Allgemeinzustand, Erbrechen	Depression	Depression

Ab dem 7. Tag ist bei Uncharakteristischem Fieber oder Afebriler Allgemeinreaktion (AFAR), d.h. bei fieberfreien sonst gleichartigen Beschwerdebildern, außer der Programmierten Diagnostik sofort die Röntgenuntersuchung der Thoraxorgane fällig, ebenso die Untersuchung der Blutsenkung (BKS), des CRP, der Leukozyten und des Urins; spätestens nach weiteren 24–48 h Temperaturerhöhung ist spezialistischer Rat zu holen, selbst bei nur geringem Krankheitsgefühl und trotz guten Aussehens. Je schwerer der Verlauf und je mitgenommener der Kranke ist, um so früher wird eingewiesen.

Bei wochenlang anhaltendem „Fieber unbekannten Ursprungs" (vgl. B 1.2.7) sollte u.a. gedacht werden an: virale oder spezifische (z.B. tuberkulöse) Infektionen, endogene Toxine, exogene Gifte (Metallfieber, Drug-Fieber), Tumoren, zentrales Fieber, hormonelle Einflüsse (z.B. Hyperthyreose), Kollagenosen, neurovegetative Einflüsse [100], AIDS etc. Es gibt bekanntlich auch – trotz größtem diagnostischem Aufwand – unaufklärbare Zustände.

Der Laie ist darauf bedacht, Fieber mit allen Mitteln rasch zu senken; dabei geht er von der Überlegung aus, die Höhe des Fiebers stehe in direktem Zusammenhang mit der Schwere der Erkrankung.

Die sofortige Anwendung von (Breitspektrum-) Antibiotika beim Uncharakteristischen Fieberfall kann gefährliche Verläufe verschleiern (etwa einen paranephritischen Abszeß) oder die weitere Diagnostik erschweren (z.B. Kulturen „gehen nicht mehr an").

Die vielfach in der Literatur als typisch beschriebenen Fieberverlaufskurven (z.B. bei Masern oder Sepsis) sieht man in der Praxis wegen der meist frühzeitig einsetzenden Therapie nur noch selten und im übrigen oft erst im nachhinein.

Der Allgemeinarzt soll es ertragen lernen, akute unklare Fälle einige Tage lang abwartend offenzulassen, bis es keinerlei Zweifel mehr am Ausbleiben einer Wendung zum Besseren gibt.

Der Patient und die Pflegepersonen sollen zu sorgfältiger Beobachtung angehalten werden. Sie sind zu instruieren, regelmäßig und exakt die Körpertemperatur zu messen. Die Führung einer Fieberkurve wird dabei auch für den zu Hause betreuten Patienten empfohlen, nicht zuletzt aus Gründen der Objektivierung, aber auch zur Information und aus psychologischen Gründen.

Bei UF soll der Arzt auf engen Kontakt mit der Patientenfamilie bedacht sein. Empfehlenswert sind telefonische Berichte in 12- bis 24stündigen Abständen oder ein Hausbesuch zur Kontrolle. Jede Verschlechterung oder das Auftreten neuer, auffallender Symptome (z.B. Erbrechen), ist dem behandelnden Arzt unverzüglich bekanntzugeben [42]. Unter solchen Umständen kann der Arzt seiner Verantwortung bestens gerecht werden.

1.3
Afebrile Allgemeinreaktion (AFAR)

Die *Afebrile Allgemeinreaktion (AFAR)* ist die afebrile Variante des Uncharakteristischen Fiebers (UF) (vgl. B 1.2 und Tabelle 1.3, S. 26).

In der allgemeinmedizinischen Fachsprache bedeutet Afebrile Allgemeinreaktion (AFAR):
– Allgemeinsymptome und/oder Lokalsymptome (vgl. B 1.2.1).

Bei der Untersuchung lassen sich keine charakteristischen Krankheitszeichen und Befunde erheben.
Die Häufigkeit der AFAR ist den Tabellen 1.3 und 1.4 (S. 26 und 27) zu entnehmen.
Existieren bei uncharakteristischen Erkrankungsfällen der genannten Art zwar örtliche und Allgemeinerscheinungen, fehlt jedoch die erhöhte Körpertemperatur (= AFAR), so ist die Checkliste Nr. 1 („Fieber-Programm", Übersicht 1) ebenso indiziert wie beim UF.

1.4 Afebriler Husten

Afebriler Husten als alleiniges Symptom (A), also ohne Fieber und ohne Allgemeinerscheinungen, mit und ohne Auswurf, zählt zu den häufigsten Beratungsergebnissen in der Allgemeinmedizin; besonders die Altersgruppen 0–14 Jahre sind davon betroffen.

1.4.1 Intuitive primäre Diagnostik

Hustet ein Kind seit wenigen Tagen unbedeutend und bestehen keine Allgemeinerscheinungen (also kein Fieber, keine Abgeschlagenheit, keine Appetitlosigkeit, kein krankes Aussehen), und hat die Mutter beispielsweise nur den Wunsch nach Verordnung eines Hustensaftes, dann darf der Arzt dieses Ansinnen nicht sogleich erfüllen. Seine geringste Pflicht in einem solchen Fall ist,
– nach einem vorher abgelaufenen Fieber und/oder anderen Allgemeinerscheinungen zu fragen,
– nach einer Fremdkörperaspiration zu fragen,
– den Rachen zu inspizieren,
– die Lunge abzuhorchen [37].

Davon abgesehen muß eine entsprechende Seuchenlage gegeben sein, d.h. keine Masern, kein Keuchhusten usw. Nach der intuitiven negativen primären Diagnostik können ein Rezept verschrieben sowie Mutter und Kind verabschiedet werden. Die Mutter ist anzuhalten, bei einer Verschlechterung oder bei unveränderter Fortdauer des Hustens über 1 Woche mit dem Kind erneut zum Arzt zu kommen.

1.4.2 Verschlimmerung

Beim akuten Uncharakteristischen Husten genügt es, intuitiv vorzugehen und sich auf einige gezielte Fragen und auf die lokale Untersuchung zu beschränken [41].
Dauert der Husten 1 oder 2 Wochen, so muß grundsätzlich programmiert untersucht werden („Husten-Programm", Checkliste Nr. 2)[2]. Im Vordergrund stehen hier bei Kindern die Exklusion einer Pneumonie, bei Erwachsenen außerdem die Exklusion eines Malignoms und einer Tuberkulose.
Wird der Husten stärker, so hängt es vom Allgemeinzustand des Patienten ab, ob man ihn sogleich oder am 10.–14. Krankheitstag zur Röntgenaufnahme der Thoraxorgane überweist. Besteht der Husten bereits seit 2 Wochen, so muß sofort eine Röntgenuntersuchung erfolgen.
Bei Patienten mit über 8 Wochen *persistierendem Husten* sollte zusätzlich zur Röntgenaufnahme eine Abklärung in Form einer Lungenfunktionsdiagnostik, ggf. Bodyplethysmographie (Fluß-Volumen-Kurve, Bronchodilatation oder unspezifische Provokation) und Allergiediagnostik (Prick-Test, Gesamt-IgE, RAST) erfolgen sowie u. U. eine Computertomographie des Thorax, eine Bronchoskopie und eine 24-h-pH-Metrie (gastroösophagialer Reflux!) durchgeführt werden.
Bei älteren Menschen können durch eine solche Stufendiagnostik *Malignome* (meistens leider *unabwendbar gefährliche Verläufe*), bei Patienten mittleren Alters etwa Tuberkulose, bei Kindern Pneumonien (d.h. potentiell gefährliche Verläufe) entdeckt werden. Solche Ergebnisse sind im Praxisalltag jedoch – von Pneumonien abgesehen – Raritäten.

> **!** Bei Fieber und/oder Husten darf sich der Allgemeinarzt nicht durch die überwältigende Dominanz des Banalen dazu verleiten lassen, nur oberflächlich oder gar nicht zu untersuchen. Vielmehr hat er stets ein möglichst volles Untersuchungsprogramm allgemeinmedizinischer Art abzuwickeln [37].

1.4.3 Symptomgruppe „Bronchitis"

„Bronchitis" bedeutet in der Nomenklatur der berufstheoretischen Fachsprache („Kasugraphie"; vgl. A 1.4)

---
[2] Alle in diesem Buch genannten Checklisten/Programme sind enthalten in Braun u. Mader [42].

ebensowenig eine exakt definierte Krankheit wie Husten (A), sondern stellt eine Klassifizierung von mehreren Symptomen (B) dar.

Zu dieser Symptomgruppe zählen u.a. die bei der Auskultation zu findenden beidseitigen, nicht klingenden Rasselgeräusche bei normalem Exspirium, die sich nicht weghusten lassen.

Das Beratungsergebnis (BE) „Bronchitis" ist von der „Bronchitis asthmatica" (vgl. B 5.11) dadurch abzugrenzen, daß bei der asthmatischen Bronchitis ein verlängertes Exspirium mit Giemen, Pfeifen etc. gefunden wird.

Die Erkrankung dauert in der Regel wenige Tage oder Wochen und ist im Gegensatz zur Bronchitis asthmatica nicht durch rezidivierende Atembeschwerden oder permanente Überempfindlichkeit des Bronchialsystems charakterisiert.

1.4.4
Keuchhusten

Viele medizinische Laien, aber auch manche Ärzte sind der Ansicht, daß *Keuchhusten (Pertussis)* eine Erkrankung des Kindesalters ist. Bei Kindern ist eine Infektion mit Bordetella pertussis charakterisiert durch anfallsweisen Husten, „juchzendes" Einziehen der Luft, Atemnot oder Zyanose.

Der Verlauf der Erkrankung bei Erwachsenen dagegen ist unspezifisch, häufig wird ein Keuchhusten nicht in die diagnostischen Überlegungen einbezogen. Verschiedene Untersuchungen haben ergeben, daß jedoch Erwachsene eine entscheidende Rolle bei der Krankheitsübertragung spielen. Die möglichst umfassende Impfung von Erwachsenen mit den inzwischen gut verträglichen Impfstoffen ist daher sinnvoll.

1.5
Halsschmerzen

Afebrile Halsschmerzen (ohne örtliche Entzündungserscheinungen) sind ähnlich wie die *afebrile Pharyngitis* (d.h. Halsschmerzen mit örtlichen Entzündungen) von Druck-, evtl. von Trockenheitsgefühl im Hals, auch von Schluckbeschwerden begleitet.

Das sog. *Globusgefühl* wird vom Patienten tiefer im Hals angegeben.

1.5.1
Tonsillitis

Die akute Mandelentzündung stellt den Hausarzt bezüglich ihrer ätiologischen Zuordnung immer wieder vor Probleme:

Bei allen Halsschmerzen mit und ohne Fieber können Mandelbeläge auftreten. Dabei ist es dem Arzt nicht möglich, vom Aspekt her zu entscheiden, welche Erreger (Bakterien, Viren, Pilze) zugrunde liegen.

Finden sich kleine Bläschen auf den Tonsillen, ist eine akute Infektion durch Herpes- oder Coxsackieviren wahrscheinlich.

> **!** Bei Kleinkindern können Bauchschmerzen mit Übelkeit und Erbrechen im Vordergrund stehen.

Die *Tonsillitis acuta* muß abgegrenzt werden gegen:
– Uncharakteristisches Fieber
   (Tonsillitis wenig oder kaum ausgeprägt);
– Pharyngitis (Tonsillitis fehlt; keine weiteren Symptom);
– Scharlach (typisches Exanthem, Himbeerzunge; später Schuppung an Handflächen und Fußsohlen (vgl. A 1.3; B 12.5);
– Mononucleosis infectiosa;
– Halsschmerzen (vgl. B 1.5);
– Angina Plaut-Vincent.

Die *Tonsillitis chronica* verursacht häufig typischerweise Schmerzen, die in das Ohr (die Ohren) ausstrahlen. Die Indikation zur Tonsillektomie sollte im Erwachsenenalter besonders streng gestellt werden.

Der *Peritonsillarabszeß* ist die häufigste Komplikation der entzündlichen Mandelerkrankungen; er tritt nach symptomfreiem Intervall auf. In der Allgemeinpraxis sieht jedoch der Arzt nur noch den Abszeß, ohne zuvor eine Tonsillitis behandelt zu haben.

> **!** Bei protrahiertem Verlauf einer eitrigen Angina tonsillaris ist an den AGV eines Peritonsillarabszesses zu denken!

Die Ulzerationen bei der *Plaut-Vincent-Angina* sind in der Regel wenig eindrucksvoll, die grau-grünlichen Beläge dagegen sind auffallend.

Wenn bei einer Angina Plaut-Vincent das Ulkus 2–3 Wochen persistiert, muß ein Karzinom ausgeschlossen werden!

1.6 Heiserkeit

Die isolierte *Heiserkeit* ergibt sich als Beratungsergebnis vorwiegend bei jüngeren Erwachsenen. Der Patient kommt schon nach ganz wenigen Tagen der Erkrankung zum Arzt. Die Stimme ist heiser, die Racheninspektion unauffällig.

Dauert die Heiserkeit länger als 1 Woche oder handelt es sich um ältere Menschen, so ist die Laryngoskopie obligat. Nach spätestens 2 Wochen ist die Untersuchung durch einen Spezialisten indiziert. Im allgemeinen klingt eine Heiserkeit mit und ohne verifizierter Laryngitis im Verlauf von 2–3 Wochen wieder ab.

Ältere, innerhalb kurzer Zeit heiser gewordene Patienten, ob Raucher oder nicht, die weder Uncharakteristisches Fieber, noch eine Afebrile Allgemeinreaktion, noch Luftwegekatarrhe ohne Allgemeinerscheinungen aufweisen, sind sofort in den spezialistischen Bereich zur Diagnostik zu überweisen. Dasselbe gilt für Kinder und sonstige leicht kranke Erwachsene, bei denen nach 1 Woche Beobachtung eine Besserung der Beschwerde ausbleibt.

1.7 Schnupfen

Die Mehrzahl der Patienten mit isoliertem *Schnupfen* (*afebrile Rhinitis*; A) sucht den Arzt nicht auf. Der Nasenfluß wird vom Patienten eher als störend denn als gefährlich empfunden und mit Hausmitteln selbst behandelt.

Die tiefschürfende diagnostische Abklärung des Schnupfens ist nur bei Verdacht auf allergiebedingten Schnupfen oder bei Verdacht auf Fremdkörper indiziert.

Für das Kleinkind und noch viel mehr für den Säugling stellt der akute Schnupfen eine oft ernste Beeinträchtigung des Allgemeinbefindens dar, weshalb auch von einer „Schnupfenkrankheit" gesprochen werden kann. Die jährliche Inzidenz liegt zwischen 2 und 20 Erkrankungen, wobei kleinere Kinder häufiger erkranken als ältere ([1]; vgl. B 8.7).

1.7.1 Inanspruchnahme des Arztes

Eine Stichprobe im Unausgelesenen Krankengut einer Allgemeinpraxis (223 Patienten) ergab, daß 85 % der Befragten ab und zu Schnupfen haben; nur 15% litten nie an Schnupfen. 52% von denen, die angaben, ab und zu unter Schnupfen zu leiden, hatten sich selber Medikamente besorgt; 31,6% fanden es nicht notwendig, den Schnupfen zu behandeln, nur 16% gaben den Schnupfen als alleinigen Grund für einen früheren Arztbesuch an [148]. Aus dieser Befragung geht erwartungsgemäß hervor, daß die Mehrzahl der Patienten ab und zu Schnupfen hat, aber deshalb nur selten zum Arzt geht.

Bei 370 (mittels des „Fieber-Programms", Checkliste Nr. 1) untersuchten Patienten wurde in 201 Fällen (54%) Uncharakteristisches Fieber (UF) und bei 127 Patienten (34%) eine Afebrile Allgemeinreaktion (AFAR) klassifiziert. Bei 11% der Fälle ließ sich nicht erheben, ob die Temperatur gemessen wurde. In beiden Gruppen litten rund 70% der Patienten an Schnupfen. Bei über 2/3 der Patienten – ob mit oder ohne Fieber – war also Schnupfen vorhanden [148].

Ein Teil der Patienten mit Schnupfen glaubt, die Ursache des Schnupfens zu kennen. Diese Erkrankten kommen zum Arzt und geben von vornherein an, daß sie unter „Heuschnupfen" oder unter einem allergischen Schnupfen leiden. Sie wollen entweder die erprobte Therapie fortsetzen oder wünschen eine Abklärung der Ursache.

1.7.2 Verlauf

Aus der Verlaufsdauer läßt sich manchmal auch auf die Art des Schnupfens schließen:
- allergisch: Schnupfendauer entsprechend der Dauer des Pollenflugs;
- nichtallergisch: in der Regel Abheilung innerhalb weniger Tage;
- chronisch: praktisch dauernd verstopfte oder rinnende Nase.

1.8 Kombinierte Luftwegekatarrhe

Die *kombinierten Luftwegekatarrhe* grenzen sich vom UF und der AFAR durch fehlende Allgemeinerscheinungen ab.

Der betroffene Patient klagt in solchen Fällen über Schnupfen und/oder Halsschmerzen und/oder Heiserkeit und/oder Husten *ohne Allgemeinerscheinungen*.

„Catarrhal child" nennt man im englischsprachigen Raum einen „ewig" verschnupften und hustenden, gelegentlich fiebernden kleinen Patienten. Früher oder später erhebt sich für die Eltern die Frage, ob es denn da wirklich keine Hilfe gibt. Zu diesem Zeitpunkt liegen schon verschiedene erfolglose therapeutische Bemühungen hinter ihnen [42].

Im spezialistischen Bereich gibt es z.B. die Bezeichnungen „Rhinobronchitis" oder „Tracheobronchitis". Damit wird ausgedrückt, daß verschiedene „Etagen" des Luftwegeapparates (ggf. in wechselnder Intensität und Reihenfolge) betroffen sein können („Etagenwechsel").

1.9
Kruppbilder

Notfälle im Kehlkopfbereich, die mit inspiratorischer Atemnot einhergehen, sind in der Allgemeinpraxis von heute – im Unterschied zur Nachkriegszeit – nicht mehr regelmäßig häufig.

Aufgrund der gegenwärtigen epidemiologischen Situation ist der *echte (diphtherische) Krupp* eine extreme Rarität mit einem Vorkommen von weit seltener als 1:100 000 Praxisfällen.

Etwa einmal unter 10 000 Fällen wird der Allgemeinarzt mit der *akuten stenosierenden (subglottischen) „Laryngotracheitis"* (sog. „Pseudokrupp"[3]; vgl. B 5.9.2) konfrontiert.

Sie tritt wie das UF, jedoch mit Stridor als dominierendem Symptom, auf. Als Rarität kann es einen solchen „Pseudokrupp" auch bei Smog, Keuchhusten usw. geben.

Diese verschiedenen Bezeichnungen der Laryngotracheitis im Laufe der letzten 100 Jahre zeigen einmal mehr die Wechselhaftigkeit fachsprachlicher Bezeichnungen (vgl. B 2.1.1 und B 2.3.2).

An sich kommt es beim Pseudokrupp unter mehr oder weniger schweren Allgemeinerscheinungen meist sehr rasch zu bellendem Husten mit Stridor und Heiserkeit bis hin zur Aphonie.

Das charakteristische Symptom (Stridor) tritt meist plötzlich, nachts oder in den frühen Morgenstunden auf; Rezidive kommen vor.

Die *perakute (supraglottische) Epiglottitis* tritt im Verhältnis zur akuten stenosierenden (subglottischen) Laryngotracheitis in jedem 10. Fall, also noch viel seltener, auf. Diese Erkrankung ist charakterisiert durch ihre Schwere, die den Patienten meist aus voller Gesundheit heraus trifft (Tabelle 1.8). Die Epiglottitis ist in der Regel, die Laryngotracheitis in den meisten Fällen von Fieber begleitet. Die Sprache ist kloßig.

Tabelle 1.8. Unterschiede zwischen der stenosierenden (subglottischen) Laryngotracheitis (früher „Pseudokrupp") und der akuten (supraglottischen) Epiglottitis. (Mod. nach [174])

	Laryngotracheitis	Epiglottitis
Allgemeinzustand	befriedigend	schwer krank toxisch Schock
Körpertemperatur	muß nicht erhöht sein	in der Regel erhöht
Begleitrhinitis	häufig	nein
Inspiratorischer Stridor	stets, laut hörbar	nur ausnahmsweise
Husten	bellend („Krupphusten")	selten
Hals- und Schluckschmerzen, Speichelfluß	nein	häufig
Stimme, Sprache	heiser bis aphonisch	leise, verhalten, kloßig, aber nicht heiser
Erreger	Viren	meist Haemophilus influenzae
Allgemeine Maßnahmen	kühle, feuchte Luft (z.B. Badezimmer) Herumtragen, Beruhigung	Veranlassung der sofortigen stationären Einweisung mit ärztlicher Begleitung
Erstbehandlung durch den Allgemeinarzt	hochdosiert Kortikoide, rektal 100 mg Prednison, Wirkungseintritt nach 30–45 min Sedierung: Chloralhydrat-Rectiole	Gabe von Kortikoiden wirkungslos

---
[3] „Krupp" ist ein Symptom. Durch den Zusatz von „Pseudo" sollte zunächst eine unspezifische Laryngitis mit Krupperscheinungen vom „echten diphtherischen Krupp" abgegrenzt werden, so auch von Hennoch 1890. Von der 1. Hälfte des 20. Jahrhunderts an nannte man die akute stenosierende subglottische Laryngitis vielfach „Grippekrupp", während die Bezeichnung „Pseudokrupp" für nächtliche Atembeschwerden mit krupppartigen Symptomen ohne erkennbare entzündliche Erscheinungen verwendet wurde. Für ähnliche Zustände taucht neuerdings, vorwiegend im amerikanischen Schrifttum, der wenig glückliche, ungenau definierte Begriff „spasmodic croup" auf [106].

> **!** Der Altersgipfel der seltenen Epiglottitis liegt gewöhnlich bei 3–5 Jahren. Diese „Kinderkrankheit" befällt jedoch auch Erwachsene. Achtung: Hochakute Lebensgefahr! Sofortige stationäre Einweisung mit Notarzt unter Sauerstoffgabe! Cave: Sedierung und Racheninspektion bei fehlendem inspiratorischen Stridor (epiglottitisches Ödem!) [87].

Bei Stridor im Rahmen eines akuten, sonst uncharakteristischen fieberhaften Geschehens empfiehlt sich der „Pseudokrupp-Programm" Nr. 5.

1.10 Fieberkrampf

Fieberkrämpfe (Fraisen) treten als Anfälle bei überwiegend normal entwickelten Kindern im Säuglings- und Kleinkindesalter (zwischen 3 Monaten und 5 Jahren) auf. Sie sind in den letzten 50 Jahren seltener geworden, derzeit nicht mehr regelmäßig häufig.

Da diese Krämpfe nur bei Fieber vorkommen, sind sie mit epilepsiebedingten Anfällen nicht zu verwechseln. Eine familiäre Disposition wird diskutiert. Die Angehörigen rufen in höchster Besorgnis den Arzt; wenn er eintrifft, ist der Krampfanfall für gewöhnlich vorbei. Der Anfall dauert in der Regel 1–3 min.

Der sog. „Einfache Fieberkrampf" ist charakterisiert u.a. durch die primär generalisierte Anfallsform und unterscheidet sich dadurch phänomenologisch nicht von einem Grand mal bei Epilepsie. Postparoxysmal treten i. allg. keine Paresen auf, die Anfälle ereignen sich 1 x innerhalb von 24 Stunden und insgesamt höchstens 4 x.

Seltene, offensichtlich bedrohliche Fälle, sollten unverzüglich ins Krankenhaus eingewiesen werden. Ist ein solches Ereignis zum ersten Mal aufgetreten, so ist der Hausarzt ebenfalls gut beraten, die Verantwortung mit dem Spezialisten zu teilen (ambulant oder stationär), letztlich zur Beruhigung der Angehörigen. Ansonsten empfiehlt sich frühestens 8 Tage nach dem Krampfanfall die Ableitung eines Elektroenzephalogramms (EEG), da ein Übergang in ein zerebrales Anfallsleiden möglich ist.

Die Therapie besteht zunächst in der
– Beruhigung der Angehörigen und der
– Gabe von fiebersenkenden Mitteln, ggf. eines Sedativums.
– Von besonderer Wichtigkeit ist die Aufklärung und Führung der Angehörigen sowohl im Hinblick auf einen möglichen späteren erneuten Anfall, aber auch im Hinblick auf anstehende Impfungen (vgl. B 12.5.2), die bekanntlich Fieber hervorrufen können.

Thematik des Fachgesprächs

Aufgabe
Besprechen Sie die in Übersicht 2 aufgeführten Beratungsergebnisse, die mit oder ohne Fieber einhergehen, anhand der nachfolgenden Fragen und der bei den entsprechenden Beratungsergebnissen aufgeführten Zusatzfragen!

Übersicht 2: Beratungsergebnisse, die mit oder ohne Fieber einhergehen können

- **Regelmäßig häufig in der Allgemeinmedizin:**
  – Uncharakteristisches Fieber (UF),
  – afebriler Husten,
  – Afebrile Allgemeinreaktion (AFAR),
  – afebrile Luftwegekatarrhe
     (obere und/oder untere Luftwege),
  – afebrile Pharyngitis
     (= Halsschmerzen mit Entzündungszeichen),
  – Angina tonsillaris,
  – afebrile Rhinitis (Schnupfen),
  – afebrile Halsschmerzen, ohne Befund,
  – afebrile Laryngitis (Heiserkeit),
  – Zustand nach Uncharakteristischem Fieber,
  – afebrile Bronchitis,
  – wochenlange Temperaturerhöhungen.

- **Nicht regelmäßig häufig (= unter 1:3000 Fälle):**
  – Kruppbilder,
  – Fieberkrämpfe (Fraisen),
  – Angina Plaut-Vincent,
  – Impffieber.

Fragen
„Uncharakteristisches Fieber (UF),
Afebrile Allgemeinreaktion (AFAR),
Luftwegekatarrhe, Tonsillitis"

1. Ungefähre Häufigkeit in der Allgemeinpraxis.
2. Überlegungen zu Klassifizierung und Diagnose.
3. Notwendigkeit und Dringlichkeit des Hausbesuches, Zumutbarkeit und Psychologie der Einbestellung des fiebernden Patienten in die Praxis.
4. Alter der Patienten.
5. Subjektive Merkmale:
   – erster Eindruck des Arztes (z.B. schwerkrank),
   – Fieberdauer,
   – Art der Temperaturmessung (axillar, rektal, sublingual, Ohr),
   – sonstige Allgemeinerscheinungen (z.B. Appetitlosigkeit, Schlaflosigkeit),
   – Kontaktfragen (z.B. „schon gehabt?"),
   – örtliche Symptome (z.B. Husten, Auswurf, Halsschmerzen, Gliederschmerzen),
   – Mutmaßung des Patienten (z.B. Ansteckungsquelle),
   – bisherige Therapie inklusive Selbstmedikation (z.B. Fieberzäpfchen, Wickel).
6. Objektive Merkmale:
   – Fieberhöhe, Temperaturschwankungen,
   – optimale körperliche Untersuchung (z.B. Kopfbeugung bei Sitzenden, Otoskopie bei Kindern, Palpation von regionalen Lymphknoten, Palpation des Abdomens),
   – Programmierte Diagnostik (vgl. S. 31),
   – Labordiagnostik (beim Allgemeinarzt, durch den Spezialisten),
   – Einsatzzeitpunkt und Aussagekraft bildgebender Verfahren (z.B. Diaphanoskopie, Röntgenaufnahme).
7. Beispiele für Erreger und Auswahl der entsprechenden Antibiotika.
8. Abwartendes Offenlassen („Wie lange?").
9. Überweisung zum Spezialisten, stationäre Einweisung.
10. Beispiele für atypische Abwendbar gefährliche Verläufe/AGV, „Fallstricke" (z.B. Appendizitis, Pneumonie).

11. Behandlung durch den Arzt:
    – Empfehlungen an die Patienten/Eltern (z.B. Bettruhe, Diät, Arbeitsunfähigkeit, verstärkte Flüssigkeitszufuhr),
    – lokal (z.B. Gurgeln),
    – systemisch (auch Chemotherapeutika),
    – physikalisch (z.B. Brust- und Wadenwickel, aufsteigendes Bad, Priessnitz-Wickel).

Zusatzfragen „Uncharakteristisches Fieber (UF)"
- Welche Erkrankungen können zunächst wie Uncharakteristisches Fieber beginnen, wobei sich bei der Programmierten Diagnostik mit der Checkliste Nr. 1 (s. Übersicht 1, S. 31) charakteristische Symptome für bestimmte Krankheiten aufdecken lassen (z.B. Pneumonie, Erysipel, Pyelitis, Appendizitis, Thrombophlebitis)?
- Indikation zur medikamentösen Antipyrese (z.B. Gefahr von Fieberkrampf; Gefahr der Dehydratation; Beeinträchtigung des Kreislaufs; Störung des Schlafes; psychomotorische Unruhe mit verstärkter Reizbarkeit und Quengeligkeit)
- Rezeptur von fiebersenkenden Mitteln (Antipyretika) für Säuglinge, Kleinkinder, Schulkinder und Erwachsene (Wirkstoff, Darreichungsform, Dosierung, Beispiel für ein Handelspräparat).
- Diskussion der möglichen (seltenen) Problematik bei der Gabe von Azetylsalizylsäure (ASS) und Paracetamol bei Kindern und Jugendlichen im Rahmen von virusbedingten Infektionen wie Windpocken, Masern, „Grippe" (Achtung: Reye-Syndrom: Benommenheit, Leberversagen). ASS bei Kindern dagegen unproblematisch z.B. gegen Rheuma oder Kopfschmerzen.
- Physikalische und allgemeine Maßnahmen (z.B. vermehrte Flüssigkeitszufuhr, leichte Bekleidung oder halbnackt, angenehme Zimmertemperatur, handwarme Waschungen oder Bäder; 5- bis 10minütige nicht zu kalte Wickel; Bettruhe in kühlem Raum; Führung einer Fieberkurve).
- Sinn und Unsinn des ungezielten Einsatzes von Antibiotika.
- Diskussion des Einsatzes von Immunstimulanzien (z.B. Echinacea angustifolia).
- Weitere Beispiele für schweißtreibende und/oder resistenzsteigernde Heilpflanzen wie Holunder (Flores sambuci), Lindenblüten (Flores tiliae), Wermut (Artemisia absinthum), Sonnenhut (Echinacea purpurea und angustifolia).
- Fieber als Risiko (z.B. Fieberkrampf, Exsikkose bei Kindern und alten Menschen); Fieber in der Schwangerschaft, bei alten Menschen, bei Epileptikern.
- Beratungsproblem Influenza: Besonders gefährdeter Personenkreis, Diskussion der Grippeschutzimpfung, Komplikationen (Grippepneumonie und Grippeotitis).
- Beratungsproblem Arzneimittelfieber („drug fever") z.B. bei H_1-Rezeptorenblockern („Antihistaminika") und H_2-Rezeptorenblockern (wie Cimetidin), ferner bei Angiotensin-converting-enzyme-(ACE-)Hemmstoffen wie Captopril, ferner bei Chinidin, Goldverbindungen, Heparin, Imidazolderivaten wie den Thyreostatika Carbimazol und Thiamazol, ferner bei dem Antiarrhythmikum Procainamid.
- Beratungsproblem Hitzschlag (Hyperthermie) bei direkter Sonnenlichteinstrahlung: rektale Temperatur kann über 41 °C steigen (chronisch Kranke, z.B. Diabetiker, Alkoholiker, besonders gefährdet).
- Diskussion der Devise „Senkung von Fieber um jeden Preis".
- Diskussion der Laienmeinung: „Das Fieber herauskommen lassen" (Thermolabilität der Viren!?).

Zusatzfragen „afebriler Husten"
- Hausmittel; ärztliche Empfehlungen wie Inhalation, Hustenbonbons (durch Aktivierung des häufigen Schluckens Hemmung des Hustens), Einreibungen, frische Luft, viel trinken.
- Rezepturen von Hustenmitteln (Antitussiva und Expektoranzien) für Säuglinge, Kinder und Erwachsene (Wirkstoff, Darreichungsform, Dosierung, Beispiel für ein Handelspräparat); Problematik von Kombinationspräparaten aus Hustenblocker und Expektorans.
- Beispiele für pflanzliche Expektoranzien (z.B. Thymian, Primula, Drosera, Mentha, Castanea, Anis, Süßholz, Wegerich, Eukalyptus).
- Charakterisierung des Opiumalkaloids Codein: zuverlässige antitussive Wirkung, jedoch Verstopfung und (geringe) Gefahr der Abhängigkeit; relativ schwach zentral wirksames Analgetikum.
- Mögliche Problematik von ACE-Hemmern und Husten.

Zusatzfragen „Tonsillitis"
- Rachenabstrich: Indikation, Durchführung, Aussagekraft, Interpretation.
- Ungefähre Häufigkeit primärer viraler Affektionen bei Kindern? (ca. 90%), überwiegender bakterieller Erreger? (ca. 80 % β-hämolysierende Streptokokken).

- Komplikationen (z.B. Peritonsillarabszeß).
- Fraglicher Nutzen von Lokalantibiotika (z.B. Bacitracin, Tyrothricin, Fusafungin/Locabiosol®).
- Zusammenhang von „Halsschmerzen" und „Bauchschmerzen" bei Kindern?!
- Antibiotische Behandlung: Notwendigkeit, Behandlungsdauer (10 Tage Penizillin oder 5 Tage Erythromycin-Estolat/Infectomycin®) und Dosierung mit Standardantibiotika, Problematik der ungezielten antibiotischen Therapie.
- Urinkontrolle nach abgeschlossener Behandlung: Warum und wann?
- Indikation zur Tonsillektomie, auch in Abhängigkeit vom Lebensalter (z.B. bei wiederholten Rezidiven, chronischer Tonsillitis, Peritonsillarabszeß, bei mechanisch wirksamer Hyperplasie).
- Beratung des Patienten (bzw. der Eltern) im Hinblick auf eine Operation (Funktion der Tonsillen? Ambulante oder stationäre Operation? Perioperatives Risiko? Kontraindikationen?).
- Verifizierung eines Bildes von M. Pfeiffer in der Allgemeinpraxis: Serologie (z.B. Serumimmunfluoreszenz, EBV-, CMV-Antikörper) und peripheres Blutbild (Monozytose, „buntes Bild").
- Angina Plaut-Vincent: Lokalisation und Präsentation (häufig einseitig und ulzerös).

Zusatzfragen „Heiserkeit"
- Allgemeine Empfehlungen (z.B. Flüstersprache, Vermeidung von rauchgeschwängerten Räumen).
- Wann überweisen?
- Diskussion der Refluxösophagitis als Ursache.

Zusatzfragen „Schnupfen"
- Rezepturen von lokal abschwellenden Handelspräparaten bei Säuglingen, Kindern und Erwachsenen, systemisch und lokal.
- Problematik des Abusus bestimmter Nasensprays („Privinismus").
- Empfehlungen zur Behandlung der chronisch-trockenen Nase (z.B. Raumklima in Büro und Schlafzimmer, Nasenpflege mit weicher Salbe, Wasser oder Emser Sole).

Zusatzfragen „kombinierte Luftwegekatarrhe"
- Diskussion des infektanfälligen Kindes („catarrhal child"): tolerierbare Häufigkeit der fieberhaften Infekte ohne Grunderkrankung pro Jahr (ca. 6- bis 8mal); Steigerung der körperlichen Abwehrkraft (z.B. durch Klimakuren, Abhärtung, Hyperimmunglobulin), Immunstimulanzien.
- Inhalationsbehandlung mittels Verdampfung und Vernebelung (unterschiedliche Teilchengröße des Aerosols).

Zusatzfragen „Kruppbilder"
- Telefonische Erstanweisung (Was sagt die Mutter? Was rät der Arzt?).
- Ärztliche Notfallmaßnahmen:
  - allgemein (z.B. Beruhigung der Mutter, Anfeuchtung der Raumluft durch einströmendes Badewannenwasser, Absenkung der Raumtemperatur);
  - speziell (Wirkstoffe/Medikamente, Dosierung, Darreichungsformen, Einweisung?).
- Rolle von Kortison (z.B. Rectodelt® 100 mg Supp.) und/oder Sauerstoff bei Laryngotracheitis und Epiglottitis.
- Mögliche Bedeutung von Schadstoffen in der Luft bei Laryngotracheitis.
- Bevorzugt betroffener Patientenkreis für Laryngotracheitis:
  - „neurovegetativ labile" Kinder;
  - konstitutionelle und/oder allergische Faktoren?
- Larynxfremdkörper als „Fallstrick" (immer daran denken: Patientenangaben unverläßlich!).
- Problematik der Mundinspektion mit dem Spatel bei schwerer Dyspnoe und Stridor sowie Tachykardie über 160/min: Gefahr des reflektorischen Herz-Atem-Stillstandes!

Zusatzfragen „Fieberkrämpfe"
- Mögliche Ursachen (z.B. familiäre Disposition, Zusammenhang mit Impfungen).
- Beratung und Führung von Eltern mit Kindern, die zu Fieberkrämpfen neigen (z.B. Wann Arztkontakt? Wann Einweisung? Zusammenarbeit mit Kinderarzt, Neurologen); Diskussion der vorsorglichen Gabe von Antipyretika bei Fieberausbruch (kontrovers diskutiert).
- Kritische Temperatur zur Einleitung von vorbeugenden Maßnahmen? (Ab 38 °C kühlende Dusche, medikamentöse Antipyrese mit Paracetamol).
  Merke: Anfälle von über 10–15 min Dauer sind Notfälle!
- Applikation von Medikamenten im Notfall: rektal (z.B. Diazepam rectiole 5/10 mg) oder parenteral? Diskussion möglicher Komplikationen bei Diazepam i.v. Clonazepam (Rivotril®) 0,5–1 mg langsam i.v.

- Rezidivrisiko: durchschnittlich 30%. Erhöhtes Risiko: Belastung der Elterngeneration und/oder der Geschwister mit Fieberkrämpfen, Auftreten des ersten Fieberkrampfes während des 1. Lebensjahres. Prognose: in der Regel günstig. Etwa 60% der Fälle sistieren bis zum 5. Lebensjahr.

Zusatzfragen „Impffieber"
- Prinzipiell nach allen Impfungen möglich!
- Risikogruppen von Impflingen (Alter, Erkrankungen des Nervensystems, Schwangerschaft, geschwächte Abwehrlage, akute Erkrankung, Behandlung mit Kortikosteroiden) im Hinblick auf die öffentlich empfohlenen Impfungen.

Zusatzfragen „Rezidivierende Infekte"
- Erörterung von Beispielen aus der Praxis (z.B. infektanfälliges Kind, rezidivierender Herpes simplex, rezidivierende Bronchitis, rezidivierende Nasennebenhöhlenaffektionen).
- Erörterung der unspezifischen Klimareiztherapie (z.B. Nordsee- und Hochgebirgsklima); Gabe von γ-Globulinen; Eigenblutbehandlung als Beispiel für Erfahrungsheilkunde; Bakterienlysate wie Broncho-Vaxom® und Uro-Vaxom®.

2 Myalgien, Neuralgien, Arthropathien, Kreuzschmerzen, Neuritiden

2.1	Berufstheoretische Überlegungen	2.4	Kreuzschmerzen
2.1.1	Fachsprache am Beispiel Kreuzschmerzen	2.4.1	Präsentation der Symptome (Patientenklage)
2.2	Myalgien und Neuralgien	2.4.2	Wurzelreizsyndrome
2.2.1	Kasugraphie	2.4.3	Lumbago
2.2.2	Polyneuropathiebilder und Engpaßsyndrome	2.4.4	Programmierte Diagnostik
2.2.3	Örtliche Diagnostik	2.4.5	Chronische Rückenschmerzen
2.2.4	Exklusion	2.4.6	Psyche und Haltung
2.2.5	Fibromyalgisches Syndrom	2.4.7	Führung des Patienten
2.2.6	Therapie	2.5	Arthrosis deformans
2.3	Arthropathien und Periarthropathien	2.6	Chronische Polyarthritis
2.3.1	Kasugraphie	2.7	Monarthropathie mit Erguß
2.3.2	Therapie ohne „Diagnose"	■	Thematik des Fachgesprächs

In diesem Kapitel sind verschiedene Formen von Schmerzzuständen („Algien") der Muskulatur, Nerven, Gelenke und der Wirbelsäule zusammengefaßt, die vom Patienten als „Rheuma" bezeichnet werden. Darunter sind sowohl vorübergehende harmlose Muskelschmerzen als auch schwerste Krankheiten, wie z.B. die chronische Polyarthritis (vgl. B 2.6), zu verstehen.

2.1
Berufstheoretische Überlegungen

Mit den Begriffen Myalgien und Neuralgien stoßen wir auf 2 allgemeinmedizinische Beratungsergebnisse, die wegen ihrer Häufigkeit herausragende Bedeutung besitzen.

In den Statistiken der Jahre 1977–1980 [37] (vgl. Tabelle 1.1) bzw. der Jahre 1991–1996 [56a] nehmen die einfachen Myalgien die 3. bzw. 2. Stelle, die einfachen Neuralgien die 5. bzw. 11. Stelle ein (Tabelle 2.1). Myalgien und Neuralgien spielen also eine überragende Rolle unter den Fällen einer Allgemeinpraxis. Zusammengenommen ergibt sich ein Rang, der dem häufigsten Beratungsergebnis einer Allgemeinpraxis, dem Uncharakteristischen Fieber (UF), nahezu gleichkommt.

Arthropathien und Periarthropathien sowie Kreuzschmerzen haben eine deutliche Rangverschiebung nach oben im Krankengut der 70er Jahre im Vergleich zu den 50er Jahren erfahren. Auch diese Gruppe weist zusammengenommen fast dieselbe Häufigkeit wie Uncharakteristisches Fieber auf [37].

Wenn man sich die Gesamthäufigkeit von bestimmten Befunden und Erkrankungen an Muskeln, Sehnen und Gelenken (Tabelle 2.1) vor Augen hält, so wird man rasch erkennen können, welche bedeutende Rolle in der täglichen Praxis jene Beratungsergebnisse spielen, die spezialistischerseits dem sog. „rheumatischen Formenkreis" (entzündlicher/degenerativer Rheumatismus) zugeordnet werden.

Dazu kommen noch einige weitere Beratungsergebnisse, die ausschließlich unter statistischen Gesichtspunkten in Kap. 12 „Sonstige Beschwerden und Erkrankungen" (vgl. B 12) erfaßt wurden (Tabelle 2.2). Hierbei handelt es sich überwiegend um Folgen der Überbeanspruchung, z.B. von Weichteilen, Knorpel und Knochen.

Tabelle 2.1. Häufigkeit (Rang) der einzelnen Beratungsergebnisse „Myalgien, Neuralgien, Arthropathien, Kreuzschmerzen, Neuritiden" in allgemeinmedizinischen Praxen in Österreich, in der Schweiz und in Frankreich (Paris)

Beratungsergebnis (BE)	Österreich Braun [37] 1977–1980	Schweiz Landolt-Theus [151] 1983–1988	Frankreich Sourzac/Very [237] 1988–1990	Österreich Danninger [56a] 1991–1996
Myalgien	3	1	8	2
Arthropathien/Periarthropathien	4	4	7	4
Neuralgie	5	30	76	11
Kreuzschmerzen	7	8	21	24
Arthrosis deformans	48	19	10	9
Chronische Polyarthritis	86	149	268	
Ossalgien, Periostalgien	102	47	70	242
Monarthropathie mit Erguß	175	105	a)	176

a) Ergebnisse nicht veröffentlicht.

Tabelle 2.2. Häufigkeit (Rang) der „Sonstigen Beschwerden und Erkrankungen" unter dem Aspekt „rheumatischer Formenkreis" in allgemeinmedizinischen Praxen in Österreich, in der Schweiz und in Frankreich (Paris)

Beratungsergebnis (BE)	Österreich Braun [37] 1977–1980	Schweiz Landolt-Theus [151] 1983–1988	Frankreich Sourzac/Very [237] 1988–1990	Österreich Danninger [56a] 1991–1996
Chirobrachialgie	42	128	71	
Tendovaginitis	177	50	90	160
Epikondylitis	231	57	105	124
Dupuytren-Kontraktur	247	324[b]	256	281
Zustand nach Gelenkersatz	267	273	a)	256

a) Ergebnisse nicht veröffentlicht.
b) Nicht regelmäßig häufig; vgl. Tabelle 1.1

Bei den Beratungsergebnissen des Kapitels B2 handelt es sich im wesentlichen um uncharakteristische Schmerzzustände. Die meisten Patienten sind nicht schwer betroffen, aber doch so weit in ihrem Wohlbefinden (Schmerzen, Funktionseinschränkungen mit und ohne Befürchtungen) beeinträchtigt, daß sie sich an ihren Hausarzt wenden [37].

Von allen Beratungsergebnissen der Gruppe „Myalgien, Neuralgien, Arthropathien, Kreuzschmerzen, Neuritiden" lassen sich nur bei einer Minorität von Fällen (2,06%) wissenschaftlich exakte Diagnosen stellen und nur bei rund 11% Krankheitsbilder klassifizieren (s. Tabelle 1.2, S. 16). Dementsprechend machen *Klassifizierung von Symptomen* (A) und *Symptomgruppen* (B) (entsprechend Tabelle 1.2) die überwältigende Mehrheit aus.

2.1.1
Fachsprache am Beispiel Kreuzschmerzen

Gesundheitsstörungen des „Bewegungsapparates" nehmen in ihrer Gesamthäufigkeit in der Zweidimensionalen Systematik (vgl. A 1.2) einen vorderen Rang ein (Tabelle 2.1).

Im spezialistischen Bereich werden Schädigungen und Erkrankungen des Rumpfes, des Achsenorgans und der Extremitäten für gewöhnlich unter ätiologischen Gesichtspunkten, d.h. nach ihrer entzündlichen, degenerativen, traumatischen, funktionellen, nervalen, vaskulären, toxischen oder stoffwechselbedingten Genese, abgehandelt.

So vielfältig die Ursachen dieser Schädigungen und Erkrankungen sein können, so vielfältig stellt sich auch deren Versorgung in den stationären und ambulanten spezialistischen Bereichen (z.B. Orthopädie, Rheumatologie, Sportmedizin, innere Medizin, Neurologie, Chirurgie, Neurochirurgie) dar.

Abb. 2.1. Mögliche Lokalisation von Myalgien (*schwarze Partien* = Muskelverspannungen) und Enthesopathien sowie kostosternalen Beschwerden (*rote Punkte* = Druck- und Schmerzpunkte) [190]

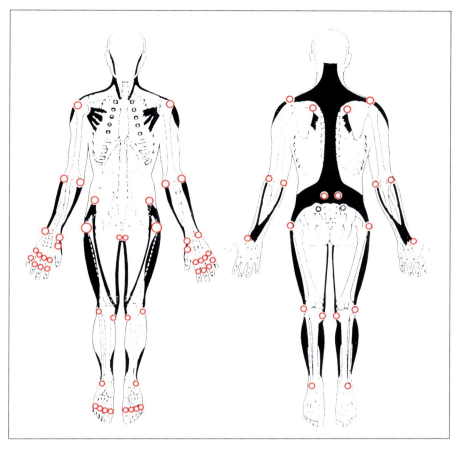

Der Allgemeinarzt hat es dagegen unter den Bedingungen der täglichen Praxis bekanntlich mit dem gesamten Spektrum des Unausgelesenen Krankengutes zu tun; er wird durch seine Patienten auch in diesem Bereich zur Diagnostik, Behandlung, Weiterbehandlung oder Beratung bei akuten oder chronischen Krankheiten sehr häufig in Anspruch genommen; d.h. er muß mit allen Vorkommnissen rechnen, die in der gesamten Heilkunde überhaupt eintreten können.

Der Spezialist ist bei der Benennung seiner einzelnen Beratungsergebnisse grundsätzlich darum bemüht, Bezeichnungen zu verwenden, die dem jeweils aktuellen Stand des Wissens über die Krankheit bzw. der Nosographie (vgl. A 1.4) entsprechen.

Der berufstheoretisch nicht geschulte Allgemeinarzt verwendet gern Bezeichnungen aus dem spezialistischen Sprachschatz (z.B. M. Scheuermann; Spondylitis ankylosans, präsakraler Bandscheibenschaden, Unkovertebralarthrose). Wo dies nicht möglich ist, weicht er auf Begriffe aus, die seinem praktischen Bedarf entgegenkommen (z.B. Tennisellenbogen, Skidaumen, Schulter-Arm-Syndrom).

Für eine spezifische Fachsprache der Allgemeinmedizin ist zu berücksichtigen, daß nur in einem von 10 Fällen eine exakte Krankheitserkennung (Diagnose) möglich ist (Abb. 1.2). Die Fachsprache, die speziell für die Bezeichnung der Fälle in der Allgemeinpraxis entwickelt wurde („Kasugraphie", vgl. A 1.4), trägt insofern dieser Lage Rechnung, als sie auch berücksichtigt, daß Entwicklungen zum Abwendbar gefährlichen Verlauf (AGV) hin ebensowenig (sprachlich) blockiert werden dürfen, wie beispielsweise ein Wechsel im Beratungsergebnis vom „Symptom" (A) zur „Symptomgruppe" (B) oder von der „Symptomgruppe" (B) zum „Bild einer Krankheit" (C).

Tabelle 2.3. Allgemeinärztliche Bezeichnungen bei örtlichem Druckschmerz im muskulären Bereich (Myalgie) ohne äußere Ursache [37]

Betroffene Region	Fachsprachliche Bezeichnung
M. deltoideus	Deltoidago
M. trapezius	Trapezoidago
M. pectoralis	Pektorago
Mm. intercostales	Interkostago
Region über den Spinae scapulae	Supraspinago
Region zwischen den Scapulae	Interskapulago
Region unter den Spinae scapulae bis Th 12	Infraspinago oder Dorsago
Zwischen Thorax und Becken (seitlich)	Lumbago
Glutäalbereich	Glutäago etc.
sinngemäß Schmerzen im Bereich über dem Kreuzbein (einschließlich der Articulatio ileosacralis)	Sakrago

Der Allgemeinarzt kennt natürlich auch die verschiedenen üblichen Bezeichnungen wie beispielsweise am Fall von Kreuzschmerzen:
- Blockierungen im Iliosakralgelenk (ISG),
- Spinalstenose,
- muskuläre Dysbalance,
- Diskusprotrusion etc.

Für seinen täglichen Bedarf an praxisgerechter Bezeichnung genügt dagegen durchaus zunächst der sprachlich offene Begriff „Kreuzschmerzen" (vgl. B 2.4). Der Allgemeinarzt weiß nämlich sehr gut, daß der durchschnittliche Kreuzschmerzfall in wenigen Tagen wieder beschwerdefrei oder – ohne weitere Kärung – zumindest wesentlich gebessert ist.

Die Geschichte der Medizin lehrt im übrigen, daß vielleicht morgen nur noch als Symptom gewertet wird, was heute noch als Diagnose gilt, d.h. *Diagnosen sind etwas Zeitgebundenes* [37].

2.2
Myalgien und Neuralgien

Die Ursachen von Muskelschmerzen (Myalgien) und Nervenschmerzen (Neuralgien) sind sehr vielfältig; entsprechend zahlreich sind auch im Laienbereich die verschiedenen Benennungen, z.B. „Muskelkater", „Nervenreißen", „Rheumatismus", „Hexenschuß". Für den Laien ist es nicht zu unterscheiden, ob der Schmerz von der Muskulatur oder von den Nerven ausgeht.

Der Patient verbindet mit seinen Bezeichnungen ziehende und/oder reißende Schmerzen von wechselnder Intensität, die im Bereich der Nacken-, Schulterblatt-, Brust-, Rücken- oder Lendenmuskulatur sowie an der Außenseite der Oberschenkel, im Knie-, Ellenbogen- und Handgelenkbereich lokalisiert sind (sog. Prädilektionsstellen; Abb. 2.1).

2.2.1
Kasugraphie

In der Kasugraphie der Allgemeinmedizin (vgl. A 1.4, B 5.2.2) werden druckschmerzhafte Stellen im muskulären Bereich als *Myalgien* bezeichnet, solange Zeichen für eine alternative Zuordnung fehlen (Abb. 2.2).

Schmerzen im Weichteilbereich ohne lokale Druckschmerzhaftigkeit werden berufstheoretisch als *Neuralgien* klassifiziert; eine uncharakteristische Druckdolenz, die nur auf den Knochen begrenzt ist, nennt man *Ossalgie/Periostalgie* (A). Die Klassifizierung als Myalgie setzt selbstverständlich voraus, daß charakteristische Symptome (z.B. einer Muskelverletzung) fehlen. Der Arzt hat sich u.a. zu vergewissern, daß keine Verletzungsfolge vorliegt und daß die Beschwerden tatsächlich erst kurzfristig bestehen.

Unter dem in der Allgemeinmedizin verwendeten Begriff „Myalgie" sind auch Bezeichnungen wie „Insertionstendopathien" einzuordnen, die im spezialistischen Bereich gängig sind. Dort werden Erkrankungen der Sehnen und Sehneninsertionen als Enthesopathien bezeichnet und dem Weichteilrheumatismus zugeordnet. Unter Weichteilrheumatismus versteht man alle außerhalb des Gelenkes sich abspielenden rheumatischen, also mit Schmerzen verbundenen Veränderungen der Muskeln, Sehnen und Bursen [191] (Abb. 2.3).

Nach der *Häufigkeit der Lokalisation* solcher Enthesopathien spricht man gegenwärtig im spezialistischen Bereich auch von
- Periarthritis humeroscapularis,
- Epicondylitis radialis und ulnaris,
- Styloiditis radii,
- Periarthropathia coxae,
- Periarthrosis genus,
- Insertionstendopathien im Bereich des Fußes (z.B. Achillodynie),
- Enthesopathien im Bereich der Wirbelsäule [192].

Abb. 2.2. Druckschmerzzentren bei Myalgien (*rote* Punkte Frauen; *schwarze* Punkte Männer). Überblick über 175 laufend angefallene neue Beratungsursachen (Stadtpraxis aus dem Jahr 1950; [31])

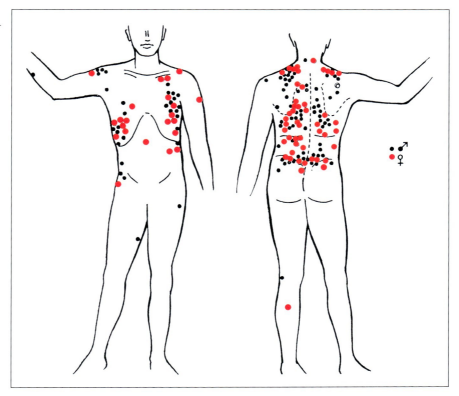

Exogene, nichttraumatische Myalgien unter der Vorstellung eines „Muskelkaters" nach körperlicher Anstrengung sind selten und werden in der Allgemeinmedizin gesondert registriert.

Analog der allgemein üblichen Bezeichnung „Lumbago" für Myalgien im Lendenbereich wurden für die allgemeinmedizinische Nomenklatur die Bezeichnungen *Dorsago* bei höherer Lokalisation bzw. *Interkostago* geschaffen (Tabelle 2.3).

Die Benennung „*einfache Neuralgie*" erfolgt in der berufstheoretischen Statistik aufgrund der Untersuchung mit dem Ergebnis „Schmerzen und sonst nichts".

Unter den in der Allgemeinpraxis seltenen peripheren Neuropathien, auch als Polyneuropathien bezeichnet, versteht man eine Systemerkrankung des peripheren Nervensystems, die zu motorischen, sensiblen und trophischen Störungen führt. Diese Beratungsergebnisse werden in der allgemeinmedizinischen Sprechstunde als „*Bilder einer Polyneuropathie*" getrennt registriert.

Die allgemeinmedizinische Bezeichnung „Neuralgie" ist nicht zu verwechseln mit „Neuritis". Als einfache Neuritis (s. unten) werden Schmerzzustände klassifiziert, bei denen die Nervenstränge druckempfindlich sind und Parästhesien bestehen (z.B. „*Ischiadikusneuritis*"). Es gibt zwischen beiden Formen fließende Übergänge.

2.2.2
Polyneuropathiebilder und Engpaßsyndrome

Der Beginn einer Polyneuropathie kann sich durch überwiegend beiderseitiges symmetrisches Kribbeln, Prickeln oder Ameisenlaufen an beiden Händen und Füßen bemerkbar machen.

Der Arzt findet eine Abschwächung oder Aufhebung der Eigenreflexe; der Achillessehnenreflex (ASR) ist im Verlauf der Erkrankung meist früher als der Quadrizepsreflex betroffen. Eine periphere arterielle Durchblutungsstörung muß ausgeschlossen werden (Tabelle 2.4).

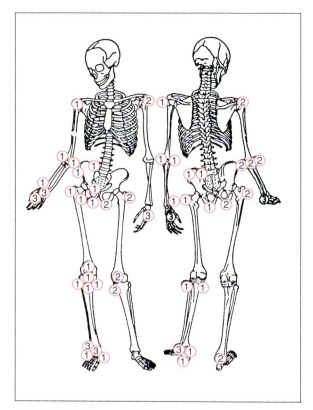

Abb. 2.3. Prädilektionsstellen der Tendopathien und Insertionstendinosen (1), Bursitiden (2) und Tendovaginitiden (3) [184]

Tabelle 2.4. Unterscheidungshilfen zwischen (peripherer) stoffwechselbedingter Polyneuropathie und (peripherer) arterieller Durchblutungsstörung

	Periphere (stoffwechselbedingte) Polyneuropathie (Mikroangiopathie)	(Periphere) arterielle Durchblutungsstörungen (Makroangiopathie)
Schmerzen	auch in Ruhe und nachts	belastungsabhängig
Füße Hautfarbe Fußpulse	warm und trocken normal bis rosig gut tastbar	kühl livide, blaß abgeschwächt oder fehlend
Doppleruntersuchung	Blutfluß normal	Blutfluß reduziert
Reflexe und Vibration	Vermindert	Normal
Manifestationsort und -typ von Ulzera	trophische Ulzera an Ferse und Fußsohle (Druckstellen) (Mal perforans)	Vorfußgangrän (Akren)

2.2.3
Örtliche Diagnostik

Solche Bilder von Neuropathien treten vorwiegend im Gefolge metabolischer oder toxischer Prozesse auf. Diabetes mellitus und Alkohol stellen dabei das Gros der Ursachen dar (vgl. B 12.1.7); der Arzt muß jedoch auch Arzneimittelschädigungen (z.B. Nitrofurantoin, Isoniazid) oder Umweltgifte (z.B. Blei) bedenken.

Neuralgien bei *Engpaßsyndromen peripherer Nerven* sind selten; sie sind charakterisiert durch ihre typische und zirkumskripte Schmerzausbreitung, z.B. beim Karpaltunnelsyndrom (KTS) und Tarsaltunnelsyndrom (TTS); zu den Engpaßsyndromen gehören ferner die Neuralgien des N. ilioinguinalis, N. genitofemoralis und N. cutaneus femoris lateralis (Meralgia paraesthetica). Am häufigsten sind Karpaltunnelsyndrom und Meralgie.

Nicht wenige Patienten präsentieren sich mit bereits bekannten Schmerzen im Bereich der Muskulatur. Deshalb muß der Arzt fragen, ob der Patient schon einmal „dasselbe" gehabt habe. Bei Schmerzen besonders im vorderen linken Thoraxbereich mit und ohne Ausstrahlung in den linken Arm sind die Patienten oftmals beunruhigt und befürchten eine gefährliche Erkrankung des Herzens. Wegen der Schmerzverstärkung wagen sie oft gar nicht, tief durchzuatmen oder ihre Lage im Bett zu verändern. Der Arzt klassifiziert hier eine Interkostago (Tabelle 2.3), wenn sich nichts weiter findet.

Die Diagnostik sollte in diesen Fällen ein EKG (ggf. entsprechende Laborparameter) mit einschließen, um den abwendbar gefährlichen Verlauf (AGV) eines Herzinfarkts nicht außer acht zu lassen. Wird kein EKG geschrieben, so darf man in diesem Fall nicht von einer „*Interkostago*" (siehe weiter unten) sprechen, sondern muß einen *Präkordialschmerz* (A) klassifizieren, um auf den AGV aufmerksam zu machen.

Spürt der Patient Schmerzen im Rücken, besonders im Lendenbereich, fürchtet er nicht selten, seine Nieren könnten erkrankt sein. Auch hier wird der Arzt zunächst fragen, ob der Kranke bereits einmal „dasselbe" gehabt habe; im positiven Fall klassifiziert er eine *Lumbago*. Findet sich im Thoraxbereich ein örtlicher Druckpunkt, so wird *Interkostago* klassifiziert; bei typisch ausstrahlenden Schmerzen ohne Druckpunkt im Interkostalbereich wird *Interkostalneuralgie* klassifiziert.

Bei der örtlichen Diagnostik sind manchmal Muskel-Sehnen-Partien, teilweise auch der Muskelbauch selbst, druckschmerzhaft. An diesen Stellen lassen sich palpatorisch verhärtete Knötchen, Stränge oder Muskelkanten nachweisen. Sie werden als *Myogelosen* oder als *„trigger points"* (Triggerpunkte) bezeichnet. Mindestens 35 Triggerpunkte verteilen sich über den Körper. Sie sind oft mit den Akupunkturpunkten identisch (Abb. 2.4).

Die Verhärtungen sind Ausdruck eines funktionellen, d.h. reflektorischen Geschehens, das einen Muskel im Sinne einer Tonuserhöhung als Ganzes verändern kann. Harte, vorspringende, palpable Stränge werden als Hartspann bezeichnet.

2.2.4
Exklusion

Bessern sich banale Myalgien binnen 1 Woche nicht oder hatten offensichtlich harmlose Beschwerden schon vorher mindestens 1 Woche lang bestanden, so muß über die örtliche Diagnostik hinaus programmiert vorgegangen werden. Dadurch läßt sich mit größtmöglicher Sicherheit ein Abwendbar gefährlicher Verlauf (AGV) ausschließen (Exklusion). Hierzu stehen folgende Programme zur Verfügung:

- Checkliste Nr. 6 bei interkostaler Lokalisation der Beschwerden, u.a. zur Exklusion von Erkrankungen im Thoraxinnern.
- Checkliste Nr. 7 bei thorakaler Lokalisation der Beschwerden, u.a. zur Exklusion wie bei Checkliste Nr. 6.
- Checkliste Nr. 8 bei lumbaler Lokalisation der Beschwerden, u.a. zur Exklusion von Erkrankungen im Nieren- und Wirbelsäulenbereich.
- Checkliste Nr. 9 bei sakraler Lokalisation der Beschwerden, u.a. zur Exklusion von Bandscheibenschäden.
- Checkliste Nr. 10 bei glutäaler Lokalisation der Beschwerden.
- Checkliste Nr. 13 zur Exklusion von Tendopathien und Verletzungen im Schultergürtelbereich.
- Checkliste Nr. 16 für Arm- und Nackenschmerzen, u.a. mit dem Ziel, den seltenen zervikalen Bandscheibenschaden auszuschließen.

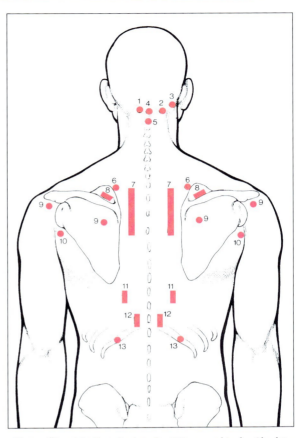

Abb. 2.4. Übersicht über die dorsalen Triggerpunkte des Oberkörpers (1 = M. semispinalis capitis, 2 = M. splenius capitis, 3 = M. sternocleidomastoideus, 4 = M. trapezius, 5 = M rectus capitis posterior major, 6 = M. levator scapulae, 7 = M. iliocostalis pars cervicis, 8 = M. supraspinatus, 9 = M. infraspinatus, 10 = M. teres major, 11 = M. iliocostalis thoracis, 12 = M. longissimus thoracis, 13 = M. iliocostalis lumborum)

- Checkliste Nr. 17 u.a. zur Exklusion eines lumbalen Bandscheibenschadens
- Checkliste Nr. 19 bei Schmerzen des N. ischiadicus.

Diese Programme (vgl. B 5.8.2, 7.3.3, 12.2.4, 12.2.5, Übersicht 47 auf S. 373ff) ergeben zwar in der Regel keine Auffälligkeiten, sie ermöglichen jedoch eine optimale Absicherung. Läßt die Besserung eine 2. Woche auf sich warten, so sollten weitere, evtl. spezialistische Untersuchungen nicht länger aufgeschoben werden. Doch auch dadurch kommt gewöhnlich (glücklicherweise) nichts Überraschendes (z.B. ein Malignom) zutage.

Abb. 2.5. Psyche und Muskeltonus. Bewegungsunterdrückung nach emotioneller Erregung führt zur muskulären Verspannung [254] (1 Begegnungsereignis; 2 alternative Reaktionen, 3 kortikale Kontrolle, 4 resultierendes Reaktionsbild)

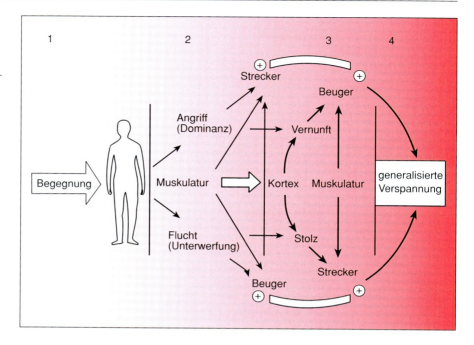

Fieberhaft ablaufende Fälle, bei denen die Myalgien im Vordergrund stehen, sind nicht regelmäßig häufig. Die Diagnostik kann wie bei Uncharakteristischem Fieber (UF) programmiert ablaufen (Checkliste Nr. 1, Übersicht 1, S. 31). Hier ist z.B. an die Bornholm-Krankheit zu denken.

Längerdauernde Myalgien haben ihre Rückwirkungen auf die Psyche, die ihrseits wieder zu peripheren Verspannungen führen kann (Abb. 2.5).

2.2.5
Fibromyalgisches Syndrom

Werden neben Kreuzschmerzen polytope Beschwerden im Bereich des Nackens, des Schultergürtels, der vorderen Thoraxwand und der Extremitäten geklagt, muß an das *fibromyalgische Syndrom* (Synonym: *generalisierte Tendomyopathie*) gedacht werden. Charakteristischerweise verstärken sich die Schmerzen in Ruhe, bei feuchtkaltem Wetter, bei Lärm und bei psychischen Belastungen. Funktionelle Begleitsymptome wie Reizdarm, Spannungskopfschmerzen, Dysmenorrhö, Schlafstörungen sowie diskrete Befunde gesteigerter vegetativer Erregbarkeit (Tremor, Schwitzen, Dermographismus) sind in der Regel mit diesen diffusen myalgischen Beschwerden vergesellschaftet. Das Syndrom Fibromyalgie (B) wird dann klassifiziert, wenn sich Schmerzen an zahlreichen definierten Druckpunkten der Muskulatur, an Faszien, Ligamenten und insbesondere an Sehnenansätzen auslösen lassen (Abb. 2.6).

2.2.6
Therapie

Viele Patienten mit Myalgien oder Neuralgien erwarten beim Arztbesuch in der Hoffnung auf eine besonders rasche und nachhaltige Linderung eine „Rheumaspritze". Meist haben die Patienten schon Selbstbehandlungsmaßnahmen durchgeführt, z.B. Einreibung mit (hyperämisierenden) Salben, überwärmende Bäder, heiße Auflagen, Tabletteneinnahme (Reste von früheren Verordnungen oder Bewährtes aus der Nachbarschaft). Die in der Allgemeinmedizin gesehenen Myalgien und Neuralgien zeichnen sich durch große Selbstheilungstendenz aus und sind in der Mehrzahl nach 2–6 Tagen oder spätestens nach wenigen Wochen abgeklungen. Die Patienten sind in der Lage, in die Sprechstunde zu kommen und sind häufig arbeitsfähig.

Nach einer negativen örtlichen Routinediagnostik kann bei nicht dramatischen und auch sonst unver-

B.2: Myalgien, Neuralgien, Arthropathien 51

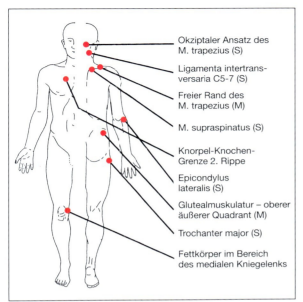

Abb. 2.6. Typische Druckpunkte des Fibromyalgiesyndroms (beidseits zu prüfen). Bei Druckschmerz an mindestens 11 von 18 Punkten erfolgt die Klassifikation eines Fibromyalgiesyndroms (S Sehneninsertion, M Muskel). (Nach [176a])

dächtigen Zuständen, die nur wenige Tage bestehen, zunächst (oral oder parenteral) „antirheumatisch" behandelt werden. Das trifft für den Durchschnittsfall zu.

Üblicherweise kommt es post oder propter hoc zu einer raschen Besserung. Da eine Diagnose nicht gestellt wurde, ist – wenn auch selten – mit Abwendbar gefährlichen Verläufen (AGV) zu rechnen [35].

2.3
Arthropathien und Periarthropathien

Bei diesen Beratungsergebnissen handelt es sich oft um Kombinationen von akuten Arthropathien mit Tendopathien, Myopathien oder Bursopathien (s. Abb. 2.3). Betroffen ist hauptsächlich ein einzelnes Gelenk. Nennenswerte Ergüsse sind selten [33].

Im Bereich der Kniekehle kann eine örtliche Phlebitis oder eine Baker-Zyste (s. Abb. 2.17) diagnostische Schwierigkeiten bereiten.

Bezeichnend für akute Arthropathien ist die Schmerzhaftigkeit bei Bewegungen:
– Der *entzündliche Gelenkschmerz* ist in der Regel als Kapselschmerz zu deuten. Er tritt um so intensiver auf, je akuter der Verlauf, je ausgedehnter der Befall und je größer der Binnenraum des befallenen Gelenkes ist.
– Der *traumatische Kapselschmerz* (Vorgeschichte!) stellt sich anders dar: So verursacht eine Kapselzerreißung typische Wundschmerzen, die auf ihr Gebiet beschränkt und durch Palpation lokalisierbar sind. Traumatische Kapselschmerzen sind, im Gegensatz zum konstanten Schmerz bei der Entzündung, als latente Schmerzen zu bezeichnen. Sie verschwinden in der Ruhe weitgehend, werden auf Druck oder Zug im Bereich der Wundstelle aber sofort fühlbar [100].

2.3.1
Kasugraphie

Arthropathien und Periarthropathien sind charakterisiert durch akute oder rezidivierende Beschwerden im engeren Bereich und/oder in der Umgebung eines großen Gelenkes (z.B. Schulter, Hüfte, Kniegelenk) oder seltener eines kleinen Gelenkes (z.B. Daumengrundgelenk, Sternokostalgelenk, Kiefergelenk). Die stark wechselnde Symptomatik ist typisch. Bei der Untersuchung finden sich mäßige Schwellung und Druckdolenz, beides kann aber auch weitgehend fehlen.

Das Ausmaß der Beteiligung von Kapseln, Bändern, Bursen, Sehnen, Menisci oder Knorpel ist für gewöhnlich nicht klar festzustellen. In solchen diagnostischen Situationen klassifiziert daher der Arzt konsequenterweise „Arthropathie" und/oder „Periarthropathie".

Die *Benennung* erfolgt dabei aufgrund der Patientenklage, der Lokalisation und der uncharakteristischen Symptomatik, z.B. bei Lokalisation am
– Schultergelenk: Arthropathie/Periarthropathie im Schultergelenkbereich, auch Omarthropathie;
– Hüftgelenk: Arthropathie/Periarthropathie im Hüftgelenkbereich, auch Koxarthropathie;
– Kniegelenk: Arthropathie/Periarthropathie im Kniegelenkbereich, auch Gonarthropathie;
– Daumengrundgelenk: Arthropathie/Periarthropathie im Bereich des Daumensattels, auch Rhizarthropathie;
– ferner Arthropathien/Periarthropathien im Bereich des Ellenbogens, des Talus, des Kiefergelenks.

2.3.2
Therapie ohne „Diagnose"

Am Beispiel der allgemeinmedizinischen Beratungsergebnisse Arthropathie und/oder Periarthropathie läßt sich in eindrucksvoller Weise aufzeigen, daß die zunächst etwas diffus anmutenden Begriffe (z.B. „Omarthropathie" oder „Periarthropathie im Bereich des Schultergelenkes") nicht nur den Bedürfnissen der täglichen Praxis gerecht werden, sondern darüber hinaus auch geeignet sind und bleiben, den entsprechenden Fortschritten in der Diagnostik und zugleich auch dem jeweiligen Stand der Nomenklatur in der spezialistischen Wissenschaft Rechnung zu tragen.

Beispiel:
Beratungsergebnis „Omarthropathie"

Dieses Beratungsergebnis kommt regelmäßig häufig in der Allgemeinpraxis vor (vgl. B 2.3).

Ausgehend von einer bestimmten anatomisch-pathologischen Vorstellung wurde von Duplay 1872 der Begriff „Periarthritis humeroscapularis" in der Annahme einer Entzündung nach Trauma geprägt. Bald wurde der Genese widersprochen, da die schmerzhafte Schultersteife häufiger auch ohne Trauma beobachtet wurde. 1907 sah Stieda Verkalkungen, die in die Bursa subacromialis lokalisiert wurden. Im gleichen Jahr diagnostizierte Codman als erster einen Abriß der Supraspinatussehne. Der Begriff der „Bursitis calcarea" wurde geprägt. 1912 sah Wrede diese Verkalkungen in der Supraspinatussehne und nicht in der Bursa. Er erkannte bereits, daß zwischen Größe des Kalkschattens und klinischer Symptomatologie kein Zusammenhang besteht (vgl. Abb. 13.1). Der Begriff der Periarthritis humeroscapularis hat sich lange Zeit gehalten, obwohl er nach Ansicht der Spezialisten keine nosologische Einheit darstellt. Da die Ursache in den allermeisten Fällen eine Degeneration ist, wird heute der Oberbegriff der „Periarthropathia humeroscapularis" (PHS) zunehmend akzeptiert, wohl wissend, daß auch dieser Begriff diagnostisch weiter aufgefächert werden kann [280]. Die sog. PHS umfaßt derzeit in der spezialistischen Literatur 4 Untergruppen:

- Supraspinatussehnensyndrom,
- Ruptur der Rotatorenmanschette,
- Tendinitis calcarea,
- schmerzhafte Schultersteife.

Angesichts dieser im Rückblick zahlreichen wechselvollen „Diagnosen" kann der Allgemeinarzt zunächst ruhigen Gewissens bei seinen Klassifizierungsbegriffen „Arthropathie" und „Periarthropathie" (z.B. des Schultergelenks, des Kniegelenks, des Hüftgelenks usw.) bleiben:

- Bekanntlich ist es auch mit den Mitteln der Spezialisten oft genug unmöglich, eine wissenschaftlich exakte Diagnose zu stellen;
- Selbstverständlich muß der Allgemeinarzt wie bei allen sich „banal" präsentierenden Beschwerden – so auch bei „Arthropathien" und „Periarthropathien" – Abwendbar gefährliche Verläufe (AGV) bedenken; z.B. dürfen Herzinfarkt, Nerven- und Wurzelirritationen im Halsbereich usw. nicht außer acht gelassen werden.
- Eine exakte wissenschaftliche Diagnose ist für die Einleitung der Behandlung zunächst nicht erforderlich, doch müssen die üblichen diagnostischen Kautelen eingehalten werden.
- Nach der Erstuntersuchung kann der Allgemeinarzt die Fälle zunächst unter Ruhigstellung, Schonung oder Analgetika offenlassen und auf die oftmals rasch eintretende Besserung warten.
- Sprechen die Arthropathien/Periarthropathien nicht prompt auf die übliche, oftmals intensive Behandlung an, so empfiehlt sich nach etwa 1- bis 2wöchiger Beobachtungszeit die Vertiefung der Diagnostik mit den Checklisten Nr. 11 („Gelenk-Programm") bzw. 13 („Schulterschmerz-Programm").

2.4
Kreuzschmerzen

Über die allgemeinmedizinische Problematik von *Kreuzschmerzen* wurde bereits an anderer Stelle ausführlich gesprochen (vgl. B 2.1; B 2.2.4; B 2.4.4).

Der Begriff „Kreuzschmerzen" wird nicht selten von Laie zu Laie und von Arzt zu Arzt verschieden verstanden:

So denken die einen an die eingeklemmte Bandscheibe, die anderen eher an einen Hexenschuß oder an eine Ischiasreizung, der Manualtherapeut denkt eher an eine Blockierung, der Kliniker gebraucht Ausdrücke wie LWS-Syndrom, Lumbalgie, Lumboischialgie oder lumbosakrales Wurzelreizsyndrom.

Allen Überlegungen gemeinsam ist die *schmerzhafte Bewegungseinschränkung*, die nicht selten rezidivierend und meist akut auftritt.

Der akute Kreuzschmerz entsteht überwiegend „spontan", nach unkontrollierten, manchmal plötzlichen Bewegungen, nach Bücken, nach Heben von Gegenständen mit vorgebeugtem Oberkörper („Verhebetrauma"), nach Drehbewegungen usw. Der degenerative Vorschaden wird hierdurch unübersehbar, denn eine ge-

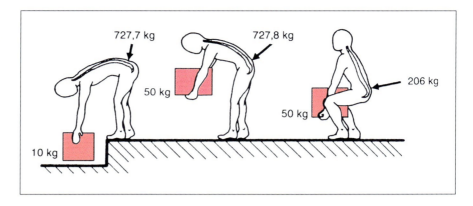

Abb. 2.7. Die Belastung des lumbosakralen Überganges ist weitgehend vom Vorbeugewinkel abhängig [254]

sunde Wirbelsäule würde diese Gelegenheitsbelastungen ohne Beanstandungen überstehen [280].

In der berufstheoretischen Fachsprache werden nur jene uncharakteristischen Schmerzzustände als „Kreuzschmerzen" bezeichnet, die sich über dem gesamten Kreuzbein (also zwischen LWK 5/S1 und den beiden Sakroiliakalgelenken) abspielen.

2.4.1
Präsentation der Symptome (Patientenklage)

Der Patient kann anfangs stark beeinträchtigt sein und sich in seiner Gesundheit erheblich betroffen fühlen (*„ich kann mich kaum rühren", „mein Rücken ist kaputt"*); die Schmerzgegend läßt sich mit der Hand demonstrieren; die Körperbeweglichkeit verschlechtert sich schmerzhaft bei bestimmten Bewegungsmustern. Eine äußere Ursache, z.B. ein Trauma, ist nicht immer eruierbar, dennoch wird oft eine regionale Verkühlung („Zug") oder eine Überanstrengung genannt (Abb. 2.7).

2.4.2
Wurzelreizsyndrome

Der N. ischiadicus (L4–S3) wird aus sämtlichen Anteilen des Plexus lumbosacralis gebildet.

Ein *lumbosakrales Wurzelreizsyndrom* (auch *Lumbo-Ischialgie*) kann in den allermeisten Fällen durch eine rein mechanische Verdrängung der Wurzel infolge einer Bandscheibendegeneration hervorgerufen werden. Seltenere Ursachen für die radikuläre Symptomatologie sind spondylotische Veränderungen; extrem selten sind andere Ursachen (z.B. Tumor) verantwortlich.

Eine Übersicht über die wichtigsten lumbosakralen Wurzelsyndrome mit radikulärer Ausstrahlung gibt die Abb. 2.8. Die Höhenlokalisation des Bandscheibenprolaps zeigt eine starke Bevorzugung der Wurzeln L5 und S1, die zusammen 97% aller Bandscheibenvorfälle in den letzten 3 Etagen ausmachen [280].

Von einem *Cauda-equina-Syndrom* spricht man bei einem lumbosakralen medialen Bandscheibenvorfall; charakteristisch für diesen Notfall ist der Verlust der Kontrolle von Miktion und Defäkation.

Neben den Blasen- und Mastdarmstörungen stellt die akute beiderseitige Reithosenanästhesie eine weitere absolute Operationsindikation (z.B. interlaminäre Fensterung, Hemilaminektomie, Laminektomie) dar.

Jede Stunde Zeitverzögerung verzögert auch die Erholung der Nervenstruktur (Wurzeltod!). Dennoch gelingt es nicht immer, daß der Patient trotz rechtzeitig erfolgter Operation langfristig beschwerdefrei bleibt *(Postdiskektomiesyndrom)*.

Für den Allgemeinarzt ist es wichtig (allerdings nicht immer einfach), sog. *radikuläre* von den sog. *pseudoradikulären Schmerzausbreitungen* (Abb. 2.9) zu unterscheiden (Tabelle 2.5).

Pseudoradikuläre Beschwerden sind oft myogenen Ursprungs. Als reflektorische Dauerkontrakturen entstehen Tendomyosen, Myogelosen usw. (vgl. B 2.2.3). Daneben sind auch Kombinationen von pseudoradikulären und radikulären Schmerzen möglich.

Eine seltene Ursache für die direkte Schädigung des Ischiadikusstammes sind Injektionen in die Glutäalgegend („Ischiadikusneuritis"; vgl. B 2.2.1 und 3.10).

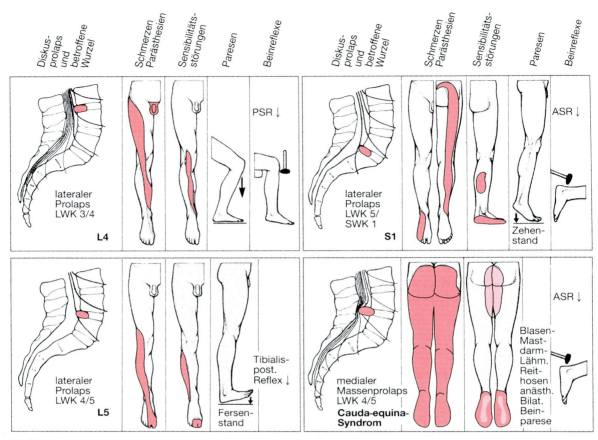

Abb. 2.8. Zusammenstellung der wichtigsten lumbosakralen Wurzelsyndrome [246]

2.4.3
Lumbago

Eine *Lumbago* ist charakterisiert durch akute und/oder chronische Schmerzzustände *ohne* Funktionsstörungen der Lendenwirbelsäule und *ohne* radikuläre Symptomatik. Von Lumbago wird nur dann gesprochen, wenn die Myalgien und Neuralgien *ausschließlich im Bereich zwischen Thorax und Beckenkamm* lokalisiert sind. Dies ist eine relativ kleine Region.

Bedeutung kommt dieser Region aus folgenden Gründen zu:
- wegen der Häufigkeit, mit der sich darin Myalgien und Neuralgien abspielen;
- wegen verschiedener Organe (z.B. Nieren und ableitende Harnwege, weiblicher Geschlechtsapparat), die ausstrahlende Schmerzen verursachen können.

Natürlich müssen auch die Bandscheiben und die austretenden Nervenstränge bedacht werden [42].

Das *Symptom* Lumbago darf nur dann als *Beratungsergebnis* (BE) formuliert werden,
- wenn es sich um uncharakteristische Schmerzen handelt,
- die nach einer intensiven intuitiven Erstdiagnostik nichts Besonderes ergeben hatten und
- ohne Allgemeinerscheinungen bleiben,
- die weniger als 1 Woche bestehen und
- bei denen der Kranke körperlich einen guten Eindruck macht.

Abb. 2.9. Pseudoradikuläre Schmerzausstrahlungen (nach Brügger) [48]

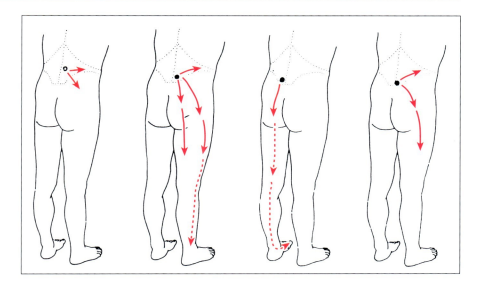

Tabelle 2.5. Wichtige Unterschiede zwischen pseudoradikulärer und radikulärer Schmerzausbreitung	
Pseudoradikulärer Schmerz	Radikulärer Schmerz
– Ausgehend: von Knochen, Periost, Bändern, Gelenkkapsel, Muskulatur (= Bewegungsapparat, nicht Nervenapparat)	– Ausgehend: überwiegend von Bandscheibendegeneration mit Protrusion und mechanischer Bedrängnis der Wurzel,
	Ferner u.a. ausgehend von: vertebragenen Prozessen, Tumoren, Karzinomen, enger Spinalkanal, Radikulitiden (z.B. bei Zoster, FSME oder Radikulopathien (z.B. Diabetes mellitus)
– Keine segmentale Gliederung, wohl aber Ausstrahlung („Funktionskrankheiten" [48]); keine motorischen und/oder sensiblen Reiz- oder Ausfallerscheinungen (kein neurologisches Defizit!); Schmerzausstrahlung entspricht der dynamischen Muskelkette, aber keinem Verteilungsgebiet eines Nervs	– Segmentale Gliederung; motorische und/oder sensible Reiz- oder Ausfallerscheinungen (Sensibilitätsstörung und Schmerzausstrahlung entsprechen dem betroffenen Dermatom)

2.4.4
Programmierte Diagnostik

Bei schwerer Erkrankung oder spätestens 1 Woche nach der intuitiven, unauffällig ausgegangenen Erstdiagnostik, oder wenn sich die uncharakteristischen Beschwerden nicht bessern bzw. verschlechtern, empfiehlt sich dringend der Einsatz von
- Checkliste Nr. 8 für den „uncharakteristischen, lumbalen Flankenschmerz" („Lumbago-Programm").

Wenn jedoch (auch bereits beim Erstkontakt) die radikulären Zeichen im Vordergrund stehen, ist der Einsatz von
- Checkliste Nr. 17 für das „Bild eines lumbalen Bandscheibenschadens" („Bandscheiben-Programm") angezeigt.

Der Arzt ist immer wieder überrascht festzustellen, daß der Grad einer im Röntgenbild festgestellten Spondylarthrose und/oder Osteochondrose mit den spondylogen erscheinenden Beschwerden nicht konform zu gehen braucht. Bekanntlich gibt es schwere Knochenveränderungen (Abb. 2.10), die kaum Symptome verursachen, und umgekehrt heftige radikuläre Schmerzen, obwohl die Zeichen im Röntgenbild nur gering ausgeprägt sind.

Für immer noch 2/3 der Kreuzschmerzen läßt sich die Ursache nicht finden – und dies auch trotz mannigfacher diagnostischer Bemühungen und Fortschritte im

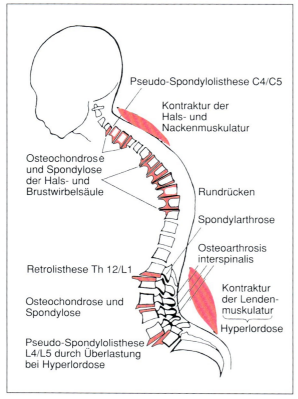

Abb. 2.10. Schematische Darstellung verschiedener Veränderungen, die bei degenerativen Wirbelsäulen zu beobachten sind.

Spezialbereich; das haben Studien belegt [176a]. Bei bestimmten Patienten mit Kreuzschmerzen fallen stärkere psychosoziale Veränderungen mit maladaptivem Krankheitsverhalten auf. In diesen Fällen können als mögliche Ursache oftmals psychische Faktoren wie Depression, Angst, Hypochondrie oder Konversionsneurosen als Ursache diskutiert werden. Der Hausarzt sollte jedoch sorgfältig prüfen, ob solche psychopathologischen Befunde die alleinige Ursache der Kreuzschmerzen sein können. Hilfreich ist hier ein vertrauensvolles und offenes Gespräch zwischen Hausarzt und Patient sowie eine bestimmte Untersuchungstechnik: Gibt der Patient beim Heben des gestreckten Beines ausstrahlende Schmerzen an (positives Lasègue-Zeichen), so kann ein organischer wie ein nichtorganischer Befund vorliegen (Abb. 2.11a). Wird dagegen das gleiche Manöver beim gleichen Patienten im Sitzen und unter Ablenkung (Prüfung des Fußsohlenreflexes) durchgeführt, so werden im Fall eines nichtorganischen Befundes keine Beschwerden geklagt (Abb. 2.11b).

Den alltäglichen Lumbagofall kann der Allgemeinarzt zunächst durchaus intuitiv versorgen, wie übrigens auch den alltäglichen Kreuzschmerzfall (vgl. 2.4); er darf mit der weiterführenden Diagnostik zuwarten, unabhängig davon, ob beim Patienten bereits eine (möglicherweise schon früher erhobene) ausgeprägte Spondylarthrose und/oder Osteochondrose besteht oder nicht.

Bei Verschlimmerung oder Therapieresistenz muß der Arzt allerdings über die spondylogenen Ursachen

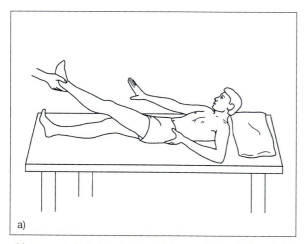 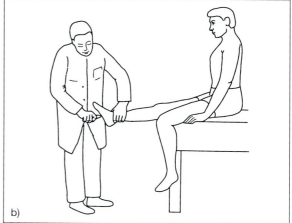

Abb. 2.11a, b. Beispiel für einen nichtorganischen Befund bei Kreuzschmerzen. *a)* Der Patient gibt ausstrahlende Schmerzen beim Heben des gestreckten Beins an (positives Lasègue-Zeichen). *b)* Beim analogen Manöver im Sitzen unter Ablenkung (Prüfung des Fußsohlenreflexes) werden keine Beschwerden angegeben

hinaus an Erkrankungen der Wirbelsäule und der Nervenwurzeln denken (vgl. Tabelle 2.5).

Ferner sind zahlreiche weitere Abwendbar gefährliche Verläufe in die Überlegungen einzubeziehen, v. a. wenn die Lendenwirbelsäulen- und Kreuzschmerzen mit unterschiedlichen weiteren Zusatzsymptomen kombiniert sind (Tabelle 2.6).

> **!** Bei Schmerzen im Wirbelsäulenbereich stets auch an Osteoporose, M. Bechterew oder an einen Zoster im Frühstadium denken!

2.4.5
Chronische Rückenschmerzen

Chronische Rückenleiden werden immer mehr zu einem offensichtlichen Gesundheitsproblem in der Bevölkerung; dabei geht die Häufigkeit von Rückenschmerzen nicht einher mit der Zunahme der Degeneration (Abb. 2.12). Fast die Hälfte aller chronischen Schmerzen werden im Bereich des Bewegungssystems geklagt. Trotz Verbesserung von Diagnostik und Therapie nehmen chronische Rückenschmerzen nicht ab, vielmehr das Gegenteil ist der Fall.

Tabelle 2.6. Mögliche Abwendbar gefährliche Verläufe und die erforderlichen Untersuchungen, die bei Lendenwirbelsäulen- bzw. Kreuzschmerzen bedacht werden müssen, wenn Zusatzsymptome bestehen. (Nach [176a])

Zusatzsymptome	Vermutung	Untersuchungen
Epigastrischer Schmerz	Ulcus duodeni/ventriculi	Gastroduodenoskopie
Gürtelförmige/linksseitige Bauchschmerzen, Erbrechen	Pankreatitis	Serum-/Urinamylase, Sonographie
Rechtsseitiger Oberbauchschmerz, Fieber	Cholezystitis	Transaminasen, Sonographie
Ikterus, Schwäche, Myalgie, Arthritis	Hepatitis	Transaminasen, Sonographie, Hepatitisserologie
Gewichtsabnahme, Ikterus	Karzinom des Pankreas/der Gallenblase/-wege	Sonographie, CT, ERCP
Blut im Stuhl, Wechsel von Diarrhö/Obstipation	Rektum-/Kolonkarzinom	Digitale Untersuchung, Rektoskopie, Kontrasteinlauf, Koloskopie
Schmerzen im Damm, Harnstottern/-tröpfeln	Prostatitis	Digitale Untersuchung, Kultur aus Prostataexprimat oder Ejakulat
Dysurie, Hämaturie, Harnstottern, blutige Ejakulation	Prostatakarzinom	Digitale Untersuchung, Prostataspezifisches Antigen (PSA), Sonographie, Zystoskopie
Dysurie, Pollakisurie, Fieber, Flankenschmerz	Zystitis, Pyelonephritis	Urinsediment, Urinkultur, Sonographie
Kolikartiger Flankenschmerz, Hämaturie	Nephrolithiasis	Urinstatus, Sonographie
Makrohämaturie	Hypernephrom	Sonographie, CT
Dunkler Morgenurin, kolikartige Bauchschmerzen	Paroxysmale nächtliche Hämoglobinurie	Erythrozytenresistenz, Retikulozyten
Bauchschmerzen, Schüttelfrost, vegetative Symptome	Hämolyse	Bilirubin, LDH, freies Hämoglobin, Haptoglobin, Retikulozyten
Schock, Bauchschmerzen	Aneurysmaruptur	Sonographie, CT, Angiographie, Echokardiographie, Röntgenaufnahme des Thorax

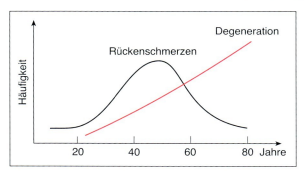

Abb. 2.12. Inzidenz von Rückenschmerzen in Abhängigkeit vom Lebensalter

Seit 1934 ist bekannt, daß eine Läsion der Bandscheiben zu Ischiasbeschwerden führen kann. Seitdem wurde immer wieder versucht, diese Störung operativ zu beheben. Heute jedoch weiß man, daß ein chirurgisches Vorgehen – auch ein mini-invasives – häufig keinen zufriedenstellenden Erfolg mit sich bringt. Persistierende Rückenschmerzen nach einer Operation sind sowohl für den Patienten als auch für den behandelnden Arzt ein großes Problem.

Unser Verständnis von der Pathophysiologie chronischer Rückenschmerzen und den daraus resultierenden Behinderungen ist nach wie vor völlig unzureichend. Es gibt weder zeitgemäße Erklärungen für die Ätiologie noch für die Pathophysiologie, noch gibt es Standards für Diagnostik oder für Therapie [164a].

Die medikamentöse Therapie stellt nur eine, wenn auch wichtige Säule im therapeutischen Gesamtkonzept bei Rückenschmerzen dar (Tabelle 2.7).

2.4.6
Psyche und Haltung

Bekannt sind im allgemeinen Sprachgebrauch Formulierungen wie „es lastet auf seinen Schultern", „vom Leiden gebeugt", „in den Rücken fallen", „den Rücken stärken", „steif vor Schreck", „aufrechten Hauptes" oder „niedergedrückt". Diese Redewendungen belegen, daß bereits dem Laien Zusammenhänge zwischen Seele und Körperhaltung bekannt sind.

Beeinträchtigungserleben, Schmerz und Arbeitsfähigkeit bei chronisch Rückenschmerzkranken gehen in der Regel nicht mit einem objektivierbaren körperlichen Befund einher, sondern sind vorwiegend von der Bewertung durch den Patienten abhängig [164a].

Tabelle 2.7. Medikamentöse Therapie bei Rückenschmerzen in Abhängigkeit vom Schmerztyp*.

Schmerztyp	Medikation
Nozizeptorschmerz	
a) Entzündungskorreliert	NSAR, z.B. ASS, Ibuprofen, Diclofenac, Piroxicam, Indometacin, Kortikosteroide, z.B. Prednisolon
b) Tonusassoziiert	Flupirtin, Lokalanästhetika, z.B. Bupivacain; Muskelrelaxanzien, z.B. Baclofen, Chlormezanon, Tetrazepam, Tizianidin
c) Osteogen	Calcitonin, Bisphosphonate, z.B. Alendronat, Risedronat
Übertragener Schmerz	Lokalanästhesie, z.B. Bupivacain
Neuropathischer Schmerz	Antidepressiva, z.B. Doxepin, Amitriptylin; NSAR

* Bei heftigen Rückenschmerzen kommen jeweils auch Opioide in Betracht

Defekte verschiedener Art können den Muskeltonus erhöhen und dementsprechend die Körperhaltung verändern. Lust und Freude sind mitunter schon am veränderten Haltungszustand erkennbar, ebenso aber auch Angst, Furcht und Trauer (s. Abb. 2.5). Damit hat der Stütz- und Bewegungsapparat als Vermittler des Haltungsausdrucks seine Position („seelisches Rückgrat"; Tabelle 2.8).

Tabelle 2.8. Bedeutungsgehalt psychogener muskulärer Schmerzsyndrome. Psychogene Muskelschmerzen können bei allen Persönlichkeitsstrukturen vorkommen und durch persönlichkeitsspezifische Konflikte ausgelöst werden. Der Hausarzt sollte daher in der Myalgie immer auch einen Schutz vor seelischem Schmerz sehen. (Nach Weintraub, in [73])

Schmerzsyndrom	Bedeutungsinhalt
Zervikalgie	Emotional erschwerte Be-Haupt-ung
Dorsalgie	hartnäckiges Gesichtswahren, Trauer, Verzweiflung, Mutlosigkeit oder kompensierende aufrechte Zwangshaltung
Lumbalgie	Psychische Überbelastung, Sprunghaftigkeit, Frustration besonders bei gestörter Sexualität
Brachialgie	Gehemmte Aggression: Wut, Zorn. Symbol: geballte Faust
Beinbeschwerden	„Nicht mit beiden Beinen auf der Erde stehen", „nicht Fuß fassen", „kniefällig werden".

2.4.7
Führung des Patienten

Patienten mit chronisch-rezidivierenden Kreuzschmerzen suchen immer wieder den Hausarzt (oder den Spezialisten direkt) auf, um erneut „ihre Spritze", „ihre Tabletten", „ihre Massagen" usw. zu erhalten. Nicht selten geht es ihnen aber auch um eine erneute Diagnostik (z.B. Wiederholung eines Röntgenbildes).

Wie bei allen Beratungsproblemen, bei denen Rückfälle nicht selten sind, sollte der Hausarzt hier auf lange Zeit disponieren und trachten, eine stabile Beziehung zu dem Betroffenen aufzubauen. Dabei sind eine patientengerechte Sprache, sachliche Informationen (Information = Motivation!) und ein abgesprochenes Therapieschema nützlich. Ferner gehören auch kompetente Beratungen in gewissen Fragen des täglichen Lebens dazu (z.B. Arbeitsplatz, Härte der Schlafunterlage, Schlafritus, hartes Bett, Schuhe und Kleidung, Bewegung, Fitneß und Sport). Bei der Beratung über geeignete Sportarten ist die ärztliche Kompetenz immer wieder gefordert (Tabelle 2.9).

2.5
Arthrosis deformans

Das Beratungsergebnis *„Arthrosis deformans"* nimmt mit Rang 48 in der Statistik der 70er Jahre einen ähnlich hohen Rang wie Hämorrhoiden (Rang 47) oder Depressionen (Rang 49) ein (Tabelle 1.1).

Dabei wurden im Untersuchungszeitraum erwartungsgemäß 3mal soviele alte Fälle (chronische Erkrankungen) wie Neuentdeckungen notiert. Die Geschlechtsverteilung bei Arthrosis deformans ergibt bei Frauen einen 3mal höheren Befall als bei Männern.

Charakteristisch für die Arthrose sind Patientenangaben, wie Anlaufschmerz, belastungsabhängige Schmerzen bis hin zum Ruheschmerz.

Besonders eindrucksvoll schildern die Betroffenen lanzierende Schmerzen, die häufig beim Aufstehen oder beim bloßen Dahingehen bevorzugt ins Knie einschießen und ein Einknicken bzw. Zusammensacken verursachen („giving away").

Bei der Untersuchung muß das entsprechende Gelenk in seiner Beweglichkeit nicht immer stark einge-

Tabelle 2.9. Sportarten und ihre Wirbelsäulenbeziehungen (WS Wirbelsäule) [254]

Sportart	Geeignet für	Vorbehalt bei	Ungünstig bei
Laufen	alle	Sprintstrecken bei Neigung zu Myotendinosen	akuten und subakuten WS-Erkrankungen
Radfahren	alle	„Sportlenker", Rundrücken	akuten und subakuten WS-Erkrankungen
Reiten	alle	„harten" Pferden	akuten und subakuten WS-Erkrankungen
Gymnastik	alle	Lockerungsgymnastik bei Hypermobilen und Bänderschwäche	rezidivierenden Lumbalsyndromen
Kunstturnen	athletischen Typus	Hypermobilität, Bänderschwäche	Spondylolisthesis, rezidivierenden Lumbalsyndromen
Schwimmen	alle	Wassertemperatur	Brustschwimmen bei Lordosierungsbeschwerden
Windsurfen	alle	Unterkühlungsfaktor	rezidivierenden Lumbalsyndromen
Wasserski	athletischen Typus	Konditionsmangel	allen WS-Erkrankungen
Rudern	alle	Rundrücken	akuten und subakuten WS-Erkrankungen
Tennis	Bandstabile Individuen	Bänderschwäche, Neigung zu Myotendinosen	rezidivierenden Lumbalsyndromen
Tischtennis	alle	–	akuten und subakuten WS-Erkrankungen
Fuß-, Handball	athletischen Typus	Bänderschwäche	allen WS-Erkrankungen
Alpinskilauf	alle	harte Buckelpisten, Konditionsmangel	akuten und subakuten WS-Erkrankungen
Skilanglauf	alle	–	akuten und subakuten WS-Erkrankungen
Eislaufen	alle	–	akuten und subakuten WS-Erkrankungen

schränkt sein; positive Röntgenbefunde können anfangs fehlen, Entzündungszeichen finden sich nicht. Im fortgeschrittenen Stadium bestehen Reibegeräusche und Deformierungen.

Das Ausmaß der darstellbaren Veränderungen geht mit den Beschwerden nicht parallel.

Die Entstehungsweise der Arthrose ist bis heute noch nicht vollständig geklärt. Nach Mathies [175] liegt ein Mißverhältnis zwischen Belastung und Belastbarkeit des Gelenkknorpels vor, das über Abrieb der Gelenkflächen, Bildung von Detritus, sekundäre Synovitis („*aktivierte Arthrose*") und reflektorische Funktionsstörungen (kapsuläre und muskuläre Kontrakturen) zu Deformierung und Gelenkumbau führt.

Bevorzugt sind Knie- und Hüftgelenke befallen. Der Hausarzt achtet daher im Rahmen seiner Beratungs- und Führungsfunktion bei bestimmten Risikogruppen (Tabelle 2.10) frühzeitig auf präarthrotische Deformitäten, Vorschädigungen und berufsbedingte Beanspruchungen (Übersichten 3 und 4).

Diagnostisch wichtige Krankheitsmerkmale der Arthrose großer Gelenke sind in Übersicht 5 zusammengefaßt.

> **Übersicht 3**
> **Beispiele für präarthrotische Deformitäten und Vorschädigungen bei der Gonarthrose. (Nach [175])**
> – Genu valgum und Genu varum verschiedener Ursachen,
> – Meniskusläsionen,
> – Übergewicht
> – Überbelastung (z.B. nach Amputationen),
> – posttraumatische extra- und intraartikuläre Schädigungen,
> – Chondropathia patellae,
> – Beinlängendifferenz,
> – juvenile Osteochondrosen (z.B. M. Osgood-Schlatter).

> **Übersicht 4**
> **Beispiele für präarthrotische Deformitäten und Vorschädigungen bei der Koxarthrose. (Nach [175])**
> – Coxa vara und Coxa valga,
> – Hüftdysplasie,
> – aseptische Femurkopfnekrose (M. Perthes),
> – posttraumatische extraartikuläre Zustände mit Fehlstand im Hüftgelenk (Hinken),
> – Beinlängendifferenz.

2.6
Chronische Polyarthritis

Diese in den Beratungsergebnissen von 1954–1959 noch verhältnismäßig häufige Krankheit (Rang 55) lag in den Beratungsergebnissen 1977–1980 bei demselben Autor auf Rang 86 [37] (Tabelle 2.11) und findet sich in der Statistik von 1983–1988 auf Rang 149 (vgl. Tabelle 1.1). Sie wird zunächst nicht selten als uncharakteristische Arthropathie klassifiziert oder auch den Monoarthropathien mit Erguß (vgl. B 2.7) zugeordnet.

Im Laufe der (meist schubhaften) Entwicklung der Krankheit sieht der Arzt einen relativ geringfügigen, an mehreren Gelenken, besonders distal an den oberen Extremitäten merkbaren, schleichend auftretenden Befall.

Man unterscheidet in der Entwicklung der *chronischen Polyarthritis (c.P.)* folgende Phasen [270]:
– proliferative Phase,
– destruktive Phase,
– degenerative Phase,
– ausgebrannte Phase,
– stabilisierte Phase.

Diagnostisch bedeutsam ist das Befallmuster der Hände: Das heißt, bestimmte Gelenke oder Stellen der Hand werden von ebenso bestimmten (entzündlich-rheumatischen, degenerativen und metabolischen) Erkrankungen bevorzugt befallen (Abb. 2.13)

> **!** Bei Knieschmerzen, v.a. bei Kindern, aber auch bei Erwachsenen, in die Diagnostik immer auch die Hüftgelenke mit einbeziehen!

Tabelle 2.10. Hohe Gelenkbelastungen in Abhängigkeit von bestimmten Berufen

Gelenk	Beruf
Wirbelsäule:	– Landwirt – Traktorfahrer – Schwerlastträger – Krankengymnast – (Spitzen)sportler
Ellenbogengelenk:	– (Spitzen)sportler – Fließbandarbeiter – Bergarbeiter – Preßlufthammerarbeiter
Hand- u. Fingergelenk:	– Sekretärin – Dachdecker – Motorsägenarbeiter – Preßlufthammerarbeiter
Kniegelenk:	– (Spitzen)sportler – Bergarbeiter – Fliesenleger – Teppichbodenleger – Dachdecker

Tabelle 2.11 Häufigkeit (Rang) des Beratungsergebnisses „Polyarthritis" in der allgemeinmedizinischen Praxis in Österreich (1954–1959 bzw. 1977–1980), aufgeschlüsselt nach Geschlecht und Altersgruppe. Dabei handelt es sich um 20 fortlaufende Fälle und um 4 Neuaufdeckungen [37]. Der protrahierte Verlauf (über Jahre und Jahrzehnte) zeigt sich auch statistisch in Prävalenz und Inzidenz (vgl. Tabelle 3 in [37]).

1977–1980		1954–1959		Beratungs-ergebnis (BE)	1977–1980						
Rang	‰	Rang	‰		Gesamt n	m.	w.	Altersgruppen			
								0–14	15–44	45–64	≥ 65 J.
86	3.0	55	4.2	Polyarthritis (primär chronische)	24	8	16	0	0	7	17

> **Übersicht 5**
>
> **Diagnostisch wichtige Patientenangaben und Untersuchungsbefunde bei Arthrose großer Gelenke** (*BKS* Blutkörperchensenkung; *LDH* Laktatdehydrogenase). (Nach [175])
>
> – Schmerzen in einem oder zwei (symmetrischen) Gelenken mit allmählichem Beginn;
> – Startschmerz (subjektiv: stärkerer Schmerz nur bei der ersten Bewegung nach Ruhe);
> – Belastungsschmerz (subjektiv: dumpfer, oft starker Schmerz bei längerer Belastung, bes. bei nekrotischen Vorgängen);
> – Ermüdungsschmerz (subjektiv: z.B. nach bestimmten Gehstrecken auftretender Schmerz, besonders infolge muskulärer Begleitreaktionen);
> – Ruhe- und Nachtschmerz (subjektiv: bei stärkeren entzündlichen Begleiterscheinungen, Knochennekrosen und auch bei muskulären Begleitreaktionen);
> – Endphasenschmerz (objektiv: Schmerz bei extremer Bewegung der Gelenke in den betreffenden Bewegungsrichtungen);
> – Schmerzen beim Treppengehen (subjektiv: treppab bei Gonarthrose, treppauf bei Koxarthrose);
> – Bewegungseinschränkung (mit der Folge von Kontrakturen) kapsuläre Verhärtung und Druckschmerz;
> – Ligamentäre Schmerzpunkte: Kälteempfindlichkeit und Kältegefühl der betroffenen Gelenke (subjektiv), fühlbares Reiben oder Knarren der betroffenen Gelenke, projizierte Fernschmerzen an typischen Stellen;
> – Fehlstellung (Achsenabweichungen, Kontraktion, Subluxation) in fortgeschrittenen Fällen, statische Verhältnisse mit den Folgen einer Fehl- oder Überbelastung;
> – Muskelatrophie (besonders Quadrizepsatrophie bei Gon- und Koxarthrose), länger zurückliegendes Gelenktrauma in der Anamnese, Blutbefunde normal (BKS u.U. bis etwa 20 mm/1. Stunde beschleunigt);
> – Gelenkpunktat (in unklaren Fällen). klar, gelb, Viskosität und Mucingehalt normal, Leukozyten unter 2000/m³ (normale Verteilung der Zellarten), saure Phosphatase normal, LDH normal.

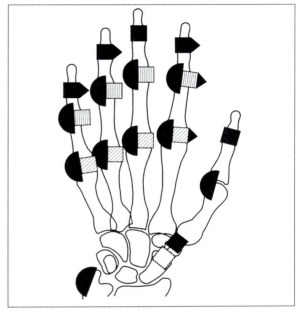

Abb. 2.13. Manuelles Befallsmuster polyartikulärer Krankheiten [64a].

- ■ Heberden-Polyarthrose (DIP-Polyarthrose), oft kombiniert mit Karpometakarpalarthrose-1 (Rhizarthrose) [64a].
- ▫ Die Rhizarthrose wird manchmal von einer Trapezskaphoidarthrose begleitet. Letztere kann auch isoliert auftreten.
- ▥ Polyarthrose der proximalen Interphalangealgelenke (PIP-Polyarthrose).
- ▨ Metakarpophalangealarthrose.
- ◖ Rheumatoide Arthritis.
- ▶ Arthritis psoriatica (Zeigefinger = Axialtyp, d. h. Befall aller 3 Gelenketagen. 2., 4. und 5. Finger = Beispiel für den DIP-Transversaltyp).

Der Nachweis von Rheumafaktoren gelingt bei 70–80% der an c.P. Erkrankten (Übersicht 6).

Die oft schwerst Behinderten leiden v.a. an ihrer Hilflosigkeit. Deshalb ist es wichtig, sie anzuleiten und zu motivieren, sich auch in den einfachsten Dingen selbst zu helfen (Abb. 2.14; [57]).

Eine kausale Therapie der c.P. ist heute nicht möglich.

> **Übersicht 6**
>
> **Rheumafaktoren [280]**
>
> – Rheumafaktoren werden üblicherweise erst 3–6 Monate nach Erkrankungsbeginn nachweisbar,
> – Die Zahl der Rheumafaktorträger nimmt mit der Erkrankungsdauer zu.
> – Rheumafaktoren lassen sich bei 70–80% der Patienten mit c.P. nachweisen (seropositive c.P.).
> – Etwa 20–30% besitzen auch bei längerer Krankheitsdauer den Rheumafaktor nicht (seronegative c.P.).
> – Ein negativer Rheumafaktortest schließt also eine c.P. nicht aus. Zudem lassen sich bei ca. 30% der Patienten mit sog. Kollagenkrankheiten sowie auch bei anderen rheumatischen Erkrankungen Rheumafaktoren nachweisen.
> – Rheumafaktoren finden sich gehäuft auch bei nicht rheumatischen Erkrankungen (chronisch-aggressive Hepatitis, Leberzirrhose) sowie bei ca. 10% der klinisch Gesunden besonders jenseits des 60. Lebensjahres.

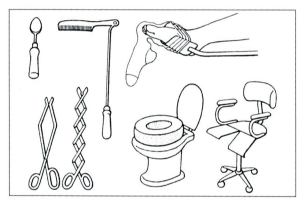

Abb. 2.14. Beispiele für Selbsthilfen für Polyarthritiker: Löffel mit dickem Griff für behinderte Hände. Kamm mit langem Griff bei z.B. steifer Schulter. Strumpfanzieher bei steifer Hüfte, steifen Knien und Rücken; dazu Schuhlöffel mit langem Griff. Greifzangen für Patienten, die sich nicht bücken können, WC mit erhöhter Schüssel für Hüftpatienten. Koxarthrosestuhl, für steife Hüfte (hier links) einstellbar

2.7
Monarthropathie mit Erguß

Kasugraphisch werden unter dieser Bezeichnung *beschwerdearme Reizungen an Einzelgelenken* zusammengefaßt, die mit beträchtlichen Ergüssen einhergehen. Dabei ist das Kniegelenk am häufigsten betroffen.

Die Anamnestik ergibt, daß keine Verletzung vorausging. Bei entsprechender Therapie (antiphlogistisch, Schonung) können sich die Schwellungen oftmals binnen weniger Wochen wieder zurückbilden.

In der Regel bleibt die Schwellung längere Zeit bestehen. Ob unter therapeutischen Gesichtspunkten punktiert werden soll, ist strittig.

Flüchtige bis anfallsartige, meist mono- aber auch oligoartikuläre Arthritiden können als sog. akute reaktive Arthritiden (sog. *„Infektarthritis"*) durch Viren (wie Röteln, Hepatitis B), Bakterien (wie Meningokokken, Gonokokken, Pneumokokken) oder andere Erreger (z.B. Yersinien, Chlamydien) ausgelöst werden.

Inzwischen sehr selten geworden ist die *akute rheumatische (Poly-)arthritis* als Zweiterkrankung nach Infektion mit β-hämolysierenden Streptokokken der Gruppe A [139, 280].

1976 ist als weitere postinfektiöse akute Arthritis die sog. *Lyme-Arthritis* (Mono-/Oligoarthritis) beschrieben worden. Der Erreger dieser seltenen Arthritis, die durch Zeckenbiß übertragen wird, ist Borrelia Burgdorferi aus der Gruppe der Spirochäten.

Die Krankheit beginnt gewöhnlich mit einem Erythema chronicum migrans (vgl. Abb. 3 auf Farbtafel I). Nach einigen Wochen oder gar Monaten können sich bei Patienten mit und ohne vorausgegangenem Erythem Gelenkbefall, Störungen des Nervensystems oder Störungen des Herzreizleitungssystems einstellen. Die Behandlung mit Penizillin führt zwar gewöhnlich zum sofortigen Verschwinden des Erythems, muß aber nicht die spätere Arthritis oder andere Störungen verhindern [105].

Endemiegebiete sind Süddeutschland, Österreich, der Balkan; Ärzte auch außerhalb dieser touristischen Gebiete müssen daher im gegebenen Fall eine entsprechenden Erkrankung in Erwägung ziehen.

Thematik des Fachgesprächs

Aufgabe

Besprechen Sie die in der Übersicht 7 aufgeführten Beratungsergebnisse „Myalgien, Neuralgien, Arthropathien, Kreuzschmerzen, Neuritiden" anhand der nachfolgenden Fragen und der bei den entsprechenden Beratungsergebnissen aufgeführten Zusatzfragen!

Übersicht 7

Myalgien, Neuralgien, Kreuzschmerzen, Neuritiden

- Regelmäßig häufig in der Allgemeinmedizin:
  - Myalgien,
  - Arthropathien, Periarthropathien,
  - Neuralgien,
  - Kreuzschmerzen,
  - Arthrosis deformans,
  - neuritische Bilder,
  - chronische Polyarthritis (c.P.),
  - Ossalgien, Periostalgien,
  - Monarthropathien mit Erguß.

- Nicht regelmäßig häufig (= unter 1:3000 Fälle):
  - akute Polyarthritis.

Fragen

„Myalgien, Neuralgien, Arthropathien, Kreuzschmerzen, Neuritiden"

1. Ungefähre Häufigkeit in der Allgemeinpraxis.
2. Bevorzugung bestimmter Altersgruppen, Geschlechtsverteilung.
3. Patientenklage („Was klagt der Patient?").
4. Ursache/Auslöser/Disposition/Kontaktfragen („Was fragt der Arzt? Woran denkt er?").
5. Notwendigkeit und Dringlichkeit des Hausbesuchs.
6. Gezielte körperliche Untersuchung einschließlich allgemeiner und spezieller Untersuchungsmethoden (z.B. Gangbild, Bewegungsausmaße nach der Neutral-Null-Methode, Funktionsprüfungen, Prüfung der entsprechenden Nervenreflexe („Was sieht und prüft der Arzt?").
7. Falsifizierung, Exklusion („Es sieht so aus wie ..., aber was ist es wirklich?").
8. Beispiel für Abwendbar gefährliche Verläufe („Alles immer ernst nehmen!"), z.B. Wurzeltod, Gelenkversteifung.
9. Abwartendes Offenlassen („Wie lange?"), z.B. bei Myalgien.
10. Indikationen für den gezielten Einsatz bildgebender Verfahren (z.B. Ultraschall, Röntgen inklusive Tomographie, Arthrographie, Myelographie, Computertomographie, Kernspintomographie, Nuklearmedizin).
11. Notwendigkeit und Wertigkeit bestimmter Laboruntersuchungen (z.B. Entzündungsparameter) im Serum und im Gelenkpunktat.
12. Indikation für weitere spezialistische Untersuchungen (z.B. Elektromyographie/EMG, Elektroneurographie/ENG, Speziallabor, Arthroskopie).
13. Möglichkeiten der Selbstbehandlung.
14. Ärztliche therapeutische Maßnahmen:
    - Verordnung von Ruhe oder Bewegung, Entlastung, Belastung, Lagerung?
    - Wärme- oder Kälteanwendung?
    - Medikamente (Wirkstoffgruppen, Wirkprinzipien, wichtige Nebenwirkungen, Kontraindikationen, Akut- und Dauerbehandlung, enteral und parenteral, extern und systemisch, intraartikulär, sinnvolle Medikamentenkombinationen, Homöopathika, Phytopharmaka).
    - Wichtige physikalische Maßnahmen (z.B. Massagen, Krankengymnastik, Bäder, Elektrotherapie einschließlich verschiedener Stromformen, Ultraschalltherapie, Extensionsbehandlung).
    - Neuraltherapie und Akupunktur.
15. Gedanken zu Rehabilitationsmaßnahmen (ambulant oder stationär) und sozialen Hilfen (z.B. Grad der Behinderung).
16. Arbeitsruhe (Krankschreibung) und Freistellung vom Schulsport.
17. Auswahl und Vermeidung bestimmter Sportarten und Freizeitaktivitäten.

18. Führung des Patienten und seiner Umgebung (z.B. Ernährungsgewohnheiten, Körpergewicht, Haltung, Körperschulung, Gehhilfen, Autositz, Selbsthilfegruppen, Behindertensport, Lagerung).
19. Operative Maßnahmen (z.B. Umstellungsosteotomie, Gelenkersatz, Synovektomien, Bursektomie, Laminektomie, Chemonukleolyse, Orthesen, Bandagen, Schienen, starre und funktionelle Verbände).

Zusatzfragen „Myalgien"
- Abwendbar gefährlicher Verlauf (AGV) einer definierten entzündlich-rheumatischen Erkrankung am Beispiel der Polymyalgia rheumatica (Abb. 2.15): Typische diagnostische Kriterien, medikamentöse Behandlung der Wahl.
- Diskussion der Wertigkeit verschiedener Therapieprinzipien (Allgemeinmaßnahmen, lokale und systemische Pharmakotherapie, physikalische Therapie, Prophylaxe).
- Schmerzbehandlung durch Injektionen von Lokalanästhetika. Injektionstechniken (über die Haut, über die Muskulatur, über die Gelenke, mit Blockaden).
- Lokalanästhetika (wichtige Vertreter), Nebenwirkungen, Kontraindikationen.
- Behandlungsziele bei der Krankengymnastik in der „Rheuma"-therapie (Schmerzlinderung z.B. durch Lagerung oder Extension, Mobilisation z.B. durch Bewegungsübungen, Schlingentisch, Bewegungsbad, Stabilisation z.B. durch isotonische und isometrische Übungen, Muskellockerung z.B. durch Schüttelung, Koordination z.B. durch Gehschulung).
- Wichtige Untersuchungsmethoden im Rahmen der Chirodiagnostik an Brust- und Lendenwirbelsäule sowie am Beckenring (z.B. Finger-Boden-Abstand, Schober-Zeichen, Ott-Maß, Spine-Test, Trendelenburg-Phänomen, Vorlaufphänomen am Ileosakralgelenk [ISG], Prüfung der Kibler-Falte).
- Indikationen für Kryotherapie (alle entzündlichen und akuten traumatischen Zustände am Bewegungssystem) und für Thermotherapie (bei subakuter oder chronisch-torpider Entzündung).

Zusatzfragen „Arthropathien" und „Periarthropathien"
- Untersuchungstechniken am Schultergelenk (Inspektion, typische Palpationsstellen, Prüfung des aktiven und passiven Bewegungsumfangs, Widerstandstests).
- „Schmerzhafter Bogen" (Schmerzhaftigkeit als Symptom der akuten Schultersteife bei Abduktion des Armes zwischen 60 und 120° (Abb. 2.16).

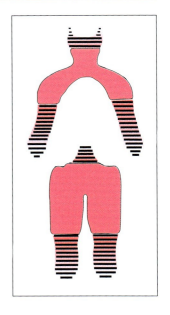

Abb. 2.15. Lokalisation der Muskelschmerzen bei Polymyalgia rheumatica (PMR). (Nach Gerber, in [46])

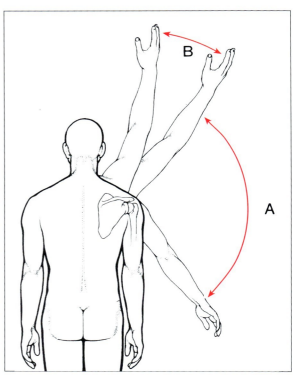

Abb. 2.16. Schmerzhafter Bogen „painful arc" subakromial (A) zwischen 60 und 120°, akromioklavikulär (B) zwischen 160 und 180° [275]

- Physiotherapeutische Maßnahmen bei Periarthropathie der Schulter (Mobilisierung statt Ruhigstellung! Kryotherapie, weitere lokale Maßnahmen).
- Diagnostik im Bereich des Kniegelenks, besonders nach Verletzungen, auch anhand des „Knieverletzungs-Programms" Nr. 22: Meniskuszeichen nach Steinmann, retropatellares Reiben, tanzende Patella, Innen- und Außenband, Schmerzverstärkung beim Treppengehen, Streck- oder Beugehemmung. Genu varum, Genu valgum?
- Entlastung als oberstes Behandlungsprinzip der Arthrose.
- Indikationen zur diagnostischen Arthroskopie des Kniegelenks (z.B. blutiger Gelenkerguß, rezidivierende Gelenkergüsse unklarer Genese, rezidivierende therapieresistente Schmerzzustände). Indikationen zur operativen Arthroskopie (z.B. Entfernung freier Gelenkkörper, Meniskektomien z.B. bei Korbhenkelrissen).
- „Knieschule": Lockeres Baumelnlassen der Unterschenkel, Vermeidung von Kniebeugen. Kniefreundliche Sportarten, z.B. Radfahren, Reiten, Joggen, Skilanglauf, Rückenschwimmen. Bedingt kniefreundlich: Tennis, Jazzgymnastik, Rudern. Ungünstige Sportarten: Kampfsport, Bodenturnen, Fußball, Handball, Squash, Golf, Skifahren, Brustschwimmen. Ungeeignet: Knie-Sitz-Hocker nach Balans.
- Beratungsproblem Baker-Zyste (Abb. 2.17).
- Untersuchungstechnik des Hüftgelenks beim Säugling und Kleinkind (Ortolani-Zeichen), Gesäßfaltenasymmetrie.
- Beinlängendifferenz: Funktionelle (z.B. bei Koxarthrose), echte (z.B. posttraumatisch), Messung der Beinlänge. Konservative Therapie: Verkürzungsausgleich bei 0,5 cm, ggf. mit gleichzeitiger Sohlenerhöhung (Abb. 2.18). Formulierung der Verordnung für eine entsprechende Schuhzurichtung, auch für eine Ballenrolle (Abb. 2.19).

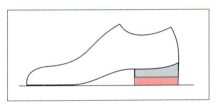

Abb. 2.18. Verkürzungsausgleich am Absatz bei Beinverkürzung über 0,5 cm, auch bei Achillodynie. Höhenausgleich am Absatz und Sohle bei Beinverkürzung über 1 cm bis 3 cm [213]

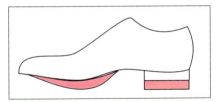

Abb. 2.19. Zurichtung an der Laufsohle: Ballenrolle z.B. bei Vorfußbeschwerden mit Einschränkung der Zehenextension, etwa Arthrose der Zehengrundgelenke

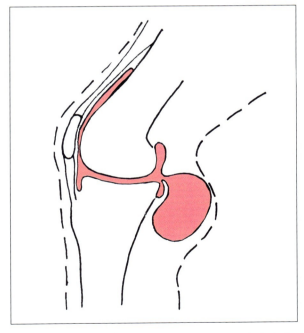

Abb. 2.17. An der medialen Hinterseite des Kniegelenks befinden sich etwa 6 Bursen, die miteinander kommunizieren können (= Baker-Zyste [275])

Zusatzfragen „Polyneuropathien"
- Unterschied zwischen peripheren arteriellen Durchblutungsstörungen und peripheren stoffwechselbedingten Polyneuropathien.
- Mögliche Ursachen, Auslöser (z.B. Alkohol, Diabetes mellitus, Arzneimittel, Vitaminmangel, Schwermetalle).
- Sinnvolle Labordiagnostik (z.B. Zuckerstoffwechsel, Leberenzyme).

- Symptomatik der diabetischen Polyneuropathie: autonome Form (z.B. gastrointestinale, urogenitale, trophische Störungen, Vita sexualis) und periphere Form (z.B. Muskelschwäche, Reflexabschwächung, Parästhesien).
- Beispiele für Sensibilitätsstörungen (z.B. Empfindungsstörungen) bei Berührung, Schmerzen, Temperatur, Vibration, Diskrimination/Lokalisation externer Reize.
- Differenziertes therapeutisches Vorgehen (z.B. Stoffwechseleinstellung, Absetzen der Noxe, Vitamin B12, α-Liponsäure/Thioctacid®).

Zusatzfragen „Karpaltunnelsyndrom" (KTS)
- Häufige Symptomatik (meist in den ersten 3 Fingern, Schmerzen nachts stärker als tagsüber, Frauen bevorzugt).
- Diagnostische Sicherung durch EMG.
- Therapie: konservativ (z.B. Nachtschiene, lokale Infiltrationen), operativ (Neurolyse).

Zusatzfragen „Kreuzschmerzen"
- Diagnostisches Vorgehen beim Leichtkranken mit Kreuzschmerzen ohne und mit radikulärer Symptomatik: gezielte Befragung (z.B. Auslöser, Verstärkung durch Husten oder Niesen), bisherige Selbstmaßnahmen des Patienten. Je nach Lage sofort oder später: Programmierte Diagnostik.
- Funktionsuntersuchungen. Bildgebende Verfahren (Röntgen, CT, Kernspintomographie).
- Psyche und Tonusverhalten der Muskulatur.
- Behandlung in Abhängigkeit von der Dauer der Beschwerden: Erstbehandlung/nach 1 Woche/ nach 2 Wochen.
- Bettruhe oder Bewegung? Bettengestaltung, Stufenbett, Knierolle, Extensionsliege.
- Kälte oder Wärme?
- Therapeutische Lokalanästhesie (TLA).
- Myotonolytika, Analgetika.
- Physikalische Therapie (Massage oder Krankengymnastik? Balneotherapie).
- Rückenschulung nach Brügger, Maßnahmen am Arbeitsplatz (LKW-Sitz, Bürostuhl).
- Sportberatung (z.B. Rückenschwimmen im warmen Wasser, Abraten von Tennis, Squash etc.).
- Allgemeine Maßnahmen wie Wärmeleibbinde, Gewichtsreduktion, Einreibungen, Vermeidung von ...
- Diskussion einer Orthesenversorgung (z.B. Stützkorsett).

- Indikationen für die manuelle Therapie? Kontraindikationen für die Manipulationstechnik (z.B. entzündliche, destruierende Prozesse, Traumen mit Verletzung anatomischer Strukturen, schwere Formen der Osteoporose, degenerative Veränderungen, psychische Störungen).
- Indikation zur sofortigen stationären Einweisung.
- Operative Verfahren. Chemonukleolyse? Laser?
- Indikation für ambulante oder stationäre Rehabilitationsmaßnahmen, Wahl des Kurortes (Solethermen: milder Reiz; radioaktive Thermen: intensiver Reiz; Schwefelquellen und Peloide: intensivster Reiz). Kontraindikationen für eine Badekur (z.B. akute Entzündung, Herz-Kreislauf-Schwäche des Patienten).

> **!** Sog. degenerative Gelenk- und Wirbelsäulenerkrankungen sind balneotherapeutisch intensiver zu behandeln als entzündliche Rheumaformen!

- Wichtige Stoffgruppen/Handelspräparate von Myotonolytika (z.B. Musaril®, Norflex®, Sirdalud®).

Zusatzfragen „Arthrosis deformans"
- Diskussion der Schmerzausstrahlung bei Befall großer Gelenke (Knie und Hüfte).
- Zeichen für Arthrosis deformans im Früh- und Spätstadium (z.B. veränderte Gelenkkonturen, Muskelatrophie, Druckdolenzen, Krepitation, Bewegungseinschränkung, Gelenkinstabilität).
- Allgemeine Behandlungsmaßnahmen, Patientenführung (z.B. Gewichtsreduktion, Bewegung, Sport, Arbeitsplatz, Kälte und Nässe).
- Schuhwerk (Pufferabsätze, Außenranderhöhung, Einlagen).
- Medikamentöse Therapie (extern, intern und intraartikulär): antiphlogistische und/oder hyperämisierende Salben: Erörterung des Nutzens.
- Chondroprotektiva (Diskussion der „Knorpelaufbaupräparate").
- Nichtsteroidale Antirheumatika (NSAR), wichtige Vertreter einzelner Substanzgruppen, Indikationen, Beispiele für wichtige Nebenwirkungen: Salizylsäurederivate (z.B. Azetylsalizylsäure/Aspirin®), Essigsäurederivate (z.B. Indometacin/Amuno®, Diclofenac/Voltaren®), Propionsäurederivate (z.B. Ibuprofen/Brufen®, Ketoprofen/Alrheumun®), Anthranilsäurederivate (z.B. Etofenamat/Rheumon®), Pyrazolone (z.B. Phenylbutazon/Butazolidin®), Oxicame (z.B. Piroxicam/Felden®); COX-2-Hemmer (z.B.

Rofecoxib/Vioxx®); mögliche Wechselwirkungen (z.B. verstärkende Wirkung von Sulfonylharnstoffen, Verstärkung der antikoagulatorischen Wirkungen von Cumarinen, Verstärkung der Wirkung von Heparin und von Phenytoin/Zentropil®).
- Diskussion des Einsatzes von Kortikosteroiden (oral, intraartikulär).
- Elektrotherapie (z.B. diadynamische Ströme, Wärmetherapie, Iontophorese).
- Behandlungsziele und Methoden der Krankengymnastik in der Rheumatherapie: Schmerzlinderung (z.B. Lagerung, Extension, Traktion, passives Durchbewegen), Mobilisation (z.B. Schlingentisch, Bewegungsbad, manuelle Therapie), Stabilisation (isotonische Übungen/Bewegen, isometrische Übungen/Halten), Behandlung der Muskelatrophie.
- Charakterisierung der sog. „aktivierten Arthrose".
- Therapieprinzip bei aktivierter Arthrose (z.B. Ruhigstellung, Punktion, Kryotherapie).
- Operative Therapie: gelenkerhaltende Operationen (z.B. Gelenktoilette, Korrekturosteotomien, Arthrodesen, Alloarthroplastik).
- Beratung des Patienten im Hinblick auf Indikationen/Kontraindikationen zur totalen Endoprothese (TEP) bei Koxarthrose/Gonarthrose (z.B. Alter, Adipositas).
- Führung des Patienten mit künstlichem Hüftgelenk (z.B. Schuhwerk, möglichst dauernder postoperativer Stockgebrauch, Belastbarkeit im Alltag und im Sport, keine i.m.-Injektionen in die evtl. für eine totale Endoprothese vorgesehene Gesäßseite), Problematik der Lockerung und einer Zweitoperation.
- Wertigkeit bestimmter Laborparameter (z.B. BKS, Leukozyten, Rheumafaktor).

Zusatzfragen „chronische Polyarthritis" (c.P.)
- Häufigkeit der chronisch-entzündlichen Gelenk- und Wirbelsäulenerkrankungen (chronische Polyarthritis/Psoriasisarthritis und -spondylitis, Spondylitis ankylosans, sog. M. Bechterew).
- Mögliche Ursachen (z.B. genetische Prädisposition), Geschlechtsprävalenz.
- Diskussion des möglichen Zusammenhangs eines belastenden Lebensereignisses als „Stressor" und dem Auftreten der Erkrankung (Zusammenhang Immunfunktion und seelisches Befinden?).
- Wertigkeit einzelner Laboruntersuchungen (Entzündungsparameter wie BKS, Leukozyten, Elektrophorese; sog. Rheumafaktoren; HLA-B_{27}-Antigen).
- Typische Präsentation von Fingergelenkdeformitäten (z.B. Schwanenhals- und Knopflochdeformität, Ulnardeviation der Langfinger, Mutilation).
- Besondere diagnostische Bedeutung der Morgensteifigkeit der Hände von mehr als einer halben Stunde als Frühsymptom.
- Mögliche Behandlungsformen (z.B. physikalische, krankengymnastische und ergotherapeutische Maßnahmen; symptomatische Therapie mit nichtsteroidalen Antirheumatika (NSAR) und/ oder Glukokortikoiden; rheumaoperative Maßnahmen).
- Medikamente zur Basistherapie, z.B. Gold, Penizillamin, Immunsuppressiva, Sulfasalazin, Methotrexat, Antimalariamittel, andere Mittel wie Leflunomid (Arava®); wichtige Nebenwirkungen dieser Medikamente (z.B. Haut-, Schleimhäute-, Blutbildveränderungen bei Goldbehandlung; z.B. Augen- und Hautschäden bei Chloroquin/Resochin®).
- Glukokortikoide: Wirkungsäquivalenz verschiedener Derivate (Prednisolon = 4, Triamcinolon = 5–10, Methylprednisolon = 5, Betamethason = 25, Dexamethason = 30) auf der Basis von Hydrokortison (= 1). Zirkadiane (morgendliche!?) Gabe, Intervalltherapie, Nebenwirkungen (Ulzerogenität kontrovers diskutiert).
- Unkonventionelle Behandlungsmethoden rheumatischer Erkrankungen, z.B. Herdsanierung (chronisch entzündete Tonsillen als „Störfelder", Neuraltherapie, Akupunktur, Diäten und Fastenkuren, Homöopathie, Eigenblutinjektionen zur „Umstimmung" des Organismus, Salben und Linimente).
- Orthopädische Hilfsmittel.

Zusatzfragen „Monarthropathien mit Erguß"
- Präsentation des betroffenen Gelenkes (z.B. Prellung? Schmerz? Rötung? Überwärmung? Funktionsbehinderung?).
- Abgrenzung von Kapselschwellung und Gelenkerguß.
- Untersuchungsziel des Gelenkpunktates auf z.B. Harnsäurekristalle, Leukozyten, Bakterien, Rheumafaktoren.
- Aussagekraft des makroskopischen Punktatbefundes: serös oder eitrig oder blutig.
- Wichtige Sonderformen bakterieller Arthritiden (z.B. Gonokokkenarthritis als eitrige Infektarthritis), reaktive postinfektiöse Arthritis (z.B. nach Enteritis, Streptokokkeninfekt).
- Indikationen und Kontraindikationen für Kortisoninstillation bei Gelenkergüssen.

- Praktisches Vorgehen bei Gelenkpunktionen (Sterilität beachten!).
- Mögliche Maßnahmen nach durchgeführter (ggf. erneuter) Punktion im Kniegelenk (z.B. Kompressionsverband, Lagerung und Schonhaltung, Gipstutor, Kataplasmen: kalt und warm?).
- Indikation für sofortige Röntgenaufnahme (z.B. Verletzungsfall).

Zusatzfragen „Hyperurikämie, Arthritis urica, Gicht"
- Zusammenhang zwischen Höhe des Harnsäurespiegels und akutem Gichtanfall.
- Bevorzugt befallene Gelenke.
- Mögliche Spätschäden und Organmanifestationen (z.B. Niere, Blutgefäße).
- Fahndung nach möglichen weiteren Risikofaktoren bei Hyperurikämie.
- Ursachen (z.B. Ernährung, Alkohol, familiär).
- Behandlung: allgemein (z.B. diätetische Empfehlungen, Trinkmenge, Umschläge), medikamentös (z.B. im Anfall Colchicum, nichtsteroidale Antirheumatika), Prophylaxe und medikamentöse Dauerbehandlung (Allopurinol als Urikostatikum [Zyloric®] und Benzbromaron als Urikosurikum, Kombinationen dieser Präparate).
- Dauer der Therapie, Therapieziel, Intervalle für Laborkontrollen.

3 Pyogene Infektionen der Haut und ihrer Anhangsgebilde

3.1 Kennerschaft
3.2 Erregernachweis in der Praxis entbehrlich
3.3 Impetigo
3.4 Abszesse, Furunkel, Karbunkel, Follikulitis, Parulis
3.5 Akne
3.6 Infektionen im Hand- und Fußbereich
3.6.1 Unerforschte Kompetenzen der Fachgebiete
3.6.2 Panaritium, Paronychie
3.6.3 Unguis incarnatus
3.7 Mastitis
3.8 Lymphadenitiden
3.9 Angulus infectiosus, Hordeolum, Fisteleiterungen
3.10 Spritzenschädigung, Spritzenabszeß
■ Thematik des Fachgesprächs

Die Erkrankungen der Haut und ihrer Anhangsgebilde sind der direkten Diagnostik gut zugänglich. Die Gesamthäufigkeit dieser Erkrankungen (Fenster 3 in Tabelle 1.2, S. 16) beträgt 3,6% im Unausgelesenen Krankengut. Weitaus häufiger (11,1%) präsentieren sich die anderen Erkrankungen der Haut (Fenster 7 in Tabelle 1.2) in der Allgemeinpraxis.

Insgesamt gesehen sind die pyogenen Infektionen in den letzten 40 Jahren signifikant seltener und in den Verläufen leichter geworden [37].

Als Pyodermien bezeichnet man Krankheiten der Haut und ihrer Anhangsorgane, die durch Eitererreger (Pyokokken) – in der Praxis am häufigsten Staphylokokken und Streptokokken – hervorgerufen werden. Weniger häufig kommen Pneumokokken, Neisserien oder Corynebakterien vor.

Erysipel, Phlegmone sowie andere in den Lehrbüchern als klassisch aufgeführte Pyodermien werden in Kap. B 7 behandelt, da hinsichtlich ihrer Gruppenzuordnung nicht die Abszedierung als Leitsymptom zugrunde gelegt wurde, sondern die Rötung.

3.1
Kennerschaft

Die einzelnen Pyodermieformen zeigen oft fließende Übergänge. In der überwältigenden Mehrheit der Fälle (95,07%) ist es dem Allgemeinarzt möglich, das Krankenbild aufgrund seiner *Kennerschaft* sofort befriedigend zu klassifizieren (vgl. Kolonne C von Fenster 3 in Tabelle 1.2). Dies ist die höchste Prozentzahl aller Klassifizierungen innerhalb aller 12 Fenster (Tabelle 1.2).

Der Arzt muß eine Reihe von Fällen in ihren verschiedenen Erscheinungsformen selbst gesehen haben und auch möglichst viele der mit ihnen diagnostisch konkurrierenden Erkrankungen. So erfährt er durch die eigene Anschauung manches, das er nicht aus Büchern oder Fotografien erlernen kann, nämlich Kennerschaft, wie beispielsweise eine Impetigo contagiosa wirklich aussieht.

Der berufstheoretische Begriff Kennerschaft meint jenen Teil der individuellen, diagnostisch nützbaren Erfahrung, die erst durch die Bekanntschaft mit einem breiten Spektrum einschlägiger Fälle zustande kommt und die nicht anerzogen wurde.

Die Kennerschaft spielt etwa bei jedem fünften bis zehnten Fall eines erfahrenen Arztes eine wichtige Rolle. Sie macht den langjährig tätigen Mediziner dem Anfänger diagnostisch überlegen. Ziel der Erziehung muß es daher sein, die angehenden Ärzte mit möglichst viel Kennerschaft auszustatten. Dies ist gleichzeitig ein starkes Argument für eine lange, vielseitige Weiterbildung [40].

Durch das Oft-gesehen-Haben erwirbt sich der Arzt schließlich individuelle Schablonen, die bei neuen, ähnlichen Krankheitsbildern aus dem Unterbewußten heraus angelegt werden. Die Kennerschaft entscheidet dann über Zustimmung, Ablehnung oder ein Vielleicht [37].

3.2
Erregernachweis in der Praxis entbehrlich

Die Pyodermien sind ein weiteres gutes Beispiel dafür, daß es der Allgemeinarzt durchaus bei einer Klassifizierung belassen kann (A, B oder C); zur Erstellung einer wissenschaftlich exakten Diagnose (D) würde nämlich noch neben dem typischen Erscheinungsbild zusätzlich der Nachweis des charakteristischen Erregers (z.B. Staphylokokken, Streptokokken), evtl. ein histologischer Befund hinzukommen.

Beides ist jedoch für die Belange der Praxis in der Regel entbehrlich, weil diese Erkrankungen gut auf die gezielten therapeutischen Maßnahmen ansprechen oder meist spontan heilen.

Entsprechend niedrig ist die Zahl der wissenschaftlich exakten Diagnosen für die Pyodermien mit 1,06% (D), also nahezu ebenso extrem niedrig wie bei uncharakteristischen fieberhaften Erkrankungen (Fenster 1 in Tabelle 1.2, S. 16). Die in Fenster 3 der Tabelle 1.2 zusammengefaßten Pyodermien sind durch die subjektiven und objektiven Entzündungszeichen charakterisiert.

In den letzten Jahren ist ein Rückgang der pyogenen Infektionen – möglicherweise aufgrund der besseren Lebensumstände – zu beobachten. Lediglich Patienten mit Aknebildern (vgl. B 3.5) suchen die Allgemeinpraxis offenbar häufiger auf.

3.3
Impetigo

Die *Impetigo contagiosa* ist eine der häufigsten Pyodermien. Besitzt der Arzt Kennerschaft (vgl. B 3.1), so ist die direkte Diagnostik bei den überwiegend jugendlichen Patienten innerhalb weniger Augenblicke beendet, andererseits kann die Klassifizierung, z.B. bei impetiginisierten Ekzemen, erhebliche Schwierigkeiten bereiten [35].

Als Impetigo wird eine ansteckende, oberflächliche Infektion der Haut durch Staphylokokken und/oder Streptokokken bezeichnet. Der Altersgipfel liegt im Kindes- und Jugendlichenalter. Auffallend ist die jahreszeitliche Verteilung Ende Sommer und Herbst.

Da die Impetigo auch durch Streptokokken verursacht sein kann, fordern verschiedene Autoren, daß der Urin 3-5 Wochen nach Ablauf der Pyodermie zu kontrollieren sei, um eine anschließende Glomerulonephritis auszuschließen.

Wichtigste Maßnahme der Impetigobehandlung ist die Aufklärung des Patienten und seiner Familienmitglieder über den Ansteckungsmodus und die Ansteckungsgefahr. Lokale Maßnahmen stehen im Vordergrund.

3.4
Abszesse, Furunkel, Karbunkel, Follikulitis, Parulis

Während es sich bei der *Follikulitis* um eine oberflächliche Infektion der Haarfollikel handelt (bevorzugter Sitz bei Männern in der Bartgegend, an Rücken und Brust), ist beim *Furunkel* und beim *Karbunkel* der gesamte Haarfollikel tief infiltrierend betroffen.

Abszesse, Furunkel und Karbunkel führen den Patienten allein schon wegen der Beschwerden (Schmerzen, Druckgefühl) zum Arzt. Meist wurden durch den Kranken Selbstbehandlungsversuche mit „Zugsalben" oder Umschlägen vorgenommen, in vielen Fällen eine Ausquetschung gewagt.

Die Inzision bei Einschmelzungen hatte schon Hippokrates als Therapie der Wahl empfohlen: „Ubi pus, ibi evacua!"

Der Operierende muß darauf achten, daß sich nach der Inzision die Wundränder nicht wieder verschließen: es könnte dadurch zu einer Sekretverhaltung kommen. Daher ist es notwendig, durch möglichst großzügige Eröffnung (z.B. Kreuzschnitt, Abtragung des Wundkegels) für ausreichende Drainage zu sorgen, indem beispielsweise eine Gummilasche eingelegt oder die Abszeßhöhle gleich in toto exzidiert wird.

Nicht empfohlen werden kann, einen „reifen" Furunkel nach 5-7 Tagen des Zuwartens durch Zug oder Druck zu entleeren.

Nur bei exponierter Lokalisation, z.B. bestimmte Bereiche im Gesicht, sind besondere Maßnahmen notwendig: Antibiotika, Bettruhe.

Besonders bei rezidivierenden auftretenden Abszessen, Furunkeln, oder bei Furunkulose muß nach Stoffwechselerkrankungen (z.B. Diabetes mellitus) gefahndet werden.

Wegen der wesentlich häufigeren Mittelohrentzündungen denkt der Allgemeinarzt bei Klagen über Ohrschmerzen zunächst an eine Otitis media (vgl. B 8.1). Die direkte Diagnostik deckt dann manchmal am oder im Gehörgang einzelne minimale, selten mehrere hügelige Vorwölbungen (Gehörgangsfurunkel) auf [35].

Gehörgangsfurunkel (Otitis externa furunculosa) (vgl. B 8.3) gehen nicht nur von den Haarbälgen aus, sondern müssen teilweise auch auf Manipulationen im Ohr (mit und ohne Gehörgangsekzem) zurückgeführt werden. Bereits beim Zug an der Ohrmuschel oder bei der Otoskopie klagt der Patient über heftigste Schmerzen.

Schweißdrüsenabszesse (Hidradenitis) findet man in der Praxis nur noch selten; sie sind nach wie vor schwierig zu behandeln.

Patienten mit einseitigen Schmerzen im Gesicht und entsprechender Schwellung der Backe bzw. des Unterlids *(Parulis)* suchen nicht selten zuerst ihren Hausarzt auf. Derartige Gesichtsschwellungen sind einer der vielen Beispiele dafür, wie sich einzelne ärztliche Fächer (hier z.B. HNO, Ophthalmologie, Chirurgie, Zahnmedizin und Allgemeinmedizin) in ihren Kompetenzen überschneiden.

Im Krankengut von Braun sind die dentogenen Abszesse überrepräsentiert, da er auch als Zahnarzt arbeitete.

3.5
Akne

Obwohl die *Akne vulgaris* recht häufig – insbesondere bei jungen Menschen – verbreitet ist, suchen tatsächlich nur wenige der davon Betroffenen die ärztliche Sprechstunde auf.

Viele Behandlungen laufen im Laienbereich ab. Schwere Formen bilden eine kleine Minorität. Bei manchen Patienten drängt sich – je nach Sachlage – das Bild einer umweltbedingten oder medikamentös ausgelösten Akne auf.

Während die Diagnostik für den Erfahrenen keine Schwierigkeiten bereitet, da sie auf den ersten Blick in die richtige Richtung lenkt, gestaltet sich die Aknetherapie sehr komplex.

In der Behandlung geht der Arzt möglichst individuell im Einvernehmen mit dem Patienten vor. Dabei zeigt sich immer wieder, daß ein Medikament einem hilft, einem anderen aber nicht; das sollte der Patient vor Einleitung der Therapie wissen, damit die Arzt-Patient-Partnerschaft auch über Monate hinweg stabil bleiben kann. Dadurch lassen sich parallel laufende Selbstbehandlungsmaßnahmen oder vorzeitige Therapieabbrüche begrenzen.

 Besonders bei kosmetisch belastenden Problemen feste therapeutische Bindung mit dem Patienten anstreben! Das schließt die gezielte Zusammenarbeit mit dem Spezialisten ebenso wie das Verständnis für Laienmaßnahmen ein.

3.6
Infektionen im Hand- und Fußbereich

Den Infektionen im Hand-, Finger-, Fuß- und Zehenbereich hat die besondere Aufmerksamkeit des Allgemeinarztes wegen möglicher Spätfolgen bei unsachgemäßer Behandlung zu gelten.

Verschiedenste traumatische Gewebsschädigungen im täglichen Leben (einschließlich Hobby und Freizeit) und im Beruf können den Ausgangspunkt für eine Infektion bilden. Besondere Aufmerksamkeit erfordern die scheinbar harmlosen und unbedeutenderen Verletzungen wie Stichwunden durch spitze Werkzeuge, Fischgräten, Glassplitter, Holzspäne, Disteln, Stacheln u.a.m., vor allem bei Diabetikern.

Manchmal bleiben Verletzungen, die zu kleinen, schnell verklebenden Wunden führen, unbeachtet, bis sich Zeichen einer anbahnenden Infektion mit Schmerzen einstellen [262].

3.6.1
Unerforschte Kompetenzen der Fachgebiete

Die Spezialfächer in der Medizin haben sich durch die wissenschaftliche Konzentration von weiteren auf engere Aufgaben entwickelt. Solchen Fächern können verschiedene Einteilungsprinzipien zugrunde liegen, z.B.
– ein Apparat (z.B. Knochen und Muskeln),
– eine Region (z.B. Hals, Nase und Ohr),
– ein Organ (z.B. Herz, Haut, Niere),
– das Alter (Kinder, Greise),
– das Geschlecht,
– eine Therapieform (z.B. Chirurgie),
– eine Diagnostikform (z.B. bildgebende Verfahren).

Klare Abgrenzungen sind infolgedessen unmöglich.

So kann beispielsweise ein Panaritium subcutaneum bei einem 10jährigen Jungen als eine Hauterkrankung bezeichnet werden; doch nur wenige dieser Kinder gehen mit einem solchen „dicken Finger" zum Hautarzt. Ebensowenig suchen die Mütter mit ihren Kindern deswegen eine Kinderärztin auf. Normalerweise wird der Allgemeinarzt als Erstberater gewählt (Abb. 3.1).

Überweist der Allgemeinarzt im Einzelfall, so wird er sich weder einen Hautarzt noch eine Kinderärztin aussuchen (obwohl es eine Hauterkrankung ist bzw. obwohl es sich um ein Kind handelt), sondern einen Chirurgen.

Beim Operateur kommt nur eine Minorität sämtlicher einschlägiger Fälle zusammen. Von den Allgemeinärzten abgesehen, ist ein Chirurg durch die Panaritien dennoch „wesentlich [mehr] berührt" als Kinder- und Hautärzte (vgl. B 12.3.1). Ein weiteres Beispiel für eine solche „wesentliche Berührung" sind die Venenerkrankungen (vgl. B 12.3).

Die Unmöglichkeit, die ärztlichen Fachangebote gegeneinander abzugrenzen, resultiert aus den pragmatisch gewählten Einteilungsprinzipien. Welches Fachgebiet dann in der Realität der angewandten Medizin wofür zuständig ist, ergibt sich aus bisher unerforschten Kompetenzen, kann aber auch individuell bzw. örtlich verschieden sein [36].

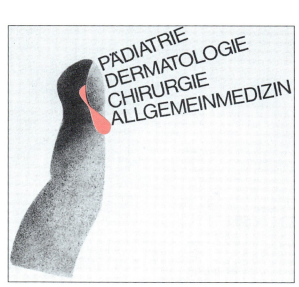

Abb. 3.1. Beim Panaritium überlappen sich die Fächer Pädiatrie (bei Kindern), die Dermatologie (als Hauterkrankung), die Chirurgie (von der Therapie her) und die Allgemeinmedizin (von der effektiven „Berührung" her) [36]

3.6.2
Panaritium, Paronychie

Mit Ausnahme der Furunkel an den Streckseiten, der Paronychien und des Unguis incarnatus, werden die unspezifischen eitrigen Entzündungen der Finger und Zehen unter dem Sammelbegriff *Panaritium* zusammengefaßt.

Im Hinblick auf sachlich richtige Bezeichnungen ist es von Bedeutung, Infektionen des Nagelfalzes und des Nagelbettes von den übrigen Entzündungen im Finger- und Zehenbereich zu unterscheiden.

Für die Panaritien gibt es verschiedene Bezeichnungen; in Abhängigkeit von den befallenen anatomischen Strukturen des Fingers oder der Zehen unterscheidet sich auch die Nomenklatur der jeweiligen Panaritien: Häufig kommt das relativ harmlose *Panaritium cutaneum* (Abb. 3.2a) vor.

Typisch für das *Panaritium subcutaneum* (Abb. 3.2d) sind der klopfende nächtliche Spontanschmerz und eine beim Abtasten mit der Knopfsonde genau zu lokalisierende Druckschmerzhaftigkeit.

Wegen der Neigung des Panaritiums, eher in die Tiefe zu gehen als nach außen hin (derbe Haut!) durchzubrechen, darf sich der Arzt nicht dazu verleiten lassen, oberflächlich zu eröffnen.

> **!** Sobald der Patient wegen der Schmerzen eine schlaflose Nacht durchlitten hatte, ist eine sofortige Inzision angezeigt. Panaritien müssen stets sorgfältigst schulgemäß versorgt werden.

Jede längerwährende Eiterung im Bereich der Finger läßt an eine Beteiligung des Knochens denken; hier ist die Überweisung in den spezialistischen Bereich indiziert.

Unter den Nagel eingedrungene Fremdkörper und auf das Nagelbett übergreifende Entzündungen bilden den Ausgangspunkt des *Panaritium subunguale* (Abb. 3.2a).

Bei Prozessen, die nur auf das Endglied beschränkt sind, empfiehlt sich die distale Leitungsanästhesie der Fingernerven (modifiziertes Verfahren nach Oberst, Abb. 3.3-3.5). Weiter proximal gelegene Infektionen müssen in Plexus- oder besser in Allgemeinanästhesie operiert werden.

Die *Nagelfalzentzündung (Paronychie, Umlauf)* zeigt akute und chronische Verläufe.

Besteht nur eine Eiterblase (Abb. 3.2a), wird diese inzidiert, eventuelle Fremdkörper werden entfernt, die

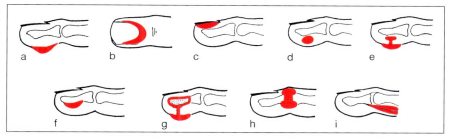

Abb. 3.2a–i. Eiterungen in den verschiedenen Schichten des Fingers: Panaritium cutaneum (*a*), Paronychie (*b*), Panaritium subunguale (*c*), Panaritium subcutaneum (*d*), Kragenknopf- oder Knopflochpanaritium (*e*), Panaritium periostale (*f*), Panaritium ossale (*g*), Panaritium articulare (*h*), Panaritium tendinosum (*i*) [262]

Ruhigstellung bis zur Ausheilung ist obligat. Bei tiefergehender Entzündung werden Teile des Nagels oder der gesamte Nagel abgetragen [102].

Während die akute Paronychie durch Bakterien, Viren oder Pilze verursacht ist, wird die chronische Entzündung auch durch Pilze, ferner durch chemische Reize oder akrale Durchblutungsstörungen hervorgerufen. Besonders kleine Einrisse beim Maniküren, Pediküren, durch Nägelkauen und Fingerlutschen können zu Entzündungen des Nagelwalls führen, die aber selten bis zur eitrigen Einschmelzung um den Nagel herumgehen („Umlauf") (Abb. 3.2b).

Die Entzündungserscheinungen im Anfangsstadium können auf konservative Maßnahmen mit Salben-Schienen-Verbänden zurückgehen.

Die Behandlung im Stadium der Einschmelzung ist einfach und besteht in der Entfernung der Eiterblase. Sind Hinweise für eine subunguale Ausbreitung vorhanden, wird gleichzeitig ein schmaler Bezirk vom Nagel abgetragen [262].

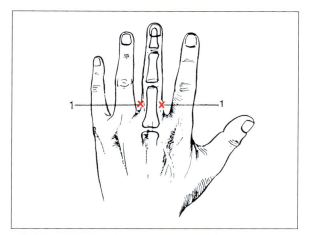

Abb. 3.4. Leitungsanästhesie des Fingers. Technisches Vorgehen [7]. **1** Einstichpunkte

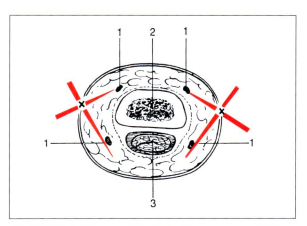

Abb. 3.3. Distale Leitungsanästhesie der Fingernerven nach Oberst (Querschnitt) [7]. **1** Nervenzüge, **2** Grundgliedknochen, **3** Sehnenbündel

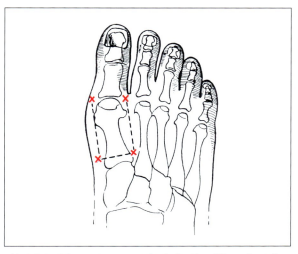

Abb. 3.5. Periphere Leitungsanästhesie für Eingriffe an den Zehen und im Bereich des Vorfußes [7]. **X** Einstichpunkte

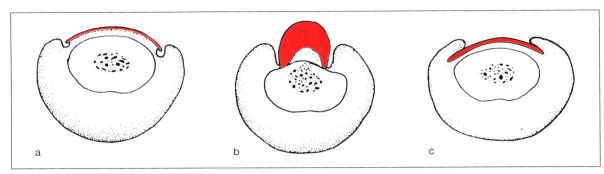

Abb. 3.6 Normaler Nagel: *a* Die Ränder liegen mehr oder weniger frei über dem Nagelfalz. *b* Starke Verdickung des Nagels und des Nagelbettes. *c* Eingewachsener Nagel, bei dem der Nagelwall über den Nagel ragt [125]

Die Operation eines Panaritium cutaneum (Abb. 3.2a) und einer Paronychie (Abb. 3.2b) gehören zum Leistungsspektrum einer qualifizierten Allgemeinpraxis.

3.6.3
Unguis incarnatus

Der *Unguis incarnatus (eingewachsener Zehennagel)* weist einen verdickten, evtl. Eiter sezernierenden Nagelrand der Großzehe auf (Abb. 3.6).

Konservative Behandlungsmaßnahmen helfen erfahrungsgemäß wenig, die Operation (Emmert-Plastik) sollte spätestens nach 1- bis 2monatiger erfolgloser konservativer Behandlung vorgenommen werden, bei entsprechend langem Bestehen auch sofort. Vor dem Eingriff ist ein Diabetes mellitus auszuschließen, der bekanntlich in diesen Fällen extrem selten ist.

> ! Die einfache Nagelextraktion ist wegen der Rezidivneigung obsolet, da der krankhafte Befund (der hypertrophierte Nagelwall) belassen wird [129].

3.7
Mastitis

Der *akuten Mastitis*, die der Allgemeinarzt fast ausschließlich als postpartale Infektion sieht, geht nicht selten ein schmerzhafter *Milchstau* mit Fieber voraus. Diese Krankheitsbilder können das vertrauensvolle Verhältnis zwischen Patientin und Hausarzt, in das meist auch noch weibliche Verwandte, Hebamme, Frauenarzt und Kinderarzt eingeschaltet sind, auf eine harte Probe stellen.

Hier ist der Hausarzt gefordert, sowohl den Abwendbar gefährlichen Verlauf (z. B. Abszedierung) bei der stillenden Wöchnerin im Auge zu behalten, wie andererseits die optimale Ernährung des Säuglings ebenso zu berücksichtigen wie den möglichen Übertritt von Medikamenten in die Milch bei systemischer Gabe.

3.8
Lymphadenitiden

Lymphadenitiden sind einseitige, akut aufgetretene oder subakute, isolierte, schmerzhafte Schwellungen ohne sonstigen faßbaren Befund.
Sie finden sich überwiegend am Hals und in der Axilla (Abb. 3.7). Sie können aufgrund von Infekten im Rachenbereich bzw. durch kleinste pyogene Infektionen entstehen.

Besonders Mütter von Kindern im Kleinkindes- und Kindergartenalter sind oftmals durch die der einfachen Palpation im Nackenbereich besonders gut zugänglichen Lymphdrüsenvergrößerungen beunruhigt.

Ergibt die intuitive direkte Diagnostik nichts Besonderes, so empfiehlt sich eine standardisierte Erhebung nach Programm Nr. 21. Dieser Lymphknoten-Standard dient zur Abklärung, ob eine lokale oder allgemeine Erkrankung vorliegt.

Auch eine solche Handlungsanweisung fördert für gewöhnlich nichts Entscheidendes zutage, trägt aber allseits zur Beruhigung bei. Der Patient oder seine Angehörigen müssen zur Selbstbeobachtung angehalten

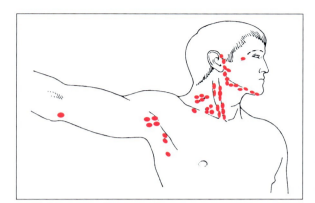

Abb. 3.7. Oberflächliche Lymphknoten im Kopf-, Hals-, Schulter- und Armbereich [100]

Tabelle 3.1. Übersicht über die wichtigsten Ursachen von lokalisierten Lymphknotenvergrößerungen. (Nach [100])

Lokalisation des Lymphknotens	Mögliche Ursachen
Okzipital	Pyodermie der behaarten Kopfhaut, Rubeolen, Lues
Präaurikulär	Otitis externa, schwere Konjunktivitis
Postaurikulär	Otitis externa
Angulär	Akute und chronische Tonsillitis, Pharyngitis, Tonsillentumor (selten)
Submental	Parulis der Schneidezähne des Unterkiefers, Lippenschanker, Karzinom der Unterlippe, Karzinom der Zunge
Submandibulär	Parulis der Zähne des Unterkiefers, Periostitis des Unterkiefers, schwere Gingivitis, Karzinom des Rachens
Regio colli lateralis (oberer Teil)	Infektion oder Tumor des Rhinopharynx (Lymphoretikulosarkom), Karzinom der Schilddrüse
Supraklavikulär	Infektion oder Tumor der Mamma, Infektion oder Tumor der Schilddrüse, Virchow-Lymphom (linke Seite) bei Magen-Darm-Karzinom
Axillär	Infektion des Armes und des Schultergürtels, Infektion und Tumor der Mamma, Bronchuskarzinom
Kubital	Akute Infektion der Hand oder des Unterarmes, akute Arthritis in Hand oder Fingergelenken, Lues
Inguinofemoral	Infektion des Beines, Infektion der Anogenitalregion (Schanker, Ulcus venereum, Lymphogranuloma inguinale, Balanoposthitis, Bartholinitis, Analabszeß), Karzinom des Uterus, Karzinom des Mastdarms
Mediastinal	Lungeninfektion (akut oder chronisch), Bronchuskarzinom
Retroperitoneal	Hodentumor
Mesenterial	Intestinaltuberkulose, Ileitis terminalis, (M. Crohn), Magen-Darm-Karzinom, gewisse Appendizitiden, Whipple Krankheit

und in angemessenem Abstand zur Kontrolle einbestellt werden. Dabei können die Knoten bis zu gut 3 Wochen nach Manifestation persistieren.

Findet man einen vergrößerten Lymphknoten, so gilt es in erster Linie abzuklären, ob eine lokale oder allgemeine Erkrankung vorliegt (Tabelle 3.1).

Lassen sich trotz aller diagnostischer Bemühungen weder die Ursache der Lymphknotenschwellung noch ein Rückgang nach mehrwöchiger Beobachtung feststellen, so ist eine Überweisung angezeigt. Es ist dann Sache der Spezialisten, ob sie Gewebeentnahmen mit nachfolgender morphologischer Untersuchung vornehmen oder nicht.

Auf jeder diagnostischen Stufe sind auch spezifische Infektionen, obwohl sie selten als Lymphadenitiden ohne bestimmten Befund in Erscheinung treten, so weit als möglich auszuschließen [35].

3.9
Angulus infectiosus, Hordeolum, Fisteleiterungen

Ein *Angulus infectiosus (Perlèche, Faulecken)* entsteht durch sehr unterschiedliche Ursache, oft genug bleibt die Ätiologie im dunkeln. Die Erregerbesiedlung kann bakteriell oder mykotisch sein.

Die Lokalbehandlung mit antibakteriell wirksamen Präparaten oder bei Nachweis von Candidaspezies mit antimyzetisch wirksamen Substanzen führt zu einer relativ raschen Abheilung.

Für die gezielte Diagnostik bei therapieresistenten Faulecken empfiehlt sich das Programm Nr. 20 („Perlèche-Standard").

Das *Hordeolum* („Gerstenkorn") beeinträchtigt den Patienten durch ein unangenehmes Druckgefühl. Manchmal vermuten die Patienten selbst ein „Gerstenkorn", oder sie wollen einen Fremdkörper ausgeschlossen wissen.

Während ein beginnendes Gerstenkorn gegenüber einer Konjunktivitis oder einem Chalazion diagnostische Schwierigkeiten bereiten kann, läßt sich das Vollbild eines Hordeolums auf den ersten Blick klassifizieren, nachdem das betroffene Lid palpiert und danach vorsichtig abgehoben wurde.

Selbstverständlich haben auch hier Fragen nach vorausgegangenen Verletzungen und nach der gesamten Erkrankungsdauer ihren festen Platz.

Der Hausarzt hat es im Unausgelesenen Krankengut mit vielfältigen Formen von *Fisteleiterungen* zu tun, z.B. Eiterungen durch eingesprengte Fremdkörper, Eiterungen post operationem (z.B. Sekretverhaltung, unverträgliches Nahtmaterial), nach Frakturen, Absonderungen und Einschmelzungen im Perianalbereich (periproktitischer Abszeß) und im Sakralbereich (Pilonidalsinus).

Die Behandlungen der meist äußerst langwierigen Verläufe erfolgt in Zusammenarbeit mit dem Spezialisten.

3.10
Spritzenschädigung, Spritzenabszeß

Intramuskuläre Injektionen in den „oberen äußeren Quadranten" des M. gluteus maximus können zu Schädigungen des N. ischiadicus („Ischiasneuritis", vgl. B 2.2.1 und 2.4.2) und des N. cutaneus femoris lateralis (hier besonders bei oberflächlichen Injektionstechniken) führen.

Irritationen im Bereich des N. cutaneus femoris lateralis werden als *Meralgia paraesthetica* (brennende Schmerzen, evtl. auch trophische Störungen an der Oberschenkelaußenseite) bezeichnet.

Eine besonders gefürchtete Spritzenkomplikation ist die unbeabsichtigte intraarterielle Injektion eines gefäßtoxischen Medikaments (meist bestimmte Antirheumatika). Diese aseptische Gewebsnekrose wird als *Embolia cutis medicamentosa* oder *Nicolau-Syndrom* bezeichnet. Die Symptomatik ist sehr eindrucksvoll [193].

Führende Hersteller nichtsteroidaler Antirheumatika empfehlen heute weitgehend die ventroglutäale i.m.-Injektion nach v. Hochstetter ([18]; Abb. 3.8 und 3.9).

Wenn aufgrund der Injektionstechnik des Arztes der Fall eintritt, daß ein Depot der Injektionslösung in die Nähe eines Nervs gelangt, so bleibt die Lähmung zunächst noch aus und der Schmerz kann verzögert auftreten.

> **Als beweisend für eine direkte Spritzenschädigung gelten Sofortschmerz und Sofortlähmung [245].**

Bei Säuglingen können Schmerzen sowie Anzeichen von Sensibilitätsstörungen fehlen, obwohl eine Spritzenschädigung des N. ischiadicus vorliegt. Die Folge davon sind Wachstumsstörungen des betroffenen Beines mit bleibender Verkürzung [245].

Bei Schadenersatzforderungen durch den Patienten kann die Qualität der Dokumentation (z.B. „Wer hat ge-

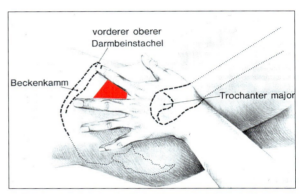

Abb. 3.8. Ventroglutäale Injektion nach v. Hochstetter. Beträchtliche Muskelmasse bei relativ geringer Fettgewebsschicht und geringer Gefäßdichte.

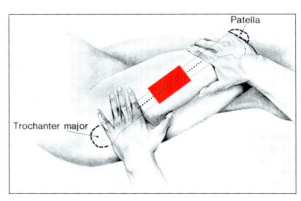

Abb. 3.9. Die Injektion in den Vastus lateralis nach v. Hochstetter empfiehlt sich besonders für Impfungen von Säuglingen und Kindern als Ort mit äußerst geringem Risiko für Nerven- oder Gefäßschädigung.

> **Intramuskuläre Injektionen in den „oberen äußeren Quadranten" sind risikobehaftet. Dagegen zu empfehlen: Ventroglutäale Injektionstechnik (Abb. 3.8) oder Injektion in den M. vastus lateralis (Abb. 3.9).**

spritzt?" – „Was wurde in welcher Dosis injiziert?") neben speziellen Fragen (z.B. Desinfektion des Injektionsortes, Sterilität des Instrumentariums, Kanülenlänge, Injektionstechnik u.a.m.) eine Rolle spielen.

Der klassische iatrogene Infekt ist der *Spritzenabszeß*, der infolge der Einmalgeräte jedoch in der Praxis nicht mehr regelmäßig häufig auftritt.

Schmerzen und/oder Schwellungen nach intrakutanen oder meist intramuskulären Injektionen – auch nach korrekter Applikationsweise – klingen i.allg. bei Ruhe und Lokalmaßnahmen (z.B. Umschläge, Eis) nach einiger Zeit wieder ab. Die antibiotische Therapie oder gar die Operation ist nur selten erforderlich. Der Arzt muß bei solchem kontrollierten Zuwarten selbstverständlich den Abwendbar gefährlichen Verlauf (Nekrose, Abszeß, Nervenschädigung) stets im Auge behalten.

Intraartikuläre Punktionen und *Injektionen* erfordern ein besonders sorgfältiges und gewissenhaftes Vorgehen z.B. bei der Stellung der Indikation (Versagen oder Ablehnung von anderen Behandlungsmaßnahmen durch den Patienten), Beachtung von Kontraindikationen (allgemeine und lokale Infektionen), Aufklärung und Vorbereitung des Patienten (mündlich genügt; großflächige Benetzung mit bevorzugt alkoholischen Desinfektionsmitteln, mindestens 1 min Einwirkungszeit), Vorbereitung und Durchführung der Injektion (Öffnen der Ampullen unmittelbar vor Injektion).

Treten 12 h nach Gelenkinjektion oder -punktion Schmerzen auf, die länger als 24 h anhalten, so ist bis zum Beweis des Gegenteils eine beginnende Gelenkinfektion anzunehmen. *Reizzustände* nach intraartikulärer Injektion ereignen sich in einer Häufigkeit von 1:500 und klingen in den ersten Tagen ab; die gefürchteten *Gelenkinfektionen* sind mit einer Inzidenz von 1:30 000 wesentlich seltener (nach den Richtlinien der Deutschen Gesellschaft für Orthopädie und Traumatologie und des Berufsverbandes der Orthopäden 1998).

Thematik des Fachgesprächs

Aufgabe

Besprechen Sie die in Übersicht 8 aufgeführten Beratungsergebnisse „Pyogene Infektionen der Haut und ihrer Anhangsgebilde" anhand der nachfolgenden Fragen und der bei den entsprechenden Beratungsergebnissen aufgeführten Zusatzfragen!

Übersicht 8

Pyogene Infektionen der Haut und ihrer Anhangsgebilde

- **Regelmäßig häufig in der Allgemeinmedizin:**
  – Impetigo contagiosa,
  – Abszesse (unspezifisch),
  – Acne vulgaris,
  – Verletzungen, infizierte,
  – örtliche dentogene Infektion,
  – Furunkel (unspezifisch),
  – Panaritium,
  – Hordeolum,
  – Paronychie,
  – Mastitis,
  – Karbunkel,
  – Lymphadenitiden,
  – Angulus infectiosus,
  – Unguis incarnatus,
  – Follikulitis,
  – Furunkulose,
  – Fisteleiterung.

- **Nicht regelmäßig häufig (= unter 1:3000 Fälle):**
  – Iatrogener (Spritzen)abszeß.

Fragen
„Pyogene Infektionen der Haut und ihrer Anhangsgebilde"

1. Ungefähre Häufigkeit in der Allgemeinpraxis.
2. Bevorzugung bestimmter Altersgruppen.
3. Patientenklage („Was klagt der Patient?").
4. Ursache/Auslöser/Disposition („Was fragt der Arzt? Woran denkt er? Befall der Umgebung?").
5. Infektiosität für die Umgebung.
6. Lokalbefund („Was sieht und prüft der Arzt?").
7. Dokumentation („Was notiert der Arzt?").
8. Falsifizierung, Exklusion („Es sieht so aus wie").
9. Beispiele für Abwendbar gefährliche Verläufe (AGV) („Alles immer ernst nehmen!"): z.B. Milchstauung, die zur Mastitis führen kann; ein Panaritium subcutaneum, das sich zum Panaritium ossale entwickeln kann; ein Panaritium, das über ein Panaritium tendineum und eine V-Phlegmone zu einem septischen Bild führen kann.
10. Abwartendes Offenlassen („Wie lange?").
11. Lokaltherapie (allgemeinärztliche Maßnahmen, Überweisung und/oder Zusammenarbeit mit dem Spezialisten oder mit Heil-Hilfsberufen, z.B. Kosmetikerin), Führung des Patienten (z.B. Kleidung, Schuhwerk, Arbeitsplatz).
12. Vorangegangene Selbstmaßnahmen des Patienten.
13. Technik der Erstversorgung und der Nachbehandlung.
14. Arbeitsruhe.
15. Systemische Therapie (auch Diät)

Zusatzfragen „Impetigo"

- Bevorzugung bestimmter Jahreszeiten?
- Befreiung von Kindergarten oder Schule?
- Konkrete pflegerische Anweisungen an Patient und Angehörige zur Verhütung von „Abklatschmetastasen", Wäschepflege.
- Benennung je eines Standardpräparates zur antibiotischen Lokaltherapie (z.B. Fusidinsäure/Fucidine®) und zur systemischen Behandlung (z.B. Flucloxacillin/Staphylex®).
- Lokalbehandlung: beispielsweise Krustenablösung z.B. mit 5%iger Salizylvaseline; desinfizierende und/oder antiseptische (antibiotische) Externa.
- Notwendigkeit von Verbänden, Zwirnhandschuhen bei Handbefall.
- Entsorgung des infektiösen Verbandmaterials in der Praxis.
- Urinkontrolle auf Eiweiß.

Zusatzfragen „Abszesse, Furunkel, Karbunkel, Follikulitis, Parulis"

- Abwendbar gefährlicher Verlauf (AGV) bei Oberlippen- oder Nasenfurunkel? Besondere Maßnahmen (Sprechverbot, flüssige Kost, Antibiotika, ggf. stationär).
- Notwendigkeit für systemische Antibiotikabehandlung bei Abszessen/Furunkel? Benennung eines klassischen Antibiotikums (Dosis, Dauer, Applikationsform).
- Erörterung von Desinfektionsmaßnahmen im Operationsraum (Flächen- und Liegendesinfektion). Entsorgung des infektiösen Materials. Einmalmaterialien?
- Erfahrungen mit alternativen Heilbehandlungen bei rezidivierenden Abszessen (z.B. Eigenblutbehandlung).
- Bevorzugter Sitz des Karbunkels (Nacken, Rücken, Gesäß).
- Mögliche, die Abwehrkraft herabsetzende Faktoren bei Furunkulose (z.B. Diabetes mellitus, Kachexie).

Zusatzfragen „Akne"

- Bevorzugte Verteilung am Integument (Gesicht, Dekolleté, Rücken). Abschätzung des Schweregrades bezogen auf eine Gesichtshälfte: Grad I = weniger als 10, Grad IV = mehr als 30 papulopustulöse Läsionen.
- Mögliche Auslöser exogen (z.B. Sonnenöl, Sonnenakne/"Mallorca-Akne", Glukokortikoide, übermäßige Anwendung von Salben) und endogen (z.B. Neugeborenes, Schwangerschaft, Ovulationshemmer, Pubertät, Vitamin B_1, B_6, B_{12}, Lithium, Thyreostatika).
- Acne neonatorum: Harmlos, Spontanheilung innerhalb weniger Wochen, Vermeidung von übermäßiger Anwendung fetthaltiger Cremes.
- Allgemeine ärztliche Maßnahmen (z.B. Diätberatung).
- Lokale Maßnahmen und ihre therapeutische Wertigkeit (z.B. Hautpflege, Antiseptika, Antibiotika, Komedonenstichelung, Vitamin-A-Säure, Retinoide).
- Allgemeine ärztliche Maßnahmen (z.B. Diätberatung, Überweisung, Mitbehandlung durch die Kosmetikerin).
- Führung des Patienten: Streß? Rauchen? Hautpflege, UV-Exposition, Vermeidung aknegener Stoffe z.B. in Seifen, Massageölen, Kosmetika, Haarpflegemitteln, Badezusätzen.
- Systemische Behandlung: Welche Antibiotika (Mittel der Wahl: Tetrazyklin/Minozyklin) in welcher Dosierung? Antiandrogene Präparate bei Mädchen und Frauen (z.B. Diane® 35). Alternative Therapieformen (z.B. Hefe).
- Prinzip und Problematik der Schältherapie mit Vitamin-A-Säure und/oder Benzoylperoxid (Austrocknung oder Irritation; übermäßige Rötung und Schuppung der Haut; Cave: gleichzeitige Sonnenexposition!).
- Medizinisches Make-up für den Tag (z.B. Aknefug® simplex Creme).
- Korrektur der Aknenarben durch Dermabrasion beim Spezialisten.
- Welche Externagalenik (Gel, Lotio, Emulsion, Creme, Salbe) für welchen Hauttyp mit Akne?
- Psychische Aspekte der Akne.

Zusatzfragen „Panaritium, Paronychie"

- Unterschied zwischen Abszeß, Furunkel, Karbunkel, Phlegmone und Panaritium (Lokalisation, typische Erreger, Eintrittspforte, Prädilektionsstelle, Ausbreitungsmodus, Therapie).
- Unterschied zwischen Panaritium und Paronychie (Lokalisation, Erreger, mögliche Schädigungsursachen, Behandlungsdringlichkeit. Überweisungsnotwendigkeit?).
- Vorgehensweise bei der Behandlung in der eigenen Praxis einschließlich des Anästhesieverfahrens der Wahl (Präparat, Stärke, Dosis, Einstichstelle), Blutleere.
- Postoperative Ruhigstellung in welcher Gelenkstellung?

Zusatzfragen „Unguis incarnatus"

- Konservative Maßnahmen (z.B. Nagelpflege, Orthonyxiebehandlung).
- Chirurgisches Vorgehen (typische Operation: Emmert-Plastik).
- Mögliche Ursachen (angeboren; erworben: z.B. durch schlechtes Schuhwerk).
- Beratung des Patienten (z.B. entsprechendes Abschneiden des Zehennagels, Schuhwerk).

Zusatzfragen „Mastitis"

- Vorgehen bei der stillenden Mutter: Weiterstillen oder Abstillen?
- Problematik der systemischen Medikamentenbehandlung der Mutter im Hinblick auf die Milchgängigkeit.

- Anweisung zum Abstillen wie Hochbinden der Brust, Reduktion der Trinkmenge der Mutter, sofortige Vermeidung von Saugreizen, kühlende Umschläge (z.B. Quarkwickel).
- Erörterung des primären hormonellen Abstillens nach Geburten, Frühgeburten und Fehlgeburten sowie des sekundären Abstillens bei bereits bestehender Laktation.

Zusatzfragen „Lymphadenitiden"
- Kontaktfragen (z.B. nach Verletzung, Insektenstich, Tierkontakte): Ist oder war Fieber vorhanden? Erstmaliges oder wiederholtes Auftreten?
- Wertigkeit von Laboruntersuchungen (z.B. BKS, Leukozyten, Differentialblutbild, Mononukleosetest, Rötelntiter, ASL-Titer, Toxoplasmosetiter, Tuberkulintest).
- Wertigkeit von bildgebenden Verfahren.
- Stellenwert der Probeexzision, Erörterung der Zeitdauer des abwartenden Offenlassens.
- Probatorische antibiotische Therapie.
- Ängste des Patienten bei Lymphknotenschwellungen, besonders bei Frauen mit Befall der Axilla.

Zusatzfragen „Angulus infectiosus, Hordeolum, Fisteleiterung"
- Hordeolum: Cave: Ausquetschen! Cave: Feuchte Umschläge! Besser: trockene Wärme (z.B. Rotlicht).
- Notwendigkeit der stationären Behandlung beim periproktitischen Abszeß.
- Allgemeine lokale Maßnahmen bei Angulus infectiosus; bei Hordeolum, bei (Anal)fisteleiterung (z.B. Spülung mit Kochsalz, Ätzung mit Albothyl® (= Kresol)-Konzentrat, Fadendrainage usw.).
- Einbringen von Lokalantibiotika (z.B. Nebacetin® Styli, Terracortril® Steraject).

Zusatzfragen „Spritzenschädigung, Spritzenabszeß"
- Diskussion der zu bevorzugenden Injektionsstellen (z.B. M. Deltoideus, Oberschenkel außen in der Medianlinie) bei Impfungen von Kindern und Erwachsenen.
- Mögliche Komplikation bei i.m.-Injektionen (z.B. Lähmung, Infektion, aseptische Gewebsnekrose; bei Gabe von pyrazolonhaltigen, nichtsteroidalen Antirheumatika evtl. Nicolau-Syndrom).
- Beispiel für ein neurotoxisches, intramuskulär zu applizierendes Medikament (Butazolidin®).
- Bild einer Spritzenschädigung (Schmerzen, Ausfallsymptome).
- Umgang mit dem Patienten nach Zwischenfall (z.B. Aufklärung, Überweisung oder Einweisung, Meldung an die Versicherung).
- Injektionsrisiken und -notwendigkeiten (z.B. Tetanusprophylaxe) bei Patienten unter Antikoagulanzien.

4 Verletzungen

4.1	Aufklärung und Dokumentation	4.8.3	Fremdkörperverletzungen
4.2	Häufigkeit	4.9	Frakturen
4.3	Insektenstiche	4.9.1	Rippenbruch
4.4	Kontusion, Distorsion	4.9.2	Stürze auf die Hand
4.4.1	Distorsio pedis	4.9.3	Schlüsselbeinbruch
4.4.2	Muskel- und Sehnenverletzungen	4.10	Innere Verletzungen mit und ohne Fraktur
4.4.3	Kniegelenkverletzungen	4.11	Schädelverletzungen
4.5	Gelenkerguß, Hämatom	4.11.1	Commotio cerebri
4.6	Biß- und Stichverletzungen	4.11.2	Fallstrick „Vollrausch"
4.7	Verbrennungen, Verbrühungen	4.11.3	Forensische Überlegungen
4.8	Hautwunden	4.12	HWS-Distorsion
4.8.1	Primärer Wundverschluß	■	Thematik des Fachgesprächs
4.8.2	Kontraindikationen		

Die Versorgung von *leichten Verletzungen* ist eine traditionelle Domäne des Allgemeinarztes. Patienten jeden Alters suchen ihren Hausarzt mit kleinen Schürf-, Riß-, Quetsch- und Schnittwunden sowie Verbrennungen, Bißverletzungen, Verbrühungen und schlecht oder sekundär heilenden Wunden auf.

Schwere Verletzungen, besonders komplizierte oder Verletzungen im Rahmen von Arbeits- und Wegeunfällen, werden im städtischen Bereich oft schon primär durch den Spezialisten, i. allg. durch den (Unfall)chirurgen, versorgt. Der Allgemeinarzt übernimmt dann in bestimmten Fällen, v.a. bei unkomplizierten Verläufen, in Zusammenarbeit mit dem Spezialisten die Weiterbetreuung.

Jeder Verdacht auf eine schwere (stumpfe) Verletzung im Thorax- oder Abdominalbereich rechtfertigt die sofortige Überweisung zur stationären Beobachtung. Diese ist besonders dringlich bei Patienten, die unter Antikoagulanzientherapie stehen. Die Organisation eines raschen Abtransports muß sichergestellt, die vom erstbehandelnden Arzt getroffenen Maßnahmen müssen dokumentiert und in der Regel dem Notarzt übermittelt werden (vgl. 4.1). Im allgemeinen hat hier die Organisation eines raschen Abtransports Vorrang vor allen anderen Maßnahmen.

Zu den Verletzungen zählen in unserer Systematik (Fenster 4 in Tabelle 1.2) ebenso Frakturen, Prellungen, Zerrungen wie auch Hämatome, Verbrennungen und Insektenstiche.

4.1
Aufklärung und Dokumentation

Der Patient ist bei jeder Form von Verletzungen exakt über die einzuhaltenden Vorschriften (z.B. Ruhigstellung, Bettruhe, Teilbelastung, Hochlagerung) sowie über die Intervalle der einzelnen Verbandswechsel und den Zeitpunkt der Fädenentfernung aufzuklären. Ausserdem muß ihm mitgeteilt werden, daß er bei unvorhergesehenen Ereignissen und Zwischenfällen (z.B. Nachblutung, zunehmende Schwellung, erheblicher Schmerz, Gefühllosigkeit) sofort den Arzt zu informieren hat.

Bei der Versorgung und/oder Nachbetreuung von im spezialistischen Bereich anbehandelten Frakturen ist es wichtig, den Patienten exakt und verbindlich darüber aufzuklären, welche Verhaltensmaßnahmen er mit einem starren Verband beachten muß (z.B. Blutumlaufstörungen, Kälteexposition, Schmerzen, Drucklähmungen), zu welchen festen Terminen er sich beim Arzt wieder vorzustellen hat und für wann die Abänderung oder Abnahme des Verbandes geplant ist.

Grundsätzlich gilt bei allen Verletzungen, auch bei zunächst vermeintlichen Bagatellen, nicht zuletzt aus juristischen Überlegungen, daß der Arzt – soweit möglich – folgende Fakten sorgfältig dokumentiert:
- Zeitpunkt,
- Ursache,
- Entstehungsvorgang,
- geklagte Beschwerden,
- Erstbefund,
- getroffene Maßnahmen.

Speziell bei Fremdverschulden oder bei Wege- und Arbeitsunfällen (Berufsgenossenschaft, Unfallversicherer) kann der Arzt manchmal noch nach Wochen zum Unfallereignis genau befragt werden [210].

4.2
Häufigkeit

Im Unausgelesenen Krankengut einer Allgemeinpraxis setzen sich die Verletzungen zu 50% aus banalen Wunden, simplen Quetschungen, leichten kombinierten Verletzungen und isolierten Fußverstauchungen zusammen [37].

In einer Erhebung von 8 Praktischen Ärzten aus 4 Ländern im Jahre 1964 (Prosénc in [33]) bildeten die Verletzungen mit 8,7% nach dem Fieber (11,3%) die zweithäufigste Beratungsursache. Zu einem ähnlich hohen Häufigkeitsrang der Verletzungen kommen die Sammelstatistiken der 70er (7,7%) bzw. 80er Jahre (ca. 11%; Tabelle 4.1).

4.3
Insektenstiche

Im allgemeinen sind Insektenstiche (Bienen-, Wespen-, Hornissen-, Mücken- und Flohstiche etc.) harmlos. Sie verursachen meistens nur Rötung, Schmerz und/oder Juckreiz, gelegentlich nennenswerte Schwellungen. Lediglich bei Allergikern kann es zu erheblichen Ödemen und/oder zu urtikariellen Effloreszenzen kommen. Sehr selten entwickelt sich innerhalb von Minuten oder 1–2 h ein bedrohlicher anaphylaktischer Schock.

Tabelle 4.1. Häufigkeit (Rang und ‰) der Beratungsergebnisse „Verletzungen" in allgemeinmedizinischen Praxen in Österreich (1954–1959 und 1977–1980; [37]) und in der Schweiz (1983–1988; [151])

Beratungsergebnisse Verletzungen	1954–1959 Rang [‰]		1977–1980 Rang [‰]		1983–1988 Rang [‰]	
Einzelne Hautwunde	4	24,6	13	13,7	7	21,3
Kontusionen	6	17,3	18	11,3	5	24,2
Verletzungen, leichte, multiple	25	8,1	36	5,9	35	7,2
Distorsio pedis	53	4,3	37	5,6	22	10,1
Frakturen, sonstige, auch multiple	42	5,4	38	5,6	33	7,6
Insektenstiche	65	3,3	40	5,5	48	4,7
Distorsionen, sonstige	119	2,0	63	3,6	32	7,6
Verletzungen Infizierte	35	6,1	75	3,2	65	3,3
Muskelzerrung, Muskelriß	64	3,9	80	3,1	67	3,2
Stichverletzungen	102	2,5	91	2,7	110	2,0
Verbrennungen, Verätzungen	83	3,1	95	2,6	82	2,7
Verletzungen, diverse, leichte sonstige	191	1,0	96	2,6	114	2,0
Hämatome	79	3,3	105	2,2	44	5,0
Bißverletzungen	68	3,8	130	1,7	91	2,5
Distorsio genus	140	1,6	133	1,7	62	3,4
Kommotio, leichte mit Nebenwirkungen	94	2,7	142	1,6	189	0,9
Exkoriationen	57	4,2	144	1,6	96	2,3
Fremdkörper aller Aperturen (außer Augen)	162	1,4	168	1,2	225	0,6
Rippenbruch, Bild eines	40	5,8	183	1,1	129	1,7
Fremdkörper unter Haut und Nägeln	120	2,0	189	1,0	136	1,6
Verletzungen, kombiniert schwer	139	1,6	212	0,8	115	2,0
Radiusfraktur, isoliert	202	1,0	283	0,3	142	1,5
Hämarthros	244	0,6	269	0,3	290[a]	0,3
Meniskusläsionen	363	–	277	0,3	137	1,6
Kommotio, isoliert	150	1,5	294[a]	0,2	216	0,7
Luxationen, sonstige	192	1,0	308[a]	0,2	117	1,9
Finger-/Zehenfrakturen	125	1,8	337[a]	0,1	83	2,6
Klavikulafraktur	158	1,4	351[a]	0,1	312[a]	0,2
Sehnendurchtrennung	179	1,1	376[a]	0,1	172	1,1

[a] Nicht regelmäßig; vgl. Tabelle 1.1.

In Einzelfällen kann es durchaus unmöglich sein, einen „Insektenstich" exakt zu diagnostizieren, wenn das Insekt weder gesehen wurde, noch von ihm ein Stachel zurückgeblieben ist. In solchen Fällen wird „Bild eines Insektenstiches" (C) klassifiziert.

4.4
Kontusion, Distorsion

Bei den mit Rang 18 bzw. Rang 5 sehr häufigen *Kontusionen (Prellungen)* (Tabelle 4.1) ist eine örtliche Routine das diagnostische Mittel der Wahl.

Die Distorsionen *(Zerrungen und Verstauchungen)*, betreffen in der Reihenfolge ihrer Häufigkeit das Sprunggelenk (Rang 37 bzw. 22), das Knie (Rang 133 bzw. 63); daneben kommen Muskelzerrungen und Muskelrisse immerhin auf Rang 80 bzw. 65. Sonstige Distorsionen nehmen im Krankengut der 70er bzw. 80er Jahre Rang 63 bzw. 33 ein (Tabelle 4.1).

Im spezialistischen Bereich gilt die fibuläre Bandläsion des oberen Sprunggelenks als die häufigste Verletzung des Bewegungsapparates überhaupt [271].

Solche Verletzungen entstehen durch traumatische Einwirkungen verschiedener Art (z.B. bei Hausarbeit, Garten- und ähnlicher Hobbyarbeit, beim Wandern und Sport, bei Arbeits- und Verkehrsunfällen).

Das betroffene Gebiet ist meist druckschmerzhaft; Schwellungen können zusätzlich vorhanden sein. Die aktive und passive Bewegungsfähigkeit ist schmerzhaft behindert. Äußere Verletzungen können oft auf die Art des Traumas hinweisen. Trotz sofort eingeleiteter kunstgerechter Behandlungsmaßnahmen muß oftmals mit langwierigen Heilungsverläufen und Spätfolgen (z.B. Schwellneigung und Anfälligkeit für erneute Distorsionen des betroffenen Gelenkes) gerechnet werden.

4.4.1
Distorsio pedis

Etwa einmal unter 100–300 Fällen wird der Allgemeinarzt in seiner Praxis mit einer *Distorsio pedis* (auch „übertretener Fuß", „Fußverstauchung" oder „Überknöchelung") konfrontiert (Tabelle 4.2).

Die *Altersverteilung* der Patienten mit Fußverstauchung ist im Krankengut von Landolt-Theus ähnlich der ganzen Population seiner Praxis [147].

Bandläsionen
Bandverletzungen des oberen Sprunggelenks sind die häufigsten Bandverletzungen des Menschen. Meist liegt ein harmloses Unfallereignis bzw. ein unglückliches „schiefes" Auftreten mit nicht ausreichend festem Schuhwerk zugrunde. Bei der Distorsio pedis kann es sich sowohl um Bänderzerrungen als auch um Bänderrisse in 2 benachbarten Gebieten handeln: im Bereich der Sprunggelenke und im Bereich der Fußwurzelgelenke (Abb. 4.1; [147]).

Die von O´Donoghue [65] vorgeschlagene Einteilung der Bandläsionen (Tabelle 4.3) entspricht nicht den Bedürfnissen der Allgemeinpraxis. Ein Spezialist ist durchaus in der Lage, seine Diagnose „Distorsio pedis" (D) als wissenschaftlich zwingende Zuordnung des Beratungsergebnisses zum Krankheitsbegriff aufgrund von Röntgenaufnahmen, Röntgenspezialaufnahmen und/oder des operativen Ergebnisses zu stellen. Dagegen kann der Allgemeinarzt aufgrund der üblichen Diagnostik seriöserweise nur vom „*Bild* einer Distorsio pedis" (C) sprechen.

Tabelle 4.3. Unterscheidung verschiedener Schweregrade von Bandläsionen im spezialistischen Bereich. (Aus [65])

Schweregrad	Merkmale
Grad I	Zerrung oder Dehnung von Kapsel-/Bandteilen mit Ruptur einzelner Fasern
Grad II	Teilruptur des Bandes mit noch erhaltener Kontinuität
Grad III	Vollständige Ruptur des Bandes. Beim oberen Sprunggelenk entspricht dies der Ruptur von mindestens einem der 3 fibulären Bänder

Praktisches Vorgehen
In der Mehrzahl der Fälle lassen die gezielte Befragung, die Befunde und das unauffällige Röntgenbild die Klassifizierung nicht mehr als „Bild einer Distorsio pedis" (C) zu. Alle Befunde deuten zwar einerseits auf ein typisches Krankheitsbild hin, das Krankheitsbild selbst

Tabelle 4.2. Häufigkeitsverteilung (Rang) des Beratungsergebnisses „Distorsio pedis" in allgemeinmedizinischen Praxen in Österreich, in der Schweiz und in Frankreich/Paris

Beratungsergebnis (BE)	Österreich Braun [37] 1954–1959	Österreich Braun [37] 1977–1980	Schweiz Landolt-Theus [151] 1983–1988	Frankreich Sourzac/Very [237] 1988–1990	Österreich Danninger [56a] 1991–1996
Distorsio pedis	53	37	22	60	64

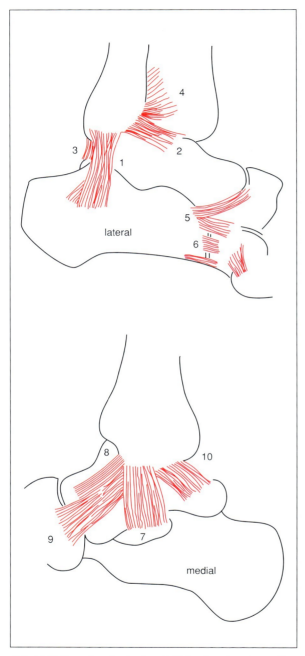

Abb. 4.1. Kollateralbänder (rechter Fuß) [275], 1 Lig. calcaneofibulare, 2 Lig. talofibulare anterius, 3 Lig. talofibulare posterius, 4 Lig. tibiofibulare anterius inferius, 5 Lig. bifurcatum (Lig. calcaneonaviculare und calcaneocuboideum), 6 Lig. calcaneocuboideum, 7 Lig. tibiocalcaneare, 8 Lig. tibiotalare anterius, 9 Lig. Tibionaviculare, 10 Lig. tibiotalare posterius

konnte jedoch nicht restlos abgeklärt werden. Hier bleibt also offen, ob nicht doch eine Ruptur oder ein kleiner knöcherner Abriß vorhanden gewesen war oder ob vorher Schäden bestanden hatten.

Die sich daraus ergebende Konsequenz ist klar: Kann keine genaue Diagnose gestellt werden, so ist der Fall abwartend offenzuhalten, d.h. der weitere Verlauf muß sorgfältig beobachtet werden. Wenn innerhalb einiger Tage die Beschwerden nicht in üblicher Weise nachlassen, muß die Diagnostik vertieft und erweitert werden, entweder durch neue Röntgenbilder oder durch Überweisung an den Spezialisten.

Für das *diagnostische Vorgehen* beim „Bild einer Distorsio pedis" (C) kann von folgendem Schema ausgegangen werden [147]:
– Bei offensichtlich leichten Verletzungen kann es der Arzt bei der physikalischen Untersuchung bewenden lassen.
– Wenn nach 4tägiger Ruhigstellung noch keine Besserung eingetreten ist, muß durch bildgebende Verfahren (z.B. Röntgenaufnahme) eine ossäre Verletzung oder ein Bänderriß ausgeschlossen werden.

> ! **Bei geringstem Verdacht auf eine Knochenverletzung oder eine Bandruptur muß sofort geröntgt werden!**

In der Schweizer Kleinstadtpraxis von Landolt-Theus wurden lediglich 9 von 34 Patienten wegen offensichtlich leichter Verletzungen nicht geröntgt. In 25 Fällen (76%) erfolgte eine Röntgenaufnahme in 2 Ebenen, davon bei 17 Patienten (51%) eine gehaltene Aufnahme. Bänderzerrungen konnten 25mal (73,5%), Bandrupturen immerhin 9mal (26,5%) nachgewiesen werden; d.h. jeder 4. Patient, der im Untersuchungsjahr wegen eines verstauchten Fußes behandelt wurde, wies eine Bandruptur im Bereich des oberen Sprunggelenks auf [147].

Übersicht 9: Indikationen für gehaltene Aufnahmen bei einem verstauchten Fuß (Beispiele). (Mod. nach [147])

– Anamnestisch erhebliches Trauma oder Patientenangabe „Knacks",
– und/oder erhebliche Schwellung,
– nicht nachlassende Beschwerden nach 4 Tagen,
– rezidivierende Distorsionen und Verdacht auf Bandinsuffizienz,
– Wunsch des Patienten auf Ausschluß einer Bandruptur und/oder einer Fraktur.

Die Indikationsstellung für gehaltene Aufnahmen (Streßaufnahmen) bei einem verstauchten Fuß (Übersicht 9) ist für den Allgemeinarzt nicht immer einfach und erfolgt meist intuitiv, d.h. aus der Erfahrung heraus, und nicht nach klar definierten Grundsätzen.

Das therapeutische Vorgehen beim „Bild einer Distorsio pedis" ist nicht einheitlich, besonders was die Versorgung von kompletten Rupturen betrifft.

4.4.2
Muskel- und Sehnenverletzungen

Isolierte *Muskelzerrungen* werden in der Allgemeinpraxis zusammen mit (den wesentlich selteneren) *Muskelrissen (Muskelrupturen)* deutlich häufiger als Sehnenverletzungen (s. unten) beobachtet (Tabelle 4.1).

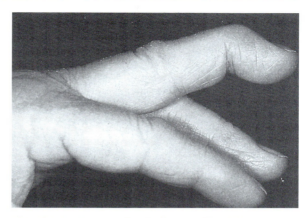

Abb. 4.2. Offensichtlicher Strecksehnenabriß Dig. III

Sie entstehen traumatisch oder durch Überlastung mit schmerzhafter Dehnung der Muskelpartien (z.B. beim Sport). Charakteristisch sind Functio laesa und Druckschmerzhaftigkeit. Schwellungen stehen nicht im Vordergrund.

Beim Muskelriß sind die Wadenmuskulatur, der M. Quadrizeps, die Oberschenkeladduktoren sowie der M. Bizeps bevorzugt betroffen. Meist handelt es sich um partielle Muskelrisse. Bei der selteneren teilweisen oder kompletten Ruptur sind der Defekt und das Muskelkonvolut als „Pseudotumor" sichtbar und/oder palpabel.

Der Allgemeinarzt muß (ggf. in Zusammenarbeit mit dem Spezialisten) im Hinblick auf die einzuschlagende Therapie sorgfältig prüfen, ob eine Zerrung, ein Muskelriß, eine Muskeldurchtrennung oder eine Sehnenverletzung vorliegt.

Bei der Begutachtung einer möglichen *Rotatorenmanschettenruptur* oder einer *Ruptur der langen Bizepssehne* muß bedacht werden, daß diese fast ausnahmslos nur bei degenerativer Vorschädigung zu beobachten sind. Dementsprechend wird ein Unfallereignis meist nur als Teilursache oder Gelegenheitsursache aufgefaßt [197].

Bei Muskelzerrungen und geringfügigen Einrissen führt die kunstgerechte „Ruhigstellung" meist zu einer bindegewebigen Überbrückung binnen weniger Wochen. Nur wenn beim Muskelriß beide Enden auseinanderklaffen, ist eine Naht indiziert [250].

Bei stumpfen Verletzungen darf kein Sehnenriß übersehen werden. Bei Verdacht auf eine Sehnenruptur ist sofort zu überweisen.

Bei dem in der Allgemeinpraxis gelegentlich zu beobachtenden *Abriß der Fingerstrecksehne* (z.B. beim Bet-

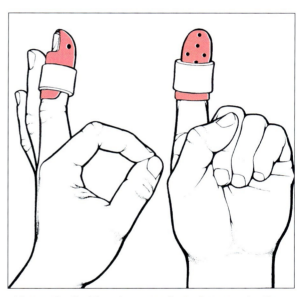

Abb. 4.3. Plastikschiene, bevorzugt für Verletzungen im Fingerendbereich nach Stack (Fa. Link)

tenmachen der Hausfrau bevorzugt Fingerendglied III; Abb. 4.2), erbringt die operative Versorgung erfahrungsgemäß keine besseren Ergebnisse als die konservative Behandlung mittels einer (Stack-) Schiene (Abb. 4.3).

4.4.3
Kniegelenkverletzungen

Auch bei anscheinend leichten Verletzungen im Kniegelenkbereich muß eine Meniskusschädigung berücksichtigt bzw. möglichst ausgeschlossen werden. Hierzu empfiehlt sich die Checkliste Nr. 22 („Knieverletzungs-Programm"), um systematisch Krankheitszeichen zu erfassen (z.B. Ergüsse wie Hämarthros, Bewegungseinschränkungen, Schädigungen des Kapsel- und Bandapparates, Hinweise auf Knochen- und Meniskusläsionen).

Als einheitliche Meßmethode bei Bewegungseinschränkungen im Gelenkbereich (Funktionsbehinderung) hat sich die 1970 beschriebene *Neutral-0-Methode* bewährt.

Neben ihrer einfachen Anwendbarkeit und internationalen Gebräuchlichkeit liegt der Vorteil dieser Methode darin, daß der tatsächliche Bewegungsumfang angegeben wird, da alle Gelenkbewegungen von einer definierten, jederzeit reproduzierbaren Neutral- oder Nullstellung aus gemessen werden. Die Nullstellung entspricht einer anatomischen Normalstellung.

Grundsätzlich soll der aktive Bewegungsumfang bestimmt werden. Jede Bewegung wird im Protokoll durch 3 Zahlenwerte festgelegt: 0 (Null) als Ausgangsstellung sowie die beiden erreichbaren Endausschläge. Die Bewegungsrichtung muß durch eine dem Zahlenwert vorgestellte Beschreibung festgelegt sein. Ist aus der Neutralstellung (0) heraus eine Bewegung in 2 entgegengesetzte Richtungen möglich, wird im Protokoll die 0 in der Mitte stehen. Kann die Nullstellung nicht erreicht oder überschritten werden, wird je nach festgelegter Bewegungsfolge die 0 vorne oder hinten stehen.

Beispiele:

– Eine *normale* Beweglichkeit des Kniegelenks (Abb. 4.4) wird man protokollieren: Flex./Ext. 150/0/5.

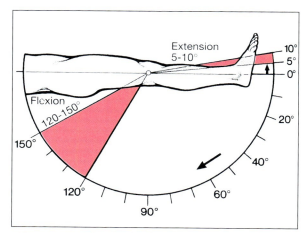

Abb. 4.4. Beispiel für den physiologischen Beweglichkeitsumfang im Kniegelenk (Flexion und Extension) nach der Neutral-Null-Methode

– Wenn eine *Überstreckung nicht möglich* ist: Flex./Ext. 150/0/0.
– Wenn eine *Beugekontraktur* vorliegt: Flex./Ext. 100/20/0, d.h., das Knie kann zwischen einer Beugestellung von 20 und 100° bewegt werden, die Neutralstellung wird nicht erreicht.

4.5
Gelenkerguß, Hämatom

Bei Prellungen und Zerrungen des Bandapparates der Gelenke kann es auch zur Ergußbildung am Gelenk selbst kommen. Die Beweglichkeit am betroffenen Gelenk ist dann schmerzhaft eingeschränkt.

Darüber hinaus können, bedingt durch den jeweiligen Unfallmechanismus, verschiedenartige Zerrungen und/oder Einrisse in der Gelenkkapsel, an den Bändern und Sehnen zustande kommen, deren Abheilung, besonders bei älteren Menschen, oft mehrere Wochen erfordert.

Bei schweren Verletzungen ist die Röntgenuntersuchung zur Exklusion von ossären Schädigungen angezeigt; und zwar spätestens dann, wenn sich zunächst geringfügige Beschwerden innerhalb von 4 Tagen nicht bessern oder wenn sie sich verschlechtern.

Hämatome (Blutergüsse) können oft schon nach geringen, meist stumpfen Traumen manchmal in eindrucksvoller Weise (z.B. im Orbitabereich) auftreten. Sie stellen grundsätzlich ein Beratungsproblem dar, dem der Arzt mit Sorgfalt nachgehen muß (z.B. Exklusion einer Orbita-blow-out-Fraktur).

Besonders auffallend sind Hämatome bei Patienten, die unter Antikoagulanzienbehandlung stehen. Der Allgemeinarzt sieht hier und auch sonst immer wieder Fälle, in denen den Betroffenen keinerlei traumatische Ätiologie erinnerlich ist (z.B. beim subkonjunktivalen Hämatom, beim „blauen Finger", bei „blauen Flecken" an diversen Körperstellen); diese Beratungsergebnisse sind als „venöse Hämorrhagien" mit Rang 419 bzw. 225 (Tabelle 1.1, S. 4) klassifiziert.

4.6
Biß- und Stichverletzungen

Bei *Bißverletzungen* muß grundsätzlich mit Keimverschleppung in die Tiefe gerechnet werden. Bißwunden neigen zur frühzeitigen Infektion, meist innerhalb von 6–24 h [143a]. Daher spielt hier die übliche sorgfältige Wundtoilette eine wichtige Rolle (vgl. B 4.8.1).

Bei *Stichverletzungen* sollten der Unfallhergang und v.a. die Stichrichtung sowie die Möglichkeit einer Einschleppung von Fremdkörpern erfragt werden. Auch bei noch so kleinen Wundöffnungen muß der Arzt die Wundtaschen sorgfältig sondieren, damit keine Fremdkörper übersehen werden. Dieselbe Sorgfalt gilt der Überprüfung der Sehnenfunktion.

Der Stichkanal wird deshalb nach Möglichkeit ausgeschnitten, vorhandene Fremdkörper werden entfernt. Die Wunde bleibt offen. Ruhigstellung mittels Schiene oder Gipsverband ist oftmals unerläßlich [132].

Stichverletzungen in Metzgereibetrieben sowie Bisse von Menschen (vgl. B 4.8.1) weisen erfahrungsgemäß einen besonders langwierigen Heilungsverlauf durch die artfremde Eiweißreaktion auf.

Jede Stichverletzung im *medizinischen Bereich*, am häufigsten mit Kanülen, kann infektiöses Material in den Stichkanal einbringen und erfordert unverzügliches Handeln.

> **!** Unverzügliches Handeln bei jeder Stichverletzung innerhalb von 1 min (Berufsgenossenschaft)!

Von der Berufsgenossenschaft wird folgendes Vorgehen als Erstmaßnahme angegeben:
1. Blutung anregen, um möglichst alles Material aus dem Stichkanal zu entfernen. Dauer: 1-2 min. (Die Wirksamkeit eines Blutstaus durch Abbinden zur Infektionsverhinderung ist fraglich).
2. Zur Desinfektion (Antisepsis) den Stichkanal spreizen, um eine Wirkung des Mittels in der Tiefe zu erreichen. Dauer: 2-4 min. Desinfektionsmittel auf alkoholischer Basis bevorzugen! Die Penetration des Infektionsmittels in die Tiefe kann nur über Schmerzauslösung geschätzt werden.
3. Abschätzen der Infektionsgefahr nach Patientenanamnese, Art und Menge des eingebrachten Materials und Verweilzeit in der Eintrittspforte.

Bei Kontamination der Augen bzw. der Mundschleimhaut mit möglicherweise infektiösem Material: gründliches Spülen mit Wasser (Augen) bzw. gründliches Spülen mit 1:1 verdünnter, alkoholischer Desinfektionslösung.

Im Zweifelsfall sofortige Vorstellung beim chirurgischen D-Arzt zur Dokumentation und Unfallmeldung. Antibiotische Behandlung so früh wie möglich: Um einen maximalen Schutz sicherzustellen, ist die Einnahme des Medikaments innerhalb von 2 h nach Exposition erforderlich (vgl. auch B 6.10)!

Besonders gefürchtet sind die *Pfählungsverletzungen*.

4.7
Verbrennungen, Verbrühungen

Die *Verbrennungen* gehören zu jenen 10% von Beratungsergebnissen in einer Allgemeinpraxis, die der Arzt einem wissenschaftlichen Krankheitsbegriff im Sinne einer exakten Diagnose zuordnen kann (vgl. A 1.3).

Von Verbrennungen und *Verbrühungen* sind v.a. Kinder betroffen, weniger häufig Erwachsene in Beruf und Haushalt.

Die Diagnostik an der ersten ärztlichen Linie muß rasch vor sich gehen; in der Regel geben der Patient und/oder seine Angehörigen selbst an, was geschehen ist.

Der Arzt muß entscheiden, ob die Verletzung nur als lokale Traumatisierung anzusehen oder ob sie so ausgedehnt ist, daß der Eintritt einer Verbrennungskrankheit erwartet werden muß. Daher sind die Patienten, besonders Kleinkinder, unbedingt im Rahmen der allgemeinärztlichen Erstberatung vollständig zu entkleiden.

Für die Verbrennungstiefe gibt es folgende Schweregradeinteilung:
Grad I: Erythem mit Ödem,
Grad II: Blasenbildung,
Grad III: Totalnekrose der Haut.

Neben der Verbrennungstiefe muß die Ausdehnung der Verbrennung auf der Körperoberfläche in Abhängigkeit vom Lebensalter des Patienten beachtet werden. An diesen Punkten orientiert sich die Lokaltherapie bzw. die Allgemeinbehandlung.

Analoge Überlegungen gelten für Diagnostik und Therapie eines Sonnenbrandes (vgl. auch B 7.3.1 und Zusatzfragen in B 7.21).

Als *Exkoriation* bezeichnen wir eine klein- oder großflächige isolierte Hautabschürfung ohne Hautdurchtrennung und ohne nennenswertes Hämatom.

4.8
Hautwunden

Die *simple Hautwunde* (Wunde mit Hautdurchtrennung) ist in der Allgemeinpraxis das zweithäufigste Beratungsergebnis, bei dem die direkte Diagnostik (vgl. B 2.2, 7.1, 7.9, 7.16, 8, 8.6, 12.8, 12.9) angewandt wird.

Gerade bei solchen oft simpel aussehenden Wunden darf sich der Arzt nicht in falscher Klarheit wiegen, sondern soll sich immer wieder falsifizierend fragen: „Es sieht so aus wie ..., aber was ist es wirklich?"

Denn wenn er banal aussehende Hautwunden kurzerhand verschließt, statt sich vorher zu vergewissern, ob nicht in der Tiefe eine Sehne verletzt, ein Gelenk eröffnet wurde oder ob nicht darin noch Holz- oder Glassplitter verborgen sind („Fallstricke"), könnte das fatale Folgen haben.

4.8.1
Primärer Wundverschluß

Seit Friedrich (1898) ist die 6–8 h währende Inkubationszeit der pathogenen Wundkeime bekannt. Bis zu diesem Zeitpunkt lassen sich eingedrungene Infektionserreger durch eine radikale Wundausschneidung entscheidend reduzieren.

Die sorgfältige Wundausschneidung ist also eine wichtige ärztliche Maßnahme bei der Versorgung einer Gelegenheitswunde. In den meisten Fällen ist bei frischen Gelegenheitswunden ein primärer Wundverschluß zulässig.

> **!** Unübersichtliche oder besonders infektionsgefährdete Wunden, wie Verletzungen nach Tier- oder Menschenbissen, Schußwunden und Stichverletzungen, dürfen i. allg. auch nach sorgfältiger Exzision nicht primär verschlossen werden [132].

Allerdings wird heute bei ausgewählten Fällen von chirurgischer Seite aus gelegentlich die Adaptionsnaht befürwortet. Im Gesicht ist wegen der Erhaltung der Mimik ein primärer Wundverschluß anzustreben [132]. Versorgte Wunden sollten nach Möglichkeit ruhiggestellt werden.

4.8.2
Kontraindikationen

Kontraindikationen für die Primärnaht einer Wunde sind [250]:
- Wunden, die wesentlich älter als 12–18 h sind oder schon Entzündungszeichen erkennen lassen.
- Besonders infektionsgefährdete Wunden (vgl. B 4.8.1).
- Tiefe Quetsch- und Taschenwunden, die nicht vollständig ausgeschnitten werden können, oder bei Verdacht auf mehrere, nicht auffindbare Fremdkörper.
- Primär sicher infizierte Berufsverletzungen (bei Ärzten, Tierärzten, Kanalräumern).

Die Durchführung der Wundversorgung ist an ein entsprechendes ärztliches Wissen und Können gebunden. Ein einsatzbereites chirurgisches Instrumentarium sollte in keiner Allgemeinpraxis fehlen (Abb. 4.5).

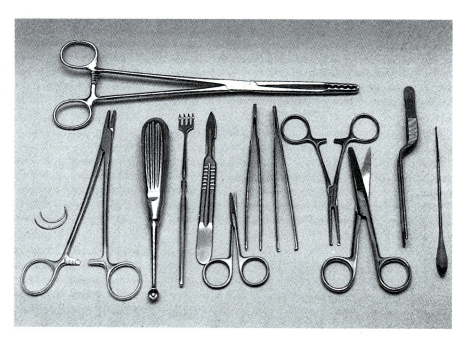

Abb. 4.5. Beispiel für chirurgisches Instrumentarium zum Einsatz in einer Allgemeinpraxis: Kornzange zum Fassen von Tupfern (querliegend). Von links nach rechts: Wundnadeln, geschlossener Nadelhalter mit Hartbacken nach Mayo, scharfer Löffel, Wundhäkchen, Skalpell, Schere zur Fadenentfernung, anatomische und chirurgische Pinzetten, kleine Moskito-Klemme, Schere spitz/stumpf, Bajonett-Pinzette, Myrtenblattsonde (Foto: practica)

4.8.3
Fremdkörperverletzungen

Fremdkörperverletzungen unter der Haut und den Nägeln (z.B. Dornen, Metalleinsprengungen, Holzsplitter, Nadeln) verursachen Schmerzen besonders im Fingerbereich.

Die Betroffenen entschließen sich trotz der offensichtlichen Bagatellverletzung zum Arztbesuch, meist nachdem bereits verschiedene Erstmaßnahmen, den Fremdkörper (z.B. mittels Pinzette, Nähnadel) zu entfernen, ergebnislos geblieben sind. Obendrein muß der Arzt auch einer Wundstarrkrampfinfektion oder „Blutvergiftung" vorbeugen. Nicht immer lassen sich solche Fremdkörper lokalisieren, besonders wenn sie etwas tiefer sitzen. Einige Materialien sind röntgennegativ (z.B. Glassplitter, Holz). Die operative Entfernung gestaltet sich in solchen Fällen oftmals schwierig.

Trotz Entfernung des Fremdkörpers können noch unentdeckte Reste im Körper verbleiben, die später entweder spontan herauseitern oder einer neuerlichen operativen Intervention bedürfen. Darauf ist der Patient hinzuweisen.

Besonders metalldichte Splitter heilen nicht selten reizlos ein; dies ist von Kriegsbeschädigten oder von Jagdunfällen her bekannt.

4.9
Frakturen

Im Vergleich zu den Wunden nehmen die verschiedenen Formen der *Frakturen* einen wesentlich geringeren Häufigkeitsrang unter den Beratungsergebnissen einer Allgemeinpraxis ein. Darin eingeschlossen sind sowohl die Fälle der Erstversorgung als auch die Fälle in der Weiterbetreuung nach spezialistischer Anbehandlung (s. Tabelle 4.1, S. 82).

Allgemeinerscheinungen (z.B. Blässe durch Schreck), starker Schmerz, Schwellung und aufgehobene Funktion machen nach einem Trauma eine Fraktur wahrscheinlich, Instabilität oder gar abnorme Beweglichkeit im Bereich sonst fester Körperteile, Deformierung und Krepitation beweisen sie. Bei besonderer Lokalisation, z.B. am Oberarmkopf, sowie bei besonderen Bruchformen, wie z.B. bei den subperiostalen Grünholzfrakturen des Kindesalters, kann eines oder können mehrere der genannten Symptome fehlen. Etwa 3/4 aller Frakturen befinden sich an den Extremitäten [250].

Grundsätzlich sind *offene* („komplizierte") von *geschlossenen* Knochenbrüchen zu unterscheiden.

 Beim geringsten Verdacht auf eine Fraktur ist es unerläßlich, Röntgenaufnahmen in 2 Ebenen anzufertigen.

Die Indikation zur radiologischen Diagnostik ist auch bei vergleichsweise banalen Verletzungen großzügig zu stellen, wenn es sich um besonders gefährdete Körperteile handelt, z.B. Handwurzel, Schenkelhals (bei älteren Patienten) oder Wirbelsäule (bei Frauen in der Menopause mit möglicher Osteoporose). Als Zeichen für eine Oberschenkelhalsfraktur gelten Beinverkürzung, Außenrotation und die Unmöglichkeit, das betroffene Bein aktiv zu heben.

Bei weiter bestehendem Verdacht auf eine knöcherne Verletzung müssen Röntgenkontrollen erfolgen und ggf. die Computertomographie herangezogen werden.

Etwa jeder dritte aller zu Hause lebenden über 65jährigen und sogar jeder zweite der 80jährigen stürzt mindestens einmal jährlich. Einige dieser *Risikofaktoren für Stürze* und sturzbedingte Verletzungen lassen sich möglicherweise beeinflussen, etwa Sturzrisiko, Sturzmotorik, Reaktionszeit und Abfangreaktion, Absorption von Sturzenergie, Härte des Aufpralls und Knochendichte. Die *Sturzprävention* zielt darauf, möglichst viele Risikofaktoren auszuschalten oder positiv zu verändern; multifaktorielle Interventionen sind deshalb erfolgreicher als einzelne Maßnahmen (Tabelle 4.4).

4.9.1
Rippenbruch

Einfache, stumpfe Verletzungen der Thoraxwand (z.B. durch Sturz, Faustschlag, Beugen über eine Stuhllehne) beeinträchtigen den Patienten oftmals erheblich in seinem Wohlbefinden. Manchmal hat der Patient ein „Knacksen" der Rippe(n) gehört. Er bezeichnet dem Arzt präzise die Stelle des größten Schmerzes und meint vielleicht selbst, sich eine Rippe gebrochen zu haben.

Bei *einfachen Thoraxverletzungen* kann man zunächst auf die Durchführung einer Röntgenaufnahme verzichten, da sich keine besonderen therapeutischen Konsequenzen daraus ergeben. Ausnahme: Wenn forensische Überlegungen eine Rolle spielen.

Der *einfache Rippenbruch* bedarf in der Regel, wenn er die Atemmechanik nicht beeinträchtigt, außer der

Tabelle 4.4. Risikofaktoren für Stürze und sturzbedingte Verletzungen im Alter und mögliche Interventionen [237a]

Risikofaktor	Intervention
Orthostatische Hypotension	Aufklärung über Verhalten, Stützstrümpfe, Medikamente absetzen oder umsetzen
Benzodiazepine oder andere Schlaf- und Beruhigungsmittel	Aufklärung, wenn möglich Medikamente absetzen, nichtpharmakologische Behandlung der Schlafstörung
Multimedikation	Kritisches Hinterfragen, Absetzen
Schlechter Visus	Korrektur möglich?
Instabile Transfers, schlechte Balance	Balance- und Transfertraining, Veränderungen vor Ort wie Haltegriffe oder Toilettensitzerhöhung, Hilfsmittelversorgung
Stolperfallen und sonstige Gefahrenquellen	Läufer, Kabel, Schwellen beseitigen, Beleuchtung in der häuslichen Umgebung verbessern, Möbel verändern, Haltegriffe, Handläufe (Treppen!), rutschfeste Unterlagen
Gangstörung	Gangschule, Hilfsmittelversorgung, Übungen zur Verbesserung von Kraft und Koordination
Geringe Muskelkraft, Schwäche	Krankengymnastik, Krafttraining
Mangelernährung	Versorgung mit Essen sichern, Gesellschaft beim Essen, Nährstoffdichte erhöhen, Supplemente
Osteoporose	Bewegung, Krafttraining, Ernährung, Supplementierung von Vitamin D und Kalzium?
Schlechte Reaktionszeit	Kraft- und Balancetraining
Harter Aufprall und geringe Absorption von Sturzenergie	Ernährungszustand verbessern, externe Hüftprotektoren, weiche Matten an Prädilektionsorten (Bereich Bett!)

Schmerzausschaltung keiner besonderen Behandlung, da er durch die benachbarten Rippen gut geschient ist. Die Ansichten über den Wert eines Heftpflasterverbandes oder Rippengürtels sind geteilt [35, 250]. Immerhin werden „Rippengürtel" erfahrungsgemäß von den Betroffenen als angenehm empfunden, bevorzugt bei von Husten geplagten Patienten.

Die *seltenen Rippenserienfrakturen* begegnen dem niedergelassenen Arzt am ehesten im Rahmen von schweren Unfällen.

4.9.2
Stürze auf die Hand

Stürze auf die Hand können Verletzungen im Handgelenk nach sich ziehen, die mit Schwellung, Bewegungseinschränkung, bewegungsabhängigen Schmerzen und Fehlstellungen einhergehen.

Grundsätzlich ist bei wesentlichen Beschwerden sofort, in den übrigen Fällen bei fehlender Besserungstendenz spätestens nach 4 Tagen eine Röntgenuntersuchung in 2 Ebenen angezeigt.

Bei Kindern ist der Nachweis einer Fraktur im Handgelenkbereich um so schwieriger, je jünger der kleine Patient ist. *Grünholzfrakturen* oder Epiphysenlösungen mit und ohne Epiphysenfrakturen lassen sich lediglich durch eine Röntgenuntersuchung nachweisen; diese ist daher großzügig einzusetzen.

Frakturen der Handwurzelknochen sind hinsichtlich ihrer Heilungstendenz zu den ungünstigsten Brüchen zu rechnen. Daher sollte der Arzt in entsprechenden Verdachtsfällen, d.h. bei nennenswerten Schmerzen oder Formveränderungen im Handgelenkbereich, nach direkter oder indirekter Gewalteinwirkung auf das Handgelenk gleich welchen Ausmaßes, den Patienten einer eingehenden Röntgenuntersuchung zuführen [184].

Aufnahmen in den Standardebenen sind dabei nicht immer ausreichend, v.a. zur Erkennung von Brüchen des Navikulare. Besonders im Hinblick auf versicherungsrechtliche Konsequenzen muß auf die Bedeutung einer Röntgenaufnahme sowie einer radiologischen Verlaufsbeobachtung, auch beim Bagatelltrauma des Handgelenks, hingewiesen werden.

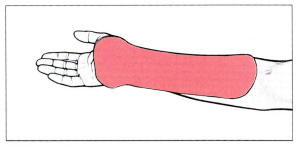

Abb. 4.6. Volare Unterarmgipsschiene. Distaler Abschluß = Palmarfalte der Hand. Proximaler Abschluß = 2 Finger breit distal der Ellenbeuge

Selbst bei negativem Röntgenbefund, jedoch entsprechendem Verdacht, ist eine präliminare Ruhigstellung des Handgelenks durch eine volare Gipsschiene von der Palmarfalte der Hand bis 2 Querfinger distal der Ellenbeuge immer richtig ([239]; Abb. 4.6). Eine Röntgenkontrolluntersuchung nach 10 Tagen, bei Kindern nach 8 Tagen, bringt dann gelegentlich doch eine abgelaufene Fraktur zur Darstellung.

Als Indikationen für eine volare Unterarmgipsschiene gelten:
– Distorsionen und Kontusionen des Handgelenks,
– nicht dislozierte Radiusfrakturen,
– Grünholzfrakturen,
– Tendovaginitis,
– Weichteilverletzungen,
– Entzündungen.

Das Anlegen eines Gipses und dessen Kontrolle am Tag danach ist stets eine ärztliche Aufgabe.

Zirkuläre Gipsverbände müssen zur Vermeidung von Durchblutungsstörungen – „bis auf den letzten Faden" (Böhler) – aufgeschnitten werden.

Gipsverbände, die nicht der Ruhigstellung der Finger dienen, müssen streckseitig wenigstens die Fingergrundgelenke überragen (Abb. 4.7), damit kein Handrückenödem auftreten kann, beugeseitig dürfen sie die distale Hohlhandbeugefalte nicht überschreiten (Abb. 4.6), damit die Grundgelenke der Langfinger gebeugt werden können [184].

4.9.3
Schlüsselbeinbruch

Der *Schlüsselbeinbruch (Klavikulafraktur)* entsteht meist durch indirekte Gewalteinwirkung. Häufig läßt sich die Frakturstufe palpieren. Sehr seltene Komplikationen sind Gefäß- und Nervenirritationen. Die radiologische Diagnostik ist obligat.

Klavikulafrakturen behandelt der Allgemeinarzt bei älteren Kindern wie bei Erwachsenen durch einen straff angelegten Rucksackverband [250]. Der Verband wird nach 24 h sowie nach 3 und 6 Tagen erneut nachgezogen, insgesamt bleibt er etwa 4 Wochen angelegt ([216]; Abb. 4.8). Während dieser Zeit ist der Hautpflege besonderes Augenmerk zu widmen.

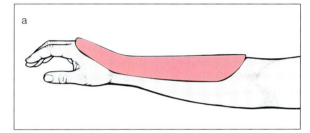
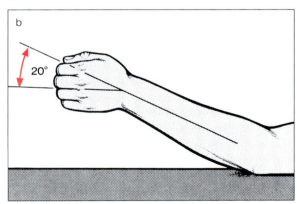
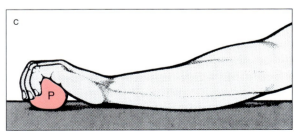

Abb. 4.7a–c. Dorsale Unterarmgipsschiene. Distaler Abschluß = Fingergrundgelenke etwas überragend. Proximaler Abschluß = bis 1 Finger breit distal der Ellenbeuge

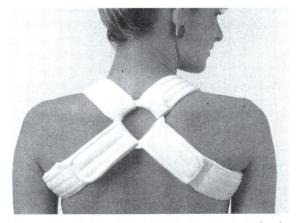

Abb 4.8. Schlüsselbeinbruch, Fixation mit einem Fertig-Rucksackverband Tricodur Clavicula (Beiersdorf)

In vielen Fällen erfolgt die Abheilung mit Dislokationen bzw. mit Stufenbildung; beide Defekte sind jedoch für die spätere Funktion bedeutungslos.

4.10
Innere Verletzung mit und ohne Fraktur

Schwere, *kombinierte innere Verletzungen mit und ohne Frakturen* ereignen sich heute relativ häufig bei Verkehrsunfällen, selten beim Wintersport oder etwa durch Stürze aus der Höhe etc.

Nach einem ersten Eindruck vom Zustand des Patienten und von seinen Verletzungen ist das Wichtigste die rascheste Organisation des Abtransportes ins Krankenhaus (Hubschrauber etc.). Zur *Sofortdiagnostik* bis zum Eintreffen des Transportdienstes gehören:

- die Frage nach dem genauen Unfallhergang (bei Bewußtlosigkeit Befragung von Begleitpersonen),
- die Beobachtung der Atem- und Kreislaufverhältnisse (Kontrolle von Puls und Blutdruck: Schockindex).

Zu den *therapeutischen Sofortmaßnahmen* zählen

- Lagerung (Achtung auf Erbrochenes!),
- Schockbekämpfung (nach Legen eines Zuganges),
- Schmerzbekämpfung (keine Opiate, kaschieren Abwehrspannung!).

4.11
Schädelverletzungen

Schädelverletzungen kommen v.a. bei Verkehrsunfällen vor.

4.11.1
Commotio cerebri

Der Allgemeinarzt hat es in seiner Praxis regelmäßig häufig mit *Gehirnerschütterungen (Commotio cerebri)* zu tun. Sie sind z.T. von einfachen Verletzungen (z.B. Platz- oder Schürfwunden, Hämatomen) begleitet. Kinder können sich oftmals rasch eine Gehirnerschütterung zuziehen, z.B. durch Rempeleien im Pausenhof der Schule, durch Sturz vom Fahrrad, durch Sportunfälle u.a.m. [102].

Die Einteilung für die Beurteilung einer Schädel-Hirn-Verletzung nach Tönnis u. Loew orientiert sich im wesentlichen an der Rückbildungsdauer der Ausfallserscheinungen. Demnach sind bei einer Hirnschädigung 1. Grades (Commotio cerebri) sämtliche Schädigungsfolgen (z.B. Kopfschmerzen, motorische und sensible Störungen, Kreislaufreaktion, psychische und vegetative Veränderungen) bis zum 4. Tag abgeklungen [102, 250].

Die klassische Trias:
- Übelkeit/Erbrechen,
- Bewußtlosigkeit (auch flüchtig),
- retrograde Amnesie,

ist ein grober Anhaltspunkt für die Abgrenzung der Gehirnerschütterung gegenüber einer einfachen *Schädelprellung*.

4.11.2
Fallstrick „Vollrausch"

Personen, die nach Wirtshausschlägereien angeheitert dem Arzt vorgestellt werden, bedürfen der besonderen Aufmerksamkeit wegen einer eventuellen Kommotio. Ein begleitender Laie kann durch eine eindrucksvolle Blutung am Kopf mehr beunruhigt sein als durch die passageren Kommotiozeichen oder gar durch beginnende Gehirnblutung.

Dadurch sind verhängnisvolle Fehleinschätzungen hinsichtlich der Schwere einer Schädelverletzung bei vermeintlichen oder tatsächlichen Alkoholikern („Patient schläft seinen Rausch aus") oder auch bei Drogenabhängigen möglich.

Der Arzt sieht manchmal auch gravierende Folgen von Schädeltraumen, bei denen die Betroffenen (und auch die Angehörigen) auf gezieltes Befragen glaubwürdig versichern, es habe kein nennenswertes Unfallereignis gegeben.

4.11.3
Forensische Überlegungen

Grundsätzlich müssen bei einem vermeintlichen Kommotiofall – nicht zuletzt auch wegen späterer versicherungsrechtlicher Fragen – v.a. zur Beurteilung des Verlaufs stichwortartig folgende Fakten festgehalten werden:
- Zeitpunkt des Unfalls,
- Dauer der Bewußtlosigkeit,
- Erbrechen,
- Amnesie,

- Ausfall- oder Reizerscheinungen im Bereich des Nervensystems oder des Gemüts,
- verabfolgte Medikamente,
- konsumierte alkoholische Getränke.

Bei jedem Bild einer Kommotio sollte der Hausarzt kritisch abwägen, ob grundsätzlich eine Röntgenaufnahme des Schädels in 2 Ebenen veranlaßt werden muß.

Über eine stationäre Einweisung muß je nach Zustand des Betroffenen in enger Absprache mit den Erziehungsberechtigten/Angehörigen und dem spezialistischen Bereich entschieden werden.

Besonders bei Kindern wird man in Einzelfällen – soweit eine Betreuung durch kooperative Angehörige sichergestellt ist – eine häusliche Behandlung des (bettlägerigen) Patienten nach einer unkomplizierten, leichten Kommotio verantworten können. Dies setzt jedoch voraus, daß der Patient in der Rekonvaleszenz einer röntgenologischen Untersuchung, nötigenfalls einer weiteren spezialistischen Diagnostik zugeführt wird.

> **!** Auch eine unauffällige Röntgenaufnahme des Schädels entbindet den Hausarzt nicht von der Verpflichtung, in Kontakt mit den Angehörigen zu bleiben; dies gilt besonders bei Kindern.

Auch bei leichten Schädelverletzungen mit und ohne äußere Zeichen muß der Arzt besonders sorgfältig vorgehen. Er sollte stets die Möglichkeit eines Abwendbar gefährlichen Verlaufs (z.B. Hirndruckerhöhung) vor Augen haben.

4.12
HWS-Distorsion

Das in den 1950er Jahren publik gewordene Halswirbelsäulen (HWS-)*Schleudertrauma* (im Angloamerikanischen „whiplash injury") hat inzwischen in der westlichen Welt trotz immer besserer Sicherheitstechnik im Automobilbau erhebliche Dimensionen erreicht. Allein in Deutschland wurden 1999 bei rund 550.000 Verkehrsverletzten ca. 400.000 Anspruchsteller von Versicherern entschädigt. Einige neuere Studien aus dem Bereich der Unfallforschung lassen erstmals die Bestimmung einer *Schwelle* zu, unterhalb derer das Vorliegen einer HWS-Verletzung unwahrscheinlich ist.

Oft ist der Hausarzt der erste Ansprechpartner nach dem Unfallereignis. In sehr vielen Fällen mag der Patient zunächst nicht über nennenswerte aktuelle Beschwerden berichten; der Arzt findet bei der örtlichen Erstuntersuchung keine Verletzungszeichen (z. B. Prellmarke im Schulter- oder Thoraxbereich durch Gurt) oder verletzungstypische Bewegungseinschränkungen. Dem Patienten, vom Unfallerlebnis noch gezeichnet, geht es in der Regel um die Feststellung möglicher Unfallschäden und Wahrung seiner Versicherungsansprüche gegenüber dem Schädiger. Der Hausarzt übt in diesen Fällen nicht nur die hausärztliche Funktion aus, sondern nimmt auch gutachterliche Aufgaben wahr. Er ist daher zu besonderer Gewissenhaftigkeit in Diagnostik, Klassifikation und Dokumentation angehalten. Die Schwierigkeit der Objektivierung von leichten HWS-Verletzungen ist allgemein bekannt und wird offensichtlich zur Erschleichung von Versicherungsleistungen ausgenutzt. Bei Unfällen unterhalb einer Kollisionsgeschwindigkeit von ca. 20 km/h (deutliche Karosserieschäden!) ist es nach neueren Studien unwahrscheinlich, daß man eine organische HWS-Verletzung erleidet. Auch schwerere Unfälle führen nicht notwendigerweise zu HWS-Distorsionen.

Auch technische Befunde tragen nur wenig zur Objektivierung bei: In der Universitätsklinik Friedrichshain, Frankfurt, wurden in 67% der Fälle Röntgenuntersuchungen durchgeführt. Die auf den Röntgenbildern in ca. 25% der Fälle festgestellten Steilstellungen kann man nicht schlüssig in Zusammenhang mit den Verletzungen bringen [22a, 164b].

Tabelle 4.5. Quebec-Klassifikation von durch Schleudertrauma assoziierten Störungen. (Nach Schröter 1995)

Grad	Präsentation
0	Keine Nackenbeschwerden, keine physischen Zeichen
I	Klagen und Beschwerden über Nackenschmerz, -steifigkeit und Berührungsempfindlichkeit, keine physischen Zeichen
II	Nackenbeschwerden und muskuloskelettale Zeichen[a]
III	Nackenbeschwerden und neurologische Zeichen[b]
IV	Nackenbeschwerden und Fraktur oder Dislokation

[a] Muskuloskelettale Zeichen schließen verringerten Bewegungsumfang und Druckschmerz ein.
[b] Neurologische Zeichen schließen Abschwächung oder Verlust von tiefen Sehnenreflexen, Schwäche und sensorische Defizite ein.
Symptome, die sich in allen Graden manifestieren können, schließen Taubheit, Schwindel, Tinnitus, Kopfschmerz, Gedächtnisverlust, Schluckstörungen und Kiefergelenkschmerz ein!

> **!** Die rein organische Komponente des Nackenschmerzes kann nicht gemessen werden. Das Ausstellen eines unrichtigen Gesundheitszeugnisses (§ 278 StGb) ist strafbar!

Hilfreich für die Einteilung des Schweregrades, auch in Abhängigkeit vom Kfz-Schaden und der erlittenen Verletzung, sind die Quebec-Klassifikation (Tabelle 4.5) und das neuroorthopädische Einteilungsschema (Tabelle 4.6).

Tabelle 4.6. Einteilungsschema der Unfall- und Verletzungsschwere. (Nach Schröter 1995)

Schweregrad	Unfall	Kfz-Schaden	Verletzung	Beschwerdearmes Intervall	Beschwerdeursache	Therapie	Dauer der Arbeitsunfähigkeit	Dauerschäden	MDE
0	Ist hinreichend belegt	Bagatelle	Keine	0 bis Wochen oder Monate	Erlebnisreaktiv	Entdramatisierung	0	0	0
I	Ist hinreichend belegt	Mäßige Chassisstauchung	Funktionell	Maximal einige Stunden < 1 Tag	Weichteilzerrung + Ödem	Frühfunktionell + physikalisch	0-7 Tage	0	0
II	Ist hinreichend belegt	Erheblicher Verkürzungseffekt	Mikrostrukturell	Maximal 20-30 min	Faserrupturen und Einblutungen	Frühfunktionell + physikalisch + Analgetika	0-14 Tage, evtl. mehr	Denkbar (selten)	Selten meßbar
III	Ist hinreichend belegt	Grobe Verformungen auch der Fahrgastzelle	Makrostrukturell	0	Definition nach objektiven Befunden	Befundorientiert	Nach Heilverlauf	Objektiver Befund maßgebend	

Die Behandlungsempfehlungen leiten sich aus über 10.000 ausgewerteten Literaturstellen der Quebec Task Force her:
– Frühe Rückkehr zur normalen Aktivität für alle Schweregrade. Aufklärung über den selbstlimitierenden Charakter der Verletzung.
– Das Tragen von Halskrawatten wird nicht empfohlen und sollte unterlassen werden.
– Medikamente spielen eine untergeordnete Rolle und sollten sparsam verschrieben werden.
– Kein Wirksamkeitsnachweis für folgende Behandlungsmethoden: spezielle HWS-Kissen, Krankengymnastik, Akupunktur, Elektrostimulation, Ultraschall, Laser, Kurzwelle, Eis, Massage, Muskelrelaxanzien.

Thematik des Fachgesprächs

Aufgabe
Besprechen Sie die in Übersicht 10 aufgeführten Beratungsergebnisse „Verletzungen" anhand der nachfolgenden Fragen und der bei den entsprechenden Beratungsergebnissen aufgeführten Zusatzfragen!

Fragen
„Verletzungen"
1. Ungefähre Häufigkeit in der Allgemeinpraxis.
2. Notwendigkeit und Dringlichkeit des Besuchs zu Hause oder am Unfallort. Zumutbarkeit und Psychologie der Einbestellung des transportfähigen Patienten in die Praxis zwecks Versorgung.
3. Bevorzugung bestimmter Altersgruppen für bestimmte Verletzungsformen (Beruf, Freizeit, Hobby).
4. Patientenklage („Was klagt der Patient?").
5. Ursache/Auslöser/Disposition.
6. Lokalbefund („Was sieht und prüft der Arzt?").
7. Falsifizierung, Exklusion („Es sieht so aus wie..., aber was ist es wirklich?").
8. Beispiele für Abwendbare gefährliche Verläufe bzw. Übersehen einer an sich faßbaren somatischen Erkrankung („Alles immer ernst nehmen!"), z.B. Corpus alienum in Wunde, Klavikulafraktur bei nur uncharakteristischen Beschwerden, langsamer Bewußtseinsverlust nach Sturz auf den Schädel infolge intrakranieller Blutung.
9. Abwartendes Offenlassen („Wie lange nach Lage des Falles?").
10. Vorangegangene Selbstmaßnahmen des Patienten:
    - Erstanweisung (auch telefonisch) an den Patienten, Eltern, Unfallübermittler (Ruhigstellung, Lagerung, allgemeine Erste-Hilfe-Maßnahmen, Beruhigung, Impfdokumente mitbringen).
    - Erstkontakte, Arzthelferin in der Praxis mit einem verletzten Notfallpatienten („Was soll/darf die Helferin tun?").
11. Entscheidung des Hausarztes über das Procedere (Selbstversorgung? Einweisung oder Überweisung?).
12. Indikation für den gezielten Einsatz bildgebender Verfahren (Ultraschall, Röntgen, CT, NMR).
13. Technik der Erstversorgung (z.B. Wundversorgung, Nahttechnik, Schienenlagerung, Schienenverbände, elastische und starre Verbände, Tapeverbände).
14. Überprüfen des Impfschutzes (Tetanus, Tollwut).

Übersicht 10: Verletzungen

- **Regelmäßig häufig in der Allgemeinmedizin:**
  - Einzelne Hautwunde,
  - Kontusionen,
  - leichte, multiple Verletzungen mit und ohne Hautwunden,
  - Distorsio pedis,
  - sonstige, auch multiple Frakturen,
  - Insektenstiche,
  - sonstige Distorsionen,
  - Muskelzerrung, Muskelriß,
  - Stichverletzungen,
  - Verbrennungen,
  - diverse leichte, sonstige Verletzungen,
  - Hämatome,
  - Bißverletzungen,
  - Distorsio genus,
  - Kommotio mit kleinen Nebenverletzungen,
  - Exkoriationen,
  - Fremdkörper aller Aperturen, außer an den Augen,
  - Bilder eines Rippenbruches,
  - Fremdkörper unter Haut und Nägeln,
  - schwere, kombinierte innere Verletzungen mit und ohne Frakturen bzw. Kommotio,
  - Hämarthros,
  - Radiusfraktur,
  - Meniskusläsion,
  - Bild einer Oberschenkelfraktur.
- **Nicht regelmäßig (= unter 1:3 000 Fällen):**
  - Fingerfrakturen,
  - Kommotio isoliert,
  - Schlüsselbeinbruch,
  - Sehnendurchtrennung,
  - Luxationen, sonstige.

15. Anweisung über Verhaltensmaßnahmen (Hochlagern, Bettruhe, Teilbelastung, Anweisungen bei Blutumlaufstörung oder Fieber).
16. Wiederbestellung, Bestellungsintervalle (zum Hausarzt und zum Spezialisten). Zusammenarbeit mit den Heilhilfsberufen (z.B. Masseur und Krankengymnast).
17. Arbeitsruhe.
18. Arbeitsplatz, berufsgenossenschaftliche Aspekte, Unfallversicherung, Schul- und Schulsportbefreiung.
19. Lokal (Umschläge, Ruhigstellung, Kryotherapie, elektrophysikalische Therapie, Punktionen, Infiltrationen).
20. Systemisch (z.B. Antibiotika/Chemotherapeutika, Antiphlogistika).
21. Dokumentation („Was notiert der Arzt?").

Zusatzfragen „Hautwunden"
- Primärnaht (Zeitintervall bis zur beginnenden raschen Vermehrung der pathogenen Wundkeime).
- Kontraindikationen für den primären Verschluß einer Wunde.
- Nahtverschlußtechniken, -materialien (Catgut, atraumatisches Nahtmaterial, Strips, Wundklammern, Wundkleber).
- Einfache Nahttechniken (durchgreifende Naht, Rückstichnaht, Intrakutannaht).
- Verbandwechselintervalle.
- Problematik der Lokalantibiotika.
- Verweildauer der Fäden in Abhängigkeit vom Verletzungsort (z.B. Gesicht).
- Gestörte Wundheilung (z.B. Hämatom, stumpfe neuerliche Verletzung der Stelle, Infektion, Nahtdehiszenz).

Zusatzfragen „Kontusionen"
- Was beachten bei Kontusionen bestimmter Regionen (z.B. Kopf, Thorax, Flanken): Potentiell abwendbar gefährliche Verläufe, z.B. subdurales Hämatom, Lungenriß mit/ohne Pneu, Nierenverletzung (Hämaturie), Milzverletzung.
- Kontusion, z.B. von Extremitäten (Indikation von Röntgenuntersuchungen? Röntgenkontrollintervalle?).

Zusatzfragen „Distorsio pedis"
- Diskussion über den Zeitpunkt und die Aussagekraft von Röntgenuntersuchungen und Röntgenspezialuntersuchungen (z.B. gehaltene Aufnahme, Arthrographie, NMR bei frischen Rupturen).
- Diskussion der Langzeitergebnisse des konservativen Vorgehens bei der fibularen Kapsel- bzw. Bandruptur (Ruhigstellung oder funktionelle Maßnahmen) sowie alternativ der Operation (Bandnaht möglichst innerhalb 1 Woche).
- Akutbehandlung: Hochlagerung, Bandagierung, Kälteapplikation.
- Konservative Therapie: Gipsverbände (4–6 Wochen); Zinkleimverbände, Tapeverbände, Aircast®-Schiene (für 6 Wochen), Therapieschuh (z.B. Adimed®).
- Erörterung der Arbeitsunfähigkeit bei Gipsverbänden (mindestens 6 Wochen), bei funktioneller Behandlung erheblich kürzer.
- Wertigkeit von sog. Gummistützsocken und Sprunggelenkbandagen in der Nachbehandlungsphase und zur Distorsionsprophylaxe bei Gelenklaxizität.
- Postoperative Frühmobilisierung der frischen Aussenbandrupturen mit Ankle-brace-Orthese.
- Abwendbar gefährlicher Verlauf: Unterschenkelvenenthrombosen bei immobilisierten Gefährdeten.
- Diskussion der Notwendigkeit von Röntgenaufnahmen unter forensischen Gesichtspunkten.

Zusatzfragen „Insektenstiche"
- Patientenberatung bei Bienen- und Wespengiftallergie (z.B. Notfallbesteck, Hyposensibilisierung).
- Bestückung des Anaphylaxiebestecks für den Allergiker (Adrenalin-Spray; 1 Flasche Celestamine N 0,5 liquidum®; Fenistil® Tropfen).
- Ärztliche Maßnahmen zur Behandlung der anaphylaktischen Schockreaktion (obligate Ausstattung bei Durchführung von Hyposensibilisierung/Immuntherapie): Adrenalin/Suprarenin; Kortikosteroide zur i.v.-Injektion: Solu-Decortin® H 250 mg; Fenistil® Ampullen; kristalloide oder kolloide Infusionslösungen.

Zusatzfragen „Verbrennungen"
- Problematik der Blaseneröffnung.
- Möglichkeiten der Schmerzbekämpfung (z.B. Eis, Ruhigstellung, Analgetika).
- In der Praxis bewährte Therapiemaßahmen.

Zusatzfrage „Hämarthros"
- Lege-artis-Bedingungen zur Durchführung der Kniegelenkpunktion und -injektion. Mögliche Komplikationen.

Zusatzfrage „Radiusfraktur"
- Typische weitere mögliche Komplikation (Sudeck!). Diskussion von Ursachen (multifaktoriell), Vorbeugung (Schmerzausschaltung, Vermeidung von Zirkulationsstörungen durch zu engen Verband), Behandlung (Immobilisation zur Schmerzbekämpfung, Kalzitonin, Krankengymnastik).

Zusatzfragen „Meniskusläsion"
- Typische Meniskuszeichen (nach Steinmann).
- Messung der aktiven und passiven Beweglichkeit im Kniegelenk nach der Neutral-Null-Methode.
- Erörterung der Indikation zu Arthroskopie und Kernspin-Diagnostik, Beratung der Patienten, bei denen Meniskektomie ansteht. Nachbehandlung, Lebensführung.

Zusatzfragen „Knieverletzung"
- Therapieprinzip zur Erstbehandlung „RICE" („rest", „ice", „compression", „elevation"). Frühzeitige Übungen zur Wiederherstellung der Beweglichkeit.
- Diskussion: Immobilisierung vs. Mobilisierung.

5 Andere Beschwerden und Erkrankungen in der Thoraxregion, Hypertonie, Schwindel, Beinödeme, Hypotonie, periphere akute Kreislaufinsuffizienz

5.1	Hausärztliche Langzeitbetreuung		5.7.5	Hypertensive Notfälle
5.2	Herzinsuffizienz		5.8	Uncharakteristischer Schwindel
5.2.1	Häufigkeit		5.8.1	Berufstheoretische Überlegungen
5.2.2	Kasugraphie		5.8.2	Obligate Programmierte Diagnostik
5.2.3	Linksherz- und Rechtsherzinsuffizienz		5.8.3	Charakteristischer Schwindel
5.2.4	Akute und chronische Herzinsuffizienz		5.8.4	Gleichgewichtsprüfungen
5.2.5	Diagnostik		5.8.5	Befreiungsmanöver
5.2.6	Therapie		5.9	Asthma bronchiale
5.3	Koronare Herzkrankheit (KHK)		5.9.1	Strategien in Diagnostik und Therapie
5.3.1	Symptomatik		5.9.2	Anfall und Notfall
5.3.2	Diagnostik		5.9.3	Emphysem
5.3.3	Therapie		5.10	Pneumonische Bilder
5.4	Herzinfarkt		5.10.1	Abwartendes Offenlassen
5.4.1	Prä- und poststationäres Management		5.10.2	Kliniker und Praktiker
5.4.2	Plötzlicher Herztod		5.10.3	Vorgehen im Praxisalltag
5.5	Funktionelle Herzbeschwerden		5.11	Bronchitis asthmatica und COPD
5.6	Herzrhythmusstörungen		5.12	Lungentuberkulose
5.7	Hypertonie		5.13	Operierte Herzen
5.7.1	Hohe Prävalenz		5.14	Hypotonie
5.7.2	Meßtechnik		5.15	Akute Kreislaufinsuffizienz
5.7.3	Grenzwerthypertonie und Altershochdruck		■	Thematik des Fachgesprächs
5.7.4	Hochdruckbehandlung			

Schmerzen im Brustkorb werden vom Patienten häufig auf Herzerkrankungen, Lungenentzündungen oder Rippenfellentzündungen bezogen. Diese Erkrankungen hält der Patient für gleichermaßen gefährlich und ist deshalb oft verängstigt, auch wenn er es nicht ausspricht [96].

In diesem Kapitel werden zunächst Beschwerden in der Thoraxregion erfaßt, die auf Erkrankungen des Herzens und/oder der Lunge hinweisen.

Nicht aufgenommen sind Beratungsergebnisse, die bereits in anderen Kapiteln aufgeführt wurden, z.B. afebrile Bronchitis (Kap. 1), Interkostago-Myalgie (Kap. 2), Thoraxprellungen, Rippenfrakturen (Kap. 4), Zoster (Kap. 7), polymorphe, wahrscheinlich nicht organische Beschwerden (PWN) oder nervöse Erschöpfung (Kap. 11).

In diesem Zusammenhang scheint es zweckmäßig, die Diagnostik bei Hypertonie, uncharakteristischem Schwindel, uncharakteristischen Beinödemen usw. gemeinsam mit den „Anderen Beschwerden und Erkrankungen in der Thoraxregion..." zu besprechen. Solche Kompromisse gibt es in jeder Systematik, wenn in wenigen Gruppen nach unterschiedlichen Einteilungsprinzipien aufgeteilt wird. Die verschiedenen Beratungsergebnisse stehen ja mit der Herzschwäche in gewissem Zusammenhang oder können, wie die Hochdruckkrankheit, in späteren Stadien selbst zu einer kardialen Insuffizienz führen [42].

5.1
Hausärztliche Langzeitbetreuung

Bei den hier zusammengefaßten Fällen läßt sich eine wissenschaftlich exakte Diagnose (einschließlich Klärung der Ätiologie) meist nur im spezialistischen Bereich mit Hilfe von z.T. aufwendigen Maßnahmen (z.B. invasive Methoden) erreichen.

Soweit es sich nicht um akute Bilder (z.B. pneumonische Bilder oder Bilder eines Myokardinfarkts) handelt, hat es der Hausarzt nicht selten mit Patienten zu tun, die schon anläßlich klinischer Aufenthalte erschöpfend untersucht und therapeutisch eingestellt wurden (z.B. chronische Herzinsuffizienz, Bronchitis asthmatica).

Die Langzeitbetreuung von Patienten dieser Beschwerde- und Erkrankungsebene ist eine Domäne des Allgemeinarztes, ungeachtet der Zusammenarbeit mit dem Spezialisten. Ziel und Kunst der hausärztlichen Dauerbehandlung (einschl. der psychosozialen Führung) muß es sein, aus der erlebten Kenntnis des Patienten eine ihm angemessene, also nicht zu schematische Behandlung zukommen zu lassen. Im Bereich der medikamentösen Therapie werden neben der fortlaufend kritischen Wirkungskontrolle solide fachliche Kenntnisse, aber auch Feingespür für nötige Umstellungen (Dosiserhöhung, Dosisreduktion, neue Substanzen bei Unverträglichkeit, Weglassen der Arznei) gefordert.

5.2
Herzinsuffizienz

Der Klassifizierung Herzinsuffizienz (C) liegen verschiedenartige Beobachtungen zugrunde, die das akute oder chronische Unvermögen des Herzens signalisieren, bei Belastung (= Belastungsinsuffizienz) oder schon in Ruhe (= Ruheinsuffizienz) die erforderliche Leistung aufzubringen. Für den Patienten steht die bedrückende Leistungsminderung im Vordergrund.

Viele Patienten lernen unter hausärztlicher Führung und medikamentöser Stützung sehr gut, mit den vorhandenen Kräften hauszuhalten.

5.2.1
Häufigkeit

Die chronische (myogene) Herzinsuffizienz steht rangmäßig unter den häufigsten Beratungsergebnissen (Rang 9 bzw. 25) im Krankengut der 1970er bzw. 1980er Jahre (doppelt so viele Frauen wie Männer) [37, 151]. Dies hängt offenbar mit der Altersverteilung zusammen. Der Altersgipfel liegt bei den über 65jährigen.

In der eingeführten Praxis kommt auf 4 Dauerfälle von myogener Insuffizienz 1 neuer Fall.

5.2.2
Kasugraphie

Zur Definition des Begriffs „Kasugraphie" s. A 1.4 (S. 18). Kasugraphisch ist die Klassifizierung der chronischen myogenen Herzinsuffizienz in der Allgemeinpraxis – neben Leistungsminderung und Dyspnoe – durch folgende weitere Zeichen charakterisiert:
- Palpitationen/Tachykardie (besonders bei Belastung),
- Nykturie,
- pulmonale Stauungszeichen (Rasselgeräusche), Husten,
- Einflußstauung,
- gastrointestinale Symptome (Lebervergrößerung, Stauungszeichen im Magen-Darm-Bereich),
- symmetrische Fuß-/Beinödeme bis Anasarka.

Die Symptome kommen in verschiedenen Kombinationen vor. Insgesamt betrachtet handelt es sich bei der Herzinsuffizienz gewöhnlich um einen Prozeß mit langsamer Progredienz.

Schlafstörungen und/oder Nykturie können Frühzeichen einer latenten Herzinsuffizienz sein, aber den Arzt – wie so oft – diagnostisch auch fehlleiten, beispielsweise in Richtung einer Depression oder einer Prostatahypertrophie. Als weiterer Fallstrick ist der Alkoholismus zu beachten.

Die New York Heart Association (NYHA; [196]) unterscheidet 4 Stadien der Herzinsuffizienz (Tabelle 5.1).

5.2.3
Linksherz- und Rechtsherzinsuffizienz

Die Insuffizienz der Herzmuskulatur kann die linke oder rechte Kammer, nicht selten beide Ventrikel betreffen. Obwohl klinische Zeichen für eine Linksherz- oder Rechtsherzinsuffizienz immer wieder als typisch beschrieben werden, läßt sich letztlich eine exakte Diagnose nur durch Hinzuziehung von bildgebenden Verfahren und/oder invasiven Methoden gewinnen.

Tabelle 5.1. 4 Stadien der Herzinsuffizienz. In der Praxis wird heute meist noch die Form der Klassifizierung von 1928 verwandt [196].

Stadium	Beschwerden
NYHA I	Patienten mit angegriffenem Herzmuskel, aber keine Behinderung der körperlichen Tätigkeiten. Normale physische Aktivität erzeugt noch keine Dyspnoe, keine Angina pectoris, keine Müdigkeit oder kein Herzklopfen
NYHA II	Patienten mit geringer Beschränkung der physischen Aktivität. Diese sind in Ruhe und bei geringer Belastung beschwerdefrei. Krankheitszeichen stellen sich erst bei vermehrter Belastung ein
NYHA III	Patienten mit deutlicher Einschränkung der physischen Aktivität. Sie sind in Ruhe beschwerdefrei, werden aber selbst bei geringer Aktivität kardial insuffizient
NYHA IV	Patienten, denen keinerlei physische Aktivität ohne Auftreten von Beschwerden möglich ist. Symptome der kardialen Insuffizienz oder Angina pectoris können selbst in Ruhe vorhanden sein

5.2.4
Akute und chronische Herzinsuffizienz

Zwischen der akuten und der chronischen Herzinsuffizienz bestehen keine grundsätzlichen Unterschiede.

Die akute Form kann auftreten, wenn ein plötzliches Geschehen (z.B. durch schwere körperliche Überlastung bei vorgeschädigtem Herzen, Myokardinfarkt, Lungenembolie, Infekt, Arrhythmie) zur Dekompensation – bei evtl. bestehender und nicht behandelter arterieller Hypertonie – führt [105]. Die akute Herzinsuffizienz sieht man in der Allgemeinpraxis selten [37].

Der leichteste Grad der linksventrikulären Insuffizienz imponiert weniger als Belastungsdyspnoe, sondern als nächtliche Dyspnoe.

Schwerere Grade von linksventrikulärer Insuffizienz bezeichnet man als *Asthma cardiale*. Das akute Linksherzversagen vom Asthma-cardiale-Typ kommt gerade noch regelmäßig häufig vor [35].

Die schwerste und stets lebensbedrohliche Form der Linksherzinsuffizienz ist das *Lungenödem*. Der Übergang der Linksinsuffizienz in das Lungenödem vollzieht sich ohne scharfe Grenze. Von großer praktischer Bedeutung ist Tatsache, daß sich bei der körperlichen Untersuchung das Asthma cardiale oft in nichts von einem Asthma bronchiale (vgl. B 5.9) unterscheidet [100].

Das Lungenödem ist in der Allgemeinpraxis weitaus seltener als das Asthma cardiale [35].

Dramatisch ist die Dyspnoe bei Insuffizienz des rechten Ventrikels, entstanden durch Embolie in die A. pulmonalis. Dieses sehr seltene Krankheitsbild ist durch plötzlichen Kreislaufstillstand und Gehirnischämie charakterisiert *(akutes Cor pulmonale)* [100].

Dem Bild des *chronischen Cor pulmonale* begegnet der Allgemeinarzt dagegen häufig. Der Symptomenkomplex mit einseitiger Insuffizienz des rechten Ventrikels und Hypertension im pulmonalen Kreislauf, der mit mehr oder weniger stark ausgeprägter Zyanose des Gesichts einhergeht („blauer Hochdruck"), ist beeindruckend. Er stellt eine regelmäßige Begleiterscheinung nicht nur der Rechtsherzinsuffizienz, sondern auch aller pulmonalrespiratorischen Störungen dar (s. Farbtafel S. 364f).

5.2.5
Diagnostik

Bei dringendem Verdacht auf eine (chronische) Herzinsuffizienz mit Atemnot und Leistungsabfall bietet die Checkliste Nr. 23 („Herzinsuffizienz-Programm") eine praxisgerechte und erschöpfende Handlungsanweisung für die allgemeinpraktische Diagnostik und Dokumentation.

Bei intuitiver Diagnostik sollte als absolutes Minimum nach folgenden Insuffizienzzeichen gefragt werden:
– „Atemnot beim Treppensteigen?", „bei sonstigen Anstrengungen?"
– „Wieviel Kopfkissen bei Nacht?"

Zum *Untersuchungsminimum* gehören:
– Auskultation, Perkussion,
– Puls,
– Blutdruckmessung beidseits,
– Stauungszeichen, Gewichtskontrolle,
– Urinstatus (Eiweiß!).

Die Bestimmung des Körpergewichts ist für Patienten mit Herzinsuffizienz wichtig. Anhand des Befindens und der Symptome läßt sich ein Bereich für das optimale Gewicht festlegen. Wird dieser Gewichtsbereich auch nur um 2 kg überschritten, treten in der Regel die Symptome der Herzinsuffizienz wieder auf.

Das Körpergewicht ist deshalb so wichtig, weil kurzfristige Änderungen immer durch den Wasserhaushalt verursacht sind. Eine vermehrte Fetteinlagerung erhöht dagegen das Körpergewicht sehr viel langsamer. Außerdem ist die Gewichtsüberprüfung für die Selbstkontrolle geeignet. Das Führen eines Gewichtsprotokolls durch den Patienten erhöht erfahrungsgemäß die Einnahmedisziplin der verordneten Medikamente.

In Abhängigkeit vom Schweregrad der Herzinsuffizienz (NYHA, vgl. Tabelle 5.1) sind weiterführende diagnostische Maßnahmen erforderlich, beispielsweise Kreatininbestimmung (im Hinblick auf die spätere Glykosideinstellung), Ausschluß von Hyperthyreose und Anämie, Sonographie (Aszites, Pleuraerguß?), Thoraxaufnahmen in 2 Ebenen, Durchleuchtung, sowie EKG in Ruhe.

5.2.6
Therapie

Für die symptomatische Therapie gelten – wiederum in Abhängigkeit vom Schweregrad – folgende *Behandlungsprinzipien*:
- Körperliche Schonung (Cave: unnötige Bettruhe!),
- Diät (Gewichts- und Kochsalzreduktion),
- Ödemausschwemmung,
- Senkung des Venendrucks (Vorlast/Preload),
- Senkung des peripheren Widerstands (Nachlast/Afterload),
- positiv-inotrope Pharmaka („Digitalis"),
- pharmakologische Substanzen, z.B. ACE-Hemmer, β-Blocker.

5.3
Koronare Herzkrankheit

Koronare Herzkrankheit (KHK) ist ein Sammelbegriff für Krankheitsbilder, bei denen überwiegend die Koronarsklerose die Ursache für die Beschwerden darstellt. Nach Erscheinungsbild und Verlauf werden 4 Formen der ischämischen Herzerkrankung unterschieden:
- Angina pectoris als Ausdruck einer Koronarinsuffizienz,
- Herzinfarkt (vgl. B 5.4),
- Myokardfibrose als Folge häufig rezidivierender hypoxischer Zustände im Herzmuskel,
- Formen, die zum unerwarteten, plötzlichen Tod (meist durch Kammerflimmern) führen (vgl. B 5.3.4; [102, 140]).

5.3.1
Symptomatik

Die KHK bietet eine vielfältige Symptomatik. Bei den meisten Patienten sind die Angina-pectoris-Beschwerden – falls vorhanden – zwar belastungsabhängig; der Grad der Belastung, bei dem Beschwerden auftreten, variiert jedoch beträchtlich.

Die Angina-pectoris-Schwelle kann durch verschiedene Stressoren herabgesetzt sein (z.B. psychischer Streß, Kälteexposition, Übersättigung).

5.3.2
Diagnostik

Ob eine Angina pectoris vorliegt, läßt sich in den meisten Fällen ohne Einsatz apparativer Methoden, allein aus der gezielten Befragung und der Ansprechbarkeit auf Nitroglyzerin vermuten. Der körperliche Untersuchungsbefund ist dabei ebenso wie das Ruhe-EKG wenig ergiebig (Abb. 5.1a).

Die erweiterte Herzdiagnostik, auch unter ambulanten Bedingungen (z.B. Belastungs-EKG, Echokardiogramm, Streßecho, Myokardszintigraphie) hat gerade in den letzten Jahren eine beachtliche Entwicklung erfahren und ermöglicht eine verfeinerte diagnostische Zuordnung der einzelnen Beschwerden der Thoraxregion, die auf das Herz hinweisen.

Die Untersuchungsmethode der Wahl, mit der sich der Schweregrad einer Koronarsklerose – vor allem im Hinblick auf den operativen Eingriff – festlegen läßt, ist derzeit die Koronarangiographie (Abb. 5.2.a und 5.2.b) inklusive Lävokardiographie.

5.3.3
Therapie

Zur medikamentösen Behandlung der KHK gehören 3 Stoffgruppen (einzeln oder in Kombination):
- Nitrokörper (Nitrattoleranz!),
- Kalziumantagonisten,
- β-Blocker.

Die Digitalisierung ist bei Koronarpatienten nur dann angezeigt, wenn Hinweise auf Ruhe- oder Belastungsinsuffizienz bestehen [139].

Nitrate bilden nach wie vor die Basis der antianginösen Therapie. Deren Effekt beruht nicht nur auf peri-

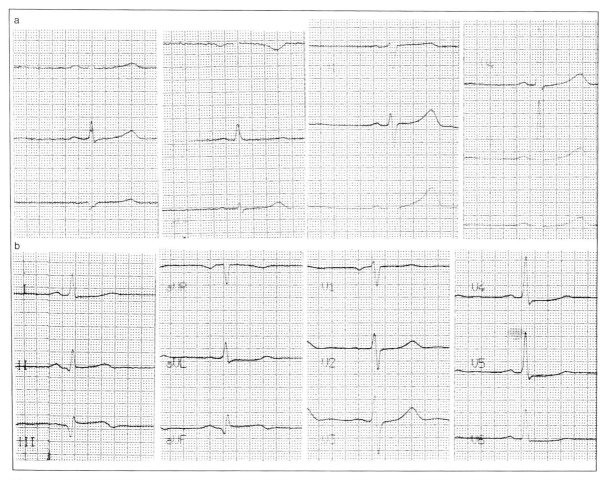

Abb. 5.1a, b. Patient P. H. 60 Jahre, Schichtarbeiter. a Ruhe-EKG; außer Hyperurikämie keine Gefäß-Risikofaktoren. Wegen Präkordialschmerzen in Ruhe erstmalige Arztkonsultation in dieser Beratungsursache am 2. April. Unauffälliges Ruhe-EKG in den 12 Standard-Ableitungen. RR 170/100. b 2 Tage später (4. April) weitere Konsultation wegen erneut aufgetretener retrosternaler Schmerzen mit Ausstrahlung in den linken Arm und Verschlechterung des Allgemeinzustandes. RR 140/90. Im Ruhe-EKG jetzt typische Zeichen in II/III/aVF für akuten Herzinfarkt im Hinterwandbereich (Diaphragmalinfarkt). Keine Rhythmusstörungen. (Fortsetzung der Abbildung auf S. 104)

pheren Mechanismen, sondern auch auf der direkten Koronarwirkung.

Andere wesentliche Säulen in der Behandlung der KHK stellen die *Rekanalisierung* oder *Wiedereröffnung verschlossener Gefäße* [Ballondilatation, Stent (Abb. 5.2a), Thrombolyse (Abb. 5.2b) sowie Maßnahmen zur *Revaskularisierung* (Bypassoperation)] dar.

Dieses Therapiekonzept wird durch eine gezielte Anpassung an körperliche und psychosoziale Belastungen ergänzt.

Die *wichtigsten Risikofaktoren für die Atherosklerose* und ihre *Folgekrankheiten* (Herzinfarkt, Schlaganfall, periphere Durchblutungsstörungen) sind gesichert; zu ihnen zählen im wesentlichen: LDL-Hypercholesterinämie, Hypertonie, Diabetes mellitus und Zigarettenrauchen. Grundsätzlich lassen sich beeinflußbare, behandelbare und unbeeinflußbare Risikofaktoren der KHK unterscheiden (Tabelle 5.2).

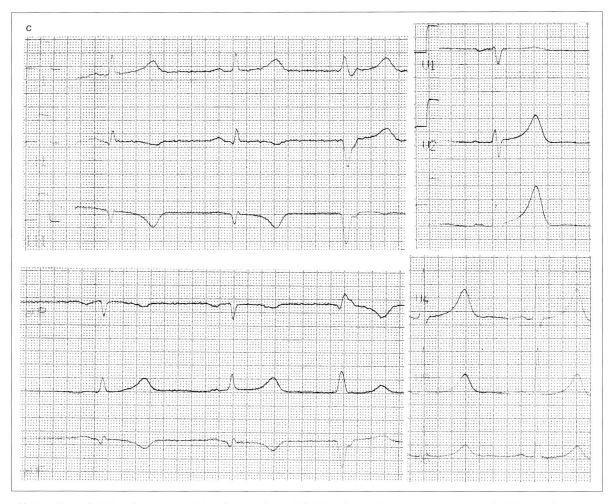

Abb. 5.1c. Kontroll-EKG nach stationärer Behandlung. Patient subjektiv beschwerdefrei. RR 160/90 mmHg. Rückbildungsstadium III im Diaphragmalbereich. 2:1-Extrasystolie

Tabelle 5.2. Risikofaktoren der koronaren Herzkrankheit (KHK)		
Beeinflußbar	Behandelbar	Unbeeinflußbar
Rauchen Adipositas ↑ Fibrinogen Menopause (?) Körperliche Inaktivität Ernährung Alkohol	↑ LDL-Cholesterin ↓ HDL-Cholesterin ↑ Triglyzeride Hypertonie Diabetes mellitus	Alter Geschlecht KHK-Familienanamnese

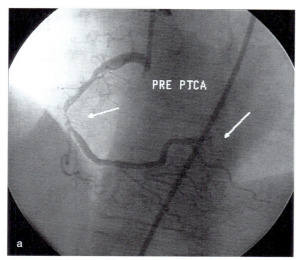 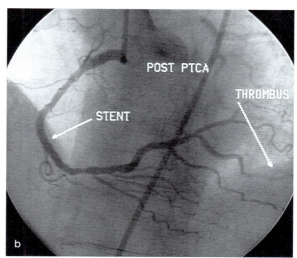

Abb. 5.2a, b. Akuter Hinterwandinfarkt bei 74jähriger Patientin infolge eines thrombotischen Verschlusses einer hochgradigen Stenose der rechten Kranzarterie vor Akut-PTCA und Stenteinlage (*a*). Beseitigung der Stenose nach Vordehnung mittels Stentimplantation 1 min 13 atm (*b*). PTCA = perkutane transluminale Coronarangioplastie, STENT = Koronarprothese.

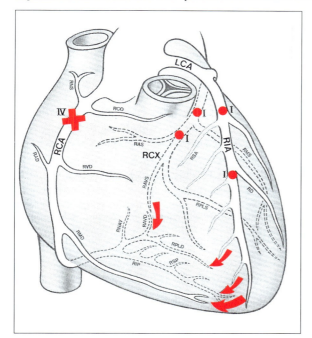

Abb. 5.3. Beispiel für verschiedene Schweregrade von Koronarverschlüssen und für bereits ausgebildete Kollateralen (➞ Flußrichtung) im Koronarangiogramm der erstbehandelnden Klinik des Patienten P. H. am 12. April (vgl. EKG-Verläufe in den Abb. 38 a–c). Hier Koronardilatation, keine Indikation für Bypass-Operation. LCA = Arteria coronaria sinister/ACS (Hauptstamm); RIA = Ramus interventricularis anterior/LAD; RCX = Ramus circumflex; RCA = Arteria corobaria dextra/ACD. ● = Stenosen, + = Verschluß

5.4
Herzinfarkt

Schmerzen, die vom Patienten oft mit mehr oder weniger starker Dramatik in die Herzregion projiziert werden, wobei über Ausstrahlung und Parästhesien im linken Arm geklagt wird, müssen den Arzt von Anfang an an den Abwendbar gefährlichen Verlauf eines *Myokardinfarkts* denken lassen, und zwar solange, bis das Gegenteil bewiesen ist.

In ähnlicher Weise können Symptome (z.B. Magenschmerzen, Atemnot), die z.B. durch eine Hiatushernie, einen perforierten Magen oder durch Lungenembolie hervorgerufen werden, einen Infarkt vortäuschen. Des weiteren gibt es *stumme Infarkte* ohne entsprechende Beschwerden als ebenfalls nicht typische Verläufe.

Der Myokardinfarkt ist – abgesehen vom plötzlichen Herztod (vgl. B 5.4.2) – die dramatischste Manifestation der KHK. Grundsätzlich sollte bei jedem Verdacht auf einen Myokardinfarkt programmiert vorgegangen werden („Herzschmerz-Programm" Nr. 26). Mit dieser Handlungsanweisung wird versucht, Gesundheitsstörungen, die nicht mit dem Herzen zusammenhängen (z.B. Verletzungen, Myalgien), von vornherein auszuschließen.

> **!** Jedes „Bild eines Infarktes" ist bis zum Beweis des Gegenteils als Infarkt anzusehen und diagnostisch wie therapeutisch (sofortige Einweisung) zu führen!

Ein klassischer Infarkt ist in den meisten Fällen nicht zu verkennen. Er wird nachgewiesen durch
- die mehr oder weniger typische Symptomatik,
- diverse apparative Untersuchungen,
- Labortests.

Allerdings kann ein ganz frischer Infarkt mit den üblichen diagnostischen Mitteln nicht immer erfaßt werden; daher erlauben negative Anfangsbefunde nicht die Exklusion eines Myokardinfarkts.

5.4.1
Prä- und poststationäres Management

Grundsätzlich muß der Patient bei entsprechender Symptomatik stationär eingewiesen werden. Vor dem Abtransport ist zu beachten:

Prästationäres Management

- Lagerung des Patienten mit leicht erhöhtem Oberkörper; Schaffung guter Arbeitsmöglichkeiten für Arzt und Helfer im Hinblick auf das plötzliche Eintreten von Komplikationen;
- Schaffung eines sicheren venösen Zugangs;
- weitere Gaben von Nitraten (z.B. als Spray) unter Kontrolle des Blutdrucks;
- i.v.-Gabe von ASS (Aspisol®);
- Schmerzbekämpfung und Sedierung nach Bedarf;
- laufende Blutdruck- und Pulskontrollen;
- Organisation der Krankenhausaufnahme und des Krankentransports.

Wichtig ist die Beruhigung des Patienten und seiner Umgebung. Dazu gehört u.a. möglichst die Ausstrahlung von souveräner Ruhe durch den Arzt. Keine Überaktivität!

Der *komplizierte Infarkt* ist durch das Auftreten von Arrhythmien und kardiogenem Schock charakterisiert. Beim kardiogenen Schock sind Glykoside wenig hilfreich. Der Hausarzt wird unter den Bedingungen der ambulanten Praxis den Einsatz von hochdosiertem Kortison, Diuretika (beim Lungenödem), von Natriumbikarbonat, von Vasodilatatoren wie Nitroverbindungen als Spray, Antiarrhythmika je nach Bradykardie oder Tachykardie (Xylocain oder Atropin) oder Sauerstoff im Notarztwagen in Erwägung ziehen müssen. Bei Antiarrhythmika ist Vorsicht geboten. Ebenso Vorsicht bei parenteraler Gabe von Sedativa (Atemdepression!). Keine intramuskulären Injektionen!

> **!** Jeder mehr als 15 min anhaltende, anamnestisch typische und therapieresistente Angina-pectoris-Anfall ist infarktverdächtig und damit eine Indikation zur Klinikeinweisung.

Jeder Anruf eines Angehörigen wegen „Herzschmerzen" oder „Verdacht auf Herzinfarkt" ist ein Hilferuf und muß als Notfall durch den angerufenen Arzt sofort erledigt werden.

Selbst wenn bereits von den Angehörigen der Notarztwagen bestellt wurde, kann es aus Gründen der Entfernung, aus psychologischen Momenten etc. zweckmäßig sein, daß der Hausarzt trotzdem den Notbesuch durchführt.

Für den Hausarzt ist es immer wieder überraschend, auf Patienten zu stoßen, die nur geringe uncharakteristische, kaum für einen Herzinfarkt sprechende Symptome angeben, und bei denen dennoch die apparativen und Laboruntersuchungen auf ein frisches oder auch nicht mehr ganz frisches Infarktgeschehen hinweisen.

Meist handelt es sich dabei um ältere Menschen. Der Arzt muß mit diesen Patienten schonend, ausführlich und möglichst auch unter Beiziehung der Angehörigen die Problematik besprechen. In Einzelfällen verweigern jedoch die Patienten (oder die Angehörigen) – v.a. bei nicht ausgeprägter Symptomatik – die stationäre Behandlung.

In diesen Fällen sollte der Arzt entschieden darauf hinweisen, daß sich die meisten Todesfälle innerhalb der ersten Stunden nach dem Infarktereignis einstellen.

Der Hausarzt sollte bereits in Absprache mit dem Stationsarzt auf die Frührehabilitation („Anschlußheilverfahren"/AHB) drängen, da dies gegenwärtig der erfolgversprechendste und effektivste Weg bei der Wiedereingliederung von Koronarpatienten in das Alltagsleben darstellt [139].

5.4.2
Plötzlicher Herztod

Der *plötzliche Herztod* ist für mehr als die Hälfte aller Sterbefälle an koronarer Herzkrankheit (KHK) vor dem 65. Lebensjahr verantwortlich. Bei über 50% dieser plötzlichen Todesfälle gehen keinerlei Symptome voraus. Die meisten tödlichen Ereignisse treten außerhalb der Klinik auf [3].

Bei rund der Hälfte aller scheinbar an Herzinfarkt akut Verstorbenen ist bei der Sektion kein Infarkt nachweisbar. Verschiedene Todesursachen wie Pulmonalembolie, rupturierte Aneurysmen usw. können ebensogut einen plötzlichen Herztod verursachen.

Daher ist der Arzt auch im Fall eines plötzlichen, vermeintlichen Herztodes, nicht zuletzt aus forensischen Gründen, verpflichtet, sich bei der Benennung und Dokumentation des Todesfalles nicht an sein „Gefühl", sondern an Fakten zu halten, d.h. unzulässige Festlegungen auf Krankheiten zu vermeiden. Er wird also stets falsifizierend überlegen müssen: „Es sieht so aus wie ..., aber was war es wirklich?"

5.5
Funktionelle Herzbeschwerden

Der Allgemeinarzt hat es im Unausgelesenen Krankengut seiner Patienten im mittleren Lebensalter glücklicherweise relativ häufiger mit funktionellen Beschwerden in der Herzregion zu tun als mit Infarkten.

Solche *uncharakteristischen Herzsensationen* werden ins Thoraxinnere projiziert und können mit Schmerzen („Herzdrücken" oder ähnlichen Beschwerden) und/oder Tachykardie („Herzklopfen") und/oder Dysrhythmie („Herzstolpern") mit oder ohne Ausstrahlungen (z.B. Parästhesien im linken Arm) verbunden sein. Ob es sich jedoch hierbei um rein funktionelle Beschwerden oder aber um einen organischen Schaden (z.B. im Sinne einer Koronarsklerose) gehandelt hatte, weiß man erst nach einer ausgiebigen Diagnostik und Verlaufsbeobachtung.

Bei Präsentation von polymorphen Beschwerden in der Herzregion empfiehlt sich nach einer sonst negativen Diagnostik die Klassifizierung *„Polymorphe Herzbeschwerden"* (auch *„Polymorphe Kardiopathie"*).

Diagnostisch wird nach Checkliste Nr. 27 „Uncharakteristische polymorphe Herzsymptomatik" vorgegangen.

Solche „funktionellen" Beschwerden in der Herzregion wird also der berufstheoretisch denkende Allgemeinarzt als „Polymorphe Kardiopathie" oder „Präkordialschmerz" dokumentieren (was nicht falsch sein kann, wenn seine gezielte Diagnostik gut war) statt vielleicht „Herzneurose" (was keineswegs richtig sein muß) [37].

Trotz aller Hinweise auf ein psychogenes Geschehen werden dennoch solche Patientinnen und Patienten wohl ihr ganzes Leben lang immer wieder somatisch untersucht und betreut werden müssen. Auf diese Weise sind sie der vollen ärztlichen Zuwendung teilhaftig. Damit befindet sich der Hausarzt bereits mitten in der allgemeinmedizinischen Psychotherapie.

5.6
Herzrhythmusstörungen

Patienten mit *Herzjagen* klagen über Phasen von Herzklopfen, wobei in der Regel oft keine Tachykardie zum Zeitpunkt der Untersuchung mehr nachweisbar ist.

Beim Durchschnittsfall von Tachykardie handelt es sich um Anfälle ohne besondere Folgen, über die der Patient glaubhaft berichtet („paroxysmale Tachykardie"). Diese Anfälle werden dramatisch erlebt. Manchmal bringt der Patient dies von selbst mit einem hohen Blutdruck oder einer Schilddrüsenüberfunktion in Verbindung.

Klagen über *Herzklopfen (Palpitationen)* können Tachykardien betreffen. Häufig handelt es sich um laute Herzaktionen ohne erhöhte Frequenz, die als „Herzklopfen" klassifiziert werden, wenn sich, wie gewöhnlich, sonst nichts ergibt. Für diese Fälle steht dem Allgemeinarzt die Checkliste Nr. 28 („Tachykardie-Programm") zur Verfügung.

Oft sind es Menschen mittleren Alters. Sie lernen bald, ihre Anfälle, besonders die Tachykardien, selbst zu beherrschen, z.B. durch sofortiges Niederlegen, durch tiefes Durchatmen und Atemanhalten oder durch völlig entspanntes Sitzen. Haben die Patienten solche Erfahrungen einmal gemacht, lassen auch die großen Ängste nach, mit denen diese Rhythmusstörungen anfänglich verbunden sind. Medikamentös zu behandeln, ist meistens überflüssig. Dagegen sollten die Patienten verbal „entängstigt" und darauf vorbereitet werden, daß sie mit diesen (harmlosen) Gesundheitsstörungen werden leben müssen [42].

Eine *Tachykardie* ist definiert als eine Herzfrequenz von mehr als 100/min unabhängig von der Ursache [297]. Während des Schlafes kann der Herzschlag auf 35–40/min absinken, dagegen während ausgeprägter körperlicher Anstrengung auf 180–200/min ansteigen. Die Sinusknotenfrequenz ist außerdem altersabhängig.

Die klinisch relevante *Sinusbradykardie* weist gewöhnlich eine Schlagfrequenz unter 50/min auf und ist außerdem dadurch gekennzeichnet, daß der Sinusknoten auf Interventionen wie Atropingabe (0,5–1 mg i.v.) oder körperliche Anstrengung nicht wie normal mit einer Frequenzerhöhung reagiert [105, 217].

Supraventrikuläre und ventrikuläre Extrasystolen (Klassifizierung nach Lown, Tab. 5.3) sind die häufigsten Rhythmusstörungen überhaupt. Sie kommen bei Herzgesunden und Herzkranken gleichermaßen vor. Mit Aus-

Tabelle 5.3. Klassifizierung ventrikulärer Arrhythmien. (Nach Lown [163])

Lownklasse[a]	Definition	typisches EKG-„Bild"
0	**Keine ventrikulären Extrasystolen (VES)**	
1a	**Gelegentliche VES (< 1/min. < 30/h)**	
1b	**Gelegentliche VES (> 1/min., < 30/h)**	
2	**Häufige VES (> 30/h)**	
3	**Multiforme (oder polytope) VES** (Einige Autoren bezeichnen einen Bigeminus als 3b)	
4a	Repetitive VES — **Paarweise VES** (Couplets)	
4b	Repetitive VES — **Salven von VES** (3 und mehr aufeinanderfolgende VES) (auch Kammertachykardie, -flimmern, in Original.LOWN-Klassifikation nicht enthalten)	
5	**Früh einfallende VES** (VES stößt an / unterbricht T-Kammerkomplex vorherigen, normalen Welle des Kammerkomplexes)	

[a] Ausgehend von den Befunden auch anderer Arbeitsgruppen, daß ventrikuläre Extrasystolen (VES) ein erhöhtes Risiko für einen plötzlichen Herztod bedingen, schlug der amerikanische Kardiologe Bernhard Lown 1971 eine Klassifikation verschiedener Grade von VES vor. Diese Einteilung richtet sich nach steigendem Schweregrad und damit ernsterer Prognose. Ein plötzlicher Herztod durch Kammerflimmern tritt innerhalb von 24 h nach Symptombeginn ein. Lown u.a. untersuchten nicht nur Postinfarktpatienten, sondern auch solche, die lediglich eine Angina-pectoris-Symptomatik beklagten. Nach einem Herzinfarkt wiesen die Patienten wesentlich mehr höhergradige VES auf. Er stellte in weiteren Untersuchungen fest, daß zwar unter körperlicher Belastung mehr VES aufzuspüren waren als im Ruhe-EKG, die zuverlässigsten Ergebnisse sich aber im 24-h-Langzeit-EKG produzieren ließen (Übersicht 11). Die weitere Erfahrung zeigt, daß erst die Lown-Grade IV und V den Patienten ernsthaft gefährden und daher behandlungsbedürftig sind. Gerade diese Fälle können aber mit dem Ruhe- oder Belastungs-EKG nur zu einem geringen Prozentsatz erfaßt werden [128]. Zur Diagnostik von Herzrhythmusstörungen gehören Ruhe-EKG und in der weiterführenden Diagnostik das Belastungs-EKG. Einen festen Platz in der Hand geübter Allgemeinärzte nimmt inzwischen die Langzeit-EKG-Diagnostik (Übersicht 11) in Zusammenarbeit mit dem kardiologischen Spezialisten ein.

nahme des akuten Myokardinfarktes sind diese Rhythmusstörungen nicht obligat behandlungsbedürftig [217].

Die Ursachen von Herzrhythmusstörungen zu erfassen ist auch für Spezialisten oft schwierig. Wegen möglicher Komplikationen (z.B. Herzinsuffizienz) und auch im Hinblick auf die langfristig einzuschlagende Therapie (z.B. spezielle Medikamente oder Schrittmacher) sollte der Hausarzt daher die Zusammenarbeit mit dem Kardiologen suchen.

Nicht wenige Patienten, die bei subjektiv erstaunlichem Wohlbefinden eine *absolute Arrhythmie* bei Vorhofflimmern aufweisen, führt der Hausarzt über viele

> **Übersicht 11**
>
> **Beschwerden und pathologische Befunde der Herzfrequenz, die eine Langzeit-EKG-Diagnostik erfordern [128]**
>
> - **Beschwerden**
>   - Schwindelanfälle,
>   - synkopale Anfälle,
>   - subjektiv empfundene Herzrhythmusstörungen,
>   - pektanginöse Beschwerden, die mit Ergometrie nicht aufgeklärt werden konnten,
>
> - **Pathologische Befunde und Störungen im Frequenzverhalten**
>   - Bradykardien
>   - Tachykardien
>   - supraventrikuläre Arrhythmien (Vorhofflimmern und Vorhofextrasystolen)
>
>   Blockierungen und Pausen
>   - SA-Blockierung,
>   - AV-Blockierung,
>   - intraventrikuläre Blockierungen.
>
>   Extrasystolen
>   - supraventrikuläre Extrasystolen,
>   - ventrikuläre Extrasystolen.
>
>   Repetitive Arrhythmien
>   - Couplets,
>   - ventrikuläre Tachykardien (besonders häufig bei KHK, Myokardiopathien, Mitralklappenprolaps).
>
>   ST-Streckensenkungen,
>
>   Schrittmachermalfunktionen.

Jahre hinweg. KHK, Hyperthyreose (vgl. B 12.8) und der extrem seltene *Mitralklappenfehler* müssen bedacht werden.

Ältere Patienten fühlen sich – im Unterschied zu den jugendlichen – durch die absolute Arrhythmie nicht beunruhigt; sie nehmen ihren unregelmäßigen Herzschlag meist gar nicht wahr. Eine medikamentöse Therapie oder Kardioversion erübrigen sich bei dieser meist langjährig fixierten Form von Herzrhythmusstörungen.

An das gehäufte Auftreten von embolischen Prozessen muß gedacht werden. Vor diesem Hintergrund ist die prophylaktische Gabe von Azetylsalizylsäure (ASS) bzw. Dicumarol (Marcumar®) zu prüfen.

Die Therapie mit oralen Antikoagulanzien anhand der Thromboplastinzeit sollte wegen der unterschiedlichen Standardisierung der Tests nicht mehr nach dem Prinzip von Quick („*Quick-Wert*"; A.J. Quick 1935) kontrolliert werden, sondern anhand der „international normalized ratio" (INR; WHO 1983). Eine INR von 1,0 entspricht immer einer normalen Blutgerinnung (= Quick-Wert von 100%). Der therapeutische INR-Bereich für Vorhofflimmern/Vorhofflattern, Herzklappenvitien, tiefe Beinvenenthrombosen/Lungenembolie und bestimmte Herzklappenprothesen liegt bei 2,0-3,0.

5.7
Hypertonie

Es gibt nur wenige Erkrankungen, bei denen die Bestimmung von nur 2 Meßgrößen von solcher Bedeutung in Diagnostik und Therapie ist, wie es die unblutige Messung des systolischen und diastolischen Wertes bei *Hypertonie* darstellt.

Es sollte daher zur Routine einer jeden Allgemeinpraxis gehören, z.B. anläßlich der Ableitung eines EKG, der Durchführung einer Spirometrie, bei neuen Patienten oder Pillenrezepterneuerung u.v.a.m. routinemäßig durch die Helferin den Blutdruck messen und den Wert dokumentieren zu lassen. Ein solches Vorgehen ist ein wertvoller Beitrag des Hausarztes in der Früherkennung von hohem Blutdruck und in der Langzeitbetreuung des Hypertonikers, letztlich Ausdruck der Qualitätssicherung in der Allgemeinpraxis.

Bei einmalig erhöht gemessenem Blutdruck ist in der Allgemeinmedizin von vornherein eine der wichtigsten Fragen, ob überhaupt eine „Hypertonie" (A) vorliegt, d.h. ob der erhöhte Wert nicht allein durch Aufregung, beispielsweise durch die gespannte Erwartung beim Arztkontakt, zustande gekommen war [42].

Wenn der Blutdruck bei zweimaliger Vorausmessung deutlich erhöht war, empfiehlt sich für die allgemeinmedizinische Diagnostik die Checkliste Nr. 25 („Hypertonie-Programm", Übersicht 12). Erst nach Anwendung dieser Checkliste und häuslichen Selbstkontrollen kann das Beratungsergebnis als „Hypertonie" (C) korrekt klassifiziert werden (vgl. A 1.3).

5.7.1
Hohe Prävalenz

In hochzivilisierten Ländern ist heute bei jedem 7.–10. Erwachsenen eine Blutdruckerhöhung nachweisbar. Aus der Sicht der Allgemeinmedizin haben sich die Hypertoniefälle in diesen Gegenden seit dem Ende des 2. Welt-

Übersicht 12

Checkliste Nr. 25 „Hypertonie-Programm" [42]

Programm
– für die allgemeinmedizinische Diagnostik, wenn der Blutdruck bei zweimaliger Vorausmessung deutlich erhöht war. Braun u. Mader (2001)

Subjektiv

Beratungsursache
erster Eindruck
   Druckmessungen
   Kontrolle nach 1 min entspanntem Liegen
   Kontrolle sofort nach dem Aufstehen
   Kontrolle nach 3 min raschen Gehens
in der Familie Schlaganfälle/Herzinfarkt
selbst zuckerkrank
Übergewicht/Bewegungsmangel
Hypertonie bekannt seit (Höhe)
gleich/besser/schlechter
frühere Therapie
Kopfschmerz/Schwindel/Augenschmerz seit
Anfälle von Schwitzen/Herzrasen
belastungsabhängiger Herzschmerz
kurzatmig durch Anstrengungen/Nykturie
Beinödeme symmetrisch seit
Harnzwang/Schmerzen beim Urinieren
Flankenschmerz
früher nierenkrank/Analgetika-Abusus
Gravidität/Kontrazeptiva
sonstige Beschwerden/Abnormitäten
Dauerstreß/Depressionen
Ängste
Vermutung über Ursache/Art
Selbstbehandlung
sonst noch

Objektiv

Augenfundus (wenn diastolisch über 120 mm Hg)
Herzspitzenstoß/Karotisgeräusch
Aortensystolikum
Nierenlager klopfschmerzhaft
Femoralis-, Fußpulse tastbar
Beinödeme
EKG
Serum-Kreatinin
Serum-Kalium
Serum-Natrium
Gesamteiweiß
Urinstatus
sonstiges Labor
bildgebende Verfahren

Beratungsergebnis

Maßnahmen

Tabelle 5.4. Häufigkeitsverteilung (Rang) des Beratungsergebnisses „Hypertonie" in allgemeinmedizinischen Praxen in Österreich, in der Schweiz und in Frankreich/Paris

Beratungsergebnis (BE)	Österreich Braun [37] 1954–1959	Braun [37] 1977–1980	Schweiz Landolt-Theus [151] 1983–1988	Frankreich Sourzac/Very [237] 1988–1990	Österreich Danninger [56a] 1991–1996
Hypertonie	18	2	6	2	8

krieges verfünffacht. Die *Prävalenz*[4] liegt bei etwa 5% aller Beratungsergebnisse. Dies drückt sich auch in den allgemeinmedizinischen Statistiken aus (Tabelle 5.4).

So nahm das Beratungsergebnis „Hypertonie" in den 70er Jahren nach „Uncharakteristischem Fieber" (UF) Rang 2 ein [37], während es in den 50er Jahren an 18. Stelle stand [31]. In den allgemeinmedizinischen Statistiken aus den 80er bzw. 90er Jahren findet sich die Hypertonie auf Rang 6 bzw. 8 [56a, 102]. Zum Teil hängt das mit einem veränderten Gesundheitsbewußtsein der Bevölkerung und einer häufigeren Blutdruckmessung durch die Untersucher zusammen. Bedeutsamer scheinen jedoch der überhöhte Nahrungsmittelkonsum sowie die niedriger gefaßten Grenzwerte der Hypertonie zu sein.

---

[4]*Prävalenz:* Häufigkeit aller Fälle eines bestimmten Beratungsergebnisses, es werden alle alten und neuen Fälle eines Jahres registriert.

In den allgemeinmedizinischen Statistiken sind Frauen doppelt so häufig wie Männer betroffen. In einem 3jährigen Beobachtungszeitraum machten die neu entdeckten Hypertoniker (*Inzidenz*[5]) immerhin ein Fünftel aller statistisch erfaßten Hypertoniefälle aus. Jenseits des 45. Lebensjahres nimmt die Zahl der Hypertoniker erwartungsgemäß deutlich zu.

5.7.2 Meßtechnik

Bei der Messung sollte sich unabhängig von der Körperlage die Ellenbeuge in Herzhöhe befinden (Abb. 5.4). Die Schlauchbreite für Oberarme (Umfang ≤ 40 cm) sollte ca. 15 cm betragen. Für die Bedingungen des wissenschaftlichen Arbeitens in der Allgemeinmedizin wurde von Braun 1976 ein eigenes Programm für die Blutdruckmessung in der Praxis angegeben [39].

Die Meßverfahren beim Erwachsenen sind auf Kinder keinesfalls übertragbar. Der Gebrauch von zu schmalen Manschetten führt zu deutlich überhöhten Meßwerten. Als *Faustregel für die Manschettenbreite zur Blutdruckmessung bei Kindern und Jugendlichen* gilt: Verwendung der breitesten Manschette, die sich bequem um den Oberarm legen läßt, ohne daß das Anlegen des Stethoskops in der Ellenbeuge behindert wird (Tabelle 5.5).

Bei *Kindern und Jugendlichen* gibt es folgende Indikationen zur gezielten Blutdruckkontrolle [214]:
– Symptome, die auf Hypertonie hinweisen können (z.B. Kopfschmerzen, Schwindel, Nasenbluten, Sehstörungen),
– kardiale, renale und Vorerkrankungen des Nervensystems;

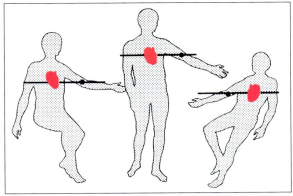

Abb. 5.4. Auskultationspunkte bei Blutdruckmessung immer in Herzhöhe [64]

– Hormonverabreichungen (z.B. Steroide, Antikonzeptiva),
– Narkosen und Operationen,
– familiäre Belastung durch Hypertonie oder andere kardiovaskuläre Erkrankungen,
– sportärztliche Untersuchungen.

Darüber hinaus hat die Schweizerische Gesellschaft für Pädiatrie zur Beurteilung der Blutdruckmeßwerte weitgehend identische Meßblätter für Jungen und Mädchen entwickelt. Dabei beträgt der Grenzwertbereich zwischen Normotonie und Hypertonie beim systolischen wie auch diastolischen Blutdruck einheitlich etwa 10 mmHg (Abb. 5.5).

> ! Es ist unzulässig, sich im Kindesalter mit der „Diagnose" einer „Essentiellen Hypertonie" zu begnügen (Schweizerische Gesellschaft für Pädiatrie, zit. Rahe M [214]).

---
[5] *Inzidenz:* Anzahl der neu hinzugekommenen Fälle in der Zeiteinheit.

Tabelle 5.5. Maße von Blutdruckmanschetten bei Kindern (Nach Leumann [214])

Gummibalgbreite [cm]	Durchschnittliche Oberarmlänge [cm]	Durchschnittlicher Armumfang [cm]	Manschettenlänge [cm]	Breite des Stoffteils
4	ca. 6	13,5	20	ohne Stoffteil
8	12	17	18	höchstens 1,5 cm breiter als der Gummibalg
12	16	21	22–24	höchstens 2 cm breiter als der Gummibalg
15[a]			32	

[a] Manschettenbreite für adipöse Jugendliche und für Messung am Bein

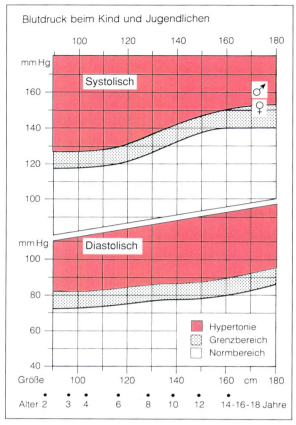

Abb. 5.5. Meßblatt der Schweizerischen Gesellschaft für Pädiatrie [214]

> ! Der Hausarzt sollte es sich angewöhnen, nach Möglichkeit bei jedem neuen Patienten anläßlich des Erstkontaktes den Blutdruck zu messen (bei pathologischen Werten rechts und links).
>
> Bei einem neuen Fall von Hochdruck sollte in der Allgemeinpraxis sofort programmiert untersucht werden (Checkliste Nr. 25, Übersicht 12). Erst danach ist es sinnvoll, weitere Maßnahmen (z.B. Überweisung zum Spezialisten, Therapie) vorzunehmen.

Die Bedeutung der *Belastungsdruckmessung* (z.B. mittels Fahrradergometrie) liegt im Hinblick auf die Erkennung einer (echten) „Hypertonie" (C) darin, daß es sich hierbei um einen guten Provokationstest handelt. Bei labilen Hypertonikern, die bei der aktuellen Ruhedruckmessung zufällig normale Drücke zeigen, weist das überschießende Druckverhalten unter Belastung auf eine echte Hypertonie hin. Umgekehrt spricht ein normales Druckverhalten unter Belastungsbedingungen bei erhöhtem Ruhedruck eher für eine situative Verursachung. Darüber hinaus lassen sich aus den Parametern der Fahrradergometrie auch wichtige Schlußfolgerungen über den Gesundheits- und Leistungszustand des Patienten sowie zu Trainingsempfehlungen ableiten [222].

Das *ambulante Blutdruckmonitoring (ABDM)* über 24 h hinweg gehört angesichts der Häufigkeit der Hochdruckerkrankung und deren Spätfolgen als Routinemethode in die Hand des Allgemeinarztes. *Hauptindikationen* für das ABDM sind:

- Verifizierung eines erstmalig nach konservativer Meßmethode festgestellten Hypertonus; evtl. Kontrolle nach medikamentöser Einstellung unter Alltagsbedingungen.
- Kontrolle bei sog. schwer einstellbaren Hypertonikern.
- Hypertonien, die unter Therapie zufriedenstellende Praxiswerte zeigen, bei denen die Patienten jedoch unter beträchtlichen Behandlungsnebenwirkungen leiden.
- Verifizierung und Überwachung von Schwangerschaftshypertonien.
- Große numerische Unterschiede zwischen Werten der Selbstmessung und des Gelegenheitblutdrucks (systolisch >20 mmHg, diastolisch >10 mmHg).
- Verdacht auf fehlenden nächtlichen Blutdruckabfall (sekundäre Hypertonie) und Dokumentation der ausreichenden Behandlung.
- Möglichkeit des Auftretens eines krisenhaften Blutdruckanstiegs.

Überhöhte Blutdruckwerte anläßlich einer Erstberatung sollten sofort kontrolliert werden. Weitere Einzelheiten für die allgemeinmedizinische Führung dieser Fälle sind der Checkliste Nr. 25 („Hypertonie-Programm", Übersicht 12) zu entnehmen.

Elektronische Geräte sind hilfreich, messen jedoch in der Regel nicht genauer. Bei grenzwertig erhöhtem Blutdruck kann die Selbstmessung zur Klärung der Therapieindikation beitragen.

Die Selbstmessung dient bei der Therapieüberwachung auch dazu, zu starke Blutdrucksenkungen zu vermeiden; zudem wird die Therapietreue des Patienten gefördert [4]. Allerdings läßt sich das nicht bei allen Patienten durchführen.

- Diagnostisches Hilfsmittel in Abklärung von Schwindelzuständen, Kreislaufsensationen etc.
- Fehlende Regression von Sekundärschäden trotz adäquater Therapie seit 6-12 Monaten.

5.7.3
Normwerte für den Blutdruck

Die Normgrenzen für den Blutdruck werden seitens der Deutschen Liga zur Bekämpfung des hohen Blutdrucks, in Anlehnung an internationale Empfehlungen, wie folgt festgelegt: unabhängig vom Alter
- für die Gelegenheitsmessung in der Praxis 140/90 mmHg,
- für die Selbstmessung 135/85 mmHg,
- für den Tageswert im ABDM 135/85 mmHg.

Noch rigoroser in der Definition und Klassifikation der Blutdruckwerte ist die WHO in ihren Leitlinien von 1999 (Tabelle 5.6).

Tabelle 5.6. Definition und Klassifikation der Blutdruckwerte in mmHg. (Nach WHO [278a])

Kategorie	Systolisch	Diastolisch
Optimal	< 120	< 80
Normal	< 130	< 85
Noch normal	130-139	85-89
Hypertonie Grad I (mild),	140-159	90-99
Subgruppe: borderline	140-149	90-94
Hypertonie Grad II (mäßig)	160-179	100-109
Hypertonie Grad III (schwer)	≥ 180	≥ 110
Isolierte systolische Hypertonie,	≥ 140	< 90
Subgruppe: borderline	140-149	< 90

Die Megastudie HOT („hypertension optimal treatment") an über 18.000 Hypertonikern (durchschnittliches Alter 61,5 Jahre) ergab nach einem Beobachtungs- und Behandlungszeitraum von etwa 3,5 Jahren einen mittleren Wert von 138,5/82,6 mmHg als bestmöglichen Herz- und Gehirnschutz.

Ein zusätzliches „Drücken der Werte" (wie es derzeit diskutiert wird) bringt möglicherweise keinen zusätzlichen Gewinn. Letztlich muß der *behandelnde Arzt* im *Einzelfall* entscheiden, welche Werte er für seinen Patienten im Hinblick auf das kardiovaskuläre Gesamtrisiko als *optimal* ansieht (Risikostratifizierung). Vor diesem Hintergrund gelten die Werte für leichten, mittleren und schweren Hochdruck (Tabelle 5.6) eher zur Orientierung.

In Versicherungsstatistiken wird ein Blutdruckwert zwischen 140/90 mmHg und 160/95 mmHg als „Grenzwerthypertonie" bezeichnet und als Risikofaktor mit Verminderung der Lebensdauer betrachtet.

Generell sollten angesichts der erheblichen Blutdruckvariabilität *mindestens drei* Messungen bei *mindestens zwei* verschiedenen Gelegenheiten, am besten nach 2-3 Minuten im Sitzen, vorgenommen werden (vergleiche „Hypertonie-Programm" Nr. 25/Übersicht 12).

Dabei sind in allen Altersklassen situationsbedingte Blutdrucksteigerungen zu beachten, die weitere Wiederholungsmessungen bzw. Einsatz der Blutdruckselbstmessung und des ambulanten Blutdruckmonitorings ratsam erscheinen lassen (sog. *Praxishypertonie*; Abb. 5.6). Die isolierte systolische Hypertonie stellt besonders im Alter eine zunehmend häufige Hochdruckform dar. Vor Beginn und während einer medikamentösen Therapie sollte der Blutdruck auch im Stehen gemessen werden, da ältere Menschen noch häufiger zu Blutdruckabfall im Stehen neigen [62].

5.7.4
Hochdruckbehandlung

Bei einem mehrfachen Überschreiten der Grenzen von 140/90 mmHg sollte – in Abhängigkeit von zusätzlichen kardiovaskulären Risikofaktoren und evtl. vorhandener Hypertoniefolgeschäden – eine Behandlung angestrebt werden, die zunächst in einer sog. „Lebensstiländerung" besteht und erst bei unzureichendem Erfolg zur Pharmakotherapie führt. Bei wiederholten Blutdruckmessungen über 160/95 mmHg ist eine unmittelbare Pharmakotherapie unabhängig vom Alter der Patienten angebracht.

Das o.g. Behandlungsziel sollte in der Regel innerhalb von Wochen oder einigen Monaten erreicht werden. Das Auftreten evtl. unerwünschter Nebenwirkungen kann oft durch eine individuell ausgewählte, niedrig dosierte Mono- oder auch Kombinationstherapie erreicht werden.

Die Hochdruckbehandlung in der Praxis kann sich auf die Empfehlungen der Deutschen Liga zur Bekämpfung des hohen Blutdrucks stützen. Diese sehen sowohl Allgemeinmaßnahmen als auch eine medikamentöse Behandlung in Form einer Mono- oder Kombinationstherapie vor (Abb. 5.7).

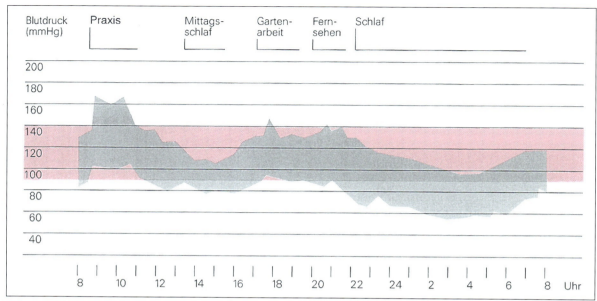

Abb. 5.6. Beispiel einer „Praxishypertonie" bei einer 54jährigen Patientin im ABDM. Besuch in der Praxis des Hausarztes zwischen 9 und 10 Uhr; im Schlaf normaler (deutlicher) Blutdruckabfall. 24-h-Mittelwert: 123/84 mmHg bei 68 Einzelmessungen. Blutdruckwerte über 140/90 mmHg : 14% systolisch, 8% diastolisch. Insgesamt Normalbefund, keine weitere Abklärung

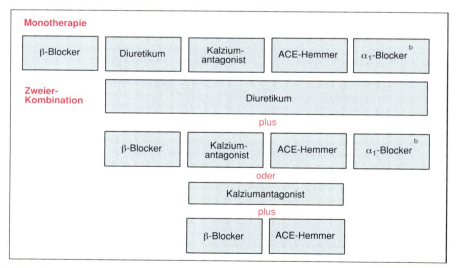

Abb. 5.7. Schema der medikamentösen Stufentherapie des Bluthochdruckes (Monotherapie, Zweierkombination), Stand: November 1997. Angiotensin II-AT1-Rezeptorantagonisten, die 1995 als Antihypertensiva zugelassen wurden, können besonders dann berücksichtigt werden, wenn die Anwendung von ACE-Hemmern zur Blutdrucksenkung gewünscht und wegen Nebenwirkungen nicht möglich ist. Für Angiotensin II-AT1-Rezeptorantagonisten stehen langdauernde Anwendungserfahrungen noch aus [63].

Wirkt keine der angegebenen Zweierkombinationen ausreichend, kann zusätzlich ein zentrales Antisympathotonikum hinzugefügt oder folgende Dreifachkombination angewandt werden:

– Diuretikum + β-Blocker + Vasodilatator[a],
– Diuretikum + ACE-Hemmer + Kalziumantagonist,
– Diuretikum + Antisympathotonikum + Vasodilatator[a]

Beachte: Fixkombinationen können die Zahl der Tabletten vermindern, die Compliance verbessern und häufig die Kosten senken [63].

[a] Vasodilatatoren: Kalziumantagonisten, ACE-Hemmer, $α_1$-Blocker, Dihydralazin, Angiotensin-1-Rezeptorantagonisten.
[b] für Mono- und Zweiertherapie seit März 2000 von der Deutschen Hochdruckliga wegen ineffizienter Vorbeugung kardiovaskulärer Ereignisse zurückgezogen.

Allgemeinmaßnahmen:

- Einstellen des Rauchens,
- Senkung des Alkoholkonsums unter 30 g/Tag,
- Abbau von Streß,
- Gewichtsreduktion,
- Kochsalzbegrenzung (unter 6 g/Tag),
- Behandlung der Hyperlipidämie,
- dynamische körperliche Belastung,
- Überprüfung der Indikation für eine laufende Therapie mit nichtsteroidalen Antirheumatika, Steroiden, oralen Kontrazeptiva und Sexualhormonen in der Postmenopause,
- konsequente Behandlung eines Diabetes mellitus.

Dieses Schema der Hochdruckbehandlung gilt insbesondere für Patienten, die außer der Hypertonie keine weiteren Erkrankungen oder Risikofaktoren aufweisen.

Diese Behandlungsempfehlungen können jedoch modifiziert werden, wenn Begleiterkrankungen bzw. Zusatzkriterien auftreten (Tabelle 5.7).

Umstritten ist die Behandlung des arteriosklerotisch bedingten systolischen Hochdrucks der älteren Menschen [130].

5.7.5
Hypertensive Notfälle

Der *hypertensive Notfall* ist eine in der Allgemeinmedizin seltene, akute, krisenhafte Blutdrucksteigerung mit *Organkomplikationen*, z.B.
- Enzephalopathie (Symptome: Kopfschmerzen, Sehstörungen, Schwindelerscheinungen, Bewußtseinsstörungen, andere Ausfallserscheinungen im Bereich des Nervensystems),
- Lungenödem,
- Angina pectoris.

In solchen Fällen ist die sofortige Klinikeinweisung zu bedenken.

Im allgemeinen hat es der Hausarzt mit Fällen von akut aufgetretenem hohen Blutdruck ohne akute Organmanifestation zu tun. Diese Patientengruppe kann unter engmaschiger Druckkontrolle in der Praxis oder am Krankenbett in der ersten halben Stunde und unter entsprechender Therapie zuwartend beobachtet werden.

Das Mittel der Wahl ist in diesen Fällen die orale Gabe von 5–10 mg Nifedipin (z.B. Adalat®). Die Wirkung tritt i. allg. innerhalb weniger Minuten ein. Eine erneute

Tabelle 5.7. Einige Begleiterkrankungen und Zusatzkriterien, welche die im Schema der Hochdruckbehandlung (Abb. 5.7) aufgestellten Behandlungsempfehlungen modifizieren können [63, 130]

Begleiterkrankung bzw. Zusatzkriterien	Behandlungsempfehlung
Ältere Patienten (> 65 Jahre)	Kalziumantagonisten und Diuretika bevorzugen.
Koronare Herzkrankheit	β-Blocker und Kalziumantagonisten bevorzugen.
Herzinsuffizienz	Diuretika und ACE-Hemmer bevorzugen. Carvedilol, Bisoprolol oder Metoprolol additiv zur Basistherapie in niedriger Dosierung.
Vorausgegangener Myokardinfarkt	ACE-Hemmer und β-Blocker bevorzugen.
Diabetes mellitus	Bei jüngeren Patienten (Typ 1 und 2) ACE-Hemmer, niedrig dosierte $β_1$-selektive Blocker und Kalziumantagonisten bevorzugen. Zurückhaltung mit nichtselektiven β-Blockern. Bei diabetischer Nephropathie ACE-Hemmer.
Linksherzhypertrophie	ACE-Hemmer, β-Blocker und Kalziumantagonisten bevorzugen.
Gicht	Zurückhaltung mit Diuretika.
Obstruktive Ventilationsstörungen	Kalziumantagonisten, ACE-Hemmer bevorzugen. β-Blocker kontraindiziert.
Niereninsuffizienz	Bei Serumkreatinin über 2,0 mg/dl Gabe von Schleifendiuretika. Kaliumsparende Diuretika können zu Hyperkaliämie führen. Verzögerte Elimination mancher Antihypertensiva (z.B. Atenolol, Nadolol, Sotalol, Captopril, Enalapril) beachten. ACE-Hemmer nephroprotektiv.
Gravidität	$β_1$-selektive Rezeptorenblocker oder α-Methyldopa einsetzen, deren Unschädlichkeit für die fetale Entwicklung nachgewiesen ist.
Hyperlipidämie, arterielle Verschlußkrankheit	Es liegen bisher keine Langzeitstudien vor, die eine gesonderte therapeutische Empfehlung rechtfertigen.

Gabe dieser Dosis ist möglich [130]. Bei ausbleibender oder ungenügender Wirkung kann etwa 15 min später 0,075 mg Clonidin (z.B. Catapresan®) langsam i.v. gegeben werden. Die Wirkung tritt nach etwa 10 min ein [63].

Sowohl bei gesunden als auch bei hochdruckkranken Frauen sinkt der Blutdruck während der Schwangerschaft zunächst um 10–15 mmHg. Ständige Blutdruckwerte von 140 mmHg systolisch oder 90 mmHg diastolisch bei Graviden sind daher als erhöht anzusehen [61]. Bei Frauen, bei denen der Blutdruck während der Schwangerschaft zunächst relativ niedrig war, muß ein hypertensiver Notfall angenommen werden, wenn der Blutdruck plötzlich auf Werte von ca. 150/120 mmHg steigt.

Der Allgemeinarzt ist gut beraten, Personen, die unter 40 Jahre alt sind und systolische Blutdruckwerte über 200 mmHg aufweisen, in den spezialistischen Bereich entweder sofort oder nach Durchführung einer Programmierten Untersuchung mittels der Checkliste Nr. 25 (Übersicht 12) einzuweisen. Dabei geht es hauptsächlich darum, einen nephrogenen, möglicherweise reparablen Hochdruck auszuschließen. Glücklicherweise sind solche Fälle nicht regelmäßig häufig [42].

5.8
Uncharakteristischer Schwindel

Flüchtige Stand- oder Gangunsicherheiten hat bestimmt jeder Mensch schon einmal erlebt. Sehr viele solcher Schwindelzustände spielen sich außerhalb des Arztbereiches ab. So suchen die allermeisten Personen, die vorübergehend Schwindel, beispielsweise nach Alkoholexzeß, nach einer Karussellfahrt oder beim Blick in die Tiefe hinab hatten, sicherlich keinen Arzt auf. Solche „leichten" Schwindelattacken nimmt man einfach als „normal" hin. Länger dauernde oder wiederholte und/oder unerklärliche Schwindelzustände machen dagegen viele Betroffene besorgt und führen sie in die Praxis.

In den Statistiken der 1970er, der 80er bzw. der 90er Jahre nimmt das Beratungsergebnis „*Uncharakteristischer Schwindel*" einen vorderen Platz (Rang 12, 10 bzw. 30) ein. Damit liegt das Beratungsergebnis „Schwindel" noch vor Schnupfen oder Halsschmerzen. Betroffen sind alle Altersgruppen ab dem 15. Lebensjahr mit zunehmender Altersabhängigkeit, dabei besonders das weibliche Geschlecht.

5.8.1
Berufstheoretische Überlegungen

Das Beratungsergebnis „Schwindel" (A) ist also statistisch ein sehr häufiges Vorkommnis in der Allgemeinmedizin. Der Hausarzt weiß von vornherein, daß in den meisten Fällen „nichts Schlimmes dahinterstecken" wird. Das darf ihn aber – wie auch sonst in der Praxis – nicht daran hindern, jeden Fall ernst zu nehmen und bei noch so harmlosem Erscheinungsbild seine diagnostischen Mittel voll auszuschöpfen.

Hinter dem Ausdruck „Schwindel" verbirgt sich beim Patienten eine ganze Symptomenpalette verschiedener Schwindelgefühle (z.B. Schwankschwindel, Drehschwindel, Unsicherheitsgefühl, Übelkeit, Schwarzwerden vor den Augen, Fallneigungen, verschwommenes Sehen, Gefühl der Drehung des eigenen Körpers bzw. der Umgebung).

So differenziert sich diese Schwindelsymptome oftmals aus dem Patienten herausfragen lassen, so selten sind diese Angaben dem Allgemeinarzt hilfreich und verläßlich im Hinblick auf die Exklusion eines Abwendbar gefährlichen Verlaufs (AGV).

Klare Zuordnungen und exakte Abgrenzungen von
– einer peripheren vestibulären Erkrankung,
– einer zentralen vestibulären Erkrankung,
– einer rein kardiovaskulären Ursache,
– einer Erkrankung des Sehorgans oder
– einer psychovegetativen Ursache
sind dem Allgemeinarzt kaum möglich.

Große spezialisierte Schwindelambulanzen in HNO- und neurologischen Kliniken geben folgende Häufigkeiten für die einzelnen Schwindelformen an: An 1. Stelle liegt der benigne paroxysmale Lagerungsschwindel, dann folgt der phobische Schwank- oder Attackenschwindel (vgl. B 11.7.1). Erst dann folgt der zentral-vestibuläre Schwindel (Neuropathia vestibularis), der akute Funktionsverlust eines Gleichgewichtsorgans; an 4. Stelle steht dann der Morbus Menière (B 5.8.3) [2a].

5.8.2
Obligate Programmierte Diagnostik

Für die allgemeinmedizinische Diagnostik bei Uncharakteristischem Schwindel wurde die Checkliste Nr. 24 („Schwindel-Programm") geschaffen (Übersicht 13), das automatisch in alle Richtungen lenkt, die in B 5.8.1 aufgezeigt wurden.

Übersicht 13

Checkliste Nr. 24 „Schwindel-Programm" [42]

Programm für die allgemeinmedizinische Diagnostik bei Uncharakteristischem Schwindel. Braun u. Mader (2001)

Subjektiv

Beratungsursache
erster Eindruck
schwerkrank
Persönlichkeitsveränderung
Schwindel derzeit seit
wie oft früher
gleich/besser/schlechter
frühere Diagnostik
frühere Bezeichnung
frühere Therapie
täglich/Dauer/Anfälle
wann überhaupt erstmals
dazwischen gesund
früher Kopf-, Halsunfall
jüngst Fieber/schwer erkrankt gewesen
Kopfschmerzen
Beinödeme/Nykturie
appetitlos/matt/Gliederschwäche
andere Symptome
Diabetes mellitus
Schweißausbrüche/Wallungen
Abusus/Entwöhnung von
    Rauchen/Alkohol/
    Kaffee/
Medikamente
Abmagerungskur
Berufsnoxen/Giftspray
ausgelöst durch
    Fahrzeug/Flugzeug/Kopfdrehen/
    Bücken/Aufstehen/Blickwendung
Drehung nach links/rechts
Liftgefühl/Lateropulsion
Brechreiz/Erbrechen
Übelkeit/Ohnmacht/Schwarzsehen
Ohrschmerzen, -fluß, -sausen Hörstörung/
Visusveränderung/Geruchsstörung
schlechter durch
    Aufregung/Anstrengung/
    Fernsehen/Brille
besser durch Ruhe/Schlucken/Therapie
Miktion/Stuhl/Menses
Ängste
Vermutung über Ursache/Art
Selbstbehandlung
sonst noch

Objektiv

psychisch auffällig (ängstlich, depressiv)
Kopfplattenschmerz/Konjunktiven
Pupillenreaktionen/Augenbewegungen
Visus/Fundus
Nystagmus spontan/nach Kopfschütteln
Aufwärtsblick
Blindgang/Finger-Finger-Test
Halswirbelsäule
Handtremor
Ohren/Mittel-, Innenohrschwerhörigkeit
Herz- und Karotidensauskultation
Blutdruck/Puls
Leber
Reflexe/periphere Gefäße
Schwindel nach ca. 20 sek Hyperventilation
EKG
Urin
BSG (BKS)
Schilddrüsenfunktion
sonstiges Labor

Beratungsergebnis
Attackenschwindel
Dauerschwindel
Lage-, Lagerungsschwindel
anderer Schwindel

Maßnahmen

Dadurch soll der Hausarzt gleich von Anfang an einen Überblick über die spezielle diagnostische Situation gewinnen. Der Inhalt des Programms orientiert sich dabei an einigen wenigen Grundregeln, die es zu beachten gilt:
- Der Patient soll ganz spontan seine Beschwerden schildern können; erst wenn er seine Schwindelempfindungen nicht präzisieren kann, sollte gezielt nachgefragt werden:
  - Drehschwindel?
    ⇒ meist peripher-vestibuläre Störung.
  - Schwankschwindel, Unsicherheitsgefühl?
    ⇒ meist zentral-vestibulär.
  - Bewußtseinsstörung, Kopfschmerz?
    ⇒ immer zentrale Störung.
  - Übelkeit? Erbrechen?
    ⇒ peripher- oder zentral bedingt.
  - Schwarzwerden vor den Augen (schnelles Aufstehen)?
    ⇒ orthostatisch bedingt.
- Die Anamnese muß in Zeiträume gegliedert werden.
  Beginn:
  - Plötzlich?
    ⇒ Zum Beispiel akuter Funktionsverlust eines Geleichgewichtsorgans wie bei benignem paroxysmalen Lagerungsschwindel (BPLS).
  - Allmählich?
    ⇒ Zum Beispiel phobischer Schwank- oder Attackenschwindel.
  Verlauf:
  - Dauerhaft oder zunehmend?
    ⇒ Zum Beispiel ZNS-Tumor.
  - Plötzliche Besserung?
    ⇒ Zum Beispiel benigner paroxysmaler Lagerungsschwindel, Vestibularisparoxysmie.
  - Allmähliche Besserung?
    ⇒ Zum Beispiel akuter Funktionsverlust eines Gleichgewichtsorgans wie bei BPLS.
  - Rezidivierend?
    ⇒ Zum Beispiel M. Menière, Basilarismigräne.
- Der Patient soll die Position beschreiben, durch die er den Schwindel positiv oder negativ beeinflussen kann. Die Antwort kann hilfreich sein im Hinblick auf ein mögliches Schwindelbefreiungsmanöver (Abb. 5.11 bis 5.13).
  - Benigner paroxysmaler Lagerungsschwindel (BPLS):
    ⇒ plötzliche lagerungsabhängige Drehschwindelattacke,
    ⇒ Dauer: Sekunden bis Minuten,
    ⇒ Crescendo-Decrescendo-Charakter mit Latenz,
    ⇒ Übelkeit und Erbrechen möglich, horizontaler Lagerungsnystagmus mit rotierender Komponente ins befallene Ohr,
    ⇒ keine Hörstörung, kein Ohrgeräusch,
    ⇒ Ursache: Canalolithiasis meist des hinteren Bogenganges einer Seite.

- Der Untersucher fragt nach Nachbarschaftssymptomen: Hörminderung? Ohrgeräusch? Sensibilitätsunterschiede? Grobe Kraft? Schlucken? Stimme? Sehschärfe? Doppelbilder? Herz-Kreislauf-System? Blutdruck? Herzrhythmus? Schilddrüse? Diabetes mellitus?

- Frage nach Medikamenten und Genußmitteln.

Der Spezialist wird dem Hausarzt dankbar sein, wenn der Patient mit einer Kopie der Programmierten Diagnostik bei ihm erscheint.

In der Regel erbringt die Diagnostik mittels dieser Handlungsanweisung nichts Besonderes. Dann wird die Beratungsursache (BU) „Schwindel" unter dem Symptom „Uncharakteristischer Schwindel" (A) als Beratungsergebnis (BE) abwartend offenbleibend klassifiziert. Solche Schwindelzustände mit beschwerdefreien Intervallen betreffen meist ältere Patienten.

5.8.3
Charakteristischer Schwindel und M. Menière

Besteht (in extrem seltenen Fällen) von vornherein der Verdacht auf einen *Gehirntumor*, kann sich der Arzt den Einsatz des Programms, das ja für den „uncharakteristischen" Schwindel (A) gedacht ist, ersparen.

Nicht als „Uncharakteristischer Schwindel" können jene Zustände bezeichnet werden, wie sie bei Patienten mit *M. Menière* auftreten oder bei Patienten, bei denen gleichzeitig eine Blutdruckanomalie vorliegt oder die das typische Zeichen einer Zerebralsklerose bieten. Zur Abklärung des M. Menière ist die Checkliste Nr. 63 gedacht. Bei dieser Erkrankung handelt es sich um eine kombinierte Symptomatik von Brechreiz und/oder Erbrechen, akutem Drehschwindel, Ohrensausen und Hörverlust mit Anfallscharakter.

Da das Bild dieser charakteristischen Anfälle in der Praxis nicht regelmäßig häufig beobachtet wird, gerät es verständlicherweise diagnostisch immer wieder in den Hintergrund; es bedarf daher eines Programms, um die typischen Symptome erfassen und die wichtigsten Falsifikationen vornehmen zu können.

5.8.4
Gleichgewichtsprüfungen

Unter den vielfältigen Schwindelanfällen lassen sich mit den Mitteln der Allgemeinpraxis mitunter jene herausfinden, die das Gleichgewichtsorgan (vestibuläres Organ) betreffen.

Dabei werden beim Patienten folgende Untersuchungen vorgenommen

- Analyse seiner subjektiven Gleichgewichtsstörungen;
- Prüfung der komplexen Funktionen der Körpermotorik (Gang und Stand);
- Prüfung der Spontansymptome (Nystagmus).

Die experimentellen Prüfungen des Vestibularisapparates (z.B. Drehprüfung, kalorische Prüfung) sind dem spezialistischen Bereich vorbehalten.

Nichtvestibulärer Schwindel: Dieser tritt in folgenden Formen auf:
- ohnmachtsähnlich,
- als Schwarzwerden vor den Augen,
- als Sternchensehen o.ä.

Bei *vestibulären Erkrankungen* kommt es zu *Abweichreaktionen* (s. auch Übersicht 14):
- Beim Gehen geradeaus mit geschlossenen Augen, abwechselnd vor- und rückwärts (Babinski-Weil; Fallneigung auf die betroffene Seite).
- Beim Romberg-Versuch (Abb. 5.8): aufrecht stehen lassen mit geschlossenen Füßen (möglichst ohne Schuhe) unter beidseitigem Lidschluß und rechtwinklig nach vorne gestreckten Armen für mindestens 3 min in ruhigem und dunklem Raum; stärkeres Schwanken oder Fallneigung (Lateropulsion) läßt auf zentralvestibuläre Ursache schließen = positives Romberg-Zeichen.

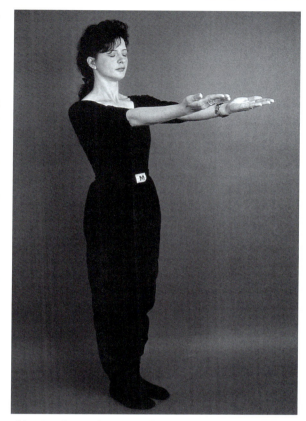

Abb. 5.8. Stehversuch nach Romberg

- Beim Unterberger-Tretversuch (Abb. 5.9) dieselbe Ausgangsstellung wie beim Romberg-Versuch, zusätzlich 50 Schritte auf der Stelle zur Überprüfung des verstibulospinalen Systems: Weicht der Proband nur wenig zur Seite und dreht sich über 45° in Richtung des erkrankten Organs, so läßt dies auf eine peripher vestibuläre Störung schließen, schwankt er

Übersicht 14	Komplexe Prüfungen zur Beurteilung der sensomotorischen Koordination und grobschematische Interpretation der Befunde [185]
	1. Romberg 2. Unterberger 3. Blindgang 4. Sterngang 5. Seiltänzergang } konstante Fallneigung oder Seitenbetonung = periphere Läsion ungerichtetes Fallen oder Schwanken = zentrale oder zentral kompensierte periphere Läsion oder Simulation

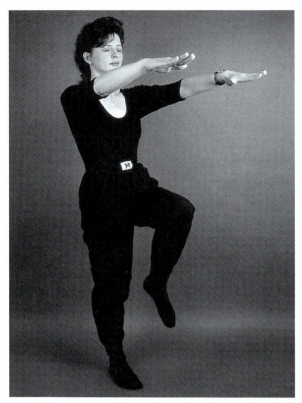

Abb. 5.9. Tretversuch nach Unterberger

> ❗ Die Prüfung des Nystagmus ist zu diagnostischen Zwecken wichtig, weil bei allen Erscheinungen, die bei Gleichgewichtsstörungen auftreten, allein der Nystagmus jeder psychischen Beeinflussung entzogen ist, also weder unterdrückt noch vorgetäuscht werden kann.

nach rechts, nach links, nach oben und nach unten geprüft.

Die Prüfung des Spontannystagmus mittels einer starken Konvexbrille, durch die der Patient nicht fixieren kann, ist eine Untersuchungsmethode, die sich in einfacher Weise auch in der Allgemeinpraxis durchführen läßt [177]. Durch die Verwendung einer sog. Frenzel-Leuchtbrille ist es unmöglich, einen Gegenstand zu fixieren: gleichzeitig wird die Beobachtung der Bulbi erleichtert (Abb. 5.10).

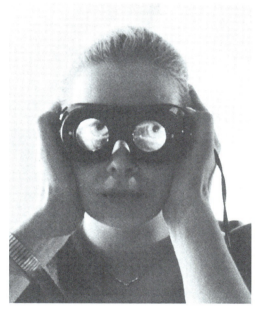

Abb. 5.10. Prüfung des Spontannystagmus unter der Frenzel-Brille durch den Arzt

stark zur Seite hin und her, ohne sich zu drehen, so ist eine zentrale Störung wahrscheinlich; auf eine kombinierte Störung läßt eine seitliche Schwankung mit Drehung schließen.
- Wird beim Hinlegen oder Wiederaufrichten vom Patienten Drehschwindel angegeben, deutet dies auf eine Störung hin, die vom peripheren Gleichgewichtsorgan ausgeht (Lagerungsschwindel).

> ❗ Simulation kann vorliegen, wenn der Untersuchte in grotesker Weise stürzt und/oder sich in letzter Sekunde immer abfängt.

Bei vestibulären Erkrankungen tritt ein Nystagmus auf (rhythmische Augenzuckungen) mit einer langsamen, ziehenden Komponente nach der einen und einer schnellen, ruckartigen Komponente nach der anderen Seite. Die Nystagmusrichtung wird nach der schnellen Komponente bezeichnet und beim Blick geradeaus,

5.8.5
Befreiungsmanöver

Beim typischen Bild eines benignen *paroxysmalen Lagerungsschwindels* (*BPLS*), hervorgerufen durch eine sog. Canalolithiasis des posterioren Bogengangs, gibt es

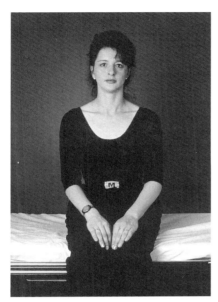

Abb. 5.11. Regensburger Befreiungsmanöver nach Semont, 1. Position. Durchführung s. Text

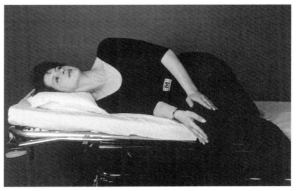

Abb. 5.12. Regensburger Befreiungsmanöver nach Semont, 2. Position.

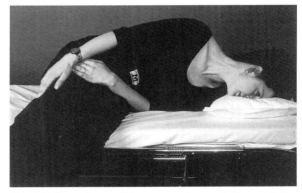

Abb. 5.13. Regensburger Befreiungsmanöver nach Semont, 3. Position

eine im Prinzip einfache, jedoch effektive Therapie: Die Otokonien müssen gewissermaßen durch eine gegenläufige Bewegung zurück ins Vestibulum manövriert werden.

Etabliert haben sich mehrere *Befreiungsmanöver*, die sich in ihrer Erfolgsrate nur wenig voneinander unterscheiden. Die Patientin sitzt mittig auf der Untersuchungsliege, Hände in den Schoß, Kopf geradeaus (Abb. 5.11). Durch den Untersucher wird sie jetzt rasch auf die vom Schwindel betroffene Seite gebracht: Der Kopf wird dabei um 45° nach oben gedreht, so daß sie den Untersucher anschaut (Abb. 5.12). Hierbei tritt nun der BPLS-typische Nystagmus zum unten liegenden Ohr auf. Es wird so lange gewartet, bis der Nystagmus vergangen und der Schwindel vorüber ist. Nun wird unter Beibehaltung der Kopfposition aus der Rechtsseitenlage im Schwung die Linksseitenlage eingenommen, so daß die Patientin mit dem Gesicht nach unten zum Liegen kommt (Abb. 5.13).

In den meisten Fällen tritt erneut der Nystagmus mit Schwindel auf, da die Otokonien nun über den ausleitenden Schenkel das Bogengangsystem wieder verlassen. Die Patientin wird nun wieder aufgerichtet. In der Regel sollte dieses Regensburger Befreiungsmanöver nach Semont 3mal durchgeführt werden. In etwa 98% der Fälle sind die Patienten danach beschwerdefrei. Um ein mögliches Zurückrutschen der Otokonien zu verhindern, sollte der Patient die nächsten 48 h die Horizontale meiden [2a].

5.9
Asthma bronchiale

In der allgemeinmedizinischen Fachsprache verstehen wir unter *Asthma bronchiale* (im Unterschied zur Bronchitis asthmatica; vgl. B 5.11) ein akutes Anfallsgeschehen mit ausgeprägter Verlängerung des Exspiriums, anfallsartiger Atemnot, insbesondere nachts und am frühen Morgen, sowie typischem Aspekt des Patienten (keuchende Atmung, Nach-Luft-Ringen, glasigzähes Sputum), auch Giemen – jedoch keine bronchitischen Geräusche. Das Keuchen ist manchmal so ausgeprägt, daß es die Auskultation erschwert. Nach der Definition der Spezialisten (Deutsche Atemwegsliga) ist Asthma eine entzündliche Erkrankung der Atemwege mit bronchialer Überreaktivität und variabler Atemwegsobstruktion und wird in 4 Schweregrade eingeteilt.

Asthmaanfälle können durch zahlreiche Ursachen hervorgerufen werden, die zu verschiedenen Zeiten in unterschiedlicher Ausprägung und Kombination wirksam werden (z.B. Allergene, bakterielle oder virale Infektionen, seelische und/oder körperliche Belastung, klimatische Reize, diverse Noxen in der Atemluft).

In den meisten Fällen besteht ein allergen- und infektbedingtes Mischasthma. Ausschließlich allergisch bedingtes Asthma tritt bei Kindern in 10–15% der Fälle auf [145].

5.9.1
Strategien in Diagnostik und Therapie

Bei Asthmaanfällen sind Inspektion und Auskultation in der Routinediagnostik führend. Daneben dürfen in der Diagnostik beim Asthma-bronchiale-Bild folgende Untersuchungen nicht fehlen:
- Laboruntersuchungen (BKS, im Differentialblutbild Eosinophilie?) und
- Lungenfunktionsprüfung im Intervall (ab 5. Lebensjahr).

Bei der *weiterführenden Kontroll- und Verlaufsdiagnostik* ist an folgende Untersuchungen zu denken:
- Allergiediagnostik (z.B. einfache Hautreibetests, Allergene-RAST-Komplexuntersuchungen, IgE);
- Röntgenuntersuchungen des Thorax und der Nasennebenhöhlen (ab 4. Lebensjahr);
- Peak-flow-Messung als Selbsthilfe für den Patienten (fortlaufender Nachweis der Medikamentenwirksamkeit, Dosisfindung und -anpassung, Therapieüberwachung).

> **!** Die Peak-flow-Kurve ist die „Fieberkurve" des Asthmatikers (Abb. 5.15).

Der Hausarzt erwirbt sich im Laufe der Jahre eine große Kennerschaft im Umgang mit diesen chronisch Kranken. Die meisten Asthmapatienten finden sich gut damit ab, daß eine oft lebenslange Therapie nötig ist.

5.9.2
Anfall und Notfall

Im allgemeinen greift der Asthmatiker bei sich wiederholenden Zuständen zum früher verordneten Mittel, wenn er es daheim vorrätig hat. Oft genügt das.

Erst wenn die Gesundheitsstörung länger dauert als erwartet, schwerer auftritt als früher oder wenn die früher befreiende Behandlung unwirksam ist, sucht der Patient seinen Arzt auf. Nur bei dramatischen Erkrankungen bestellt er seinen Hausarzt meist unverzüglich zu sich [37].

Dagegen wird ein akuter Asthma-cardiale-Anfall (vgl. B 5.2.4) als ungewohnt empfunden und durch das Oppressionsgefühl als vital bedrohlich erlebt; hier wird der Arzt in höchster Not alarmiert.

Besonders bei Kindern muß auch als Fallstrick an einen in die Luftwege geratenen Fremdkörper (z.B. Zwetschgenkern) gedacht werden, obwohl die Erkankung wie ein akuter Asthma-bronchiale-Anfall aussieht.

> **!** Beim Asthma-bronchiale-Anfall ist das Exspirium, bei der stenosierenden Laryngitis dagegen das Inspirium deutlich verlängert (vgl. B 1.9). Bei Fremdkörperaspiration können das Inspirium und das Exspirium gleichermaßen behindert sein.

Beim akuten Anfall versucht der Hausarzt zunächst, den Patienten und seine Angehörigen zu beruhigen.

Zur Behandlungsstrategie im Anfall gehören Xanthinderivate, β_2-Sympathomimetika, sedierende Medikamente und ggf. Kortison i.v. hochdosiert. Zusätzlich sollte der Arzt auch Dosieraerosole einsetzen (β_2-Sympathomimetika, inhalative Glukokortikoide), soweit die entsprechende Medikation durch den Patienten noch nicht genügend ausgeschöpft war.

5.9.3
Emphysem

Asthma bronchiale und Bronchitis asthmatica können bei chronischem Verlauf das Auftreten eines Lungenemphysems begünstigen.

Neben dem *idiopathischen Emphysem* findet sich das „normale" Altersemphysem. Dieses wird nur selten zur

Beratungsursache. Die „Emphysematiker" weisen oft überraschend geringe Beschwerden auf.

Vom Aspekt her lassen sich 2 Typen von Patienten mit Atemstörungen unterscheiden:

„Pink-puffer"-Typ: Rosaschnaufer, Typ des Emphysematikers mit starker Dyspnoe, aber nur geringer arterieller Hypoxämie und mäßiger Herzzeitvolumeneinschränkung.
„Blue-bloater"-Typ: Blauer Aufgedunsener, ohne manifeste Ateminsuffizienz (Farbtafel, S. 364 f).

Ab dem 60. Lebensjahr ist ein nur mäßig ausgeprägtes Emphysem kein Anlaß für ärztliche Aktivität, aber auch kein Grund, dies nicht auf der Karteikarte zu dokumentieren oder sonstwie gesondert (statistisch) zu erfassen.

5.10
Pneumonische Bilder

Bei Fieber und/oder Schmerzen im Thoraxbereich befürchtet der Laie den schweren Verlauf einer „Lungenentzündung". Diese Ängste rühren noch aus der Zeit der Vor-Penizillinära her.

Für den Hausarzt stellen sich dagegen die *Pneumonischen Bilder* (C) nur selten dramatisch dar. Die wenig schweren Verläufe überwiegen bei sonst gesunden Patienten jenseits des Säuglings- und diesseits des Greisenalters.

In den allgemeinmedizinischen Statistiken der 1970er Jahre lagen die Pneumonischen Bilder in der Häufigkeit des Unausgelesenen Krankengutes auf Rang 104, in den 80er Jahren auf Rang 54 (Tabelle 1.1).

5.10.1
Abwartendes Offenlassen

Der Hausarzt muß beim Uncharakteristischen Fieber/UF (vgl. B 1.2.3, 1.2.9) stets mit der Möglichkeit einer Pneumonie (vgl. B 5.10) rechnen, aber auch bei einem *Bild, das so aussieht wie eine Pneumonie*, muß er Überraschungen einplanen und in beiden Fällen bis zur vollen Gesundung abwartend offenbleiben (vgl. B 6.6.1).

> **!** Der berufstheoretische Begriff „Abwartendes Offenlassen" (A 1.6) drückt aus: Das diagnostische Problem ist mehr oder weniger offen. Die überzeugende Zuordnung zu einem Krankheitsbegriff war nicht möglich.

Für den berufstheoretisch geschulten Allgemeinarzt sind die Pneumonischen Bilder das Paradebeispiel dafür, daß mit den Mitteln der Allgemeinpraxis eine wissenschaftlich erschöpfende Diagnosestellung „Pneumonie" *nicht notwendig* ist. Ein bakteriologischer oder virologischer Erregernachweis (vgl. B 1.2.2, 3.2, 5.10.3) oder die genaue Ortung des betreffenden Segments sind in der Regel entbehrlich.

Andererseits muß sich der Arzt davor hüten, so zu tun, als hätte er mit dem negativen Auskultations- oder Perkussionsbefund eine Pneumonie ausgeschlossen. Es gibt eben auch Lungenentzündungen ohne klingendes Rasseln, ohne Bronchialatmung und ohne Dämpfung.

Besonders bei Kleinkindern fehlen häufig die typischen einseitigen klingenden fein- und mittelblasigen Rasselgeräusche. Der erfahrene Praktiker stützt sich hier mehr auf den Aspekt, die Temperatur, die Blässe und das Nasenflügelatmen.

> **!** Auch das typische Krankheitsbild einer Pneumonie (verbunden z.B. mit Fieber, Husten, Seitenstechen, Auswurf; entsprechender Auskultations- bzw. Perkussionsbefund) darf niemals Anlaß sein, auf eine Falsifizierung (vgl. B 8.5) zu verzichten. Dies gilt übrigens für alle „typischen Krankheitsbilder" [37]!

5.10.2
Kliniker und Praktiker

In den letzten 40 Jahren hat sich die Prognostik der Pneumonie aufgrund der antibiotischen Therapie tiefgreifend gewandelt.

Heute haben v.a. die Jüngsten und Älteren ungleich mehr Chancen zu überleben als früher.

Ätiologie, Verlauf und Prognose von Pneumonien, die außerhalb des Krankenhauses behandelt werden, unterschieden sich wesentlich von Krankenhausinfektionen bei Schwerkranken, hospitalisierten und vorbehandelten Patienten.

Der *Kliniker* wird das in den letzten Jahren breiter gewordene Spektrum an Ursachen und Erscheinungsformen in seine Überlegungen mit einbeziehen und beispielsweise Parasiten, Bakterien, Mykoplasmen, Viren, Rickettsien, Chlamydien, Pilze, chemische und pharmakologische Noxen, physikalische Einwirkungen, opportunistische Infektionen bei abnormen Immunreaktionen (Aids) u.a. bedenken. Auch mit nicht nachweisbaren Erregern muß er rechnen.

In der *Hausarztpraxis* ist das Erregerspektrum begrenzt auf wenige Keime, die auf die üblichen Antibiotika (vgl. B 5.10.3) sensibel sind. Die Dringlichkeit einer Erregeridentifikation erübrigt sich daher i. allg. bei den unkomplizierten, außerhalb des Krankenhauses aufgetretenen Pneumonien [139].

5.10.3
Vorgehen im Praxisalltag

Der Allgemeinarzt muß trotz fehlender bakteriologischer Befunde wirkungsvoll und sofort handeln.

Häufig hat es der Hausarzt bei Patienten ohne Grunderkrankungen mit Pneumokokkeninfektionen zu tun. Diese werden auch heute noch unverändert mit Penizillin G oder seinen Derivaten behandelt. Als Alternative steht Erythromyzin zur Verfügung. Bei chronisch-obstruktiven Lungenerkrankungen, bei denen die Erreger meistens Pneumokokken oder Haemophilus influenzae sind, stellen Ampizillin und Amoxizillin die Mittel der Wahr dar; hier bieten sich als Alternative Cephalosporine oder Makrolide an.

Die *antibiotische Behandlung* richtet sich v.a. nach dem Krankheitsverlauf. Eine antibiotische Therapie 3–5 Tage über die Entfieberung hinaus sowie eine Mindestbehandlung von etwa 1 Woche gelten als ausreichend [217].

Als *allgemeine Maßnahmen* wird man in der Praxis Bettruhe bei gut gelüftetem Zimmer und reichliche Flüssigkeitszufuhr empfehlen sowie Expektoranzien und Antipyretika verordnen. Bei begleitender Pleurareizung gibt man Antitussiva.

Anhand der BKS-Kontrolle läßt sich langfristig die Rückbildung der Entzündungsparameter verfolgen.

Wenn sich trotz Chemo- oder Antibiotikatherapie innerhalb von 3 bis 4 Tagen zu Hause keine Entfieberung einstellt, muß der Hausarzt eine Röntgenuntersuchung der Thoraxorgane im ambulanten spezialistischen Bereich veranlassen, soweit es der Gesundheitszustand des Patienten zuläßt. Bei reduziertem Allgemeinzustand oder Verschlechterung des Krankheitsbildes, aber auch zum Ausschluß eines Abwendbar gefährlichen Verlaufes muß sofort eingewiesen werden.

> **!** Es gibt keine Pneumonie, die sich einer korrekt durchgeführten, konventionellen Röntgendiagnostik entzieht [139].

Die Behandlung eines schweren Bildes einer Pneumonie bei Säuglingen unter 6 Monaten sollte in der Regel in einer Klinik erfolgen [145].

Es sollte praxisüblich sein, möglichst nach jeder ambulant behandelten Pneumonie früher oder später eine Röntgenuntersuchung der Thoraxorgane (Aufnahme und ggf. Durchleuchtung) zu veranlassen.

Natürlich denkt der Arzt bei Pneumonischen Bildern von Anfang an auch an eine Tuberkulose (vgl. B 5.12), einen M. Hodgkin oder an ein Bronchialkarzinom mit einer perifokalen Pneumonie. Die Differenzierung erfolgt im Krankenhaus, da bei Therapieresistenz ohnedies nach wenigen Tagen eingewiesen wird.

5.11
Bronchitis asthmatica und COPD

Die *Bronchitis asthmatica*, auch asthmatoide Bronchitis (C), ist im berufstheoretisch definierten Sinn durch das Fehlen von Fieber und anderen Allgemeinerscheinungen sowie durch bronchitische Geräusche mit deutlich verlängertem Exspirium und durch Husten (mit und ohne Auswurf) charakterisiert.

Trockene Rasselgeräusche, die über die Ein- und Ausatmung andauern („musikalisch") entstehen durch den zähen Schleim.

Die Bronchitis asthmatica nimmt im Krankengut der Allgemeinpraxis der 70er Jahr Rang 112 und der 80er Jahre Rang 131 ein (Tabelle 1.1, S. 4). Bevorzugt sind Erwachsene [37].

Rezidivierende Atembeschwerden sowie eine ständige Überempfindlichkeit des Bronchialsystems („hyperreaktives Bronchialsystem") sind charakteristisch. Abzugrenzen ist die Symptomgruppe „Bronchitis" (B) (vgl. B 1.4.3).

Die heute im klinischen Bereich etablierte Abkürzung für chronisch obstruktive Lungenerkrankung (*„chronic obstructive pulmonary disease"* – COPD) bezeichnet den Oberbegriff für folgende Krankheitsbilder, die sich beim einzelnen Patienten durchaus überlappen können:

– *Chronische Bronchitis* (mit Husten und Auswurf bei Hypersekretion der Bronchialschleimhaut; mindestens während 3 Monaten pro Jahr in 2 aufeinanderfolgenden Jahren), ohne daß eine andere kardiale oder pulmonale Ursache vorliegt. Eine Atemwegsobstruktion ist nicht notwendigerweise vorhanden.

- *Empyhsem* (vgl. B 5.9.3).
- *Chronische Bronchiolitis* des Erwachsenen („*small airways disease*"), bei der Entzündungsprozesse zur Obstruktion peripherer Atemwege führen können.

Die quantitativ bedeutendste Ursache für die COPD ist das Zigarettenrauchen; diese Erkrankung gehört zu den wenigen mit deutlich ansteigender Mortalitätsrate; hochgerechnet könnte sie im Jahr 2020 die dritthäufigste Todesursache darstellen.

Die Diagnostik in der Praxis stützt sich im wesentlichen auf die gezielte Befragung („Wie viele Zigaretten täglich über wie viele Jahre?"), körperliche Untersuchung und Lungenfunktionsprüfung (Abb. 5.14a-c).

Für die Behandlung von chronisch obstruktiven Atemwegserkrankungen (COPD) kommt der Hausarzt i.allg. mit wenigen Substanzen und Darreichungsformen aus.

Die *Behandlungsstrategie beim chronisch-rezidivierenden Verlauf* beinhaltet je nach Lage des Einzelfalles und der örtlichen Möglichkeiten [233]:
- die versuchte Ausschaltung der Asthmaauslöser (s. oben);
- die Prophylaxe des Anfalls durch Mastzellenstabilisatoren (DNCG) und topische Steroide;
- die Behandlung der Dyskrinie (Steigerung der Flüssigkeitsmenge, schleimregulierende Medikamente);
- die antiobstruktive Behandlung mit Bronchospasmolytika und Antiallergika (inhalativ und systemisch);
- eine eventuelle Infektbehandlung;
- eine spezifische Immuntherapie (Hyposensibilisierung) (kontrovers diskutiert);
- eine inhalative bzw. systemische Kortisongabe;
- diverse Zusatztherapien (z.B. Atemgymnastik – Lippenbremse, Abhärtung, Sport, Beeinflussung des psychosozialen Umfeldes);
- regelmäßige Kontrolle der Lungenfunktion;
- kontrollierte Selbstmedikation unter Messung des Peak-flow (Abb. 5.15);
- Information und Schulung des Patienten.

5.12
Lungentuberkulose

Die *Lungentuberkulose* (D) wird in den allgemeinmedizinischen Statistiken der letzten 4 Jahrzehnte zunehmend

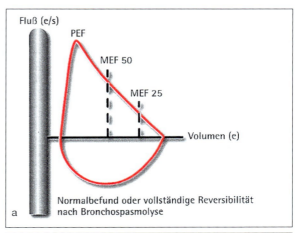
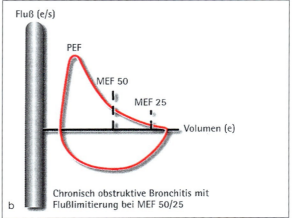
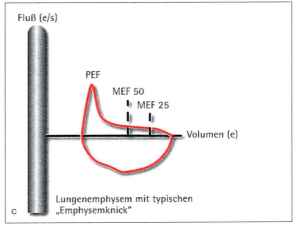

Abb. 5.14a-c. Fluß-Volumen-Kurven bei verschiedenen Formen chronisch obstruktiver Atemwegskrankheiten (mod. n. Klüppelberg et al., Klinikarzt, 1995)

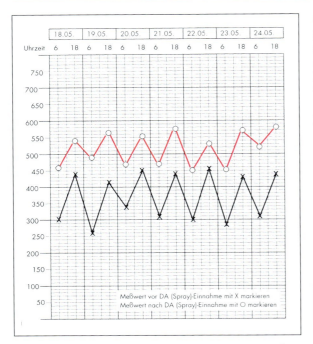

Abb. 5.15. Charakteristische Peak-flow-Kurve eines Asthmatikers. Notwendig ist mindestens eine Morgen- und Abendmessung („Bronchien putzen, Zähne putzen!") und – sofern eine bronchospasmolytische Therapie erfolgt – die Messung der Werte vor und nach Bronchospasmolyse. Die dargestellten Kurven zeigen sowohl das typische Morgentief und die deutliche Werteverbesserung zum Abend im Sinne der zirkadianen Schwankungen der Reaktivität und darüber hinaus den bronchospasmolytischen Soforteffekt (10 min nach Inhalation eines selektiven langwirksamen β_2-Adrenozeptoragonisten/Foradil P®) (rote Kurve)[202a].

seltener erfaßt: Nahm sie in den 50er Jahren noch Rang 186 ein [28], so fiel sie in den 70er Jahren auf Rang 355 und in den 80er Jahren auf Rang 366 zurück (Tabelle 1.1, S. 4). Damit ist die Lungentuberkulose im Krankengut der 70er und 80er Jahre nicht mehr regelmäßig häufig.

Dennoch muß der Hausarzt einen „M. Koch" der Lunge ebenso wie das gleichfalls nicht regelmäßig häufige Bronchialkarzinom (vgl. B 5.10.3) in seine Überlegungen bei Beschwerden und Erkrankungen in der Thoraxregion stets einbeziehen. Dabei sind bekanntlich die Beschwerden anfangs oft gering.

Neue Fälle von Tuberkulose werden i. allg. eher zufällig bzw. durch Umgebungsscreening mittels Thoraxröntgenaufnahmen entdeckt.

Der *Tuberkulinhauttest* ist trotz neuer mikrobiologischer Techniken unverändert das wichtigste Instrument zur individuellen wie auch zur epidemiologischen Diagnostik einer Infektion mit Mycobacterium tuberculosis. Das Testergebnis kann aber nur interpretiert werden, wenn anamnestische Angaben (Kontakt zu einem Patienten mit Tuberkulose, lokale Epidemiologie der Tuberkulose, Grundkrankheiten) *plus* die klinische Symptomatik des Patienten bekannt sind. Im Einzelfall kann dabei die Unterscheidung zwischen (asymptomatischer) Infektion und behandlungsbedürftiger *Krankheit* (*Tuberkulose*) schwierig sein [264a].

Daher sollte auch der Hausarzt auf die *Mendel-Mantoux-Technik* zurückgreifen. Der Stempel- oder TINE-Test (vgl. Farbtafel, S. 365) ist nämlich zu unsicher, weil er nicht standardisiert ist und bis zu 15% falsch-positive und bis zu 30% falsch-negative Ergebnisse liefert. Zur Durchführung der Mendel-Mantoux-Technik und zu deren Interpretation vgl. S. 133 „Zusatzfragen".

! **Ein positiver Hauttest beweist die Infektion, aber nicht die Krankheit.**

Die Tuberkuloseerkrankung kann v.a. im Säuglings- und Kleinkindalter mit vielen Komplikationen behaftet sein. Eine erhöhte *Infektionsgefährdung* ist u.a. gegeben bei
– Tuberkuloseerkrankungen in der Lebensgemeinschaft des Neugeborenen,
– besonders ungünstigem sozialen Umfeld,
– überdurchschnittlich hoher regionaler Tuberkuloseneuinfektionsrate.

Die lebenslange Kontrolle aller behandelten Tuberkulosekranken sollte selbstverständlich sein.

5.13
Operierte Herzen

Die Dauerbetreuung von Kranken nach Operationen am Herzen (z.B. Herzfehler, Bypass; vgl. B 5.3.3) obliegt dem Hausarzt in Abstimmung mit dem kardiologischen Spezialisten in Praxis und Klinik.

Bei einer Reihe von kongenitalen Fehlbildungen wird der Patient durch die Operation ein praktisch gesunder Mensch (z.B. Ductus arteriosus Botalli, Vorhofseptumdefekt). Das Gros der herzoperierten Patienten ist allerdings auch nach der Operation als herzkrank anzusehen [102].

Die Langzeitbetreuung seitens des Hausarztes besteht beispielsweise in der Besprechung von Risikofaktoren, der Überwachung der Antikoagulanzientherapie, der Prophylaxe einer bakteriellen Endokarditis und der Einleitung und Betreibung von sozialen Maßnahmen.

5.14
Hypotonie

Patienten, die glauben, an niedrigem Blutdruck zu leiden, klagen über Schwindel, morgendliche Anlaufschwierigkeiten, Schwarzwerden vor den Augen, Witterungsabhängigkeit, kalte Hände oder Füße, Kopfschmerzen oder Kribbeln in den Händen.

Die geschilderten Beschwerden sind vielgestaltig. Meist wurden bereits Selbstmaßnahmen eingeleitet, z.B. Trinken von schwarzem Kaffee oder Einnahme von „Kreislauftropfen". Die Häufigkeit der *Hypotonie* als Beratungsergebnis steht in keinem Verhältnis zu den zahlreichen Mitteln, die dagegen angepriesen werden.

Die beim Arzt gemessenen Blutdruckwerte liegen meist im Bereich der Norm. Gesicherte Hypotonien sind also seltene Praxisvorkommnisse [42].

Die allgemeinärztliche Diagnostik bei hypotonischen Beschwerden stützt sich auf die Checkliste Nr. 33 („Hypotonie-Programm").

Die *Kreislauffunktionsprobe nach Schellong* in der modifizierten Form nach J. Schmidt-Voigt bietet sich als einfache Möglichkeit zur Objektivierung des subjektiv vieldeutigen Beschwerdebildes „Kreislaufstörungen"

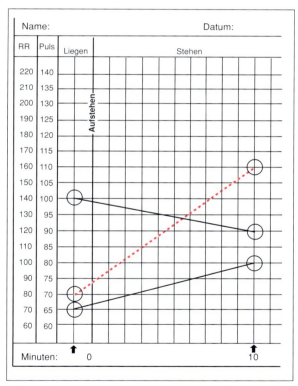

Abb. 5.16. Orthostatischer Kreislauftest nach Schellong (mod. n. Schmidt-Voigt): Hypersympathikoton-tachykarde Form einer hypoton-orthostatischen Kreislaufregulationsstörung: Amplitudenverkleinerung des Blutdrucks durch mäßigen Abfall des systolischen bei deutlichem Anstieg des diastolischen Druckes und gleichzeitig erheblicher Frequenzbeschleunigung des Pulses (= gestrichelte rote Linie) im Stehen [230]

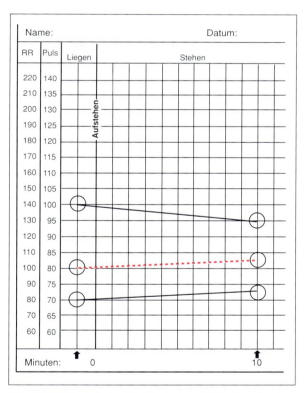

Abb. 5.17. Orthostatischer Kreislauftest nach Schellong (mod. n. Schmidt-Voigt): Hyposympathikoton-bradykarde Form einer orthostatischen Kreislaufregulationsstörung: Amplitudeneinengung des Blutdruckes durch überwiegenden Abfall des systolischen Druckes ohne wesentliche Veränderung des diastolischen Wertes bei normokarder Pulsfrequenz (= gestrichelte rote Linie) [230]

an; dabei besticht dieser Test in der Praxis durch die nur geringe Zahl von Meßpunkten (Abb. 5.16 und 5.17).

Eine *normale Kreislaufregulation* im modifizierten Schellong-Test kann durch die folgenden Meßwerte charakterisiert werden:
1. Zunahme der Pulsfrequenz im Stehen um weniger als 20 Schläge/Min.
2. Abnahme des systolischen Blutdrucks im Stehen um weniger als 10 mmHg.
3. Anstieg des diastolischen Blutdrucks im Stehen um weniger als 5 mmHg.
4. Aufrechterhaltung einer Blutdruckamplitude im Stehen von mindestens 30 mmHg.

Eine *orthostatische Regulationsstörung* liegt vor, wenn einzelne dieser Meßwerte nicht der Norm entsprechen.

Die *Basistherapie* aller Formen der manifesten *chronischen Hypotonie* oder der *orthostatischen Kreislaufregulationsstörung* besteht im Wesentlichen aus folgenden allgemeinen Maßnahmen:
– Abrupte Positionsänderungen und langes Stehen sind zu vermeiden; statt dessen möglichst langsames und stufenweises Aufstehen mit bewußtem Einsatz der Wadenmuskelpumpe („wippender Zehenstand").
– Schlafen mit um 20° erhöht liegendem Kopf. Durch die dadurch erzielte Reduktion der nächtlichen Diurese steht morgens ein größeres zirkulierendes Blutvolumen zur Verfügung.
– Salzzulagen (ca. 9 g NaCl/d).
– Größere Trinkmengen (2-3 l/d).
– Morgens 2 Tassen starker Kaffee (entspricht ca. 250 mg Koffein).
– Mehrfach kleinere Mahlzeiten am Tag.
– Allgemeines Körpertraining und sportliche Betätigung jeder Art, vorzugsweise Ausdauersportarten.
– Steigerung der Wadenmuskelpumpe durch isometrisches Muskeltraining der Beine und Tragen von *Kompressionsstrümpfen*, vor allem bei gleichzeitig vorliegender chronischer venöser Insuffizienz.

5.15
Akute Kreislaufinsuffizienz

Die *akute Kreislaufinsuffizienz*, etwa nach Injektionen oder bei akutem Brechdurchfall, bedarf für gewöhnlich keiner besonderen Diagnostik. Für die raren Kollapsfälle unklarer Genese empfiehlt sich die Checkliste Nr. 72 („Ohnmachts-Programm") oder Nr. 73 („Anfalls-Programm"). In der Durchschnittspraxis werden die Programme höchstens einmal jährlich benötigt.

Der *synkopale Anfall* präsentiert sich meist mit Vorboten wie Schwarzwerden vor den Augen, Schwindel, Beklemmung, Schweißausbruch bis hin zum Zusammensacken.

Beim epileptischen Anfall wird dagegen von den umgebenden Beobachtern u.a. von Krämpfen und plötzlichem Hinstürzen berichtet.

Liegt die Symptomatik einer Epilepsie nahe, so steht in der Allgemeinpraxis die Checkliste Nr. 62 („Epilepsie-Programm") zur Verfügung.

Thematik des Fachgesprächs

Aufgabe
Besprechen Sie die in Übersicht 15 aufgeführten Beratungsergebnisse „Andere Beschwerden und Erkrankungen der Thoraxregion" anhand der nachfolgenden Fragen und der bei den entsprechenden Beratungsergebnissen aufgeführten Zusatzfragen!

Übersicht 15

Andere Beschwerden und Erkrankungen der Thoraxregion

- **Regelmäßig häufig in der Allgemeinmedizin:**
  - Hypertonie,
  - Schwindel,
  - chronische Herzinsuffizienz,
  - uncharakteristische Schmerzen in der Herzregion (Präkordialschmerzen),
  - Asthma bronchiale,
  - polymorphe Kardiopathie,
  - pneumonische Bilder,
  - Bronchitis asthmatica,
  - Myokardinfarkt,
  - Herzrhythmusstörungen,
  - akute Herzinsuffizienz,
  - Hypotonie,
  - periphere, akute Kreislaufinsuffizienz.

- **Nicht regelmäßig häufig (= unter 1:3000 Fälle):**
  - M. Menière,
  - Lungentuberkulose,
  - kompensiertes Vitium cordis,
  - dekompensiertes Vitium cordis,
  - Myokarditis,
  - operierte Herzen.

Fragen
„Andere Beschwerden und Erkrankungen in der Thoraxregion, Hypertonie, Schwindel, Beinödeme, Hypotonie, periphere akute Kreislaufinsuffizienz"
1. Ungefähre Häufigkeit in der Allgemeinpraxis.
2. Bevorzugung bestimmter Altersgruppen.
3. Patientenklage („Was klagt der Patient?").
4. Beobachtung aus der Umgebung des Patienten („Was beobachtet und beunruhigt die Umgebung des Patienten?").
5. Ursache/Auslöser/Disposition/Kontaktfragen („Was fragt der Arzt? Woran denkt er?").
6. Notwendigkeit und Dringlichkeit des Besuches zu Hause. Zumutbarkeit und Psychologie der Einbestellung des transportfähigen Patienten in die Praxis.
7. Gezielte körperliche Untersuchung („Was sieht und prüft der Arzt?").
8. Falsifizierung, Exklusion („Es sieht so aus wie ..., aber was ist es wirklich?").
9. Beispiel für Abwendbar gefährliche Verläufe („Alles immer ernst nehmen!"), z.B. atypischer Präkordialschmerz, bradykarde Rhythmusstörungen.
10. Abwartendes Offenlassen („Wie lange zuwarten?").
11. Telefonische Erstanweisung im offensichtlichen Notfall an den Patienten oder an seine Umgebung durch den Arzt.
12. Therapie (lebensrettende Notfalltherapie, Akutbehandlung, langzeitgerichtete Maßnahmen).
13. Entscheidung des Hausarztes über das Procedere (Selbstbehandlung, Überweisung, Einweisung, Transportbegleitung, Zusammenarbeit mit dem Notarzt, geteilte Verantwortung mit dem Patienten, der Patientenfamilie, mit dem niedergelassenen Spezialisten).
14. Apparative Diagnostik in der Allgemeinpraxis (z.B. Ruhe- und Belastungs-EKG, Ruhe- und Belastungsblutdruck, Orthostasetests, Spirometrie, Sonographie).
15. Gezielte Bestimmung von Laborparametern.
16. Indikation für den gezielten Einsatz bildgebender Verfahren im spezialistischen Bereich (Sonographie, Röntgen, Angiographie, Nuklearmedizin).
17. Indikation für weitere spezialistische Untersuchungen (z.B. Langzeit-EKG, Langzeitblutdruckmessung, Telemetrie, Bronchoskopie, Säure-Basen-Status, Sputumdiagnostik, Drugmonitoring).

18. Anweisung für allgemeine Verhaltensmaßnahmen (z.B. Bettruhe, körperliche Belastung/ Schonung, Arbeit, Körpergewicht, Genußmittel, Infektprophylaxe).
19. Notwendigkeit und Organisation von Rehabilitationsmaßnahmen.
20. Arbeitsplatz (z.B. Umsetzung, Umschulung, Berufsunfähigkeit, vorzeitige Erwerbsunfähigkeit).
21. Arbeitsruhe (Krankschreibung?).
22. Medikamentöse Therapie (oral/parenteral/inhalativ). Notfallmedikation/Dauermedikation.
23. Beispiele für mögliche Arzneimittelinteraktionen (z.B. Glykosid und Antazidum, Glykosid und Kalzium, Tetrazyklin und Eisen).
24. Weitere Behandlungsformen (z.B. Klimatherapie, physikalische Therapie, Koronarsportgruppen, Kardioversion, Operation).
25. Führung des Patienten und seiner Umgebung (z.B. Änderung der Lebensweise, positive Lebenseinstellung, Fernreisen).
26. Dokumentation („Was notiert der Arzt?").

Zusatzfragen „Chronische und akute Herzinsuffizienz"
- Typische Kontaktfragen des Arztes.
- Zeichen, die für eine chronische, myogene Herzinsuffizienz sprechen (Linksherz-/Rechtsherzinsuffizienz).
- Einteilung der Herzinsuffizienz nach NYHA.
- Allgemeine therapeutische Maßnahmen (z.B. natriumarme Diät, ggf. Diätsalz, Restriktion der Flüssigkeitsmenge, Rauchverbot, körperliche Schonung, ggf. Bettruhe).
- Prinzipien der medikamentösen Behandlung: Herzglykoside, Diuretika, Vasodilatatoren, ACE-Hemmer.
- Standardtherapeutika unter den herzwirksamen Glykosiden (chemisch definierte Substanzen): Digoxin und Digitoxin.
- Herzglykoside: Unterschiede in Wirkungseintritt, Wirkungsdauer und Eliminationsgeschwindigkeit. Unterschiedliches Verhalten in Inotropie und Chronotropie. Anzeichen der Überdosierung. Digitalis und Nierenfunktion!
- „Große" und „kleine" Glykoside?
- Spezielle Indikationen für Digitoxin (alle Formen der Herzinsuffizienz, insbesondere bei älteren Menschen und bei eingeschränkter Nierenfunktion).
- Überwachung des therapeutischen Bereiches (Bestimmung des Glykosidspiegels [„drug monitoring"]: zwischen Tabletteneinnahme und Blutabnahme mindestens 4 h Abstand!).
- Indikationen für parenterale Medikation von Glykosiden. Mögliche Risiken?
- Glykosidhaltige pflanzliche Kardiaka (z.B. Scilla maritima, Convallaria, Crataegus).
- Zeichen für eine Digitalisintoxikation (Patientenklagen und -beschwerden, EKG-Veränderungen).
- Nitrat als Vasodilatator (Wirkung auf Vor- und Nachlast des Herzens auch bei akutem und chronischem Versagen des rechten und/bzw. des linken Ventrikels).

Zusatzfragen „Koronare Herzkrankheit"
- Primäre Prävention (frühzeitige Erkennung und Behandlung von bestimmten Risikofaktoren wie Hypertonie, Hypercholesterinämie/Typ II a, Diabetes mellitus, Nikotinabstinenz.
- Antianginös wirksame Substanzen und ihr Wirkprinzip (Nitroglyzerin, Nitrate, β-Blocker, Kalziumantagonisten, Molsidomin); Beispiel für Handelspräparate!
- Nitrokörper: Nitroglyzerin, Isosorbidmononitrat, Isosorbiddinitrat (therapeutischer Wert im Hinblick zur Anfallsbehandlung und Dauerprophylaxe bei Angina-pectoris-Anfällen); Applikationsformen (z.B. Zerbeißkapseln, Retardtabletten, Tropfen, Pflaster, Salbe).
- Mögliche Neben- und Wechselwirkungen von Nitrokörpern (z.B. Kopfschmerzen, Absinken des Blutdrucks, cave Viagra®), Problematik der Toleranzentwicklung bei Langzeitanwendung.
- Bedeutende Vertreter von Kalziumantagonisten, wie Nifedipin (z. B. Adalat®), Diltiazem (z.B. Dilzem®), Verapamil (z.B. Isoptin®).
- Wichtige Vertreter von β-Rezeptorenblockern, z.B. Propranolol (Dociton®), Metoprolol (Beloc®), Atenolol (Tenormin®), Carvedilol (Dilatrend®).
- „Kardioselektive" ($β_1$) und nichtselektive ($β_1$-/$β_2$-) Rezeptorenblocker.
- β-Rezeptorenblocker als Lokaltherapeutikum bei Glaucoma simplex.
- Kontraindikationen für β-Rezeptorenblocker (z.B. Herzinsuffizienz (?), Bradykardie, AV-Blockierung, obstruktive Atemwegserkrankung).
- Indikation, Kontraindikation, Dosierung und Stellenwert der Azetylsalizylsäure (ASS) als primäre Prophylaxe des Herzinfarkts.
- Belastungsergometrie in der Allgemeinpraxis: Indikationen, Kontraindikationen, Durchführung (Arztanwesenheit? Steigerungsstufen der Belastung, maximale oder submaximale Belastung? EKG-Kontrolle nach Belastung), Gründe für den Abbruch, mögliche

Komplikationen (1 tödlicher Zwischenfall auf 644 000 Ergometrien = allgemeines statistisches Lebensrisiko des Herzpatienten [222]), Aussagekraft, zu berücksichtigende Medikamente, apparative und personelle Ausrüstung im Hinblick auf Zwischenfälle.

**Zusatzfragen „Asthma bronchiale"
und „Bronchitis asthmatica**

- Mögliche Auslöser des Asthma bronchiale, z.B. Allergene, Bronchokonstriktion durch Abkühlung und Austrocknen der Schleimhäute bei gesteigerter Ventilation (Belastungsasthma).
- Beispiele für mögliche milieu- und berufsbedingte Inhalationsallergene (exogen) („Bäckerasthma") und mögliche Nahrungsmittelallergene (endogen), weitere Ursachen wie Inhalation von bestimmten Substanzen, Klimareize, Psyche.
- Rauchen, Nikotinabusus: Karzinogenität, Mortalität; Zusammenhänge zwischen Rauchen und Hypertonie/Eintritt der Menopause/Herzfrequenz/Körpergewicht/erhöhtem CEA-Spiegel; Zusammenhang mit kardiovaskulären Erkrankungen/Krebs/Lungenerkrankungen/Schwangerschaft (Fehlgeburten, untergewichtige Kinder)/gastrointestinalen Erkrankungen.
- Rauchgewohnheiten und Karzinominzidenz (Zigaretten-, Zigarren-, Pfeifenraucher; Inhalieren und Nichtinhalieren).
- Analgetikaasthma durch nichtsteroidale Antiphlogistika (z.B. Azetylsalizylsäure, Indometacin, Metamizol). Umsetzen auf z.B. Parazetamol, zentral wirkende Schmerzmittel wie Tilidin (Valoron®).
- Problematik der Allergentestung. Zusammenhänge zwischen Hautallergie und bronchialer Allergie.
  Merke: Bei jedem Asthmatiker Allergietestung (Erfassung allergischer Komponenten!) vornehmen.
- Maßnahmen zur Allergenkarenz (z.B. Tiere, Bettzeug, Tapeten, Teppichböden).
  Merke: Außer bei der isolierten saisonalen Pollenallergie muß zur Sicherung eines allergisch bedingten Asthma bronchiale eine inhalative Provokationstestung erfolgt sein!
- Patientenauswahl für die Hyposensibilisierung (= Immuntherapie) (z.B. Alter, Compliance).
- Aufklärung des Patienten über mögliche Zwischenfälle durch Hyposensibilisierung.
- Diskussion verschiedener parenteraler Hyposensibilisierungsformen (z.B. kurzfristig mit Tyrosin-Allergoidpollen oder Langzeithyposensibilisierung?).
- Zeitpunkt der Hyposensibilisierung (präsaisonal, saisonal, ganzjährig).
- Durchführung der Hyposensibilisierung in Zusammenarbeit mit dem Spezialisten (z.B. Schockapotheke bereithalten, Patientenüberwachung post injectionem).
- Hyposensibilisierung bei Impfungen, bei Kortisontherapie, in der Schwangerschaft, bei Infekten (Absetzen!).
- Theophyllinspiegelkontrolle („drug monitoring"): maximale Spiegel bei retardierten Arzneiformen 2–4 h nach Applikation.
- Ambulante Behandlung des schweren Asthmaanfalls, z.B. mit β-Adrenergika (Dosieraerosol, s.c., langsam i.v.), Theophyllin (ggf. als Kurzinfusion), Glukokortikoide (z.B. 100–250 mg Prednisolon), Unruhebekämpfung.
- Indikation zur Klinikeinweisung beim Asthmaanfall: Keine Besserung innerhalb 60 min! Kriterien: Atemfrequenz über 20/min, Pulsfrequenz über 140/min, Zeichen der Erschöpfung, ggf. Lebensalter.
- Indikationen und Kontraindikationen für kurzfristige und langzeitgerichtete inhalative und systemische Kortikoidgabe. Pharmakologische Wirkung der Kortikoide, wichtige Nebenwirkungen? Kortisonäquivalenzdosen? Problematik des Einnahmemodus (Chronobiologie! Ausschleichen? Alternierende Therapie!).
- Problematik der Kortisonlangzeittherapie.
- Aufklärung des Patienten bei „Angst vor Kortison".
- Beispiele für chemisch definierte (z.B. Ambroxol/Mucosolvan®, N-Azetylzystein/Fluimucil®) und phytopharmakologische Broncholytika und Expektoranzien (z.B. Efeublätterextrakt/Prospan®, Myrtol, Lavendel). Problematik von Antitussiva.
- Beispiele für β-Sympathomimetika: Salbutamol (Sultanol®), Terbutalin (Bricanyl®), Fenoterol (Berotec®).
- Beispiel für ein Anticholinergikum: Ipratropiumbromid (Atrovent®).
- Leukotrien-Rezeptor-Antagonist Montelukast (Singulair®) zur Reduktion der asthmatischen Entzündungsparameter.
- Beispiel für Xanthinderivat: Theophyllin (Euphyllin®).
- Beispiel für Kortikosteroid zur Inhalation: Pulmicort®.
- Beispiele für Mittel zur Inhalationsbehandlung (z.B. Sole, Mukolytika, Pflanzenextrakte, β-Sympathomimetika).
- Physikalische Therapie: Atemtherapie (Verlängerung der Exspiration, „Lippenbremse", bewußter Einsatz der Bauchatmung).

- Kurortbehandlung: staub- und reizstoffarme Luft an der See und im Hochgebirge.
- Vermeidung von körperlicher Anstrengung bei Ozonwerten jenseits der kritischen Grenze (Grenzwerte zwischen 180 und 240 µg/cm^3); bei empfindlichen Personen ist bereits ab 100 µg/cm^3 mit Veränderungen der Lungenfunktion zu rechnen.
- Stellenwert weiterer Behandlungskonzepte, wie Bakterienlysate (Broncho-Vaxom®), Eigenbluttherapie, Symbioselenkung, γ-Globuline, autogenes Training (AT), Akupunktur, Psychotherapie, Familientherapie.
- Bronchitis asthmatica und COPD: Keine eingreifende Therapie. Wichtigste therapeutische Maßnahme (Rauchverbot!).

Zusatzfragen „Pneumonische Bilder"
- Notwendigkeit und Problematik der „ungezielten" antibiotischen Initialtherapie.
- Diskussion des ungezielten Ersteinsatzes z.B. von Doxyzyklin, Amoxizillin, Cephalosporinen, Makroliden und Gyrasehemmern, auch in Abhängigkeit von Lebensalter und Schwangerschaft.
- Problematik der Gabe von Tetrazyklin bei Kindern (Zahnschmelzdefekte).

Zusatzfragen „Myokardinfarkt"
- Mögliche Infarktauslöser.
- EKG-Kriterien für Myokardischämie und Myokardinfarkt in Abhängigkeit vom Stadium.
- Problematik der Diagnostik eines stummen Myokardinfarktes.
- Aussagekraft des Ruhe-EKG bei KHK.
- Darstellung und Problematik der zeitlichen Korrelation von Infarktenzymen (z.B. GOT, MB-CK, Troponin-Test) und ersten EKG-Zeichen.
- Mögliche Beeinflussung der Infarktenzyme (z.B. vorausgegangene körperliche Überlastung, Traumatisierung der Muskulatur).
- Akutkomplikationen (z.B. Rhythmusstörungen, akute Herzinsuffizienz, Schock, Aneurysma, Embolie).
- Sedierung mit Benzodiazepin (Valium®) peroral. Cave: Intramuskuläre Gabe wegen Enzymaktivierung und evtl. späterer Streptokinasetherapie. Achtung bei i.v.-Gabe: Blutdruckabfall, Atemdepression möglich!
- Benennung eines Schmerzmittels.
- Fortführung der stationär eingeleiteten medikamentösen Behandlung (Antikoagulanzien? Azetylsalizylsäure? β-Blocker? Nitrate? Kalziumantagonisten? Glykoside?).
- Rehabilitation nach stationärer Infarktbehandlung und Bypassoperation (z.B. Anschlußheilverfahren, Arbeitsplatz, Koronarsportgruppe, Rentenproblematik, Wiedereingliederung in das Erwerbsleben).

Zusatzfragen „Herzrhythmusstörungen"
- Praxisrelevante tachykarde Rhythmusstörungen (z.B. ventrikuläre/supraventrikuläre Extrasystolie, Sinustachykardie, Vorhofflimmern, R- auf T-Phänomen).
- Häufige Ursachen für Vorhofflimmern (z.B. KHK, Mitralklappenfehler, Alkoholabusus, Hyperthyreose).
- Partielle Blockbilder (z.B. sinuatrialer Block, atrioventrikulärer Block (AV-Block I. und II. Grades).
- Mögliche Ursachen tachykarder Rhythmusstörungen (z.B. akuter Myokardinfarkt, KHK, Infektion, Hyperthyreose, Medikamente).
- Mögliche Ursachen für Bradykardie (z.B. körperliches Training, erhöhter Hirndruck, Medikamente).
  Merke: Bei AV-Block III. Grades und Adam-Stokes-Anfall besteht sofortige Schrittmacherindikation!
- Möglichkeiten der Diagnostik von Herzrhythmusstörungen (nichtinvasiv: z.B. Ruhe-, Belastungs- und Langzeit-EKG, Karotisdruckversuch, Atropintest; invasiv: z.B. His-Bündel-EKG).
- Indikationen für Langzeit-EKG (z.B. Entscheidung über Therapiebedürftigkeit und Therapieeffekt, Synkopen, unklare Schwindelzustände).
- Antiarrhythmische Notfallbehandlung (EKG-Registrierung nicht möglich): Bei extremer (symptomatischer) Bradykardie 1 mg Atropin i.v. Bei symptomatischer (vermutlich ventrikulärer) Tachykardie 50–100 mg Lidocain i.v. (Bolus).
- Akuttherapie (z.B. beim akuten Myokardinfarkt) und Langzeittherapie von bradykarden Rhythmusstörungen (z.B. Atropin und Alupent®).
- Kontraindikationen für Atropin (Glaukom! Prostataadenom mit Restharnbildung!).
- Akutbehandlung und Dauertherapie von tachykarden Rhythmusstörungen (z.B. Herzglykoside, Verapamil, β-Blocker, Lidocain, Ajmalin, Propafenon, Magnesium).
- Endokarditisprophylaxe bei bestehender Herzerkrankung, z.B. bei herzoperierten Patienten, Drogensüchtigen und Dialysepatienten im Rahmen von Fokussanierungen bei Eingriffen an den Tonsillen, den Nasennebenhöhlen und Zähnen. Prophylaxevorschlag: 3 g Amoxizillin p.o. 1 h vor Eingriff. Bei Peni-

zillinunverträglichkeit: Clindamyzin 600 mg p.o. 1 h vor Eingriff.

Zusatzfragen „orale Antikoagulanzien"
- Anerkannte Indikation: Klappenersatz; rezidivierendes oder permanentes Vorhofflimmern; paroxysmales Vorhofflimmern mit abgelaufener arterieller Embolie; erworbene Klappenfehler mit Neigung zu Vorhofflimmern; Thrombophilie unterschiedlicher Ursache mit (rezidivierenden) Thrombosen oder Lungenembolien.
- Hinweise: Verbot bestimmter Nahrungsmittel wegen möglichen Einflusses auf die Gerinnungshemmung heute obsolet. Bei hohem Thromboembolierisiko überlappende Heparintherapie in „präventiver Dosis" durchführen, bis der therapeutische Bereich sicher erreicht wurde. Konakion® als Notfallmedikament bei marcumarbedingtem Blutungszwischenfall: Wirkung setzt erst bis zu 24 h später ein (zu lange!).
- Diskussion der Dauer der Einnahme in Abhängigkeit von bestimmten Indikationen (z. B. Mitralklappenersatz, tiefe Venenthrombose, Lungenembolie, Herzinfarkt, Vorhofflimmern).
- Vorzüge der INR-Selbstkontrolle nach Schulung: INR-Werte deutlich im therapeutischen Bereich (gegenüber praxisbestimmten Werten); deutlich weniger schwere thromboembolische und hämorrhagische Komplikationen als bei Patienten mit Routinemanagement.

Zusatzfragen „Tuberkulosetests"
- Technik des intradermalen Mendel-Mantoux-Tests: Teststelle Innenseite des linken Unterarms, bei Babys Innenseite des Oberschenkels. Nach der Injektion muß Quaddel von 5–10 mm zu sehen sein, sonst wurde Testsubstanz subkutan gespritzt. Markierung der Teststelle mit Fettstift. Ablesung nach 48, besser 72 h. Test ist nur positiv bei Induration von mindestens 5 mm Durchmesser (Rötung allein besagt nichts!). Beachte: Die gelöste Trockensubstanz muß innerhalb von 24 h verwendet werden.
- Interpretation des Mendel-Mantoux-Testergebnisses: Positiver Ausfall nach BCG-Impfung, einem vor kurzem erfolgten Hauttest oder nach einer alten, zurückliegenden Infektion. Ebenso positiv bei Infektion mit nichttuberkulösen Mykobakterien. Kein positiver Ausfall bei anerger Tuberkuloseform (z. B. Miliar-Tbc), kürzlich durchgemachten Masern oder Masernimpfung, Steroidtherapie, HIV-Infektion oder Mangelernährung. Bei Reaktion von über 15 mm ist Tbc-Infektion wahrscheinlich.

Zusatzfragen „Polymorphe Kardiopathie"
- Mögliche Auslöser (z.B. Streßsituationen durch familiäre, berufliche und ähnliche Probleme, Blockierungen von Wirbelsäulengelenken, Herzangst).
- Beispiele für therapeutische Maßnahmen (z.B. entspannende Übungen, Massagen, Krankengymnastik, Chirotherapie, Neuraltherapie, Kreislauftraining, Streßabbau).

Zusatzfragen „Hypertonie"
- Gezielte Befragung (analog Hypertonie-Programm Nr. 25), z.B. in der Familie Hochdruck/Schlaganfall/Herzinfarkt/Nierenkrankheiten? Selbst? Schwangerschaftskomplikationen/Ovulationshemmer?
- Diagnostik der Hypertonie in der Allgemeinpraxis, z.B. ggf. mehrfache Blutdruckmessungen, ggf. auch an beiden Armen; ggf. auch im Stehen, Gefäßgeräusche im Abdomen? Urin: Eiweiß, Zucker, Sediment; Serum auf Kreatinin, Kalium; ggf. Cholesterin, Triglyzeride, Harnsäure, Glukose, Schilddrüsenparameter.
- Problematik der Manschettenbreite bei der Blutdruckkontrolle bei Erwachsenen in Abhängigkeit vom Armumfang sowie bei Kindern und Jugendlichen.
- Zusätzliche Untersuchungen (z.B. EKG, Nierensonographie, Urogramm, Augenhintergrund, ggf. Röntgenbild des Thorax, ggf. Ambulantes Blutdruckmonitoring/ABDM).
- Überweisung zum Spezialisten zur weiterführenden Diagnostik (z.B. Personen unter 40 Jahre mit systolischen Blutdruckwerten über 200 mmHg zum Ausschluß einer behandelbaren Nephropathie, Patienten mit diastolischem Druck mehrfach über 105 mmHg bei Therapieresistenz).
- Altershochdruck, Hochdruck in der Schwangerschaft, Grenzwerthypertonie: Behandlungsbedürftigkeit, Dringlichkeit der Behandlung, Therapie?
- Sport und Hypertonie.
  Merke: Sport ist nicht kontraindiziert bei grenzwertiger oder labiler Hypertonie (nach ergometrischer Blutdruckkontrolle) oder wenn sekundäre Komplikationen fehlen! In allen anderen Fällen ist Ausdauerbelastung (z.B. Schwimmen, Waldlauftraining, Radfahren) anzuraten! Eher ungünstig: Kraftsport oder Sportarten mit Haltearbeit (z.B. Expandertrai-

ning), Sportarten mit psychischer Stimulation (z.B. Kampf- und Mannschaftssportarten) [64].
- Bewertung von Sauna und Kneipp-Anwendungen beim Hypertoniker.
- Allgemeinmaßnahmen und Problematik der praktischen Realisierung (z.B. Gewichtnormalisierung; Vermeiden von Nikotin oder Alkohol, von beruflichem oder privatem Streß; Beschränkung der täglichen Kochsalzzufuhr auf 4–6 g).
- Medikamente, die Hochdruck induzieren können (z.B. Mineralokortikoide, Ovulationshemmer, Schilddrüsenhormone).
- Saluretisch wirkende Substanzgruppen in der Hochdrucktherapie (therapeutischer Wert, Nebenwirkungen): Thiazide, Schleifendiuretika wie Furosemid/Lasix®, Torasemid (Torem®) und Piretanid (Arelix®), ferner Etacrynsäure, kaliumsparende Diuretika wie Spironolacton, Triamteren, Amilorid (Benennung eines Handelspräparates).
- Antihypertensiva (Einzelsubstanzen) zur Langzeittherapie (therapeutische Wirkung, Nebenwirkungen, Benennung eines Handelspräparates): β-Rezeptorenblocker; Kalziumantagonisten; ACE-Hemmer; AT-II-Blocker; Reserpin; zentrale α_2-Stimulatoren wie Clonidin und β-Methyldopa; arterioläre Vasodilatatoren wie Dihydralazin.
- Indikation und Problematik der Kombinationspräparate.
- Hochdruckpatient und Augenhintergrund: Kontrolle durch den Hausarzt oder durch den Spezialisten? Kontrollintervalle, Veränderungen am Fundus, Abwendbar gefährlicher Verlauf.
- Complianceförderung durch Patientenaufklärung, Einweisung in Selbstmessung, Schulung durch Helferin oder Schwester, häufiges, beiläufiges Blutdruckmessen in der Praxis, nebenwirkungsarme (z.B. keine verstopfte Nase, keine Depression) Medikamente, einfacher Einnahmemodus der Medikamente (z.B. Einmaldosis), Diätberatung, Gruppentherapie.
- Erhöhte Zufuhr biogener Amine und Auslösung der sog. „Käsekrankheit".
- Führung des Patienten unter Einnahme von Monoaminooxydasehemmern (MAO) im Hinblick auf Ernährung. Cave: Tyraminhaltige Lebensmittel wie Käse, Joghurt, Bier und Wein (hypertensive Krise!).

Zusatzfragen „Schwindel" und „M. Menière"
- Mögliche schwindelauslösende Situationen (z.B. Auto- oder Schiffahrten, bestimmte Halsbewegungen, Genußgifte, Medikamente, große Höhen, Tauchen, Streß).
- Tests in der Allgemeinpraxis (evtl. Ausschluß vestibulärer Erkrankungen).
- Erkrankungen, die mit Schwindel einhergehen (z.B. Labyrinthitis, Panikattacke, evtl. Gehirntumor).
- Beispiele für Kinetosen (z.B. Reisekrankheit, Karussellkrankheit).
- Beispiele für Medikamente, die Schwindel auslösen können (z.B. Psychopharmaka, Kalziumantagonisten, Nitroglyzerin, Indometacin, Procain).
- Ototoxische Schädigung des Gleichgewichtsapparates durch z.B. Alkohol (ab etwa 1,5‰ Blutalkohol), Gentamycin, Streptomycin, hohe Salizylatdosen, Chinin, Chloroquin, Furosemid.
- Schwindel infolge Störungen des optischen Systems (z.B. bei Schwachsichtigkeit, Unter- oder Überkorrekturen, Störungen des binokulären Sehens).
- Beispiele für weitere Schwindelursachen (z.B. Hochdruck, Herzrhythmusstörungen, orthostatische Dysregulation, Vertebralisinsuffizienz, Halsgefäßstenosen, Anämie, Kommotio, psychovegetative Störungen, Hypoglykämie).
- Charakterisierung des M. Menière (Drehschwindelanfall, Nystagmus, Blässe, Übelkeit und Erbrechen, Hörverlust mit Ohrgeräuschen, Ohrdruckgefühl).
- Prinzip der Notfallbehandlung des M. Menière: Entwässerung, ggf. stationäre Infusionstherapie.
- Notwendigkeit zur Überweisung und stationären Einweisung bei M. Menière.
- Chirurgische Therapie: labyrintherhaltende bzw. zerstörende Eingriffe.
- Orale Medikation vestibulärer Störungen und des Menière-Symptomenkomplexes: Betahistin (z.B. Aequamen®, Vasomotal®).

Zusatzfragen „Hypotonie"
- Medikamente als mögliche Ursachen: z.B. Antihypertensiva, Diuretika, Antidepressiva; weitere mögliche Ursachen: Zustand nach Infekt, Schwangerschaft, postoperativ.
- Ärztliche Ratschläge: z.B. langsam aufstehen, viel trinken, erhöhte Kochsalzzufuhr, Gummistrümpfe bei Varikosis, Radfahren, Seilhüpfen, Kneipp-Anwendungen, Bürstenmassage, Ausdauertraining (z.B. Schwimmen, Rudern, Langlauf) statt Sportarten mit

Spitzenbelastung (wie Squash, Tennis), Tee, Kaffee, Cola, Vermeiden von extremer Hitze und langem Stehen, Frühstück nicht unter Zeitdruck.
- Diskussion medikamentöser Maßnahmen, z.B. Mineralokortikoide (z.B. Astonin®-H), Sympathomimetika (z.B. Effortil®), Mutterkornalkaloide (z.B. Dihydergot®).
- Orthostatische Kreislaufprüfungen in der Praxis: Schellong-Test, Steh-EKG-Test: Methode und Auswertung.

Zusatzfragen „Periphere, akute Kreislaufinsuffizienz"
- Notfallanordnung am Telefon bei „Kreislaufkollaps": Lagerung, ggf. Kühlung und Anbieten von geruchsintensiven Essenzen.
- Mögliche Ursachen für synkopalen Anfall: vasovagal und orthostatisch (35%), arrhythmogen (30%), medikamentös (5%), Herz (5%), Nerven (5%), unklar (20%).
- Provozierte Ohnmachtszustände (z.B. durch Rasieren am Hals) bei hypersensitivem Karotissinusreflex. Achtung: Hochgradige Kammerbradykardie bis Asystolie durch sinuaurikulären Block oder AV-Block!
- Karotissinusdruckversuch zur Abklärung synkopaler Anfälle oder Schwindelbeschwerden unklarer Ursache (nach vorausgegangenem Ausschluß von Orthostasefehlregulationen, Hypoglykämien oder hirnorganischem Anfallsleiden): Massage der A. carotis einseitig 5–10 s lang bei gestrecktem und seitlich geneigtem Kopf unter fortlaufender EKG-Schreibung.
- Ergiebigkeit der stufendiagnostischen Abklärung von Synkopen: gezielte Befragung und körperliche Untersuchung (35%), Ruhe-EKG (+3%), Karotisdruck (+1%), Langzeit-EKG (+15%), EEG/CCT (+1%), andere Diagnostik (z.B. Echo) (+5%).

6 Andere charakteristische und uncharakteristische Beschwerden und Krankheitszeichen in der abdominellen Region

6.1	Erbrechen	6.5.3	„Typische" Ausstrahlung als Fallstrick
6.1.1	Vermutungen und Befürchtungen des Patienten	6.5.4	Epigastralgien
6.1.2	Kontaktfragen und Standardrepertoire des Arztes	6.5.5	Krämpfe im Oberbauch
6.1.3	Erbrechen als Leitsymptom	6.5.6	Beschwerden in Speiseröhre, Magen und Zwölffingerdarm
6.2	Durchfall	6.6	Appendizitische Bilder
6.2.1	Durchfall bei Kindern	6.6.1	Kontrolliertes Zuwarten
6.2.2	Säuglingsdyspepsie	6.6.2	Atypische Beschwerden
6.3	Sonstige Abdomenopathien	6.6.3	Gedanken zur Einweisung
6.4	Blut am/im Stuhl	6.7	Hernien (Bauchwandbrüche)
6.4.1	Hämorrhoiden	6.7.1	Nabelhernien im Säuglingsalter
6.4.2	Okkulte Blutung	6.7.2	Leistenhernien bei Kleinkindern
6.4.3	Kolitische Bilder	6.8	Oxyuriasis
6.4.4	Früherkennung des kolorektalen Karzinoms	6.9	Obstipation
6.5	Bauchkrämpfe	6.10	Hepatopathien, Hepatitis und Zirrhose
6.5.1	Nabelkoliken bei Kindern	■	Thematik des Fachgesprächs
6.5.2	Bauchschmerzen bei Erwachsenen		

Die in diesem Kapitel zusammengefaßten Beschwerden und Krankheitszeichen in der abdominellen Region (vgl. Tabelle 1.2) stehen zusammengenommen an der 4. Stelle aller Fälle einer Allgemeinpraxis.

Die klinischen Fächer befassen sich in Forschung und Lehre mit den „klassischen" Krankheitstypen. Der Arzt, der die allgemeinmedizinische Praxis ausübt, hat also während seiner Studienzeit mehrere dieser klassischen Krankheitstypen bereits kennengelernt oder zumindest in den Lehrbüchern davon erfahren. Diese Entitäten betreffen nur besonders gut verstehbare, erklärbare und diagnostizierbare Verläufe. Die meisten Fälle, die der Arzt in der täglichen Sprechstunde sieht, unterscheiden sich jedoch mehr oder weniger von der klassischen Lehrbuchdarstellung („Die Krankheiten lesen keine Lehrbücher" [37]).

So kann man z.B. sagen, daß eine „typische" Gallensteinsymptomatik und eine „typische" Appendizitissymptomatik meist tatsächlich mit einer Cholelithiasis und einer Wurmfortsatzentzündung zu tun haben. Doch zahlreiche Patienten, die die Praxis aufsuchen, bieten entweder keine solche klassische Symptomatik, oder die *scheinbar* klassische Symptomatik wurde bei ihnen durch ganz andere Gesundheitsstörungen hervorgerufen. Der Allgemeinarzt muß also auf das *vermeintlich klassische Bild* mit Zurückhaltung reagieren. (Im übrigen liegt bei 1 von 3 Fällen mit angeblicher klassischer Appendizitissymptomatik letztlich dann doch keine Wurmfortsatzentzündung vor.)

Bei der allgemeinmedizinischen Betrachtung muß man also *alle* Erkrankungen berücksichtigen, die so „aussehen" wie z.B. die oben genannte Cholelithiasis und alle Erkrankungen, die so aussehen wie eine Appendizitis, d.h. es geht um die typischen und v.a. um die atypischen Bilder sowie um die typischen Bilder, denen etwas ganz anderes zugrunde liegt, als vermutet werden kann (Fallstrick! „Es sieht so aus wie ..., aber was ist es wirklich?")

6.1
Erbrechen

Erbrechen ist ein häufiges und den Patienten vielfach beunruhigendes Symptom.

So wird der Allgemeinarzt beispielsweise von Müttern aufgesucht, deren Säugling schwallartig nach der Fütterung erbricht, von Eltern schulisch überforderter Kinder mit morgendlichem Erbrechen, von der jungen Frau, deren Periode ausgeblieben ist, vom alten Patienten mit unkontrollierter Herzmitteleinnahme oder vom jungen Mann nach durchzechter Nacht. Er wird zu einem Unfall gerufen, wo der Bewußtlose im Erbrochenen liegt. Vor allem aber wird der Hausarzt von Patienten mit akutem Brechdurchfall mehr oder weniger unklarer Genese in Anspruch genommen.

Die Auslöser des Symptoms Erbrechen (A) sind vielfältig (zentral, toxisch, organisch oder psychisch). Patienten jeder Altersstufe und beiderlei Geschlechts können davon in unterschiedlicher Intensität und Dauer betroffen sein.

In den meisten Fällen jedoch ist Erbrechen (mit oder ohne Durchfall) ein akuter, flüchtiger Katarrh des Verdauungstraktes.

Das Beratungsergebnis *Uncharakteristisches Erbrechen und/oder Durchfall* nimmt im langjährigen Durchschnitt den 9. bzw. 11. Rang ein (Tabelle 1.1, S. 4 ff). Dabei sind die Altersgruppen 0–14 und 15–44 Jahre nahezu gleich oft betroffen; mit zunehmendem Alter wird die Häufigkeit deutlich rückläufig [37].

Diese Erkrankung wird in Laienkreisen häufig als „Magen-Darm-Katarrh" oder als „Darmgrippe", seitens der Kliniker als „Gastroenteritis" bezeichnet. Im Vordergrund stehen – abgesehen von geringen Temperaturerhöhungen und leichter Mattigkeit – Brechreiz oder Erbrechen und/oder dünne, vermehrte Stühle. Bauchdeckenschmerzen können als Folge wiederholten Erbrechens dazukommen.

6.1.1
Vermutungen und Befürchtungen des Patienten

Meist ist der Patient in der Lage, die Praxis aufzusuchen. Gelegentlich befürchtet er aus seinem Laienwissen heraus eine gefährliche Erkrankung (z.B. „Blinddarmentzündung", „Darmverschluß"). Oft vermutet der Patient bereits selbst, er könnte sich (z.B. im Betrieb durch andere Mitarbeiter) angesteckt haben. Er erwartet vom Arzt die Zerstreuung seiner Befürchtungen und die Verordnung eines wirksamen Mittels.

6.1.2
Kontaktfragen und Standardrepertoire des Arztes

Die Kontaktfragen des Arztes gelten zunächst dem Umfeld des Patienten (Erbrechen und/oder Durchfall in der Familie? In der Umgebung? In der Schule? Am Arbeitsplatz?).

Die Frage nach verdorbener Speise führt in den allermeisten Fällen nicht weiter. Sich nach einer Auslandsreise zu erkundigen, ist obligat. Häufigkeit und Art von Erbrechen und Durchfall müssen erfragt werden, lassen jedoch für gewöhnlich keine Rückschlüsse auf die Schwere der Erkrankung zu.

Zum *diagnostischen Standardrepertoire* gehören bei offensichtlich leichtkranken Patienten folgende körperliche Untersuchungen:

Puls, Pupillen und Skleren, Nackenbeweglichkeit, Mund- und Racheninspektion, Palpation des Abdomens (Epigastrium, Leber, Nieren, rechter und linker Unterbauch), Blutdruck. Meist haben die Patienten noch kein Fieber gemessen, sie sollten jedoch angehalten werden, den Temperaturverlauf zu beobachten.

Die *Behandlung* beschränkt sich – evtl. im Gegensatz zur Erwartungshaltung des Patienten – auf diätetische Ratschläge („Teepause" mit Elektrolytlösungen und Zucker – 1 Teelöffel Nährzucker auf 100 ml – bei Säuglingen und Kleinkindern für 6 bis maximal 24 h), Nahrungskarenz, später Aufbaukost bei Erwachsenen).

> **!** Alle Diätanweisungen erhält die Mutter schriftlich und so ausführlich wie nötig. Die letzte Stuhlwindel sollte dem Arzt gezeigt werden [120].

Mit dem Patienten muß verbindlich vereinbart werden, zu welchem Zeitpunkt er dem Arzt über den Krankheitsverlauf berichtet. Der Arbeitsunfähigkeitszeitraum umfaßt zunächst 3 Tage. In diesem Zeitraum sind die katarrhalischen Erscheinungen meist abgeklungen.

Grundsätzlich ist selbst beim vermeintlich einfachen Erbrechen mit/ohne Durchfall stets u.a. an eine peritoneale Reizung zu denken. Entsprechend hat der Arzt den Patienten sinngemäß zu instruieren: *„Wenn es schlechter wird, sofort anrufen!"*.

> **!** Während Brechdurchfallepidemien werden 3mal so viele perforierte Appendizitiden beobachtet wie außerhalb solcher seuchenhaften Vorkommnisse [42].

Unter dieser Überlegung sollte der Arzt die Indikation zur rektalen (rektovaginalen) Untersuchung großzügig stellen. Bei Beschwerdepersistenz ist diese Untersuchung zwingend, bei Verschlimmerung der Beschwerden hat sie unverzüglich zu erfolgen.

6.1.3
Erbrechen als Leitsymptom

Bei der *einfachen, uncharakteristischen Form* des Erbrechens mit/ohne Durchfall (vgl. oben) ist nach den üblichen Exklusionen keine ätiologische Klärung durch Erregernachweis nötig. Bei *anderen Wahrscheinlichkeiten*, bei denen *Erbrechen als Leitsymptom* auftritt, muß je nach der Problematik diagnostisch problemorientiert und falsifizierend vorgegangen werden, z.B.: wahrscheinlich Gravidität → Schwangerschaftstest; Bild einer Harnleiterkolik → Urinstatus, Sonographie; evtl. Einsatz der diagnostischen Checkliste Nr. 35 („Erbrechen-Programm").

In der Langzeitbetreuung begegnet dem Hausarzt Erbrechen als Leitsymptom relativ selten, z.B. beim Alkoholiker (vgl. B 11.5), bei der Migränepatientin (vgl. B 12.2), beim Urämiker, beim dekompensierten insulinpflichtigen Diabetiker (vgl. B 12.1), bei einer Commotio cerebri (vgl. B 4.11.1) oder bei einem Glaukom (vgl. B 10.5).

Bei solchen Verhältnissen ist die ärztliche Aufmerksamkeit besonders gefordert, um ganz andere, ebenfalls mit Erbrechen verknüpfte Neuerkrankungen frühzeitig zu erfassen.

Bei längerdauerndem Erbrechen, spätestens nach 6 Tagen, ist mittels „Brech-Programm" eine standardisierte Untersuchung obligat.

6.2
Durchfall

Durchfall als Symptom eines akuten Magen-Darm-Katarrhs hört i. allg. binnen 3 Tagen wieder auf.

Als Durchfälle werden zu dünne, evtl. mehrmals täglich abgesetzte Stühle bezeichnet. Einige Tage bestehende, uncharakteristische leichte Diarrhöen können nach der Erstdiagnostik und bei Verlaufsuntersuchungen weitere 3–4 Tage symptomatisch (Diät, Hausmittel, Kohle) weiterbehandelt werden. Dabei bleibt der Fall abwartend offen. Die rektale Untersuchung ist bereits erfolgt. Blut im Stuhl liegt nicht vor.

Spätestens nach 6tägiger Krankheitsdauer sollte mit dem „Brechdurchfall-Programm" (Nr. 34) programmiert untersucht werden. Bei durchfallkranken Rückkehrern aus südlichen Ferienländern, besonders aus tropischen Zonen, ist möglichst frühzeitig eine Stuhluntersuchung auf pathogene Keime zu veranlassen, bei allen anderen Patienten mit Diarrhöen als Erstberatungsursache spätestens mit dem 10. Tag.

Die *Reisediarrhö* wird in der Regel fäkal/oral über kontaminierte Nahrungsmittel und Getränke übertragen. Andere Übertragungswege sind sehr selten. Weltweit als häufigste Erreger werden enterotoxinbildende E. coli genannt (ETEC). In der Mehrzahl der Fälle verläuft die Reisediarrhö mild (weniger als 6 Stuhlentleerungen pro 24 h). Die Therapie besteht in einer adäquaten Zufuhr von Flüssigkeit und Elektrolyten (Tabelle 6.1).

Tabelle 6.1. Orale Rehydradationslösung nach WHO
Auf 1 l abgekochtes Trinkwasser gibt man:
3,5 g Natriumchlorid = 3/4 TL Tafelsalz
2,5 g Natriumbicarbonat = 1 TL Backpulver
1,5 g Kaliumchlorid = 1 Tasse Orangensaft/2 Bananen
20 g Glukose = 4 EL Rohrzucker

Für die allgemeinmedizinische Diagnostik bei Patienten, die nach Tropenaufenthalt heimkommen und eine völlig uncharakteristische Symptomatik bieten, wurde speziell für die Belange in der Allgemeinpraxis das „Tropenrückkehrer-Programm" Nr. 82 entwickelt.

Motilitätshemmer werden wegen einer eventuellen Verschleierung des Krankheitsbildes und der möglichen Resorption von Toxinen überwiegend abgelehnt („Darmkosmetik").

Ungezielt eingesetzte Antibiotika vermögen das Krankheitsbild und den Verlauf gleichfalls zu verschleiern, Krankheitsdauer und Erregerausscheidung können negativ beeinflußt werden [274].

Durchfall, der schon wochenlang andauert, muß als Erstberatungsursache den Arzt in besonderem Maße an ein Karzinom denken lassen.

Nicht immer sind Malignome und geschwürige Darmentzündungen von sichtbaren Blutauflagerungen begleitet, was in einfacher Weise den diagnostischen Weg vorgeben würde. Daneben muß auch an gewisse heimische Erreger (z. B. *Salmonellen*) gedacht werden, die bei anhaltenden, besonders bei fieberhaften Durchfallerkrankungen nach spätestens 1 Woche auszuschließen sind.

Nach einer Salmonellen-Gastroenteritis können Kinder und Jugendliche sofort wieder in die Schule gehen oder den Kindergarten besuchen, auch dann, wenn sie noch asymptomatisch Salmonellen ausscheiden. Extratoiletten müssen nicht bereitgestellt werden. Bei Kindergartenkindern soll darauf geachtet werden, nach dem Toilettenbesuch sorgfältig die Hände zu waschen und die Toilette nicht zu beschmutzen. Ein Kindergartenkind darf sich allerdings nicht an der Zubereitung von gemeinsamen Speisen beteiligen. Hausfrauen, die asymptomatisch Salmonellen ausscheiden, können weiterhin das Essen für ihre Familie und auch für die Kleinkinder kochen, müssen aber auf sorgfältigste persönliche Hygiene achten [56b].

Von einer „infektiösen Darmerkrankung" sollte nur gesprochen werden, wenn der Erreger identifiziert wurde (z.B. Lamblien, Yersinien, Campylobacter jejuni).

Bei bereits länger als 1 Woche bestehendem Durchfall sollte sofort mit dem „Durchfall-Programm" Nr. 36 programmiert vorgegangen werden, bei Verdacht auf Allgemeinerkrankungen bzw. Karzinom ist die Tabula diagnostica Nr. 67 (s. Abb. 11.1) einzusetzen.

Chronisch-rezidivierende Durchfälle uncharakteristischer Art sind im Krankengut der Allgemeinpraxis statistisch an der Grenze der regelmäßigen Häufigkeit (ca. 1:3000 Fälle). Dasselbe gilt auch für Pankreatitis und chronische Kolitis (vgl. B 6.4.3; Tabelle 1.1).

6.2.1
Durchfall bei Kindern

Durchfall bei Kindern, v.a. bei Säuglingen (vgl. B 6.2.2), ist immer ernst zu nehmen, obschon es in der Regel rasch zur Heilung kommt. Der Hausarzt sollte sich bemühen, den Eltern einen schriftlichen Diätplan an die Hand zu geben (Übersicht 16).

Bei Verschlechterung des Allgemeinbefindens, besonders wenn Fieber (über 38° rektal) auftritt (Gefahr

Übersicht 16	Beispiel für einen schriftlichen Diätplan bei Durchfall von Kindern	
	Milch und Milchprodukte	Heilnahrung Milupa®, Humana®, 17 g Pulver/90 ml Wasser. Beides auch als Brei zuzubereiten! Ggf. mit Zusatz von Blockschokolade und Süßstoff als „Kakao", angedickt mit Mondamin® als Pudding. Ansonsten Milch und Milchprodukte jeder Fettstufe meiden, (außer geringe Mengen Magermilch), Magerquark und milde Käsesorten
	Getränke	Schwarzer Tee, Kamillentee; mit Zusatz von 5 g Traubenzucker pro 100 ml Trinkflüssigkeit. Heidelbeersaft (nicht mit Zucker gesüßt!)
	Fleisch, Wurst	Haschiertes, mageres Fleisch von Kalb, Rind, Pute. Kleine Mengen Geflügelwurst oder magere Kalbfleischwurst. Keine Gelbwurst! Ist sehr fett!
	Eier	*Maximal* 1 weiches Ei pro Tag; evtl. fettfrei zubereitetes Rührei
	Teigwaren, Reis	Jede Art von Nudeln (z.B. Makkaroni, Hörnchennudeln); Kartoffeln, Reis, Reisschleim, Salzkartoffeln, Kartoffelbrei mit 1/2 Magermilch und 1/2 Wasser, Kartoffelschnee; Haferschleimsuppe
	Brot und Gebäck	Zwieback, Salzletten, Knäckebrot, abgelagertes oder getoastetes Weißbrot, Löffelbisquit, Kinderkekse
	Gemüse	Karotten, Broccoli, Blumenkohl, ohne Fett gedünstet
	Obst	Geriebener Apfel oder Aplona®, Banane, Hipp®-Äpfel-Heidelbeeren, Heidelbeerkompott (möglichst aus getrockneten Beeren), evtl. auch als Fruchtquark zubereitet
	Speisenbeispiele	– Teegelee (100 ml Schwarztee mit wenig Traubenzucker süßen, 2 g Gelatine aufgelöst dazugeben und stocken lassen) – Bananen-Zwieback-Brei (2 oder 3 Zwieback in ca. 100 ml Heidelbeersaft und ca. 2 Eßlöffel Wasser einweichen lassen, mit Mus einer Banane verrühren. Evtl. 2 Eßlöffel Magermilch und etwas Süßstoff dazugeben) – Apfelschnee (1 Apfel reiben, Eischnee unterheben, mit wenig Traubenzucker süßen) – Reisbrei (1/2 Magermilch, 1/2 Wasser verwenden, evtl. einen geriebenen Apfel untermengen) – Heidelbeer-Bananen-Mus

der Exsikkose!), sind die Kinder/Säuglinge in den spezialistischen Bereich zu überweisen.

6.2.2
Säuglingsdyspepsie

Die *Säuglingsdyspepsie (Säuglingsenteritis)* ist eine akute Ernährungsstörung mit häufigen und durchfälligen Stühlen, die mit subfebrilen Temperaturen und Erbrechen einhergehen kann.

Als *Ursache* kommen Ernährungsfehler, Malabsorption oder Infektionen (z.B. Coli, Salmonellen, Shigellen), aber auch Erkrankungen wie Otitis media, Pneumonie oder Masern in Frage.

Das *Grundprinzip der Behandlung* besteht in der Verhinderung der Dehydratation und der Substitution von Mineralsalzen und Glukose. Dazu verabreicht man am zweckmäßigsten Fertigprodukte. Kleinkinder erhalten ab dem 2. Tag Reisschleim und ab dem 3. Tag leichte Kost (nichts Gebratenes, kein Ei, kein Obst).

Falls bei Säuglingen die orale Elektrolyttherapie nicht durchgeführt werden kann (z.B. wegen Erbrechen) oder nach 24 h erfolglos bleibt, ist eine sofortige stationäre Versorgung erforderlich.

6.3
Sonstige Abdomenopathien

Als „sonstige" *Abdomenopathien* werden in unserer Systematik (vgl. A 1.2) uncharakteristische Beschwerden und Krankheitszeichen im abdominellen Bereich klassifiziert, die beim Besuch der Praxis auch schon abgeklungen sein können. Dabei handelt es sich um ein inhomogenes Fällematerial, das sich nicht anders klassifizieren läßt. Darunter befinden sich also keine „typischen" Bilder wie Krämpfe, Brechdurchfall, Bild einer Cholelithiasis oder Urolithiasis, Bild eines Magen- oder Zwölffingerdarmgeschwürs, Bilder von eingeklemmten Hernien usw.

Unter „sonstigen Abdomenopathien" werden also „Keine-Ahnung-Fälle" registriert. Im Krankengut der 70er und der 80er Jahre nahmen diese Fälle immerhin Rang 21 bzw. 18 ein (Tabelle 1.1, S. 4 ff).

Je kritischer der Allgemeinarzt seine Fälle klassifiziert und je weniger er sie in „Pseudodiagnosen" hineinpreßt, um so mehr „sonstige Abdomenopathien" wird er registrieren. Diese Rubrik ist also ein Maß für seine nomenklatorische Präzision. Selbstverständlich muß der Allgemeinarzt diese Fälle abwartend offen lassen und beobachten. Der Patient soll bei neuerlichen Beschwerden wiederkommen; meist ist aber die Behandlung mit einer oder einigen wenigen Beratungen erledigt, da die Krankheitszeichen und Beschwerden verschwinden.

6.4
Blut am/im Stuhl

Blut am und im Stuhl als Beratungsursache (BU) ist für jeden Arzt ein alarmierendes Zeichen.

Dagegen nehmen manche Patienten diese Symptome nicht so ernst und suchen den Arzt – trotz aufklärender Medien – erst bei längeranhaltenden peranalen Blutungen, oftmals erst auf Drängen der Angehörigen, auf.

Zuweilen steht die Scham vor der befürchteten rektalen Untersuchung oder der (vorübergehende) Erfolg einer Automedikation dem frühzeitigen Arztkontakt im Wege. Andere Patienten leiden an Hämorrhoiden und wissen, daß es dabei zu – meist geringen – Blutungen kommt.

> **!** Jeden noch so diskreten Patientenhinweis auf Blut im oder am Stuhl ernst nehmen! Unverzügliche Abklärung vornehmen oder veranlassen! Keine unkontrollierte Verordnung von Hämorrhoidenmitteln!

Zur *Standarddiagnostik* bei Blut am oder im Stuhl als Erstberatungsursache gehören in der Allgemeinpraxis:
– Anamnestische Sicherung, daß es sich tatsächlich um einen Blutabgang gehandelt hatte.
– Inspektion des Perineums (z.B. perianale Thrombose, Mariske, Analprolaps).
– Digitale Abtastung des Perineums, die Austastung des Analkanals (z.B. *Fissura ani*) und des Rektums (z.B. Tumor).
– Prokto- und Rektoskopie als Eigen- oder Auftragsleistung.
– Je nach Sachlage erfolgt die Programmierte Diagnostik mit den Checklisten Nr. 38 („Oberbauch-Programm"), 39 („Unterbauch-Programm"), 40 („Bauchschmerz-Programm") oder 67 („Tabula diagnostica").

6.4.1
Hämorrhoiden

Von den Patienten werden nahezu alle Veränderungen im Bereich des Darmausgangs als *Hämorrhoiden* bezeichnet; damit meinen die Betroffenen häufig so unter-

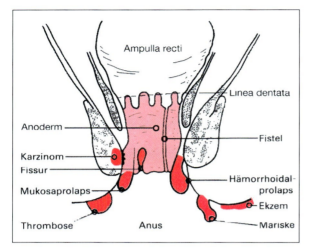

Abb. 6.1. Schematische Darstellung der Analerkrankungen (dunkelrot)

schiedliche Krankheitsbilder wie Hämorrhoidalprolaps, Mukosaprolaps, Mariske oder Perianalthrombose (Abb. 6.1).

Innere Hämorrhoiden lassen sich ausschließlich mittels Seitblickproktoskop exakt erfassen, nicht jedoch mittels Palpation oder Rektoskopie.

Wenn Patienten mit Blut im/am Stuhl zum Arzt kommen, sind häufig solche inneren Hämorrhoiden die offensichtliche Ursache. Bei diesem Blutungstyp ist das Blut meist dem Stuhl aufgelagert. Es kann auch postdefäkationale Blutungen geben. Blutbeimengungen im Stuhl weisen dagegen eher auf eine vom Anus entfernter gelegene Blutungsquelle hin.

Auch wenn der Arzt im Proktoskop die Quelle für eine peranale Blutung in den großen, inneren Hämorrhoiden lokalisieren kann, so darf er dennoch nicht eine (höher gelegene) Blutungsquelle außer acht lassen und sich in falscher diagnostischer Sicherheit wiegen.

> **!** Blut im oder auf dem Stuhl muß solange als abklärungsbedürftiges Zeichen eines Abwendbar gefährlichen Verlaufs (AGV) betrachtet werden, wie nicht das Gegenteil bewiesen worden ist.

Für den Hausarzt ergeben sich daraus folgende *praktische Konsequenzen*:
- Finden sich behandlungsbedürftige Hämorrhoiden, so müssen diese therapiert werden (Tabelle 6.2), um die wahrscheinliche Blutungsquelle von vornherein auszuschließen.

Tabelle 6.2. Zusammenfassung verschiedener therapeutischer Möglichkeiten zur Behandlung von Hämorrhoiden in Abhängigkeit vom Stadium des Hämorrhoidalleidens. ++ = sehr zu empfehlen; + = möglich; – = nicht empfehlenswert. (Aus [133])

Therapieart	Stadium des Hämorrhoidalleidens		
	I	II	III
Salben	++	+	+
Suppositorien	++	–	–
Sklerosierung nach Blond	++	++	–
Eigenbougierung	++	+-	
Infrarotkoagulation	++	–	–
Kryotherapie (–18°C)	++	–	–
Gummibandligatur n. Barron	–	++	–
Elektrokoagulation	–	+	+
Operation nach Milligan-Morgan	–	–	++
Operation nach Parks	–	–	+
Operation nach v. Langenbeck	–	–	+

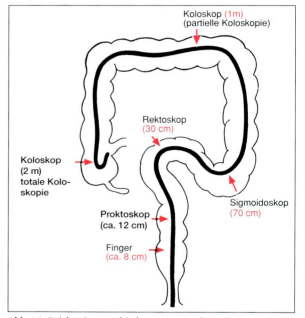

Abb. 6.2. Reichweite verschiedener Untersuchungsinstrumente im Dickdarmbereich [156]

- Stellen sich proktoskopisch keine Hämorrhoiden dar, so ist unverzüglich die totale Koloskopie (Abb. 6.2) durchzuführen. Die Rektoskopie ist dann entbehrlich.

> **!** Bei jeder sichtbaren Blutung am Stuhl genügt zunächst die Behandlung der Hämorrhoiden, bei jeder okkulten Blutung (vgl. B 6.4.2) muß möglichst bald das gesamte Kolon abgeklärt werden [156].

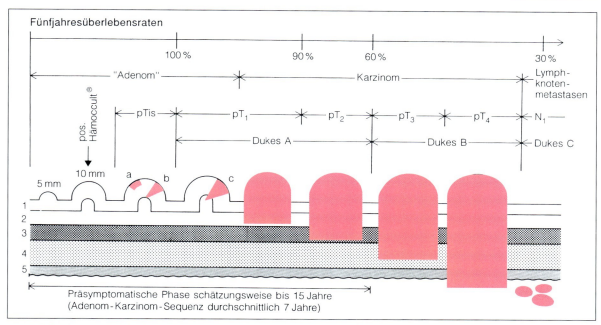

Abb. 6.3. Zeitlicher Ablauf der Entstehung von Adenomen und Karzinomen am Dickdarm sowie der abnehmenden Heilungschancen. Wegen der langen präsymptomatischen Phase von 10–15 Jahren ist wiederholtes Screening bei noch beschwerdefreien Patienten sinnvoll und notwendig. Gegenüberstellung der derzeit gebräuchlichen Nomenklatur nach Union Internationale Contre le Cancer (UICC) (vgl. C 2.2) zur (älteren) Klassifikation nach Dukes. Das Adenom mit einer intraepithelialen Neoplasie (Carcinoma in situ bzw. fokale Epithelatypie bzw. fokales Karzinom) sowie das Adenom mit einem intramukosalen Karzinom bzw. maligner Polyp) werden nach UICC mit pTis bezeichnet. Für dieses „frühe Tumorwachstum" in einem Adenom gibt es keine Einteilung nach Dukes [172]. 1 Mukosa, 2 Submukosa, 3 Muscularis propria, 4 Subserosa, 5 Serosa

6.4.2
Okkulte Blutung

Der Hausarzt sollte im Sinne einer derzeit größtmöglichen Früherkennung von Dickdarmkarzinomen seine Patienten erziehen, nicht auf die Beobachtung von sichtbarem Blut (vgl. B 6.4.1) fixiert zu sein, sondern auch die Möglichkeit der *okkulten Blutung* zu bedenken. Gerade beim Dickdarmkrebs sind die Heilungschancen im noch beschwerdefreien Frühstadium (Abb. 6.3) außerordentlich hoch. Zu diesem Zweck sollten möglichst alle Patienten ab 45 Jahre jährlich auf okkultes Blut mittels entsprechender Stuhlbluttests (z.B. Gujak-Test) im Stuhl getestet und alle Patienten mit okkultem Blut im Stuhl koloskopiert werden (vgl. B 6.4.1). Durch eine solche Vorgehensweise ist zu erwarten, daß nicht nur Karzinome in möglichst frühen Stadien sowie große Adenome (Abb. 6.3) gefunden und entfernt werden, sondern daß letztlich die Mortalität an Dickdarmkrebs bei jährlich getesteten Personen geringer ist als bei nicht getesteten Patienten [88, 172].

Der *Stuhlbluttest* (z. B. Hämoccult®, hemo FEC®) zeigt mittels Farbumschlag des farblosen Gujak zu blau Peroxydaseaktivität im Stuhl an. Diese ist bedingt durch Blut (Hämoglobin, Häm), aber u. U. auch durch Reste von Hämoglobin und Myoglobin der Nahrung (insbesondere Rindfleisch, Blutwurst) sowie durch pflanzliche Peroxydasen (insbesondere Broccoli, Rettich, Radieschen etc.). Letztere werden durch Kochen, bei der Passage durch den Verdauungstrakt und beim Eintrocknen der Stuhlproben auf dem Testpapier weitgehend inaktiviert und verursachen – ebenso wie die rote Beete – normalerweise keinen positiven Hämoccult-Test.

 Beachte:
3 Tage vor Testbeginn keine Vitamin-C-Tabletten.

Die Kritik an der Durchführung des Screeningtests auf okkultes Blut im Stuhl richtet sich häufig gegen die Rate falsch-negativer Testergebnisse. Hier ist darauf hinzuweisen, daß ein Screeningtest kein diagnostischer Test ist, und daher sowohl falsch-negative wie falsch-positive Ergebnisse (z.B. durch Nahrungsmittelbestandteile) in Kauf zu nehmen sind. Entscheidend ist auch nicht die Sensitivität bei einmaliger Anwendung (wie bei einem diag. Test), sondern die *kumulative Sensitivität* bei jährlichem Screening beschwerdefreier Personen [90].

Die „koloskopische Nachsorge" nach histologisch gesicherter, vollständiger Entfernung eines Adenoms ohne Epithelatypien sollte nach 1 Jahr und – bei negativem Befund – in weiteren, größeren Zeitintervallen (3–4 Jahre) erfolgen. Entsprechend engmaschiger ist die endoskopische Überwachung von Patienten, bei denen „maligne Polypen" entfernt wurden, zu handhaben.

6.4.3
Kolitische Bilder

Kolitische Bilder (vgl. B 6.2) imponieren meist durch dünnflüssige, stinkende, zerhackte Stühle, die sowohl Blut als auch Schleim enthalten. Die Krankheit kann in ihrer Intensität erheblich variieren. Der Beginn der Erkrankung ist eher schleichend und steht nicht selten mit einem psychischen Trauma in Zusammenhang.

Die endoskopische Untersuchung mit histologischer Abklärung ist obligat.

6.4.4
Früherkennung des kolorektalen Karzinoms

Das kolorektale Karzinom (KRK) ist die zweithäufigste Ursache der Krebssterblichkeit in westlichen Ländern. Etwa 6% der Bevölkerung werden ein KRK im Laufe ihres Lebens entwickeln. Eine Verbesserung kann durch Screening- und Überwachungsstrategien zur Prävention des Karzinoms oder Früherkennung erreicht werden.

Die WHO, die American Cancer Society sowie die Agency for Health Care Policy and Research (AHCPR) empfehlen für das KRK ein Screening durch jährlichen fäkalen Test auf okkultes Blut (FOBT) (vgl. B 6.4.2) *und* eine Sigmoidoskopie alle 5 Jahre für über 50 Jahre alte asymptomatische Personen ohne erhöhtes KRK-Risiko, alternativ wird eine totale Koloskopie alle 10 Jahre bei Standardrisiko empfohlen.

Das gesetzliche Vorsorgeprogramm in Deutschland wird dagegen auf einen jährlichen Stuhlbluttest sowie die digitale rektale Untersuchung ab dem 45. Lebensjahr beschränkt. Die rektale Palpation erscheint dabei zwar in Ergänzung zur Endoskopie sinnvoll, ihre Effizienz ist jedoch in Hinsicht auf die Vorsorge des KRK nicht belegt [195a].

6.5
Bauchkrämpfe

Immer wieder werden Patienten mit der Angabe „*Bauchkrämpfe*" in der Praxis vorstellig. Oft genug lassen sich diese Beschwerden keinem charakteristischen Typus zuordnen und müssen abwartend offengelassen werden. Viele Fälle bleiben letztlich ungeklärt. Die Patienten kommen meist im anfallfreien Intervall zum Arzt. Die Diagnostik erfolgt mit der Checkliste Nr. 37 („Kolik-Programm").

Uncharakteristische abdominelle Krämpfe (Rang 50 bzw. 36) sind in der Allgemeinpraxis nahezu ebenso häufig vertreten wie etwa Hämorrhoiden (Rang 47), Depression (Rang 49) und Alkoholismus (Rang 56). In den Statistiken der 70er Jahre sind unter den Patienten mit uncharakteristischen abdominellen Beschwerden besonders die 15- bis 44jährigen betroffen (Tabelle 1.1, S. 4 ff; [37]).

Klagt ein Patient über Leibschmerzen, ohne bei den ersten Kontaktfragen „charakteristische" Symptome anzugeben, ist auch nicht von Bauchkrämpfen die Rede und liegt scheinbar keine schwerwiegende Erkrankung vor, dann empfiehlt sich je nach Lage des Falles mit folgenden Checklisten vorzugehen (vgl. B 6.4):
– Nr. 38 „Oberbauch-Programm",
– Nr. 39 „Unterbauch-Programm",
– Nr. 40 „Bauchschmerz-Programm".

Bei allen diesen Handlungsanweisungen ist die Erhebung des rektalen und des vaginalen Befundes obligat (vgl. B 6.6).

In der Regel läßt sich mit diesen diagnostischen Programmen kein „Krankheitsbild" – oder gar eine exakte Diagnose – feststellen. Die Beschwerden sind im übrigen meist offensichtlich zu banal, um die Diagnostik primär zu verbreitern und zu vertiefen. Dennoch muß stets bedacht werden, daß die meisten Abwendbar gefährlichen Verläufe ein Stadium durchlaufen, in dem sie Bagatellen gleichen.

Ergibt die allgemeinärztliche Untersuchung nichts Auffälliges und klingen die Krampferscheinungen nicht ab, so ist die weitere Diagnostik im spezialistischen Bereich um so rascher in die Wege zu leiten, je heftiger die Beschwerden sind.

6.5.1
Nabelkoliken bei Kindern

Zu diesen uncharakteristischen Krämpfen im Bauchbereich zählen auch die im Volksmund oft als „*Nabelkoli-*

ken" bezeichneten, in die Nabelgegend projizierten uncharakteristischen Beschwerden bei Kindern.

Kleinkinder können bekanntlich ihre Beschwerden nicht exakt lokalisieren; man erlebt immer wieder, daß sie bei Fragen nach dem Sitz ihrer Schmerzen („Wo tut es weh?") auf die Bauchmitte zeigen. Weist ein weinendes Kind mit seinen Fingern auf den Nabel, so kann das auch bedeuten: „Ich habe Ohrenschmerzen", oder „Mir tut der Hals weh", oder „Irgend etwas stört mich". All das wird seitens der problemorientierten Diagnostik ohnedies berücksichtigt (Programm Nr. 40 „Bauchschmerz-Programm").

Ein Kind ist frühestens ab dem 4. Lebensjahr in der Lage, Schmerzen im Bauch genauer zu lokalisieren. Der Arzt darf daher dessen Angaben bezüglich der Schmerzlokalisation nicht als absolut verbindlich ansehen.

6.5.2
Bauchschmerzen bei Erwachsenen

Wer kennt nicht Magen- oder Darmbeschwerden, die man als (noch) „normal" bezeichnen würde? Die Ursachen für einen „verdorbenen Magen" sind oft leicht ausgemacht: zu viel an gutem Essen, eine vermeintlich verdorbene Speise in einem Restaurant oder ein Aufenthalt in tropischen Gefilden mit einer oft kaum vermeidbaren akuten Infektion des Verdauungstraktes. Diese flüchtigen Symptome haben jedoch nur einen vorübergehenden Einfluß auf die Befindlichkeit des Betroffenen und sind abzugrenzen von den chronischen oder den chronisch rezidivierenden Beschwerden der Patienten mit funktionellen Magen-Darm-Erkrankungen wie dem *Reizdarmsyndrom* (früher: *Colon irritabile*), die meist mit einer erheblichen Beeinträchtigung der Lebensqualität einhergehen.

Der Erwachsene ordnet bei Bauchschmerzen als Erstberatungsursache seine Beschwerden häufig bestimmten Organen zu:

So werden Schmerzen im Epigastrium auf den „Magen", Schmerzen im rechten Oberbauch auf die „Galle", Schmerzen im rechten Unterbauch auf den „Blinddarm" bezogen. Frauen vermuten bei „Unterleibsschmerzen" bevorzugt „Eierstockentzündungen".

Bei erstmalig aufgetretenen Bauchschmerzen führen die Patienten anfangs meist Selbstbehandlungsversuche z.B. mit feuchten, warmen Wickeln, mit Tee oder Schnaps durch. Patienten mit Koliken wünschen dagegen unverzüglich ärztliche Hilfe. Wenn solche Koliken bereits früher vorgekommen sind, so werden die Patienten zunächst ein bewährtes Präparat (z.B. Spasmolytikum) anzuwenden versuchen.

Im allgemeinen sieht der Arzt den Patienten mit Schmerzen im Epigastrium oder im Mittelbauch häufiger in der regulären Sprechstunde. Bei Schmerzen im rechten Unterbauch mit Fieber dagegen wird eher mit dem Hinweis auf eine mögliche „Blinddarmentzündung" ein rascher Hausbesuch angefordert.

Leitsymptome des *Reizdarmsyndroms* sind uncharakteristische abdominelle Schmerzen und/oder andere uncharakteristische Beschwerden, wie z. B. ein geblähter Leib, vermehrter Stuhlgang, Veränderung der Stuhlfrequenz und -konsistenz (Durchfall, Obstipation oder beides im Wechsel). Zusätzlich klagen viele Patienten über ein Gefühl der unvollständigen Darmentleerung.

> **!** Es gibt derzeit kein probates diagnostisches Verfahren, das ein Reizdarmsyndrom sicher bestätigen könnte.

Bei *Alarmsymptomen* wie Gewichtsverlust, Blut im Stuhl, Fieber oder Abgeschlagenheit als Zeichen einer möglichen organischen Erkrankung sollte der Hausarzt bestimmte Untersuchungen in seiner Praxis durchführen oder im spezialistischen Bereich veranlassen (vgl. Thematik des Fachgesprächs).

Pathophysiologisch spielen beim Reizdarmsyndrom erhöhte viszerale Sensitivität und gestörte Darmmotilität eine zentrale Rolle. Diese sind Folge von Regulationsstörungen der afferenten und efferenten Nerven im Verdauungstrakt. Für die Kommunikation dieser Systeme sind Neurotransmitter verantwortlich; zu diesen gehört u.a. das 5-Hydroxytryptamin (Serotonin), das für die Entstehung der Symptome eine wichtige Rolle spielt.

6.5.3
„Typische" Ausstrahlung als Fallstrick

Gerade die vermeintlich „typische Ausstrahlung" einer Krankheit in eine bestimmte Körperregion ist ein eindrucksvolles Beispiel dafür, wie unvermittelt der vorschnell und nicht konsequent falsifizierende Arzt („Es sieht so aus wie ..., aber was ist es wirklich?") in seiner Diagnostik und den damit verbundenen therapeutischen Konsequenzen in *Fallstricke* geraten kann:

– Nach den Lehrbuchangaben projizieren sich charakteristische Ulkusbeschwerden des Magens in den Rücken, Gallensteinkoliken in die rechte Schulter, die

Divertikulitis in den linken Unterbauch, während die akute Pankreatitis gürtelförmige Schmerzen im Oberbauch verursacht.
- Trotz der Häufigkeit dieser „typischen" Schmerzprojektionen darf sich der Allgemeinarzt bei Bauchschmerzen nicht sofort und endgültig vom Ausstrahlungscharakter einer Erkrankung „verführen" lassen. Neben den typischen gibt es bekanntlich auch zahlreiche *atypische Verläufe.*
- Der Arzt, der also vorschnell und nicht falsifizierend vorgeht, kann leicht in einen Fallstrick geraten und dem Patienten (und zugleich sich selbst) schaden.
- Bekanntlich können beispielsweise auch eine Angina tonsillaris (vgl. B 1.5.1), eine Otitis media bei Kindern (vgl. B 6.5.1 und B 8.1) oder eine Pneumonie (vgl. B 5.10) sowie bestimmte Herzinfarkte bei Erwachsenen (vgl. 5.4) als Leitsymptom „Bauchschmerzen" produzieren.

Die Möglichkeit, uncharakteristische abdominelle Schmerzen und Krämpfe mit den Mitteln der Allgemeinpraxis exakt diagnostizieren zu können, sind bescheiden. Laboruntersuchungen helfen meist nicht weiter.

Im übrigen ist eine aufwendige Diagnostik auch gar nicht nötig. Bei entsprechendem Aspekt (leicht krank) kann sich der Arzt also zunächst auf die gezielte Befragung und auf die sorgfältige Palpation des Abdomens und der benachbarten Organe beschränken. Besonders effektiv ist die Programmierte Untersuchung (vgl. A 1.2.9).

Therapeutisch braucht der Arzt zunächst nicht massiv einzugreifen; er kann die Fälle abwartend offen lassen, um keine gefährlichen Verläufe zu verschleiern.

6.5.4
Epigastralgien

Uncharakteristische Schmerzen, die eindeutig im mittleren Oberbauch (Epigastrium) lokalisiert sind, werden als *Epigastralgien* bezeichnet. Die Beschwerden sind wechselnd stark ausgeprägt; bei Kindern kommen sie praktisch nicht vor.

Organische Veränderungen in dieser Region (Magen, Ösophagus, Zwerchfell, aber auch Bauchdecken und *epigastrische Hernien*) müssen diagnostisch entsprechend (am besten programmiert) bedacht werden, bevor der Arzt die offene Klassifizierung „Epigastralgie" (A/B) wählt.

6.5.5
Krämpfe im Oberbauch

Die uncharakteristischen (nicht krampfartigen) epigastrischen Schmerzen sind von *uncharakteristischen Krämpfen* im Oberbauch nomenklatorisch zu trennen.

Bei Krampfschmerzen ist immer eine intensivere Diagnostik nötig, damit kein beginnender Abwendbar gefährlicher Verlauf (z.B. Herzinfarkt) übersehen wird. Auch hier ist es – wie bei uncharakteristischen Schmerzen – ratsam, programmiert zu untersuchen (vgl. B 6.5).

Eine sofortige Abgabe dieser leichtkranken Patienten in den spezialistischen Bereich ist nur selten erforderlich.

> **!** Frische Perforationen im abdominellen Gebiet können mehrere Stunden lang atypisch in Erscheinung treten und brauchen zunächst keine dramatischen Symptome zu zeigen.

Uncharakteristische Schmerzen im rechten Oberbauch (mit oder ohne Kolik) werden vom Patienten meist von vornherein mit der Gallenblase (vgl. B 6.5.2), der Leber oder den Gallenwegen (bei Zustand nach Gallenblasenentfernung) in Verbindung gebracht, besonders nach offensichtlichen Diätfehlern.

Beim Erstkontakt mit Patienten, die über wenig eindrucksvolle, uncharakteristische Schmerzen im *rechten* Oberbauch klagen, kann der Arzt zuwarten und evtl. schrittweise die Diagnostik in Zusammenarbeit mit den Spezialisten vertiefen.

Unerläßliche Maßnahmen bereits beim Erstkontakt sind jedoch:
- lokale Inspektion und Palpation,
- Inspektion der Skleren und des gesamten Integuments sowie
- ein Urinstatus.

Die erforderliche Diagnostik ist in den Checklisten Nr. 37 („Kolik-Programm") und Nr. 38 („Oberbauch-Programm") zusammengefaßt.

Als *weiterführende Maßnahmen* stehen zur Verfügung:
- Sonographie,
- Enzymdiagnostik,
- Stuhlbluttests usw.

Bei uncharakteristischen Schmerzen im linken Oberbauch ist diagnostisch weitgehend analog wie bei Erkrankungen im rechten Oberbauch vorzugehen.

Natürlich müssen die Patienten darüber informiert werden, daß sie jede Verschlimmerung sofort dem Arzt melden. Eine stationäre Einweisung kann jederzeit erforderlich werden.

6.5.6
Beschwerden in Speiseröhre, Magen und Zwölffingerdarm

Patienten mit Störungen im Bereich der *Speiseröhre*, des *Magens* oder des *Duodenums* geben meist uncharakteristische Beschwerden an. Auch wenn Geschwüre vorhanden sind, wird nur selten die „typische" Symptomatik (z. B. Nüchternschmerz, postprandialer Schmerz, in den Rücken ausstrahlende Schmerzen) geklagt.

Die Methode der Wahl in der Diagnostik ist heute die Ösophagogastroduodenoskopie (selten noch die röntgenologische Darstellung).

Eine *Refluxösophagitis* wird immer häufiger diagnostiziert, sei es, weil die Erkrankung wirklich häufiger auftritt, oder weil häufiger endoskopiert wird. Heute stehen Medikamente zur Verfügung, die eine effektive Therapie ermöglichen. Für den Arzt wie auch für den Patienten ist es immer wieder überraschend festzustellen, wie wenig oftmals der endoskopische Befund (z. B. Größe und Stadium des Ulkus oder blander Befund) mit dem Ausmaß der subjektiven Beschwerden korrespondieren kann.

Es läßt sich also längst nicht bei jedem Kranken mit einer „typischen" Ulkus- oder Refluxanamnese auch ein Ulkus bzw. eine Refluxösophagitis verifizieren.

Alarmsymptome für einen möglichen abwendbar gefährlichen Verlauf im Bereich des oberen Verdauungstraktes, die eine sofortige Endoskopie notwendig machen, sind
- Schluckstörungen,
- Anämie,
- Gewichtsverlust,
- Schmerzen, die auf Antazida nicht ansprechen, oder
- eine Symptomatik, die erstmals jenseits des 50. Lebensjahres auftritt.

> **!** Oberbauchbeschwerden, die länger als 21 Tage bestehen, müssen endoskopisch abgeklärt werden [139].

Der Arzt, der jedoch keine endoskopische Untersuchung etc. veranlaßt, muß konsequenter- und seriöserweise zunächst das Symptom allein (z.B. „mitternächtlicher Oberbauchschmerz"; A) oder die Symptomgruppe (z.B. „postprandialer Oberbauchschmerz, Aufstoßen, Völlegefühl"; B) klassifizieren. Durch diese Art der Benennung seiner Beratungsergebnisse bringt der Arzt sich selbst, seinem Patienten und seinen Kollegen gegenüber die jeweilige Stufe in der Diagnostik aktuell zum Ausdruck (vgl. A 1.3).

Gastroduodenalulzera werden in unseren Gebieten zunehmend seltener beobachtet. Dies drückt sich in den allgemeinmedizinischen Statistiken der 70er bis 90er Jahre für die Gruppe der „peptischen Ulzera" aus (Tabelle 6.3).

Die Aussage von K. Schwarz aus dem Jahr 1910: „Ohne sauren Magensaft kein peptisches Geschwür" hat in den letzten Jahrzehnten eine eindrucksvolle Bestätigung erfahren: Mit Einführung von Cimetidin ist seit 1977 in allen westlichen Industrieländern die Zahl der elektiven Ulkusoperationen bis 60% drastisch zurückgegangen.

Noch eindrucksvoller ging die Rezidivhäufigkeit (um 90%) und die Komplikationsrate (um 80%) unter medikamentöser Säuresuppression durch H2-Blocker oder Protonenpumpenhemmer zurück. Heute gilt der von David Graham in Analogie geprägte Satz: „Ohne Helicobacter pylori gibt es fast kein Ulkus": Eine Eradikation des Keimes (Übersicht 18) vermag das Ulkusleiden um rund 95% zu reduzieren.

Grundsätzlich sollten nur folgende Patientengruppen eradiziert werden:
– mit peptischen Ulzera,
– mit blutenden Ulzera,
– mit NSAR-induzierten Helicobacter-pylori-positiven Ulzera,
– mit positiver Familienanamnese,
– mit Riesenfaltengastritis.

Tabelle 6.3 Häufigkeitsverteilung (Rang) des Beratungsergebnisses „peptische Ulzera" in allgemeinmedizinischen Praxen in Österreich, in der Schweiz und in Frankreich

Beratungsergebnis (BE)	Österreich		Schweiz	Frankreich
	Braun 1954–1959	Braun 1977–1980	Landolt-Theus 1983–1988	Sourzac/Very 1988–1990
Peptische Ulzera	37	60	135	146

Eine generelle Therapie der *Helicobacter-pylori-positiven Gastritis* wird nicht empfohlen. Bei *Non-ulcer-Dyspepsie* ist der Nutzen der Eradikationstherapie äußerst fraglich [207a].

Nach wie vor ist jedoch die Ulkuspathogenese als multifaktoriell zu betrachten: Umweltfaktoren wie Streß, Nikotinkonsum, Schwerarbeit, Arbeitslosigkeit u.ä. kommen i.allg. dazu, um ein Ulkusleiden auszulösen.

Die Indikationen zur Langzeittherapie der Ulkuskrankheiten mit H_2-Rezeptorenblockern sind in Übersicht 17 zusammengefaßt.

Wurde bereits einmal ein Ulcus duodeni endoskopisch gesichert, so kann bei späterer erneuter Zwölffingerdarmsymptomatik eine weitere endoskopische Kontrolle vor Einsatz von H_2-Rezeptor-Blockern unterbleiben [11].

6.6
Appendizitische Bilder

Schmerzen im rechten Unterbauch als Erstberatungsursache können sich charakteristisch darbieten, beispielsweise als (typisches) *Bild einer akuten Appendizitis*.

Das „Bild einer typischen Appendizitis" (C) ist ein regelmäßig häufiges Praxisvorkommnis. In zwei Drittel der Fälle handelt es sich tatsächlich um eine Wurmfortsatzentzündung (vgl. Kap. B 6). Grundsätzlich muß bei Schmerzen im rechten Unterbauch, Fieber und Erbrechen (Brechreiz), aber auch bei isoliertem Erbrechen stets solange an einen Abwendbar gefährlichen Verlauf gedacht werden, wie das Gegenteil nicht bewiesen ist.

> ! Ausschlaggebend für die Entscheidung des Arztes zur sofortigen stationären Einweisung sind der Lokalbefund und der Allgemeinzustand des Patienten.

Appendizitis-Bilder sind in den letzten Jahrzehnten im allgemeinmedizinischen Krankengut deutlich seltener beobachtet worden (Tabelle 6.4).

> ! Bei einem appendizitischen Bild ist – wie überhaupt bei abdominellen Beschwerden – die rektale Untersuchung obligat, selbstverständlich auch unter den widrigsten Bedingungen beim Hausbesuch! Die Notwendigkeit der vaginalen Untersuchung bei unklaren Bauchbeschwerden muß gleichfalls immer wieder betont werden!

6.6.1
Kontrolliertes Zuwarten

Es gibt Fälle, bei denen der Arzt in Absprache und in engem Kontakt mit den Angehörigen bei geringfügigen Beschwerden im rechten Unterbauch *kontrolliert zuwarten* kann. Dabei muß er verbindlich engmaschige – anfangs evtl. zweistündliche – Kontrollintervalle festlegen,

---

Übersicht 17

Indikationen zur Langzeittherapie [11]

- **Verlauf der Ulkuskrankheit**
  - Mehr als 2 Rezidive pro Jahr,
  - immer kürzere Intervalle zwischen den Ulkusschüben,
  - immer längere Abheilungszeiten bei der Schubtherapie,
  - hoher Leidensdruck im Ulkusschub.

- **Anamnestische Daten**
  - Vorausgegangene Komplikationen (Blutung, Perforation),
  - schwere Begleiterkrankung (kardial, Leberzirrhose, Niereninsuffizienz),
  - Notwendigkeit ulkusbegünstigender Medikamente (Antirheumatika).

Übersicht 18

Eradikationsschemata für Helicobacter pylori in Deutschland (Institut für medizinische Statistik Frankfurt/Main 1997)

- **Tripletherapie:**
  - Protonenpumpenhemmer (PPH) + Clarithromycin + Metronidazol (in 50%),
  - PPH + Amoxizillin + Clarithromycin (in 30%),
  - PPH + Amoxizillin + Metronidazol (in 10%).
- **Dualtherapie:**
  - Säureblocker + Antibiotikum (kaum noch eingesetzt).

Tabelle 6.4. Häufigkeit (Rang) Beratungsergebnisse „Appendizitisbilder" in allgemeinmedizinischen Praxen in Österreich, in der Schweiz und in Frankreich/Paris

Beratungsergebnis(BE)	Österreich Braun [37] 1954–1959	Österreich Braun [37] 1977–1980	Schweiz Landolt-Theus [151] 1983–1988	Frankreich Sourzac/Very [237] 1988–1990	Österreich Danninger [56a] 1991–1996
Appendizitisbilder	32	84	95	112	192

wobei außerdem jegliche Beschwerdeverschlimmerung sofort gemeldet werden muß. Zu seiner eigenen Absicherung sollte er dieses Vorgehen am besten schriftlich festhalten. Bei nicht nennenswert krank wirkenden Kindern mit subfebrilen Temperaturen und Schmerzen im rechten Unterbauch kann in Einzelfällen unter diesen geschilderten Voraussetzungen ein Klysma mit frappierendem Erfolg versucht werden.

Selbst bei oft nur geringen Beschwerden im rechten Unterbauch sind erstaunlich viele von der Vorstellung bedrückt, es könnte sich ein „Blinddarmdurchbruch" einstellen. Diese Befürchtung des Patienten und seiner Angehörigen sollte der Arzt von vornherein in seine Überlegungen einbeziehen und daher eher zu häufig als einmal zu spät einweisen.

6.6.2
Atypische Beschwerden

Ein sog. atypisches Beschwerdebild (z.B. Schmerzen im linken Unterbauch oder im rechten Oberbauch) darf den Arzt bei der Frage der stationären Einweisung nicht zu falschen Schlüssen verleiten. Auch bei geringstem Verdacht auf ein appendizitisches Bild oder einen anderen abwendbar gefährlichen Verlauf ist der Patient unverzüglich in den stationären Bereich einzuweisen. Dies gilt für alle Altersstufen, gleichermaßen für Konsultationen in der Praxis wie unter den beschränkten diagnostischen Möglichkeiten beim Hausbesuch (vgl. B 6.6).

6.6.3
Gedanken zur Einweisung

Weist der berufstheoretisch geschulte, wissenschaftlich denkende Allgemeinarzt einen Fall unter der Bezeichnung der Symptomatik
- „subfebril, Brechreiz, nicht lokalisierbarer Bauchschmerz, keine Défense musculaire, rektal unauffällig" zur Vertiefung der Diagnostik bzw. zur Beobachtung ins Krankenhaus ein, dann stößt er vielfach auf das Unverständnis der dort wirkenden Kollegen.

Solche „offenen" Bezeichnungen werden heute noch selten als vernünftige Informationen geschätzt, denn der Kliniker erwartet vom einweisenden Arzt die Mitteilung einer „Diagnose" (Abb. 6.4; [36]).

> **!** Der berufstheoretisch geschulte Allgemeinarzt soll sich nicht scheuen, in entsprechenden Fällen die stationäre Einweisung unter der Bezeichnung der Symptomatik vorzunehmen, anstatt mit einer „Verdachtsdiagnose"!

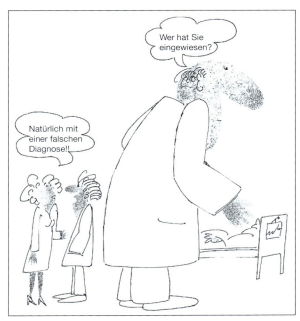

Abb. 6.4. Chefarztvisite in der Hightech-Klinik: Einweisungsdiagnose des Hausarztes im Urteil der jüngsten Assistenten [36]

6.7
Hernien (Bauchwandbrüche)

Meistens sind die Angaben der Patienten typisch; oft sprechen die Betroffenen sogar selbst von einem Bruch. Die direkte Diagnostik erlaubt für gewöhnlich eine rasche Klassifizierung.

Leistenhernie und *Nabelhernie* gehören zu den regelmäßig häufigen Vorkommnissen in der Allgemeinpraxis (Tabelle 6.5).

Die Untersuchung auf *Leistenbruch (Hernia inguinalis)* erfolgt zweckmäßigerweise am stehenden Patienten. Dabei wird mit dem Zeigefinger das Skrotum eingestülpt und in den äußeren Leistenring hineingetastet; der Patient wird aufgefordert, zu pressen oder zu husten. Analog ist das Vorgehen bei der Frau, wobei hier von den Labien aus nach lateral vorgefühlt wird.

Fallstricke beim Leistenbruch sind beim männlichen Geschlecht die Hydrozele (vgl. B 9.13; Ausschluß durch Diaphanoskopie; Farbtafel S. 370f) sowie die Varikozele und evtl. vergrößerte Lymphknoten (vgl. B 12.9.3).

Die Exklusion einer *Femoralhernie* kann bei Mann und Frau Schwierigkeiten bereiten.

Tabelle 6.5. Häufigkeit (Rang) verschiedener „Hernien und Narbenbrüche in der abdominellen Region" in allgemeinmedizinischen Praxen in Österreich [37] und in der Schweiz (1983–1988) [151].

	Österreich		Schweiz
	Braun 1954–1959	Braun 1977–1980	Landolt-Theus 1983–1988
	(Rang)	(Rang)	(Rang)
Hernia inguinalis	45	71	92
Hernia umbilicalis	121	194	277
Hernia incarcerata	195	193	332[a]
Hernia epigastrica	204	271	360[a]
Hernia femoralis	–	–	361[a]
Narbenhernie	425[a]	359[a]	204

[a] Nicht regelmäßig häufig; vgl. Tabelle 1.1.

Sobald eine Hernie in Zusammenarbeit mit dem Spezialisten verifiziert wurde, sollte der Allgemeinarzt dem Patienten die Notwendigkeit einer Operation erklären! Bei jeder nicht behandelten Hernie besteht bekanntlich die Gefahr, daß es zur Inkarzeration von Darm und dadurch zu Ileus- und Nekrosebildung kommt.

Die *alternative Behandlung* der Leistenhernie mit Bruchbändern sollte heute nur noch dann in Betracht gezogen werden, wenn eine Operation absolut kontraindiziert ist oder seitens des Patienten (oder seiner Familie) abgelehnt wird.

Die Frage der *postoperativen Schonung* muß individuell entschieden werden. Sie ist auch wegen möglicher Rezidive und des künftigen Einsatzes am Arbeitsplatz von Bedeutung; dabei kann sich der Allgemeinarzt an folgenden *Empfehlungen* orientieren [206]:

- Abhängigkeit vom ausgeübten Beruf.
- Während der ersten 4 postoperativen Wochen: nicht mehr als 5 kg heben, danach vorsichtige Gymnastik, leichtes Joggen.
- 4.–6. postoperative Woche: bis zu 10 kg heben erlaubt (= voller Bierkasten).
- Erst ab 3 Monaten: 20 kg heben (z.B. voller Koffer).

6.7.1
Nabelhernien im Säuglingsalter

Diese Brüche sind nicht selten, besonders bei dystrophischen Kindern; die Bruchpforte verheilt meist spontan mit zunehmendem Fettpolster. Differentialdiagnostisch muß ein Hautnabel abgegrenzt werden. Die Gefahr einer Einklemmung besteht kaum, der ausgetretene Bruch läßt sich meist auch leicht reponieren und heilt – ob ohne oder mit „Bruchband" – im allgemeinen bis Ende des 1. Lebensjahres spontan. Eine Operation ist daher nur bei sehr großen *Nabelbrüchen* indiziert.

6.7.2
Leistenhernien bei Kleinkindern

Im allgemeinen sind die *Leistenhernien* bei Säuglingen und Kleinkindern wegen der engen Bruchpforten potentiell Abwendbar gefährliche Verläufe und sollten daher bald operiert werden. Man weiß zwar von früher, daß solche Hernien durch Einwachsen von Fettpolstern in die innere Bruchpforte spontan heilen können (besonders bei dystrophischen Säuglingen), doch heute steht das Risiko der Inkarzeration im Vordergrund der Überlegungen, so daß die baldige Operation zu bevorzugen ist.

Leistenbrüche zeigen, wenn das Kind beim Schreien preßt, meist Füllungs- und Konsistenzwechsel [229].

6.8
Oxyuriasis

Die Infestation mit *Spulwürmern (Ascaris lumbricoides)* ist in den letzten Jahren stark zurückgegangen, Infestationen mit *Rinderbandwurm* und *Fischbandwurm* sind weitgehend verschwunden.

Der Befall des Menschen mit den Eiern des nur wenige Millimeter großen sog. *Kleinen Fuchsbandwurmes (Echinococcus multilocularis)* als Zwischenwirt gehört zu den schwersten durch Parasiten hervorgerufenen Krankheiten (alveoläre Echinokokkose durch Finnenbefall der Leber). Nach Auffassung der WHO stellt diese Krankheit die wichtigste und gefährlichste Zoonose des mitteleuropäischen Raumes dar [81].

Madenwürmer (= Oxyuren = Enterobius vermicularis, Enterobiasis; Abb. 6.5) sind das einzige regelmäßig häufige, durch parasitierende Würmer bedingte Beratungsergebnis in der Allgemeinpraxis. Im Vergleich zur

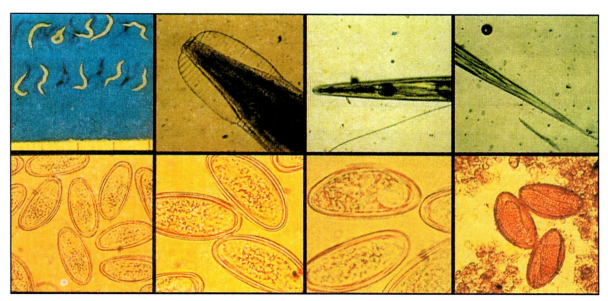

Abb. 6.5. Madenwurm = Enterobius = Oxyure. Die etwa 10 mm langen Madenwürmer leben im Ileozökum; trächtige Weibchen wandern kolonabwärts und kriechen bei Körperruhe aus dem Anus. Perianale Eiablage. Vorder- und spitzes Hinterende bei geringer Vergrößerung gut unterschiedbar. Einachweis im Analabklatsch mit Klebestreifen unter dem Mikroskop. Die asymmetrischen Eier sind bisweilen auch im Stuhl zu finden. Braunfärbung bei Jodzugabe (Lugol) rechtes unteres Bild [260]

enormen Verbreitung der winzigen Madenwürmer ist die Zahl der Praxisfälle bescheiden [35].

Spul-, Band- und Madenwürmer lassen sich bereits makroskopisch erkennen. Oft bringen die Patienten größere (meist getrocknete) Teile von Würmern oder das, was sie dafür halten, in die Praxis mit; dabei sind Verwechslungen mit Nahrungsresten pflanzlicher Herkunft möglich.

Mikroskopisch wird nur der interessierte Untersucher fündig. Die allgemeinmedizinische Vorgehensweise bei Verdacht auf Madenwürmer erfolgt in der Regel aufgrund einer Beschreibung der Beschwerden (z.B. Juckreiz bei Körperruhe am After als Hinweis auf die perianale Eiablage) bzw. auf eine gesprächsweise Identifizierung der Maden. Vielfach werden weder die Patienten (Kinder) noch die Stühle mit den Oxyuren vom Arzt gesehen. In Anbetracht der charakteristischen Symptomatik (Afterjucken) und der Unverwechselbarkeit der Maden ist in diesem Fall die sonst mit Recht unzulässige „Ferndiagnostik" ausnahmsweise vertretbar [35].

Die Enterobiasis kann nur dann erfolgreich beseitigt werden, wenn die Reinfektion durch ständig erneute orale Eiaufnahme verhindert wird. Der Infektionsweg Anus–Hand–Mund muß systematisch unterbrochen werden. Gleichzeitig hat die Beseitigung aller weiteren Infektionsmöglichkeiten zu erfolgen: Die klebrigen Eier sind in Bett, Unterwäsche, aber auch im Hausstaub zu finden. Daher muß die Wäsche gekocht (!) werden (60°-Wäsche tötet die Eier nicht ab [260]).

> Peinliche Körperhygiene (Hand- und Nagelreinigung, Nagelhygiene etc.) ist weit bedeutsamer für den Behandlungserfolg als das Anthelminthikum.

6.9
Obstipation

Wie so oft in der Allgemeinmedizin, so geht es auch beim Problem *Verstopfung (Obstipation)* nur um die Spitze eines Eisberges der allgemeinen Morbidität [42]. Für den Patienten kann das Wort „Verstopfung" bedeuten: „zu selten" (Frequenz), „zu schwer" (Entleerungsstörung), „zu hart" (Konsistenz) oder „zu wenig" (Stuhlmenge) [74].

Darmverengende Neubildungen und andere lebensbedrohliche Verläufe machen nicht die Masse der Fälle aus, sondern
- einerseits die „akute" Darmruhe nach Durchfällen oder durch plötzliche körperliche Immobilität (wie sie Unfallfolgen, Entbindungen und verschiedene Bettruhe erfordernde Zustände mit sich bringen),
- aber auch die „akute" Darmträgheit in Folge von Kostumstellungen, z.B. auf Reisen.

Während die Behandlung der akuten Obstipation – soweit es sich nicht um Säuglinge und Kleinkinder handelt – überwiegend im Laienbereich abläuft, hat es der Allgemeinarzt nahezu durchwegs mit Fällen von chronischer Obstipation zu tun. Die Führung dieser Patienten, die ohne sonstige Beschwerden über trägen Stuhlgang klagen, erfolgt mittels Checkliste Nr. 41 („Stuhlverstopfungs-Programm").

Bereits beim Gesunden weist die Stuhlfrequenz große Unterschiede auf. Als „normal" gelten 2 Stühle täglich bis zu 3 Stühlen wöchentlich [97], bei Männern bis 5 Stühle wöchentlich. Einer Verstopfung würde somit eine Stuhlfrequenz unter 3 bis 5 Stühlen pro Woche entsprechen.

Die Grundlage der Obstipationsbehandlung stellt eine ballaststoffreiche Kost dar (weitere Maßnahmen s. Übersicht 19).

Übersicht 19

Maßnahmen bei Verstopfung [104]

Anregung des gastro- und ileokolischen Reflexes
- Morgens beim Aufstehen ein kaltes Getränk. Bei Säuglingen Kuhmilchtrinken stark einschränken!
- Reichliches Frühstück mit Kaffee.
- Ballaststoffreiche Kost (z.B. Vollkorn- oder Leinsamenbrot, ungeschälter Reis, Früchte wie Äpfel, Zitrusfrüchte, Gemüse wie Karotten, Kohl, Hülsenfrüchte, Salat.
- „Stuhltraining" möglichst täglich zur selben Zeit, am besten nach dem Frühstück mindestens 10 min lang; am geeignetsten „Hockstellung" (Beine mit einem Schemel hochgestellt). Bei Kindern müssen die Füße Bodenunterstützung haben!
- Vermeidung von „stopfenden" Nahrungsmitteln (z.B. Banane, Kakao, Zartbitterschokolade).
- An die Einnahme von bestimmten Medikamenten denken, die z.B. Kodein, Morphin, Verapamil enthalten.

Mechanische Anregung der Dickdarmperistaltik
- Forcierte Bauchatmung, z.B. beim Gehen.
- Massage des Dickdarms von außen.
- Ballaststoffe vom Kleie- oder Quellstofftyp (Metamucil®, Mucofalk®, Macrogol/Movicol®) unter Zufuhr von viel Flüssigkeit.

Abführmittel
- Nur in Ausnahmefällen!

6.10
Hepatopathien, Hepatitis und Zirrhose

Lebererkrankungen, wie sie in den klinischen Lehrbüchern beschrieben sind, nehmen mit Ausnahme der Leberzirrhose in den allgemeinmedizinischen Fällestatistiken keinen oder einen nicht mehr regelmäßig häufigen Rang ein. Landolt-Theus klassifizierte in einem Beobachtungszeitraum von 5 Jahren nur ein einziges Mal *Hepatopathie* (Rang 421) [151].

Dagegen glaubt der Laie relativ häufig, eine Schädigung der Leber mit bestimmten uncharakteristischen Zeichen und Beschwerden in Verbindung bringen zu können, z.B. belegte Zunge, Mundgeruch, „gelbe Augen", „Leberflecken", „Bierbauch", Völlegefühl nach schwerer Mahlzeit, Alkoholgenuß und erhöhte „Leberwerte".

Nicht minder häufig ist der Allgemeinarzt im Rahmen bestimmter diagnostischer Überlegungen mit dem Organ Leber konfrontiert: bereits mit einfachen, kostengünstigen *Laboruntersuchungen* (SGPT, γ-GT, ChE) steht eine empfindliche Suchmethode zur Verfügung. Bei 95% aller Patienten mit Lebererkrankungen liegt mindestens einer dieser 3 Parameter im pathologischen Bereich. Weitere Laboruntersuchungen (SGOT, AP, Bilirubin, Gesamteiweiß) sind im Bedarfsfall sinnvoll. Diese Analysen spielen in der täglichen Praxis eine Rolle u. a. im Rahmen der *präoperativen Diagnostik*, der *Tumornachsorge*, zur Beurteilung der *Leberfunktion* bei möglichen Schädigungen durch z. B. Alkohol, Arbeitsplatzgifte, Adipositas, Stoffwechselerkrankungen wie Diabetes mellitus.

Mit der *Sonographie* hat heute auch der Allgemeinarzt routinemäßig ein jederzeit verfügbares, zuverlässi-

Tabelle 6.6. Echogenität verschiedener Leberbefunde	
Echoreich	Hämangiom (Abb. 6.6), fokale Leberverfettung (Abb. 6.7), Metastasen (Abb. 6.8)
Echoarm	Metastasen (cave: manche fast echofrei), Abszeß, Adenom, Hämatom, Lymphom, fokale noduläre Hyperplasie, fokale Minderverfettung
Echofrei	Zysten (Abb. 6.9); Echinokokkose

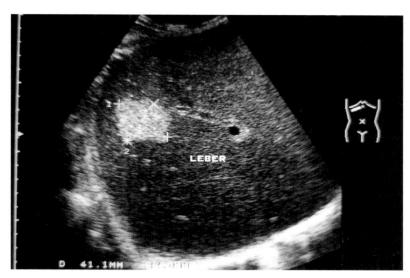

Abb. 6.6. Hämangiom der Leber

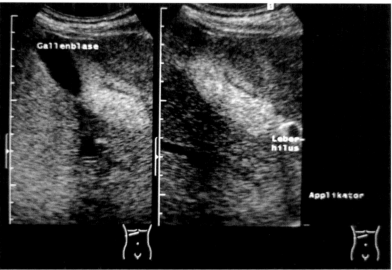

Abb. 6.7. Fokale Leberverfettung

ges und für den Patienten nicht belastendes bildgebendes Verfahren an der Hand, mit dem sich diffuse und umschriebene Leberparenchymveränderungen treffsicher erheben und dokumentieren lassen (Tabelle 6.6). Bei der Beurteilung auffälliger Leberenzymwerte oder bei der Abklärung uncharakteristischer Beschwerden wie Müdigkeit, Völlegefühl, Juckreiz, Gelenkschmerzen gehört es zur Sorgfaltspflicht des Hausarztes, auch eine virale *Hepatitis* (*Hepatitis A-E*) zu bedenken, mögliche Quellen aufzudecken (Tabelle 6.7) und gefährdete Personen durch *Impfung* zu schützen. Dabei ist der Patient auch nach vorangegangenen Auslandsaufenthalten oder nach möglichen Stichverletzungen zu fragen (medizinisches Personal!). Offen müssen aber auch sexuelle Beziehungen oder möglicher Drogenkonsum angesprochen werden.

Viele Lebererkrankungen gehen speziell in der Anfangsphase ohne wesentliche körperliche Befunde einher. Es wird angenommen, daß über 80% der akuten Hepatitis-A-Fälle beschwerdefrei verlaufen und allenfalls als „grippaler Infekt" gedeutet werden [143b].

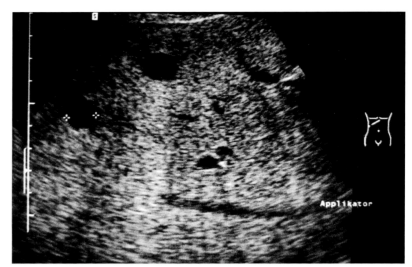

Abb. 6.8. Echoarme Metastasen in einer Fettleber

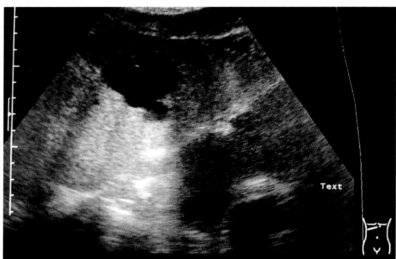

Abb. 6.9. Leberzyste

Tabelle 6.7. Virale Hepatitiden				
Hepatitis	Übertragung	Inkubationszeit	Verlauf	Impfung
A	Fäkal-oral	2-6 Wochen	Wird nie chronisch, hoher Durchseuchungstiter	Passiv und aktiv
B	Parenteral-sexuell	1-6 Monate	Wird in 1-5% chronisch (Neugeborene bis 90%), davon 50% Zirrhose	Passiv und aktiv
C	Parenteral-sexuell	1-6 Monate	Wird in 50% chronisch, davon 50% Zirrhose	Nein
D	Parenteral-sexuell	1-6 Monate	Kommt nur als Simultan- oder Superinfektion bei HBV vor	Indirekt über B
E	Fäkal-oral	2-6 Wochen	Wird nie chronisch, aber 10% letaler Verlauf bei Graviden	Nein

Zum Vorgehen bei *Stichverletzungen* mit infektiösem Material vgl. B 4.6

> **!** Es können auch mehrere Lebererkrankungen parallel bestehen (z.B. alkoholtoxische Fettleberhepatitis in Kombination mit chronischer Hepatitis B oder C).

Bei der Vermutung einer *akuten Hepatitis* sollten die entsprechenden *Serummarker* bestimmt werden (Tabelle 6.8). Die möglichen Viren für eine Begleithepatitis sind so vielfältig, daß ungezielte Suchprogramme nicht vertretbar sind.

Tabelle 6.8. Hepatitisserologie

HAV	Anti-HAV IgM
HBV	Anti-HBc IgM; HbsAg
HCV	Anti-HCV (gelegentlich erst nach Monaten positiv); HCV-RNA mittels Polymerasekettenreaktion (Nachweis schon zu Beginn der Erkrankung)
HDV	Anti-HDV (bei positiver HBV-Serologie)
HEV	Anti-HEV

> **!** Umfangreiche und ungezielte Hepatitissuchprogramme sind überflüssig und kostenintensiv.

Die Abklärung von unklaren Lebererkrankungen, nötigenfalls in Zusammenarbeit mit dem Spezialisten, ist von besonderer Bedeutung, da heute auch teilweise effektive therapeutische Möglichkeiten (z. B. Interferon) zur Verfügung stehen. Hat sich erst einmal die *Leberzirrhose* als Endzustand einer chronischen Lebererkrankung ausgebildet, ist eine ätiologische Therapie nicht mehr möglich. Das sonographische Erscheinungsbild bei Zirrhose ist in Abhängigkeit vom Ausmaß der pathologisch-anatomischen Veränderungen variabel. Eine frühe Zirrhose kann sonographisch entgehen; der Untersucher wird auf wichtige direkte und indirekte Zeichen achten (Abb. 6.10) [143b].

> **!** Alle akuten Hepatitisfälle sind meldepflichtig!

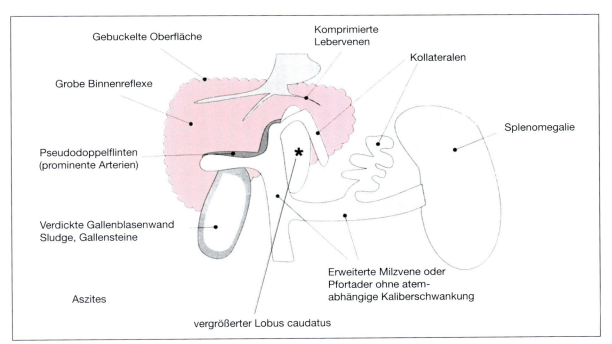

Abb. 6.10. Befunde bei Zirrhose, die mit der konventionellen Sonographie erhoben werden können

Thematik des Fachgesprächs

Aufgabe

Besprechen Sie die in Übersicht 20 aufgeführten Beratungsergebnisse „Charakteristische und uncharakteristische Beschwerden und Krankheitsbilder in der abdominellen Region" anhand der nachfolgenden Fragen und der bei den entsprechenden Beratungsergebnissen aufgeführten Zusatzfragen!

Übersicht 20: Charakteristische und uncharakteristische Beschwerden und Krankheitsbilder in der abdominellen Region

- **Regelmäßig häufig in der Allgemeinmedizin:**
  - Erbrechen und/oder Durchfall, akut,
  - uncharakteristische Bauchschmerzen (Abdomenopathien),
  - Übelkeit (Nausea),
  - Obstipation,
  - Hämorrhoiden,
  - Bauchkrämpfe (Koliken),
  - uncharakteristische Schmerzen im Oberbauch (Epigastralgien),
  - peptische Ulzera,
  - Leistenbruch,
  - Sodbrennen,
  - appendizitische Bilder,
  - Meteorismus,
  - Cholelithiasis,
  - Oxyuriasis,
  - Postcholezystektomiebeschwerden,
  - Blut am/im Stuhl,
  - Fissura ani,
  - Leberzirrhose,
  - Hernia incarcerata,
  - Hernia umbilicalis,
  - Pankreatopathien,
  - kolitische Bilder,
  - Hernia epigastrica,
  - Säuglingsdyspepsien.

- **Nicht regelmäßig häufig (= unter 1:3000 Fälle):**
  - Hepatitis acuta,
  - Aerophagie,
  - Incontinentia alvi,
  - Pylorusstenose,
  - Ileus.

Fragen

„Charakteristische und uncharakteristische Beschwerden und Krankheitszeichen in der abdominellen Region"

1. Ungefähre Häufigkeit in der Allgemeinpraxis.
2. Überlegungen zur Klassifizierung.
3. Notwendigkeit und Dringlichkeit des Hausbesuches, Zumutbarkeit der Einbestellung des Patienten mit akuten Bauchbeschwerden in die Praxis.
4. Alter und Beruf des Patienten.
5. Erster Eindruck des Arztes.
6. Patientenklage („Was klagt der Patient?").
7. Vermutete Ursache/Auslöser/Dispisition.
8. Lokalbefund („Was sieht der Arzt? Was tastet der Arzt?").
9. Wertigkeit von Laboruntersuchungen, bildgebenden Verfahren und Endoskopie.
10. Fallstricke und Falsifizierung (z.B. „Es sieht so aus wie blutende Hämorrhoiden, aber was ist es wirklich?").
11. Abwendbar gefährlicher Verlauf (z.B. Perforation).
12. Abwartendes Offenlassen („Wie lange kontrolliert zuwarten?").
13. Selbstmaßnahmen des Patienten (z.B. Bauchwickel, „Verdauungsschnaps").
14. Behandlung durch den Arzt:
    - Empfehlungen (z.B. Diät) und Überwachungsintervalle,
    - Arbeitsplatz (z.B. Schichtarbeit),
    - Arbeitsruhe, Rehabilitationsmaßnahmen,
    - konservativ (u.a. Medikamente, Bruchbänder, psychische Führung),
    - operativ (u.a. auch endoskopische Methoden),
    - Überweisung zum Spezialisten,
    - Notwendigkeit der stationären Behandlung.

Zusatzfragen „Erbrechen"

- Diätempfehlung und Aufbaukost bei unkompliziertem Erbrechen bei Säuglingen, Kleinkindern, Schulkindern, Erwachsenen.

- Stellenwert von Antiemetika.
- Bewährte Präparate (auch bei Schwangeren, Kindern).
- Einige pharmakologische Anmerkungen zu Domperidon (Motilium®), Metoclopramid (z.B. Paspertin®) (z.B. Indikation, wichtige Nebenwirkungen: parkinsonähnliche Symptome wie Zungen-Schlund Krämpfe sowie Dyskinesien; Gegenmittel: Piperiden/Akineton®).
- Beschreibung und Behandlungsmöglichkeiten von Erbrechen bei Kinetose, Azetonämie, bei Vergiftungen, bei chronischem Alkoholismus, in der (Früh)Schwangerschaft, bei Migräne, bei Störungen und Reizungen des Gleichgewichtsorganes, nach Röntgenbestrahlung, bei bestimmten Karzinomen, bei Karzinomtherapie, bei Pylorusstenose des Säuglings und des Erwachsenen.
- Erbrechen bei z.B. Digitalispräparaten, Azetylsalizylsäure, Antirheumatika, Diuretika, Östrogenen, Sulfonylharnstoffen; aber auch Erbrechen nach Exposition bei Pflanzen- oder Holzschutzmitteln, blei- oder arsenhaltigen Substanzen.
- Herbeigeführtes Erbrechen als therapeutische Maßnahme bei Vergiftungen (durch Magenspülung, aber auch durch die Einnahme von Ipecac-Sirup[6] mit nachfolgendem Trinken von reichlich Flüssigkeit/Zuckerlösung).
- Diskussion von normalem Erbrechen (*Spucken* nach der Nahrungsaufnahme bei fast allen gesunden Neugeborenen und Säuglingen) und pathologischem Erbrechen (krankhafter Eindruck) im Neugeborenen- und Säuglingsalter.
- Blut im Erbrochenen/im Auswurf: Hämatemesis, Hämoptoe, Hämoptyse. Möglichst Inspektion des Erbrochenen, des Auswurfs!

Zusatzfragen „Durchfall"
- Kurze Erörterung bestimmter Problemkeime und Parasiten (z.B. Campylobacter jejuni, Yersinien, Lamblien).
- Empfehlungen zur häuslichen Hygiene bei Durchfallerkrankungen.
- Namentliche Meldepflicht bei infektiösen Darmerkrankungen nach §6 Infektionsschutzgesetz (IfSG) von 20.7.2000: Der Verdacht auf und die Erkrankung an einer mikrobiell bedingten Lebensmittelvergiftung oder an einer akuten infektiösen Gastroenteritis, wenn eine Person betroffen ist, die beim Herstellen, Behandeln oder Inverkehrbringen mit Lebensmitteln zu tun hat oder in Küchen von Gaststätten oder sonstigen Einrichtungen arbeitet, oder wenn zwei oder mehr gleichartige Erkrankungen auftreten, bei denen ein epidemischer Zusammenhang wahrscheinlich ist oder vermutet wird.
- Mögliche Ursachen von Durchfällen, z.B. Laxanzienabusus mit Drastika wie Senna und Aloe, Nahrungsmittelallergie (z.B. Milch, Eiklar, Nüsse, Erdbeeren), Malabsorption (z.B. Sprue-Zöliakie. Therapieprinzip: „Reis und Mais"), Hyperthyreose, bestimmte Medikamente (z.B. Antibiotika), psychische Störungen, Darmparasiten wie Lamblien.
- Medikamente mit potentiell diarrhogener Wirkung (arzneimittelinduzierte Diarrhöen): Antazida (besonders magnesiumhaltige), Laxanzien (oft auch versteckt in Leber-Galle-Mitteln), Antibiotika (Überwucherung mit Clostridium difficile), Zytostatika, Antihypertensiva (Reserpin; α-Methyl-L-Dopa; Ganglienblocker), Antikonzeptiva, Antiepileptika (Phenytoin; chem. Diphenylhydantoin/Zentropil®).
- Diskussion der Therapie bei uncharakteristischen Durchfällen (Hausmittel z.B. hochdosiert Carbo medicinalis; Hefe (z.B. Perenterol®), stuhleindickende Substanzen wie Kaolin und Pektin (z.B. Kaoprompt® H), Elektrolytgemische nach WHO-Empfehlung, kombinierte orale Rehydratation mit Lactobacillus (Infectodiarrstop® GG: signifikante Verkürzung), Motilitätshemmer wie Loperamid/Imodium®, Naturprodukte wie getrocknete Heidelbeeren, Banane, pflanzliche Adsorbenzien wie Karotten; Diät, Salzstangen, nichts Fettes, keine Milchschokolade, Coca Cola oder – besser – Tomatensaft. Diskussion der Teepause (= Nahrungspause).
- Häufige Ursachen für Salmonelleninfektionen zu Hause (Eier, Speisen mit rohem Ei, Hähnchen, Gehacktes).
- Diskussion der verschiedenen therapeutischen Konzeptionen bei nachgewiesener Salmonelleninfektion (z.B. Laktulose? Antibiotika? Meldepflicht! Führung des Dauerausscheiders).

---

[6] Extr. Ipecacuanhae fluid. (Erg. B 6) 7,0
Glycerini 10,0
Sirup simpl. (Zuckersirup) 100,0
D.S. Kinder unter 2 Jahren 20 ml, Kinder über 2 Jahre 30 ml, anschließend unbedingt 100–200 ml Saft oder Tee trinken [267]

- Mögliche Elektrolytstörungen, diätetische und medikamentöse Maßnahmen, Auswirkungen auf Patienten unter Digitalistherapie: Gefahr von Elektrolytstörungen.
- Reisediarrhö: An Lambliasis intestinalis denken! Patientenstuhl möglichst im Labor absetzen und warm auf Zysten und Flagellaten untersuchen. Therapie mit Imidazolderivaten (z.B. Clont®) und nachfolgender Symbioselenkung mit Rechtsmilchsäure (Omniflora®).
- Behandlung schwerer Durchfälle im Einzelfall auch mit Tinct. opii simplex 5,0 (3mal tgl. 5 Tropfen; Betäubungsmittelverschreibungsordnung!).
- Vorschlag für Diätempfehlung und Aufbaukost bei unkompliziertem Durchfall bei Säuglingen, Kindern, Erwachsenen.

Zusatzfragen „Obstipation"
- Erörterung der individuellen Schwankungsbreiten von Stuhlfrequenz, -volumen und -konsistenz.
- Mögliche Ursachen: z.B. Bewegungsmangel, verminderte Flüssigkeitszufuhr, Streß, ballaststoffarme Kost, Fieber.
- Pseudoobstipation bei ausschließlich brustmilchernährten Säuglingen: nur alle 4–5 Tage Stuhl in den Windeln (keine Behandlung erforderlich!).
- „Physiologische" Verstopfung bei Übergang von Muttermilch auf künstliche Ernährung.
- Bewertung von Obstipation und Diarrhö im Wechsel (z.B. Reizdarm, aber auch Malignom!). Obstipierende Nahrungsmittel, z.B. Bananen, Heidelbeeren (getrocknete Heidelbeeren = therapeutischer Stuhlstopfer), Nüsse, Schokolade, Schwarzer Tee.
- Medikamente als Ursache einer Verstopfung: z.B. Atropin, Scopolamin (Buscopan®), Antidepressiva, Kodein- und Eisenpräparate, aluminiumhaltige Antazida.
- Vorgehen bei der Obstipationsdiagnostik: Bauchpalpation (Kotballen?) – Analinspektion (Fissur?) – rektale Untersuchung (Ampulle leer oder voll mit Stuhl, Blut am Finger?) – Proktoskopie (Hämorrhoidenleiden?) – Rektoskopie (Melanosis recti als Zeichen für Laxanzienabusus?) – Kolondoppelkontrasteinlauf (Darstellung von Divertikeln?), Defäkographie.
- Behandlung der Obstipation:
  „Natürliche" Mittel wie Leinsamen, Backpflaumen, Feigen, Plantago-ovata-Samenschalen (indischer Flohsamen), vermehrtes Trinken, ballaststoffreiche Nahrung, quellende Substanzen; probate Pharmaka wie saline Wirkstoffe (z.B. Karlsbader Salz = Kalium-Natrium-Sulfat) als Choleretikum, kurzfristig Paraffinum subliquidum als Gleitmittel und Weichmacher, Milchzucker (Laktose) als Hausmittel, Laktulose (Bifiteral®) als nichtresorbierbares mildes Laxans (auch für Säuglinge), ferner Lacticol (Importa®).
  Medikamente: Anthrachinone wie Sennesblätter oder Cortex frangulae; Phenylmethan wie Bisacodyl (Dulcolax®) als Drastikum, auch rektal applizierbar.
- Unterschiedliche Effekte der beiden Ballaststoffgruppen: wasserlösliche *Quellstoffe* wie Pektin (vorwiegend metabolisch), wasserunlösliche *Füllstoffe* wie Weizenkleie (vorwiegend gastrointestinale Effekte).
- Empfehlung für tägliche Ballaststoffzufuhr (mindestens 30 g) (Food and Drug Administration, Deutsche Gesellschaft für Ernährung).
- Sinnvolle und bewährte Indikationen – außer Obstipation – zum begleitenden Einsatz von Ballaststoffen (Diabetes mellitus, Hyperlipoproteinämien, Adipositas).
- Stuhlregulierender Effekt von osmotisch wirkenden Zuckeralkoholen (Laktulose, Lactitol): Abbauprodukte Milchsäure, Essigsäure und Kohlendioxid steigern im Dickdarm den osmotischen Druck und vermehren damit den Wassereinstrom (dadurch Erhöhung von Stuhlvolumen und -gewicht, Förderung der Peristaltik).
- Gefahren von Abführtees und sog. Früchtewürfeln als Selbstmedikation, Problematik der versteckten Drastika wie Sennesblätter in Tees zur „Blutreinigung".
- Möglicher Zusammenhang von Laxanzienabusus, Serumelektrolytwerten und abdominellen Krämpfen sowie Proctalgia fugax.
- Obstipation beim Kind: Mögliche Ursachen wie schlackenarme Ernährung, vermehrter Wasserentzug bei Fieber, Analfissur durch Defäkationsdressur, „Stillobstipation". Therapie: Glyzerin als Suppositorium oder Einlauf.

Zusatzfragen „Magen- und/oder Zwölffingerdarmgeschwüre"
- Indikation und Wertigkeit bestimmter diagnostischer Methoden: Bestimmung der Säure im Magensaft (obsolet!), Bestimmung von Serumgastrin, radiologische und endoskopisch-bioptische Untersuchungen.
- Beispiele für exogene Faktoren wie Zigarettenrauchen, Alkohol, Koffein, Medikamente (z.B. Antirheumatika, Kortikosteroide [?]).
- Zusammenhang mit psychischer Belastung: Duodenalulkus als Beispiel für psychosomatische Erkrankung, Streßulzera unter Ausnahmesituation wie Verbrennung, Schock, Operation.

- Intervalle für die endoskopisch-bioptische Kontrolle (Magengeschwür: 4 Wochen nach Diagnosestellung; Zwölffingerdarmgeschwür: einmalige endoskopische Diagnostik ausreichend).
- Ziele der konservativen Therapie: Schmerzbeseitigung, Heilungsbeschleunigung und Rezidivprophylaxe durch Regulierung der Eßgewohnheiten, des Genußmittelkonsums und der Medikamenteneinnahme (z.B. Azetylsalizylsäure).
- Prinzipien der Diät: Häufige, kleine Mahlzeiten, möglichst wenig Milch, wenig kohlensäurehaltige Getränke, Vermeidung von Kaffee mit und ohne Koffein (Röststoffe!), Einschränkung des Alkoholkonsums.
- Magentherapeutika, Indikation, wichtige Nebenwirkungen, Dosierung, Benennung eines Handelspräparates:
  - Adstringenzien wie Wismut-Salze, eiweißgebundenes Silber in Targesin z.B. als Rollkur;
  - Magnesium- und Aluminium-Antazida (Dosis jeweils 1 und 3 h nach den Mahlzeiten sowie zur Nacht; 7 Einzeldosen in 24 h);
  - Histamin-(H_2-)Rezeptorantagonisten, wie z.B. Cimetidin, Ranitidin, Famotidin, Nizatidin, Roxatidin;
  - Anticholinergika, wie z.B. Pirenzepin, Atropa belladonna (Tollkirsche);
  - Schleimhautprotektiva, z.B. Karbenoxolon (Lakritze!), Sucralfat (Ulcogant®);
  - Prokinetika, wie z.B. Metoclopramid (Achtung: dosisunabhängige extrapyramidalmotorische Syndrome besonders bei Kindern);
  - Protonenpumpenblocker wie Omeprazol (Antra®), Lansoprazol (Agopton®), Pantoprazol (Pantoloc®, Rifun®);
  - Phytopharmaka wie Kamillenblütenextrakt (auch als Rollkur), Tinctura c. belladonna, Amara wie Tausendguldenkraut und Wermut (als Tee), Lakritzensaft;
  - medikamentöse Langzeittherapie.
- Beispiele für wesentliche Nebenwirkungen der medikamentösen Therapie (z.B. Obstipation bei Aluminiumhydroxid-Antazida, laxierende Wirkung bei Magnesium-Antazida, Gynäkomastie bei H_2-Blockern, Mundtrockenheit und Sehschwäche sowie Harnverhaltung und Arrhythmien bei Anticholinergika).
- Prinzipien der chirurgischen Therapie: primäre und sekundäre Operationsindikation, resezierende und nichtresezierende (Vagotomie) Verfahren.
- Der operierte Magen: endoskopische Kontrollintervalle, Stumpfkarzinome, typische Beschwerden („Dumpingsyndrom"), Süßigkeiten- und Milchunverträglichkeit; Vitamin-B12-Substitution!
- Sondenernährung schwerstkranker Patienten (z.B. dementielle Syndrome, Karzinompatienten) mittels perkutaner endoskopischer Gastrostomiesonde (PEG-Sonde) anstatt transnasaler Sondenernährung.
- Mehrdimensionaler, psychosomatischer Behandlungsansatz: Kenntnis der besonderen Abhängigkeitsbedürfnisse des Patienten (verständnisvolles Eingehen auf Konfliktsituationen), Arbeitsplatzproblematik (z.B. Schichtarbeit), Regelung der Eßgewohnheiten, autogenes Training.
- Diskussion der Notwendigkeit einer stationären Behandlung.
- Komplikationen: z.B. Blutung, Perforation, Stenose, Penetration, Entartung.

Zusatzfragen „Hernien" (Bauchwandbrüche)
- Untersuchungsbedingungen bei epigastrischen- und Inguinal-Hernien.
- Rektusdiastase als Beratungsproblem (z.B. bei Schwangeren).
- Zumutbarkeit und Dringlichkeit einer Hernienoperation bei Säuglingen, Erwachsenen und Hochbetagten.
- Beratung zum Narkoseverfahren (Vollnarkose/Lokalanästhesie), Operation stationär oder ambulant?
- Problematik von Bruchbändern und Leibbinden.
- Postoperative Befreiung vom Schulsport und vom Heben schwerer Lasten in der Arbeit.
- Rezidivproblematik.

Zusatzfragen „Sodbrennen"
- Hypo- und Hyperazidität: Zusammenhang mit Sodbrennen?
- Sodbrennen und Ernährungszusammenhang (z.B. Genußmittel, kohlensäurehaltige Getränke, Süßigkeiten), Zusammenhang mit Schwangerschaft, Medikamenten.
- Refluxösophagitis und Hiatushernie: Prinzipien der Patientenführung (z.B. Vermeidung von Fetten, scharfen, sauren Speisen, von Kaffee, Alkohol und Cola, von Übergewicht und Rauchen; erhöhte Oberkörperlagerung bei Nacht).
- Diätetische (z.B. „stille" natriumhydrogenkarbonathaltige Heilwässer, Mineralbrunnen) und medikamentöse Behandlungsstrategien.

- Bullrichsalz® = Natriumhydrogenkarbonat als Hausmittel.
- Hausärztliche Führung des Patienten mit Reizmagen („Non-Ulkus-Dyspepsie/NUD"):
  Probatorische Therapie mit Prokinetika, Amara, Spasmolytika, H_2-Blockern und/oder sedativ wirkenden Phytopharmaka bis zu 3 Wochen zulässig, sofern Alarmsymptome wie Blutung, Dysphagie oder rapide Gewichtsabnahme fehlen. Andernfalls ÖGD.

Zusatzfragen „Appendizitische Bilder"
- Beispiele für mehr oder minder charakteristische Befunde bei körperlicher Untersuchung, z.B. Übelkeit, Nahrungsverweigerung, Brechreiz und Erbrechen, Schmerzen im rechten Unterbauch, mäßige Erhöhung der Körpertemperatur, Erschütterungsschmerz beim Hüpfen auf dem rechten Bein, Liegen mit angezogenem rechten Bein (Psoasschmerz), Durchfall, aber auch Verstopfung, verminderte Darmgeräusche, Druckschmerzhaftigkeit am McBurney, Réaction musculaire, Défense (Abwehrspannung), (kontralateraler) Loslaßschmerz (Blumberg-Zeichen = Hinweis auf lokale Peritonitis), Rovsing-Zeichen (positiv = „Appendixschmerz" bei Ausstreichen des aufsteigenden Dickdarmes zum rechten Unterbauch hin), Druckschmerz im rechten Douglas-Raum bei rektaler/vaginaler Untersuchung, axillorektale Temperaturdifferenz.
- Hilfsmittel Sonographie?
- Wertigkeit der Leukozytenerhöhung (trügerisches Zeichen!).
- Problematik bei Säuglingen, Kleinkindern und alten Menschen (z.B. uncharakteristische Symptomatik, Perforationsgefahr – bei Säuglingen und Kleinkindern über 30%).
- Laparoskopische Appendektomie als minimal-invasive Chirurgie (überwiegend bei chronischen Fällen ohne Verwachsungsbauch).

Zusatzfragen „Nabelkoliken bei Kindern"
- Mögliches Begleitsymptom zahlreicher Allgemeinerkrankungen z.B. Infekte der oberen Luftwege und des Mittelohres.
- Rezidivierende kolikartige Bauchschmerzen im Spiel- und Schulalter („Nabelkoliken" nach Moro): meist unabhängig von den Mahlzeiten, oft vor dem Kindergarten- oder Schulbesuch, manchmal vor dem Zubettgehen.
- Mögliche Ursachen für „Nabelkoliken": Emotionale Faktoren in Familie, Kindergarten oder Schule; vegetative Übererregbarkeit.
- „Trimenon"koliken: Rezidivierende, kolikartige Bauchschmerzen bevorzugt in den ersten 3–5 Lebensmonaten („Schreistunde"). Hastiges Trinken? Ernährungsfehler? Kuhmilchintoleranz?
- Diskussion möglicher Zusammenhänge zwischen der Ernährung der stillenden Mutter und Säuglingskoliken (z.B. bei blähender Kost und Zitrusfrüchten).

Zusatzfrage „Reizdarmsyndrom"
- Untersuchungen in der Praxis (z. B. Blutbild, CRP oder BKS/BSG, Stuhl auf okkultes Blut, Urinstatus, Sonographie des Abdomens); im Spezialbereich Koloskopie bei Patienten über 40 Jahre.

Zusatzfragen „Meteorismus"
- Symptomatische Maßnahmen: Diät (z.B. Vermeidung von kohlensäurehaltigen Getränken und scharfen Gewürzen, Kohlgemüse, Getreide?).
- Bei nicht übelriechenden Winden Candida-albicans-Befall (Levurose) bedenken!
- Lebensführung (Vermeidung von z.B. Streß, Rauchen, Kaffee).
- Bewährte Therapeutika (Karminativa wie Kümmel, Fenchel, Anis und Pfefferminze; Entschäumer wie Dimethylpolysiloxan/Sab®.
- Achtung: Bei starkem Meteorismus und bei Durchfallsneigung an Maldigestion (z.B. bei Pankreasinsuffizienz) oder Malabsorption (z.B. bei Zöliakie, Diabetes mellitus) denken!

Zusatzfragen „Cholezysto- und Choledocholithiasis"
- Diagnostisches Mittel der Wahl (B-Bild-Utraschall, Funktionssonographie auf Gallenblasenkontraktilität), weiterführende Diagnostik (Infusionscholezystocholangiogramm, endoskopisch-retrograde Cholangio-Pankreatikographie/ERCP, Nativcomputertomogramm/Steinzusammensetzung!).
- Patientenführung (Diät, Operation, Litholyse, Choleretika wie Schöllkrautextrakt/Chelidonin). Gallenblasensteine und Karzinomzusammenhang?
- Diskussion der Litholyse mit Chenodesoxycholsäure (CDC) und Ursodesoxycholsäure (UCD): Nur für reine Cholesterinsteine (CT-negativ) < 1 cm Durchmesser in funktionstüchtiger Gallenblase; hohe Rezidivquote.

- Neue Behandlungsverfahren (extrakorporale Stoßwellenlithotripsie/ESWS, mechanische Zertrümmerung, transpapilläre Extraktion, laparoskopische Cholezystektomie als minimal-invasive Chirurgie).
- Führung des cholezystektomierten Patienten (Postcholezystektomiesyndrom).
- Therapie des Kolikanfalls (z.B. parenteral N-Butyl-Scopolamin/Buscopan®, Metamizol/Novalgin®? Nitropräparate?).
- Diskussion der Operationsindikation bei „stummen" Gallensteinen.

Zusatzfragen „Blut am Stuhl"
- Indikationen für den Nachweis von okkultem Blut (z.B. Vorsorgeuntersuchungen, unklare Gewichtsabnahme, uncharakteristische Durchfälle).
- Diagnostisches Vorgehen bei positivem Stuhlbluttest.
- Problematik der Guajak-Teste.
- Vorgehen bei Patienten, die erstmals über „schwarzen Stuhl" berichten: „natürliche" Schwärzung (z.B. Eisenpräparate, Heidelbeeren, Wismutpräparate) oder Nofall? Bei Teerstuhl: Notfallabor, Kreislaufmaßnahmen und -kontrollen, Anordnungen.
- Bevorzugtes Auftreten von Dickdarmkrebs in fallender Häufigkeit (Rektum/Sigma/Colon descendens/Colon transversum/Zökum). Diskussion der familiären Häufung von Dickdarmkrebs.
- Rektoskopie, Koloskopie (partiell/total): ambulant oder stationär? Zumutbarkeit, Komplikationen.
- Zusammenarbeit mit dem Spezialisten bei festgestellten Polypen im Dickdarm, Festlegung der Kontrollintervalle nach Polypektomie.
- Diskussion des Zusammenhangs von fetter, faserarmer Kost und Kolonkarzinom.
- Nachsorge nach operiertem Kolonkarzinom.
- Therapeutische Maßnahmen bei behandlungsbedürftigem Hämorrhoidalleiden (Sklerotherapie z.B. nach Blond; Infrarotkoagulation, Gummiligatur nach Barron, Operation). Sinn und Unsinn von systemischen und lokalen Hämorrhoidalmitteln, Beratung zur Lebensführung.
- Vorgehen bei frischer Perianalthrombose (vgl. Abb. Farbtafel S. 370f. Beschreibung des Operationsvorganges in der Praxis.

Zusatzfragen „Fissura ani"
- Typisch geklagte Beschwerden.
- Bevorzugte Lokalisation in Steinschnittlage (6 Uhr).
- Behandlungsprinzipien: *diätetisch* (ballastreiche Nahrung, geformter Stuhl), *mechanisch* (Analdilatation), *funktionell* (Sphinktertraining), *operativ*.
- Rezidivneigung.
- Analfissur als mögliche Ursache für Obstipation im Kindesalter, Psychogene Komponente bedenken!
- Führung des Patienten mit Analfisteln (z.B. Zusammenhang mit Colitis ulcerosa, M. Crohn; Operation im Intervall; langwierige postoperative Nachbehandlung; Rezidivneigung).

Zusatzfragen „Lebererkrankungen"
- Gezielte Befragung (frühere Lebererkrankungen? Früherer Ikterus? Oberbauchkoliken? Ernährungsgewohnheiten? Stoffwechselerkrankungen? Alkohol? Medikamente? Chemische Noxen? Transfusionen?).
- Beispiele für subjektive Beschwerden: Müdigkeit, Völlegefühl, Neigung zu Hämatomen.
- Wichtige Enzymparameter (z.B. GPT, γ-GT, Cholinesterase), Stellenwert der Sonographie.
- Stufendiagnostik und therapeutische Konsequenzen bei pathologisch veränderten Enzymmustern (ohne/mit Ikterus).
- Stufendiagnostik und therapeutische Konsequenzen bei offensichtlichem Ikterus (stationäre Einweisung!).
- Übertragungsmodus bei den verschiedenen Hepatitisformen, Risikogruppen.
- Hinweise für *akute Virushepatitis*: In der Regel hohe, neu aufgetretene Transaminasen. Serologie: Anti-HAV IgM für Hepatitis A. Anti-Hbc IgM für Hepatitis B; bei Positivität dann Hbs-Antigen, HBe-Antigen. Anti-HCV für Hepatitis C oft erst nach 4 Wochen positiv.
Stufendiagnostische Abklärung einer *chronischen Hepatitis*: Anti-Hbc für Hepatitis B. Bei positivem Befund weitere Serologie notwendig: Anti-HCV für Hepatitis C. Bei positivem Befund (und erhöhten Transaminasen) chronische HCV-Infektion sehr wahrscheinlich.
- Marker für Immunität nach Hepatitis-B-Impfung: Anti-Hbs >100 IE zeigt an, daß ausreichender Schutz besteht.
- Immunprophylaxe der Hepatitis A und B (aktiv, ggf. passiv).
- Hepatitisimpfberatung und Impfverpflichtung bei Praxismitarbeitern und speziellen Risikogruppen (z.B. Dialysepatienten, Hämophilie, Homophile).

- Führung des Patienten mit Leberschaden (Diätetik, Arbeit und Freizeit, Sinn und Unsinn von Leberschutzpräparaten).
- Mögliche Leberschädigung durch Medikamente (z.B. Pille, Antimykotika, Tuberkulostatika).
- Alkoholismus und Leberschädigung.
- Diskussion der Dosierung bestimmter Arzneimittel (z.B. Propranolol/Dociton®, Verapamil/Isoptin®, Nitroglyzerin) bei Lebererkrankungen (Risiko der Überdosierung!).
- Indikationen zur sonographischen Untersuchung der Leber in der Allgemeinpraxis: diffuse Lebererkrankungen; fokale Lebererkrankungen; biläre Erkrankungen; Verdacht auf vaskuläre Prozesse; Oberbauchbeschwerden; Verlaufskontrolle; Tumornachsorge.

Zusatzfragen „Pankreopathien"
- Wertigkeit der gezielten Labordiagnostik in der Allgemeinpraxis in der akuten/chronischen Phase (z.B. BKS, Leukozyten, Amylase im Serum/Urin, Lipase, Stuhluntersuchung).
- Zusammenhang von Pankreaserkrankungen und Alkoholabusus, Cholelithiasis, Diabetes mellitus.
- Problematik des Papillen- oder Pankreaskopfkarzinoms in der Diagnostik.
- Indikation und Durchführung der ERCP.

Zusatzfragen „Kolitische Bilder"
- Mögliche Ursachen, z.B. Salmonellose, EHEC, Medikamente wie Antibiotika, psychische Störungen.
- Stufendiagnostik: rektale Untersuchung, Proktoskopie, Rektoskopie mit Probeexision, flexible Endoskopie, Doppelkontrastdarstellung (Irrigoskopie), ggf. röntgenologische Untersuchung des Dünndarms (möglicher Crohn-Befall des terminalen Ileums).
- Verschiedene therapeutische Möglichkeiten (Diät, Klysmen und Einläufe, Sulfasalazin (Azulfidine®), Kortison, Erhellung psychosomatischer Zusammenhänge, Operation).
- Mögliche Komplikationen wie Abszeßbildung und Fisteln.
- Ursache der *Zöliakie* (bei Erwachsenen auch *Sprue*) als Erkrankung des Dünndarms:
  – Lebenslange Unverträglichkeit des Klebereiweißes (Gluten/Gliadin) der Getreidesorten Weizen, Roggen, Gerste und Hafer.
  – Symptome bei Kindern: z.B. nach problemlosem Gedeihen in den ersten Lebensmonaten Erbrechen, Durchfall, Leibblähung, Wesensveränderung, Gewichtsverlust.
  – Symptome bei Erwachsenen: z.B. häufige Stuhlentleerung, massige, breiige, fette und übelriechende Stühle, Blähungen. Exakte Diagnose nur durch Dünndarmbiopsie möglich. Ernährungsprinzip „Reis und Mais".
- Enterohämorrhagische Escherichia-coli(EHEC)-Infektionen als akuter lokaler entzündlicher Prozeß des Dickdarms:
  – Daran denken bei wässerig(-blutigen), ruhrähnlichen Durchfällen, selten Fieber, oft Übelkeit, Erbrechen und zunehmende Abdominalschmerzen.
  – Häufig betroffen: Säuglinge, Kleinkinder, alte Menschen (besonders in Gemeinschaftseinrichtungen), Abwehrgeschwächte.
  – Frühzeitige Stuhlkultur auf Verotoxine veranlassen!
  – Gefürchtete Komplikationen: Hämorrhagische Kolitis (HK), hämolytisch-urämisches Syndrom (HUS) und thrombotisch-thrombozytopenische Purpura (TTP) als lebensbedrohliche postinfektiöse Syndrome.
  – Reservoir für EHEC-Bakterien: landwirtschaftlich genutzte Tiere, besonders Fleisch- und Milchprodukte.
  – Meldepflicht.

Zusatzfragen „Oxyuriasis" („Enterobiasis")
- Einfache Nachweismethoden im allgemeinärztlichen Labor.
- Allgemeine hygienische Maßnahmen in der Familie, Übertragungsmodus. Mitbehandlung der Familienangehörigen und der Haustiere?
- Behandlungsmöglichkeiten bei Madenwürmern: Knoblauch, Mohrrüben; chemisch definierte Anthelmintika.
- Vorsichtsmaßnahmen zur Verhinderung einer Infestation mit den Eiern des kleinen Fuchsbandwurms: Kein roher Verzehr von Waldbeeren oder Pilzen (nur verkocht oder verbacken!), keine Abtötung der Eier durch Tiefkühlung!

7 Andere Beschwerden und Erkrankungen der Haut

7.1	Direkte Diagnostik als Minimum	7.10.1	Uncharakteristischer Juckreiz
7.2	Beobachtungen aus der Praxis	7.10.2	Nesselsucht
7.3	Ekzem	7.11	Rosazea
7.3.1	Nomenklaturprobleme	7.12	Erysipel
7.3.2	Stadien	7.13	Pedikulose und Skabies
7.3.3	Diagnostik	7.14	Bilder von Mykosen
7.3.4	Therapie	7.14.1	Örtliche Routinen
7.4	Warzen	7.14.2	Pilzbefund und Pilzkultur
7.5	Ulcus cruris	7.14.3	Vorgehen nach brauchbaren Richtlinien
7.6	Bläschen auf der Haut	7.14.4	Vorgehen bei „Bildern von Krankheiten"
7.6.1	Dyshidrotisches Ekzem	7.15	Haarausfall
7.6.2	Herpes simplex	7.16	Hautflecken und Hautveränderungen
7.6.3	Herpes zoster	7.16.1	Maligne Hauttumoren
7.6.4	Bläschen im Mund	7.16.2	„Schwarzer Krebs"
7.6.5	Hand-Fuß-Mund-Syndrom	7.16.3	Zusammenarbeit mit dem Spezialisten
7.7	Psoriasis vulgaris	7.16.4	Beobachten – Operieren
7.7.1	Nicht immer ein „typisches Bild"	7.17	Pityriasis versicolor und Pityriasis rosea
7.7.2	Tragfähige Arzt-Patienten-Beziehung	7.18	Lichen ruber planus
7.8	Zeckenstiche	7.19	Keloid
7.9	Lipom, Atherom	7.20	Uncharakteristische Hautveränderungen
7.10	Pruritus, Urtikaria	■	Thematik des Fachgesprächs

Bestimmte Erkrankungen, bei denen (auch) die Haut betroffen ist, sind bereits an anderer Stelle dargestellt worden (z.B. Pyodermien – vgl. B 3; Bilder von Masern, von Rubeolen – vgl. B 12.5).

Die hier aufgeführten „anderen Erkrankungen der Haut" nehmen mit 11,1 bzw. 8,2% der Beratungsprobleme (vgl. Tabellen 1.1 und 1.2) im Unausgelesenen Krankengut einen recht bedeutenden Rang in den allgemeinmedizinischen Häufigkeitsstatistiken der 70er und 80er Jahre ein [37, 151]. Das entspricht auch dem Empfinden eines jeden erfahrenen Praktikers.

Für den Jungarzt, der in einer Allgemeinpraxis seinen Weiterbildungsabschnitt ableistet und über keine spezielle dermatologische Weiterbildungszeit in der Klinik verfügt, ist es immer wieder beeindruckend, in welchem Umfang Patienten beiderlei Geschlechts und jeglichen Alters den Hausarzt wegen Hauterkrankungen konsultieren und in welcher Vielfalt sich die einzelnen Hautprobleme darstellen. Es scheint, daß die Hauterkrankungen in den letzten Jahren eher zugenommen haben.

Angesichts dieser Häufigkeit ist es jedoch erstaunlich, daß in den meisten Ländern für die Weiterbildung zum Allgemeinarzt keine entsprechende Schulung verbindlich vorgeschrieben ist. An den hoch selektierten und schweren Fällen der Klinik wäre freilich nicht viel für die Bedürfnisse der Praxis zu lernen. Eine optimale Weiterbildung müßte bei niedergelassenen Allgemein- und Hautärzten stattfinden, denn gerade dort kann der Jungarzt die erforderliche Kennerschaft (vgl. B 3.1) erwerben, weil er möglichst viele Affektionen oft genug sieht.

Tabelle 7.1. Rang der häufigsten Beratungsergebnisse im Bereich der Haut, bei denen die direkte Diagnostik wichtig ist, in allgemeinmedizinischen Praxen in Österreich und in der Schweiz

Beratungsergebnisse (BE)	Österreich Braun [37] 1954–1959	Österreich Braun [37] 1977–1980	Schweiz Landolt-Theus [151] 1983–1988	Österreich Danninger [56a] 1991–1996
Ekzeme	8	8	17	10
Varizen	72	25	40	26
Akute Thrombophlebitis	46	30	37	52
Impetigo contagiosa	22	34	132	130
Insektenstiche	65	40	48	35
Warzen (Verrucae vulgares)	92	41	24	17
Abszesse	7	43	74	132

7.1
Direkte Diagnostik als Minimum

Affektionen der Haut präsentieren sich i. allg. auf den ersten Blick so, daß der Arzt mittels *direkter Diagnostik* vorgehen wird (vgl. folgende Abschnitte in Teil B: 2.2, 7.9, 7.16, 8.5.2, 8.6, 12.8 und 12.9).

Berufstheoretisch ist dies folgendermaßen zu erklären: Der diagnostisch direkt vorgehende Allgemeinarzt kümmert sich zunächst weder um frühere, noch um gegenwärtige andere Gesundheitsstörungen, er mißt beispielsweise in diesen Fällen weder den Blutdruck, noch befaßt er sich vorerst mit der seelischen Verfassung des Patienten. Er wendet sich also der krankhaften Veränderung an der Haut direkt zu.

Dagegen wäre es beispielsweise beim langjährigen Ekzempatienten, der nach einiger Zeit wegen „derselben Beschwerden" wiederkommt, verfehlt, wenn auf eine Inspektion der befallenen Region verzichtet und sogleich ein Rezept ausgestellt würde. Sicherlich wird der Anblick der rezidivierenden Hautveränderungen in der Regel nichts Ungewöhnliches ergeben, es kommt jedoch darauf an, im Ausnahmefall etwas Andersartiges nicht zu übersehen. Der Patient sagt zwar rasch: „Ich habe wieder dasselbe", aber oft stimmt das überhaupt nicht [35].

> **!** Die direkte Diagnostik ist ein absolutes Minimum, das der Allgemeinarzt nicht unterschreiten darf. Er soll sich ihrer jedoch nicht gläubig, sondern kritisch bedienen [37].

Die häufigsten Beratungsergebnisse im Bereich der Haut, bei denen die direkte Diagnostik wichtig ist, sind in Tabelle 7.1 zusammengefaßt.

Unter berufstheoretischen Gesichtspunkten sind Erkrankungen der Haut ein besonders eindrucksvolles Beispiel dafür, daß Diagnosen – im Sinne einer exakten Zuordnung zu einem wissenschaftlichen Krankheitsbegriff – mit den Mitteln der Allgemeinpraxis in nur recht bescheidenem Ausmaß gestellt werden können. In den meisten Fällen wird es der Hausarzt beim Klassifizieren von Symptomgruppen (B) oder Bildern von Krankheiten (C) belassen müssen. Aber auch der Spezialist vermag selbst mit histologischen Methoden oft genug keine hieb- und stichfeste Diagnose zu stellen.

7.2
Beobachtungen aus der Praxis

Gewöhnlich wendet sich der Patient mit Hautproblemen auch heute noch erstaunlich oft primär an seinen Hausarzt; in Städten mit entsprechender spezialistischer Versorgung suchen jedoch zunehmend mehr Patienten direkt den Dermatologen auf in der Überzeugung, daß dieser rasch eine exakte Diagnose stellen und eine optimale Behandlung einleiten könne.

Nicht selten jedoch erlebt es der Allgemeinarzt, daß manche Patienten nach oft langwierigen therapeutischen Versuchen im spezialistischen Bereich mit stationären („ausgebrannten") Hautkrankheiten vertrauensvoll wieder zu ihrem Hausarzt zurückkehren (z.B. Psoriatiker, Neurodermitiker). Umgekehrt gibt es aber sicher auch Fälle, bei denen der Hausarzt nicht früh genug in den spezialistischen Bereich überweist und damit möglicherweise effektive Maßnahmen verzögert (z.B. beim Melanom, dessen Bild er verkannt hatte).

7.3
Ekzem

Die Gründe, weswegen Patienten mit Ekzemen ihren Hausarzt aufsuchen, sind vielfältig: So können es beispielsweise kosmetische Probleme im Bereich der sichtbaren Haut (z.B. Gesicht) sein, Beeinträchtigung der beruflichen Tätigkeit (z.B. Kontaktekzem der Handflächen beim Friseur, Klempner) oder submammärer oder intertriginöser Juckreiz beim mikrobiell besiedelten Ekzem.

Manche Patienten (oder deren Angehörige) plagt einfach die Angst, der „Ausschlag" könnte chronisch werden (z.B. besorgte Mutter bei einem Säugling mit Neurodermitis).

7.3.1
Nomenklaturprobleme

Nach Gottron kennt zwar jeder ein Ekzem, dennoch weiß niemand, was ein Ekzem eigentlich ist [53]. Damit wird die Schwierigkeit der Begriffsbestimmung und Einteilung beschrieben. Der berühmte Dermatologe Hebra (1816–1880) sagte einmal: „Ekzem ist alles, was wie ein Ekzem aussieht". Ekzem ist also ein historisch gewachsener Begriff, mit dem der Dermatologe eine besondere Reaktionsform der Haut bezeichnet. Da es sich um ein häufiges Praxisproblem handelt, mangelt es bald auch dem jungen Arzt nicht an einschlägiger Erfahrung. So verwirrend vielfältig und unterschiedlich stark ausgeprägt sich die Ekzeme dem Allgemeinarzt in seiner täglichen Praxis präsentieren, so verwirrend mögen ihm manchmal auch die verschiedenen Nomenklaturen der Spezialisten erscheinen, die auf unterschiedlichen Einteilungsprinzipien beruhen.

Verschiedene Einteilungsprinzipien
Bei einem Ekzem weist die Hautveränderung stets eine entzündliche Komponente auf; deshalb ist im angelsächsischen Schrifttum für die verschiedenen Ekzemformen auch nur der Terminus „Dermatitis" üblich. Von einer „einfachen" Dermatitis, beispielsweise einem Sonnenbrand, unterscheidet sich das Ekzem aber durch Abweichungen in der Morphe und v.a. im Verlauf. Besonders verantwortlich für seine subakuten bis chronischen Formen und die differenten Bilder sind sowohl exogene als auch endogene Faktoren, zum Teil Kombinationen davon [256].

Als *mikrobielles Ekzem* wird eine Gruppe bezeichnet, an deren Entstehung und Unterhaltung Keime oder deren Produkte maßgeblich beteiligt sind [82]. Dieser Ekzemgruppe sind i. allg. folgende pathogenetischen Faktoren gemeinsam:
– Milieufaktor,
– Irritation,
– Sensibilisierung u.a.m.

Das *intertriginöse Ekzem* ist ein Modellfall solcher Ekzeme. Es entsteht aus der sog. „Intertrigo", einem akut-subakuten Reizzustand der großen Körperfalten (Axillen, Leisten, Anogenitalregion, submammäre und Bauchfalten). Auslösend können wirken: Adipositas, Diabetes, Marasmus, feucht-heißes Klima sowie schlechte Körperhygiene.

Der Allgemeinarzt darf bei erythematösen und pruriginösen Hauterscheinungen nicht vorschnell von einem Ekzem sprechen. In vielen Fällen handelt es sich um eine ekzematisierte Grunderkrankung, die es herauszubekommen gilt (z.B. ekzematisierte Skabies) [53].

Denkt man des weiteren an atypische Mykosen, an Lichen ruber planus oder an bestimmte Psoriasisformen, so wird man rasch einsehen, daß auch bei einem „typischen" Krankheitsbild die Diagnostik noch lange nicht erledigt ist.

Daher sollte der sorgfältig vorgehende Allgemeinarzt nicht vorschnell ein „Ekzem" klassifizieren und unreflektiert hochwirksame Externa verordnen. Er wird beispielsweise zuerst eine Pilzkultur veranlassen, nach Milbengängen fahnden oder diskrete Psoriasisherde suchen. Er muß also wissen, daß bei einer erheblichen Minorität von Fällen, die wie ein Ekzem aussehen, weder ein Kontaktekzem, noch eine atopische Dermatitis, noch ein seborrhoisches, ein mikrobielles, ein dyshidrotisches, ein Unterschenkel- oder ein Kleinkinderekzem vorliegen [35].

Definition in der Allgemeinmedizin
Die Klassifizierung „Ekzem" ist ein Lehrstück dafür, wie schwierig es für ein Fachgebiet ist, selbst bei häufigen Beratungsproblemen eine einheitliche Fachsprache zu finden (vgl. A 1.4 sowie B 1.2.1, 2.1.1, 7.3.1, 9.2 und 11.6.3). Diese Schwierigkeit trifft für alle Gebiete zu. Daher ist es nur legitim und seriös, wenn beispielsweise von R. N. Braun schon vor Jahrzehnten Vorschläge für eine eigene allgemeinmedizinische Fachsprache gemacht wurden.

In der allgemeinmedizinischen Kasugraphie wird das Ekzem u.a. wie folgt definiert:

Akut, subakut und chronisch an der Oberhaut sich präsentierende Herde von „typischem" Aussehen: Rötung, manchmal Schuppung, juckend, lokalisiert [152].

Außerdem können Lichenifikation, Rhagaden, Ödem, Nässen etc. vorkommen. Juckreiz ist nahezu die Regel.

7.3.2
Stadien

Es lassen sich folgende 3 Formen unterscheiden, die fließende Übergänge aufweisen können:
- *akute Form:* Rötung, Schwellung, Bläschen,
- *chronische Form:* Rötung, schuppig, verdickt, trocken,
- *subakute Form:* eher wenige Bläschen, dafür zahlreiche Knötchen sowie Schuppen.

Eine vorteilhafte Einteilung läßt sich auch nach der Ursache vornehmen:
- *bekannte* Ursache,
- *unbekannte* Ursache.

Zu den Ekzemen mit *bekannten Ursachen* zählen beispielsweise
- die toxische Kontaktdermatitis (z.B. durch irritierende Stoffe wie Detergenzien, Lösungsmittel);
- die allergische Kontaktdermatitis (z.B. durch Nickel als Modeschmuck, Dichromat im Zement, bestimmte Medikamente);
- die stauungsbedingte Dermatitis (z.B. durch Krampfadern an den Unterschenkeln, nach längerem Verlauf häufig mit einem Ulcus cruris – vgl. B 7.5 – assoziiert);
- die mit Infektionen oder Epizoonosen assoziierte Dermatitis (z.B. bei bakteriellen – oder Pilzinfektionen, Skabies – vgl. B 7.13 – oder Pedikulose – vgl. 7.13);
- das lichtinduzierte Ekzem (z.B. nach Einnahme von Tetrazyklinen, Sulfonamiden, Johanniskraut).

Als Ekzeme *unbekannter Ursachen* werden beispielsweise angesehen:
- die atopische Dermatitis (die häufigste Form des Kinderekzems);
- die seborrhoische Dermatitis, die sich bevorzugt an Kopf, Hals und Thorax zeigt;
- die Neurodermitis sowie
- das akute Palmar- und Plantarekzem.

7.3.3
Diagnostik

Der Allgemeinarzt wird im Unausgelesenen Krankengut seiner Praxis mit sämtlichen Ekzemformen in ihren verschiedenartigsten Stadien und Ausprägungsformen bei unterschiedlichen Auslösemechanismen konfrontiert.

Klassifizierung

Es ist nicht die Aufgabe des Hausarztes, bei jedem Ekzem eine komplette Diagnostik nach Art des Klinikers zu betreiben. Der berufstheoretisch geschulte Allgemeinarzt weiß, daß ihm mit den Mitteln und unter den Bedingungen der Allgemeinmedizin keine wissenschaftlich exakte Diagnose gelingen kann; er wird es bei der Klassifizierung beispielsweise beim „Bild eines Ekzems" (C) belassen. Dieses Denken konsequent angewandt, zwingt den Allgemeinarzt dazu, stets alles ihm in der Praxis Mögliche zu unternehmen, um mehr Informationen zu gewinnen, andererseits aber alles zu unterlassen, was eine spezialistische Diagnostik zu einem späteren Zeitpunkt erschweren könnte.

Eigener Diagnostikvorschlag

Bewährt hat sich in den Praxen der Verfasser eine Übersicht, die dem Anspruch des Patienten nach raschem Rat und rascher Hilfe ebenso Rechnung trägt wie den Bedürfnissen des Arztes nach Wirtschaftlichkeit, praxisgerechter Realisierbarkeit und Seriosität. Unser Schema (Übersicht 21) wurde entwickelt aus einer am Handlungsbedarf der Allgemeinpraxis orientierten Zusammenschau verschiedener Fragen, die sich hinsichtlich der Präsentation des Befundes, seines Verlaufs, seines möglichen Auslösers und möglicher prädisponierender Faktoren ergeben.

Programmierte Diagnostik

In der allgemeinmedizinischen Erstberatung bei ausgedehnten, uncharakteristischen Dermatosen empfiehlt sich die Checkliste Nr. 48 („Ausschlag-Programm"). In dieser Handlungsanweisung kommt es v.a. auf die gezielte Anamnestik sowie die örtliche und allgemeine Inspektion an. Einfache Laboruntersuchungen wie Urinstatus, rotes und weißes Blutbild sowie BKS geben weitere Informationen.

Isolierte Betrachtung als Sackgasse

Ekzeme sind ein gutes Beispiel dafür, wie der Hausarzt die erkrankte Stelle in praxi zunächst direkt diagnostisch angeht (vgl. B 2.2 und B 7.1).

Er darf es jedoch nicht bei der isolierten Betrachtung bewenden lassen, sondern sollte einen möglichst großen Teil des gesamten Integuments inspizieren.

> **Übersicht 21**
>
> **Checkliste Ekzemdiagnostik in der Allgemeinpraxis n. F.H. Mader und H. Weißgerber**
>
> 1. **Lokalisation**
>   a) Singulär/multilokulär,
>   b) Fernmanifestationen (Streuherde?).
>
> 2. **Hautzustand**
>   a) Nässend/trocken,
>   b) blande, nicht superinfiziert,
>   c) befallen (besiedelt).
>
> 3. **Akuität/Verlauf**
>   a) Akut,
>   b) chronisch,
>   c) rezidivierend.
>
> 4. **Prädisposition**
>   a) Familiär,
>   b) Anatomie (Intertrigo?),
>   c) Stoffwechsel,
>   d) Allergiebereitschaft,
>   e) Dyshidrose,
>   f) Sebostase,
>   g) Fokus
>   h) Psyche.
>
> 5. **Kontaktagens**
>   a) Lokal,
>   b) systemisch.

So können beispielsweise die vom Patienten präsentierte Rötung und Schwellung im Gesicht ihre Ursache in einem (nicht vorgezeigten) akuten Schub eines chronischen Stauungsekzemes am Unterschenkel haben [159]. Oder es können umgekehrt, beispielsweise bei Patienten mit an den Händen lokalisierten Berufsekzemen nach langen Verläufen, Ekzeme als selbständig gewordene Streuherde an den Unterschenkeln manifest werden, die oft noch weiterbestehen, obwohl die Kontaktekzeme, die primär an den Händen lokalisiert waren, abgeklungen sind. Ähnliches gilt für das *Mykid* und das dyshidrotische Ekzem (vgl. B 7.6.1).

7.3.4
Therapie

Der „Reflex" des Patienten, „Salbe" auf die befallenen Stellen bei den vielfältigsten Formen von Ekzemen aufzutragen (meist eine übliche Hautpflegecreme), ist geradezu typisch. Auch bei Säuglingen und Kleinkindern wird von den besorgten Müttern intensiv gecremt; hier wird jedoch nach kurzfristiger Anwendung der Arzt eher bald konsultiert.

So vielgestalig sich die Ekzeme präsentieren, so vielfältig und oftmals uneinheitlich und verwirrend stellen sich die verschiedenen Behandlungsstrategien dar.

Die Autoren glauben, daß ihr „*Schema für die Ekzembehandlung*" (Übersicht 22) dem Allgemeinarzt eine Hilfestellung im Praxisalltag leisten kann.

> **Übersicht 22**
>
> **Schema für die Ekzembehandlung n. F.H. Mader und H. Weißgerber**
>
> 1. **Nach Ausprägung**
>   a) Lokaltherapie,
>   b) Therapie des gesamten Integumentes,
>   c) systemische Therapie,
>   d) ganzheitliche Behandlung (z.B. Diät, Klima, Psychotherapie).
>
> 2. **Nach Hauttyp**
>   a) Fett/fettarm,
>   b) feucht/trocken,
>
> 3. **Nach Hautzustand**
>   a) Nässend: feucht (Umschläge, Bäder), Lotio,
>   b) trocken: Rückfettung (Bäder/Salben), Okklusionsverband.
>
> 4. **Nach Prädisposition**
>   a) Hautfalten: Abdeckung,
>   b) Allergen: Ausschaltung,
>   c) Stoffwechsel, Schweißabsonderung und Talgproduktion: Regulierung,
>   d) Fokus: Sanierung,
>   e) Psyche: Entspannung.
>
> 5. **Nach Verlauf**
>   a) Akut: Schaum, Lotio, Creme, Gel, Umschlag,
>   b) chronisch: Salbe, Okklusionsverband,
>   c) subakut: Salbe, Creme.

Allgemeine Maßnahmen

Solange der nässende Zustand anhält, empfehlen sich *feuchte Verbände*, z.B. mit Castellani-Lösung. Daneben können im Einzelfall z.B. *Schwefelschüttelmixturen*, *Höhensonne* oder *reizarme Diät* zum Einsatz kommen. Gegen Juckreiz kann man symptomatisch *Antihistaminika* geben. *Klimatherapie* mag in Sonderfällen angezeigt sein (endogenes Ekzem). Zudem soll der Patient auf geeignete, nicht kitzelnde Wäsche achten (optimal: *Baumwolle*).

Saft- oder Fasttage können bei schweren, generalisierten Ekzemen bisweilen zum Erfolg führen. *Vegetabile, salzarme* Kost wird bei jedem Ekzem von Vorteil sein. Jeder Ekzematiker braucht *Ruhe*.

Die Ekzeme lassen sich durch diese Vorgehensweise (Übersicht 23) in einem großen Teil der Fälle zur Abheilung bringen, bei den konstitutionell bedingten können oft mit relativ einfachen Pflegemaßnahmen Rezidive verhütet werden.

> **Übersicht 23**
>
> **Allgemeine Maßnahmen und Patientenführung bei Ekzem n. F.H. Mader und H. Weißgerber**
>
> – Hautpflege,
> – Hautschutz,
> – tägliche Hygiene,
> – Ernährung,
> – Klimareiz,
> – Gesprächsbehandlung,
> – Selbsthilfegruppen.

Besondere Probleme verursacht aber weiterhin die *atopische Dermatitis*, v.a. wenn sie jahrelang besteht, so daß hier eine Früherkennung und rechtzeitige Behandlung schon im Kindesalter besonders wichtig erscheint [256].

Gezieltes Vorgehen
Soweit es möglich ist, sollte man die einzelnen ätiologischen Faktoren in der Behandlung berücksichtigen:
– Beim Stauungsekzem sind Kompressionsverbände,
– beim Exsikkationsekzem überfettende Bäder und fette Salbengrundlagen,
– beim Kontaktekzem die Elimination der Allergene,
– beim mikrobiellen Ekzem Antibiotika,
– bei Streuekzemen die Beseitigung des Primärherdes zusätzlich zu den sonst üblichen Maßnahmen der Ekzemtherapie sinnvoll.

Teer ist bei allen Ekzemtypen ein souveränes Mittel, besonders angezeigt ist es aber beim chronischen lichenifizierten Ekzem.

Kutane Steroidtherapie
Der Hausarzt wird im Rahmen der Lokaltherapie (Übersicht 24) auch steroidhaltige Salben (Tabelle 7.2) verordnen; häufig haben die Patienten schon einen Selbstbehandlungsversuch mit einem solchen Präparat unternommen, das sie z.B. von früheren Schüben her kennen.

Eine sichere und effektive Therapie mit topischen Kortikoiden hängt weitgehend davon ab, daß man weiß,

> **Übersicht 24**
>
> **Verschiedene medikamentöse Behandlungsprinzipien in der Lokaltherapie des Ekzems**
>
> – Antibakteriell,
> – antimykotisch,
> – antipruriginös (z.B. Kortikoide),
> – keratolytisch (z.B. Salizylsäure),
> – hautreizend (z.B. Teer).

Tabelle 7.2. Einteilung topischer Kortikosteroide nach Wirkstärke [Niedner R. in 51 und 196a]

Kortikosteroid	Wirkstärke [%]
Gruppe I (schwach)	
Hydrocortison	0,25
Hydrocortisonacetat	1,0
Prednisolon	0,4
	2,0
	2,5
Fluocortinbutylester	0,75
Gruppe II (mäßig stark)	
Dexamethason	0,1
Hydrocortisonbutyrat	0,1
Clocortolonpivalat und -hexanoat	je 0,1
Fluoroandrenolon	0,05
Triamcinolonacetonid	0,1
Prednicarbat	2,6
Gruppe III (stark)	
Fluocinolonacetonid	0,025
Betamethasonvalerat	0,1
Fluocortolon und Fluocortolonhexanoat	je 0,2
Desoximethason	0,25
Amcinonid	0,1
Diflucortolonvalerat	0,1
Gruppe IV (sehr stark)	
Diflucortolonvalerat	0,3
Clobetasolpropionat	0,05

wann sie zu verschreiben sind und welche Wirkstärke erforderlich ist (Tabelle 7.2).

Absorption und Wirkstärke topischer Kortikoide können erhöht werden
– durch galenische Zubereitung;
– durch Okklusion;
– bei großflächigen entzündlichen Dermatosen.

Während im Gesicht und bei Kindern möglichst nur schwach wirksame topische Kortikoide der Gruppe I eingesetzt werden sollten (z.B. Hydrocortison), empfehlen sich für die Behandlung von Handflächen und Fußsohlen potente Steroide der Gruppen III und IV.

Der verordnende Arzt muß zudem auch das Alter seiner Patienten berücksichtigen.

> **!** Bei Kindern Gefahr systemischer Nebenwirkungen; wenn möglich, Anwendung von Hydrocortison! Im höheren Lebensalter vorsichtiger Einsatz von Steroiden an Unterschenkeln; lokale Nebenwirkungen treten häufiger auf!

Ausgesprochen restriktiv sollte der Einsatz von sog. Kombinationssalben erfolgen; diese müssen häufig aus Verlegenheit – in Verbindung mit einem Antibiotikum und einem Antimykotikum (vgl. B 7.14.4) – als „Schrotschußtherapeutikum" herhalten. Dadurch kann eine spätere Diagnostik (z.B. Anlegen einer Pilzkultur) erschwert werden.

Kortikoidhaltige Externa werden gerne im Rahmen einer Intervallbehandlung alternierend mit wirkstofffreien Zubereitungen (sog. Basisdermatika) gegeben, um Dosis zu sparen. Die interne Behandlung mit Kortikosteroiden vermag den Behandlungsverlauf manchmal abzukürzen.

Psychosoziale Führung
Mögliche Krankheitszusammenhänge sollte der Hausarzt dem Patienten erklären und ihn auf vermeidbare Noxen hinweisen; dadurch kann er ihn gelegentlich zu vermehrter Krankheitseinsicht und therapeutischer Mitarbeit gewinnen.

Dennoch werden viele Ekzemverläufe die Geduld von Patienten und Arzt gleichermaßen auf manche Bewährungsprobe stellen. Der Arzt sollte deshalb den Patienten von Anfang an auf eventuelle langwierige Verläufe vorbereiten und ihn aufklären, daß er in Einzelfällen bewußt auf hochwirksame, aber möglicherweise nebenwirkungsbehaftete Substanzen (z.B. Kortikoid) verzichtet; und er soll den Patienten hinweisen, auch die Selbstheilkraft der Natur nicht zu unterschätzen.

Das Waschverbot beim Ekzem gehört der Vergangenheit an; allerdings muß die Hautreinigung besonders hautschonend erfolgen (z.B. mit Syndets).

Der Hausarzt wird den Patienten ferner im Hinblick auf den Arbeitsplatz über geeignete Hautschutzmaßnahmen (fettfreie und fetthaltige Schutzsalben, Handschuhe) sowie über Berufswahl und Möglichkeiten der Umsetzung am Arbeitsplatz beraten (Tabelle 7.3). Bei beobachteten und eindeutig identifizierten Zusammenhängen von Noxe und Ekzem (z.B. extern oder systemisch angewandte Medikamente, Pflaster) wird der Hausarzt dem Patienten eine schriftliche Bestätigung über seine Beobachtung geben.

Der Patient sollte auch auf enge Zusammenhänge zwischen seelischer Verfassung und Hauterkrankungen (z.B. Cheilitis, dyshidrotisches Ekzem) unter dem Aspekt „Haut als Spiegel der Seele" hingewiesen werden.

Die gezielte *Überweisung in den spezialistischen Bereich* hängt von verschiedenen Faktoren ab, z.B.
- Ausdehnung des Befundes,
- Chronizität,
- kosmetische Probleme,
- berufsgenossenschaftliche Vorschriften [225],
- Fahndung nach der Noxe,
- Verschlimmerung nach eingeleiteter Therapie.

Daneben sind auch das individuelle Patienten-Arzt-Verhältnis und die persönliche Einstellung des Erkrankten von Bedeutung. Der erfahrene Arzt wird schließlich auch Verständnis für den Wunsch mancher Patienten haben, zum Spezialisten überwiesen zu werden.

7.4
Warzen

Warzen sind seit jeher Lieblinge der Volksmedizin. Simple (infektiöse) Warzen (vgl. auch B 12.7.1) sind häufig Anlaß zur Konsultation des Hausarztes. In den allgemeinmedizinischen Statistiken der 1950er Jahre nehmen sie noch Rang 92 ein, in den 1970er Jahren bereits Rang 41 und in den 1980er Jahren Rang 24 [37, 151]. Männliche Patienten sind etwas häufiger befallen. Der Altersgipfel liegt zwischen dem 15. und 44. Lebensjahr.

Besonders ästhetische Probleme belasten den Patienten (in Einzelfällen sogar Ekel), aber auch taktile Störungen (z.B. Verruca vulgaris an den Fingerkuppen) oder Schmerzen (z.B. Verruca plantaris).

Tabelle 7.3. Gasförmige, staubförmige und ähnliche (volatile) Schadstoffkontakte bei Berufsdermatosen [162]	
Schadstoffe	Berufe und Betriebe
Metallstaub (Nickel, Chrom, Kobalt)	Metallbetriebe
Baustaub (Chrom)	Tunnelbau, Baustellen, Betonwarenfertigung
Kunstharzdämpfe (Epoxide, andere Kunstharze und Härter, Atopie!)	Modellbau, Zahntechnik, Bodenleger
Desinfektionsmittel (Formaldehyd, Atopie!)	Krankenhausmilieu
Friseurchemikalien (Blondiermittel, Atopie!)	Friseure
Lötdämpfe (Kolophonium)	Elektronikbranche
Düngemittel, Entwicklerchemikalien,	Landwirtschaft, Fotobranche
Arzneimittel	Pharmaindustrie

Abb. 7.1. Verruca plana (Syn. Dornwarze). Typisch der Stanzdefekt der Haut mit Unterbrechung der Hautlinie [197]

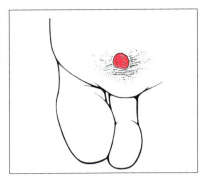

Bei den *Plantarwarzen* („*Dornwarzen*"; Abb. 7.1) handelt es sich um in die Fußsohlen eingedrückte *Verrucae vulgares*. Dadurch kann ausnahmsweise ein Bild entstehen, das kaum von einer *Schwiele* (*Callositas*) zu differenzieren ist. Die diagnostische Entscheidung (vgl. B 7.1) fällt dann möglicherweise erst bei der operativen Entfernung. Meist hat der Patient schon eine der zahlreichen im Laienbereich bekannten Behandlungsversuche von sich aus eingeleitet.

Während die gewöhnlichen Warzen bevorzugt an Händen und Füßen auftreten, breiten sich die *Feigwarzen* (*Condylomata acuminata*) auf der Haut-Schleimhaut-Grenze, besonders am Enddarm, sowie im Vaginal- und Harnröhrenbereich aus. In beiden Fällen ist der Erreger ein (verwandter) Virus.

Der „typische" Warzenträger präsentiert sich gerne mit kalten und feuchten Händen/Füßen. Seelische Konflikte oder Streß scheinen zu prädisponieren, ebenso ein feuchtes Fußmilieu (Gummistiefel). Erwachsene sind häufig Raucher.

Nach ihrer *Erscheinungsform* können folgende Warzen unterschieden werden:
– *Verrucae vulgares*: nadelkopf- bis erbsgroße, harte Warzen mit zerklüfteter Oberfläche, bevorzugt an Hand- und Fingerrücken sowie als *Verrucae filiformes* an Gesicht, Hals, der behaarten Kopfhaut und in der Bartgegend.
– *Verrucae plantares*: nach innen, evtl. wie ein „Dorn" (Abb. 7.1), in die Tiefe wachsende Warzen an der Fußsohle. Meist von einer schwieligen Verhornung überlagerte Fußwarzen; besonders Dornwarzen, sind allein durch ihren Ansiedlungsort die schmerzhaftesten. Sie zeichnen sich durch erhebliche Hartnäckigkeit, Infektiosität und hohe Rezidivneigung aus. Plantarwarzen neigen dazu, sich wie ein Mosaik großflächig zusammenzuschließen.

– *Verrucae planae juveniles*: flache Warzen, die meist bei Kindern auftreten, selten im Jugendlichen- bzw. Erwachsenenalter.

 Warzen bilden sich auffallend häufig spontan zurück.

7.5
Ulcus cruris

Als Ulcus cruris wird ein mehr oder weniger ausgedehnter, mehr oder weniger tief reichender Substanzverlust mit diversen Entzündungszeichen am Unterschenkel, meist in der Malleolargegend, bezeichnet, der in seinem Aussehen je nach Keimbesiedlung, Schmerzen, Gesamtzustand des erkrankten Beines etc. außerordentlich schwankt. Ein wesentliches Charakteristikum ist die geringe Heilungstendenz.

Das *Ulcus cruris varicosum* (venöses Ulkus) ist gegen das *Ulcus cruris postthromboticum* (postthrombotisches Ulkus) abzugrenzen:

Beim ersteren sind die tiefen Venen normal, beim postthrombotischen Ulkus hingegen geschädigt. Während das venöse Ulkus (vgl. B 12.3) endgültig beseitigt werden kann, können beim postthrombotischen (vgl. B 12.3.4) lediglich die Folgen einer irreparablen Schädigung der tiefen Venen beseitigt werden [82]. Ein Ulcus cruris muß also nicht immer ein Ulcus cruris varicosum sein. Daher ist die betroffene Extremität auch im Hinblick auf die arterielle Versorgung sorgfältig zu untersuchen.

 Nicht jedes Ulcus cruris ist venös bedingt.

Die *Diagnostik des Ulcus cruris* konzentriert sich auf 3 Aspekte:
– Geschwür,
– Umgebung des Geschwürs,
– Durchblutungsverhältnisse.

Frauen (besonders Mehrgebärende) sind häufiger von solchen „offenen Beinen" befallen als Männer, Adipöse wiederum häufiger als Schlankwüchsige. Eine venöse Insuffizienz, wie ein stehender Beruf oder ein Vererbungsfaktor sind ebenfalls prädisponierend. Häufig ist ein (Bagatell)trauma der Auslöser für das schier endlose Beinleiden.

Die *konservative Behandlung* des Ulcus cruris ist eine typische hausärztliche Aufgabe, die eine intensive und langzeitgerichtete Zusammenarbeit zwischen Arzt und Patient erfordert, gerade weil Rückschläge nicht selten sind.

Vielfältig sind die Behandlungsversuche im Laienbereich, die selbst hergestellte Badezusätze, Salben und Tierfettzubereitungen umfassen können; beliebt sind auch verschiedene Puder.

Ähnlich vielfältig und ebenso häufig auf eigener Erfahrung beruhend sind die diversen Behandlungsversuche mit Externa im Arztbereich: Sie reichen von antibiotikahaltigen Salben- und Puderzubereitungen, Enzymen, Blutegeln, Fliegenmaden bis zu temporären Hautersatzstoffen. Dabei ist die Möglichkeit einer iatrogenen Allergisierung zu bedenken.

Da das Ulcus cruris venosum in der Regel mit anderen Zeichen des chronisch-venösen Stauungssyndroms zusammen auftritt, ist die *entstauende Wickeltechnik* kombiniert mit Mobilisierung und Bekämpfung der Grunderkrankung (z.B. Diabetes, Herzinsuffizienz) die Methode der Wahl [101].

> **!** Die Standardbehandlung des unkomplizierten Ulcus cruris venosum besteht neben der Wundtoilette in einer fachgerechten, konsequenten und kontrollierten Kompressionstherapie durch Wickeln der Unterschenkel. Eine alleinige Lokaltherapie mit Salben ist von vornherein zum Scheitern verurteilt.

7.6
Bläschen auf der Haut

Patienten mit *Bläschen auf der Haut* (*Vesiculae*) suchen den Hausarzt relativ rasch und häufig auf; meist sind neben dem ästhetischen Problem die Schmerzen der Konsultationsanlaß. Faktoren wie Sonnenbestrahlung beim Skifahren oder am Strand können disponieren. Allgemeinsymptome sind selten, uncharakteristische Fieberzustände können vorausgehen.

Befallen sind bevorzugt Schleimhäute (z.B. Lippen, Mund bei Herpes-simplex-Virus I, die Geschlechtsorgane bei Herpes-simplex-Virus II). Solche Bläschen treten jedoch nicht nur an Schleimhäuten, sondern auch am übrigen Körper auf, z.B. an Wangen, Ohrläppchen, Gesäß, Hand- oder Fingerrücken.

Die Spontanheilung ist die Regel; medikamentöse Behandlung hilft – wenn überhaupt – nur im allerfrühesten Stadium.

Bei der Bildung einer *Blase* (*Bulla*), deren Entstehung in offensichtlichem Zusammenhang mit einer mechanischen Irritation steht (z.B. Holzhacken, Fußmarsch), wird es der Patient in den meisten Fällen bei Beobachtung oder Selbstbehandlung (z.B. Aufstechen) belassen.

7.6.1
Dyshidrotisches Ekzem

Ein *dyshidrotisches Ekzem* muß bedacht werden, wenn sich auf veränderter Haut winzige Papeln oder Bläschen meist interdigital sowie an den Handtellern und Fußsohlen ausbreiten. Die vom Patienten oft vermutete „Störung der Schweißdrüsen" wird kontrovers diskutiert [242], häufigste Ursache ist eine *Kontaktallergie* oder ein *Mykid* bei bestehender Tinea pedum. Bevorzugt sind das weibliche Geschlecht, vegetativ stigmatisierte Personen sowie 20- bis 30jährige.

7.6.2
Herpes simplex

Ein besonderes Problem stellt der *rezidivierende Herpes simplex* dar, der in bestimmten Zeitabständen immer am gleichen Ort auftritt.

Der Hausarzt sollte bei jedem Patienten, der ihn mit Herpes aufsucht, dessen Abwehrlage (z.B. Streß, Menstruation, Vita sexualis, konsumierende Erkrankungen) im Auge behalten.

7.6.3
Herpes zoster

Die Abwehrlage des Patienten ist auch bei einer weiteren Bläschenkrankheit, dem *Zoster (Gürtelrose)*, zu bedenken.

Gerade die oft tagelang dem Zoster vorauseilenden, teilweise recht starken Schmerzen können den Arzt zu falschen Überlegungen führen (z.B. Gerstenkorn, Bindehautentzündung, Koxarthrose, Hexenschuß, Interkostalneuralgie), v.a. solange noch keine Bläschen ausgebrochen sind.

Nach der segmentalen Eruption der Bläschen ist die Zuordnung (Klassifizierung) aufgrund der Kennerschaft dann vergleichsweise einfach.

Kontrovers diskutiert wird der Zoster als eine lokalisierte Form der Varizellen. Bei Befall des ersten Trigeminusastes ist das Auge nicht selten betroffen. Für die Inspektion der Cornea soll möglichst ein Augenarzt hinzugezogen werden, auch aus juristischen Gründen [230].

7.6.4 Bläschen im Mund

Bei *Bläschen im Bereich der Mundschleimhaut* handelt es sich um eine Erkrankung, deren Ursache noch weitgehend ungeklärt ist. In Einzelfällen können diese Bläschen eine Herpes-simplex-Primärinfektion bei Kleinkind oder Reinfektion in höherem Lebensalter darstellen.

Die häufigeren, nichtinfektiösen chronisch-rezidivierenden (habituellen) Aphthen finden sich in der Regel an den Schleimhautumschlagstellen und Schleimhauttaschen, gelegentlich auch an der Zunge und am Zungenrand.

Während das Allgemeinbefinden bei der *(nichtherpetischen) Stomatitis aphthosa* vergleichsweise wenig beeinträchtigt ist – abgesehen von lokalen Schmerzen v.a. bei Nahrungsaufnahme –, geht die *primäre herpetische Gingivostomatitis* häufig mit hohem Fieber und starkem Befall der gesamten Mundschleimhaut, ggf. der Tonsille(n) („Herpangina"), und des Pharynx einher. Die Betroffenen klagen dabei über heftigste Schmerzen im regionären Lymphknotenbereich.

7.6.5 Hand-Fuß-Mund-Syndrom

Ebenfalls mit schmerzhaften Effloreszenzen im Mundbereich, die jedoch vergleichsweise wenig Beschwerden bereiten, beginnt das seltene *Hand-Fuß-Mund-Syndrom*, wobei gleichzeitig oder kurz darauf sich Bläschen meist an den Volarseiten der Füße und der Hände bilden. Betroffen sind bevorzugt Kinder unter 10 Jahren, meist während der warmen Jahreszeit.

Oft präsentiert der Patient nur eine der 3 möglichen befallenen Regionen (z.B. die Hände); an einem solchen Beispiel läßt sich erneut aufzeigen, wie wichtig es ist, wenn der Arzt die in der Übersicht 21 (vgl. B 7.4.4) erwähnte Verteilung (singulär? multilokulär?) beachtet und es nicht bei der isolierten Betrachtung der einzelnen Region bewenden läßt.

7.7 Psoriasis vulgaris

Wie unterschiedlich häufig sich oftmals dieselbe Erkrankung über Jahre hinweg präsentieren kann, belegt das Beispiel der *Psoriasis vulgaris (Schuppenflechte)*. In den 1950er Jahren liegt sie auf Rang 298 [31], in den 1970er Jahren auf Rang 98 [37] und im allgemeinmedizinischen Krankengut der 1980er Jahre auf Rang 195 [151]. Mehr als die Hälfte dieser Patienten, die der Hausarzt betreut, sind chronisch erkrankt, entsprechend weniger Betroffene sieht der Arzt zum ersten Mal.

Oft beobachtet der Patient nur rote, nicht juckende Flecken an beiden Ellenbogen und/oder an den Knien. Er vermutet häufig selbst eine Flechte oder Allergie. Der Arzt findet in der Regel scharf umschriebene, gerötete Herde (Erythem) mit silbrig schuppender Auflagerung. Diese lassen sich in einfacher Weise, z.B. mit einer sterilisierten Ampullensäge ablösen („Kerzenphänomen"; nach Entfernung des „letzten Häutchens" Beobachtung des „blutigen Taus"/Auspitz-Phänomen; Abb. 7.2).

Die problemorientierte allgemeinärztliche Diagnostik, unter vorläufigem Verzicht auf eine histologische Untersuchung, ist bei diesem Krankheitsbild und der typischen Lokalisation zunächst angebracht. Die Frage nach ähnlichen Hauterscheinungen in der weiteren Verwandtschaft sollte immer gestellt werden.

7.7.1 Nicht immer ein „typisches Bild"

Die Schuppenflechte muß sich jedoch nicht immer „typisch" präsentieren. So können beispielsweise Herde in der Rima ani oftmals nicht gleich als Psoriasis erkannt werden (Fallstrick!). Dies gilt auch für die Psoriasis auf dem behaarten Kopf.

Gerade bei „Bildern einer Schuppenflechte" (C) ist also der Arzt besonders gefordert zu falsifizieren: „Es sieht so aus wie beispielsweise eine Mykose oder ein superinfiziertes Ekzem in der Afterfalte: Aber was ist es wirklich?"

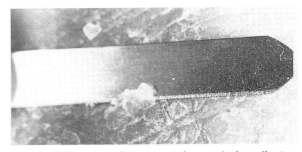

Abb. 7.2. Ablösen einer silbrigen Hautschuppe mittels steriler Ampullensäge („Kerzenphänomen")

Neben der Haut hat auch das Skelett einen Bezug zur Psoriasis. So können Osteoarthropathien allein auftreten, sie können sich aber auch während des Ablaufs einer Psoriasis vulgaris entwickeln oder vor dem Auftreten einer Schuppenflechte bemerkbar machen, ohne daß an der Haut irgendwelche Symptome einer Schuppenflechte parallel dazu auftreten müssen [220].

Problematisch sind auch jene Psoriasisfälle mit rheumanegativer Osteoarthropathie, bei denen der Nagel betroffen ist („Tüpfelnägel" oder „Ölflecken" – vgl. Abschn. B 7.7.2). In der Mehrzahl der Fälle wird jedoch die Kennerschaft (vgl. B 3.1, 7.6.3, 7.9) den Arzt weiterbringen.

7.7.2
Tragfähige Arzt-Patienten-Beziehung

Für den Hausarzt ist die Dithranol-Minutentherapie ein altes und bewährtes Mittel. Heute ist für die Psoriasis mit limitiertem Befall am praktikabelsten die Behandlung mit Vitamin-D-Analoga (Calcipotriol oder Tacalcitol) [234b]. Dem *Spezialisten* vorbehalten bleiben sollten die Phototherapie oder Photochemotherapie sowie die Behandlung mit Retinoiden.

Als *allgemeine Maßnahmen* wird der Hausarzt Reiztherapie (Teerbäder und Sonnenbestrahlung) oder Hauptpflege mit Ölbädern empfehlen.

Das schon seit altersher bewährte Keratolytikum Salizylsäure in Konzentrationen von meist 2–3% ist weiterhin das Mittel der Wahl. In Einzelfällen kann auf kortisonhaltige Externa (Tabelle 7.2) nicht verzichtet werden (z.B. behaarte Kopfhaut).

Übersicht 25 faßt die verschiedenen Möglichkeiten der kortikoidfreien Psoriasisbehandlung zusammen. Die Behandlung des Psoriatikers erfordert eine tragfähige Arzt-Patienten-Beziehung: Trotz der vielfältigen Behandlungsmaßnahmen gelingt es i.allg. nur, die jeweiligen Schübe abzukürzen. Eine Gewähr für Rezidivfreiheit kann bei keinem Medikament übernommen werden [219].

7.8
Zeckenstiche

Die Bevölkerung hatte – bevorzugt in Gegenden mit Laubwäldern – schon immer mit *Zeckenstichen* zu tun. Seit dem Ende des 2. Weltkriegs beobachtet man jedoch eine kontinuierliche Ausbreitung des Holzbocks (Ixodes rizinus) von Ost nach West; in demselben Maße breitet sich auch das Frühsommermeningoenzephalitisvirus (FSME-Virus) aus, das durch diese Zecke bevorzugt von April bis Juni und von September bis Oktober übertragen wird.

In den 1950er Jahren waren Zeckenstiche im allgemeinmedizinischen Krankengut mit Rang 353 ein nicht mehr regelmäßig häufiges Beratungsproblem [31]. In den 1970er und 1980er Jahren nahmen sie dagegen bereits die Ränge 110 bzw. 174 ein [37, 151].

Mit dem Speichel der Zecke können neben dem FSME-Virus, das eine Meningoenzephalitis hervorrufen kann, in einigen Fällen auch Borrelien als Erreger übertragen werden. Speziell die Borrelien Burgdorferi (sensu lato) gelten als Erreger des *Erythema chronicum migrans*; der „typische" rote bis blaurote Fleck wird langsam größer und blaßt dabei im Zentrum ab (Abb. Farbtafel S. 364f). Oft kommen die Patienten Wochen nach dem Stich, wenn sich das Erythem bereits in Rückbildung befindet.

Bei einem Erythema migrans und einem Zeckenstich in der unmittelbaren Vorgeschichte ist die serologische Titerbestimmung (häufig falsch-positive Ergebnisse) überflüssig: Der Patient muß antibiotisch behandelt werden. Hierzu empfehlen sich Doxyzyklin oder, bei Unverträglichkeit, Schwangerschaft und im Kindesalter, Amoxicillin (z. B. Infectomox®) in entsprechender Dosierung (mindestens 2 Wochen Therapie), um eine Borreliose im Spätstadium (die sog. *Lyme-Arthritis, Neuroborreliose*) zu verhindern. Konsequenterweise muß der Arzt also bei der Abklärung von uncharakteristischen Arthritiden (vgl. B 2.1 und 2.7) auch an eine *Borreliose* denken.

Während früher die Patienten kamen, um sich die Zecken (oder Reste davon) nur entfernen zu lassen,

---

Übersicht 25: Möglichkeiten der kortikoidfreien Psoriasisbehandlung

Topisch:
- Teer,
- Dithranol (Cignolin/Anthralin),
- Salizylsäure,
- Harnstoff,
- UV-B-Bestrahlung (Höhensonne),
- selektive Ultraviolett-Therapie (SUP),
- Thalassotherapie,
- Immunsuppressiva.

Systemisch:
- Photochemotherapie mit Psoralen (z.B. Meladinine®)
- UV-A („Blacklight") = PUVA,
- Etretinat,
- Retinoid (Tigason®),
- Hydroxyuria (500 mg, 2- bis 3mal täglich),
- Methotrexat (MTX) (Endoxan®),
- Cyclosporin,
- Fumarsäurederivate.

haben sie jetzt zusätzlich noch Angst vor einer Zeckenenzephalitis. Entsprechend gewinnt das Beratungsergebnis „Zeckenstich" an Bedeutung.

Die aktive Immunisierung gefährdeter Personen schützt wirkungsvoll, und zwar nur gegen die Frühsommermeningoenzephalitis, nicht aber gegen eine *Borreliose*.

In den 5 Einjahresstatistiken von Danninger (1991–1996) ist die Borreliose der Haut mit Rang 126 erstmals ein regelmäßig häufiges Beratungsergebnis geworden [56a].

7.9
Lipom, Atherom

Knoten am behaarten Kopf stören den Patienten (z.B. Hindernis beim Kämmen, Hinweis des Friseurs). Aber auch andere tastbare Knoten unter der Haut können ihn beeinträchtigen oder beunruhigen (z.B. Sorge vor Bösartigkeit), so daß der Betroffene die operative Entfernung wünscht.

Die Lokalisation ist für die direkte Diagnostik wichtig (vgl. B 2.2, 7.1 und 7.16, 8, 8.5.2, 8.6, 12.8, 12.9). Ein kugelförmig erscheinender Knoten am Kopf läßt eher an ein *Atherom* denken, ein mehr längliches subkutanes Gebilde an Rumpf und Armen dagegen an ein *Lipom*.

Aspekt und Tastbefund erlauben die Zuordnung zu Bildern, die in der Regel dann durch die Operationsergebnisse bestätigt werden („Kennerschaft"; vgl. B 4.1, 7.6.3, 7.7.1). Natürlich muß der Arzt auch hier falsifizieren, um andere Arten von Neubildungen auszuschließen.

7.10
Pruritus, Urtikaria

Pruritus (Juckreiz) ist ein subjektives Symptom, das viele Hautkrankheiten, aber auch manche Krankheiten der inneren Organe begleitet [85].

7.10.1
Uncharakteristischer Juckreiz

Für den Allgemeinarzt ist *uncharakteristischer Juckreiz* (A) ein isoliertes Symptom. Leichte Fälle verlaufen ohne Störung der Nachtruhe. In der Regel lassen sich weder Allgemeinerkrankungen noch sonstige Ursachen feststellen. Trotzdem ist danach zu fahnden. Dazu dient die Checkliste Nr. 45 („Juckreiz-Programm").

Nicht selten tritt Juckreiz auch im Anogenitalbereich auf. Hier gibt es vielfältige Ursachen, manchmal liegen ein latenter Diabetes mellitus, Oxyuren oder zunehmend häufig ein Candidabefall zugrunde.

In solchen Fällen mit „charakteristischem" Juckreiz wird die Behandlung zunächst der Grunderkrankung gelten (z.B. Einstellen des Diabetes mellitus, Weglassen bestimmter Medikamente und Noxen, Körperpflege, Pilzsanierung, Wurmkur, Streßabbau, Konfliktbewältigung). Erfahrungsgemäß läßt sich aber dadurch der Juckreiz trotzdem nicht immer beheben.

> **!** Folgender gedanklicher Reflex ist zu vermeiden: Juckreiz = allergische Dermatose = Verschreibung von Kortikoiden oder Antihistaminika [53]!

7.10.2
Nesselsucht

Quaddeln mit oder ohne Juckreiz belästigen den Betroffenen. Der Patient ist besorgt über das meist rasche Auftreten, das oft uneinheitliche Aussehen der Hauterscheinungen und ihres Verteilungsmusters am Integument (oft auch an Handtellern und Fußsohlen). Besonders beeindruckt ist er, wenn Augenlider oder Mundschleimhaut in manchmal grotesker Weise betroffen sind. Dramatisch werden Schwellungen empfunden, wenn sie auf Lippen, Zunge und/oder Rachenraum (Glottisödem!) übergreifen.

Nicht selten vermuten die Patienten von sich aus als Auslöser bestimmte Nahrungsmittel (z.B. Erdbeeren, „gespritzte" Orangen), v.a. wenn ähnliches schon früher einmal, vielleicht in nicht so ausgeprägter Weise, als *„Nesselsucht" (Urtikaria)* aufgetreten ist. Manchmal läßt sich sogar ein zeitlicher Zusammenhang mit der Einnahme eines bestimmten Medikaments herleiten (z.B. Salizylsäure, Antibiotikum).

Azetylsalizylsäure (ASS) und andere Analgetika können, besonders bei Asthmatikern, „allergische" Symptome auslösen (sog. pseudoallergische Reaktionen, bei denen Histamin an der Reaktion nicht beteiligt ist). Dies erklärt, warum einerseits keine typische Sofortreaktion eintritt, jedoch eine evtl. sehr heftige protrahierte Symptomatik, und andererseits die übliche antiallergische Therapie mit Antihistaminika keinerlei Wirkung zeigt. Die meisten anamnestisch geschilderten „Penizillin-Allergien" sind gar keine, sondern sie stellen unbedeutende Nebenwirkungen oder durch einen zugrundeliegenden Infekt bedingte Exantheme dar [117].

> ❗ Erhält der Arzt durch den Patienten Hinweise auf eine „Penizillinallergie" oder vermutet er selbst eine solche, muß vor jeder weiteren Gabe dieser Substanz (oder Substanzgruppe) die Testung im spezialistischen Bereich vorgenommen werden.

Eine allergenfreie Kost gibt es nicht. Zu Testzwecken kann es jedoch notwendig sein, für einen begrenzten Zeitraum (2 bis maximal 4 Wochen) eine streng allergenarme Diät (Eliminations- oder Suchdiät) einzuhalten. Bei *Kleinkindern* hat sich folgender *Kostplan* als praktikabel erwiesen:
- Reis- oder Getreideschleim,
- gekochte Karotten,
- eine Sorte Weizenbrot ohne Zusatzstoffe (kein Vollkorn),
- eine Sorte (selbstgemachte) Konfitüre (Aprikosen),
- etwas Salz,
- Mineralwasser,
- Mus aus geschälten und gekochten Äpfeln.

Bei *Erwachsenen* bewährt sich eine bestimmte allergenstandardisierte Kost zur Erkennung von Nahrungsmittelallergien [121]. Sinn dieser Kost ist es, in den folgenden 10 Tagen nur wenige, in ihrer Zusammensetzung bekannte Lebensmittel zu essen und zu trinken, um damit die große Anzahl der möglichen Nahrungsmittelallergene auf eine überschaubare Menge zu reduzieren.

Vorausgesetzt, daß der Patient unter Einhaltung dieser Kost keines seiner (noch unbekannten) Allergene aufnimmt, werden sich die Beschwerden bessern. In diesem Falle sollte er nach 10 Tagen eine sog. „Such- oder Aufbaukost" anschließen, indem er unter Beibehaltung der „allergenstandardisierten Kost" jeden 2. Tag ein weiteres Lebensmittel, Gewürz oder Getränk zu sich nimmt. Mit welchem Nahrungsmittel er anfängt, entscheidet der Patient selbst. Die Nahrungsmittel sollten jedoch nicht aus verschiedenen Grundstoffen zusammengesetzt sein.

Folgende Lebensmittel sind erlaubt:

Fleisch/Fisch:	Rind, Lamm, Geflügel und alle Fischsorten, frisch kaufen und selbst zubereiten (kochen, braten, grillen), keine Fleischerzeugnisse und Wurstwaren, kein Geräuchertes.
Gemüse:	Karotten und Erbsen.
Obst:	Bananen oder Aprikosen (Dose).
Nährmittel:	Kartoffeln, Reis (z.B. Wasa® Roggen-Knäcke).
Brot:	Eine Sorte, milchfrei (kein Mischbrot).
Brotaufstrich:	Aprikosenmarmelade oder kalter Bratenaufschnitt (selbst zubereitet), Tatar (nur gesalzen).
Getränke:	Kaffee, Tee, Mineralwasser.
Fett:	Butter, kaltgepreßtes Olivenöl.
Sonstiges:	Zucker, Salz.

Sobald der Betroffene bei der schrittweisen Wiedereinführung der Lebensmittel auf „sein" Allergen trifft, kommt es – in der Regel innerhalb von 6–24 h – zum erneuten Auftreten seiner Krankheitserscheinungen. Diese Lebensmittel müssen dann in Zukunft gemieden werden.

7.11
Rosazea

Rötung im Gesicht empfinden die Patienten, besonders Frauen und Mädchen, als ein störendes kosmetisches Problem. Häufig haben die Betroffenen bereits verschiedene Kosmetika wie Salben und Gesichtswässer zur Behandlung eingesetzt oder abdeckende Substanzen zur Tönung verwendet. Besonders irritiert eine erstmalig aufgetretene Gesichtsrötung, auch wenn sie nicht schmerzhaft ist.

Die *Rosazea*, eine von mehreren Dutzend Beratungsergebnissen an der Grenze der regelmäßigen Häufigkeit, ist eine harmlose, auf die Haut beschränkte Krankheit der zweiten Lebenshälfte. Wind und Wetter sowie Alkoholexzesse oder Kälteexpositionen scheinen eine Rolle zu spielen.

Im Gegensatz zur Rosazea befällt die *rosazeaartige Dermatitis* (*periorale Dermatitis*) zu 90% Frauen; Kosmetika- und Kortikoidabusus sind häufig verursachend.

7.12
Erysipel

Das *Erysipel* (*Wundrose*) beeindruckt Patient wie Arzt gleichermaßen durch den dramatischen Beginn:
- hohes Fieber,
- Schüttelfrost,
- schlechter Allgemeinzustand.

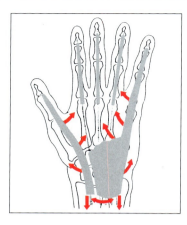

Abb. 7.3. Ausbreitungswege der radialen und ulnaren Sehnensackphlegmonen [269]

Die Rötung kann gelegentlich erst später auftreten und ist anfangs nicht mit Lokalschmerzen verbunden. Der Arzt sollte bei Patienten mit hohem Fieber und ausgeprägter Allgemeinsymptomatik daher sorgfältig zunächst nach einer lokalen Rötung der Haut suchen, um möglichst frühzeitig einen Hinweis auf ein Erysipel zu erhalten. Dieses kann dann um so rascher mit Penizillin in hohen Dosen angegangen werden.

Bei folgenden Symptomen liegt wahrscheinlich ein *Erysipeloid* vor:
- scharf begrenzte Rötung mit regionalen roten Streifen,
- nicht reduzierter Allgemeinzustand,
- kein Fieber.

Das Erysipeloid oder Pseudoerysipel (bei Metzgern als „Schweinerotlauf" oder bei Fischern als „Fischrose" beobachtet) tritt auf, wenn beim Hantieren mit älterem Fleisch oder Fisch die Erreger (Erysipelothrix insidiosa) in die verletzte Haut (meist im Handbereich) eingedrungen sind. Es spricht ebenfalls gut auf Penizillin an.

Während das Erysipel eine eher scharf begrenzte Hautrötung aufweist, fällt bei der *Phlegmone* eine druckdolente Schwellung (z.B. subkutan, subfaszial, intramuskulär, peritonsillär, perianal) auf. Die Hohlhandphlegmone (Abb. 7.3) entsteht durch direkte Stichverletzungen in die Hohlhand oder beim Durchbruch eines Schwielenabszesses oder einer Sehnenscheideneiterung.

Die pyogenen *Sehnenscheidenzündungen* des Daumens und Kleinfingers können wegen drohender Komplikationen nicht ernst genug genommen werden (V-Phlegmone!).

7.13
Pedikulose und Skabies

Das Aussterben der Kopflaus schien in den 1950er Jahren nur noch eine Frage der Zeit zu sein. Um 1965 bis 1967 änderte sich jedoch die Situation. Durch die zunehmende Reiselust wurden diese blutsaugenden Parasiten des Menschen nach Deutschland zurückgebracht.

Während früher *Läusebefall (Pedikulose)* hauptsächlich bei sozialen Problemfamilien anzutreffen war, hat sich heute als Folge geänderter Lebenseinstellung und aus Unkenntnis eine sog. „Wohlstandsverlausung" gebildet, die alljährlich im Herbst, einige Wochen nach den großen Ferien, von einem lästigen Mitbringsel regelmäßig zu einer „Läuselawine" anschwillt [59]. Die Eier der Läuse („Nissen") werden an die Haare geklebt (bevorzugt an die Haarbasis). Das Ei ist am Haar mit einer aus Klebemasse gefertigten Röhre angebracht, die den Haarschaft völlig umschließt (Abb. 7.4). Die Entfernung des Eies vom Haar ist nur möglich, wenn man den Haarschaft in seiner ganzen Länge durch das Röhrchen zieht; dies erklärt die Mühe, die beim Auskämmen der Nissen aufgebracht werden muß.

Einschlägige Fälle von *Krätze (Skabies)* kommen heute nicht mehr regelmäßig häufig vor. Nach dem 2. Weltkrieg war die Krätze vorübergehend allerdings eine der häufigsten Beratungsursachen in der Allgemeinpraxis. Die Skabies tritt jetzt vorwiegend als „gepflegte Krätze" unter geringfügigen ekzematoiden, evtl. papulösen Veränderungen auf. Es ist in der Regel

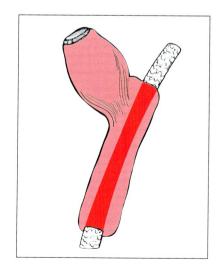

Abb. 7.4. Nisse mit Haftröhrchen (schematische Zeichnung)

erfolglos, die unregelmäßig gewundenen Milbengänge zu suchen [99].

Der Weg zur richtigen Klassifizierung führt gegenwärtig nicht selten über die Fallstricke „Allergie" oder „Ekzem" und die entsprechenden wirkungslosen Behandlungen. Schließlich versucht der therapierende Arzt ein Antiskabiosum. Der prompte Erfolg gestattet dann die Klassifizierung: „Bild einer Skabies" (C).

> ❗ Wenn mehrere Mitglieder in einer Lebensgemeinschaft von Juckreiz und Ausschlag betroffen sind, ist der Verdacht auf Skabies besonders naheliegend. Leitsymptom: hochgradiger Juckreiz bei Bettwärme!

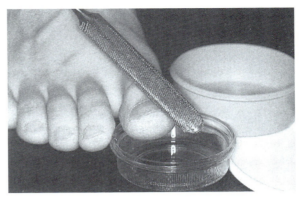

Abb. 7.5. Entfernen von möglichst viel Nagelfeilicht mit der V2A-Knochenraspel und Aufsammeln im Plastikbehälter zum Versand an den Laborarzt zwecks mykologischer Untersuchung

7.14
Bilder von Mykosen

Das Bild eines lokalen *Pilzbefalles (Mykose)* (C) der Haut oder der Hautanhangsgebilde (z.B. Nägel, behaarter Kopf) sieht der Allgemeinarzt relativ oft. In diesem Fall wendet er örtliche Routinen an (vgl. B 7.14.1).

7.14.1
Örtliche Routinen

Definition: Zweckmäßige Vorgangsweisen aufgrund der Praxiserfahrung bei den häufigen regionalen Gesundheitsstörungen. Im Gegensatz zur obligaten Programmierten Diagnostik (vgl. B 5.8.2) sind *örtliche Routinen* unbewußte, problemorientierte Diagnostikformen.

Bilder von Mykosen gehören (neben z.B. Myalgien, Arthropathien, Kreuzschmerzen, Kontusionen, Pharyngitis, Rhinitis) zu den 15 häufigsten Beratungsergebnissen in der Allgemeinmedizin, bei denen die örtliche Routine sehr wichtig ist.

7.14.2
Pilzbefund und Pilzkultur

Im spezialistischen Bereich werden die Hautmykosen nach ihrem Erreger (Dermatophyten, Hefen, Schimmelpilze: DHS) eingeteilt in:
- Dermatomykosen,
- Candidamykosen,
- Schimmelpilzmykosen.

Der direkte Erregernachweis (*Pilzbefund*) gelingt beispielsweise aus Nagelgeschabsel, Haaren, Schuppen oder Pustelinhalt und läßt sich auch in der Allgemeinpraxis einfach und schnell duchführen (Material mit 30%iger Kalilauge versetzt, über dem Bunsenbrenner erwärmt, Nachweis unter dem Mikroskop).

Auch wenn der Arzt auf diese Weise die „Mykose" diagnostisch sichern kann, muß er wissen, daß er damit nicht Art und Gattung des Erregers bestimmt hat. Nicht einmal die Unterscheidung zwischen Faden- und Sproßpilzen ist mit Gewißheit möglich.

Die *Pilzkultur* (Abb. 7.5) wird hauptsächlich eingesetzt, um Dermatophyten von Hefepilzen zu unterscheiden (ggf. Indikation zur systemischen antimykotischen Therapie). Pilzbefund und Pilzkultur weisen eine Trefferquote von 80% auf.

7.14.3
Vorgehen nach brauchbaren Richtlinien

Immer häufiger glauben Patienten, an einer Pilzinfektion erkrankt zu sein, und suchen deshalb den Arzt auf. Dem Betroffenen fallen besonders die Haut- und Schleimhautveränderungen im Bereich von Füßen, Händen, Mund, After, Scheide, Finger- und/oder Zehennägeln auf. Hinweise und Informationen in der Laienpresse oder an öffentlichen Plätzen (z.B. Schwimmbad) weisen den Patienten auf eine mögliche Gefährdung hin.

In einzelnen Fällen hat der Patient bereits einen Behandlungsversuch unternommen, bevor er sich zum Hausarzt begibt (z.B. hat er wieder jene antimykotische Salbe zur Behandlung der Zwischenzehenräume verwendet, die früher gewirkt hatte, diesmal aber nicht).

Von seinem Arzt erwartet nun der Betroffene die „eindeutige" Diagnose und zugleich die Einleitung einer wirkungsvollen Therapie.

Von einer exakten Diagnose kann jedoch erst dann gesprochen werden, wenn der Erreger nach Art und Gattung identifiziert ist. Wie schwierig eine solche wissenschaftlich-exakte Diagnose ist und wie ausgesprochen selten sie in einer Allgemeinpraxis vorkommt, wurde bereits verschiedentlich erwähnt (z.B. in B 2.3.2 „Schulterschmerzen: Therapie ohne Diagnose", und in B 7.3.1 „Ekzem: Nomenklaturprobleme").

Für die Belange der Allgemeinpraxis und unter wirtschaftlichen Gesichtspunkten kann jedoch in manchen Fällen der Erregernachweis entfallen, besonders wenn es sich um charakteristische Besiedlungsorte handelt (z.B. Interdigitalräume, Mundschleimhaut, Anogenitalbereich, Finger- und Zehennägel).

Übrigens lassen sich bei der häufigsten „Mykose" in unserem Zivilisationskreis, der interdigitalen „Fußmykose", bei der Hälfte von Zwischenzehenmazerationen kulturell ohnedies keine Pilze nachweisen ([263]; Abb. Farbtafel, S. 364 f).

Das Beispiel der interdigitalen Fußmykose zeigt, daß der schon klassische Satz von O. Naegeli „Vor die Therapie haben die Götter die Diagnose gesetzt" zumindest für das praxisgerechte Vorgehen des Allgemeinarztes nicht immer seine Berechtigung hat. Am besten ist es also, völlig undogmatisch nach brauchbaren Richtlinien für die Einleitung der ärztlichen Therapie, die der Patient rasch und wirkungsvoll erwartet, zu suchen (Braun, 1987, pers. Mitteilung).

7.14.4
Vorgehen bei „Bildern von Krankheiten"

Mit der gebotenen Zurückhaltung darf man bei „Bildern von Krankheiten" zunächst durchaus so tun, als ob die wahrscheinlichste Krankheit vorliegen würde. Doch muß der Arzt sich stets im klaren darüber sein, daß bei manchen dieser „Bilder" der Schein trügt. Er muß also jederzeit bereit sein, seine Meinung über die Art einer vermuteten Gesundheitsstörung zu revidieren. Das mindert sein Prestige nicht.

Auch dann, wenn es in der Allgemeinpraxis z.B. beim „Bild einer Mykose" (C) bleibt – statt der exakten Diagnose „Mykose" (D) – verursacht die Therapie meist keine größeren Probleme. Das gilt v.a. für jene Fälle, bei denen Aspekt und Symptome leicht faßbar sind, etwa Juckreiz, Bläschen- und Schuppenbildung, Einrisse (Mazerationen) und das Aussehen der betroffenen Stelle selbst.

Die Behandlung bei „Bildern von Mykosen" läßt sich unter 2 Gesichtspunkten betrachten:
- *lokaler Befall* von Haut- und Schleimhäuten,
- *systemischer Befall* (Organbefall).

Bei einer *lokalen Anwendung* von Antimykotika lassen sich pathogene Pilze recht gut und fast ohne Nebenwirkungen unterdrücken. Im Gegensatz dazu sind Antimykotika bei systemischer Anwendung mehr oder minder schlecht verträglich [144] und daher entsprechend gezielt einzusetzen. Dies betrifft nicht den offensichtlich intestinalen *Soorbefall* beim Säugling (Abb. Farbtafel, S. 366 f). Hier kann der Arzt mit gutem Erfolg das bewährte (und nicht resorbierbare) Antimykotikum Nystatin anwenden.

Auf die Problematik des wahllosen Einsatzes von sog. Kombinationssalben (Antibiotikum, Kortison, Antimykotikum) in der Lokalbehandlung wurde bereits im Abschnitt „Kutane Steroidtherapie" (vgl. B 7.3.4) hingewiesen.

Bei nicht ausreichender Kennerschaft oder im Zweifel sollte der Arzt auf eine primäre topische Behandlung mit einem Antimykotikum oder auf den Einsatz eines Kombinationspräparates (z.B. Antimykotikum + Kortison) verzichten. In diesen Fällen empfiehlt sich zunächst eine nicht verschleiernde unspezifische Lokalbehandlung (z.B. Desinfizienzien wie Merfen®-Tinktur oder Farbstofflösungen) oder die Konsultation des Spezialisten.

7.15
Haarausfall

Alopecia diffusa/areata (diffuser/kreisförmiger Haarverlust) gehört in den allgemeinmedizinischen Statistiken der 1950er, 1970er und 1980er Jahre des letzten Jahrhunderts zu den 300 regelmäßig häufigen Praxisvorkommnissen.

Meist sind es jüngere Frauen, die den Allgemeinarzt wegen *Haarausfall (Effluvium capillorum)* aufsuchen. Sie klagen mehr oder weniger verzweifelt, daß ihnen die Haare „büschelweise" ausgingen, daß sie schon zahlreiche, viel gepriesene Mittel gegen ihren Haarausfall angewendet hätten, aber keines habe geholfen.

Der Haarausfall (Effluvium) ist vom Haarverlust (Alopezie) zu unterscheiden:
- Effluvium (Haarausfall): 100 Haare/Tag,
- Alopezie (Haarverlust): mehr als 60% aller Kopfhaare.

Während die Glatze des Mannes durchaus als ein fakultatives sekundäres männliches Geschlechtsmerkmal beschrieben werden kann (und auch gesellschaftlich toleriert wird), bedeutet die androgenetische Alopezie bei der Frau eine doppelte Belastung: Neben der Entstellungsproblematik besteht eine echte somatische Störung [23].

> ! Ein täglicher Ausfall von 70 Haaren ist noch physiologisch (Haare bei der Morgentoilette zählen lassen!).

Zunächst empfiehlt sich die problemorientierte Diagnostik mittels der Checkliste Nr. 46 („Haarausfall-Programm"). Der Arzt darf keinen Abwendbar gefährlichen Verlauf, z.B. eine Thyreotoxikose oder eine andere Allgemeinerkrankung (z.B. Thalliumvergiftung) übersehen, nur weil der Fall nicht „danach aussieht".

Die therapeutische Beeinflußbarkeit des Haarausfalls ist nach wie vor unbefriedigend.

7.16
Hautflecken und Hautveränderungen

In unseren Breiten hat sicherlich jeder Mensch seine „Muttermale" oder „Leberflecken". Normalerweise werden diese *Hautflecken* gar nicht oder nur unter kosmetischen Gesichtspunkten von den Menschen in Augenschein genommen.

Die Trennung zwischen anlagemäßig bedingten Fehlbildungen (*Nävi*) und davon unabhängigen Geschwülsten ist schwierig, Überschneidungen kommen vor. Nach Braun-Falco müssen über 40 verschiedene Hautveränderungen in Erwägung gezogen werden [43, 44].

7.16.1
Maligne Hauttumoren

Die verschiedenen Arten des Hautkrebses sind zusammengenommen die einzigen Malignome, die in der Allgemeinpraxis die Grenze der regelmäßigen Häufigkeit zeitweilig überschreiten. Die anderen Krebsformen liegen ausnahmslos mehr oder weniger weit darunter.

Der *Hautkrebs* nimmt im allgemeinmedizinischen Krankengut der 1970er Jahre Rang 192 [37] und in den 1980er Jahren den ebenso erstaunlich hohen Rang von 228 ein [151].

Der Verdacht auf ein malignes Epitheliom ergibt sich durch die Kennerschaft (vgl. B 3.1).

Beim „Bild eines Hautkrebses" (C) findet der Arzt mittels der direkten Diagnostik (vgl. B 2.2, 7.1 und 7.9, 8, 8.5.2, 8.6, 12.8, 12.9) unregelmäßige, pigmentierte oder nichtpigmentierte Hautveränderungen mit Induration, mit und ohne Exulzeration („verdächtiges Aussehen"). Die histologische Untersuchung verifiziert das Malignom, wobei die Basaliome überwiegen.

Das *Basaliom* ist ein destruierend wachsender Tumor, lokal aggressiv, in hohem Prozentsatz im lichtexponierten Bereich (z.B. Kopf; Abb. 7.6), Metastasen sind äußerst selten.

Plattenepithelkarzinome befinden sich bei unserer Bevölkerung fast ausschließlich im Gesicht und an den Ohren, vornehmlich an der Unterlippe von Männern (Tabakrauch + Sonnenstrahlen; Abb. Farbtafel, 366f).

Wenngleich von den Hautkrebsen das *Melanom* seltener als das *Plattenepithelkarzinom* oder das *Basaliom* ist, löst es zu Recht große Unruhe aus.

> ! Der Arzt soll sich hüten, einen Tumor als gutartig zu bezeichnen, über dessen Dignität er sich nicht genau im klaren ist. Er muß einen malignen Prozeß in Erwägung ziehen, wenn er auf Hauterscheinungen mit Wachstumstendenz stößt, die sich knotig oder geschwürig entwickeln und einer Therapie länger als 14 Tage widerstehen [53].

7.16.2
„Schwarzer Krebs"

Bis vor wenigen Jahrzehnten war das *maligne Melanom*, der Pigmentzellkrebs der Haut („*schwarzer Krebs*"), ein ausgesprochen seltener Tumor. Heute zählt das Melanom zu den häufigeren bösartigen Tumoren des Menschen. Obwohl es sich direkt an der Hautoberfläche entwickelt, wird es nicht immer rechtzeitig erkannt.

Oft lenken erst so bedenkliche Symptome wie Blutung und Juckreiz die Aufmerksamkeit auf diesen Prozeß. Der Grund dafür ist in der Wachstumsdynamik der Melanome zu suchen. Der initiale Tumor vergrößert sich nämlich nur sehr langsam und wird – weil man innerhalb absehbarer Zeit scheinbar keine Veränderung bemerkt – zunächst als „Muttermal" interpretiert [200]. Bei der Beobachtung kann die Verwendung eines Dermatoskops hilfreich sein, weil sich damit harmlose pigmentierte Veränderungen wie benigne Nävuszellnävi (vgl. Abb. Farbtafel, S. 368f.), seborrhoische Warzen und thrombosierte Angiome sicherer abgrenzen lassen [248].

Der „schwarze Krebs" sieht anfänglich aus wie ein Pigmentzellnävus und kann daher offenbar lange Zeit als solcher verkannt werden [242]. Die Mehrzahl der Melanome scheint jedoch unabhängig von Pigmentzellnävi, also auf zuvor unauffälliger Haut, zu entstehen.

ABCDE-Regel

Bei der Untersuchung pigmentierter Hautveränderungen kann mit der sog. ABCDE-Regel eine erste Beurteilung vorgenommen werden. Diese Regel besagt, daß bei Vorliegen der folgenden Kriterien *Verdacht auf ein malignes Melanom* besteht:
- **A**symmetrie,
- **B**egrenzung, unregelmäßige,
- **C**olor, ungleichmäßige Farbtöne,
- **D**urchmesser über 5 mm,
- **E**rhabenheit.

Die Farben können von rot, braun, schwarz über blau oder hell reichen („USA-Flagge"); die Tumoren können aber ebenso gleichmäßig dunkelbraun oder schwarz gefärbt erscheinen. Ihre Oberfläche ist in frühen Stadien unverändert, später glänzend, schuppend, rauh, höckrig.

> **!** Alle Hautveränderungen sind auf maligne Entartung verdächtig, wenn sie beginnen
> – sich in Farbe und Größe zu verändern,
> – Pigmenthöfe zu bilden oder gar
> – zu bluten oder
> – zu ulzerieren.
> Auch Juckreiz ist suspekt.

Fallstrick: subunguales Hämatom

Melanome an Finger- und Zehenendgliedern werden häufig verkannt, weil sie aussehen können wie z.B. Quetschblutungen unter dem Nagel oder chronische Entzündungen des Nagelwalls.

Bei folgenden *Zeichen* muß an ein Melanom gedacht werden:
- Ablösen einer Nagelplatte,
- dunkle Verfärbung eines Nagels, an einer Stelle oder vollständig,
- chronische Entzündung des Nagelwalls.

Melanome an Finger- und Zehenendgliedern sind schmerzlos.

Prädisponierende Faktoren

Verhängnisvoll quält die (historische) Auffassung die meisten Patienten (aber auch manche Ärzte), daß aus

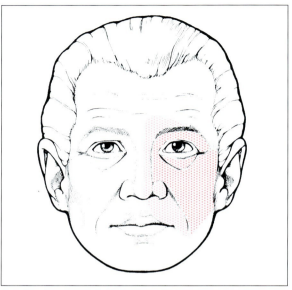

Abb. 7.6. Prädilektionsstellen von Basaliomen im Gesicht: Bevorzugung der zentrofazialen Anteile. (Mod. nach [82])

Manipulationen an Muttermälern Melanome entstünden, daß diese also „wild" werden würden. Der wichtigste auslösende bzw. prädisponierende Faktor für Basaliom, Plattenepithelkarzinom und Melanom ist jedoch das Sonnen-(UV-)Licht; dabei ist die Sonnenempfindlichkeit abhängig vom Hauttyp (Tabelle 7.4).

Des weiteren sind die Großstädter, die sich immer wieder durch exzessive Sonnenbestrahlung „sportive" Bräunung innerhalb kurzer Zeit erwerben wollen, mehr melanomgefährdet als die Landbewohner, die lebenslang der Sonne ausgesetzt sind („sozialer Trend"; [82]). Besonders gefährdet sind Menschen mit roten Haaren und mehr als 50 melanozytären Nävi am Körper (Durchmesser über 2 mm [266]).

Die Gefahr der malignen Entartung ist gering
- vor der Pubertät,
- bei *behaarten*, pigmentierten Nävuszellnävi.

7.16.3
Zusammenarbeit mit dem Spezialisten

In idealer Weise ist gerade das Melanom dazu geeignet, in der Krebsvorsorge rechtzeitig erkannt zu werden. Am Melanom braucht heute niemand mehr zu sterben [200].

Tabelle 7.4. Sonnenempfindlichkeit in Abhängigkeit vom Hauttyp				
Typ	I	II	III	IV
Sonnenempfindlichkeit	Extrem empfindlich	Empfindlich	Normal	Wenig empfindlich
Hautreaktion	Sofort Sonnenbrand, wird rot – nicht braun	Schnell Sonnenbrand, bräunt wenig	Selten Sonnenbrand, bräunt schnell, Bräune hält an	Fast nie Sonnenbrand, bräunt schnell und intensiv, bleibt lange braun
Sonnentoleranz ohne Schutz	5-10 min	10-20 min	20-30 min	40 min und mehr
Empfohlener Lichtschutzfaktor	15 und mehr (sehr hoher Schutz)	9-14 (hoher Schutz)	5-8 (mittlerer Schutz)	2-4 (geringer Schutz)

Darüber hinaus ist der Allgemeinarzt gefordert, prinzipiell bei allen entkleideten Patienten auch der Hautoberfläche im Hinblick auf pigmentierte Hautveränderungen Aufmerksamkeit zu schenken.

Bei diagnostischen Unklarheiten sollte der Dermatologe konsultiert werden. Die Treffsicherheit bei initialen Melanomen liegt bei Dermatologen mit großer klinischer Erfahrung etwa bei 75% und ist bei Ärzten anderer Fachrichtungen deutlich niedriger [248].

Da die Prognose beim malignen Melanom sehr stark von der Tumordicke abhängt und bei metastasierten Melanomen keine effektiven Therapiemöglichkeiten mehr bestehen, kommt der *Frühdiagnostik* eine herausragende Bedeutung zu. Dabei kann – wie erwähnt – die Verwendung eines Dermatoskops hilfreich sein. Generell jedoch sollte in jedem unklaren Fall ein Spezialist zu Rate gezogen werden.

7.16.4
Beobachten – Operieren

Die *Pigmentzellnävi (Nävuszellnävi)* sind zu zahlreich und treten bei zu vielen Menschen auf, als daß alle exzidiert werden könnten.

Im Gegensatz zu früheren Auffassungen sollte jeder Nävus exzidiert werden,
- der in irgendeiner Weise den Patienten beunruhigt (Wachstum, Juckreiz),
- der eine lackartig dunkle Farbe hat,
- der plötzlich dunkle ungleichmäßige Färbungen aufweist,
- der Färbungen hat, bei denen Pigmentfüße auftreten.

Vorsorglich entfernt werden sollten pigmentierte Nävuszellnävi, die chronischen Reizen ausgesetzt sind, z.B.

- an Scheuerstellen von Kleidungsstücken,
- an intertriginösen Hautarealen,
- im Palmoplantarbereich.

Die Technik der Entfernung eines Nävus ist weniger schwierig als die Auswahl, welches Muttermal entfernt werden soll.

Bei *Verdacht auf ein Melanom* erfolgt grundsätzlich die operative Entfernung des Primärtumors mit größerem Sicherheitsabstand in Abhängigkeit von der Tumordicke.

> **!** Jeder exzidierte Pigmentzellnävus soll histologisch untersucht werden, damit die gutartige Natur des Nävus belegt werden kann, falls bei Metastasen eines malignen Melanoms der Ausgangsherd gesucht wird [242].

7.17
Pityriasis versicolor und Pityriasis rosea

Die pigmentierten Herde am Stamm sind – in Abhängigkeit von der Sonnenbestrahlung – weißlich bis bräunlich, von unterschiedlicher Größe, weisen kleieförmige Schuppung („Hobelspanphänomen") auf und sind durch enorme Rezidivfreudigkeit charakterisiert. Die Klassifizierung „*Pityriasis versicolor*" erfolgt aufgrund der Kennerschaft (vgl. B 3.1).

Ebenfalls kleieförmige (pityroide) Schuppung findet sich bei der *Pityriasis rosea (Schuppenröschen)*, einer akut verlaufenden, spontan heilenden (unbehandelt 1–3 Monate) Hautkrankheit.

Die hellroten, ovalen Plaques folgen in auffälliger Weise den Hautspaltlinien und weisen dasselbe Alter auf. Hauptsymptom ist ein kreisrunder, scharf begrenzter, lachsroter Herd mit peripherer Schuppenkrause („Primärmedaillon").

Diese oberflächliche Dermatomykose wird nur in jenen wenigen Fällen zur ärztlichen Beratungsursache, in denen sie größere Ausmaße erreicht oder kosmetisch stört. Die virale Genese wird diskutiert.

7.18
Lichen ruber planus

An der Grenze zur regelmäßigen Häufigkeit in der Allgemeinpraxis liegend, wird der *Lichen ruber planus* (*Knötchenflechte*) als der Prototyp einer mit Papeln einhergehenden Hauterkrankung angesehen. Prädilektionsstellen sind Handgelenkbeugeseiten, Lumbalregion, Knöchel, Schleimhäute (Mund und Genitale). Unter *Lichenifizierung* versteht man Veränderungen durch Verdickung und Vergröberung der Haut.

7.19
Keloid

Ebenfalls an der Grenze zur regelmäßigen Häufigkeit liegt das *Keloid*.

Es ist charakterisiert durch eine überschießende derbe Narbenbildung („Wulstnarbe"), manchmal durch juckende Bindegewebswucherung nach einer Hautverletzung.

Ohne histologischen Nachweis erfolgt die Klassifizierung als „Bild eines Keloids" (C).

7.20
Uncharakteristische Hautveränderungen

Hier werden alle unklaren, uncharakteristischen Hautveränderungen registriert (Rang 186/147 im allgemeinmedizinischen Krankengut der 1970er/80er Jahre).

Die meisten dieser Dermatosen klingen bald von selbst wieder ab oder lassen sich durch indifferente Behandlungen günstig beeinflussen. Somit bleibt es bei der Klassifizierung „*uncharakteristische Effloreszenz*" (oder „*uncharakteristische Dermatose*") als Symptomgruppe B.

Zur allgemeinmedizinischen Diagnostik bei (ausgedehnten, uncharakteristischen) exanthematischen Hauterkrankungen wurde ein „Ausschlag-Programm" (Checkliste Nr. 48) geschaffen. Die programmierte Untersuchung lohnt sich trotz des scheinbaren Bagatellcharakters der meisten einschlägigen Affektionen. Sie dient – wie alle anderen Handlungsanweisungen – der diagnostischen allgemeinärztlichen Absicherung.

Nach wochenlanger Beobachtung der unveränderten Hauterscheinungen bzw. bei Nichtanschlagen therapeutischer Versuche sollte zum Spezialisten überwiesen werden. Erfahrungsgemäß resultiert daraus zwar nichts Besonderes, aber es kommt nicht auf die Regel, sondern auf die Ausnahme an.

Thematik des Fachgesprächs

Aufgabe

Besprechen Sie die in Übersicht 26 aufgeführten Beratungsergebnisse „Beschwerden und Erkrankungen der Haut" anhand der nachfolgenden Fragen und der bei den entsprechenden Beratungsergebnissen aufgeführten Zusatzfragen!

Übersicht 26

Beschwerden und Erkrankungen der Haut

- **Regelmäßig häufig in der Allgemeinmedizin[1]:**
  - Ekzem,
  - Warzen,
  - Bilder von Mykosen,
  - Ulcus cruris,
  - Urtikaria,
  - Pruritus,
  - Herpesbilder,
  - Nävus,
  - Psoriasis vulgaris,
  - Zeckenbisse,
  - Alopezia,
  - Lipom,
  - Atherom,
  - Hautkrebs,
  - Zoster,
  - Rosazea,
  - Erysipel,
  - Skabies,
  - Pedikulose,
  - Lichen ruber planus,
  - Pityriasis rosea,
  - Keloid,
  - uncharakteristische Hautveränderungen (Dermatosen).

- **Nicht regelmäßig häufig (= unter 1:3000 Fälle):**
  - Erysipeloid,
  - Molluscum contagiosum.

[1] Die Beratungsergebnisse Akne, Impetigo u. a. pyogene Hautaffektionen finden sich in B 3.

Fragen

„Andere Beschwerden und Erkrankungen im Bereich der Haut

1. Ungefähre Häufigkeit in der Allgemeinpraxis.
2. Bevorzugung bestimmter Altersgruppen, Berufsgruppen, Geschlechtsverteilung.
3. Patientenbeobachtung und Patientenklage („Was beobachtet, klagt und befürchtet der Patient?").
4. Beobachtungen aus der Umgebung des Patienten („Was beobachtet und beunruhigt die Umgebung des Patienten?").
5. Ursache / Auslöser / Disposition / Kontaktfragen („Was fragt der Arzt? Woran denkt er?").
6. Direkte Diagnostik („Was sieht, prüft und dokumentiert der Arzt?").
7. Falsifizierung, Exklusion („Es sieht so aus wie ..., aber was ist es wirklich?").
8. Ansteckbarkeit („Ist das ansteckend?").
9. Beispiele für Abwendbar gefährliche Verläufe („Alles immer ernst nehmen!"); z.B. Nävus und Melanom; Zeckenbiß und FSME bzw. Borreliose; Atherom und Vereiterung; Erythem und Erysipel.
10. Weiterführende Diagnostik im hausärztlichen und im spezialistischen Bereich: Bewertung bestimmter Laboranalysen (z.B. Eosinophilie im Differentialblutbild, Immunglobulintiterbestimmung, Hauttestungen, Kulturen).
11. Notwendigkeit der Zusammenarbeit mit dem Spezialisten (z.B. Basaliom, Alopezia, berufsbedingtes Ekzem).
12. Abwartendes Offenlassen („Wie lange zuwarten?").
13. Vorausgegangene Selbstmaßnahmen des Patienten.
14. Lokaltherapie (allgemeinärztliche Maßnahmen wie Bäder, Wickel, Umschläge, Salben, Exzision, Phototherapie).
15. Systemische Therapie (Diätetik, Antibiotika, Immunstimulanzien, Steroide, aktive und passive Immunisierung).

16. Anweisung für allgemeine Verhaltensmaßnahmen (z.B. Körperpflege, Freizeitgestaltung, Selbstkontrolle, Selbsthilfegruppen, Beachtung von Warnzeichen).
17. Notwendigkeit der stationären Diagnostik und Therapie.

Zusatzfragen „Ekzem"

- *„Windeldermatitis":*
  Wichtige Differentialdiagnostik in der Praxis (Windelsoor und seborrhoisches Säuglingsekzem).
  Mögliche Ursachen: Durchfälle, vorangegangener Soorbefall der Geburtswege der Mutter und/oder des kindlichen Mundes, Okklusion durch die Windel (am wichtigsten!).
  Cave: Mit Plastik überzogene Windeln! Behandlung (z.B. Tragen von Leinenwindeln, Luftexposition, Vermeidung von Gummiunterlagen, Bäder in Kaliumpermanganat, austrocknende Salbengrundlagen wie Pasta zinci mollis, antimykotische Antibiotika wie Nystatin).
  Cave: Saure Säfte! Wann systemische Gabe von Nystatin?
- Nystatin: Dieses Antibiotikum wirkt fungistatisch gegen Hefen, besonders gegen Candida albicans. Gabe in hohen Dosen oral möglich, da nahezu keine Resorption! Daher problemlos auch bei Schwangeren und Säuglingen.
- Miconacol mit Zinkpaste (Infectosoor®): häufig nur einwöchige Behandlung ausreichend.
- *Kontaktekzem* (z.B. am Ohrläppchen bei Modeschmuck, Piercing, am Bauch durch Jeansknopf, an den Handflächen beim Maurer).
  Mögliche Ursachen (Nickel/Zement).
  Maßnahmen: Beratung, Lokaltherapie, Arbeitsruhe? Berufskrankheit? Umschulung?
- Allgemeine und spezielle Maßnahmen bei *Handekzem*, z.B. Ausschalten einer möglichen Noxe, Vermeidung von Seife – dafür Anwendung von Syndets, Handpflege im arbeitsfreien Intervall (bei starker Austrocknung fettende Salben, beispielsweise auf Vaselinebasis;
  – bei mäßiger Austrocknung Wasser-in-Öl-Emulsion, z.B. Lanolin;
  – bei feuchten Händen wie im Friseurberuf Öl-in-Wasser-Emulsion, z.B. Ungt.emuls.aqu., Okklusivfolie, Hautarztverfahren! (Allergiepaß).
- *Dyshidrosis pedum* (Fußekzem): Vorbeugende Maßnahmen wie Meiden von Gummischuhen oder -sohlen, Meiden von Perlonsocken; statt dessen: Tragen von kochfesten Baumwollsocken, mehrmaliger Schuhwechsel täglich, Waschen mit kaltem Wasser. Schwimmbad als vermutete Ursache?
- *Stauungsekzem am Unterschenkel* bei chronisch-venöser Insuffizienz: Bevorzugte Lokalisation. Entstehungsursache (chronisch-venöse Insuffizienz, Kontaktsensibilisierung durch langfristig angewandte Externa). Therapie: Varizenbehandlung (konservativ durch konsequente Wickeltechnik, ggf. zusätzlich Venenverödung; Varizenoperation: hohe Ligatur der V. Saphena magna; „Venen-Stripping").
- *Atopie, Neurodermitis*: Familiäre Häufung? Vor- und Begleiterkrankungen wie Asthma, Pollinosis, Milchschorf. Bevorzugte Lokalisation (Gelenkbeugen, retroaurikulär, Haaransatz). Bekleidungstips (z.B. Vermeidung von Wolle auf der Haut. Ernährungstips (z.B. Kuhmilchproblematik, dafür ggf. Sojamilch; „Reizstoffe" in der Nahrung?). Klimatherapie (See- oder Hochgebirgsklima). Vermeidung von Überfettung der Haut. Medikamente wie Antihistaminika, Sedativa, Kortikoide, Phytopharmaka wie Nachtkerzenöl innerlich (Epogam®), topisch und systemisch. Bittersüßer Nachtschatten (Solanum dulcamare/Cefabene®). Psychische Führung?
- Kutane Steroidtherapie: Wesentliche Wirkungsmechanismen auf die Haut (antiphlogistisch, immunsuppressiv, antiproliferativ, vasokonstriktiv). Beispiele für verschieden stark wirksame topische Steroide (Handelsnamen!). Steroidtherapie unter Berücksichtigung der Körperregion (z.B. Gesicht, intertriginöse Regionen, Rumpf, Skrotum, Extremitäten, Hände und Füße) und des Alters (Kinder, höheres Lebensalter). Indikationsbezogene Anwendungsbeispiele für topische Steroide (z.B. bei Ekzem, Psoriasis, Lichen planus, Prurigoknoten, Alopezia areata, Sonnenbrand). Unerwünschte Wirkungen (z.B. Hautatrophie, Verschleierung von Infektionen, Steroidakne, periorale Dermatitis).
  Achtung: Glaukomanfall bei potenten topischen Steroiden im Augenlidbereich möglich!
- *Seborrhoisches Ekzem:* Bevorzugte Lokalisation (z.B. Brustmitte, Augenbrauen, Nasolabialfalte, Bartbereich, behaarte Kopfhaut). Bevorzugte Therapie (z.B. Salizylspiritus, Kortikoid).
- Superinfektion bei Ekzem: Verhütung und Behandlung.
- Badezusätze bei Ekzemkrankheit, z.B. Lipide (wie Sojaöl, Erdnußöl, Nerzfett), Teerzusätze (v.a. beim

chronischen lichenifizierten Ekzem), Schwefelbäder (z.B. beim seborrhoischen Ekzem), antimikrobiell wirksame Badezusätze wie Kaliumpermanganat.
- Behandlung der Seborrhoea capillitis: Zunächst Schuppenentfernung (z.B. Haarwaschmittel, maximal 3 Kopfwäschen pro Woche, ggf. salizylsäure- und/oder teerhaltig), danach Tinkturen (z.B. kortikoid-salizylsäurehaltiger Spiritus). Neben Seborrhö weitere Ursache für vermehrte Kopfschuppenbildung: Exsikkationsdermatid.

Zusatzfragen „Photoallergie"
- Polymorphe Lichtdermatose („Sonnenallergie", „summer prurigo" u.ä.) als häufigste lichtinduzierte Erkrankung: bevorzugt junge Frauen im Frühsommer. Prophylaxe (Meidung von exzessiver Sonnenexposition, Sonnengewöhnung unter angepaßtem Sonnen-UV-A-Schutz, systemisch β-Carotin, Folsäure).
- Mögliche Photosensibilisierung z.B. durch Sulfonamide, orale Antidiabetika, Tetrazykline, Hydrochlorothiazid, optische Aufheller in modernen Waschmitteln, Zyklamat, nichtsteroidale Antirheumatika, Johanniskraut).

Zusatzfrage „Sonnenbrand (Dermatitis solaris)"
- UV-A-/UV-B-Problematik.

Zusatzfragen „Warzen"
- Prädisposition (z.B. feuchte Akren, Alter, falsches Schuhwerk, Nikotinabusus).
- Infektiosität? Spontanheilung?
- Faden-„Warzen": Lokalisation. Keine Virusätiologie!
- Verschiedene Möglichkeiten der Warzentherapie. Konservativ, z.B. Salizylvaseline-Salbe und -Pflaster, Mitosehemmer wie Fluorouracil (Verrumal®), alternative Maßnahmen? Operative Maßnahmen, z.B. Abtragung mit scharfem Löffel, Exzision mit Skalpell, Hochfrequenzchirurgie, Kryochirurgie, Laservaporisierung.
- Warzen am Fingerendglied (paronychiale Warzen): Problematisch in der Therapie (Gefahr der Verletzung der Nagelmatrix), Überweisung zum Hautarzt!
- Therapieprinzip bei Plantarwarzen: Zunächst „Verdünnung" der Hyperkeratose durch Hobeln, dann keratolytische Salben.
- Therapie der Condylomata acuminata: Touchierung mit Podophyllinspiritus 10/20/30%; Imiquimod (Aldara® Creme).

Zusatzfrage „Molluscum contagiosum (Dellwarze)"
- Erkennung (Eindellung in der Mitte), bevorzugter Sitz (Gesicht/Augenlider, Hals, Geschlechtsteile), bevorzugtes Alter (Kinder, meist jugendliche Erwachsene), Übertragungsmodus (Selbstübertragung), Nachweis (Molluskum-Elementarkörperchen im herausgedrückten Pfropf), Behandlung (Anritzen der Haut mit dem Starmesser, Heraushebelung des Inhalts, nachfolgende Ätzung des Grundes).

Zusatzfragen „Ulcus cruris varicosum"
- Bevorzugte Lokalisation (innerer oder äußerer Knöchel).
- Diagnostische Schritte: Prüfung der Fußpulse (Palpation, Dopplerultraschallgerät), Untersuchung der Varizen im Stehen, Phlebographie, Plethysmographie, Radiofibrinogentest.
- Prophylaktische Maßnahmen bei Varizenpatienten (z.B. intermittierendes und nächtliches Hochlagern der Beine, Übergewicht bekämpfen, ggf. Einlagenversorgung. Kräftigung der Beinmuskulatur: Wadenmuskelpumpe, Kneipp-Anwendungen, Kompressionsstrümpfe). Problematik von Diuretika und sog. Venoprotektiva (z.B. Roßkastanienextrakte).
- Kompressionstherapie: Wirkungsweise eines Kompressionsverbandes, Langzeitbehandlung mit Kompressionsstrümpfen (Kompressionsklassen, Formulierung einer korrekten Rezeptur für „Gummistrümpfe", Problematik von Stützstrümpfen und Strumpfhosen).
- Wickeltechnik: Indikation für Gummibinden und Langzugbinden einerseits, textilelastische und Kurzzugbinden andererseits. Indikation für Zinkleimverband. Liegedauer von elastischen Verbänden und Zinkleimverband (tags/nachts?)
- Beispiele für potentiell allergisierende Externa im Ulkusbereich (z.B. Peru-Balsam, Anaesthesin®, Chloramphenicol, Neomyzin).
- Therapie der oberflächlichen Venenentzündung (Thrombophlebitis): entzündungshemmende Salben (z.B. Blutegel- oder Heparinsalben, antiphlogistische Salben), Kompressionsverbände ggf. mit Schaumgummiplatten, evtl. Antiphlogistika, nächtliche Hochlagerung. Bettruhe kontrainidziert! Emboliegefahr? Lokale Thrombusausräumung durch Stichinzision.
- *Krampfadern*: Therapie (Hochlagerung, Kompression, evtl. Verödung oberhalb der Blutungsstelle).
- *Phlebothrombose* (tiefe Thrombophlebitis). Ursache der Phlebothrombose (Virchow-Trias): Strömungs-

verlangsamung, Schädigung des Gefäßendothels (z.B. orale Kontrazeptiva und Rauchen), Veränderung der Blutzusammensetzung (z.B. postoperativ, v.a. nach Bauchoperationen, bei manchen Karzinomen). Hauptursache: Strömungsverlangsamung (z.B. bei Bettlägerigen, überlanges Abknicken der venösen Gefäße im Kniegelenk beim Sitzen – in Flugzeug und Auto). Abwendbar gefährlicher Verlauf: Lungenembolie sowie irreparable Schädigung der tiefen Beinvenen, wenn Thrombus nicht entfernt oder lysiert wird („postthrombotisches Syndrom").
Besonders gefährlich: Beckenvenenthrombose (hohe Embolierate!). Risikogruppe: Übergewichtige. Frühsymptome: Leider wenig eindrucksvoll! Lungenembolie häufig erstes Frühzeichen. Therapie der frischen Thrombose: Antikoagulation mit Heparin wie Liquemin®; Fibrinolytika und Thrombektomie (stationär); Notfallbehandlung: Heparin (sofort wirkend!) Anwendung i.v. oder s.c. – Klinikeinweisung.
Achtung: Antikoagulanzien verhindern nur das Weiterwachsen von Thromben, der Thrombus selbst bleibt unberührt! Langzeitbehandlung nach Krankenhausentlassung: ca. einjährige Antikoagulanzientherapie mit Cumarin wie Marcumar®. Systematische Beingymnastik. Exakter Kompressionsverband.

- Thromboseprophylaxe bei Bettlägerigen (altersabhängige Gefährdung!): Physikalisch wie Hochlagerung der Beine, Beingymnastik. Thromboseprophylaxestrümpfe? Medikamentös: Low-dose-Heparin-Therapie.
- *Postthrombotisches Syndrom*: Charakterisiert durch Ödeme, Fibrosierung und Sklerosierung des Bindegewebes mit gamaschenartiger Einschneidung im distalen Unterschenkeldrittel („Pseudosklerodermie"), Stauungsekzem, Ulcus cruris postthromboticum mit irreparabler Schädigung der tiefen Venen.
- Patientenführung bei Behandlung mit Antikoagulanzien (Cumarine): Regelmäßige Einnahme der vorgegebenen Dosis! Regelmäßige Kontrollen im Abstand von 2–3 Wochen bzw. Anleitung zur Gerinnungsselbstkontrolle. Führung eines Gerinnungshemmerausweises. Beachtung möglicher Interaktionen mit anderen Medikamenten (z.B. nichtsteroidale Antirheumatika/NSAR). Vermeidung intramuskulärer Spritzen. *Achtung* bei Stürzen: Ausgedehnte Hämatome, innere Blutungen! Zurückhaltung bei grünem Gemüse (reich an Vitamin K), umstritten.

Zusatzfragen „Bläschen im Bereich der Mundschleimhaut"
- Behandlungshinweise für den Patienten: z.B. Spülen bzw. Betupfen des Mundes mit Adstringenzien wie Salbei, Kamille, Myrrhe oder Gentiana-Violett.
- Lokalbehandlung mit Bepanthen®-Lösung; evtl. haftende Substanzen wie Pyralvex®-Gel (Phytopharmakon) oder Volon® A (steroidhaltig!).
- Therapieempfehlungen bei nichtinfektiösen chronisch-rezidivierenden (habituellen) Aphthen: Farbstofflösungen, Lutschen von hypertonen Zuckerlösungen wie „Bayrisch Blockmalz", auch kortikoidhaltige Mundpaste (Dontisolon®). Eigenbluttherapie? Immunglobulin-Gabe? Echinacea-Kuren (z.B. Resistan®)?

Zusatzfragen „Zoster"
- Erreger: Varicella-Zoster-Virus (gezielte Befragung des Patienten nach früher durchgemachter Windpockenerkrankung!).
- Typisches Verteilungsmuster (nahezu ausschließlich unilateral).
- Lokale Behandlung (z.B. Puder-Watte-Verbände, Desinfizienzien wie Vioform®; Aciclovir/Zovirax®). Systemische Behandlung: Zovirax®-Tabletten fraglich wirksam; Gabe von Vitaminen der B-Gruppe traditionell, jedoch ohne nachweisbaren Effekt.
- Transkutane elektrische Nervenstimulation (TENS) zur Analgesie und kutanen Mikrozirkulationsverbesserung.
- Indikation für Gabe von Zoster-Immunglobulin: Prophylaxe bei immungeschwächten Patienten (z.B. unter Immunsuppression, Schwangere ohne Varizelleninfektion in der Vorgeschichte), nicht zur Therapie!
- Bekämpfung schwerer Zosterschmerzen (z.B. Carbamazepin/Tegretal®, Hautquaddelung mit Lokalanästhetika).
- Problematischer Befall: Zoster ophthalmicus, Zoster oticus, Zoster generalisatus, Zoster necroticans. Gefürchtet bei Überfünfzigjährigen: Postzosterische Neuralgie. Sofortige virustatische Therapie!
- *Daran denken*: „Symptomatischer Zoster" als Hinweis (im höheren Alter) auf ein Malignom!

Zusatzfragen „Psoriasis"
- Immer daran denken: Typische und weniger typische Lokalisationen!
- Beispiele für mögliche Auslöser: Infektionskrankheiten, Alkohol, Medikamente (z.B. β-Rezeptorenblocker,

das Antimalariamittel Chloroquin/Resochin®); psoriasisförmige Herde durch ACE-Hemmer, Symptomverstärkung durch Lithium, nichtsteroidale Antirheumatika, Kortikosteroide.
- Psoriasis und psychische Probleme: Chronizität, Partnerschaft sowie Sport und Freizeit. Furcht der Mitmenschen vor Ansteckung.
- Einfache weiterführende Diagnostik: Abkratzen z.B. mit sterilisierter Ampullensäge („blutiger Tau").
- Wirkprinzipien der Klima-(Thalasso-) und Heliotherapie (z.B. Totes Meer): Trockenheit der Luft, übersättigte Salzlösung des Wassers, intensive Bestrahlung mit UV-A-Sonnenlicht).
- „Typischer" Befall bei Psoriasis arthropathica: Meist Befall der (kleinen) distalen interphalangealen Gelenke, meist asymmetrisch; Hautveränderungen nicht obligat; Rheumaserologie negativ.
- Externe Behandlungsmöglichkeiten: Dithranol (im Handel als Stift Psoralen® MT zur „Minutentherapie") als echtes Antipsoriatikum (1916 in die Therapie eingeführt) – Wäscheverfärbung; Salizylsäure zur Schuppenablösung und zur Stabilisierung des Dithranols (Anwendung als Dithranol-Salizylvaseline in Dithranol-Konzentrationen 0,1-1% in 2- bis 3%iger Salizylvaseline/aufsteigende Dosierung bis zur deutlichen Rötung der umgebenden Haut); Teer (seit langem als Antipsoriatikum bekannt) – unangenehmer Geruch; fluorierte Kortikosteroide; Vitamin-D-Analoga.
- Beispiel für innerliche Behandlungsmöglichkeiten: Synthetische Derivate der Vitamin-A-Säure (Retinoide/Tigason®); Immunsuppression durch Ciclosporin A – mögliche Nebenwirkungen wie Nephrotoxizität.
- Phototherapie durch Höhensonne (UV-B im Bereich der Höhensonne heute wenig verwendet – dagegen phototherapeutischer Standard UV-B-Bestrahlung mittels selektiver Ultraviolettherapie/SUB); längere Bestrahlungszeiten ohne Erythembildung duch UV-A-Strahler.
- Photochemotherapie: Lokale oder systemische PUVA-Therapie.
- Psoriasis und Ernährung (kontrovers diskutiert!). Verboten z.B. fette Wurst.
- Erbgang: Häufig familiäres Auftreten. Erbgang nicht mit Sicherheit bekannt.

Zusatzfragen „Zeckenstiche"
- Wichtige Endemiegebiete für FSME in Mitteleuropa (z.B. Österreich, Süddeutschland, angrenzende Regionen).
- Hauptinfektionszeit: Ende April bis Juni und September bis Oktober.
- Bei welchen Symptomen auch an vorangegangenen Zeckenbiß denken? Fieber von etwa 1 Woche Dauer, Funktionsstörungen des Nervensystems, ggf. Hörsturzsymptomatik, Gelenkschmerzen, kardiale Symptomatik, vorangegangene Hautzeichen.
- Indikation und Durchführung der aktiven Immunisierung gegen FSME, Impfintervalle und Wirksamkeit; Schwangere (keine Erfahrung).
- Passive Immunisierung gegen FSME mit Immunglobulin kontrovers diskutiert; keine Indikation für Kinder.
- Aufklärung des Patienten: FSME-Impfung ist kein Schutz gegen Borreliose! Selbstbeobachtung nach Zeckenstichen!
- Serumantikörper gegen Borrelia Burgdorferi entwickeln sich individuell unterschiedlich rasch; daher ggf. Verlaufskontrolle!
- Tips zur Entfernung: Herausdrehen des möglichst noch lebenden Parasiten, z.B. mit Zeckenzange; erstickende Maßnahmen wie Klebstoff, Öl problematisch wegen möglicherweise verstärkter Erregerausschwemmung.
- Therapie des Erythema (chronicum) migrans: Doxizyclin, Amoxizillin.

Zusatzfrage „Lipom", „Atherom"
- Diskussion der Operationsnotwendigkeit und des Operationszeitpunktes.

Zusatzfragen „Pruritus" und „Urtikaria"
- Mögliche Ursachen, z.B. starke Austrocknung der Haut (z.B. im Alter, bei Dialysepatienten und Atopikern), Schwangerschaft, parasitäre Erkrankungen, Genuß- und Arzneimittel, mechanische Reizung durch Wollkleider, Abhängigkeit von den Jahreszeiten (Winter, Sommer), venöse Stauung.
- Pruritus als Begleitsymptom, z.B. bei Diabetes mellitus, bestimmten Karzinomen, Cholestase, Streß.
- Ursachen von Pruritus im Anogenitalbereich, z.B. Oxyuren, Candidabefall (Levurose), Trichomonaden, Chlamydien, Östrogenmangel im Alter, Diabetes mellitus, Fissura ani, Ekzem, Hämorrhoiden.
- Grundzüge der Therapie: Behandlung der Grunderkrankung, Streßabbau, Sedierung, rückfettende

Bäder, Hautpflege mit Lotions, Cremes, Einölen, Teerbäder, gezielt topische Steroide (bei Urtikaria im Notfall auch parenteral!), Thesit-Lotio. Die topische Anwendung von Antihistaminika sollte auf Insektenstiche (= histamininduzierte Hautreaktionen) beschränkt bleiben!
- Allgemeine Maßnahmen, z.B. Tragen von Leinenwäsche, Regelung der Kost (Verbot von Alkohol, Nikotin, Kaffee und scharfen Gewürzen), Anwendung von Essigwasser, Mentholspiritus, lokal Östrogene.
- Beispiele für histaminbedingten („allergischen") Pruritus: Insektenstiche.
- Wichtige Allergene, die urtikarielle Allgemeinreaktionen vom Soforttyp (= IgE-mediierte Urtikaria oder Typ-I-Immunreaktion oder anaphylaktischer Typ) auslösen: z.B. Arzneimittel (Penizillin, Salizylate, Pyrazolonderivate, Lokalanästhetika), eiweißhaltige Nahrungsmittel, Inhalationsallergene wie Dämpfe, Pollen, Staub, Parfum, parasitäre Antigene (Insektenstiche). *Achtung*: Alle Arzneimittel können Juckreiz auslösen, auch bei bereits jahrelanger Einnahme!
- Mögliche Fernwirkungen der primären Mediatoren (Histamin, Leukotriene, Prostaglandine etc.): Gefäßpermeabilitätssteigerung und Kapillardilatation (Flüssigkeitssequestration) → Kontraktur der glatten Muskeln (Erbrechen und Durchfall, Bronchospasmus) → Sekretionssteigerung (Bronchialobstruktion) → Kardiotoxizität (Kontraktilitätsabnahme, Rhythmusstörungen). Folgen davon: Hypovolämie → Herzversagen → Schock.
- Beispiele für wichtige Nahrungsmittelallergene: Kuhmilch, Hühnerei. *Achtung*: Eizusätze auch z.B. in Nudeln, Mayonnaise, Schokoladenpulver, Haarshampoos und – besonders wichtig – in Impfstoffen, in deren Produktionsgang Hühnereiweiß verwendet wird (z.B. Influenza). Ferner Soja, Erdnuß, Hülsenfrüchte (besonders Erbsen), Gewürze (besonders Sellerie. – *Achtung*: Zahnpasta mit Gewürzzusätzen!), Kartoffeln (besonders rohe), Getreide (Roggen- und Weizenkorn, „Bäckerasthma"), Hasel- und Walnüsse (*Achtung*: Nußzusätze in Süßigkeiten und Backmischungen!), Fisch (besonders Seefische), Schalentiere (Hummer, Krabben, Langusten); meist Pseudoallergien durch Zitrusfrüchte, Beeren (z.B. Erdbeerenallergie) und einheimische Obstsorten.
- Beispiele für *Kontaktallergene*: sog. Paragruppe Chrom-Leder-Nickel-Gummi.
- Beispiele für *Inhalationsallergene*: Pollen (Bäume, Gräser, Getreide), Milben („Hausstaubmilben-Allergie"). Tierepithelien (besonders Haustiere wie Katzen, Meerschweinchen, Hamster, Kaninchen, Wellensittiche und Kleinpapageien, seltener bestimmte Hunderassen und Pferde, Fischfutter), Schimmelpilze (*Achtung*: Klimaanlagen! „Befeuchtungsfieber" – *Achtung*: Zimmerpflanzen als mögliche Schimmelpilzsporenlieferanten!).
- Beispiele für *Berufsallergene*: Mehl, Öle, Gummi, Lacke.
- Beispiele für *parasitäre Antigene*: Bienen- und Wespengiftallergen.
- Beispiele für allgemeine Therapieprinzipien bei allergischen Erkrankungen: Umgebungssanierung (z.B. Wohnung, Kindergarten, Schule, Arbeitsplatz), partielle Pollenkarenz (Pollenflugkalender, Urlaubsplanung, Fenster in den frühen Morgenstunden schließen wegen Pollenflug!), Entfernung bestimmter Haustiere, Vermeidung unspezifischer Reize wie Rauchen, Berufsstaub; Sanierung feuchter Bäder und Mauern, Entfernung von Pflanzen und Hydrokulturen, Vermeidung entsprechender Nahrungsmittel.
- Maßnahmen bei Milbenallergie: Ersatz von Bettfedern, Roßhaar, Seegras und Wolldecken durch Synthetikmaterial („Bettsanierung"). Verbannung aller „Staubfänger" wie Polstermöbel, Vorhänge, Bettvorleger, Teppichböden. Bevorzugung wischfester und pflegeleichter Böden. Akarizide Mittel als Feuchtpulver oder Schaum.

Zusatzfragen „Rosazea"
- Diskussion des Ernährungseinflusses (z.B. scharfe Gewürze, Alkohol).
- Möglicher Zusammenhang mit Verdauungsstörungen.
- Periorale Dermatitis: Allgemeine lokale Maßnahmen, z.B. Vermeidung von Alkaliseifen. *Cave*: topisches Kortikoid, fettende Salben. Diskussion des Zusammenhangs z.B. mit Streß, Menstruationszyklus.

Zusatzfrage „Erysipel"
- Risikogruppe: Patienten mit herabgesetzter Abwehrkraft, z.B. Diabetiker.

Zusatzfragen „Pedikulose" und „Skabies"
- Übertragung der Kopfläuse: Enger Kontakt z.B. durch Überwanderung von einem Kopf auf den anderen, gemeinsam benutzte Mützen, Kämme.

- Ursache des heftigen Juckreizes: Täglich 2- bis 3mal Blutsaugen aus der Kopfhaut (bevorzugt Schläfen-, Ohren- und Nackengegend), aber auch im Bereich von Augenbrauen und Barthaaren möglich.
- Ratschläge und Maßnahmen zur Entlausung: Unterbrechung der Übertragungskette, sehr kurze Haartracht, Nissenkamm. Medikamentös das pflanzliche Pyrethrum (Goldgeist® forte) oder chlorierte Kohlenwasserstoffe (Jacutin®, Quellada®). Heute Mittel der Wahl: Permethrin (Infectopedicul®) mit exzellenter pedikulozider und ovozider Wirkung.
- Bestimmung des Bundesseuchengesetzes bezüglich Besuch von Kindergarten und Schule: Bestätigung des behandelnden Arztes oder des Gesundheitsamtes, daß alle Läuse und Nissen beseitigt sind.
- Diskussion der Mitbehandlung von Familienmitgliedern und sonstigen Kontaktpersonen bei Auftreten von Pedikulosis und Skabies.
- Prädilektionsstellen für Skabiesbefall: Interdigitalräume von Fingern und Zehen, alle Körperspalten wie Achselhöhlen, Leistengegend, Damm- und Gesäßfalte, Brust mit Warzenhöfen, Gürtelregion und Genitalien, kaum Kopf.
- Ratschläge und Maßnahmen zur Skabiesbehandlung: Gründliche Körperreinigung, Kurzschneiden von Finger- und Zehennägeln. An 3 aufeinanderfolgenden Tagen morgens und abends Körper vom Hals bis zu den Zehen, z. B. mit Permethrin-Creme (2,5%ig Kinder, 5%ig Erwachsene) (Rezepturkonzentrat Permethrin 25% Infectopharm) einreiben. Am nächsten Morgen abbaden. Nach der Behandlung frische Wäsche; Oberbekleidung und Bettwäsche waschen, 3-4 Tage auslüften.
- Filzläuse gehören zu den sexuell übertragbaren Krankheiten.

Zusatzfragen „Bilder von Hautmykosen"
- Fakultativ pathogene Hautpilze: Fadenpilze (= Dermatophyten), Sproßpilze (= Hefen), Schimmelpilze, Corynebakteriosen (Pityriasis versicolor, Pityriasis rosea, Erythrasma). Beispiele für bevorzugte Lokalisationen, Diskussion des Erregernachweises, mögliche Ursachen und begünstigende Faktoren (z.B. Infektionen, Milieu, herabgesetzte Infektabwehr, Zivilisationsschäden).
- Candidamykosen der Schleimhaut: Hauptsächlich beim Säugling und bei konsumierenden Erkrankungen. Vorkommen des Erregers („überall", z.B. in Früchten, Milchprodukten, Obstsäften, Getreide; von Mensch zu Mensch, z.B. durch Küsse oder intrapartal, Koitus). Begünstigung durch z.B. Diabetes mellitus, Malignome, Schwangerschaft, Leukämie, orale Kontrazeptiva, Kortikoide, Immundefekte, nach und bei Antibiotikatherapie. Bei Mundsoor z.B. Miconazol (Infectosoor® Mundgel).
- Beispiele für Organbefall mit Candida: z.B. Gastrointestinaltrakt, Penis, Prostata, Blase, Vagina, Gehörgang, Atemwege, Mund.
- Allgemeine Maßnahmen bei Candidamykose: Behandlung der Basisstörung (z.B. Diabetes mellitus, Eisen- oder Vitamin-B-Komplexmangel).
- Spezielle Maßnahmen bei Candidamykose im Mund- und Gastrointestinaltrakt (kohlenhydratarme Kost, Vermeidung von Zucker und süßen Getränken); bei Windelsoor: Wechsel der Windelsorte, ggf. Baumwollwindel oder Baby windelfrei halten, feine Sägespäne oder Roßhaar unter dem Bettlaken, Farbstoffbehandlung (z.B. Sol. pyoctanini 1% 2mal tgl.), Zinköl und/oder Zink-Talkum-Puder, Kaliumpermanganat als Badezusatz; bei Soor im Genitalbereich (krümeliger Fluor): Pille? Partnerinfektion? Mitbehandlung! Antiseptische Bäder mit Chinosol® 1:1000, lokal-medikamentös: Nystatin-Ovula bzw. Salbe, Ampho-Moronal-V-Lösung (bei Soorbalanitis) (evtl. Mitbehandlung des Verdauungstraktes); ggf. systemisch Ketoconazol (Nizoral®) 5 Tage 2 Tbl. tgl.
- Medikamentöse Therapie der Candidamykose: Nystatin (klassisch!), Amphotericin B (beide oral nicht oder nur sehr gering resorbierbar!), Therapiedauer: Möglichst über 4 und mehr Wochen hindurch. Kürzere Behandlungsdauer mit Miconazol (Infectosoor® Zinkpaste).
- Onychomykosen: Mögliche Ursachen (z.B. Traumen, Manikürverletzungen, ständige Arbeit in feuchtem Milieu, schlechte periphere Durchblutung, Tragen von Gummihandschuhen/Gummischuhen, Diabetes mellitus, mangelhafte Pflege). Materialgewinnung zur Diagnostik (Nativmikroskopie bzw. Kultur): Spänchen aus der untersten Nagelschicht mittels Raspatorium nach mehrmaligem Abtupfen mit 70%igem Alkohol. Keratolyse kranker Nagelteile mit Harnstoffsalbe (Rp. Urea pura 40,0 – Vasel. alb. 55,0 – Cera alba 5,0 unter nächtlichem Okklusivverband für 2–3 Wochen).

Medikamentöse Therapie: lokal (?), z.B. antimykotischer Nagellack (z.B. Loceryl®); systemisch, z.B. Sempera®, Lamisil® (Terbinafin) über Wochen und Monate. Allgemeine Behandlungsmaßnahmen: Zurück-

feilen verdorbener Nagelteile, Einstellen des Rauchens (schlecht durchblutete Akren!). *Achtung*: Nagelextraktion ohne gleichzeitige konsequente Lokaltherapie schützt nicht vor dem Rezidivbefall!
- Interdigitalmykose („Fußpilz"): Begünstigende Faktoren (z.B. feuchtwarmes Milieu, Gummischuhe und synthetische Strümpfe, zu enge Schuhe). Allgemeine Maßnahmen: Baumwollstrümpfe, lockere Lederschuhe, gründliches Abtrocknen zwischen den Zehen, Einpudern, Spreizung des 4. Zehenzwischenraumes durch Wattebausch, Barfußlaufen. Lokaltherapie: desinfizierende oder gerbende Bäder, Antimykotika.
- Antimykotika zur Therapie lokaler Infektionen: Imidazolderivate wie Clotrimazol (z.B. Canesten®), Miconazol (z.B. Daktar®), Econazol (Epi-Pevaryl®), Oxiconazol (Oceral®), Isoconazol (Travogen®), Bifonazol (Mycospor®) und Tioconazol (Mykontral®), ferner Pyridon-Derivat Ciclopirox (Batrafen®), Naftifin (Exoderil®). Systemische Therapie: Antimykotische Polyenantibiotika Amphotericin B (Ampho-Moronal®) und Nystatin (Moronal®), ferner die Imidazolderivate Myconazol, Ketoconazol, Itraconazol (Sempera®).
- Desinfektionsmittel: (baldige Beseitigung von Krankheitserregern („Entkeimung") und Antiseptika (starke Reduktion der Keimzahl): z.B. Kresole (wie Kodan®, Sagrotan®), phenolartige Substanzen (*Achtung*: resorptive Giftwirkungen auch bei intakter Haut möglich), Oxidationsmittel (z.B. Wasserstoffperoxid, Kaliumpermanganat, Halogene wie Tinct. jodi, Polyvidon-Jod (Betaisadona®), Detergenzien wie quartäre Ammoniumverbindungen (z.B. Cetavlon®), Alkohole (z.B. Isopropylalkohol 80%ig (zur chirurgischen Händedesinfektion), Kresolderivate wie Hexachlorophen, Acridin-Derivate (z.B. Rivanol® 1:1000– 1:5000), Chinolinderivate (Chinosol®).

Zusatzfragen „Haarausfall"
- Mögliche Ursachen der temporären Alopezia diffusa, wie beispielsweise Uncharakteristisches Fieber (UF), maligne Tumoren, Mangelerscheinungen (Eisen, Ferritin, Kupfer, Zink), Zytostatikatherapie, Antikoagulanzienbehandlung (Heparin, Cumarinderivate), Vitamin-A-Überdosierung, intensives Sonnenlicht, Solarien, zu intensive Haar- und Kopfhautpflege, nach Streßsituationen (z. B. Unfall, Operationen, starke Gemütsbewegungen), postpartale Alopezie, Friseurschäden (Fönen und Tönen), falsche Wickeltechnik, Überblondierung.
- Laboruntersuchungen: kleines Laborprogramm (BKS, Blutbild, Eisen, Ferritin im Serum). Erweitertes Laborprogramm („kleines Laborprogramm" + Eiweißelektrophorese, Leber-, Nieren- und Schilddrüsenwerte).
- Untersuchung im spezialistischen Bereich: Trichorhizogramm (5 Tage Haare zuvor nicht waschen!).
- Therapie: lokal hyperämisierende Behandlung; antiseborrhoische Maßnahmen und Behandlung der Schuppenbildung mit Selen-Disulfid, Cadmium-Disulfid, Teerderivate, kurzfristig: alkoholische Haarwässer (u.a. Criniton®), bei Männern Finasterid (Propecia®); östrogen- und steroidhaltige Haarwässer (z.B. Alpicort® F); bei androgenetischer Alopezie der Frau: antiandrogen wirksame Ovulationshemmer (z.B. Diane® 35); Minoxidillösung 1% (ursprünglich Hochdruckmittel). Im spezialistischen Bereich bei frischem Auftreten umschriebener Herde: streng intrakutane Kortikoidinjektionen; ferner Haartransplantation.
- Zusatzbehandlung: Gelatine täglich 7,5 g. Beachte: Spontanheilungen bei Haarausfall möglich! Bei Therapieresistenz: Haarteil (Toupet), Perücke.
- Haarausfall und psychische Aspekte: Behinderung der Kommunikation, Störung des Selbstwerterlebens.

Zusatzfragen „Nävi und Hautkarzinome"
- Prädisponierende Faktoren: Kumulative UV-Belastung (!), Rasse (Weiße/Schwarze), familiäre Belastung („Melanomfamilien"), Geschlechtsdisposition (Frauen?).
- Beispiele für Nävi (*Beachte*: Nach ihrer Ausbildung bleiben Nävi praktisch unverändert [211]). Pigmentzellnävi oder Nävuszellnävi kommen praktisch bei jedem Menschen vor; blaue Nävi (zuweilen schwer zu diagnostizieren, Exzision ratsam); Lentigo (Lentigo simplex in der Kindheit; Lentigo senilis – „Altersfleck" – lichtinduzierter, erworbener Zustand); Halonävus oder Sutton-Nävus (zunächst heller Hof, nach Monaten Pigmentverlust oder völliges Verschwinden, weißer Fleck bleibt).
- Erörterung: Beobachtung oder operative Entfernung (selbst oder im spezialistischen Bereich?) in Abhängigkeit von Lokalisation und Präsentation.
- Darstellung und Erörterung verschiedener dermatochirurgischer Verfahren in der Allgemeinpraxis (Probeexzision, Curettage mit scharfem Löffel, Kaltkaustik mit dem Hochfrequenzchirurgiegerät.
Cave: Thermo- oder Glühkaustik, chemochirurgische Ätzbehandlung, z.B. mit Argentum nitricum/Höllenstein, Podophyllin-Spiritus 10–30% bei Con-

dylomata acuminata, Phenolum liquefactum für Warzen oder Lentigo senilis.
- Weitere dermatochirurgische Verfahren im spezialistischen Bereich: z.B. Dermabrasion, Kryotherapie, Laserbehandlung.

Zusatzfragen „Pityriasis versicolor"
- Erregernachweis (Hefepilz) im Abrißpräparat mittels durchsichtigem Klebestreifen.
- Prädisponierende Faktoren: Übermäßige Schweißbildung, sehr warme Arbeitsplätze (z.B. Hochofen) bzw. in der Freizeit (Sauna, Dampfbad), übermäßiger Gebrauch von Duschmitteln, Feuchtigkeitsstau auf der Haut durch Tragen von Synthetikwäsche.
- Behandlung: Keratolytischer Spiritus (Rp. Acid. salicyl. 3,0 / Chlorhexid. acetic. 0,5 / Glycerini 5,0/Alcohol isopropyl. 70% ad 100,0) oder Econazol als Lösung (Epi-Pevaryl®).
- Übertragbarkeit: Praktisch nein (Disposition!).
- Häufige Rezidive (bis zu 30%). Kontrolle des Behandlungserfolgs mit Wood-Leuchte.

Zusatzfragen „Pityriasis rosea"
- Indifferente Maßnahmen (z.B. Waschen und Baden einschränken, ultraviolette Strahlen? Ggf. Zinköl zur „Beruhigung" des Patienten. Vermeidung von Übertherapie). Spontanheilung!
- Übertragbarkeit: Nein. Lebenslange Immunität.
- Beobachtung: Auftreten der Hautveränderungen nach Tragen neuer, noch nicht gewaschener Wäsche?

Zusatzfragen „Keloid"
- Patientenaufklärung vor Operationen: Bereits Operationsnarben vorhanden? *Achtung*: Individuelle Disposition! Keloid bei Kindern häufiger als bei Erwachsenen.
- Behandlung: Operative Therapie allein ist kontraindiziert (erneutes und vergrößertes Keloid!). Prophylaxe: Bei ersten Anzeigen von Narbenhypertrophie Lokalbehandlung mit Kortikoiden; ggf. Röntgenbestrahlung. *Beachte*: Dupuytren-Kontraktur und Induratio penis plastica korrelieren nicht selten mit Keloidneigung.

8 Andere Beschwerden und Erkrankungen im Bereich von Nase, Ohren, Mund und Hals

8.1 Otitis media acuta
8.1.1 Diagnostik
8.1.2 Therapie
8.1.3 Komplikationen
8.2 Otalgien
8.2.1 Patientenklage, Patientenmaßnahmen
8.2.2 Untersuchungsgang
8.2.3 Patientenführung
8.3 Otitis externa
8.4 Tubenkatarrh

8.5 Falsifizierung am Beispiel Ohrpropf
8.5.1 Fallstrick Hörsturz
8.5.2 Ohrensausen
8.5.3 Schwerhörigkeit
8.6 Nasenbluten
8.7 Nasennebenhöhlenentzündungen
8.8 Adenotonsillarhyperplasie
8.9 Globusgefühl
■ Thematik des Fachgesprächs

Erkrankungen im Bereich von Nase, Ohren, Mund und Hals, die häufig *mit Fieber* einhergehen, wurden bereits in Kap. 1 vorgestellt.

Daneben gibt es noch zahlreiche weitere Erkrankungen mit regionalen Symptomen, die jedoch meist ohne Allgemeinerscheinungen ablaufen. Bei vielen dieser Beratungsursachen genügt zur ärztlichen Versorgung im Rahmen der direkten Diagnostik (vgl. B 2.2, 7.1, 7.9, 7.16) oder der örtlichen Routinen (vgl. B 7.14.1) die Inspektion der vorderen Nasenabschnitte, des äußeren Gehörgangs, des Mundes und des Rachens; diese Untersuchungen können teilweise mit einfachen Hilfsmitteln durchgeführt werden.

8.1
Otitis media acuta

Die *akute Mittelohrentzündung* (*Otitis media acuta*) gehört zu den 20 häufigsten Beratungsergebnissen in der Allgemeinpraxis. Sie zeichnet sich durch eine gute Heilungstendenz aus. Kinder erkranken 3mal so häufig wie Erwachsene [37, 151].

Typische Symptome für eine Erkrankung des Mittelohres [97] sind:

- *Allgemeinerscheinungen:*
  – Fieber,
  – Schwindel u.a.

- *Örtliche Symptome:*
  – Schmerzen,
  – Absonderung,
  – Schwerhörigkeit,
  – Ohrgeräusche.

Dabei steht entweder eines dieser Symptome allein im Vordergrund der Beschwerden oder es ist in bestimmter Weise mit anderen Symptomen kombiniert [20].

Bei Säuglingen und Kleinkindern mit Otitis media ist der Allgemeinzustand deutlich beeinträchtigt; Unruhe, Fieber und v.a. unbeeinflußbares – oft nächtliches – Schreien sind die führenden Symptome. Der kleine Patient faßt sich nicht selten an das betroffene Ohr. Eine gastrointestinale Symptomatik ist nicht ungewöhnlich.

! Je jünger das Kind, desto geringer die örtlichen Symptome!

Bei Kindern kann – als große Rarität – eine Mittelohrentzündung auch einmal wie das Bild einer Appendizitis in Erscheinung treten.

8.1.1
Diagnostik

Die Diagnostik bei akuten und/oder chronischen Ohrenschmerzen stützt sich auf Dauer und Heftigkeit der örtlichen wie der allgemeinen Symptome.

Die Otoskopie zur Beurteilung von Gehörgang und Trommelfell (Abb. Farbtafel, S. 368f) gehört zum unabdingbaren Rüstzeug eines Allgemeinarztes, Laborbefunde führen nicht weiter.

Beim Neugeborenen und beim Säugling ist die Spiegelung allerdings oft schwierig (enger Gehörgang und starke Neigung des Trommelfells). Gelingt die Darstellung des Trommelfelles, ist der Befund nicht selten uncharakteristisch.

> **!** Bei Jugendlichen und Erwachsenen gibt es keine entzündlichen Mittelohrerkrankungen ohne sichtbare Trommelfellveränderung [100]. Die Hörtests können eine Schalleitungsschwerhörigkeit [z.B. Rinne-Versuch negativ (Abb. 8.1 a, b), Weber-Versuch: Lateralisation ins kranke Ohr (Abb. 8.2 a, b)] zeigen.

Bewertung:
- Rinne-Test:

Das Hörvermögen über Luftleitung wird mit dem Hörvermögen über Knochenleitung *eines* Ohres verglichen. Zunächst wird die angeschlagene Stimmgabel auf den Warzenfortsatz hinter der Ohrmuschel aufgesetzt. Der Patient wird gefragt, ob er den Ton hinter dem Ohr hört (Knochenleitung). Ist das der Fall, wird die Stimmgabel ohne nochmaliges Anschlagen mit den schwingenden Zinken waagerecht oder senkrecht vor den Gehörgang gehalten (Luftleitung). Haare werden vom Gehörgangseingang weggeschoben. Der Patient wird jetzt gefragt, ob er den Ton vor dem Ohr (Luftleitung; Abb. 8.1a) lauter oder besser als hinter dem Ohr (Knochenleitung; Abb. 8.1b) hört.

1. Rinne-positiv: Luftleitung besser als Knochenleitung. Der normal Hörende hört in der Regel den Ton vor dem Ohr besser oder lauter als hinter dem Ohr. Aber auch bei einer Schallempfindungsschwerhörigkeit ist das Ergebnis in der Regel positiv.
2. Rinne-negativ: Luftleitung schlechter als Knochenleitung. Dies ist bei einer Schalleitungsschwerhörigkeit, z.B. Erkrankung im Mittelohr, der Fall.

- Weber-Test:

Das Hörvermögen für die Knochenleitung *beider* Ohren wird hiermit verglichen. Die angeschlagene Stimmgabel wird auf dem Kopf in der Mitte des Scheitels an der Haargrenze oder am Nasenansatz aufgesetzt. Der Patient wird gefragt, ob er den Ton in beiden Ohren gleich oder in einem Ohr lauter hört. Der Ohrgesunde, aber auch der beidseits symmetrisch Schwerhörige, gibt den Ton in der Mitte oder „im ganzen Kopf" gleich laut an (Abb. 8.2a).

Der einseitig Mittelohrschwerhörige lokalisiert den Scheitelton ins kranke Ohr, der einseitig Innenohrschwerhörige ins gesunde Ohr (Abb. 8.2b).

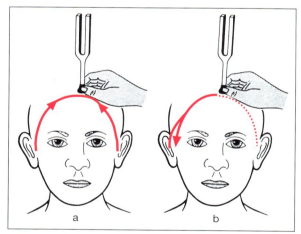

Abb. 8.2a, b. Weber-Test: Nor-malbefund (*a*) Schalleitungsschwerhörigkeit rechts, Innenohrschwerhörigkeit links (*b*) [265]

8.1.2
Therapie

Die Ursachen für eine akute Mittelohrentzündung sind weniger durch die Tube eingewanderte Streptokokken, Staphylokokken und Pneumokokken. Diese Keime sprechen i. allg. gut auf Amoxizillin an. Hauptsächlich kommen Viren in Frage.

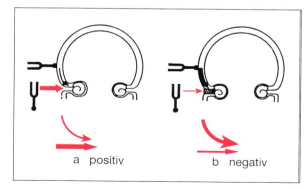

Abb. 8.1a, b. Rinne-Test: Vergleich des Hörvermögens für Luft- und Knochenleitung. Normales Gehör (*a*), Schalleitungshindernis rechtes Ohr, z.B. Ohrpfropf (*b*) [49]

Bei Säuglingen ist E. coli der häufigste Erreger. Zunehmend machen sich jedoch bei Kindern auch die Problemkeime Haemophilus influenzae und Moraxella catarrhalis bemerkbar. Auch hier gilt als Mittel der Wahl Amoxizillin in relativ hoher Dosierung (80-90 mg/kgKG). Als gleichwertig hat sich Erythromycin-Estolat erwiesen.

Nicht jede akute Mittelohrentzündung verlangt eine antibiotische Therapie. Allerdings sind Komplikationen dadurch wesentlich seltener geworden; daraus ergibt sich eine bedingte Indikation [24]. Wegen der guten Wirksamkeit der Antibiotika gegen diese Keime kann auch ohne Erregernachweis ein entsprechendes Breitbandspektrumantibiotikum (mindestens 7 Tage) gegeben werden, wenn nicht binnen 1-2 Tagen die Heilung offensichtlich in Gang kommt. Bleibt 2 Tage nach Beginn einer solchen Behandlung eine Besserung aus, so müssen bei der heutigen Erregerlage ein penizillinresistenter Erreger oder eine Virusinfektion angenommen werden [24]. Eine der wichtigsten Maßnahmen ist jedoch die Wiederherstellung der ausreichenden Belüftung im Bereich der Nasennebenhöhlen durch *abschwellende Nasentropfen*.

Ohrentropfen sind von zweifelhaftem Wert (vgl. unten) und bei Perforation sogar abzulehnen. Bei intaktem Trommelfell treten Ohrentropfen nicht in ausreichender Menge in die Mittelohrräume über.

Lokale Wärmeanwendung kann in Einzelfällen als angenehm empfunden werden. Manchmal wirkt lokale Kälte schmerzlindernd.

Innerhalb 1 Woche muß ein überzeugender Behandlungserfolg zu erkennen sein, andernfalls sollte die Überweisung zum HNO-Arzt erfolgen. Bei rasch zunehmenden Schmerzen und ausgeprägter Trommelfellvorwölbung (Abb. Farbtafel, S. 368 f) ist die Überweisung früher indiziert (eventuell zur Parazentese u.a.).

Die *Chronische Otitis media* zeigt i. allg. nicht die Symptome der akuten Otitis media. Der Patient muß nicht schmerzgeplagt sein, trotzdem kann etwas Sekretausfluß bestehen. Umgekehrt können aber auch ohne Sekretausfluß heftige Schmerzen vorhanden sein, oder beides nur mäßig gelegentlich oder intermittierend auftreten. Es kann auch Fieber ohne Schmerzen vorhanden sein. Ein solches Krankheitsbild sollte der Allgemeinarzt grundsätzlich in Zusammenarbeit mit einem Spezialisten abklären und behandeln (Abwendbar gefährlicher Verlauf/AGV).

Ohrenfremdkörper oder ein Zeruminalpfropf können als *Fallstrick* die Symptomatik einer Mittelohrentzündung vortäuschen.

8.1.3
Komplikationen

Wegen der frühzeitigen systemischen Antibiotikagabe kommt es bei der akuten Otitis media nur noch selten zur Perforation.

Bei der akuten perforierten Otitis media dauert der Ohrfluß nur kurze Zeit (3–10 Tage). Die Durchbruchstelle ist meist sehr klein (stichförmig). Dagegen spricht eine deutlich sichtbare, persistierende Perforation eher für eine chronische Otitis. Blutblasen auf dem Gehörgang und dem Trommelfell sind für eine Otitis viraler Genese typisch (Myringitis bullosa haemorrhagica; Abb. Farbtafel, S. 368 f). Ein Sekretspiegel hinter dem Trommelfell ohne nennenswerte Entzündungszeichen deutet auf einen Tuben- bzw. Mittelohrkatarrh (Abb. Farbtafel, S. 368 196f) hin (vgl. B 8.4).

Wenn das Ohr dann einmal „läuft", sind die Schmerzen meist erträglich oder überraschenderweise kaum noch vorhanden. Die Besorgnis der Mütter gilt dann meist der Überlegung, ob ein Gehörschaden zurückbleibt und ob sich das Trommelfell noch schließt.

Werden die Schmerzen jedoch stärker, entfiebert der Betroffene nicht und perforiert das vorgewölbte Trommelfell nicht spontan, so ist der Patient in den spezialistischen Bereich abzugeben.

Nach Abklingen der akuten Otitis ist eine Tubendurchblasung zur Wiederbelüftung des Mittelohres bzw. zur Normalisierung des Hörvermögens häufig überflüssig und auch nicht ganz unproblematisch. Valsalva-Preßversuche sind für den Patienten zu empfehlen, soweit der Betroffene kooperativ ist (problematisch bei Kindern).

Bei rezidivierenden Paukenergüssen im Kindesalter kann in Kurznarkose nach Parazentese und Sekretentfernung ein Paukenröhrchen (Abb. 8.3) in das Trommelfell (Kragenknopf-Prothese) zum Zweck der Zwangsbelüftung eingesetzt werden. Damit wird zugleich auch der Entstehung von Hör- und Sprachstörungen vorgebeugt.

Plötzlich auftretender erheblicher Schwindel mit Übelkeit und Erbrechen sowie Spontannystagmus, ferner meningitische Zeichen oder Symptome einer Fazialisparese sind schwerwiegende Hinweise auf drohende Komplikationen der akuten Otitis und erfordern die sofortige Überweisung in den spezialistischen Bereich.

Wenn 2-3 Wochen nach Beginn der akuten Mittelohrentzündung erneut Schmerzen im Ohr und/oder Druckschmerz über dem Warzenfortsatz einsetzen, das Fieber ansteigt und sich das Hörvermögen verschlech-

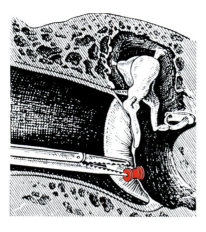

Abb. 8.3. Paukenröhrchen [183]

tert, so deutet dies auf die gefährliche Mastoiditis hin. Die Überweisung zum Spezialisten ist obligat. Die Mastoiditis ist heute und war bereits vor der Antibiotikaära sehr selten zu beobachten.

8.2 Otalgien

Otalgien sind „Ohrschmerzen" ohne faßbares Substrat am äußeren oder Mittelohr. Zum Teil handelt es sich um Schmerzen, die von der Nachbarschaft ausstrahlen. Akute Rötung am Trommelfell und im Gehörgang sowie Fieber fehlen. Die Diagnostik erfolgt mit der Checkliste Nr. 49 („Ohrschmerz-Programm")

Der Ohrschmerz hat verschiedene *Ursachen*:
- So können beispielsweise heftige Schmerzen im Zusammenhang mit raschem Wechsel des Luftdrucks auftreten (z.B. im Flugzeug als Folge ungenügender Tubenbelüftung).
- Es ist aber auch möglich, daß ein Herpes zoster oticus, Halswirbelsäulenveränderungen, Neuralgien (Nervi V, VII, IX, X), Lymphknotenschwellungen bei vereitertem Weisheitszahn, Tonsillen-, Kehlkopf- oder Parotisaffektionen oder Bißanomalien Ohrschmerzen verursachen.

8.2.1 Patientenklage, Patientenmaßnahmen

Schmerzen im Inneren des Ohres werden von dem Betroffenen als besonders unangenehm empfunden. Oft weiß der Kranke aus früherer leidvoller Erfahrung, wie rasch sich diese Schmerzen steigern können, so daß er schon zeitig ärztlichen Rat sucht. Besonders Mütter haben da Erfahrungen mit den nächtlichen Ohrenschmerzen ihrer Kinder.

Der Patient hat bereits Wattebäuschchen in den Gehörgang eingelegt, um sich vor Zugluft zu schützen. Häufig wurden Ohrentropfen beim Apotheker besorgt. Eine Mittelohreiterung wird befürchtet.

Die gezielte Befragung des Arztes gilt der Zeitdauer der Beschwerden, dem Schmerzcharakter, der Verstärkung oder Abnahme bei bestimmten Tätigkeiten oder Maßnahmen (z.B. Schneuzen, Seilbahnfahrt, Wärme).

Bei Kindern muß man sich danach erkundigen, ob sie „dasselbe" schon öfters hatten; bei „fremden" Kindern, wann sie zuletzt ein Antibiotikum erhalten haben oder wann sie deswegen bereits einmal beim HNO-Arzt gewesen sind (frühere Erkrankungen).

8.2.2 Untersuchungsgang

Zunächst werden Gehörgang und Trommelfell gezielt untersucht.

Der erfahrene Arzt weiß, daß kein Zusammenhang zwischen dem Spiegelbefund und den geklagten Beschwerden bestehen muß. Nicht selten kann ein „zum Platzen reifes" vorgewölbtes Trommelfell (Abb. Farbtafel, S. 368 f) vergleichsweise wenig Beschwerden verursachen, während eine nur minimal gefäßinjizierte Membran für den Patienten erheblich schmerzhaft ist.
- Anschließend wird die Durchgängigkeit beider Nasenöffnungen geprüft, wobei der Patient aufgefordert wird, Luft durchzublasen; ferner werden die Halspartien nach regional vergrößerten Lymphknoten sowie die Kiefergelenke abgetastet, das Mastoid und die Nasennebenhöhlen abgeklopft. Zusätzlich erfolgt Beweglichkeitsprüfung der Halswirbelsäule.
- Abschließend wird der Rachen inspiziert, wobei mit dem Mundspatel der Zungengrund möglichst tief und maximal heruntergedrückt wird, so daß sich dadurch ein Würgreiz auslösen läßt. Gerade dann kann der Arzt in nicht wenigen Fällen sehen, ob an der Rachenhinterwand gelb oder grünlich verfärbte Schleimstraßen verlaufen (Abb. Farbtafel, S. 368 f). Dieser Befund wird die Indikation zur antibiotischen Behandlung möglicherweise erleichtern.

Wegen des unangenehmen Würgreizes empfiehlt sich bei Kindern die Racheninspektion möglichst am Ende der Untersuchung.

8.2.3
Patientenführung

Die Beratung wird sich zunächst darauf beschränken, dem Patienten den Zusammenhang zwischen seinen Schmerzen und einer mit großer Wahrscheinlichkeit vorliegenden Belüftungsstörung klarzumachen. Ohrentropfen helfen daher wenig oder gar nichts (vgl. B 8.1.2).

Die richtige *Therapie* besteht in der Schaffung guter Durchlüftungsverhältnisse im Nasen-Rachen-Bereich durch
- abschwellende Nasentropfen,
- Druckumkehr im Mittelohrbereich mittes Valsalva-Preßübungen

oder darin,
- daß man Kinder einen Luftballon aufblasen läßt.

Jedwede „Watteeinlage" ist obsolet. Bei schönem Wetter darf durchaus ins Freie gegangen werden, dabei ist der Gehörgang mit Schal oder Mütze vor Zugluft zu schützen. Schulbesuch und Teilnahme am Turnunterricht sind möglich, vom Schwimmunterricht sollte das Kind gut 1 Woche lang befreit werden. Gerade bei Kindern sollte vorsorglich ein Analgetikum verordnet werden, zumal sich die Schmerzen in der Nacht verstärken können.

8.3
Otitis externa

Ohrenschmerzen können nicht nur Symptom einer Entzündung des Mittelohres, sondern auch des äußeren Ohres sein.

Im Vordergrund der *Otitis externa diffusa (Gehörgangsekzem)* stehen Juckreiz und evtl. übelriechende Sekretion, wobei die Schmerzen weniger stark ausgeprägt sind. Dagegen sind der Druck auf den Tragus und der Zug an der Helix schmerzhaft. Eine allergische Ursache und eine mögliche Psoriasis sind zu bedenken.

Bei der *Otitis externa furunculosa (Gehörgangsfurunkel)* können erhebliche Schmerzen vorhanden sein. Sie werden in den verschwollenen Gehörgang oder den äußeren Abschnitt des Gehörgangs lokalisiert (vgl. B 3.4).

Die *Erregertestung* bei akuter Otitis media mit oder ohne Otorrhö sowie bei Gehörgangsfurunkel ist beim Durchschnittsfall in der Allgemeinpraxis nicht erforderlich, dagegen eher im spezialistischen Bereich bei therapieresistenten oder chronischen otorrhoischen Verläufen.

8.4
Tubenkatarrh

Die Patientenklage, das Ohr „fällt zu", Druckgefühl im Ohr und/oder Ohrensausen lassen den Arzt zunächst an einen *akuten Tubenkatarrh* denken (Abb. Farbtafel, S. 368f). Selbstverständlich muß dabei auch der Abwendbar gefährliche Verlauf eines Hörsturzes (vgl. B 8.5.1) in Betracht gezogen und ggf. ausgeschlossen werden.

Beim nicht eitrigen *chronischen Tubenkatarrh* sollten die zugrundeliegenden Ursachen korrigiert werden (durch z.B. Adenotomie, Behebung von Nasennebenhöhlenaffektionen, antiallergische Maßnahmen).

Bei rezidivierenden Otitiden im Kindesalter ist häufig eine vergrößerte Rachenmandel Ursache der Belüftungsstörung; hier sollte in Zusammenarbeit mit dem Spezialisten nach kritischer Überlegung eine Adenotomie empfohlen werden.

Die Behandlung erfolgt in typischer Weise mit dem Ziel, die Verschlüsse der tympanalen Belüftungswege wieder zu öffnen (vgl. oben).

8.5
Falsifizierung am Beispiel Ohrpfropf

Der Verschluß des Gehörganges durch einen *Ohrpfropf* (*Cerumen obturans*) gehört zu den 30 häufigsten Beratungsergebnissen in der Allgemeinpraxis (Tabelle 1.1, S. 4 ff; [37]).

Typische Patientenangaben (z.B.: „Ich habe wieder einen Ohrschmalzpfropfen" oder „Ich habe mich heute geduscht und seither höre ich nichts mehr") weisen den diagnostischen Weg. Eventuell sieht man den Pfropfen, wenn man die Ohrmuschel lateralwärts zieht. Mitunter können jedoch Fremdkörper, die oberflächlich von Zerumen bedeckt sind, einen bloßen Ohrschmalzverschluß vortäuschen. Die therapeutische Spülung klärt derlei Ausnahmesituationen rasch.

Ändert die Ausspülung nichts an der Hörstörung, muß der Arzt davon ausgehen, daß beim Patienten schon vorher eine Innenohrschwerhörigkeit bestanden hatte. Ein Stimmgabeltest wird empfohlen (vgl. B 8.1.1). Zerumen ist also ein typisches Beispiel für die *Notwendigkeit der Falsifizierung* („Es sieht so aus wie ..., aber was ist es wirklich?").

! Keine Ohrspülung, wenn der Patient wegen einer Ohrverletzung kommt (z.B. Trommelfellverletzung durch Haarnadel, Blutung aus dem Ohr)! Vor Spülung wegen Zerumen oder Fremdkörper stets den Patienten fragen, ob bereits von früher her ein Loch im Trommelfell bekannt ist.

8.5.1
Fallstrick Hörsturz

Plötzlich auftretende einseitige Schwerhörigkeit ist ein echter Fallstrick. Hier gilt es, nicht nur den häufigen Zeruminalpfropf (vgl. B 8.5) zu bedenken, sondern auch den *Hörsturz*.

Der Patient hat das Gefühl, Watte im Ohr zu haben, gelegentlich empfindet er dabei ein höchst unangenehmes Sausen oder ein Maschinengeräusch. In der Vorgeschichte fehlt die Angabe „Erkältung" oder Veränderung des umgebenden Luftdrucks. Auf Anhieb werden evtl. Zerumen oder Tubenkatarrhe erwartet [20]. Der Trommelfellbefund ist in der Regel unauffällig.

! Schon der bloße Verdacht auf einen Hörsturz ist als Notfall zu behandeln. Jeder Tag Verzögerung verschlechtert die zunächst nicht ungünstige Prognose (Übersicht 27).

Auffallenderweise wird in den spezialistischen Lehrbüchern der 1960er und 1970er Jahre das Beratungsproblem Hörsturz nur am Rande erwähnt. Damit stimmen die Statistiken von Braun überein, der in den eigenen Praxen während der Jahre 1944 bis 1984 keinen einzigen Fall bei weit über 120 000 Beratungsergebnissen gesehen hatte (Braun 1991, pers. Mitteilung).

8.5.2
Ohrensausen

Das Beratungsergebnis *Ohrensausen* oder uncharakteristisches Ohrenklingen (*Tinnitus aurium*) ist in der Häufigkeitsverteilung des Krankengutes der 1970er bzw. 1980er Jahre auf Rang 90 bzw. 138 gestiegen [37, 154], während es in den 1950er Jahren noch Rang 201 einnahm [31].

Dieses lästige Symptom (Klassifizierung A) ist wechselnd stark ausgeprägt, uneinheitlich und schwer zu er-

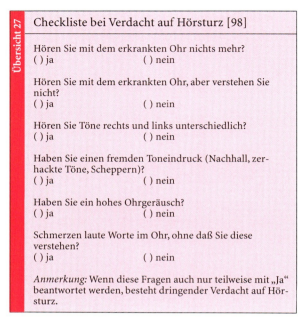

Übersicht 27

Checkliste bei Verdacht auf Hörsturz [98]

Hören Sie mit dem erkrankten Ohr nichts mehr?
( ) ja ( ) nein

Hören Sie mit dem erkrankten Ohr, aber verstehen Sie nicht?
( ) ja ( ) nein

Hören Sie Töne rechts und links unterschiedlich?
( ) ja ( ) nein

Haben Sie einen fremden Toneindruck (Nachhall, zerhackte Töne, Scheppern)?
( ) ja ( ) nein

Haben Sie ein hohes Ohrgeräusch?
( ) ja ( ) nein

Schmerzen laute Worte im Ohr, ohne daß Sie diese verstehen?
( ) ja ( ) nein

Anmerkung: Wenn diese Fragen auch nur teilweise mit „Ja" beantwortet werden, besteht dringender Verdacht auf Hörsturz.

fassen. Psychisch labile Menschen können ebenso betroffen sein wie junge, streßgeplagte Leute. Manche Patienten geben an, daß der „Lärm" tagsüber erträglich ist, in der Nacht aber viel lauter und störender wird.

Ohrensausen ist nicht unbedingt an eine Schwerhörigkeit gebunden. Bei M. Menière besteht gelegentlich zwischen den Anfällen ein dauerndes Ohrgeräusch (vgl. B 5.8).

! Grundsätzlich hat Tinnitus aurium so lange als ein potentiell Abwendbar gefährlicher Verlauf im Sinne eines Hörsturzes zu gelten, bis dieser im Zusammenwirken mit dem Spezialisten ausgeschlossen werden kann.

Zu Ohrgeräuschen kommt es aber auch relativ häufig bei Gehörgangsverlegung (durch Fremdkörper, Zerumen – vgl. B 8.5) oder durch Entzündungen. Verstärkende Faktoren, z.B. körperliche Belastung, Streß, Tageszeit, Blutdruckänderungen, sowie das Ausmaß des Hörverlustes können individuell sehr unterschiedlich empfunden werden.

Sekundäre psychische und vegetative Reaktionen auf diese unangenehme, willkürlich nicht beeinflußbare akustische Wahrnehmung führen u.a. zu Schlaf- und Konzentrationsstörungen, Angstvorstellungen und depressiven Verstimmungen. Das dekompensierte Ohr-

Abb. 8.4. Sekundäre Einflußfaktoren und Folgeerscheinungen bei Ohrgeräuschen [157]

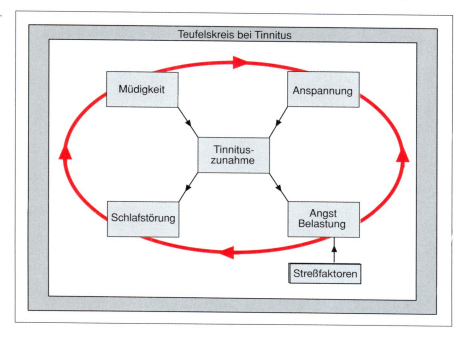

geräusch kann so zum ganzheitlichen medizinischen Problem werden (Abb. 8.4).

Fällt bei der ersten, direkten Diagnostik nichts Weiteres auf, so sollten die Untersuchungen mit Hilfe der Checkliste Nr. 50 „Ohrgeräusche-Programm für die allgemeinmedizinische Diagnostik bei Uncharakteristischen Ohrgeräuschen" fortgesetzt werden.

Ergibt sich durch die Diagnostik kein spezieller Anhalt, so werden „Uncharakteristisches Ohrensausen", „Ohrenklingen" oder „Tinnitus" klassifiziert. Der Fall bleibt abwartend offen.

Meist zeigen die therapeutischen Bemühungen keinen Erfolg und der Betroffene muß sich damit abfinden, mit den lästigen Symptomen zu leben. Von den sog. Außenseitermethoden sind keine Wunder zu erwarten [42].

8.5.3
Schwerhörigkeit

Entscheidend für die Beurteilung der Art der Schwerhörigkeit ist neben dem Trommelfellbefund die Feststellung der Art der Schwerhörigkeit:
- *Schalleitungsschwerhörigkeit* (= Mittelohrschwerhörigkeit z.B. bei Zerumen, Trommelfelldefekt, Mittelohrentzündung, Tubenkatarrh, Otosklerose) oder
- *Schallempfindungsschwerhörigkeit* (= Innenohrschwerhörigkeit z.B. bei Innenohrentzündungen, Altersschwerhörigkeit, akustischem Trauma, Hörsturz).

Mittels einer Stimmgabel (440 Hz, Gabel mit breitem Fuß) kann der Arzt das Hörvermögen für Luft- und Knochenleitung vergleichsweise prüfen (Rinne-Test, Weber-Test – vgl. Abb. 8.1 und 8.2). Die Aussage der Stimmgabelprüfungen ist ggf. durch spezialistische Diagnostik zu vertiefen.

Bei Säuglingen und Kleinkindern ist jede Angabe der Betreuer über eine Sprachentwicklungsverzögerung sehr ernst zu nehmen. Nur eine Frühversorgung hörgeschädigter Kinder gewährleistet den Spracherwerb.

Kinder mit dem Risiko einer Hörstörung können mit einem praktikablen Risikoregister durch den Hausarzt erfaßt und bereits bis zum 6. Lebensmonat einer verläßlichen audiometrischen Untersuchung zugeführt werden (Übersicht 28).

Die Gehörprüfung erfolgt heute in der Regel mit einem Audiometer, in dem zur Prüfung des Hörvermögens frequenzabhängige Sinustöne erzeugt werden, die in ihrer Lautstärke verändert werden können.

Übersicht 28: Checkliste für den Hausarzt bei Kindern mit Risiko einer Hörstörung [228]

- Liegt Schwerhörigkeit in der Familie schon bei jungen Leuten vor?
- Bestanden während der Schwangerschaft Viruserkrankungen?
- Wurden toxische Medikamente eingenommen?
- Gab es überhaupt größere Schwierigkeiten während der Schwangerschaft? Lagen das Geburtsgewicht unter 1500 g, der Apgar-Wert bei 0-3, das Bilirubin um 20 mg%?
- Bestehen Fehlbildungen im Kopfbereich?
- Wurden Erkrankungen wie Meningitis oder Enzephalitis durchgemacht?

Es gibt eine Reihe von Methoden zur Gehörprüfung, wobei es vor jeder audiometrischen Untersuchung unerläßlich ist, den äußeren Gehörgang auf Zerumenpfropfen oder Fremdkörper zu untersuchen.

Auf dem Gerätemarkt werden folgende unterschiedliche Typen angeboten:
- Schnelltest-Audiometer für Screening-Tests über Kopfhörer oder mit zusätzlichen Lautsprechern für Freifeldprüfungen zwischen 250 Hz und 8000 Hz und einem Schalldruckpegel bis 90 dB.
- Ton-Audiometer zur Durchführung der üblichen tonaudiometrischen Tests im Frequenzbereich zwischen 125 Hz und 12 000 Hz.
- Ton-Sprach-Audiometer mit zusätzlicher Möglichkeit für alle sprachaudiometrischen Tests einschließlich eines entsprechenden Rauschens zur Vertäubung.

In der Praxis interessieren nicht die absoluten Werte der Hörschwelle, sondern der *Hörverlust*. Deshalb hat man alle Punkte der normalen Hörschwellenkurve gleich Null (0) gesetzt. Dies ist die Nullinie im Audiogramm.

Bei jeder Frequenz wird nun der Punkt markiert, bei dem der Proband zu hören beginnt. Die Punkte miteinander verbunden ergeben die Hörschwelle des Schwerhörigen im Verhältnis zu der des normal Hörenden, also die Hörverlustkurve.

Im Audiogrammformular ist manchmal noch das Schallangebotsfeld der normalen Umgangssprache vereinfacht als ein Viereck eingezeichnet (Abb. 8.5). Schneidet die Hörschwellenkurve der Testperson diese Fläche, so ist das Sprachverständnis herabgesetzt. Aus der Form und dem Verlauf der Hörschwelle kann der Untersucher auch auf die Ursache der Störung, z.B. Innenohrschwerhörigkeit, Schallleitungsschwierigkeit etc. schließen [165].

Bei der Schnelltestaudiometrie unterscheidet man 2 Methoden:
- Bei der 1. gründlicheren Methode wird die ganze Hörschwellenkurve aufgezeichnet. Weicht diese signifikant von der Nullinie, also von der Hörschwelle normal hörender Personen, ab, so ist der Proband einer gründlicheren Untersuchung des Gehörs zuzuführen. Nach heutiger Praxis wird dieser Grenzwert bei 30 dB Hörverlust bei den wichtigen Sprachfrequenzen gesehen (Abb. 8.5).
- Die 2. Methode ist wesentlich schneller durchzuführen und daher ganz besonders für Reihenuntersuchungen (z.B. Berufsgenossenschaftsuntersuchungen) an großen Probandenkollektiven geeignet. Es handelt sich hierbei um die Screening-Audiometrie, bei der am Audiometer ein bestimmter Lautstärkepegel (z.B. 30 dB) eingestellt wird und dem Probanden die Töne unterschiedlicher Frequenzen nur mit diesem Pegel angeboten (Abb. 8.6) werden. Der Proband gibt an, ob der Ton gehört wird oder nicht. Wird ein Ton nicht gehört, so ist der Verdacht eines stärkeren Hörverlustes begründet und eine eingehende Untersuchung im spezialistischen Bereich angezeigt. Eine genauere Aussage über Art und Ursprung der Hörstörung lassen erst Methoden der anspruchsvollen Audiometrie zu [165].

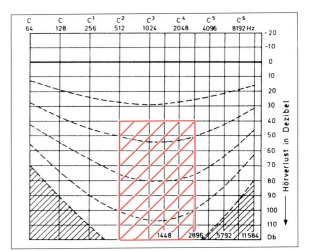

Abb. 8.5. Tonaudiogrammformular für die Hörverlustmessung mit dem sog. Sprachviereck als Kriterium für kritischen Hörverlust [165]

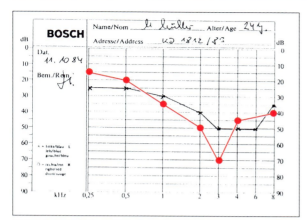

Abb. 8.6. Ausgefülltes Audiogrammformular bei Schnelltestaudiometrie [165]

8.6
Nasenbluten

Etwa 60% aller Erwachsenen haben mindestens einmal in ihrem Leben Nasenbluten. Jedoch bedarf es lediglich in 6% aller Fälle einer ärztlichen Behandlung.

Nasenbluten (*Epistaxis*) ist neben der akuten Mittelohrentzündung und Zerumen eines der häufigsten Beratungsergebnisse im Bereich von Nase, Ohren, Mund und Hals, bei denen die direkte Diagnostik angewandt wird (vgl. B 2.2, 7.1, 7.9, 7.16, 8.5.2, 12.8, 12.9).

Die direkte Diagnostik zielt auf den Kiesselbach-Ort, der in 80–90% der Fälle Blutungsquelle ist. Falls es dort nicht ohnedies blutet, finden sich meist Anzeichen für frische, bereits gestoppte Blutaustritte. Die Beschreibung der verlorenen Blutmenge wird oft übertrieben. Zuallererst muß der Patient daher beruhigt werden.

Ein Blick in den Rachen und auf die Nasengänge gilt Blutungen aus anderen Nasenabschnitten. Liegen solche komplizierten Situationen vor, sollte der Allgemeinarzt den Patienten rasch überweisen.

Aufgrund der Angaben (z.B. Trauma?) und Wahrnehmungen (z.B. „Grippe") schließt sich für gewöhnlich die Lokalbehandlung an. Selbstverständlich sollte auch noch der Blutdruck des Patienten gemessen werden, ggf. das Hämoglobin.

Die *Septumdeviation* kann zur Behinderung der Nasenatmung und dadurch beispielsweise zu Kopfschmerzen, evtl. zu Mundatmung u.a.m., führen.

8.7
Nasennebenhöhlenentzündungen

Die *Entzündung der Nasennebenhöhlen* (*Sinusitis frontalis, maxillaris*) zählt zu den häufigen Erkrankungen des Menschen, bleibt aber wegen der geringfügigen Symptomatik oft unbeachtet (vgl. auch „Schnupfen" in B 1.7 und „Kombinierte Luftwegekatarrhe" in B 1.8). Folgende Faktoren scheinen eine wichtige Rolle für die Infekthäufigkeit zu spielen:
- die Pneumatisationsverhältnisse des Gesichtsschädels beim Säugling und beim Erwachsenen,
- die unterschiedliche Größe der Nebenhöhlen von Säugling und Erwachsenem,
- die unterschiedliche immunologische Reife bzw. die fehlenden sekretorischen Antikörper.

Im Gegensatz zum Erwachsenen sind die Atemwege beim Kind kurz und eng; die Permeabilität der Schleimhäute ist gesteigert, und v.a. der spezifische Oberflächenschutz wird erst allmählich aufgebaut. Etwa bis zum 3. Lebensjahr ist meist das Siebbeinlabyrinth Sitz einer Entzündung, erst jenseits des 5. Lebensjahres wird die Stirnhöhle bevorzugt.

Bilder von Kieferhöhlenentzündungen führen mit Rang 38 den Patienten im unausgelesenen Krankengut deutlich häufiger zum Allgemeinarzt als Bilder einer Stirnhöhlenentzündung (Rang 108; Tabelle 1.1, S. 4 ff).

Auch der Spezialist sieht die Kieferhöhle häufiger als Sitz einer Infektion im Erwachsenenalter. Im allgemeinen werden Personen mit einer Kieferhöhlenentzündung rascher in den spezialistischen Bereich überwiesen als Patienten mit einer Stirnhöhlenentzündung.

Die für den Allgemeinarzt bei Nebenhöhlenerkrankungen einfache Untersuchungsmethode der Diaphanoskopie zeigt im Idealfall eine verminderte Durchlässigkeit des erkrankten Organs (Abb. 8.7). Weitere und v.a. exaktere Aufschlüsse über das Ausmaß der Organaffektion geben die im spezialistischen Bereich durchzuführenden Ultraschalluntersuchungen (der eindimensionale A-Scan und der zweidimensionale B-Scan), Röntgenaufnahmen der Nasennebenhöhlen und computertomographische Untersuchungen (axiales und koronares CT). Entscheidend in der Therapie von Nasennebenhöhlenaffektionen ist der Sekretabfluß.

Überweisungen zur früher geübten Praxis der Kieferhöhlenspülung sind heute die Ausnahme. Der Allgemeinarzt sollte jedoch dann überweisen, wenn der Gesundungsprozeß innerhalb 1 Woche noch nicht in Gang

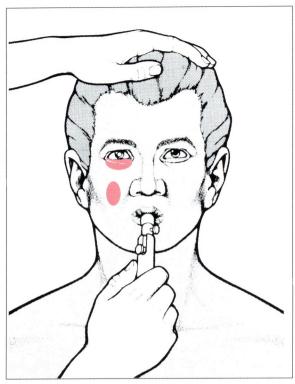

Abb. 8.7. Diaphanoskopie. Durchleuchtung der Kieferhöhlen mit Fiberglaslichtbündel (rechte Seite lichtdurchgängig, linke Seite verschattet) [20]

8.8
Adenotonsillarhyperplasie

Die *Tonsillarhyperplasie* (Abb. Farbtafel, S. 368 f) kann ebenso wie eine *Rachenmandelvergrößerung* (adenoide Vegetationen, „Polypen") zur Verlegung des Tubenostiums und bei Kindern sekundär zur Mundatmung und Hörschwäche führen („adenoider Habitus").

Die *Indikation zur Adenotomie* (vgl. B 8.4) kann großzügig gestellt werden, der Eingriff läßt sich durchaus ambulant in Intubationsnarkose am hängenden Kopf (Abb. 8.8) durchführen. Rezidive der adenoiden Vegetationen sind in Einzelfällen möglich.

- Nicht selten wird die bloße Hyperplasie des lymphatischen Rachenrings, insbesondere der Gaumentonsillen, auch ohne pathologische Folgen, bereits als Indikation für eine Adenotonsillektomie angesehen.
- Die Tonsillektomie ausschließlich wegen vergrößerter Gaumenmandeln ist heute obsolet. Erst die Folgezustände, wie verlegte Nasenatmung, Nebenhöhlenentzündungen, Tubenbelüftungsstörungen mit Schwerhörigkeit, geschlossenes Näseln oder – bei sehr starker Hyperplasie – manchmal auch Schluckstörungen und Atmungsbehinderungen, machen die hyperplastische Mandel berechtigt zu einem operativen Objekt.
- Auch hartnäckige Infektanfälligkeit mit ihren für die allgemeine Entwicklung des Kindes schädlichen Auswirkungen kann eine Indikation zur Adenotomie und Tonsillektomie darstellen [19].

gekommen ist oder wenn sich das Krankheitsbild dramatisch verschlechtert hat.

Die *endonasale Fensterung* hat heute weitgehend die Radikaloperation abgelöst. Hierbei wird in Oberflächen- und Lokalanästhesie nach Abspreizung der unteren Muschel ein daumennagelgroßes Fenster im unteren Nasengang angelegt. Die Mehrzahl der Sinusitiden heilt dadurch spontan aus. Ein erneutes Rezidiv kann nach dem Zuwachsen des Fensters auftreten [264].

Bei einer putriden Nasennebenhöhlenerkrankung ist es sicherlich nicht falsch, zunächst mit einem Antibiotikum/Chemotherapeutikum und abschwellenden Nasentropfen gut dosiert und ausreichend lange zu behandeln: Die meisten Fälle sprechen erfahrungsgemäß prompt darauf an. Ähnlich geht der Allgemeinarzt auch bei der nicht näher abgeklärten Mesotitis (vgl. B 8.1.2) vor.

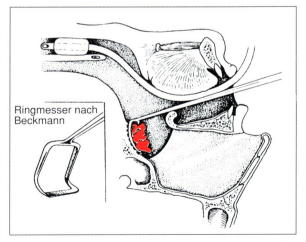

Abb. 8.8. Adenotomie mit dem Beckmann-Ringmesser in Intubationsnarkose am hängenden Kopf [264]

Die Tonsillektomie sollte wegen der möglichen Gefahr der Nachblutung stationär durchgeführt werden. Dabei muß mit einem postoperativen Blutungsrisiko von 1 Woche gerechnet werden.

8.9
Globusgefühl

Druckgefühl im Hals und Schluckbeschwerden („*Globusgefühl*"; vgl. B 1.5) beim Leerschlucken beunruhigen den Patienten sehr; die Beschwerden verschwinden in der Regel, wenn der Patient Speise schluckt.

Von einem „*Globus nervosus*" darf nur dann gesprochen werden, wenn ein krankhafter organischer Befund (*Fallstrick*: z.B. retrosternale Struma!) ausgeschlossen werden kann.

Thematik des Fachgesprächs

Aufgabe

Besprechen Sie die in Übersicht 29 aufgeführten Beratungsergebnisse „Andere Erkrankungen im Bereich von Nase, Ohren, Mund und Hals" anhand der nachfolgenden Fragen und der bei den entsprechenden Beratungsergebnissen aufgeführten Zusatzfragen!

Übersicht 29: Andere Erkrankungen im Bereich von Nase, Ohren, Mund und Hals

- **Regelmäßig häufig in der Allgemeinmedizin:**
  - Otitis media acuta,
  - Zerumen,
  - Sinusitis maxillaris,
  - Ohrensausen (Tinnitus),
  - Otalgie,
  - Epistaxis,
  - Otitis externa (Gehörgangsekzem),
  - Schwerhörigkeit,
  - Sinusitis frontalis,
  - Tubenkatarrh,
  - Adeno-/Tonsillarhyperplasie,
  - Globusgefühl.
- **Nicht regelmäßig häufig (= unter 1.3000 Fälle):**
  - Otitis externa furunculosa,
  - Otitis media chronica (chronisch rezidivierender Ohrfluß),
  - Hörsturz.

Fragen

„Andere Erkrankungen im Bereich von Nase, Ohren, Mund und Hals"

1. Ungefähre Häufigkeit in der Allgemeinpraxis.
2. Alter/Geschlecht/Beruf.
3. Patientenbeobachtung, Patientenklage („Was klagt der Patient?"), Patientenmaßnahme(n) („Was hat der Patient bereits von sich aus getan?").
4. Ursache/Auslöser/Disposition.
5. Direkte Diagnostik (Lokalbefund: „Was sieht und prüft der Arzt?").
6. Laboruntersuchungen und bildgebende Verfahren: Indikation, diagnostische Wertigkeit.
7. Falsifizierung („Es sieht so aus wie ..., aber was ist es wirklich?"), Exklusion.
8. Therapie:
   - allgemein
     - Empfehlungen,
     - Freizeit,
     - Arbeitsplatz,
     - Arbeitsruhe;
   - lokal
     - Medikamente, auch biologische Mittel; elektrophysikalische Therapie;
   - systemisch
     - Medikamente, auch Phytopharmaka;
   - operative Maßnahmen (ambulant/stationär).
9. Abwartendes Offenlassen („Wie lange zuwarten?").
10. Abwendbar gefährlicher Verlauf (AGV).
11. Komplikationen.
12. Überweisung zum Spezialisten, Notwendigkeit zur stationären Einweisung.

Zusatzfragen „Otitis media acuta/chronica"

- *Otitis media acuta*: Bevorzugtes Alter (6 Monate bis 12. Lebensjahr); mögliche Ursache (z.B. unterschiedliche Anatomie im Vergleich zum Erwachsenen, noch nicht voll entwickeltes Immunsystem).
- Mögliche Ursachen für die Auslösung einer sog. „Begleitotitis" (z.B. Masern, Influenza, andere Virusinfekte, Trauma mit Trommelfellperforation).
- Konservative und operative Behandlungsprinzipien der akuten Mittelohrentzündung (z.B. abschwellende Nasentropfen, Analgetika, Antibiotika/Chemotherapeutika, Parazentese).
- Diskussion der Wärmebehandlung, z.B. Mikrowelle, Wärmflasche (manchmal subjektiv angenehm, aber auch Schmerzverstärkung möglich!).
- Otitis media chronica: Abwendbar gefährlicher Verlauf?

Zusatzfragen „Otitis externa" (Gehörgangsekzem) und „Otalgie"
- Lokalbehandlung mit Antiseptika (z.B. Betaisodona® Salbe oder Lösung, Tinct. Castellani, Brillantgrün, Gentianaviolett oder 2- bis 5%iger Salizylalkohol: Rp.: Acid. salizyl. 0,5/Ol. oliv. ad 20,0/M.S. „Ohrentropfen").
  Beachte: Alkoholische Ohrentropfen bei akuter Entzündung oder offener Paukenhöhle verursachen große Schmerzen; in diesem Fall Einlage eines Gazestreifens mit z.B. Betaisodona®-Salbe oder Jellin®-Salbe. Bei Verdacht auf Otomykose z.B. Myco-Jellin®-Creme.
- Mögliche Ursachen: meist durch „Reinigung" des Gehörganges z.B. mit Haarnadeln; Gehörgangfremdkörper; Chlorwasser („swimmers ear"); Stoffwechsel (z.B. Diabetes mellitus); Haarwaschmittel; Allergie.

Zusatzfragen „Tubenkatarrh"
- Stellenwert von abschwellenden Maßnahmen (z.B. Rhinologika). Diskussion der Gabe von Otologika (z.B. Ohrentropfen).
- Prinzip und Durchführung der Nasenduschen: Politzer und Preßversuch n. Valsalva.
- Fallstrick „Tubenkatarrh": Hörsturz!
- Homöopathische Therapie von chronischen Tubenkatarrhen, insbesondere bei Kindern (Rp.: Apis mellifica D 6/S: 3mal 5 Kügelchen täglich lutschen).
- Beratungen zur Alltags- und Freizeitgestaltung (z.B. Tauchsport, Flugzeug, Seilbahn).

Zusatzfragen „Adenoide Wucherungen", „Tonsillarhyperplasie"
- Bevorzugte Altersgruppe.
- Schilderung möglicher Beschwerden.
- Indikationen für eine Adenotomie/Tonsillektomie.

Zusatzfragen „Cerumen obturans"
- Durchführung und Komplikationen der Ohrspülung mit der Ohrspritze bzw. einer umfunktionierten Munddusche (z.B. Perforation, artefizielle Otitis externa).
  Cave: Zerumenlöffel! *Cave*: Perforation durch ärztliche Instrumente zur Fremdkörperentfernung!
- Kontraindikation für eine Ohrspülung (bekannte Perforation!).
- Patientenberatung (*Cave*: Wattestäbchen zur Gehörgangsreinigung, Haarnadeln usw., Vermeidung von Wattevorlagen wegen „Angst vor Erkältung").
- Zeruminalpfropflösende Rezeptur: Glycerin./ Äthanol/aa ad 30,0/M.S. „Ohrentropfen".

Zusatzfragen „Ohrensausen"
- Mögliche Ursachen (z.B. Cerumen obturans, M. Menière, Tubenkatarrh, hoher Blutdruck, Einengung der Foramina intervertebralia der Halswirbelsäule (HWS), Fehlhaltungen der HWS, Stenose(n) von Blutgefäßen, Anämie, Streß, ototoxische Medikation wie Gentamyzin, Chinin, Salizylate, Streptomyzin; Knalltrauma).
- Abwendbar gefährlicher Verlauf: Hörsturz!
- Masker-Therapie beim Spezialisten.
- Diskussion alternativer Konzepte: z.B. Akupunktur, Procain, Überdruckkammer.

Zusatzfragen „Hörsturz"
- Lokalisation (unilateral!).
- Vermutete Ursachen?
- Möglicherweise Abwendbar gefährlicher Verlauf?
- Procedere und Erstmaßnahmen: Blutdruckmessung, Inspektion des Gehörganges und des Trommelfells, Weber- und Rinne-Test, Politzer-Luftdusche, ggf. Hämatokritbestimmung, mögliche Durchblutungsförderung mit hämorrheologisch wirksamen Plasmaexpandern und gefäßerweiternden Substanzen, Kortisonstoß. Umgehende Überweisung in den spezialistischen Bereich!
- Prognose?!

Zusatzfragen „Schwerhörigkeit"
- Mögliche Ursache bei Säuglingen [z.B. familiär gehäufte Hörstörungen, perinatale (Röteln!) oder postnatale Störungen]; bei Kindern (z.B. übergangene beidseitige Mesotitis, adenoide Wucherungen), bei Erwachsenen/alten Menschen (z.B. Schalleitungsstörung wie Gehörgangsverlegung durch Zerumen, Schallempfindungsstörungen wie vaskuläre oder zentrale Schäden, kombinierte Schwerhörigkeit wie Otosklerose).
- Mögliche Ursachen bei Erwachsenen wie berufliche Exposition (z.B. Preßluftbohrer, Schlosserei- und Druckereilärm, Disjockey). *Beachte*: Berufskrankheit mit Meldepflicht! Prophylaxe: Lärmschutzgeräte, Lärmschutzstöpsel (z.B. auch im Freizeitbereich)!
- Früherkennung von Hörstörungen bei Kindern: Schlüsselfunktion der Eltern (z.B. andersartiges Verhalten von Säuglingen beim Füttern und Spielen).

- Beobachtungen und Fragen der Eltern/des Arztes, ggf. im Rahmen von Vorsorgeuntersuchungen bei Kindern.
- Gezielte *Untersuchungen auf Schwerhörigkeit* im Rahmen der gesetzlichen Kindervorsorge:
  U2: 3.–10. Lebenstag
  U3: 4.–6. Lebenswoche
  Orientierende Hörprüfung durch starke Schallreize (Klatschen, Klingeln): Reaktion durch Zusammenfahren, Kopfbewegung oder Lidschlag (Auropalpebralreflex).
  U4: 3.–4. Monat
  Blickwendung auf akustischen Reiz; Schallquelle darf für das Kind nicht sichtbar sein. Lallen, Lauschen.
  U5: 6.–7. Monat
  Reaktion auf Zurufe, Laute- und Silbenbildung wie „Dada", „Lala".
  U6: 10.–12. Monat
  Reaktion auf leise Ansprache aus 1 m Entfernung, ausdauerndes Plappern, Bildung von 1 oder 2 Wörtern wie „Mama", „Papa", Erbringen von Aufforderungsleistungen (Befolgung von 2 von 3 Aufträgen).
  U7: 21.–24. Monat
  Zwei-Wort-Sätze, Befolgung einfacher geflüsterter Aufforderungen, Zeigen von Körperteilen auf leise gesprochene Befragung. Ab diesem Alter häufig infektbedingte Mittelohrschwerhörigkeit. Erkennen von bekannten Geräuschen (z.B. Auto, Tierlaute).
  U8: 3 1/2 Jahre bis 4. Lebensjahr (43.-48. Monat)
  Mehr-Wort-Sätze, Sprechen in der Ich-Form, sinnvolle Satzbildung.
  U9: 5. Lebensjahr bis 5 Jahre 4 Monate und
  U10/J1: 13.-14. Lebensjahr:
  jeweils Durchführung der Audiometrie.
- Beispiele für Hörprüfungen: nichtapparative und nichtelektroakustische Tests wie Hörweiten- oder Abstandsprüfung für Flüster- und Umgangssprache, Stimmgabeluntersuchungen nach Weber und Rinne.
- Hörweitenprüfung für Flüster- und Umgangssprache ab dem 4. Lebensjahr: 6 m langer, ruhiger Raum, Prüfung für beide Ohren getrennt, anderes Ohr durch Watte verschlossen, Flüstern des Untersuchers mit Reserveluft.
- Screening-Audiometrie: Untersuchung mittels unterschiedlicher Frequenzen bei einheitlichem Lautstärkepegel (z.B. 30 dB): Der Proband gibt an, ob der Ton gehört wird oder nicht. Hörverlust bei einer oder mehr Frequenzen in einem von beiden Ohren erfordert Wiederholung der Prüfung. Bei Hörverlust im zweiten Test besteht Verdacht auf stärkeren Hörverlust: Eingehende Untersuchung im spezialistischen Bereich!
- Beispiele für Hörprüfungen im spezialistischen Bereich: Hörschwellenaudiogramm, Sprachaudiogramm.
- Hinweis auf Schwerhörigkeit bei Erwachsenen: Minderung des Sprachverstehens, besonders unter erschwerten Bedingungen (Cocktailparty-Effekt).
- Hörgeräte als Funktionsprothesen: Der Erfolg ist abhängig von Lokalisation und Ausmaß des Hörschadens sowie von Motivation und Mitarbeit des Patienten. Patienten mit mittel- bis hochgradiger Schwerhörigkeit empfinden die durch das Hörgerät bedingte Hilfe meist wesentlich stärker als Patienten mit nur leichtgradiger Schwerhörigkeit.
- Möglicher Grund für das Nichtbenutzen eines Hörgerätes: Der Patient versteht auch mit Hörgerät schlecht, wenn mehrere Personen gleichzeitig sprechen (Umgebungslärm).
- Führung von Altersschwerhörigen: Keine „ins Ohr brüllende" Umgangssprache, dafür langsame, deutliche und gute Sprachartikulation, Beobachtungsmöglichkeit der Lippen des Sprechenden, niedriger Umgebungsgeräuschpegel; optische (z.B. lichtoptische Hausglocke) und akustische (z.B. Telefonverstärker) Hilfsmittel; Motivation zum Tragen der beidseitigen Hörgeräte.

Zusatzfragen „Nasenbluten"
- Mögliche Ursachen für lokal bedingtes Nasenbluten, z.B. chemische, thermische, traumatische oder klimatische Schleimhautschädigung; Gefäßverletzung am Locus Kiesselbachii; Fremdkörper in der Nase; Rhinitis sicca anterior; idiopathisch (schwache rezidivierende Blutungen bei Kindern und Jugendlichen).
- Mögliche Ursache für symptomatisches Nasenbluten, z.B. akute Infektionskrankheit; Gefäß- und Kreislauferkrankungen (z.B. Arteriosklerose, Hypertonie); Blutungskrankheiten und Gerinnungsstörungen; Antikoagulanzientherapie.
- Instrumentarium zur Stillung von Nasenbluten: Nasenspekulum, Bajonettpinzette, Salbentamponade, Vasokonstringens (z.B. Privin®); ggf. Ätzung mit Chromsäureperlen, Albothyl®.
- Empfehlung von Selbsthilfemaßnahmen (neben allgemeiner Beruhigung): Aufrechtsetzen, Kältepackung ins Genick, festes Zusammendrücken der Nasenflügel mit den Fingern für mindestens 5 Minuten.
- Maximale Liegedauer der Nasentamponade: 1–2 Tage.

- Prophylaxe und Nasenpflege: z.B. weiche Salbe wie Bepanthen®, Emser® Sole verdünnt.

Zusatzfragen „Nasennebenhöhlenentzündungen"
- Typische Patientenklagen, z.B. Kopfschmerzen um die Augen herum mit Schmerzmaximum um die Mittagszeit, Schmerzen oberhalb der erkrankten Nebenhöhle, Absonderung aus der Nase, Bild von Zahnschmerzen.
- Mögliche Ursachen, z.B. Schnupfen (Rhinoviren), Schwimmbäder („Badesinusitis"), chronische Nasenentzündungen, Septumdeviation, Allergien, Perforation in die Kieferhöhle („dentogene Sinusitis").
- Ärztliche Ratschläge an den Patienten, z.B. möglichst nicht schneuzen (dafür hochziehen und ausspucken), Gesichtsdampfbäder, Nasendusche mit Salzlösungen, Rotlicht, keine unkontrollierte Anwendung von Nasentropfen („Privinismus"), Luftbefeuchtung in geschlossenen Räumen, Nasenpflege mit weicher Salbe (z.B. Vaseline, Lanolin).
- Behandlung durch den Allgemeinarzt, z.B. kurzfristig abschwellende Nasentropfen, Antibiotika, Antiphlogistika, Sekretolytika, kurz- und mittelfrequente Wärmetherapie.
- Beispiele für abschwellende Nasentropfen (Handelspräparate) in Abhängigkeit vom Lebensalter (Säuglinge, Kinder, Erwachsene).
- Zusammenarbeit mit dem Spezialisten wie Zahnarzt, HNO-Arzt, Radiologen.
- Diskussion der Effektivität von Inhalationen.
- Beispiele für Maßnahmen im spezialistischen Bereich, z.B. Punktion, Fensterungen, Radikaloperation, Entfernung der Nasenpolypen.
- Naseneingangsfurunkel: *Achtung:* An mögliche Thrombose des Sinus cavernosus denken!

Zusatzfragen „Septumdeviation"
- Physiologische Verbiegung des Nasenseptums: Bei dreiviertel aller weißen Menschen vorhanden; nicht immer ein Atemhindernis!
- Mögliche Ursache für Belüftungsstörungen der Nasennebenhöhlen: höhergradige Septumdeviation.
- *Beachte:* Die chronisch behinderte Nasenatmung bewirkt reflektorisch eine (reversible) Obstruktion im Bronchialsystem; obere und untere Atemwege stellen eine Einheit dar! [231].
- *Beachte beim Säugling:* Freihalten der Luftwege in der Nase wichtig, da Zufuhr der Atemluft nahezu ausschließlich über die Nase erfolgt!
- Behinderte Nasenatmung auch bei allergischer Komponente („allergische Rhinopathie"): anfallsartig wäßrige Sekretion mit Niesattacken, saisonale Abhängigkeit. Lokaltherapie: Cromoglicinsäure (DCNG); kurzfristig/langfristig Kortisonspray, z.B. Beconase®

9 Andere Beschwerden und Erkrankungen im urogenitalen Bereich

9.1	Psyche, Soma oder Psychosoma?	9.13	Hydrocele testis
9.2	Fachsprache	9.14	Orchitis, Epididymitis
9.3	Spezialist und Generalist	9.15	Leerer Hodensack
9.3.1	Ökonomische Zwänge	9.16	Sexualprobleme
9.3.2	Rasches Beraten	9.17	Erkrankungen des weiblichen Genitales und der Brust
9.3.3	Innere Prophylaxe		
9.4	Urolithiasis und Bilder von Koliken	9.17.1	Klimakterische Beschwerden
9.4.1	Intensität der Beschwerden	9.17.2	Menstruelle Anomalien
9.4.2	Stufendiagnostik	9.17.3	Dysmenorrhö
9.5	Blasen- und Nierenbeschwerden	9.17.4	Amenorrhö
9.5.1	Akute Zystitis	9.17.5	Gravidität
9.5.2	Pyelonephritis	9.17.6	Adnexitis
9.5.3	Phytotherapie	9.17.7	Benigne Adnexgeschwülste
9.6	Prostatahyperplasie	9.17.8	Fluor
9.7	Prostatakarzinom	9.17.9	Portio-Erosion
9.8	Enuresis nocturna	9.17.10	Senkungen am Beckenboden
9.9	Blut im Harn (Hämaturie)	9.17.11	Abort
9.10	Phimose	9.17.12	Myoma uteri
9.11	Harninkontinenz	9.17.13	Kontrazeption
9.12	Urethritis	■	Thematik des Fachgesprächs

In Kap. 9 werden jene Beratungsergebnisse zusammengefaßt, die auf Erkrankungen der Niere, der ableitenden Harnwege und/oder des männlichen oder weiblichen Geschlechtsapparates hinweisen.

Nicht aufgenommen sind Beratungsergebnisse, die bereits in Kap. 6 (z.B. Abdomenopathie, Hernien), Kap. 7 (z.B. Dermatitis und Pruritus anogenitalis) besprochen wurden oder in Kap. 12 (z.B. Gynäkomastie) Erwähnung finden.

Die hier erfaßten „Anderen Erkrankungen im Urogenitalbereich" nehmen innerhalb der Gesamtberatungsergebnisse der Allgemeinpraxis mit 5,5% (vgl. Tabelle 1.2) einen respektablen Rang ein. In nahezu einem Viertel aller Fälle sind mit Hilfe der direkten Diagnostik (vgl. B 2.2, 7.1, 7.9, 7.16.1, 8, 8.5.2, 8.6, 12.8, 12.9) exakte Diagnosen möglich (z.B. Phimose, Präputialverklebung).

Doch auch ebenso häufig muß es der Arzt lediglich beim Klassifizieren von Symptomen belassen (z.B. Pollakisurie, Vulvitis, Fluor, Hämaturie).

9.1
Psyche, Soma oder Psychosoma?

Manche in diesem Kapitel zusammengefaßten Beratungsergebnisse sind durch ihr oft enges Zusammenspiel von somatischen und psychischen Komponenten charakterisiert, die sich bei verschiedenen Patienten in verschieden starker Ausprägung präsentieren können.

Dies trifft z.B. für folgende Beratungsergebnisse zu:
– klimakterische Beschwerden,
– Dysmenorrhö,

- Pollakisurie,
- Zystitis,
- Vaginitis,
- uncharakteristische Hypomenorrhö, Amenorrhö,
- Senkungsbeschwerden,
- Fluor,
- Enuresis nocturna,
- Sexualprobleme,
- Adnexitis chronica,
- Urethritis non specifica,
- chronische Prostatitis.

Ähnliche Überlegungen gelten für andere Beratungsergebnisse in den Kap. B 2–12, z.B. für Myalgien, Kreuzschmerz (Kap. 2), Präkordialschmerz, Herzklopfen, Extrasystolen, Schwindel, Hypotonie, Ohnmacht, Asthma bronchiale (Kap. 5), uncharakteristische Adomenopathien, peptische Ulzera, Meteorismus, Kolitis (Kap. 6), Urtikaria, Pruritus, Hyperhidrose (Kap. 7), Ohrenklingen, Globus (Kap. 8), Kopfschmerz, Schlaflosigkeit, Adipositas, Ohnmacht, kalte Füße, Migräne, Dyspnoe, Zungenbrennen, Obstipation (Kap. 12) u.a.

Diese Beratungsergebnisse werden in Abhängigkeit von den Kenntnissen, den Erfahrungen und der Haltung des jeweiligen Arztes sowie seiner individuellen Diagnosebegriffe mehr oder weniger den verschiedenen Bereichen (Psyche/Soma) zugeordnet und ggf. entsprechend statistisch ausgewiesen.

Hält man sich an die Ergebnisse der berufstheoretischen Forschung, dann sind gleichwohl weitgehend einheitliche Beurteilungen möglich.

Die 1963 von Crombie [52] angegebenen Ziffern für das unausgelesene Material an der ersten Linie sind bis zum heutigen Tag von allen kritischen Überprüfern im wesentlichen bestätigt worden (Tabelle 9.1).

Bei abweichend höheren Ziffern handelt es sich um individuelle Bevorzugungen der Autoren, die entweder ein hoch ausgelesenes Patientengut betreuen oder fälschlicherweise alle nicht organisch überzeugend erklärbaren Fälle den psychogenen Fällen zuschlagen.

Tabelle 9.1. Prozentuale Zusammensetzung der somatischen und psychischen Fälle im Unausgelesenen Krankengut der Allgemeinpraxis [52]

Fälle	[%]
Rein somatische Fälle	52
Vorwiegend somatische Fälle	21
Ausgewogen somatische/psychische Fälle	13
Vorwiegend psychische Fälle	6
Rein psychische Fälle	8

Eine solche an berufstheoretischen Überlegungen orientierte Statistik erklärt die für Kap. 11 („Andere Erkrankungen der Nerven und der Psyche"; Tabelle 1.2) vergleichsweise niedrige Fallzahl mit 5,8%.

Der Arzt sollte übrigens bei der endgültigen Zuordnung zu psychogenen Erkrankungen sehr zurückhaltend sein und solange die Symptome (A) oder Symptomgruppen (B) klassifizieren, solange sich keine eindeutige andere Klassifizierung (vgl. A 1.2) anbietet.

9.2
Fachsprache

In der angewandten Heilkunde ist es üblich geworden, bestimmte Krankheiten mit bestimmten Fächern begrifflich zu verknüpfen (z.B. urologische Krankheiten, gynäkologische Krankheiten).

Diese Gepflogenheit hat sich offenbar durch die Aufteilung der Fälle im Krankenhaus auf die verschiedenen Fachstationen ergeben. In einem solchen Sprachgebäude hätte allerdings die Allgemeinmedizin überhaupt keinerlei Zuständigkeit.

Ein derartiger Konnex ist unzulässig, denn viele Krankheiten weisen zu zwei bzw. mehr Fächern enge Beziehungen auf. So „gehört" z.B. die Tonsillitis zu den inneren Krankheiten, aber auch zu den Kinder- und HNO-Erkrankungen (vgl. auch Panaritium in B 3.6.1 und Varizen in B 12.3.1).

Die Spezialisten sind also nicht berechtigt, Krankheiten, mit denen sie zu tun haben, als „Eigentum" ihres Fachgebietes anzusehen.

Dasselbe gilt für Ausdrücke, die dem Klinikjargon entliehen sind und sich leider in die Allgemeinpraxis eingeschlichen haben, z.B. „gynäkologische Untersuchung" (statt korrekterweise „vaginale Untersuchung" – vgl. B 9.3.3, 9.17), „urologische Untersuchung" (statt „Untersuchung der Nieren und ableitenden Harnwege" u.a.; [37]).

Ein weiteres Beispiel für die kritiklose Übernahme ist der in der Klinik gängige Begriff „ohne Befund"/o.B." bzw. „normal". Für die Belange der Allgemeinmedizin empfiehlt sich die subjektive Formulierung „nichts aufgefallen/n.a.". Was nämlich „normal" scheinen mag, muß es durchaus nicht sein. Es ist daher besser, nicht eine Normalität zu behaupten, wenn man nur sagen kann, daß dem Untersucher nichts Abnormales aufgefallen war [152].

9.3 Spezialist und Generalist

Die unterschiedliche Vorgehensweise von Allgemeinarzt und Spezialist soll am Beispiel des Beratungsproblems „Unterleibsbeschwerden bei der Frau" dargestellt werden:

So wird vom Gynäkologen als dem Spezialisten eine fachspezifisch begrenzte Ausschlußdiagnostik erwartet. Dagegen muß der Allgemeinarzt möglichst nach allen Seiten hin diagnostisch offen sein.

Der Allgemeinarzt als Generalist wird seiner Funktion auf fachlich hohem Niveau gerecht, wenn er dabei das Abdomen palpiert, die Wirbelsäule prüft, die Nierenlager abklopft, die Portio mittels Vaginalspekulum einstellt, das innere weibliche Genitale palpiert, rektal untersucht, die Psyche beobachtet, ggf. einen Urinstatus veranlaßt oder auch das gesamte Abdomen sonographiert.

Er geht also problemorientiert und gezielt sowie nach allen Seiten hin (auch zur Psyche!) diagnostisch offen vor. Der Gynäkologe dagegen wird in der Wahrnehmung seiner Funktion überwiegend organorientiert arbeiten und in der Regel routinemäßig, also auch bei regelrechtem vaginalen Untersuchungsbefund (entsprechend den Forderungen seiner Fachgesellschaft und Arbeitsgruppen), spezialistische Untersuchungen vornehmen, z.B.

- Entnahme des Vaginalsmears und mikroskopische (ggf. phasenkontrastmikroskopische) Betrachtung des Nativpräparates.
- Untersuchung des Zervixsekrets auf Spinnbarkeit („Farnkrautphänomen").
- Entnahme eines zytologischen Abstriches, getrennt nach Portio und Zervix, Färbung nach Papanicolaou.
- Kolposkopie der Vaginalwände und der Portio, ggf. Fotodokumentation.
- Verschiedene Färbemethoden der Portio.
- Intravaginale Sonographie.

Dieses Beispiel zeigt, daß man die *verschiedenen* diagnostischen Vorgehensweisen der einzelnen Arztgruppen (Allgemeinarzt/Spezialist) auch *unterschiedlich* bezeichnen muß:

So wird man den auf das weibliche Genitale bezogenen Untersuchungsgang beim Allgemeinarzt richtigerweise als „*vaginale Untersuchung*" einordnen; die Untersuchung des weiblichen Genitalis beim Gynäkologen ist nach den oben dargelegten Kriterien demnach eine erweiterte oder komplette Genitalexploration, die von dieser Fachgruppe i. allg. als „*gynäkologische Untersuchung*" bezeichnet wird (vgl. B 1.2, 2.1.1, 9.2).

Natürlich wird der Spezialist auf diese Weise bei seiner kompletten Untersuchung eher einmal mehr einen Abwendbar gefährlichen Verlauf im symptom- und beschwerdefreien Stadium entdecken (z.B. Mikrokarzinom im Zervikalkanal). Trotzdem ist die übliche, oben geschilderte Untersuchung des Allgemeinarztes bei der Beratungsursache „Unterleibsbeschwerden" korrekt.

Damit bleibt für den Allgemeinarzt ein minimales, unabänderliches Risiko, wenn es um die mögliche Früherkennung eines nicht offensichtlichen Unterleibskrebses im Rahmen seiner Vorgehensweise geht. Allerdings sollten beim ausdrücklichen Beratungsziel „Krebsfrüherkennung bei Frauen" ein Mikrokarzinom des Zervikalkanals bzw. der Portio auch seitens des Allgemeinarztes aufgedeckt werden können, weil dieser ebenso wie der Spezialist in vorgeschriebener Weise Präparate von der Portio (und vom Zervixkanal) für den Zytologen abnimmt.

> **Merke:**
> Werden vom Allgemeinarzt spezialistische Leistungen in Diagnostik und Therapie erbracht, so unterliegen sie denselben Qualitätsanforderungen, wie sie im spezialistischen Bereich üblich sind.

9.3.1 Ökonomische Zwänge

Im ganzen gesehen ist es unmöglich, bei jedem Ratsuchenden eine umfassende Krankheitsprophylaxe zu betreiben; es kann daher kein generelles Ziel der Heilkunde sein, alle Gesundheitsstörungen und Anomalien aufzudecken [33].

Kein Staat der Erde verfügt über genügend Mittel, um bei jedem einzelnen Erkrankten eine tiefschürfende ärztliche Befragung und Untersuchung zu finanzieren. Die Regeln der klinischen Diagnostik können nicht einmal bei dem kleinen Bruchteil von Patienten voll eingehalten werden, deren Versorgung im Krankenhaus erfolgt [37].

Der Spezialist muß aus seiner fachlichen Begrenzung heraus erkennen, daß die Erstversorgung des Unausgelesenen Krankengutes in die Hände der darauf spezialisierten Allgemeinärzte gehört. Die Allgemeinärzte brauchen also nicht mehr länger – wie frühere Generationen – ihre Arbeit mit dem unguten Gefühl, eine „minderwertige" Art Medizin zu praktizieren, erledigen.

9.3.2
Rasches Beraten

Auch bei der üblichen, manchmal nur Minuten betragenden Zeitaufwendung je Konsultation in der Allgemeinpraxis (vgl. A 1.8) ergeben sich zusammengenommen im Laufe einer oft lebenslangen Arzt-Patienten-Führung gar nicht selten mehrstündige Kontakte.

Nutzt der Allgemeinarzt die ihm bei der Einzelberatung verfügbare Zeit optimal, dann hat ein Patient größere Chancen, bei gefährlichen Erkrankungen rechtzeitig behandelt zu werden als auf irgendeine andere Weise. Der beste Ort zur Krebs- und sonstigen Früherfassung ist demnach die Sprechstunde eines Allgemeinarztes. Das setzt allerdings voraus, daß sich die Menschen selbst beobachten und daß sie Krankheitszeichen, von denen sie beunruhigt sind, nicht bagatellisieren, sondern damit ihren Hausarzt aufsuchen [37].

9.3.3
Innere Prophylaxe

Unter *innerer Prophylaxe* versteht Braun den Auftrag des Allgemeinarztes, trotz der dominierenden Bagatellen einen spezifischen, optimalen Untersuchungsgang bei den diversen uncharakteristischen Beratungsursachen durchzuführen [30, 37].

Beispiele für solche *optimierten Untersuchungsgänge* – ggf. auch in geteilter Verantwortung mit dem Spezialisten – sind:

> **Übersicht 30**
>
> **Indikationen zur Ableitung eines Elektrokardiogramms in der Allgemeinpraxis [34]**
>
> 1. Bei akuten Beschwerden, die einen Infarktverdacht begründen.
> 2. Vor und während einer Digitalis- oder sonstigen analogen Glykosidbehandlung.
> 3. Bei Fieber und gleichzeitigem Verdacht auf eine entzündliche Herzerkrankung.
> 4. Bei Herzrhythmusstörungen (subjektiv geäußert und/oder objektiv erfaßt).
> 5. Bei Verdacht auf Hypokaliämie.
> 6. Bei akuter und chronischer Herz- und Kreislaufinsuffizienz.
> 7. Bei uncharakteristischer Dyspnoe ohne sonstige befriedigende Befunde.
> 8. Bei uncharakteristischen Schmerzen im Brustbereich, aber auch in der Hals- und der abdominellen Region, sofern sich der geringste Verdacht auf eine kardiale Affektion erhebt.
> 9. Bei uncharakteristischem, blutigen Auswurf.
> 10. Bei erhöhten Blutdruckwerten.
> 11. Bei Verdacht auf einen Herzklappenfehler.
> 12. Zur diagnostischen Absicherung (und Psychotherapie) bei offensichtlicher vegetativer Dysregulation und bei klarer Hypochondrie, soweit auf das Herz bezogene Beschwerden den Patienten ängstigen.
> 13. Bei begründetem Wunsch des Patienten.

– Auch bei der entferntesten Möglichkeit eines Myokardinfarktes, einer Koronarinsuffizienz, einer Myokarditis, usw. (Übersicht 30) → EKG-Ableitung
– Bei allen auf das weibliche Genitale weisenden Symptomen (Übersicht 31) → Vaginaluntersuchung
– Bei allen auf den Enddarm weisenden Zeichen → Rektale Untersuchung
– Bei allen auf Harntraktinfektionen weisenden Beschwerden → Urinuntersuchung
– Bei jeder Hämaturie → Sonographie/Pyelographie
– Bei Uncharakteristischem Fieber (UF), das länger als 1 Woche dauert, oder bei 14 Tage andauerndem uncharakteristischen Husten → Thoraxröntgenuntersuchung
– Bei jedem Verdacht auf einen Abwendbar gefährlichen Verlauf, z.B. bei entsprechend abdomineller Symptomatik, bei Feststellung eines Knotens in der Brustdrüse, bei Schmerzen im Unterbauch mit Fieber und Erbrechen → sofortige Überweisung
– Bei allen einschlägigen Indikationen → Programmierte Diagnostik

9.4
Urolithiasis und Bilder von Koliken

Koliken der ableitenden Harnwege *(Nieren- und Ureterkoliken)* werden in der Allgemeinpraxis zunehmend häufiger beobachtet: Während sie in den 1950er Jahren noch Rang 188 einnahmen [31], finden sie sich am Ende

> **Übersicht 31: Indikationen für die Durchführung der inneren Genitaluntersuchung bei der Frau in der Allgemeinpraxis [25, 32]**
>
> 1. *Bei der Erstberatung bei allen Frauen, ebenso bei rezidivierenden Beschwerden, falls seit der letzten inneren Exploration mehr als 6 Wochen vergangen waren,*
>   - wenn sie ausdrücklich gewünscht wird;
>   - wenn Beschwerden und/oder Zeichen klar auf Krankheiten, Abnormitäten oder Veränderungen am weiblichen Genitale, evtl. im Zusammenhang mit einer Gravidität, hinweisen;
>   - wenn Beschwerden seitens der Harnorgane bestehen;
>   - wenn andere abdominelle Beschwerden bestehen, die sich nicht eindeutig extragenital erklären lassen;
>   - wenn nennenswerte Kopfschmerzen, Ischialgie, Drüsen in der Leiste und ähnliche extraabdominell angegebene Beschwerden und Zeichen mit möglichen Beziehungen zum weiblichen Genitalorgan oder wenn Fieberzustände in den ersten 6 Wochen post partum gegeben sind;
>   - wenn Allgemeinerscheinungen existieren oder alarmierende Befunde anfallen, wofür die entsprechenden Routineuntersuchungen keine befriedigende Erklärung liefern konnten.
>
> 2. *Bei der Wiedervorstellung bei allen Frauen (oder baldmöglichst),*
>   - wenn eine Indikation unter 1. nicht eingehalten wurde;
>   - wenn sich das Bild einer offenbar extragenitalen Krankheit in Richtung auf eine Indikation unter 1. wandelt oder wenn sich ein solches Bild nicht erwartungsgemäß bessert und daher eine Genitalerkrankung ausgeschlossen werden muß;
>   - wenn allgemeine, anfangs banal erscheinende Krankheitsmerkmale ungeklärt weiterbestehen;
>   - wenn u.U. nicht zureichend geklärte allgemeine und örtliche Erscheinungen weiterbestehen und wenn seit der ersten bzw. letzten negativen Exploration mehr als 6 Wochen vergangen sind.

der 1970er Jahre auf Position 61 bzw. in den 1980er Jahren auf Position 63 (Tabelle 1.1; S. 4 ff).

Der Patient mit *Nierenkolik* leidet unter qualvollen, starken Schmerzen, die relativ gleichmäßig und kontinuierlich andauern und je nach Lage des Konkrements lokalisiert sind bzw. ausstrahlen (u.a. mittleres und unteres Abdomen, Hoden, Labien). Der Patient ist in der Regel sehr blaß, unruhig und kann nicht still liegen; Übelkeit, Erbrechen sowie Miktionsdrang können vorhanden sein.

9.4.1
Intensität der Beschwerden

Die *Intensität der Beschwerden* hängt von der Lokalisation des Verschlusses und von der Geschwindigkeit, mit der sich die Überdehnung des Hohlorgans entwickelt, ab.

So kann eine langsam entstehende Obstruktion, z.B. eine chronische Einengung des uretropelvinen Übergangs, nur geringe Schmerzen verursachen oder überhaupt schmerzlos sein und trotzdem zu einer totalen Zerstörung der betroffenen Niere führen.

Häufigste Ursache für Koliken sind Steine. Patienten, die bereits eine Kolik hinter sich hatten, besitzen Erfahrung im Umgang damit und haben meist bereits erste Selbstmaßnahmen eingeleitet, bevor sie einen Arzt herbeirufen.

Erst nach Abgang eines Steines und einem entsprechenden Untersuchungsbefund kann der Arzt anstelle der Klassifizierung „Bild einer Urolithiasis" (C) die exakte Diagnose „Urolithiasis" (D) setzen.

Analog kann aus dem „Bild einer Appendizitis" oder aus dem „Bild einer Extrauteringravidität" letztlich erst aufgrund des Operationsbefundes eine exakte Diagnose formuliert werden.

9.4.2
Stufendiagnostik

Der Patient mit erstmaligen Koliken in der Nieren- und Unterbauchregion fordert meist einen *Hausbesuch* an. Unter den beschränkten Bedingungen der häuslichen Visite muß der Arzt zunächst weitgehend auf gewisse technische und diagnostische Hilfsmittel (z.B. Urinsediment, Sonographie) verzichten; dagegen wird er sorgfältig die gezielte Befragung und körperliche Untersuchung durchführen. Er wird am Krankenbett beim typischen Bild einer Nephro-/Urolithiasiskolik durch eine i.v.-Injektion eines Spasmoanalgetikums dem Patient rasche Linderung zu verschaffen suchen. Dabei darf er abwendbar gefährliche Verläufe nicht verschleiern. Außerdem muß er den Patienten dazu anhalten, nach genau festgelegtem Intervall dem Arzt über den Erfolg der Maßnahme zu berichten.

Der Arzt darf bei diesem Vorgehen nie vergessen, daß hinter dem „typischen Bild" auch einmal eine atypische Appendizitis stecken kann.

In der *Sprechstunde* ist die Untersuchung des Urinsediments (Erythrozyten, Leukozyten, Urate) obligat; eine Sonographie wird sich anschließen, sofern die Möglichkeit dazu besteht. Sie eignet sich hervorragend zum Nachweis einer Obstruktion im Bereich des harnableitenden Systems (Sensitivität ca. 98%, Spezifität ca. 75% [83]). Ein negatives Sonogramm spricht allerdings nicht gegen das Vorliegen eines kleineren Konkrements. Ureterkonkremente sind sonographisch meist nicht darstellbar.

Bei Fortdauer der Krämpfe über 2–3 h hinweg oder bei ihrem Wiederaufflammen erfolgt die Einweisung ins Krankenhaus. Fälle mit unwesentlichen, weiterbestehenden Schmerzen können dem Urologen nach 24 h ambulant vorgestellt werden.

Im beschwerdefreien Intervall sind die Erhebung des Urinstatus, die Bestimmung der Harnsäure sowie ein Ausscheidungsurogramm und ggf. ein Computertomogramm (CT) angezeigt.

In ca. 80% der Fälle gehen die Steine unter Koliken spontan mit Makro- oder Mikrohämaturie ab. Die Zusammensetzung des Konkrements ist meist unterschiedlich (gemischtes Konkrement). Nach der Reihenfolge ihrer Häufigkeit werden Kalziumoxalatsteine, Phosphatsteine und Harnsäuresteine gefunden.

Als *allgemeine Diätempfehlung* für Steinträger gilt: Gemischte Kost bei reichlicher Flüssigkeitszufuhr und körperliche Bewegung – insgesamt also eine Änderung der Lebensgewohnheiten [Cave: Übermäßiger Genuß von bestimmten Nahrungsmitteln, z.B. Milch, unreifes Obst, Tomate, Blumenkohl, Schokolade, Fleisch; Alkohol – besonders Bier (!) – bei Harnsäuresteinen].

9.5
Blasen- und Nierenbeschwerden

Patienten mit schmerzhaftem Harndrang *(Algurie)* und/oder erschwertem, tropfenweisen Wasserlassen *(Dysurie)* und/oder häufigem Harndrang *(Pollakisurie)* suchen die Sprechstunde meist mit der Vermutung einer Blasenentzündung oder einer „erkälteten Blase" auf.

Manche Kranke glauben, sie hätten sich „verkühlt" (z.B. kalter Sitz, kalte Füße, Skifahren). Häufig wird bereits ein Fläschchen Urin für eine Untersuchung mitgebracht. Die Patienten suchen neben der raschen Linde-

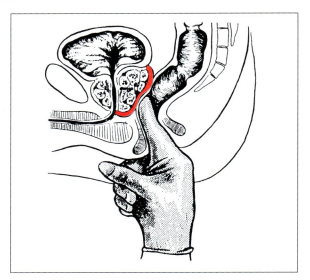

Abb. 9.1. Die rektodigitale Untersuchung gibt Auskunft über Größe, Beschaffenheit, Form, Konsistenz und Knotenbildung der Prostata, soweit sie der Palpation zugänglich [153]

rung ihrer Beschwerden auch die Zerstreuung ihrer Befürchtung, sie könnten sich eine Nierenbeckenentzündung zugezogen haben oder es könnte sich eine solche noch entwickeln.

Als *Erstmaßnahme* haben einige der Betroffenen bereits die Trinkmenge (ggf. Blasen- und Nierentee) erhöht und sich warmgehalten. Mütter nehmen diese Maßnahmen instinktiv bei ihren Kindern wahr, wenn ihnen entsprechende Veränderungen aufgefallen sind (z.B. beißender, scharfer Geruch der nassen Windel, häufiger Drang zum Wasserlassen, unruhiges Kind).

Frauen sind für Harnwegsinfekte, auch Rezidive, besonders anfällig. Dabei scheinen anatomische Gegebenheiten neben einer falschen Intimhygiene oder Sexualpraktiken (Verschleppung von Coli-Bakterien vom After in Richtung Urethra) eine Rolle zu spielen.

Bei jungen Männern ist eine bakterielle Zystitis selten und immer verdächtig auf eine komplizierte Infektion. Bei älteren Männern – aber nicht nur bei diesen – muß an eine Abflußbehinderung gedacht werden; daher darf der Arzt niemals die Untersuchung der Prostata (Abb. 9.1) unterlassen.

Harnwegsinfekte können sich oftmals hinter *atypischen Symptomen* verbergen: Die Patienten klagen lediglich über Schlappheit oder darüber, daß sich eine andere Krankheit verschlimmert. Besonders Kinder können auf diese Weise reagieren. Diabetiker, oft ältere Frauen, sind für Harnwegsinfekte empfänglich; bei ihnen kann die atypische Symptomatik die Aufdeckung des Infekts erschweren.

Von einem *Rezidiv* spricht man bei wiederkehrendem Infekt innerhalb von 2 Wochen. Bei mehr als 3 Infekten innerhalb eines Jahres spricht man von einem *rezidivierenden Neuinfekt*.

Für die Diagnostik von Beschwerden beim Wasserlassen empfehlen sich die Checklisten Nr. 53 „Pollakisurie-Programm" und Nr. 54 „Dysurie-Programm". Obligat ist die Harnanalyse mittels Teststreifen und/oder Beurteilung des Harnsediments (Abb. 13.2, S. 349 und Farbtafel, S. 366 f).

Als *komplizierte Harnwegsinfektionen* gelten Infektionen bei Männern, Kindern und Schwangeren, ebenso bei Diabetikern, Patienten mit Immunsuppression oder nach Harnwegsoperationen sowie bei Dauerkatheterträgern.

Bei jedem vermuteten komplizierten Harnwegsinfekt sollte eine orientierende bakteriologische Untersuchung mit einem Eintauchnährboden (z.B. Uricult®) durchgeführt werden. Von einer *signifikanten Bakteriurie* spricht man, wenn eine Keimzahl >10^5 pro ml Mittelstrahlurin vorliegt [58a].

Gewöhnlich treten im Harnsediment Blutkörperchen aus dem peripheren Blut auf, allerdings nur in geringer Zahl. Polymorphkernige Neutrophile und Erythrozyten kommen am häufigsten vor und sind auch am leichtesten zu erkennen (Farbtafel, S. 366 f).

Ein *Dauerkatheter*, besonders bei Hochbetagten, kann eine Eintrittspforte für Blasen- und Niereninfektionen darstellen (vgl. B 9.11). Wie jeder Hausarzt weiß, bleiben allerdings viele Dauerkatheterträger über Wochen und Monate, abgesehen von einer signifikanten Bakteriurie und Leukozyturie, subjektiv beschwerdefrei.

Weder die Menge der Keime pro Millimeter (ml) Urin noch die Anzahl der Keimarten oder die Art des Keimes sind relevant für eine akute Zystitis (vgl. unten). Warum und wann beim Langzeitkatheterträger eine akute Infektion auftritt, ist ebenfalls unklar [234].

> ! **Bei Kindern kann ein Harnwegsinfekt (oder ein Rezidiv) Anzeichen einer bisher unerkannten Harnabflußstörung oder einer Mißbildung sein. Daher sollte bereits beim ersten Harnwegsinfekt die Überweisung zum Spezialisten bedacht werden.**

9.5.1
Akute Zystitis

Zum Bild der *akuten Zystitis* kann neben den Kardinalsymptomen Algurie – Dysurie – Pollakisurie auch trüber, oft terminal blutiger Urin gehören. Fieber ist nicht obligat. Die Symptome bestehen unabhängig von Tag und Nacht. Entscheidend für das Bild einer Zystitis ist neben der Symptomatik der Urinstatus: reichlich Leukozyten, Epithelien, Bakterien und vereinzelt Erythrozyten. Eine Hämaturie läßt zunächst an eine hämorrhagische Zystitis denken.

> ! **Einer positiven Eiweißreaktion im Urin muß nicht immer eine echte renale Proteinurie zugrunde liegen. Auch Pyurie und Hämaturie können einen positiven Eiweißbefund hervorrufen. Zum typischen akuten Nierenprozeß gehören darüber hinaus Fieber, erhöhte BKS und Zylinderurie [261].**

Neben den für die Allgemeinpraxis wichtigen Erregern (Coli, Enterokokken) muß auch an Trichomonaden (bei sexuell Aktiven) oder an Candidabefall (bei älteren Personen oder schlechtem Allgemeinzustand) gedacht werden. Problemkeime des Krankenhauses begegnen dem Arzt in der Allgemeinpraxis selten.

Bei akuten Harnweginfekten kommt der Selbstheilungstendenz (vgl. B 2.2) große Bedeutung zu.

Die akute Zystitis ist fast immer eine Monoinfektion. Im allgemeinen kann der Arzt mit einer Abheilung binnen spätestens 2 Wochen rechnen. *Antibiotika* verkürzen die Symptomdauer und helfen, Komplikationen zu vermeiden. Mittel der Wahl ist die Kurzzeittherapie.

Zystitisrezidive oder *chronische Entzündungen* der Blase erfordern endoskopische und röntgenologische Untersuchungen. Therapieresistente Fälle werden zu den chronischen Zystitiden gezählt. Niedrig dosierte *Langzeitprophylaxe* (z.B. mit Nitrofurantoin oder Trimethoprim/Infectotrimet®) reduziert im allgemeinen die Infekthäufigkeit.

Bei der „Reizblase" auf dem Boden vegetativer Störungen, ausgelöst durch sexuelle Konfliktsituationen, Partnerschaftsprobleme sowie hormonelle Störungen, besteht keine Bakteriurie [112].

9.5.2
Pyelonephritis

Das klassische Vollbild der *Pyelonephritis* ist durch die Trias gekennzeichnet:

- Hoch fieberhafter Zustand, evtl. mit Schüttelfrösten (plötzlicher Beginn).
- Meist einseitiger Druckschmerz und/oder Spontanschmerz in der Nierengegend.
- Signifikante Bakteriurie. Eiweiß schwach-positiv, massenhaft Leukozyten.

Vermehrt Eiweiß und Zylinder sprechen für eine Beteiligung des Nierenparenchyms.
Beim gleichzeitigen Vorliegen einer
- Pollakisurie und Algurie
wird das „Bild einer Zystopyelitis" klassifiziert,
- bei vermehrt Zylindern im Harnsediment dementsprechend das „Bild einer Zystopyelonephritis".

Bei den Symptomen einer akuten Zystitis muß der Hausarzt die Möglichkeit eines aufsteigenden (urinogenen) Harnwegsinfektes bedenken; die akute Pyelonephritis kann auch hämatogen entstehen.

> **!** Beim uncharakteristischen, nicht rasch abklingenden Fieber muß im Rahmen der vertieften Diagnostik nach spätestens 2–3 Tagen (sofern keine Überweisung indiziert ist) auch ein Harnweginfekt ausgeschlossen werden.

Die Erregerbestimmung sollte der Therapie einer akuten Pyelonephritis vorausgehen (Mittelstrahlurin beim Mann, ggf. Katheterismus bei der Frau). Ausnahmsweise kann ungezielt antibakteriell behandelt werden.

> **!** Bei Schwangeren ist auf die asymptomatische signifikante Bakteriurie zu achten, aus der sich eine akute Pyelonephritis (auch ohne manifeste Symptomatik) entwickeln kann [135].

Wegen der möglichen Übergänge in eine Urosepsis bzw. eine chronische Verlaufsform sind die seltenen Pyelonephritisfälle mit hohem Fieber eher großzügig einzuweisen.

9.5.3
Phytotherapie

Bei der Behandlung von Erkrankungen der ableitenden Harnwege und der Prostata (vgl. B 9.6) spielen pflanzliche Arzneimittel eine große Rolle. Diese lassen sich in 4 Gruppen einordnen:
- Harnwegsdesinfizienzien,
- Diuretika,
- miktionsbeeinflussende und Prostatamittel,
- Urolithiasismittel.

Die Präparate können bei bestimmten Indikationen erfolgreich angewendet werden (Tabelle 9.2).

- Zur sog. *Durchspülungstherapie* haben sich verschiedene pflanzliche Drogen bewährt, die in einer Vielzahl von Fertigarzneimitteln unterschiedlicher Zusammensetzung – oft auch als Teezubereitung – vorhanden sind und meist folgende diuretisch wirksame Bestandteile enthalten: Ackerschachtelhalm, Birkenblätter, Brennessel, Goldrute, Hauhechel, Katzenbart, Liebstöckl, Löwenzahn, Petersilie, Schlüsselblume, Wacholderbeeren.

Tabelle 9.2. Zusammenstellung verschiedener pflanzlicher Drogen (Auswahl) nach Indikationen bei Erkrankungen der ableitenden Harnwege und der Prostata [116]

Indikation	Pflanzliche Drogen (Auswahl)	Wirkstoffe
Entzündungen der ableitenden Harnwege	Bärentraubenblätter	Arbutin/Hydrochinon
	Bruchkraut	ätherische Öle/Saponin
	Kapuzinerkresse	Benzyl-Senföl
Nieren- und Harnleitersteine	Färberröte/Krapp und weitere pflanzliche Bestandteile	Alizarin u.a. Aeszin
Reizblase/ vegetatives Urogenitalsyndrom	Zwergpalme	ätherische Öle/Sitosterin
	Kürbissamen und weitere pflanzliche Bestandteile	Kavapyrone Phytosterole Arbutin
Bettnässen	Johanniskraut/ Gewürzsumach und weitere pflanzliche Bestandteile	Hyperizin ätherisches Öl/Gerbstoff
Benigne Prostatahyperplasie (Prostataadenom)	Brennesselwurzel	
	Kürbissamen und weitere pflanzliche Bestandteile Hypoxis rooperi Zwergpalme	Phytosterole

- *Spezifisch wirksam* bei Harnwegsinfekten sind folgende pflanzliche Desinfizienzien: Bärentraubenblätter, Brunnenkressekraut, Bukkoblätter, Kapuzinerkressenkraut, Meerrettichwurzel, Preiselbeerblätter, weißes Sandelholz [58a].
- In der *Prophylaxe und Therapie* von Nieren- und Harnleitersteinen kommen neben den oben genannten diuretisch wirksamen Drogen folgende Phytopharmaka – häufig in Kombinationspräparaten – zur Anwendung: Färberröte oder Krapp, Roßkastanie, Kamillenblüten, echtes Goldrutenkraut (Solidago virgaurea).
- Zur *Behandlung der Reizblase* haben sich bewährt: Die getrockneten Beerenfrüchte der Zwerg- oder Sägepalme (Sabal serrulata), das antiphlogistisch wirkende Sitosterin (das ubiquitär – auch in der täglichen Nahrung – vorkommt) sowie Kürbissamen (Semen cucurbitae) und Schachtelhalm (Herba equiseti).

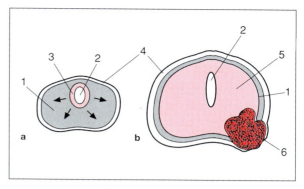

Abb. 9.2a, b. Querschnitt durch die hintere Harnröhre eines jungen (*a*) und eines älteren Mannes (*b*). 1 Prostata, 2 Urethra, 3 periurethrale Drüse (Adenomkern), 4 Prostatakapsel, 5 Adenomyofibrom, 6 Prostatakarzinom. Die Entwicklung eines Adenoms und eines Karzinoms der Prostata ist schematisch dargestellt [261]

9.6
Prostatahyperplasie

Die Prostata ist eine akzessorische Geschlechtsdrüse und normalerweise etwa kastaniengroß. Sie sitzt am Blasenhals und umschließt den zentralen Harnröhrenabschnitt. Was in unserem Sprachgebrauch als sog. Prostatahypertrophie bezeichnet wird, hat mit der Vorsteherdrüse, außer ihrer engen topographischen Beziehung, nichts zu tun.

Das Beratungsergebnis *benigne Prostatahyperplasie (BHP)* nimmt in den Statistiken der 1980er Jahre einen mehr als doppelt so hohen Häufigkeitsrang ein [151, 237] als in den 1950er Jahren [31]. Überwiegend sind die über 65jährigen betroffen, entsprechend seltener die 45- bis 64jährigen [37].

Beim *Blasenhalsadenom* handelt es sich um Wachstum des periurethralen Gewebes (Adenomyofibrom; Abb. 9.2a und b), das zur Verdrängung der Prostata, Einengung der Urethra und Verschluß des Blasenausgangs durch den Prostatamittellappen führt. Funktionelle Folgen sind Blasenauslaßstörungen (Ventilmechanismus) und Muskelhypertrophie der Harnblase (Balkenblase). Dekompensation der Blasenmuskulatur führt zur Überlaufblase. Die Restharnbildung (Abb. 9.3a–c) fördert die Entstehung von Harnwegsinfektionen.

Nicht selten entdeckt der Arzt bei einem älteren Menschen anläßlich der rektalen Untersuchung (z.B. Männervorsorgeuntersuchung, Diagnostik von Blut im Stuhl

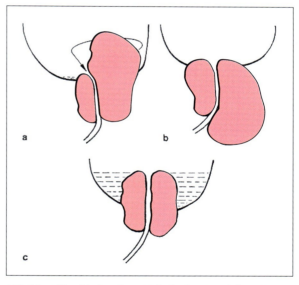

Abb. 9.3a-c. Verschiedene Formen der benignen nodulären Prostatahyperplasie (BPH). *a*) Partiell intravesikales Prostataadenom ohne Restharn; nur geringe Beschwerden wie im Stadium I. *b*) Extravesikales Adenom; keine Beschwerden. *c*) Intravesikales Adenom; ausgeprägte Beschwerden wie im Stadium II, Restharn [139]

– vgl. 6.3) eine mäßig vergrößerte, glattwandige, d.h. nicht karzinomverdächtige Vorsteherdrüse (Abb. 9.1; vgl. B 9.5), ohne daß der Patient selbst über eine Behinderung seines Harnflusses geklagt hätte. In einem solchen Fall erübrigen sich (abgesehen von einer Urinuntersuchung) zunächst weitere diagnostische oder therapeutische Aktivitäten. Regelmäßige Kontrolle der Prostata sind dem Patienten allerdings nahezulegen.

Ältere Männer bagatellisieren gerne die – besonders nachts – häufigen Harnentleerungen *(Nykturie)*. Steckt eine benigne Prostatahyperplasie dahinter, kann es nach und nach durch Anstauung zu einer Erweiterung der ableitenden Harnwege, zur zunehmenden Restharnbildung, zum Harnwegsinfekt und schließlich sogar zur totalen Harnsperre kommen (Tabelle 9.3).

Die Prostatasonographie erlaubt eine gute Größenbestimmung und Abgrenzung des ganzen Organs und ergänzt so sinnvoll die rektale Palpation (Abb. 9.4).

Die Obstruktion hängt nicht allein von Größe und Form des rektal tastbaren Prostatasegments ab (Abb. 9.1), sondern v.a. vom Mittellappen. Der Palpationsbefund wird meist überschätzt.

Für die *Beurteilung der Lebensqualität* des Prostatakranken hat sich ein internationaler Standard zur Quantifizierung der Symptome einschließlich des Leidensdrucks bewährt (Tabelle 9.4).

Als Maßstab für die *Operationsindikation* gelten:
- die Schwere der Symptome,
- insbesondere die Restharnmenge und
- der Röntgenbefund (Angelhakenform der terminalen Harnleiter usw.).

! **Die Größe der Prostata korreliert nicht mit der Intensität der Beschwerden!**

Tabelle 9.3. Symptomorientierte Stadieneinteilung der benignen Prostatahyperplasie n. Vahlensiek [111]

Stadium	Merkmale
I „Vorstadium"	– symptomlos – palpatorisch vergrößerte Prostata
II „Reizstadium"	– verzögerter Miktionsbeginn – abgeschwächter Harnstrahl – verlängerte Miktionsdauer – Nachträufeln nach Miktion – Pollakisurie – Nykturie (= 3- bis 5malige Entleerung)
III „Restharnstadium"	– wie Stadium I, aber zunehmend – signifikante Restharnbildung (> 20% des Miktionsvolumens) – Pseudodivertikel der Blase – gelegentlich Harnverhalt
IV „Dekompensationsstadium"	– Überlaufblase (Ischuria paradoxa) – Harnstauungsnieren – schleichende Urämie

Eine dauerhafte und wirksame konservative medikamentöse Therapie des Prostataadenoms ist bisher nicht bekannt. Versuchsweise sollten im Stadium II, aber auch noch im Stadium III bestimmte Phytopharmaka (vgl. B 9.5.3) eingesetzt werden [135].

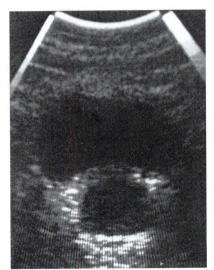 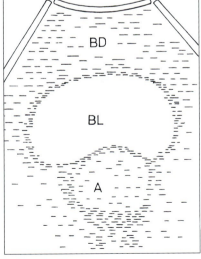

Abb. 9.4. Darstellung eines Prostataadenoms unter der teilgefüllten Blase mit einem Sektorscanner. Die rundliche symmetrische hypertrophierte Prostata ist gut erkennbar. Keine Differenzierungsmöglichkeit anhand Binnenstrukturmusters [8]. **BD** Bauchdecke, **BL** Blase, **A** Adenom

Tabelle 9.4. Internationaler Prostata Symptome Score (IPSS) nach WHO-Empfehlungen. Maximal 35 Score Punkte: 0–7 = leichte Symptomatik, 8–19 = mittlere Symptomatik, 20–35 = hochgradige Symptomatik

Die Angaben beziehen sich auf *die letzten 4 Wochen* Bitte ankreuzen	niemals	seltener als in einem von fünf Fällen	seltener als in der Hälfte aller Fälle	ungefähr in der Hälfte aller Fälle	in mehr als der Hälfte aller Fälle	fast immer
1. Wie oft hatten Sie das Gefühl, daß Ihre Blase nach dem Wasserlassen nicht ganz entleert war?	0	1	2	3	4	5
2. Wie oft mußten Sie innerhalb von 2 Stunden ein zweites Mal Wasser lassen?	0	1	2	3	4	5
3. Wie oft mußten Sie beim Wasserlassen mehrmals aufhören und wieder neu beginnen?	0	1	2	3	4	5
4. Wie oft hatten Sie Schwierigkeiten, das Wasserlassen hinauszuzögern?	0	1	2	3	4	5
5. Wie oft hatten Sie einen schwachen Strahl beim Wasserlassen?	0	1	2	3	4	5
6. Wie oft mußten Sie pressen oder sich anstrengen, um mit dem Wasserlassen zu beginnen?	0	1	2	3	4	5
	niemals	einmal	zweimal	dreimal	viermal	fünfmal oder mehr
7. Wie oft sind Sie im Durchschnitt nachts aufgestanden, um Wasser zu lassen?	0	1	2	3	4	5
Gesamtsumme =						
	ausgezeichnet	zufrieden	überwiegend zufrieden	gemischt, teils zufrieden, teils unzufrieden	überwiegend unzufrieden	unglücklich	sehr schlecht
Wie würden Sie sich fühlen, wenn sich Ihre jetzigen Symptome beim Wasserlassen in Ihrem weiteren Leben nicht mehr ändern würden?	0	1	2	3	4	5	6
Lebensqualitätindex =							

Es stehen Operationsverfahren zur Verfügung, die in ihrer Durchführung grundverschieden sind (Abb. 9.5):
- die offene Adenomektomie mittels
  - transvesikalem,
  - retropubischem oder
  - perinealem Zugang;
- die transurethrale Adenomektomie (Goldstandard),
- die Hyperthermie.

9.7
Prostatakarzinom

Findet man bei der Abtastung der Vorsteherdrüse isolierte Verhärtungen oder Knotenbildungen, so ist wegen Verdachts auf ein *Prostatakarzinom* die sofortige Überweisung in den spezialistischen Bereich zu veranlassen (Abb. 9.2b).

  Die allermeisten Prostatakarzinome entwickeln sich (im Gegensatz zu den Adenomen) harnröhrenfern, also in der dem Mastdarm zugewandten Zirkumferenz der Prostata (Lobus posterior; [135]).

Bei rechtzeitiger Entdeckung sind die Heilungsaussichten gut. Der operative Eingriff (radikale Prostatektomie) wird ergänzt durch Bestrahlung, Androgenblockade und Zytostatika. Der Hausarzt betreut solche Patienten oft über Jahre.

Knochenmetastasen bereiten hartnäckige Schmerzen. Sie können imponieren als Lumbalgie, Ischialgie

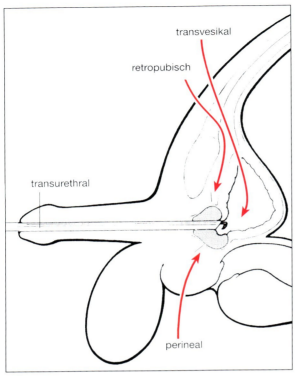

Abb. 9.5. Zugangswege der offenen und transurethralen Adenomektomie der Prostata [261]

Enuresis diurna (Einnässen am Tag) und *Enuresis nocturna (nächtliches Einnässen)*, beide Formen können gleichzeitig vorkommen.

Die Enuresis ist keine Krankheitseinheit, sondern ein Symptom (A), dem verschiedene Ursachen zugrunde liegen können. Sofern das Kind nie trocken war, spricht man von einer primären Enuresis, im Gegensatz zur sekundären Enuresis, wenn das Kind bereits trocken war (Tabelle 9.6).

Mädchen mit Enuresis, insbesondere, wenn sie sekundär und/oder als Enuresis nocturna et diurna auftritt, haben sehr häufig einen Harnwegsinfekt (HWI). Bei Jungen geht eine alleinige Enuresis nocturna jedoch fast nie mit pathologischen Urinbefunden oder anatomischen Veränderungen des Harntraktes einher [143].

Bei Kindern, besonders bei Knaben, die wiederholt und unbemerkt nächtlich einnässen, kann bis zum Einschulungsalter zugewartet werden. Voraussetzung hierfür ist jedoch der Ausschluß von Anomalien und Infekten an den Harnwegen. Selbst mit 14 Jahren sind noch 5 % der Kinder Bettnässer.

Eine familiäre Häufung ist bekannt (vgl. Tabelle 9.6). Fehlende soziale und familiäre Zuwendung (Kinderheime) können ebenso wie das überprotektive Verhalten von Eltern ursächlich eine Rolle spielen [135]. Entsprechend muß die Therapie orientiert sein, z.B. Blasentraining (Übersicht 32), ggf. Unterstützung durch Blasenspasmolytika wie Propiverin.

(vgl. B 2.1 und 2.4) oder andere Neuralgien. Etwa ein Drittel der Prostatakarzinome wird erst in diesem Stadium gefunden [97].

> **!** Bei mehr als 1 Woche bestehender, therapieresistenter „Ischialgie" ist beim Mann eine Untersuchung von Rektum und Hoden zum Ausschluß eines Prostata- oder Hodenkarzinoms notwendig, bei der Frau die rektovaginale Exploration zum Ausschluß eines Portio- oder Uteruskarzinoms! (Checkliste Nr. 19 „Schmerzen im Bereich des N. Ischiadicus/Ischias-Programm").

9.8
Enuresis nocturna

Unter Enuresis, dem Einnässen, versteht man unkontrollierte und unbewußte Harnabgänge nach dem 3. bis 5. Lebensjahr (Tabelle 9.5). Man unterscheidet zwischen

9.9
Blut im Harn (Hämaturie)

Sichtbare Blutbeimengungen im Urin oder eine Rotverfärbung, die für Blut gehalten wird, erschrecken den Patienten.

Kriterium einer *stärkeren Blutung (Makrohämaturie)* ist die Koagelbildung (*Achtung*: Eigentamponade!). Die Blutung ist meist schmerzlos.

Die spezialistische Abklärung bei Makrohämaturie ist obligat.

Die *Mikrohämaturie* (= mikroskopische Hämaturie = mehr als 2 Erythrozyten pro Gesichtsfeld bei 400facher Vergrößerung) wird meist zufällig im Rahmen der Urindiagnostik per Teststreifen und Sediment gefunden (vgl. B 9.5, Farbtafel, S. 366 f). Auch jede Mikrohämaturie muß sorgfältig abgeklärt werden (ggf. in Zusammenarbeit mit dem Spezialisten), die Überwachungsintervalle

Tabelle 9.5. Normale Entwicklung der Blasenbeherrschung [145]

Alter	Entwicklungsstand
Neugeborenes	Reflexurinieren durch sich verstärkenden Blasendruck, 12- bis 16mal in 24 h, Blasenkapazität 30–60 ml
15 Monate	Volle Blase wird bewußter. Harnlassen erfolgt manchmal schon beim „Topfen". Nasse Windeln machen Unlustgefühle
3 Jahre	Volle Blase kann für kurze Zeit zurückgehalten worden. Tagsüber meist trocken. Nachts nur trocken, wenn das Kind zwischen 21 und 24 Uhr aufgenommen wird
4 Jahre	Miktion kann bei fast voller Blase durch Kontraktion von Zwerchfell und Bauchmuskeln ausgelöst werden. Harnlassen kann bei voller Blase durch bewußte Kontrolle verzögert werden. Nachts meist trocken
6 Jahre	Blasenentleerung ist schon bei unterschiedlichen Füllungszuständen möglich (wie bei Hunden)
Schulalter	Urinieren 5- bis 7mal in 24 h; Blasenkapazität beim Adoleszenten 250–550 ml

Tabelle 9.6. Primäre und sekundäre Enuresis, Vorgehen in der Praxis [n. 120]

Enuresisformen		Körperliche Symptome	Therapie
Primär:	d.h. ohne vorausgehende Sauberkeitsgewöhnung (jenseits des 4. Lebensjahres!)	Notwendigkeit des Ausschlusses organischer Ursachen (Mißbildungen usw.) bzw. von Oligophrenien, häufig genetisch determiniert; (Familiarität), funktionelle Blasenstörungen (Sphinkter-Detrusor-Steuerung)	Überweisung zum Kinderurologen. Blasenentleerung vor dem Schlafengehen, Konditionierung mit Weckgeräten (Alarmton bei Einnässen). Blasentraining. Selbstheiltendenz: 15% je Jahrgang
Sekundär:	nach vorausgehender Sauberkeitsgewöhnung (Manifestation meist zwischen 4. und 8. Lebensjahr) Verhältnis Knaben/Mädchen 2:1 Ursachen: Streß (Leistungsdruck) Vernachlässigung durch Aufmerksamkeitsentzug (Protesthaltung des Kindes), evtl. Störungen des Schlafverhaltens (Tiefschlaf)	Enuresis diurna weist auf schwerwiegende Konfliktsituationen hin bzw. ist Ausdruck einer Oligophrenie; Ausschluß organischer Ursachen dringend erforderlich	Familientherapie. Abbau restriktiver (angstverstärkender) Maßnahmen. Weckschemata, Diät usw., Flüssigkeitsbeschränkung haben keinen wesentlichen Einfluß auf den Therapieverlauf. Die Resultate liegen im Bereich der Quote der Spontanheilungen

Übersicht 32

Anweisung zum Blasentraining [146]

1. Einmal täglich Urin solange wie möglich anhalten, am besten nach dem Heimkommen von der Schule.
2. In dieser Zeit soviel wie möglich Wasser, Milch oder Saft trinken.
3. Nach möglichst langem Urinanhalten Wasserlassen in ein graduiertes Gefäß, so daß man die tägliche Steigerung des Blasenvolumens sehen und aufschreiben kann.
4. Das Kind bzw. die Eltern führen sorgfältig Buch über jede Urinmenge sowie über die „trockenen" und die „nassen" Nächte (Miktionstagebuch).
5. In der Zeit des Urinanhaltens soll das Kind abgelenkt werden, z.B. durch Spiele mit Eltern und Geschwistern.
6. Nach erfolgter Steigerung des Blasenvolumens wird der Harnstrahl geübt, der Vater zeigt z.B. dem Jungen, wie man beim „Pinkeln" plötzlich stoppt und wieder anfängt.
7. Danach übt das Kind mehrmals täglich, den Urinstrahl anzuhalten und freizulassen.

sind engmaschig anzusetzen. Manche Fälle können nicht aufgeklärt werden, andere Hämaturien verschwinden spontan.

> **!** Bei Mikro- und Makrohämaturie auch an die Behandlung mit Antikoagulanzien (vgl. Zusatzfragen „Apoplexie" in B 11) denken!

9.10 Phimose

Gelegentlich sprechen die Eltern den Arzt (z.B. im Rahmen einer Vorsorgeuntersuchung) besorgt auf eine mögliche Vorhautverengung ihres Babys an und meinen, daß die Vorhaut sich nicht über die Eichel zurückstreifen läßt.

Aufgabe des Arztes ist es, den ängstlichen Müttern zu erklären, daß *Vorhautverklebung* (Conglutinatio) und *Vorhautverengung (Phimose)* in den ersten Lebensjahren physiologisch sind und sich bis zum Schuleintritt in den allermeisten Fällen zurückbilden („physiologische Phimose").

Sie bedürfen keiner Therapie (*Cave:* mechanische Manipulationen zur Lösung der Präputialverklebung!).

Therapiepflicht (Zirkumzision) besteht erst, wenn der dünne Harnstrahl abgelenkt oder der Vorhautsack bei der Miktion aufgebläht wird. Die *echte Phimose* ist selten; sie sollte zwischen dem 2. und 6. Lebensjahr operiert werden. Auch bei älteren Männern kann es – in seltenen Fällen – zu einer zunehmenden Vorhautverengung kommen, die ein Zurückstreifen unmöglich macht.

Die *Paraphimose* entsteht, wenn die verengte Vorhaut über die Glans penis zurückgestreift und fixiert ist (Gefahr der Abschnürung der Glans!). Therapeutisch kommt deshalb der sofortige Repositionsversuch in Frage (Abb. 9.6) bzw. die Einweisung in den spezialistischen Bereich.

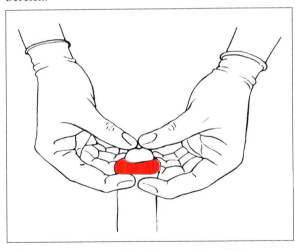

Abb. 9.6. Repositionsversuch bei der Paraphimose [97]

Die seltene *Entzündung der Vorhaut (Posthitis)* tritt meist gemeinsam mit einer *Entzündung der Eichel (Balanitis)* auf. Diese Entzündung der Glans penis und des inneren Präputialblattes *(Balanoposthitis)* beruht in der Regel auf einer Zersetzung von Smegma, wie es bei Phimosen, gelegentlich auch beim Diabetes mellitus vorkommt. Die isolierte Balanitis ist im Krankengut der 1980er und 1990er Jahre mit Rang 179 bzw. 130 ein regelmäßig häufiges Beratungsergebnis [151, 237].

9.11
Harninkontinenz

Unbeabsichtigtes Einnässen wird meist nur auf ein gezieltes Befragen (z.B. bei Senkungen am Beckenboden, bei Harnweginfekten) vom Patienten, evtl. im Rahmen von Vorsorgeuntersuchungen, eingeräumt (Tabelle 9.7).

Tabelle 9.7. Beispiele für Gelegenheiten oder Personenkreise, das Problem Harninkontinenz anzusprechen

- Früherkennungsuntersuchungen (Männer und Frauen).
- Gesundheits-Check-up.
- Ganzkörperuntersuchung („Status").
- Körperliche Untersuchung im Rahmen der präoperativen Diagnostik.
- Patienten, v. a. Pflegepatienten, im Rahmen des Hausbesuchs.
- Altersheimbewohner und/oder deren Pflegedienste.
- Im Zusammenhang mit Urindiagnostik in der Praxis.
- Angehörige, die über gebrechlicher werdende Familienmitglieder/Ehepartner berichten.

Die betreffende Gruppe sollte so direkt wie möglich gezielt befragt werden, beispielsweise
- *„Haben Sie gelegentlich mal mit dem Wasserhalten Probleme?"*

(im Bejahungsfall):
- *„Müssen Sie öfters gehen, als Ihnen lieb ist?"*
- *„Können Sie das Wasser gut halten, oder geht da schon manchmal unfreiwillig was ab?"*

(zusätzlich):
- *„Haben Sie schon was dagegen gemacht? Vorlagen? Einlagen? Tabletten vom Apotheker?"*
- *„Belastet Sie das Problem sehr?"*

Bei *Frauen* liegt in der Mehrzahl der Fälle eine muskuläre Insuffizienz des Beckenbodens vor (traumatische Schäden durch Entbindungen, Zustand nach Hysterektomie); daneben spielen hormonelle Einflüsse oder Adipositas eine Rolle.

Je nach Ätiologie der Inkontinenz werden heute 5 verschiedene Formen unterschieden: Streßinkontinenz, Urge-Inkontinenz, Reflexinkontinenz, Überlaufinkontinenz und extraurethrale Inkontinenz. Daneben gibt es auch noch gemischte Formen (z. B. die häufige Streß- und Drang-Inkontinenz).

– *Streßinkontinenz:* Insuffizienz der Urethra. Der intravesikale Druck übersteigt bei körperlicher Belastung oder Husten, Niesen, Lachen, schwerem Heben etc. den „Haltedruck" der Verschlußmuskulatur. Vorkom-

men häufig bei Descensus uteri oder Beckenbodeninsuffizienz (vgl. B 9.17.10), oftmals Zysto- oder Rektozele vorhanden.
- *Urge-(Drang)inkontinenz:* Imperativer Harndrang mit Urinverlust vor Erreichen der Toilette. Unwillkürlicher Urinabgang unabhängig vom Füllungszustand der Blase infolge unkontrollierter Detrusorkontraktionen (motorisch: z.B. multiple Sklerose oder Zerebralsklerose; sensorisch: z.B. entzündliche Blasenwand- oder Harnröhrenveränderungen).
- *Gemischte Formen:* Urethralinsuffizienz + motorische Reizblase.
- Das *Miktionsprotokoll* ist ein effektives Instrument der Basisdiagnostik. Es enthält sowohl objektive als auch subjektive Anteile (Abb. 9.7). Erfaßt wird, ob und zu welcher Zeit eine bestimmte Menge Urin ge-

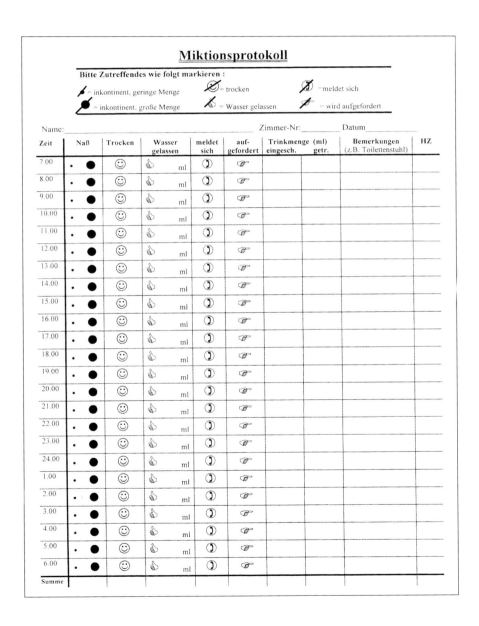

Abb. 9.7. Beispiel für ein Miktionsprotokoll

lassen wird, zu welcher Zeit und in welchem Ausmaß es zu unkontrolliertem Urinabgang kommt. Die dabei verlorene Urinmenge kann durch Beobachtung oder durch Sammeln und Wiegen der Inkontinenzvorlagen (*Pad-Test*) festgestellt werden. Parallel dazu wird das Trinkverhalten dokumentiert. Die Informationen werden tagsüber alle 2–3 h, nachts in 3- bis 4stündigen Intervallen erhoben. In der Regel liefert eine Analyse über 72 h zuverlässige Ergebnisse.

Die exakte Unterscheidung wird letztlich durch die Zystourethrotonometrie durch den Facharzt erfolgen. Dadurch ergeben sich Konsequenzen bezüglich des *therapeutischen Vorgehens*:

Während die Streßinkontinenz (Urethralinsuffizienz) durch eine Inkontinenzoperation behandelt wird, empfiehlt sich bei einer Urgeinkontinenz eine gezielte anticholinergische oder spasmolytische Behandlung von 6–12 Wochen.

Für die meisten querschnittgelähmten Patienten ist die *Harninkontinenz* eines der Hauptprobleme. Der intermittierende Katheterismus, unterstützt durch Blasenspasmolytika, ist heute gängiges Therapiekonzept. Bei Pflegefällen wird der Dauerkatheter zur Schiene für die Infektion. Auch bei sorgfältiger Asepsis und bei Verwendung von entsprechenden Ableitungssystemen kommt es früher oder später zur aszendierenden Infektion. Je länger der Katheter in der Harnblase verbleibt, um so größer ist das Infektionsrisiko [247].

9.12
Urethritis

Die *Harnröhrenentzündung (Urethritis)* betrifft fast ausnahmslos Männer. Sie geht mit Brennen oder Jucken in der vorderen Harnröhre und Schmerzen bei der Miktion und/oder Sekretion einher.

Die Reiter-Trias (Bindehaut-, mehrfache Gelenke- und Harnröhrenentzündung) ist eine hohe Rarität [35].

Der Harnröhrenausfluß wird bei der direkten Diagnostik (vgl. B 2.2, 7.1, 7.9, 7.1.6.1, 8.5.2, 8.6, 12.8, 12.9) selten wahrgenommen, da vorher meistens uriniert wurde. Die obligate Rektalexploration schließt eine weiche, ggf. zerfließliche Prostata im Sinne einer *Prostatitis* aus. Der Harnröhrenausfluß muß mikroskopisch und/oder kulturell auf Gonokokken untersucht werden. Die definitive Diagnostik der *Gonorrhö* gründet sich ausnahmslos auf den topischen Erregernachweis [258]. Hierzu wird Material aus den verdächtigen Organen entnommen und mit geeigneten Färbe- oder Kulturmethoden weiterverarbeitet.

Bei Frauen wird das Sekret unter Sichtkontrolle mit einer Platinöse nach Expression aus Harnröhre sowie aus Muttermund und Rektum entnommen. Beim Mann genügt zunächst die Untersuchung des Exprimats aus der Urethra, möglichst spät nach dem letzten Wasserlassen. Bei Homosexualität zusätzliche Materialuntersuchung aus dem Rektumbereich. Zweckmäßigerweise entnimmt man beim Abstrich gleich 2 Präparate. Der Nachweis der Gonokokken erfolgt zunächst mikroskopisch mittels einer der beiden Färbemethoden:

– *Methylenblaufärbung*, einfache Routine- und Suchmethode, bei der man im Idealfall paarweise zusammenliegende (= Diplokokken) blau gefärbte *intra*leukozytär liegende Erreger findet (Farbtafel, S. 370 f).
– *Gramfärbung*, aufwendig, bei der sich die *intra*leukozytär liegenden gramnegativen Diplokokken im Gegensatz zu dunkelvioletten grampositiven Kokken leuchtend rot anfärben (Farbtafel, S. 370 f). Im Gegensatz zur Methylenblauverfärbung ist also eine Differenzierung in grampositive und gramnegative Erreger möglich.

Wichtig ist beim Aufbringen des Sekrets auf den Objektträger, daß der Ausstrich nicht zu kräftig durchgeführt wird, da sonst die Gefahr besteht, daß das klassische Zeichen der „intra"-zellulären Lagerung durch Zerstörung der Leukozyten verschleiert wird (Farbtafel, S. 370 f). Die Färbetechnik wird in Übersicht 33 beschrieben.

Neben den sehr wichtigen und oft bereits auf die Krankheit hinweisenden mikroskopischen Untersuchungen ist wegen der höheren Spezifität und der größeren Empfindlichkeit die absolut *beweisende diagnostische Maßnahme* das kulturelle Anzüchten der Erreger auf einem geeigneten Nährboden. In der Allgemeinpraxis verwen-

---

Übersicht 33

Bewährte Färbemethoden, u.a. zum Nachweis von Diplokokken [258]

Methylenblaufärbung
Abstrichpräparat wird mit 1%iger wäßriger Methylenblaulösung überschichtet und nach etwa 15 s mit Wasser abgespült. Alle Bakterien färben sich blau.

Gramfärbung
1. Auftropfen von Carbolgentianaviolettlösung für etwa 30 s.
2. Abgießen, kein Wasser! Überschichten mit Lugollösung.
3. Nach erneutem Abgießen Abspülen mit 96%igem Alkohol, bis keine Farbschlieren mehr abgehen (etwa 1 min).
4. Gründliches Abspülen mit Wasser.
5. Zur Kenntlichmachung der gramnegativen Diplokokken Gegenfärbung mit verdünnter Fuchsinlösung (maximal 1%ig).

det man hierzu ein geeignetes Transportmedium zum Versand ins Speziallabor.

Größere diagnostische und therapeutische Schwierigkeiten verursachen die überwiegenden nicht gonorrhoischen (unspezifischen) Urethritiden (hervorgerufen z.B. durch Chlamydien, Mykosplasmen und Trichomonaden).

9.13
Hydrocele testis

Die *Hydrocele testis (Wasserbruch)* imponiert durch unterschiedlich große Schwellung im Bereich des Skrotums. Sie kann alle Lebensalter betreffen.

Der Hodensack ist meist prall elastisch gefüllt, die Schwellung tritt einseitig auf und läßt sich gut gegen die Leistenregion hin abgrenzen.

Bei Epididymitis, Orchitis oder Hodentumoren kann in äußerst seltenen Fällen eine sekundäre (symptomatische) Hydrozele vorkommen.

Die Transparenz ist bei der Diaphanoskopie wegweisend für eine Hydrozele (Farbtafel, S. 370 f; vgl. B 6.7).

Zur Programmierten Diagnostik empfiehlt sich die Checkliste Nr. 59 „direkte Diagnostik beim Eindruck einer Hydrocele testis" („Skrotum-Programm").

> **!** Die Hydrozele ist (ebenso wie der Hodentumor!) nicht druckschmerzhaft! Hinter dem Bild einer Hydrozele kann auch ein Hodentumor stecken!

Säuglinge mit kongenitaler Hydrozele müssen nicht vor dem 12. Lebensmonat operiert werden (Spontanremission möglich!).

9.14
Orchitis, Epididymitis

Selten besteht die *Orchitis (Hodenentzündung)* isoliert; meist tritt sie im Gefolge einer *Epididymitis (Nebenhodenentzündung)* auf (hämatogene Streuung bei Infektionskrankheiten!).

Eine Mumpsorchitis kann der Parotisschwellung vorausgehen. Bei Mumpsepidemien sind jedoch auch isolierte Fälle von Orchitis möglich.

Die Epididymitis entsteht auf kanalikulärem Weg (z.B. Entzündung der Harnwege bei Dauerkatheterismus).

Fallstrick: Die sehr seltene Hodentorsion oder eine ebenso seltene *Hydatidentorsion* (z.B. bei Säuglingen, Kleinkindern, Schulkindern) kann das „Bild einer Orchitis" (C) vortäuschen.

> **!** Jeder „akute Hoden" im Säuglings- und Jugendalter sollte sofort stationär eingewiesen werden (4-Stunden-Grenze-Regel).

9.15
Leerer Hodensack

Der Hausarzt findet nicht selten bei Routineuntersuchungen von Kindern (z.B. nach der Geburt, beim Eintritt in den Kindergarten oder beim Schuleintritt) einen zur Hälfte oder ganz leeren Hodensack.

Der Zustand, wobei ein oder beide Hoden sich nicht im Skrotum finden, wird als *Kryptorchismus* bezeichnet (Abb. 9.8). Dabei kann das Organ
- gar nicht vorhanden sein (in ganz seltenen Fällen),
- sich innerhalb der Bauchhöhle befinden (intraabdominal),
- sich im Leistenkanal befinden (intrakanalikulär),
- sich außerhalb des Leistenkanals befinden (extrakanalikulär).

Die regelmäßige Häufigkeit von Kryptorchismus liegt im langjährigen Durchschnitt einer Allgemeinpraxis unter 1 auf 3000 Praxisfälle.

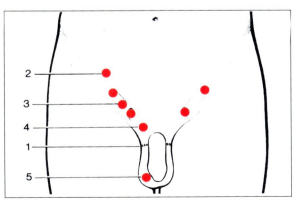

Abb. 9.8. Palpatorische Beurteilung der Hodenlage. 1 Hautgrenze Leistenhaut/Skrotalhaut, 2 intraabdominal, 3 intrakanalikulär, 4 extrakanalikulär, 5 intraskrotal

Der *Pendelhoden* kann in das Skrotum ausgestrichen werden und bleibt dort liegen. Er wird nicht behandelt, sondern in halb- bis jährlichen Abständen kontrolliert.

Der *Gleithoden* kann nur unter Zug ins Skrotum gebracht werden. Nach dem Loslassen verschwindet er wieder aus dem Skrotum in eine höhere Lage. Der Gleithoden muß behandelt werden.

Um ein Kind im Genitalbereich untersuchen zu können, bedarf es folgender Voraussetzungen:
– Absolute Ruhe im Untersuchungszimmer!
– Angemessene Raumtemperatur!
– Arzt muß warme Hände haben!
– Lagerung des Kindes: Kopfhochlage beim Liegen!

Im 1. Lebensjahr kann ein eventueller Spontandeszensus abgewartet werden. Kontrovers wird eine Hormontherapie ab dem 2. Lebensjahr diskutiert. Die operative Behandlung des Kryptorchismus wird für zunehmend jüngere Lebensabschnitte angestrebt, da ab dem 3. Lebensjahr irreversible Schäden in retinierten Hoden bekannt sind [126].

9.16 Sexualprobleme

Wohl nur in seltenen Fällen wird der Hausarzt durch seine Patienten ohne Umschweife auf *Sexualprobleme* angesprochen. Erfahrungsgemäß kommt das Gespräch darauf über eine „*vorgeschobene*" Beratungsursache (z.B. Kreuzschmerzen, Akne) oder im Rahmen der Vorsorgeuntersuchung für Männer und Frauen oder im Rahmen der gezielten Befragung, z.B. bei dem Bild einer Depression.

Während die Sexualprobleme in den allgemeinmedizinischen Statistiken der 1950er Jahre (Rang 366) noch zu den nicht regelmäßig häufigen Beratungsergebnissen gezählt hatten [31], waren sie in den 1970er Jahren in derselben Praxis (Rang 209) immerhin ebenso häufig wie Zoster, Stomatitis oder eingewachsener Zehennagel (Tabelle 1.1, s. S. 4 ff). In den schweizerischen, französischen und österreichischen Statistiken der 1980er und 1990er Jahre nehmen die Sexualprobleme weiterhin die Ränge 160, 172 bzw. 218 [56a, 151, 237]. Das liegt wohl daran, daß die Patienten – möglicherweise unter dem Eindruck der Medien – für dieses Thema offener geworden sind. Der Hausarzt, der in vielen Fällen die gesamte Familie ärztlich betreut und oftmals auch über Jahre hinweg kennt, wird wegen seines Wissens um die inner- und außerfamiliären Zusammenhänge vertrauensvoll als kompetenter Ratgeber von seinen Patienten direkt oder indirekt konsultiert [z.B. Potenzprobleme beim über 50jährigen, Pillenverordnungswunsch der Mutter für ihre Tochter, Rezeptwunsch nach potenzsteigernden Mitteln, Partnerproblematik nach Kurabenteuer, Besprechung von möglichen Nebenwirkungen auf die Vita sexualis bei bestimmten Medikamenten, Aufarbeiten des Operationsschocks nach Mamma-Ablatio, auch bei vorübergehend oder dauernd *(Alibidinie)* reduzierter Libido].

In der Aussprache mit dem Arzt können falsche Vorstellungen, Erwartungen, unbegründete Furcht oder mögliche Ursachen (Abb. 9.9) offenbar werden. Es ist wichtig, daß der Arzt die ungestörte Sexualität als integralen Bestandteil der körperlichen Gesundheit ansieht. Damit ist es dem Patienten möglich, diesbezügliche Fragen oder Befürchtungen jederzeit zu artikulieren. Ist der Klient trotz dieses Angebotes nicht fähig, sexuelle Fragen frei zu äußern, oder wünscht er keine in die Tiefe gehende Diskussion, so wird er doch registrieren, daß der Arzt ihn auch als Wesen mit Sexualität akzeptiert. Treten später Probleme auf, so ist der Betroffene dann vielleicht in der Lage, sie freier darzustellen, und der Arzt kann besser auf sie eingehen [123].

Die sexuellen Funktionsstörungen („*sexuelle Dysfunktionen*") haben in der Regel keine eindeutigen somatischen Ursachen, sondern man versteht darunter jene Störungen, die im Ablauf des sexuellen Reaktionszyklus von den Betroffenen oder von den jeweiligen Partnern als nachteilig empfunden werden, z.B.

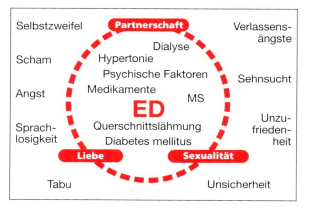

Abb. 9.9. Mögliche Faktoren für erektile Dysfunktion (ED) im Dreieck Partnerschaft – Liebe – Sexualität mit medizinischem (innerer Kreis) und psychologischem Hintergrund (außerhalb des Kreises)

- Störungen der Erregungsphase:
  - erektile Impotenz,
  - Lubricatio deficiens.
- Störungen der Kontrolle über den Orgasmus-Zeitpunkt:
  - Ejaculatio praecox bzw. retardata,
  - subjektiv zu früher oder zu später Orgasmus bei der Frau.
- Fehlen des Orgasmus:
  - Ejaculatio deficiens,
  - Anorgasmie.
- Vaginismus.
- Impotentia generandi.
- Dyspareunie oder Algopareunie.

Am Anfang ihrer Entwicklung stehen derzeit chemische Wirkstoffe, welche die erektile Dysfunktion, z.B. im Rahmen des Altersabbaus oder einer Stoffwechselstörung bei Diabetes mellitus, beseitigen sollen (Sildenafin/Viagra®).

Sexueller Mißbrauch und *sexuelle Mißhandlung von Kindern* müssen gerade heute auch vom Hausarzt als Realität akzeptiert werden. Sexueller Mißbrauch ist auch innerhalb der Familie sowohl von der Häufigkeit als auch von den Folgen her ein nicht zu vernachlässigendes Phänomen. Fehlen verdächtige körperliche Symptome (z. B. Zeichen körperlicher Mißhandlung im Genital-, Anal- oder Oralbereich), so ist man im wesentlichen auf die Aussage der mißhandelten Kinder oder anderer Informanten angewiesen. Das Vorgehen in der Diagnostik muß sich nach dem Ausmaß des Verdachtes richten, zweifelsfrei ein subjektives Kriterium. Der Umgang mit diesen Problemen erfordert daher Kenntnisse, Fingerspitzengefühl und manchmal auch mutige Entscheidungen.

9.17
Erkrankungen des weiblichen Genitales und der Brust

Die Erkrankungen des weiblichen Genitales und der weiblichen Brust nehmen in der allgemeinärztlichen Praxis im Vergleich zur Gesamtheit aller Fälle eher einen relativ geringen Umfang ein. Das wurde durch die Statistiken von Braun, Landolt-Theus (Tabelle 9.8) sowie Sourzac u. Very [237] in Österreich, der Schweiz und in Frankreich (Paris) zu verschiedenen Zeiten über mehrere Jahre objektiviert.

Tabelle 9.8. Zusammenstellung wichtiger Beratungsergebnisse in der Allgemeinpraxis, die den weiblichen Geschlechtsapparat, die weiblichen Brüste, Familienplanung, Kinderwunsch und Schwangerschaft betreffen (sog. „Frauenkrankheiten")

Beratungs-ergebnis	Österreich Braun 1954–1959	Österreich Braun 1977–1980	Schweiz Landolt-Theus 1983–1988
Dysmenorrhö	90	32	64
Klimakterische Beschwerden	131	26	101
Gravidität, Geburt	126	52	120
Vaginitis, Vulvitis	200	99	121
Adnexitis acuta	274	289[a]	138
Wallungen	212	228	150
Fluor vaginalis	127	161	200
Sterile Ehe	–	297[a]	231
Descensus uteri/vaginae	82	143	233
Hypermenorrhö, Endometritis	98	88	263
Amenorrhö, Hypomenorrhö	129	140	272
Abortus	154	184	283[a]
Mastodynie, Mamillenschmerzen	–	356[a]	295[a]
Schwangerschaftserbrechen	–	–	299[a]
Myoma uteri	225	255	314[a]
Milchsekretion, Mamma lactans	424	309[a]	337[a]
Papanicolaou-Test III/IV	378	279	341[a]
Zervixpolyp	296	394[a]	349[a]
Extrauteringravidität	–	–	352[a]
Adnexgeschwulst	250	323[a]	395[a]
Endometriose	–	–	406[a]
Prämenstruelles Syndrom	429	368[a]	–
Erosio portionis, Zervizitis	137	101	407[a]
Hyperplasia mammae	365	–	427[a]
Pillenbeschwerden	330	366[a]	457[a]
Vagina sicca	–	–	477[a]
Falsche Wehen	294	392[a]	478[a]

[a] Nicht regelmäßig häufig; vgl. Tabelle 1.1

Da es sich um relativ kleine Zahlenmaterialien handelt, ergibt sich, daß der statistische Rang der einzelnen Beratungsergebnisse in den erwähnten Erhebungen differiert. Bedeutend ist dagegen die Aussage, daß rund die Hälfte dieser erfaßten 26 Beratungsergebnisse regelmäßig häufig (d. h. mehr als 1:3000 Fälle pro Jahr) vorkommt.

Diese statistischen Aussagen wird der neu Niedergelassene vielleicht nicht für möglich halten, dagegen wird jeder erfahrene Praktiker diesen Sachverhalt spontan bestätigen, da Mädchen und Frauen ihren Hausarzt wegen vielfältiger Beschwerden und Erkrankungen am Unterleib und an den Brüsten, aber auch im Zusammenhang mit Familienplanung, Kinderwunsch und Schwangerschaft, gar nicht so selten konsultieren.

Natürlich wird der Allgemeinarzt im Einzelfall gezielt die Zusammenarbeit mit dem Spezialisten in Diagnostik und Therapie pflegen; die gemeinsamen Bemühungen der Allgemeinärzte und Gynäkologen gelten ohnedies der rechtzeitigen Erkennung prognostisch ernster Erkrankungen innerhalb einer großen Majorität prognostisch günstiger Gesundheitsstörungen. In diesem Sinne darf es bei Erkrankungen des weiblichen Genitales und der Brust
– keine Behandlung ohne Untersuchung und
– keine Untersuchung ohne Krebssuche [26] geben.

Unter dem Aspekt der allgemeinmedizinischen Praxisforschung besteht kein Grund, bei der Gesamtheit dieser Beratungsprobleme von „gynäkologischen Erkrankungen" zu reden. Der berufstheoretisch geschulte Allgemeinarzt spricht hier korrekterweise von *„Erkrankungen des weiblichen Genitales"* bzw. von *„Erkrankungen der Mamma"* und von einer *„vaginalen"* statt einer „gynäkologischen" Untersuchung, denn weder Krankheiten noch diagnostische Methoden sind (wie bereits in B 9.2 „Fachsprache" und 9.3.3 „Innere Prophylaxe" gesagt) nur einem einzigen Fach zugehörig, sondern Allgemeingut der Medizin.

9.17.1
Klimakterische Beschwerden

Hinweise für hormonelle Ausfälle bei Patientinnen in der entsprechenden Altersgruppe können Schweißausbrüche sein, Hitzewallungen, Regelstörungen (und Pausen), Störungen der Stimmung und des Gefühls (z.B. Affektinkontinenz, Libidoverlust). Hier empfiehlt sich die Checkliste Nr. 58 („Klimax-Programm") zur Erfassung und Gewichtung der Symptome am Typus klimakterischer Beschwerden.

Menopause
Menopause nennt man den Zeitpunkt der letzten Menstruationsblutung, dem 1 Jahr lang keine weitere Blutung folgt. Das *Menopause*-Alter liegt z.Z. überwiegend jenseits des 50. Lebensjahres. Das *Klimakterium* (vgl. unten) kann bis zum Beginn des Seniums ca. 10 Jahre dauern.

Die *Prämenopause* umschreibt den Lebensabschnitt ab dem 40. Lebensjahr, in dem die Frau die ersten involutionsbedingten Unregelmäßigkeiten des Menstruationszyklus sowie den Beginn des typischen klimakterischen Beschwerdekomplexes („Wechseljahre") erfahren kann.

In der Prämenopause können dysphorische Verstimmungen, vegetative Beschwerden und eine Beeinträchtigung in der Vita sexualis vorkommen. Später sieht der Allgemeinarzt eher die Folgezustände metabolischer Veränderungen. Die meisten Frauen haben jedoch keine nennenswerten Wechselbeschwerden.

Frauen in der *Perimenopause* sind gelegentlich wegen einer möglichen Schwangerschaft verunsichert oder wünschen eine Aufklärung über angemessene Verhütungsmethoden. In solchen Gesprächen sollte auf die Konzeptionserwartung in Abhängigkeit vom Lebensalter hingewiesen werden (Tabelle 9.9).

Tabelle 9.9. Prozentuale Konzeptionserwartung in Abhängigkeit vom Lebensalter [277]

Lebensalter	Prozentuale Konzeptionserwartung
Jahre	[%]
15	70
20	60
25	55
30	30
35	10
40	3
45	0,5

> **!** In Deutschland leben derzeit etwa ein Viertel der Frauen in der Perimenopause; viele von ihnen weisen Störungen auf. Echte Krankheit oder Arbeitsunfähigkeit in diesem Lebensabschnitt sind die Ausnahmen von der Regel.

Klimakterium
Das *Klimakterium (Wechseljahre)* ist keine Krankheit. Für manche Frauen besitzt diese Übergangszeit jedoch wirklichen Krankheitswert. Einzelne fühlen sich um ihre Gesundheit betrogen [154].

Obwohl die „Wechseljahre" für die Öffentlichkeit kein Tabuthema mehr darstellen, werden dennoch die körperlichen und seelischen Erscheinungen (wie Hitzewallungen, Schweißausbrüche, Regelblutungsstörungen, Niedergeschlagenheit/Depression, Gewichtszunahme, Reizbarkeit, Schlaflosigkeit oder Herzbeschwerden, Kopfschmerzen oder Vergeßlichkeit, verminderte Libido, Angstgefühle) nicht selten verdrängt oder mißgedeutet. Sie lassen sich für einen Laien auch nicht immer leicht durchschauen.

Infolge der breiten Aufklärung in den Medien wenden sich jedoch die Frauen dieser Altersklasse mit ihren Befürchtungen und Beschwerden zunehmend häufiger an den Arzt. Im unausgelesenen Krankengut zählen solche Beratungsprobleme heute zu den 100 häufigsten Fällen (Tabelle 9.10).

Der Hausarzt von heute muß also mit seinen Kenntnissen und Fertigkeiten bezüglich dieses Beschwerdekomplexes auf dem laufenden sein, damit er ein kompetenter Berater bleibt.

Osteoporose
Östrogenmangel im Klimakterium ist nach heutiger Erkenntnis verantwortlich dafür, daß schätzungsweise ein Viertel aller Frauen im höheren Alter an einer symptomatischen *Osteoporose* leidet. Der Begriff Osteoporose beschreibt ein Mosaik aus vielen Komponenten, z.B.
– Rückenschmerzen,
– Habitusveränderungen,
– röntgenologisch erfaßbare Abnormitäten der Wirbelsäule und
– Spätfolgen (z.B. Frakturen).

Der niedergelassene Arzt muß mit der Klassifizierung Osteoporose äußerst vorsichtig umgehen, zumal das Symptom der erhöhten Strahlentransparenz des Skeletts im Röntgenbefund nicht allein zur Diagnostik herangezogen werden darf.

Frakturen bei Osteoporose gibt es besonders im Bereich der Brust- und Lendenwirbelsäule, daneben aber auch an osteoporotisch veränderten Stellen (am häufigsten am Handgelenk und am Oberschenkelhals; Abb. 9.10).

> ! An der Halswirbelsäule gibt es keine Osteoporose! Jede Veränderung hier ist durch Traumata, Fehlbildung oder Destruktion bedingt [167].

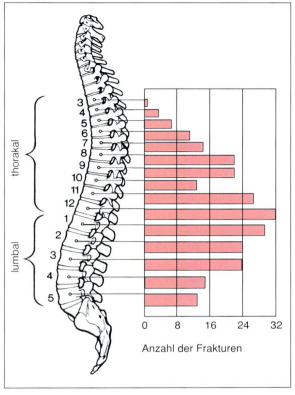

Abb. 9.10. Häufigkeit von Frakturen der einzelnen Wirbelkörper bei Patienten mit Osteoporose. (Mod. nach Nordin in [167])

Zum Hochrisikokollektiv zählen Frauen mit vorzeitiger Menopause sowie mit familiärer Disposition. Die sozioökonomischen Folgekosten (bedingt durch Arbeitsausfall, Invalidität, vorzeitige Berentung) werden heute bei zunehmendem Alter der Bevölkerung und Änderung der Ernährungs- und Lebensgewohnheiten (kalziumarme Ernährung, Bewegungsarmut, Rauchen, Schlankheitsideal) als hoch eingeschätzt.

Tabelle 9.10. Häufigkeit (Rang) der Beratungsergebnisse „klimakterische Beschwerden" in allgemeinmedizinischen Praxen in Österreich [37], in der Schweiz [151] und in Frankreich/Paris [237]

Beratungsergebnis	Österreich Braun 1977–1980	Schweiz Landolt-Theus 1983–1988	Frankreich Sourzac/Very 1988–1990
Klimakterische Beschwerden	26	101	26

Für die *Behandlung* der Osteoporose gibt es keine anerkannten Empfehlungen. Sinnvoll für eine *Prophylaxe* ab der Menopause erscheinen:
– knochenfreundliche Kost: Milchprodukte, fette Seefische (Kalzium und Vitamin D),
– kraftbetonte Gymnastik, Laufen, Tanzen etc.,
– Supplementierung von Vitamin D im Winter (5 μg/Tag),
– Fluor-Kalzium-Kombination (langfristig),
– Östrogene.

Will der Hausarzt strenge Maßstäbe anlegen, erfüllen gegenwärtig lediglich Bisphosphonate und Raloxifen zur Behandlung der *postmenopausalen Osteoporose* die Kriterien einer *„evidence based medicine"* (*EBM*). Die Datenlage für Fluoride, Calcitonin und Hormone ist nicht EBM-gerecht und die Ergebnisse uneinheitlich. Hormone sind wegen ihrer positiven Effekte v. a. zur Behandlung klimakterischer Beschwerden in den ersten 10 Jahren postmenopausal empfehlenswert. Die Wirbelkörperfrakturinzidenz wird mit Alendronat, Risedronat und Raloxifen unter der zugelassenen Dosierung in Kombination mit der Basisbehandlung Kalzium und Vitamin D3 bei Patientinnen mit postmenopausaler Osteoporose signifikant und in etwa vergleichbar reduziert. Jenseits des 80. Lebensjahrs gelten Kalzium plus Vitamin D3 (1000-1200 mg Kalzium plus 800-1000 IE Vitamin D3) bezüglich der Inzidenz von Hüftfrakturen im Hinblick auf eine *Sturzprophylaxe* als EBM-gerecht [234a].

9.17.2
Menstruelle Anomalien

Eine abnormale menstruelle Blutung besteht entweder aus einer übermäßig starken *(Hypermenorrhö)* oder einer verlängerten Blutung bei biphasischem Zyklus *(Menorrhagie)* oder aus einer Blutung, die unregelmäßig, nichtzyklisch auftritt *(Metrorrhagie;* Abb. 9.11).

Die zu seltene Menstruationsblutung (Zyklus über 35 Tage und unter 90 Tage) wird als *Oligomenorrhö*, die Regelblutung mit verkürztem Zyklus (unter 24 Tage) als *Polymenorrhö* bezeichnet.

Ursachen der Hypermenorrhö:
– (z.B. submuköse) Myome und
– Polypen des Endometriums.

Handlungsanweisungen existieren für diese Fälle nicht; eine genaue Genitaluntersuchung muß jedoch erfolgen. Sie deckt bei diesen Beratungsursachen (BU) in der Regel nichts Besonderes auf (vgl. B 9.3.3 „Indikationsschema zu vaginalen Untersuchungen").

Manche Frauen führen einen Perioden- oder Menstruationskalender. Der Arzt, der sich ein Bild über die Art der Zyklusstörung verschaffen will, sollte sich diesen Kalender zeigen lassen.

Die Ovarialfunktion, d.h. Ovulation und Produktion des Gelbkörperhormons Progesteron, läßt sich gut erfassen, indem die Basaltemperatur gemessen und eine entsprechende Basaltemperaturkurve durch die Frau geführt wird (Abb.9.12a–d).

> **!** Die wichtigste, jedoch bei weitem nicht häufigste Ursache organischer Blutungen, die zum Teil unabhängig von der normalen Ovarialfunktion auftreten, sind Karzinome. Dies macht es erforderlich, bei Menstruationsanomalien die Indikation zur Durchführung einer Kürettage großzügigst zu stellen [135].

9.17.3
Dysmenorrhö

Bei weit über der Hälfte der Patientinnen mit Schmerzen im Unterbauch unmittelbar vor und während der Periode (*Dysmenorrhö;* Tabelle 9.11) kann kein organischer Befund erhoben werden. Am häufigsten ist offenbar die psychische oder die vegetativ-spastische Genese.

Auffallenderweise kommen dysmenorrhöische Beschwerden fast nur bei ovulatorischen Zyklen vor. Der weitaus überwiegende Teil aller Dysmenorrhöen läßt sich durch Hormongabe günstig beeinflussen, indem ein anovulatorischer Zyklus hergestellt wird [124]. Einen weiteren Therapieansatz stellen analgetisch und spasmolytisch wirksame Substanzen dar.

9.17.4
Amenorrhö

Vor allem sehr junge Mädchen, Frauen in bestimmten Konfliktsituationen oder Frauen in der Perimenopause (bei Ausbleiben der Regel) konsultieren aus der Vertrauenssituation heraus – trotz ausreichender Versorgung mit Gynäkologen – oft zuerst ihren Hausarzt. Natürlich spielt dabei eine mögliche Schwangerschaft die besondere Rolle.

Von einer *„Post-pill-Amenorrhoea"* spricht man, wenn die *Amenorrhö* nach Absetzen der Pille länger als

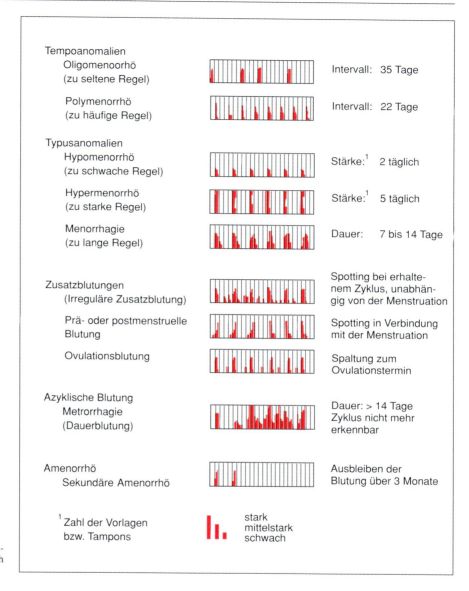

Abb. 9.11. Einteilung der Blutungsanomalien (Nach Bernoth et al. in [97])

Tabelle 9.11. Häufigkeit (Rang) der Beratungsergebnisse „Dysmenorrhö" in allgemeinmedizinischen Praxen in Österreich, in der Schweiz und in Frankreich/Paris

Beratungsergebnis (BE)	Österreich Braun [37] 1977–1980	Schweiz Landolt-Theus [151] 1983–1988	Frankreich Sourzac/Very [237] 1988–1990	Österreich Danninger [56a] 1991–1996
Dysmenorrhö	32	64	58	58

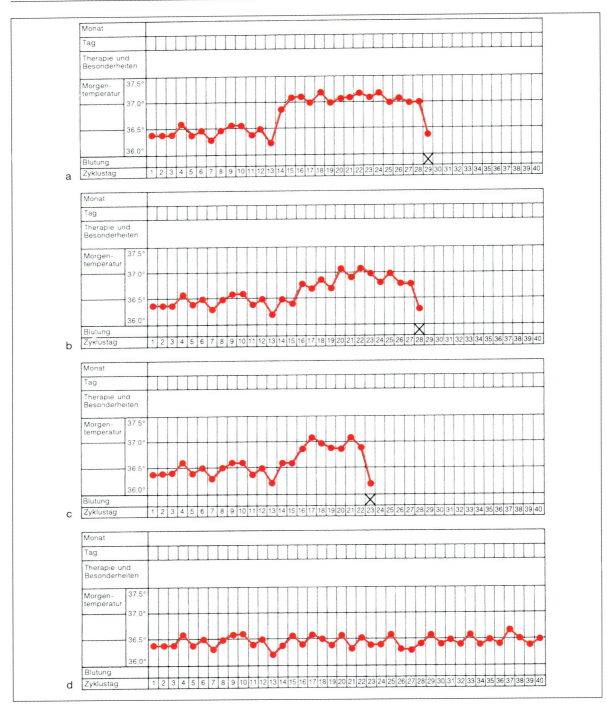

Abb. 9.12a–d. Darstellung typischer Verläufe von Basaltemperaturkurven [277]. *a)* Normaler ovulatorischer Zyklus. *b, c)* Corpus-luteum-Insuffizienz (schnelle Erschöpfung des Corpus luteum). *d)* Typischer anovulatorischer Temperaturverlauf

6 Monate dauert. Die „Post-pill-Amenorrhoea" („silent menstruation") ist vom Östrogengehalt der Pille abhängig und nimmt mit der Dauer der Pilleneinnahme an Häufigkeit zu. Liegt eine solche Störung vor, so sollte entweder das Kontrazeptivum weiter eingenommen, auf ein gestagenreicheres Präparat gewechselt oder die orale Kontrazeption abgesetzt werden [213].

> **!** Schätzungsweise die Hälfte aller Amenorrhöen ist graviditätsbedingt (vgl. B 9.17.5). Diese Fälle werden in der Statistik der Allgemeinmedizin den Schwangerschaften zugeschlagen und nicht unter Amenorrhöe klassifiziert.

9.17.5
Gravidität

Nicht immer ist es für einen Arzt leicht, sofort nach Ausbleiben der Regel eine Schwangerschaft zu diagnostizieren oder auszuschließen. Die *bimanuelle Vaginaluntersuchung* ist neben einem Urintest auf Schwangerschaft obligat.

Zur Sicherung der *Schwangerschaft* (Gravidität) wird heute in jeder Arztpraxis und in jeder Apotheke 1–2 Wochen nach dem Ausbleiben der Menses der Urin der Patientin mittels eines immunologischen Tests auf Schwangerschaft (z.B. Pregnosticon®) untersucht. Dadurch kann das vom Trophoblasten gebildete humane Choriongonadotropin (HCG) nachgewiesen werden, das bereits 3 Wochen nach der Befruchtung des Eies in gut meßbarer Konzentration von 1000 IE/l und mehr im Urin der Schwangeren erscheint.

Mit radioimmunologischen Reaktionen (RIA) läßt sich das HCG bereits 12–14 Tage nach der Befruchtung im Blut der Mutter spezifisch nachweisen. Dadurch kann die Schwangerschaft sogar noch vor der nächstfälligen Menstruation aus dem Venenblut festgestellt werden.

Für die Feststellung einer Gravidität ist der Nachweis eines oder mehrerer *sicherer Schwangerschaftszeichen* erforderlich:
– positiver Ausfall einer immunologischen Schwangerschaftsreaktion (ab 3. Tag nach Konzeption);
– einer Fruchthülle in der Gebärmutter mittels abdomineller Ultraschalldiagnostik (zwischen 6. und 8. SSW).

Der Nachweis einer intakten intrauterinen Schwangerschaft mit aktiv beweglichen kindlichen Strukturen sowie kindlicher Herzaktion ist mittels Ultraschall hinreichend sicher zwischen der 8. und 9. SSW möglich.

Frauen, deren Periode nach Absetzen der Pille ausbleibt (vgl. B 9.17.4), sind i.allg. wegen einer möglichen Schwangerschaft zunächst wenig beunruhigt; sie erwarten vom Allgemeinarzt eine Beratung über die Fortdauer der Amenorrhö und die aktuellen Konsequenzen im Hinblick auf eine Antikonzeption.

> **!** Bei jeder Frau im gebärfähigen Alter mit plötzlich einsetzenden Schmerzen im Unterbauch und unklarer Regelanamnese ist unbeding der abwendbar gefährliche Verlauf einer *Extrauteringravidität* zu bedenken. Außerdem können ein Abort, aber auch eine normale Schwangerschaft vorliegen.

Schwangerenbetreuung, Geburt

Die *Betreuung von Schwangeren* in der Allgemeinpraxis verliert in Deutschland an Bedeutung und ist zunehmend in den spezialistischen Bereich verlagert. Die Leitung einer Geburt obliegt heute generell den Krankenhausärzten. Dennoch zeigt der internationale statistische Vergleich, daß der Allgemeinarzt noch erstaunlich oft mit dem Beratungsgespräch „Gravidität und Geburt" (D) konfrontiert wird (Tabelle 9.12).

Der Hausarzt führt heute in den meisten Fällen keine Vorsorgeuntersuchung bei Schwangeren in der eigenen Praxis durch; dennoch ist es erforderlich, daß er über die Probleme der Führung und Beratung von Schwangeren Bescheid weiß, wie sie sich beispielsweise für Fragen der Impfung und Arzneimittelverordnung (Tabelle 9.13), der Infektionskrankheiten, der Veränderung bestimmter Laborparameter (Tabelle 9.14) oder im Hinblick auf bestimmte Kreislauf- und Stoffwechselparameter (EPH-Gestose!) ergeben. Auch wenn die Frau die Schwangerenvorsorge nicht bei ihrem Hausarzt durchführen läßt,

Tabelle 9.12. Häufigkeit (Rang) der Beratungsergebnisse „Gravidität und Geburt" in allgemeinmedizinischen Praxen in Österreich, in der Schweiz und in Frankreich/Paris

Beratungsergebnis (BE)	Österreich Braun [37] 1977–1980	Schweiz Landolt-Theus [151] 1983–1988	Frankreich Sourzac/Very [237] 1988–1990	Österreich Danninger [56a] 1991–1996
Gravidität/Geburt	52	120	132	36

Tabelle 9.13. Arzneistoffe ohne nachgewiesenes Risiko für das Kind im Mutterleib [5]

Hauptgruppen	Einzelne Arzneistoffe
Analgetika	Parazetamol
Antazida	Magnesiumsalze
Anthelminthika	Niclosamid
Antibiotika	Cephalosporine, Erythromyzin (aber hohe Konzentration in der Muttermilch), Penizillin G und seine Derivate (z.B. Ampizillin)
Antidiabetika	Insulin
Antiemetika	Dimenhydrinat, Doxylamin, Pyridoxin
Antihypertonika	Dihydralazin (bei hypertoner Krise), Methyldopa
Hormone	Progesteron, Schilddrüsenhormone
Impfstoffe	Immunglobuline, aktive Immunisierung gegen Influenza, Poliomyelitis und Tetanus; bei zwingender Indikation Tollwutimpfung und Malariaprophylaxe mit Chloroquin (Organschäden beim Fetus möglich); kontraindiziert Röteln, Masern, Cholera, Typhus, Malariaprophylaxe mit Fansidar®
Laxanzien	Quellmittel, salinische Abführmittel
Lipidsenker	Clofibrat
Mineralien	Eisen, Kalzium
Tuberkulostatika	Ethambutol, Isoniazid
Venenmittel	Roßkastanienextrakt, Rutoside
Vitamine	A, B, C, D, K (Höchstdosen besonders bei Vitamin A, D, K nicht überschreiten!)

Tabelle 9.14. Übersicht über wichtige klinisch-chemische und Blutparameter, die in der normalen Schwangerschaft verändert sind. Die prozentualen Angaben beschreiben die ungefähren Abweichungen der Serumkonzentrationen bei gesunden Schwangeren am Termin gegenüber Nichtschwangeren [135]

Parameter	Veränderung während der Schwangerschaft [%]
Blutsenkungsgeschwindigkeit	+ 150
Gesamtprotein	– 10
Harnsäure	+ 15
Harnstoff-Stickstoff	– 25
Kalzium	– 5
Magnesium	+ 5
Kupfer	+ 60
Eisen	– 25
Cholesterin	+ 50
Triglyzeride	+ 250
Hämoglobin	– 10
Erythrozytenzahl	– 10
Leukozytenzahl	+ 45

wird der gewissenhafte Allgemeinarzt dennoch in Absprache mit ihr die spezielle Situation und die entsprechenden Risiken im Auge behalten. So wird der Hausarzt also bei einer Graviden, die ihn z.B. im letzten Trimenon wegen Uncharakteristischem Fieber (UF) konsultiert, neben der Blutdruckmessung (maximal RR 140/90) auch eine Urinuntersuchung auf Eiweiß nicht versäumen und nach auffälligen Ödemen fahnden.

Schwangerschaftsabbruch
1995 trat das „Gesetz zur Vermeidung und Bewältigung von Schwangerschaftskonflikten (Schwangerschaftskonfliktgesetz – SchKG)" in Kraft. Es beinhaltet weiterhin die Abschnitte *Aufklärung, Verhütung, Familienplanung und Beratung* des Gesetzes von 1992.

Wichtig für den Allgemeinarzt ist u.a. § 5 Abs. 1: „Die nach § 219 des Strafgesetzbuches notwendige Beratung ist ergebnisoffen zu führen. Sie geht von der Verantwortung der Frau aus. Die Beratung soll ermutigen und Verständnis wecken, nicht belehren oder bevormunden. Die Schwangerschaftskonfliktberatung dient dem Schutz des ungeborenen Lebens." Ferner § 12 Abs. 1 „Weige-

rung": „Niemand ist verpflichtet, an einem Schwangerschaftsabbruch mitzuwirken."

Nach § 5 der *Musterberufsordnung der Bundesärztekammer* ist der Arzt grundsätzlich verpflichtet, das ungeborene Leben zu erhalten. Ein Schwangerschaftsabbruch unterliegt den gesetzlichen Bestimmungen.

9.17.6
Adnexitis

Immer wieder suchen Frauen den Arzt mit der Vermutung auf, „die Eierstöcke" könnten entzündet o.ä. sein. Dies wird häufig mit typischen Handbewegungen in Richtung Symphyse unterstrichen. Die gezielte Befragung (Kohabitationsbeschwerden? Temperaturerhöhung? Fluor?) ist meist unergiebig. Auch bei der Vaginaluntersuchung findet sich kein nennenswerter pathologischer Befund.

Der Allgemeinarzt bleibt diagnostisch abwartend offen, nachdem er von Anfang an auch psychische Faktoren in Erwägung gezogen hatte.

Jeder Arzt kennt solche Patientinnen, die nach langen Wegen durch den spezialistischen Bereich schließlich wieder in der Allgemeinpraxis wegen ihrer „Eierstockbeschwerden" landen. Hier liegen also keine Adnexitiden vor.

War in den 1940er und 1950er Jahren die *akute Erkrankungen der Eierstöcke (Adnexitis)* hauptsächlich Folge von Abtreibungen, so tritt heute die Adnexitis u.a.

als Folge eines fortgeleiteten Infekts bei genitalen Infektionen auf. Auch ein Gonokokkeninfekt muß bedacht werden.

9.17.7
Benigne Adnexgeschwülste

Benigne Adnexgeschwülste (vorwiegend Ovarialzysten), kommen in den allgemeinmedizinischen Statistiken nicht mehr regelmäßig häufig vor (Tabelle 9.8; vgl. B 9.17). Mit zunehmender sonographischer Diagnostik wird jedoch der Arzt auch häufiger *Zysten als Nebenbefunde* erfassen. Es wäre dann aber auch falsch, die Patientin sofort mit dem Hinweis auf einen zystischen Ovarialtumor zu ängstigen, da z.B. auch ein *sprungreifer Follikel* einen Durchmeser von über 2,5 cm erreichen kann. Neben der Vaginaluntersuchung sollten derartige Befunde nach der nächsten Regelblutung auf Konstanz überprüft werden [135].

Der Allgemeinarzt soll sich für die vaginale Untersuchung auch angewöhnen, pathologische Befunde sorgfältig zu dokumentieren, um bei Kontrollen Besserungen oder Verschlechterungen beurteilen zu können.

9.17.8
Fluor

Sekretabgang aus der Vagina (Farbtafel, S. 370f) wird von den Frauen unterschiedlich bewertet; so können bei schwerer Kolpitis Angaben über Fluorbeschwerden fehlen, während eine leichte Hypersekretion der Zervix bereits als störend empfunden werden kann.

Uncharakteristischer Ausfluß (Fluor vaginalis) (A) wird in der Allgemeinpraxis in 1,3–1,8% aller Fälle festgestellt (Tabelle 9.15). Er erweist sich meist als harmlos, oft aber als therapeutisch schwer beeinflußbar.

  Die rein symptomatische Fluorbehandlung ohne Lokaluntersuchung ist ein Fehler! Sie kann Frauen unnötig gefährden. (Cave: Geschlechtskrankheiten, Karzinom, Fremdkörper bei Kindern etc.).

Klagen Frauen über Scheidenausfluß, empfiehlt sich die Checkliste Nr. 57 („Fluor-Programm"), wenn eine vorherige direkte Diagnostik (vgl. B 2.2, 7.1, 8.5.2, 12.8) ergebnislos ausgefallen war.

! Bei Klagen über Ausfluß muß vaginal gespiegelt und digital exploriert werden (vgl. B 9.3.3 „Indikationsschema zu vaginalen Untersuchungen").

9.17.9
Portio-Erosion

Unter einer *Erosio portionis* (C) versteht man einen *echten Epitheldefekt*.

Wenn nach einer vorausgegangenen Erosionsbehandlung (meist durch den Gynäkologen) erneut Ausfluß auftritt, wird von den Patientinnen gelegentlich einmal auch die Vermutung vorgebracht, sie hätten wieder eine „Entzündung am Muttermund". Normalerweise stößt der Allgemeinarzt zufällig auf einen solchen Befund, wenn die Vaginaluntersuchung (aus verschiedensten Gründen) indiziert war. Er nimmt dann einen zytologischen Abstrich vor. Fällt dieser unverdächtig aus, erfolgt die Erosionstherapie, andernfalls oder bei a priori verdächtigem Aspekt überweist er die Patientin sofort [37].

! Es ist nicht möglich, mit bloßem Auge zu entscheiden, ob eine sichtbare Veränderung der Ektozervix (Portio) eine Präkanzerose bzw. gar ein Mikrokarzinom (= Stadium Ia) oder nur eine hormonal oder entzündlich oder mechanisch bedingte Läsion darstellt [238].

Die weitverbreitete *Vaginalsmear-Untersuchung nach Papanicolaou* ist in der Frauenvorsorge der Krankenkassen gesetzlich vorgeschrieben und erlaubt bei entsprechender Erfahrung des Untersuchers eine gute Beurteilung der augenblicklichen hormonalen Situation (Tabelle 9.16).

„Die gynäkologische Vorsorgeuntersuchung (Abb. 9.13) ist einfach. Sie soll vom Hausarzt durchgeführt

Tabelle 9.15. Häufigkeit (Rang) des Beratungsergebnisses „Fluor vaginalis" in allgemeinmedizinischen Praxen in Österreich [37], in der Schweiz [151] und in Frankreich/Paris [237]

Beratungsergebnis	Österreich		Schweiz	Frankreich
	Braun 1954–1959	Braun 1977–1980	Landolt-Theus 1983–1988	Sourzac/Very 1988–1990
Fluor vaginalis	127	161	200	97

Tabelle 9.16. Befunde in der Zytodiagnostik an Portio und Cervix uteri (Münchner Nomenklatur II) [236]		
Gruppe	Zytologischer Befund	Empfehlung
I	Normales Zellbild, dem Alter entsprechend, einschließlich leichter entzündlicher und degenerativer Veränderungen sowie bakterieller Zytolyse	
II	Deutlich entzündliche Veränderungen an Zellen des Platten- und zervikalen Zylinderepithels. Zellen aus Regenerationsepithel, unreife metaplastische Zellen, stärkere degenerative Zellveränderungen, Para- und Hyperkeratosezellen. Normale Endometriumzellen, auch nach der Menopause. Ferner spezielle Zellbilder wie follikuläre Zervizitis, Zellveränderungen bei IUP. Zeichen einer HPV-Infektion ohne wesentliche Kernveränderungen, Zeichen einer Herpes- oder Zytomegalievirusinfektion	Ggf. zytologische Kontrolle, Zeitabstand je nach klinischem Befund – evtl. nach vorheriger Entzündungsbehandlung oder Aufhellung durch Hormongaben
III D	Zellen einer Dysplasie leichten bis mäßigen Grades (Zeichen einer HPV-Infektion sollten besonders erwähnt werden)	Kontrolle in 3 Monaten
IV a	Zellen einer schweren Dysplasie oder eines Carcinoma in situ (Zeichen einer HPV-Infektion sollten besonders erwähnt werden)	Histologische Klärung, ausnahmsweise zytologische Kontrollen
IV b	Zellen einer schweren Dysplasie oder eines Carcinoma in situ, Zellen eines invasiven Karzinoms nicht auszuschließen	Histologische Klärung
V	Zellen eines malignen Tumors: – Zellen eines Plattenepithelkarzinoms (verhornend/nicht verhornend) – Zellen eines Adenokarzinoms, möglichst mit Hinweis, ob endometrialen, endozervikalen oder extrauterinen Ursprungs – Zellen sonstiger maligner Geschwülste	Histologische Klärung
III	Unklarer Befund: – schwere entzündliche, degenerative oder iatrogene Zellveränderungen, die eine sichere Beurteilung zwischen gut- und und bösartig nicht zulassen; – auffällige Zellen eines Drüsenepithels, deren Herkunft aus einem Karzinom nicht sicher auszuschließen ist, möglichst mit Hinweis, ob die Zellen endometrialen, endozervikalen oder extrauterinen Ursprungs sind.	Je nach klinischem Befund kurzfristige zytologische Kontrolle oder sofortige histologische Abklärung

werden", schreiben die Gynäkologen H. Stamm und H. E. Stamm in ihrem Buch *Praktische Gynäkologie* [238].

Um Präkanzerosen und Mikrokarzinome von gutartigen Veränderungen zu unterscheiden, setzt der Spezialist die *Kolposkopie* ein. Für den spezialistischen Bereich wird gefordert, daß Untersucher ohne Kolposkop die *Schiller-Jodprobe* vornehmen [238].

Die Portio vaginalis uteri wird ausgiebig mit 5%iger Lugol-Jodlösung betupft; dadurch läßt sich das normale (originäre) Epithel der Ektozervix unterscheiden und das Scheidengewölbe dunkelbraun anfärben, da es viel Stärke (Glykogen) enthält. Dysplastisch verändertes Plattenepithel der Ektozervix und auch das Zylinderepithel der Endozervix enthalten wenig oder keine Stärke. Sie färben sich daher nicht oder nur schwach an. Beobachtet man scharfrandige jodnegative oder jodhelle Stellen, dann besteht immer der Verdacht auf eine Dysplasie, auf ein Carcinoma in situ oder auf ein Mikrokarzinom [238].

> ! **99% aller Präkanzerosen oder Karzinome sind scharfrandig jodnegativ [238].**

Die Portioerosion ist nach Braun ein typisches Beispiel für eine *„aufgedeckte, realisierbar behandlungsbedürftige Affektion (ARBA)"* (vgl. B 9.17.10). Für die Verwendung des Begriffes ist ebenso die Behandlungsbedürftigkeit entscheidend wie die Aussicht auf eine erfolgreiche Therapie.

Von der Portio-Erosion[7] ist die Portio-Ektopie zu unterscheiden, eine zapfenartige Ausstülpung der Zervixschleimhaut.

> ! **Die Ektopie ist ein physiologischer Befund in der fertilen Lebensphase der Frau und deshalb nur bei großer Ausdehnung und lästiger Hypersekretion behandlungsbedürftig [240].**

---

[7] Die kolposkopisch arbeitenden Gynäkologen verstehen unter dem Begriff „Erosio" der Cervix uteri einen echten Epitheldefekt der Portio. Er entsteht so gut wie immer traumatisch und befindet sich außen auf der Portio, kaudal der Zylinder-Plattenepithelgrenze. Die Bezeichnungen „chronische Zervizitis" oder „Erosion", die sich auf die Rötung der Portio infolge einer Ektopie beziehen, sollten nach Auffassung dieser Spezialistengruppe nicht mehr verwendet werden. Sie werden durch den Begriff „Ektopie" ersetzt [123].

Abb. 9.13. Entnahme von Portiomaterial (Ektozervix) *(Mitte links)* und von Zervixmaterial (Endozervix) *(Mitte rechts)* zur Diagnostik von Dysplasien (= Präkanzerosen) oder Karzinomen der Portio oder der Zervix. Das Portiomaterial entnimmt man durch leichten Rundumabstrich der Portio, das Zervixmaterial durch Abrollen des Watteträgers auf der Endozervix. Der Ausstrich muß dünn sein (1 Zellschicht) *(unten links)*. Wegen Austrocknung ist die sofortige Fixation in 96%igem Alkohol oder mit einem Spray nötig *(unten rechts)*. Oben links Vaginalspreizspekulum nach Cusco [238]

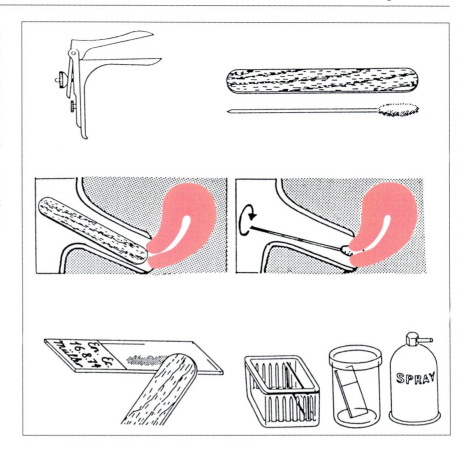

9.17.10
Senkungen am Beckenboden

Eine weitere „aufgedeckte, realisierbare behandlungsbedürftige Affektion (ARBA)" (vgl. oben) stellen Senkungen am Beckenboden *(Descensus uteri und/oder vaginae)* (D) dar. Oft sind den Frauen die „Senkungsbeschwerden" seit langem schon bekannt.

Teile des unteren Genitalabschnittes können isoliert deszendieren. Nicht selten besteht eine Kombination von Descensus uteri, Zysto- und Rektozele. Je nach dem Grad der Senkung ergeben sich Beschwerden durch unwillkürlichen Urinabgang *(Streßinkontinenz)*, z.B. beim Husten, Pressen, Lachen, Niesen (vgl. B 9.11).

Manchmal berichtet die Patientin auch über ein Gefühl des „Untenherauskommens". Die subjektiven Beschwerden korrelieren keineswegs immer mit dem objektiven Befund. Auch diese Affektionen lassen sich mit Aussicht auf Erfolg behandeln.

9.17.11
Abort

Unter *Fehlgeburt (Abortus)* (C/D) versteht man die vorzeitige Unterbrechung der Gravidität bis zur 28. SSW. Vor diesem Zeitpunkt ist nur extrem selten mit einem lebensfähigen Kind zu rechnen. Man schätzt das Verhältnis der Aborti zu ausgetragenen Graviditäten mit 1:3 [135].

Die *Ursache* für einen Abortus ist häufig nicht zu klären. Symptome des Frühabortes bis zum 4. Monat sind Blutungen und ziehende Unterbauchbeschwerden. Für gehäuft auftretende Spätaborti (4.-7. Monat) spielt die Insuffizienz der Zervix eine große Rolle.

Bei allen Aborten mit Fieber über 38,5 °C und/oder Schüttelfrost muß – unabhängig von der Ursache – mit der Möglichkeit einer transuterinen Infektion (ggf. eines septischen Schocks der Mutter) gerechnet werden.

> ! Jede Blutung in der 1. Schwangerschaftshälfte muß zunächst als drohender Abortus aufgefaßt werden.

9.17.12
Myoma uteri

Myome des Uterus (C/D) werden in der Allgemeinpraxis etwa ebenso oft durch gezielte bimanuelle Untersuchungen bei typischen Symptomen (z.B. verlängerte und verstärkte Regelblutung; vgl. Abb. 9.11 in B 9.17.2) wie auch im Rahmen von örtlichen Routinen bei weniger charakteristischen Beschwerden oder im Rahmen einer Vorsorgeuntersuchung entdeckt.

9.17.13
Kontrazeption

Das Thema „Geburtenregelung" haben die Menschen schon immer lebhaft und teilweise kontrovers diskutiert. Vor diesem Hintergrund besitzen in der Allgemeinpraxis Fragen der individuellen *Empfängnisverhütung* große Bedeutung für das Beratungsgespräch von Mann und Frau; neben der Familienplanung geht es dabei auch um die Zuverlässigkeit der einzelnen Methoden der Empfängsnisverhütung.

Manche Paare oder Partner wollen sich gegen einen möglicherweise in zu jungen Jahren eintreffenden Kindersegen absichern, andere wollen eine ungewollte Konzeption am Ende ihrer reproduktiven Phase verhindern, wieder andere suchen sicheren Schutz bei nicht fester Bindung, andere kommen nach ungeschütztem Verkehr mit dem gezielten Wunsch nach der „Pille danach".

Der Hausarzt bezieht bei seinen Beratungsgesprächen verschiedene Überlegungen ein:

Verantwortungsteilung der Geschlechter, Alter, Wissensstand, vorausgegangene Erkrankungen, Befürchtungen, Ängste, Stabilität der Partnerschaft, religiöse Einstellung, sexuelle Risikogruppe („safer sex").

Im Hinblick auf die Beurteilung der einzelnen Methoden der Empfängnisverhütung muß er an folgende Punkte denken:

Nebenwirkungen, Wechelwirkungen mit Medikamenten, Zuverlässigkeit, Compliance, Versagerquote, Endgültigkeit des Wunsches, keine Kinder mehr zu bekommen.

Im Beratungsgespräch steht dem Hausarzt grundsätzlich das gesamte Spektrum der Kontrazeption für Mann und Frau zur Verfügung (s. unten).

Möglichkeiten der Kontrazeption
- Keine Anwendung von Mitteln:
  - Coitus interruptus,
  - natürliche Methoden (z.B. Zeitwahlmethode, Basaltemperaturmessung, Farnkrautphänomen, Abb. 9.14, Tabelle 9.17).

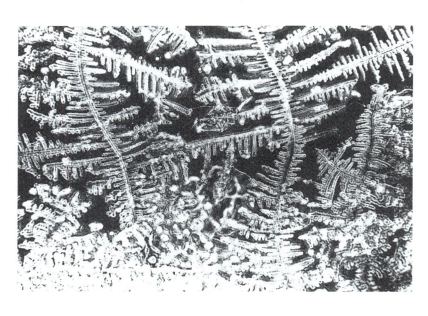

Abb. 9.14. Farnkristall-Test: 1 Tropfen Zervixschleim wird auf den Objektträger mit dem Deckglas plattgedrückt und durch Stehenlassen getrocknet. Bei ausreichendem Östrogeneffekt als Zeichen der bevorstehenden Ovulation kristallisiert er in reich verzweigten Farnkristallen. Östrogenarmer Schleim kristallisiert nicht oder nur rudimentär [238]

Tabelle 9.17. Veränderungen von Muttermund und Zervixschleim um die Zyklusmitte als Zeichen der bevorstehenden Ovulation. (0 keine Ovulation, 3 Ovulation; [238])

Intensitätsgrad	0	1	2	3
Muttermund	geschlossen	locker	teilweise offen	klaffend
Menge	–	+	++	+++
Spinnbarkeit [cm]	0	1–2	3–7	8–10
Farnkristalle	amorph	linear	partiell	vollständig

- Mechanische Methoden:
  - Präservativ,
  - Intrauterinpessar (IUP),
  - Scheidendiaphragma, (Abb. 9.18),
  - Portiokappe (Abb. 9.17).
- Lokal wirksame chemische Substanzen:
  - Spermizide.
- Hormone (Abb. 9.15a-h):
  - enteral:
    Pillen mit Ovulationshemmung,
    Pillen ohne Ovulationshemmung (*Minipille*),
  - parenteral:
    Ovulationshemmung (Gestagendepot: Implanon®*Implantat, Ein- bzw. Dreimonatsspritze"*).
- Operation (Sterilisierung):
  - Mann *(Vasektomie)*,
  - Frau *(Tubenligatur)*.

Die verschiedenen Arten der Ovulationshemmer unterscheiden sich hinsichtlich ihrer Östrogenmenge (Ethinylestradiol/EE bzw. Mestranol/ME) und ihrer Gestagenmenge/-anteile (Tabelle 9.18). Es ist grundsätzlich zwischen Ein-, Zwei- und Drei-Phasen-Pillen zu unterscheiden.

Eine Quelle von häufigen Mißverständnissen sind die Begriffe „Mikropille" und „Minipille":
- Die „*Mikropille*" ist ein niedrig dosierter Ovulationshemmer mit weniger als 50 μg Östrogen-Tagesdosis.
- Die „*Minipille*" dagegen ist *kein* Ovulationshemmer. Sie wirkt kontrazeptiv, ohne die Follikelreifung zu verhindern.

Seit dem ersten, 1960 von Pinkus und Rock eingeführten Präparat hat sich an den typischen Ovulationshemmern bis heute im Prinzip nichts geändert; es gibt lediglich verschiedene Typen (Abb. 9.15a-h):

- Kombinationspräparate:
  - die hormonreiche Einphasenpille (± 50 μg EE),

Tabelle 9.18. Zusammenstellung verschiedener oraler hormonaler Kontrazeptiva (Beispiele) in Abhängigkeit von ihrem Typ. EE = Ethinylestradiol, ME = Mestranol. Stand 01.02.2001

Einphasige Pillen (mit 50 μg und mehr EE/ME)	Einphasige Mikropillen (weniger als 50 μg EE)
Gestamestrol® N Neogynon® 21 Neo Stediril® Stediril® Stediril® d	Cilest® Conceplan® M Diane® 35 Femovan® Femranette® mikro Lovelle® Marvelon® Microgynon® 21 Minulet® Ovysmen® 1/35 Sinovula® mikro Stediril® 30
Zweiphasenpräparate	
(mit 50 μg EE)	(weniger als 50 μg EE)
Neo Eunomin® Lyn-ratiopharm®-Sequenz Ovanon® Oviol® 22 Perikursal® 21 Sequilar® 21	Biviol®
Dreiphasenpräparate	
(mit 50 μg EE)	(weniger als 50 μg EE)
TriStep®	Pramino® Synphasec® Triette® Trinordiol® 21 Trinordiol® 28 Tri Novum® Triquilar® Trisiston®
Minipille	
(nur Gestagen – nicht zur Menstruationsverschiebung geeignet)	
Exlutona®	microlut®	mikro-30 Wyeth®

  - die hormonarme Einphasenphille (Mikropille) (weniger als 50 μg EE).
- Sequentialpräparate:
  - Zweiphasenpräparate
  - Dreiphasenpräparate.

Die *Einphasenpille* (Abb.9.15b und c) entspricht prinzipiell der alten Pinkus-Pille: An allen 21 Einnahmetagen wird die gleiche Kombination von Östrogenethinylestradiol/EE und Gestagen (häufig Levonorgestrel bzw. Lynestrol) eingenommen (in Deutschland Ersteinführung 1971 als Anovlar®, Östrogenanteil 50 μg). Von den synthetischen Östrogenen spielt das Ethinylestradiol (EE) die größte Rolle.

Abb. 9.15 a–h. Schematische Darstellung der Zusammensetzung hormonaler Kontrazeptiva in Abhängigkeit vom Zyklustag. *a)* Normaler Zyklus; *b)* „hormonreiche" 1-Phasen-Pille ± 50 µg EE; *c)* „hormonarme" 1-Phasen-Pille (30–35 µg EE) („Mikropille"); *d)* 2-Phasen-Pille (reine Form); *e)* 2-Phasen-Pille („Step-up"); *f)* 3-Phasen-Pille („Step-up"); *g)* Minipille: Einnahme, auch unabhängig von Menses; die nächste Regel ist nicht vorhersehbar; *h)* Ein- oder Dreimonatsspritze

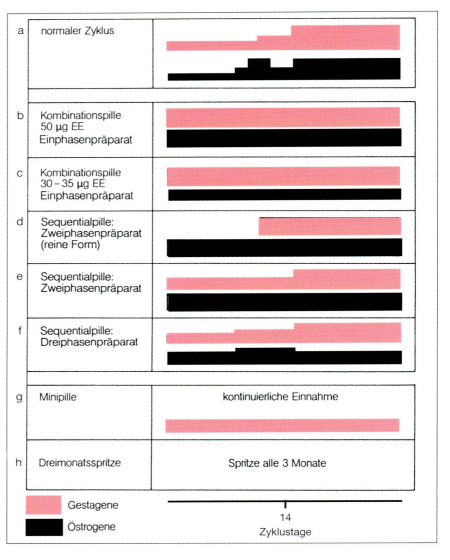

Hormonarme 1-Phasen-Pillen haben eine ebenso niedrige Versagerquote wie die *hormonreichen* 1-Phasen-Pillen, dagegen sind fast alle anderen Nebenwirkungen (z. B. anhaltende Übelkeit, Kopfschmerzen) deutlich seltener.

Von einem *2-Phasen-Präparat* (Abb. 9.15d) spricht man, wenn während der 1. Einnahmephase nur Östrogene genommen werden und erst in der 2. Phase die üblichen Kombinationen von Östrogen und Gestagen.

Die *3-Phasen-Präparate* (Abb. 9.15f) wurden in der Absicht entwickelt, die Vorteile der hormonarmen Pillen mit den Vorteilen der Mehrstufenpräparate zu kombinieren.

Die *Minipille* (Abb. 9.15g), eingeführt 1965, erzielt ihre kontrazeptive Wirkung ohne Ovulationshemmung; damit entfällt ein größerer Eingriff in das Regulationssystem Hypothalamus-Hypophysenvorderlappen-Ovar. Verabfolgt wird täglich – ohne jede Pause (also auch während der Menstruation!) – eine niedrige Dosis eines synthetischen Gestagens; sie beträgt nur 1/6 bis 1/10 der Menge, die in Einphasenpräparaten (Abb. 9.15b, c) täglich genommen wird. Die Wirkung der Minipille (z. B. Microlut®) verhindert durch Veränderung des Zervixschleims (Viskositätszunahme) die Spermienaszension.

Nach Möglichkeit sollten jene Ovulationshemmer verordnet werden, die nur 20–30 µg EE enthalten.

Nichthormonelle Verhütung

Verschiedene *Kalendermethoden*, wie die nach Ogino oder Knaus, können ärztlicherseits wegen der großen Differenz zwischen theoretischer und praktischer Zuverlässigkeit nicht empfohlen werden. Das Paradigma von Knaus und Ogino, wonach eine Frau bei regelmäßigem Zyklus zwischen Tag 10 und 17 fruchtbar sei, ist überholt [BMJ 321 (2000): 1259–1261].

Die Bestimmung des Ovulationstermins mit Hilfe der *Basaltemperaturmessung* ist zuverlässig (Abb. 9.16). Mit Hilfe der Morgentemperatur gelingt es, den *Ovulationstermin* mit einer Genauigkeit von ± 1–2 Tagen zu bestimmen, und zwar auch bei verkürzten oder verlängerten Zyklusintervallen.

Die Beurteilung des Temperaturanstiegs macht selten Schwierigkeiten. Der Anstieg ist dann signifikant, wenn er innerhalb von 48 h oder weniger eintritt und die Temperaturen an 3 aufeinanderfolgenden Tagen um etwa 0,5°C höher liegen als an den vorangegangenen 6 Tagen.

Zu den *mechanischen Mitteln* der Kontrazeption zählen Kondom, Portiokappe (Abb. 9.17), Scheidendiaphragma (Abb. 9.18) und Intrauterinpessar. Die Portiokappe wird in Deutschland kaum noch benutzt. Kondome und Scheidendiaphragmen können bei Latexallergien zu schweren Zwischenfällen führen. Das Kondom gilt dennoch als eines der ältesten und am weitesten verbreiteten Empfängnisverhütungsmittel.

Tabelle 9.19 dient als Orientierungshilfe zur Beurteilung, wie zuverlässig die verschiedenen Methoden zur Empfängnisverhütung und der „Versagerquoten" (= *Pearl-Index*) sind.

Die Nidation läßt sich nach erfolgter Konzeption entweder mechanisch mittels Intrauterinpessar oder hormonell mit der „Morning after pill" („*Pille danach*")

Tabelle 9.19. Orientierungshilfe für die Einteilung verschiedener Kontrazeptiva in Zuverlässigkeitsstufen

Zuverlässigkeit	Methode	Versagerquote[a]
Sehr hohe Zuverlässigkeit:	– Pille	0,003–0,1
	– Dreimonatsspritze	0,2–0,5
	– Minipille	0,4–4
	– Intrauterinpessar	0,3–6
Mittlere Zuverlässigkeit:	– Kondom	3–36
	– Scheidendiaphragma	3–5
	– Schaumovulum	8–43
Unzuverlässig:	– Coitus interruptus	3–38
	– Knaus-Ogino-Methode	0,3–47
	– Vaginalspülung	21–41
	– Portiokappe	2,4–25
	– Diaphragma	2,4–25

[a] Versagerquote = Pearl-Index. Wenn 100 Frauen eine Methode 12 Monate lang anwenden, entspricht die Zahl der ungewollten Schwangerschaften dem Pearl-Index. Man spricht auch von der Zahl der Versager pro 100 Anwendungsjahre.

Beispiel: Wenn 100 Paare ein Jahr lang Kondome als empfängnisverhütende Methode anwenden und in dieser Zeit 4 Schwangerschaften eintreten, hat das Kondom eine Versagerquote von „4". Dabei werden nicht nur die Versager gezählt, die durch das „Versagen" der Methode zustandekommen, sondern auch diejenigen, die auf fehlerhafte Anwendung zurückzuführen sind. Unter anderem gibt es dadurch in verschiedenen Statistiken für die gleiche Methode unterschiedlich hohe Werte.

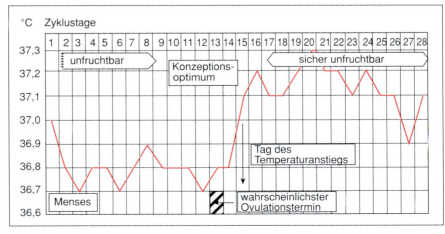

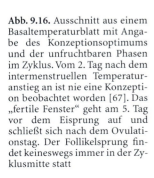

Abb. 9.16. Ausschnitt aus einem Basaltemperaturblatt mit Angabe des Konzeptionsoptimums und der unfruchtbaren Phasen im Zyklus. Vom 2. Tag nach dem intermenstruellen Temperaturanstieg an ist nie eine Konzeption beobachtet worden [67]. Das „fertile Fenster" geht am 5. Tag vor dem Eisprung auf und schließt sich nach dem Ovulationstag. Der Follikelsprung findet keineswegs immer in der Zyklusmitte statt

Abb. 9.17. Portiokappe in situ. Stark schematisierter Sagittalschnitt durch das weibliche Genitale [67]

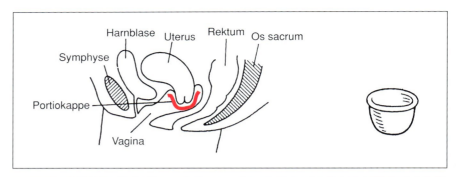

Abb. 9.18. Scheidendiaphragma in situ. Stark schematisierter Sagittalschnitt durch das weibliche Genitale [67]

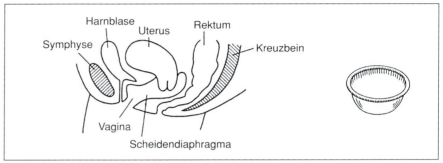

hemmen. Solche Nidationshemmer stellen keine Kontrazeptiva im eigentlichen Sinne dar.

(Weitere Ausführungen s.S. 247, 249f. Zusatzfragen „Sexualprobleme", „Kontrazeption" und „Hormonale Kontrakonzeption").

Zyklusverschiebung

Urlaubspläne, Wettkampftermine im Sport und Termine in der Freizeit kollidieren häufig mit den monatlichen, natürlichen Blutungsvorgängen der Frau und lassen die Frage nach Verlegung der Blutungsabläufe aufkommen. Die normale Menstruationsblutung ist hauptsächlich eine Progesteronentzugsblutung.

Am einfachsten ist die *Mensesverschiebung* bei Frauen, die auf einen einphasigen Ovulationshemmer (Abb. 9.15b, c, Tabelle 9.18) eingestellt sind. Hier werden, ohne die Pillenpause einzuhalten, sofort die Tabletten der neuen Packung genommen. Nach dem Absetzen der letzten geplanten Tablette tritt nach 2–3 Tagen eine Abbruchblutung auf. Dieses Schema läßt sich auch einmal über 2–3 Zyklen durchführen. Je länger aber die Dauereinnahme anhält, um so mehr muß mit einer Durchbruchblutung gerechnet werden.

Schwieriger ist die Mensesverschiebung bei der Einnahme eines zweiphasigen bzw. zweistufigen Ovulationshemmers [183]. Der Zyklus kann hier nur mit den Pillen der letzten Phase bzw. Stufe verlängert werden. Mit der Minipille ist eine Mensesverschiebung nicht möglich.

Thematik des Fachgesprächs

Aufgabe
Besprechen Sie die in Übersicht 34 aufgeführten Beratungsergebnisse „Beschwerden und Erkrankungen im urogenitalen Bereich" anhand der anschließenden Fragen sowie der Zusatzfragen zu den einzelnen Beratungsergebnissen:

Übersicht 34: Andere Beschwerden und Erkrankungen im urogenitalen Bereich

- **Regelmäßig häufig in der Allgemeinmedizin:**
  - Klimakterische Beschwerden,
  - Dysmenorrhö,
  - Betreuung einer Schwangeren, Geburt,
  - Urolithiasis,
  - Pollakisurie,
  - Zystitis,
  - Prostataadenom,
  - Polymenorrhö,
  - Endometritis,
  - Vulvitis, Vaginitis,
  - Erosio portionis, Zervizitis,
  - Pyelonephritis,
  - Hypomenorrhö, Amenorrhö,
  - Desconsus uteri, Descensus vaginae,
  - Fluor vaginalis,
  - Enuresis nocturna,
  - Abortus,
  - Blut im Harn,
  - Phimose,
  - Sexualprobleme,
  - Antikonzeption,
  - Zystopyelitis,
  - Algurie, Dysurie,
  - Adnexitis chronica,
  - Harninkontinenz,
  - Urethritis,
  - Präputialverklebung (Conglutinatio),
  - Myoma uteri,
  - Urethralstriktur,
  - Hydrocele testis,
  - Papanicolaou-Test III/IV.

- **Nicht regelmäßig häufig (= unter 1:3000 Fälle):**
  - Parametritis, Perimetritis,
  - benigne Adnexgeschwülste,
  - Adnexitis acuta,
  - Glomerulonephritis,
  - Orchitis, Epididymitis,
  - Extrauteringravidität,
  - Zervixpolyp.

**Fragen
„Andere Beschwerden und Erkrankungen im urogenitalen Bereich"**

1. Häufigkeit in der Allgemeinpraxis.
2. Bevorzugung bestimmter Altersgruppen.
3. Patientenklage („Was klagt der Patient?").
4. Ursache/Auslöser/Disposition („Was fragt der Arzt? Woran denkt er? Ansteckungsgefahr für den Geschlechtspartner?").
5. Lokalbefund („Was sieht und prüft der Arzt?").
6. Dokumentation („Was notiert der Arzt?").
7. Falsifizierung, Exklusion („Es sieht so aus wie …, aber was ist es wirklich?").
8. Beispiele für Abwendbar gefährliche Verläufe („Alles immer ernst nehmen!"), z.B. Blutung in der Menopause, akuter Hoden im Säuglingsalter.
9. Abwartendes Offenlassen („Wann?", „Wie lange?").
10. Vorangegangene Selbstmaßnahmen des Patienten.
11. Therapeutisches Vorgehen (akut und langzeitgerichtet).
12. Entscheidung des Hausarztes über das Procedere (Alleinbetreuung? Überweisung? Einweisung? Zusammenarbeit mit dem Spezialisten in geteilter Verantwortung?).
13. Beratung und Führung des Patienten, seines Partners und/oder seiner Angehörigen.
14. Indikation für den gezielten Einsatz bildgebender Verfahren (z.B. Ultraschall, Röntgen, CT).
15. Indikation für andere gezielte Untersuchungen (z.B. Hormonstatus, Endoskopie, Zytologie, bakteriologische Kultur, Mikroskopie, Streifentests).

Zusatzfragen „Psyche/Soma"
- Psychosomatische Krankheiten gemäß der Weltgesundheitsorganisation (WHO) im engeren Sinn: psychogenes Asthma, psychogene Dermatitis, psychogenes Ekzem, pychogenes Ulkus, psychogene Colitis mucosa, psychogene Colitis ulcerosa, psychogene Urtikaria.
- Die wichtigsten Begleiterscheinungen bei funktionellen Syndromen:
  - Somatisch (z.B. Globus, Parästhesien an Mund, Zunge und Extremitäten, Atemhemmung, Herzsensationen, Aufstoßen in Salven).
  - Psychisch (z.B. innere Unruhe, Konzentrationsschwäche/Erschöpfbarkeit, depressive Stimmungslage, Angstzustände, Schlafstörungen [257]).

Zusatzfragen „Urolithiasis und Bilder von Koliken"
- Telefonische Erstanweisung durch den Arzt (z.B. lokale Wärme, Flüssigkeitszufuhr, Temperaturmessung).
- Dringlichkeit eines Hausbesuchs?
- Notfalltherapie des Arztes am Krankenbett (Potente Medikamente nur bei diagnostischer Sicherheit!): Applikationsform? Opiate?
- Labor-Basisuntersuchungen in der Praxis (z.B. Urinstatus, Nierenfunktionswerte, Harnsäure im Serum); ggf. Steinanalyse durch den Laborarzt.
- Infusionstherapie in der Praxis?
- Obligate Sonographie und/oder i.v.-Pyelographie (*Achtung:* Nur im schmerzfreien Intervall!) beim Erstanfall! Abwendbar gefährlicher Verlauf?
- Diagnostisches Vorgehen bei Kolik? *Cave:* Appendicitis ante perforationem (auch ohne Fieber möglich!).
- Allgemeine Richtlinien zur Steinverhütung, z.B. hohe tägliche Flüssigkeitszufuhr besonders nach Schwitzen, Saunabesuch, nach körperlicher Arbeit im Sommer, bei Laxanzieneinnahme.
- Einstellung und Kontrolle des pH-Wertes des Harns (zwischen 6,2 und 6,8 pH).
- Diskussion der Steinentfernung (extrakorporale Stoßwellenlithotripsie/ESWL, perkutane Lithotripsie, endourologische Behandlungsmethoden, Nephrotomie).

Zusatzfragen „Blasen- und Nierenbeschwerden"
- Patientenmutmaßungen und mögliche Ursachen bei Blasenbeschwerden, z.B. Verkühlung, Intimhygiene, Honeymoon-Zystitis, Prostataadenom, Bestrahlung.
- Diagnostisches Vorgehen in der Allgemeinpraxis in Abhängigkeit von Lebensalter, Geschlecht und Schwangerschaft bei
  - erstmaligem Schub,
  - Rezidiv (Spontan- oder Mittelstrahlurin? Katheterismus? Blasenpunktion?)
  - Kultur mit Resistenzbestimmung: Welche Erreger sind häufig? Wertigkeit von Laboruntersuchungen wie BKS, Leukozyten, Kreatinin, Harnstoff? Restharn? Sonographie? Überweisung?
- Mikroskopische Untersuchung des Urinsediments: Betrachtung des Nativpräparates zunächst bei 200facher, dann bei 400facher Vergrößerung zur Zelldifferenzierung und Zellzahlbestimmung. Auszählung von insgesamt 5 Gesichtsfeldern. Normbefund: Durchschnittlich bis zu 3 Erythrozyten, bis zu 5 Leukozyten und 0 Bakterien pro Gesichtsfeld. Hellfelduntersuchung möglichst durch Phasenkontrast- oder Dunkelfelduntersuchung ergänzen (Trichomonaden!).
- Organisierte Harnsedimente: Krankhafte Zellelemente (Leuko-/Erythrozyten; Platten-, Nieren-, geschwänzte Epithelien; Harnzylinder) und Erreger (v.a. Bakterien, Trichomonaden). Nicht organisiertes Harnsediment: v.a. Harnsalze (z.B. Urate, Harnsäurekristalle, Kalziumoxalat).
- Untersuchungen im spezialistischen Bereich (z.B. Infusionsurogramm, retrogrades Urethrozystogramm, Refluxzystogramm).
- Wertigkeit von Eiweiß im Urin?
- Abnahme, Anlegen und Beurteilung des Ergebnisses einer Urinkultur. Keimzahl bei signifikanter Bakteriurie?
- Asymptomatische Bakteriurie, z.B. bei Dauerkatheterismus, in der Schwangerschaft: Notwendigkeit der Chemotherapie/Antibiotikatherapie? Diskussion der Blasenspülung mit antibiotikahaltigen/antiseptischen Substanzen.
- Sinnvolle Fahndung nach Begleiterkrankungen (z.B. Mißbildung, Diabetes, Levurose, Endometriose) bei Harnwegsinfekten in Abhängigkeit von typischen Lebensaltern (Säuglings-/Kleinkindes-alter/schwangere Frau/Senium).
- Therapie in Abhängigkeit von der Häufigkeit des Auftretens sowie Alter, Geschlecht und Schwangerschaft:
  - *Allgemein:* z.B. Trinkmenge (bestimmte Tees?), Wärme? Arbeitsruhe?
  - *Speziell:* Spasmoanalgetikum (z.B. Denavarin/Spasmalgan®), Chemotherapeutikum/Antibiotikum (oral/

parenteral)? Benennung eines typischen Medikaments mit seinen Nebenwirkungen und Kontraindikationen. Dauer der Behandlung?
  - *Stoffgruppen der 1. Wahl* (= keine Resistenzentwicklung der Darmflora beobachtet): Trimethoprim + Sulfonamid (z.B. Bactrim® forte) bzw. Trimethroprim Mono (z. B. Infectotrimet®) wegen verbesserter Verträglichkeit, da ohne Sulfonamid; Nitrofurantoin (Leitlinie der Deutschen Gesellschaft für Allgemeinmedizin und Familienmedizin 1999). Reservemedikament: Chinolone (Gyrasehemmer – Achtung: nicht bei Epileptikern und Psychotikern; z.B. Tarivid®, Ciprobay®).
  - *Unspezifisch:* Immunstimulanzien wie Uro-Vaxom® (enthält immunaktive Fraktionen aus E.-coli-Stämmen).
- Low-dose-Prophylaxe bei Frauen mit häufigen Reinfektionen: Kontinuierlich über 6 Monate oder intermittierende (im 14tägigen Rhythmus) Chemotherapie.
- Kurzzeittherapie (one step) mittels z.B. Einmalgabe von Fosfomycin-Trometamol/Monuril® 3000 bei unkomplizierten Harnweginfektionen (1. Wahl).
- Postkoitale Prophylaxe, z.B. 1mal 1 Tbl. Bactrim® forte.
- Therapie der Reizblase: Phytopharmaka oder bei ausgeprägter Symptomatik Blasenspasmolytika wie Propiverin (Mictonorm®, Mictonetten®).

Zusatzfragen „Benigne Prostatahyperplasie (BPH)" und „Prostatakarzinom"

- Pathologisch-anatomische Begründung für die Diskrepanz zwischen nicht tastbar vergrößerter Prostata und möglichen Miktionsstörungen (Form des Adenoms, Mittellappen und Wachstumsrichtung!).
- Bild einer akuten Harnsperre: Fallstricke? Mögliche akute Auslöser („Stammtischblase": Bier = erhöhte Flüssigkeitszufuhr mit diuretischer Wirkung). Diagnostik (Palpation, Perkussion, Sonographie; vorsichtiger Probekatheterismus: leere Harnblase → Hinweis auf Anurie → stationäre Einweisung!).
- Medikamentöse Ursachen der Harnverhaltung (z.B. Psychopharmaka, Parasympatholytika wie Atropin in Belladonna oder Atropinderivate wie Ipratropium (z.B. Atrovent®, Itrop®) oder Pirenzepin (z.B. Gastrozepin®).
- Vorgehen bei Harnsperre mit Überlaufblase: Übliche Kalibergröße des Katheters (Charrière)? Fraktionierter Katheterismus (Ablassen von jeweils ca. 500 ml wegen möglicher Blutung e vacuo). Weiteres Vorgehen nach Katheterisierung? Vorgehen bei Mißlingen? *Cave:* forcierte und frustrane Manöver! Alternativ: suprapubische Harnableitung.
- Indikationen für Dauerkatheterismus? Häufige Komplikationen?
- Therapie des Prostataadenoms:
  - *konservativ* Phytopharmaka: empfehlenswert für Stadium I; α1-Rezeptorenblocker (z.B. Flotrin®). 5-α-Reduktasehemmer Finasterid (Proscar®)
  - *operativ* (Indikationen, Aufklärung über die typischen Operationsverfahren; mögliche Spätfolgen z.B. bezüglich Potenz und Kontinenz).
  - *Wärmebehandlungsverfahren* (rektale und urethrale Hyperthermie bis 45 °C bzw. urethrale Thermotherapie zwischen 45 und 60 °C.
- Problematik der Aspirationszytologie und Prostatabiopsie: Bakterienstreuung? Mögliche Verschleppung maligner Zellen („Haustierkrebs")?
- Prostatakarzinom (häufigster maligner Tumor beim Mann!): Mögliche Spätsymptome, z.B. Beinödem, Knochenschmerzen (z.B. „Rückenschmerzen"), Spontanfrakturen bei Knochenmetastasen.
- Grundprinzip der endokrinen Behandlung (operativ und medikamentös): Androgenentzug.
- Wertigkeit von Laboruntersuchungen (z.B. Erhöhung der sauren Phosphatase, der Prostataphosphatase und des prostataspezifischen Antigens/PSA). PSA-Bestimmung: *Achtung:* Keine Prostatapalpation vor Blutabnahme!

Zusatzfragen „Enuresis nocturna"

- Mögliche auslösende Faktoren (somatisch, psychisch, sozial).
- Grundzüge der Therapie (z.B. Verhaltenstherapie bei Kind und Eltern, Weckapparate). Blasentraining: Alle 2–3 h Kind wecken und zur Toilette führen.
- Medikamentöse Behandlung: Desmopressin (Minirin®) Propiverin (Mictonetten®); Psychopharmaka wie Imipramin (z.B. Tofranil®) kontrovers diskutiert; Parasympatholytika wie Atropin (in Noxenur®).
- Bei Erwachsenen auch multiple Sklerose bedenken!

Zusatzfragen „Blut im Harn"

- Mögliche Ursachen (z.B. überwiegend Blutungen aus dem unteren Harntrakt, u.a. Harnleiterstein, Zustand nach Strahlentherapie, Blasenpapillom, hämorrhagische Zystitis; Hypernephrom, Blasenwandtumor als Abwendbar gefährlicher Verlauf/AGV).
- Makrohämaturie mit Hämoglobinabfall: Sofortige stationäre Einweisung!

- „Falsche Hämaturie" durch vaginale Blutung. Harnverfärbung auch ohne Erythrozyturie, z.B. durch rote Beete, Brombeeren, Süßigkeiten (Anilinfarben!), Medikamente, Hämoglobinurie bei Sportlern und Soldaten (Marathonlauf, Jogging, Tanzen, „Marschhämoglobinurie").

Zusatzfragen „Phimose" und „Balanitis"
- Komplikationen bei forcierten (auch ärztlicherseits durchgeführten) Dehnungsversuchen oder sexueller Aktivität (z.B. Paraphimose, spätere Narbenbildungen).
- Notfallbehandlung der Paraphimose durch den Arzt.
- Mögliche Ursachen für Posthitis, Balanitis und spätere Phimose (z.B. mangelnde Intimhygiene, Diabetes mellitus, Lichen sclerosus et atrophicus).
- Diskussion möglicher langfristiger Auswirkungen einer Zirkumzision: Vita sexualis? Peniskarzinom? Portiokarzinom?
- Phimoseoperationen bei Kindern (oväläre Zirkumzision), bei alten Männern (radikale Zirkumzision).

Zusatzfragen „Harninkontinenz"
- Basisdiagnostik mittels Miktionsprotokoll.
- Therapie leichter Formen der reinen Streßinkontinenz (z.B. Beckenbodengymnastik, Östrogene).
- Behandlung der Urge-Inkontinenz durch Ruhigstellung des Detrusors mittels Parasympatholytika, z.B. Trospiumchlorid (Spasmolyt®), Oxybutynin (Dridase®), Propiverin (Mictonorm® = spasmolytisch und anticholinerg); Tolterodin (Detrusitol®) als Anticholinergikum bei instabiler Blase. Beseitigung der ursächlichen Faktoren.
- Diskussion der Harndauerableitung bei Querschnittgelähmten (z.B. mittels Kondomurinal) oder intermittierendem Selbstkatheterismus.

Zusatzfragen „Nichtgonorrhoische Urethritis"
- Diagnostik: Gewinnung des Materials (für mikroskopische und kulturelle Untersuchung), charakteristischer mikroskopischer Befund?
- Chemotherapie der nichtgonorrhoischen (unspezifischen) Urethritiden, verursacht z.B. durch Trichomonaden, Chlamydien, Soor, Mykosplasmen (Medikament, Dosierung, Behandlungsdauer, Partner?).

Zusatzfragen „Gonorrhoische Urethritis"
- Therapie der spezifischen (gonorrhoischen) Urethritis: Medikamente: 3mal 4 Mio. I.E. Penizillin G im Abstand von 1–2 Tagen i.m. Bei Penizillinallergie und Penizillinresistenz („Sextourismus"): Spectinomycin z.B. Stanilo® 2 g beim Mann (einmalig) und 2 mal 2 g bei der Frau i.m.
- Partnerbehandlung? Problematik der Schweigepflicht? Meldepflicht? (Entfällt n. Infektionsschutzgesetz 1.1.2001).
- Kontrollabstrich und Kultur 7 Tage nach Behandlungsabschluß, bei Frauen Wiederholung nach der nächsten Menstruation!
- Diskussion des serologischen Nachweises: Spezifität und Sensivität derzeit noch ungenügend!
- Mögliche extragenitale Manifestation bei Mann und Frau (z.B. After, Gelenke, Augen bei Neugeborenen).
- *Merke:* Bei Gonorrhö immer auch an Syphilis denken! Syphilisserologie im Verdachtsfall sofort sowie 6 Wochen nach Behandlungsabschluß durchführen!

Zusatzfragen „Hydrozele"
- Fallstricke: Hernie, Hodentumor.
- Diaphanoskopiebefund bei Hernie und Tumor?

Zusatzfragen „Epididymitis" und „Orchitis"
- Fallstricke bei Hodenschwellung (Tumor, Hodentorsion). Alterdisposition? Abwendbar gefährlicher Verlauf (AGV)?
- Mögliche Komplikationen bei Mumpserkrankung (Parotitis epidemica) eines geschlechtsreifen Mannes.
- Möglichkeit der Mumpsvorbeugung bei nicht geimpften Gefährdeten.
- Komplikation bei Mumpsorchitis (Sterilität!)?
- Allgemeine Maßnahmen bei Epididymitis und Orchitis (z.B. Bettruhe, Hochlagerung, Suspensorium). Antibiotika und Überweisung.
- Subjektive Zeichen für Hodentumor (Schweregefühl, Größenzunahme)? Achtung: Doppelseitige Gynäkomastie als möglicher Hinweis auf Hodentumor!

Zusatzfragen „Priapismus"
- Immer an Leukämie denken!
- Abwendbar gefährlicher Verlauf: Impotentia coeundi! Sofortige stationäre Einweisung!

Zusatzfragen „Leerer Hodensack"
- Diskussion des Zeitplans für die Behandlung des Kryptorchismus: Im 1. Lebensjahr eventuellen Spontandeszensus abwarten; im 2. Lebensjahr Zeit für die Hormontherapie; Ende des 2. Lebensjahres Operation bei erfolgloser Hormontherapie.

- Behandlung mit Hypothalamushormon als Lösung zum Einsprühen in die Nase (z.B. Kryptocur®).
- Aufklärung der Eltern bezüglich Nebenwirkungen bei „Hormonkuren", z.B. Vergrößerung des Genitales, gehäufte Erektionen, gesteigerte Lebhaftigkeit bis Aggressivität.

Zusatzfragen „Sexualprobleme"
- Mögliche Ursachen der Impotentia coeundi oder Ejaculatio präecox (medikamentös z.B. β-Blocker, Reserpin oder Antidepressiva; Erkrankungen, z.B. Diabetes mellitus; Sucht, z.B. Alkoholismus; psychische Faktoren, z.B. Untreue).
- Wann sollte der Hausarzt an eine Impotentia generandi denken? Einzuschlagender Weg in Diagnostik und Therapie.
- Definition der Sterilität: Sterile Ehe oder Partnerschaft liegt vor, wenn die Frau bei ungeschütztem regelmäßigen Geschlechtsverkehr nicht innerhalb von 2 Jahren schwanger wird. Mögliche Sterilitätsursachen zu ca. 45% bei der Frau, zu 40% beim Mann, 15% ungeklärt [212].
- Beratung und Führung von Paaren bei Kinderwunsch.
- Beispiele für mögliche Ursachen der Impotentia generandi [anatomisch z.B. Varikozele, Zustand nach Epididymitis beidseits; testikuläre Fertilitätsstörungen z.B. Zustand nach (Mumps)orchitis].
- Beschaffenheit des normalen Ejakulats: Volumen zwischen 2 und 6 ml, Koagulation post ejaculationem und Wiederverflüssigung zwischen 5–30 min. Spermiendichte nicht unter 40 Mio./ml, Motilität mit 60% der spontanen Beweglichkeit, 70% Normalformen im Differentialspermiogramm.
- Möglichkeiten der Einzel- und/oder Partnerbehandlung bei Impotentia coeundi: z.B. Ausschalten der Noxen, Änderung der Lebensweise, Streß- und Altersproblematik, Penisprothese, Schwellkörperautoinjektionstherapie/SKAT (z.B. Caverject®), „Medicated Urethral System for Erection" (MUSE; Alprostadil in Harnröhre instilliert), Sildenafil (Viagra®), Apomorphinhydrochlorid (Uprima®), Viagra®; Überweisung zu welchem Spezialisten und zu welchem Therapeuten (z.B. Familientherapie), jedoch kein unkritisches Abschieben zum „Fachmann". Überwindung der eigenen Sprachlosigkeit.
- Beispiele für mögliche falsche Vorstellungen, Erwartungen und unbegründete Befürchtungen zur Sexualität bei Mann und Frau in Abhängigkeit vom Lebensalter.
- Beratung von Schwangeren über sexuelle Aktivitäten im Hinblick auf ein mögliches Schwangerschaftsrisiko (z.B. Abortneigung), auch in Abhängigkeit von der Schwangerschaftswoche.
- Wiederaufnahme der sexuellen Aktivität, z.B. nach Herzinfarkt, Uterusexstirpation.

Zusatzfragen „Klimakterische Beschwerden"
- Gesprächsführung bei sog. Tabuthemen. Beispiele für Kontaktfragen.
- *Indikationen* für die Östrogen-Gestagen-Substitution während und nach den Wechseljahren: Auftreten primärer Ovarialinsuffizienz durch vorzeitiges Erlöschen der Ovarialfunktion oder Ausschalten der Eierstöcke (Kastration) vor dem Eintritt des 50. Lebensjahres; Osteoporose zum Zeitpunkt der Menopause; Urogenitalatrophie mit entsprechenden Beschwerden zum Zeitpunkt der Menopause; menopausentypische reaktive Dysphorie (Verstimmung). *Kontraindikationen:* thromboembolische Neigungen; schwere Leberschädigung; Mamma- und Korpuskarzinom.
  Merke: Bei hysterektomierten Frauen gelten grundsätzlich die gleichen Regeln.
- Beispiele für die gezielte Medikation hormoneller Ausfälle (enterale, parenterale Therapie, Transdermale Systeme/TTS, topische Anwendung).
- Dauer der Östrogentherapie? Kontraindikationen!
- Diskussion der einzelnen Geschlechtshormonapplikationen (Mono- oder Kombinationspräparate).
- Nebenwirkung einer Hormontherapie (geringe Gewichtszunahme von 1–2 kg; Blutung in der Menopause! Abrasio?!). Kontraindikationen!
- Beispiele für pflanzliche Klimakteriumtherapeutika (Pflanzliche Sexualhormone): Fructus agni casti/Mönchspfeffer (Agnolyt®): Gelbkörperhormoneffekt; Cimicifuga/Wanzenkraut (Traubensilberkerze): Östrogeneffekt.
- Beratung zur Lebensführung, psychosoziale Aspekte, Lebenseinstellung, Aufklärung über Physiologie und Pathologie dieses Altersabschnittes mit besonderen Hinweisen auf die Frühzeichen des Krebses.
- Beratung über verschiedene Antikonzeptionsmöglichkeiten im Klimakterium.

Zusatzfragen „Osteoporose"
- Diskussion der Diagnostik: Röntgen, Osteodensitometrie mittels Röntgenstrahlschwächung und mittels CT. Laboranalysen unergiebig.
- Risikofaktoren: Erbfaktor, Geschlecht, Rauchen, Alkohol, mehr als 4 Tassen Kaffee (Diurese!), viele Fleischmahlzeiten.
- Aufklärung über mögliche Folgen (z.B. Frakturen, Rückenschmerzen, Buckelbildung) und Prophylaxe.
- Medikamente: Basistherapie mit Kalzium und Vitamin D_3; Sexualhormone mittels Östrogen-Gestagen-Kombinationen. *Beachte:* Die Behandlungsdauer muß, damit eine wirksame Prophylaxe resultiert, mindestens 10 Jahre erreichen [60]; Fluorsalze (immer mit Kalzium und Vitamin D kombinieren); aktive Vitamin-D-Metaboliten (Alfacalcidol/Doss®), Bisphosphonate wie Alendronat (Fosamax®); bei schweren Formen: Injektionen mit dem Parathormon-Antagonisten Calcitonin (z.B. Cibacalcin®); wesentliche Nebenwirkungen?

Zusatzfragen „Menstruelle Anomalien"
- Beratung über Führung und Interpretation eines Menstruationskalenders.
- Beratung zur Messung der Basaltemperatur.
- Behandlung der Hypermenorrhö: Hormonell (Östrogen-Gestagen-Kombination oder Pille), Indikation für Abrasio und Hysterektomie.
- Vorgehen bei Blutung in der Menopause. Abwendbar gefährlicher Verlauf (AGV)?
- Menstruationsverschiebung (Vorverlegung/Hinausschieben bei Frauen mit und ohne Antikonzeptivaeinnahme).
- Durchbruchs- und Schmierblutungen („spotting") bei Frauen mit und ohne Antikonzeptivaeinnahme: Mögliche Ursachen, Beratung, Behandlung.

Zusatzfragen „Dysmenorrhö"
- Behandlungsmöglichkeiten der Dysmenorrhö: Psychologisch, spasmolytisch-analgetisch, z.B. Denaverin (Spasmalgan®), hormonell („Pille"), andere Möglichkeiten (z.B. Prostaglandinhemmer wie Indometacin, Azetylsalizylsäure/ASS, Ibuprofen, Naproxen).
- Pflanzliche Antidysmenorrhoika wie Kamille, Raute (Herba rutae hortensis), Belladonna.

Zusatzfragen „Amenorrhö" und „Gravidität"
- Sichere und unsichere Schwangerschaftszeichen?
- Möglichkeiten der Selbstdiagnostik einer Schwangerschaft.
- Verschiedene diagnostische Möglichkeiten in der hausärztlichen Praxis und ihre Zuverlässigkeit, auch in Abhängigkeit von der jeweiligen Schwangerschaftswoche.
- Beratung bezüglich der Antikonzeption post partum, auch bei Stillenden.
- Problematik der Arzneimittelverordnung (z.B. Analgetika, Antipyretika, Antibiotika) in der Frühschwangerschaft (3 sensible Phasen: Die ersten 2 Wochen post conceptionem; Organogenese = 3.–8. SSW; Fetalperiode = 9. SSW bis zur Geburt). Problematik in der Spätschwangerschaft?
- Schwangerschaft und Schilddrüsenfunktion (erhöhter Bedarf an Schilddrüsenhormonen und Jod!).
- Schwangerschaft und Folsäuregabe (Neuralrohrdefekte!).
- Mögliche Faktoren für eine Risikoschwangerschaft (= Gefährdung des Fetus oder der Mutter, z.B. durch psychische und soziale Belastungen, genetische Mißbildungen und psychische Erkrankungen in der Familienanamnese, vorausgegangene Operationen am Uterus, Rhesinkompatibilität bei vorangegangenen Schwangerschaften. Ferner: Diabetes mellitus, Hypertonie, Adipositas, Kleinwuchs, Schwangere unter 18 oder über 35 Jahre, Vielgebärende (mehr als 4 Kinder), Zustand nach 2 oder mehr Aborten/Abbrüchen, totes/geschädigtes Kind in der Anamnese, Komplikationen bei vorausgegangenen Entbindungen, rasche Schwangerschaftsfolge (weniger als 1 Jahr).
- Indikationen für einen Schwangerschaftsabbruch in Abhängigkeit von der Schwangerschaftswoche.
- Problematik der asymptomatischen signifikanten Bakteriurie.
- Beispiele für Schwangerschaftsstörungen: Blutungen in der Schwangerschaft (vor/nach der 28. SSW), Unterbauchschmerzen, Ödeme (Bein und Gesicht), Hypertonie (Blutdruck über 140/90 mmHg), Eiweißausscheidung über 1‰.
- Mutterschutz: Arbeitsbefreiung spätestens 6 Wochen vor der Entbindung und mindestens bis 8 Wochen nach der Entbindung; Verbot von schwerer körperlicher, strahlen- und erschütterungsbelastender Arbeit sowie von Akkord- und Fließbandarbeit; Verbot von Nacht- und Sonntagsarbeit; Arbeitszeitbefreiung für

Schwangerenvorsorge und Stillzeit; Mitteilungspflicht der Schwangerschaft an den Arbeitgeber; Kündigungsschutz bis zum 4. Monat nach der Entbindung.
- Diskussion von Schwangerschaft und (Fern)reisen.
- Indikationen zur genetischen Familienberatung: einer der Elternteile ist betroffen; in der Familie eines Elternteils ist ein Betroffener; gesunde Eltern haben ein betroffenes Kind; möglicher Unmweltschaden hat auf das Ungeborene eingewirkt; erhöhtes Alter der Eltern; habituelle Abortneigung; Verwandtenehe.

Zusatzfrage „Adnexitis"
- Beispiele für medikamentöse und physikalische (elektrophysikalische, balneologische) Maßnahmen bei Adnexitis (*Cave:* Mikrowelle bei liegendem IUP!).

Zusatzfragen „Fluor vaginalis"
- Mögliche Ursachen für Fluor (z.B. organbedingt, hormonell, altersbedingt, Begleiterkrankungen, psychisch, Sexualverhalten).
- Standardisiertes diagnostisches Vorgehen in der Allgemeinpraxis analog der Checkliste Nr. 57 (Vorschaltanamnestik, Vorschaltuntersuchung, gezielte Anamnestik, gezielte Untersuchung).
- Therapie (gezielt medikamentös, Sitzbäder mit Schafgarbenextrakt, lokal/systemisch), Beratung zur Lebensführung.
- Notwendigkeit der Partnerbehandlung?
- Benennung von Handelspräparaten bei nachgewiesener Kolpitis durch folgende Erreger: Trichomonaden, Candida (Soor-Kolpitis), Gardnerella (Amin-Kolpitis – „Fischgeruch"). Partnertherapie!
- Therapie der senilen atrophischen Kolpitis?

Zusatzfragen „Senkungen am Beckenboden"
- Typische Beschwerden bei gezielter Befragung.
- Therapeutisches Vorgehen (z.B. Beckenbodengymnastik, Scheidenpessar, vordere und hintere Scheidenplastik, Uterusexstirpation).
- Beratung in Abhängigkeit vom Lebensalter bei vorgesehener Uterusexstirpation über Operationsrisiko, Erfolgsaussicht bezüglich der Senkungsbeschwerden und Lebensqualität (z.B. Vita sexualis).

Zusatzfragen „Abortus"
- Möglichkeiten der konservativen Behandlung (z.B. Flachlagerung, Beruhigung der Frau), Hospitalisation?
- Fahndung nach möglichen Ursachen, auch in Zusammenarbeit mit dem Spezialisten (z.B. Toxoplasmose).
- Anzeichen für septischen Abortus (Fieber!).
- Mögliche psychologische Probleme nach Abortus? Beratung bezüglich erneuter Konzeption.

Zusatzfragen „Myoma uteri"
- Mögliche Beschwerden und Befunde.
- Vorgehen nach Feststellung?
- Kontrollintervalle?
- Operative Zugänge bei Uterusexstirpation (vaginal, abdominal?). Diskussion der sog. Uterusamputation sowie der Problematik des subtotalen Vaginalverschlusses (Kolpokleisis).
- Beratung bei Kinderwunsch und Uterus myomatosus (Möglichkeit der Myomenukleation).

Zusatzfragen „Papanicolaou-Abstrich"
- Indikationen zur Durchführung eines zytologischen Abstrichs von Portio und Zervix bzw. vom Scheidenabschluß (Zustand nach Hysterektomie) mit weiterer Anfärbung nach Papanicolaou (z.B. Krebsvorsorge, Informationen über die hormonelle Situation).
- Voraussetzungen auf seiten der Frau (blutungsfreies Intervall – Abstrichentnahme am Beginn der Untersuchung – keine Vaginaltherapeutika oder Scheidenspülungen während der letzten 24 h). Notwendigkeit der getrennten Materialentnahme von Portio und Zervix?
- Technische Voraussetzungen für die Materialgewinnung (Wattetupfer, gereinigter und beschrifteter Objektträger, 96%iger Äthylalkohol, 20minütiger Fixierungsvorgang vor Probenversendung), Vermerk von Regelanamnese (z.B. letzte Periode, Menopause), Entnahmeort (Zervix, Portio, Vaginalwand) und Untersuchungsziel (z.B. Funktion, Karzinom) sowie mögliche Hormonvorbehandlung (z.B. Pille).
- Interpretation der zytologischen Klassen nach Papanicolaou.

Zusatzfragen „Kontrazeption"
- Physiologische Grundlagen der Zeitwahlmethode (nach Ogino bzw. Knaus).
- Konkrete Beratung über die praktische Durchführung der Zeitwahlmethode. Zuverlässigkeit? Kritische Bewertung!

- Erörterung der „natürlichen Familienplanung (NFP)" oder „symptothermalen Methode": Gleichzeitige Beobachtung der Basaltemperatur und des „Symptoms" flüssiger Zervixschleim.
- Zusammenhang von Zyklus und Farnkrautphänomen sowie Spinnbarkeit des Zervikalschleims (Kontrolle des Östrogeneffektes an der Zervix und der präovulatorischen Phase!).
- Beispiele für alternative Empfängnisverhütungsmethoden: z.B. Portiokappe und Scheidendiaphragma (vgl. Abb. 9.17 und 9.18), Kondom (Latexallergie!).
- Diskussion der Versagerquote der verschiedenen Kontrazeptionsmethoden.
- Beratung bei Wunsch nach Vasektomie (z.B. Potenz? Ambulante oder stationäre Operation? Refertilisierung?).
- Beratung bei Wunsch nach Sterilisation bei der Frau (z.B. Tubenligatur oder Uterusexstirpation? Ambulante oder stationäre Tubenligatur? Mögliche Komplikationen und Refertilisierung nach Tubenligatur? Aufklärung der Patientin bezüglich Unterschied von Sterilisation und Kastration! *Achtung:* Rechtsgültige Einwilligung der Patientin zur Sterilisation muß vorliegen!).
- Wirkungsweise mechanischer Nidationshemmer wie Intrauterinpessar (IUP)?
- Zuverlässigkeit, Verträglichkeit, Nebenwirkungen, Komplikationen, Kontraindikationen für IUP, Kontrollintervalle, Dauer der Anwendung des IUP? IUP als Mittel der ersten Wahl? Aufklärung über Selbstkontrolle! Problematik der „verlorenen Spirale". IUP als Maßnahme zur postkoitalen Kontrazeption (= mechanisches Hemmnis der Implantation). *Cave:* Mikrowellenanwendung im Unterleibsbereich bei liegendem IUP!
- Beispiele für sexuell übertragbare Erkrankungen („sexual transmitted deseases"/STD) wie Gonorrhö, Trichomonaden, Aids, Herpes, Chlamydieninfektion.
- Beratung über die Anwendung verschiedener Kontrazeptiva in Abhängigkeit von Alter, Geschlecht, Koituserfahrung und Verhinderung von sexuell übertragbaren Krankheiten.

Zusatzfragen „Hormonelle Kontrazeptiva"
- Aufbauprinzip von 1-, 2- und 3-Phasen-Präparaten (Ziel: möglichst optimale Imitation des natürlichen Zyklus).
- Diskussion: Hormonarme 1-Phasen-Pille („Mikropille") und Pille ohne Ovulationshemmung („Minipille").
- Benennung je eines typischen Handelsproduktes für 1-, 2- und 3-Phasen-Präparate, für Minipillen und für die sog. Dreimonatsspritze.
- Dreimonatsspritze (= Depotgestagen): Hohe Zuverlässigkeit, auch anwendbar bei Frauen mit Mammakarzinom! Nicht selten: Zyklusstörungen (z. B. Depo-Clinovir®).
- Absolute Kontraindikationen für östrogenhaltige Kontrazeption (z. B. Thrombose oder Thromboembolien in der Anamnese, Gerinnungsstörungen, Raucherinnen über 35 Jahre, östrogenabhängige Karzinome, Blutdruck (RR über 160/95 mmHg), unklare Transaminasenerhöhung, Diabetes mellitus).
- Gründe für ein sofortiges Absetzen oraler Kontrazeptiva (z. B. Schwangerschaft, erstmaliges Auftreten von Migräne, akute Seh- bzw. Hörstörungen, TIA, Thrombophlebitiden, Transaminasenanstieg, Blutdruckanstieg über 165/95 mmHg).
- Nebenwirkung hormonhaltiger Antikonzeptiva? Erörterung des Karzinomrisikos! Erörterung des Thromboembolierisikos!
- Typische östrogenbedingte Nebenwirkungen (z.B. Übelkeit, Ödemneigung, Gewichtszunahme, Mastodynie „wie bei einer Schwangerschaft"). Typische gestagenbedingte Nebenwirkungen (z.B. Antriebsarmut, Depression, Gewichtszunahme, Akne und Seborrhö, Nachlassen der Libido, schwache Entzugsblutung bis Amenorrhö).
- Sicherheit der verschiedenen Pillentypen bei Einnahmefehlern?
- Sicherheit im einnahmefreien Intervall mit oder ohne Blutung?
- Sicherheit nach Erbrechen/Durchfall? Wechselwirkungen mit welchen Medikamenten?
- Zyklusverschiebung: Vorverlegung, Nachverlegung unter laufender Pilleneinnahme.
- Therapeutische Indikationen für Pillenverordnung, z.B. bei Dysmenorrhö, Hypermenorrhö, Polymenorrhö, Akne.
- Sexuelles Desinteresse bei Pilleneinnahme (hormonell?). Mögliche Ursachen für Pillenmüdigkeit.
- Pille im Klimakterium: wie lange, welche Östrogendosen (hohe oder niedrige?).
- Schmierblutung („spotting") bei verschiedenen Pillentypen, bei Dreimonatsspritze. Sicherheit? Wann und auf welche anderen Präparate umsetzen?
- Diskussion der Pillenpause.
- Pille und Mehrlingsschwangerschaften.
- Kontrazeption bei Jugendlichen (Kohabitarche).

- Diskussion der „post-pill-amenorrhoea".
- Problematik der Pilleneinnahme, z.B. bei Migräne, Varikosis, Hypertonie, Rauchen (= Risikofaktor Nr. 1).
- Maßnahmen bei Pillenunverträglichkeit.
- Therapie der Akne mit gestagenreduzierter Pille (z.B. Minulet®), in speziellen Fällen mit einer antiandrogenen Pille (z.B. Diane® 35).
- Mögliche Einflüsse der Pille auf Blutdruck, Zucker und Fettstoffwechsel, Leberfunktion.
- Postkoitalkontrazeption: hormonell („Pille danach", z.B. Tetragynon®, bis 48 h nach ungeschütztem Verkehr); Legen eines Kupfer-IUP (bis zum 6. Tag möglich).

10 Andere Beschwerden und Erkrankungen im Bereich der Augen

10.1 Berufstheoretische Überlegungen
10.2 Uncharakteristische Konjunktivitiden
10.3 Verletzungen
10.4 Fremdkörper
10.5 Grauer Star (Katarakt), Grüner Star (Glaukom)
10.5.1 Banalitäten als Herausforderung
10.5.2 Druckwerte
10.6 Refraktionsanomalien
10.6.1 Prüfung der Sehschärfe
10.6.2 Fehlsichtigkeit beim Kind
10.7 Schwellung der Lider
10.8 Glaskörpertrübung
10.9 Keratitis und Keratokonjunktivitis
10.10 Schielen (Strabismus)
■ Thematik des Fachgesprächs

Am Auge erkrankte Personen suchen heute zunehmend den Augenarzt direkt auf, denn die Beschwerden können vom Laien selbst dem Organ „Auge" anatomisch und funktionell zugeordnet werden. Andererseits wird mancher auch von der Angst getrieben, seine Sehkraft zu verlieren.

Dennoch wird der Allgemeinarzt nach wie vor in vielfältiger Weise mit der Diagnostik, Therapie und Beratung sowie mit der Führung von Patienten mit Augenerkrankungen konfrontiert. Außerdem hat er es mit den Augen zu tun:
– im Rahmen der Vorsorgeuntersuchungen bei Kindern und Jugendlichen,
– bei Fortsetzung einer durch den Augenarzt eingeleiteten Therapie,
– bei der Würdigung von Nebenwirkungen auf das Auge und/oder den Organismus bei bestimmten Medikamenten oder
– bei Erstversorgung im Notfall.

10.1 Berufstheoretische Überlegungen

Eine brauchbare Systematik für statistische Zwecke in der Allgemeinmedizin kann nicht nach Krankheiten oder Krankheitsgruppen aufgegliedert sein. Sie muß die Möglichkeit bieten, sämtliche Fälle zwanglos und gleichwertig an einer für sie bestimmten Stelle einzuordnen. Demzufolge wurden verschiedene Beratungsergebnisse, die auch das Auge betreffen, bereits an anderer Stelle abgehandelt, z.B.
– Augensymptomatik beim Uncharakteristischen Fieber (B 1.2), Hordeola (B 3.9),
– Augenmitbeteiligung bei Hypertonie (B 5.7), bei Diabetes mellitus (B 12.1), bei Kopfschmerz und Migräne (B 12.2) sowie bei Rubeolen und Masern (in B 12.5).

Die häufigen Konjunktivitiden bei uncharakteristischen Infekten und Masern wurden daher als Symptom nicht getrennt klassifiziert.

Damit bleiben für Kap. 10 „Andere Beschwerden und Erkrankungen im Bereich der Augen" (entsprechend der Einteilung in Tabelle 1.2, S. 16) nur mehr relativ wenige regelmäßig häufige Vorkommnisse übrig (Tabelle 10.1). Mit 2,8% nimmt diese Krankheitsgruppe den niedrigsten Rang aller Beratungsergebnisse in der Zweidimensionalen Systematik (vgl. Tabelle 1.2) ein.

Tabelle 10.1. Häufigkeit (Rang) der Beratungsergebnisse „Beschwerden und Erkrankungen im Bereich der Augen" in allgemeinmedizinischen Praxen in Österreich (1954–1959 bzw. 1977–1980) [37] und Schweiz (1983–1988) [151]

Beratungsergebnisse	Österreich Braun 1954–1959		Österreich Braun 1977–1980		Schweiz Landolt-Theus 1983–1988	
	Rang	[‰]	Rang	[‰]	Rang	[‰]
Uncharakteristische Konjunktivitiden	14	12,8	19	10,3	49	4,6
Hornhautfremdkörper	78	3,3	54	4,0	183	0,9
Uncharakteristisches Augentränen	329	–	123	1,8	286[a]	0,3
Subkonjunktivale Fremdkörper	60	4,0	125	1,8	222	0,7
Konjunktivitis nach Augenfremdkörpern	89	2,8	137	1,7	217	0,7
Konjunktivitis durch chemische/physikalische Einflüsse	268	0,5	196	1,0	237	0,6
Grauer Star (Katarakt)	218	0,9	217	0,7	240	0,5
Refraktionsanomalien	346	–	242	0,6	345[a]	0,2
Episkleritis	183	1,1	252	0,5	–	–
Chalazion	217	0,9	263	0,3	274	0,3
Glaskörpertrübungen	369	–	268	0,3	–	–
Keratitis/Keratokonjunktivitis	214	0,9	276	0,3	292[a]	0,3
Strabismus	355	–	285	0,3	387[a]	0,1
sonstige uncharakteristische Visusstörungen	374	–	287	0,3	157	1,3

[a] Nicht regelmäßig häufig; vgl. Tabelle 1.1

10.2
Uncharakteristische Konjunktivitiden

Eine *Bindehautentzündung* (*Konjunktivitis*) tritt meist an beiden Augen zugleich auf und bildet die mit Abstand häufigste einschlägige Klassifizierung.

Die meisten Prozesse im Bereich der Lider und der Bindehäute können zu einem „roten Auge" führen; in diesem Fall muß daher stets sowohl an einen Infekt als auch an andere Faktoren (z.B. Staub-, Sonnen- und andere Strahlungseinwirkungen, Chemikalien, Allergie, Bindehautblutung [Hyposhagma], Refraktionsfehler, Venenstauung) gedacht werden. Erst nach einer sorgfältigen Exklusion von Fremdkörpern darf behandelt werden. Bilder einer Konjunktivitis zeichnen sich durch eine große Selbstheilungstendenz aus.

Als *Erreger* der Bindehautentzündung kommen eine Fülle von Keimen (z.B. Bakterien, Viren) in Frage. Grundsätzlich ist der Erregernachweis mittels Abstrich sinnvoll. Zu einer Erregeridentifikation und damit zu einer exakten Diagnose kommt es im Praxisalltag allerdings fast nie.

Entzündungen erkennt man i. allg. an der erheblichen Rötung und am Sekret, das schleimig oder eitrig sein kann. Die Patienten klagen darüber, daß „die Augen morgens verklebt" sind.

Häufig tritt die Bindehautentzündung ohne Eiter auf. Zwar kommt es dabei auch zu einer vermehrten Entwicklung von Schleim, der sich morgens als Bröckchen von den Lidern oder aus den Augenwinkeln abstreifen läßt. Hier handelt es sich jedoch nur um getrockneten, etwas gelblich wirkenden Schleim. Die Übergänge zu einer eitrigen und/oder ansteckenden Bindehautentzündung sind fließend [199].

Bei „verklebten Augen" und/oder Tränenträufeln im Neugeborenen- und Säuglingsalter muß ein (oftmals noch physiologisch) verlegter Tränenkanal bedacht werden. Erfolgt nicht innerhalb weniger Tage eine Besserung der Symptomatik, so muß die Abklärung im spezialistischen Bereich erfolgen.

Es ist praxisüblich und vertretbar, bei Bindehautkatarrhen sofort mit einem (Breitband)antibiotikum in Tropfen- oder Salbenform zu behandeln (Abb. 10.1).

> **!** Bei der eitrigen Bindehautentzündung von Neugeborenen ist die sofortige Überweisung zum Spezialisten besonders wichtig (Erblindung innerhalb weniger Tage möglich! Tripper-Infekt?).

Bei jeder Augenuntersuchung des äußeren Auges wird das Unterlid ektropioniert, das Oberlid (Abb. 10.2a, b) nur bei besonderem Verdacht (z.B. auf Fremdkörper) und bei Verätzungen (zur Reinigung des Bindehautsackes).

Weitere mögliche Ursachen – Reihenfolge ohne Gewichtung – können sein:
- ungeeignete Brillen (zu stark, zu schwach, falscher Sitz);
- geringe oder veränderte Zusammensetzung der Tränenflüssigkeit (vgl. Zusatzfragen auf S. 263), besonders beim älteren Patienten;
- Kontaktlinsen und ungeeignete Pflegemittel;
- Dauergebrauch ungeeigneter Augentropfen (z.B. Vasokonstringenzien!);
- Herpes;
- Bindehautbeteiligung, z.B. bei Uncharakteristischem Fieber, Masern, Röteln;
- Hornhaut- und subkonjunktivale Fremdkörper (in der Regel einseitig [!]; z.B. Sandkörner, diverse andere kleine Partikel wie Splitter, winzige Insekten);
- scheuernde Wimpern;
- Reize, besonders umweltbedingte, wie Staub, Rauch, Luftzug, Autogebläse, Klimaanlage, Aufenthalt in zu großer Nähe zur Heizung, Haarfön, Haarsprays, Kosmetika, gechlortes Wasser („Schwimmbadkonjunktivitis"), intensive Sonnen- und Kunstlichteinstrahlung ohne genügenden Schutz (u.a. Höhensonne, Sonnenbank), Überreaktion z.B. durch Pollen, aber auch diverse Produkte der Industrie;
- aktinisch („Verblitzen", UV-Strahlen), chemisch (z.B. Kalkspritzer);
- Verletzung (z.B. Kratzer durch grapschendes Kind, Spiel mit jungem Hund);
- nervöse Erschöpfung, Schlafmangel.

10.3 Verletzungen

Verletzungen im Augenbereich stellen, bezogen auf die Gesamtzahl aller Verletzungen in der Allgemeinpraxis, nur eine Minorität dar.

Leichteste *Hornhautverletzungen* (z.B. im Rahmen von Kontusionen des Auges) heilen innerhalb weniger

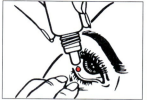 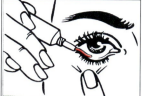

a **Augentropfen**   b **Augensalbe**

Abb. 10.1. Applikation von Augentropfen und Augensalbe durch den Arzt im Sitzen: Das untere Lid wird (ggf. mit einem Tupfer) leicht nach unten gezogen, der Patient blickt nach oben. Bei Selbstbehandlung am besten im Liegen.

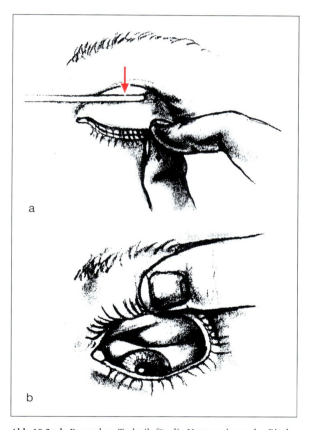

Abb. 10.2a, b. Besondere Technik für die Untersuchung der Bindehaut des Oberlides (Ektropionieren): Patient schaut entspannt nach unten, Anheben des Oberlides, Zug der Wimpern nach unten und vorn. Anlegen eines Stiftes oberhalb des Lidrandes (Vermeidung von Druck auf den Augapfel *(a)*; nun können die Wimpern gegen die Augenbrauen gedrückt werden, Entfernung des Stiftes ist möglich. *(b)* [10]

Stunden von selbst, *Hornhauterosionen* binnen weniger Tage.

Diskrete Epithelveränderungen der Hornhaut werden durch Fluoreszeinanfärbung deutlicher:

Mit der Spitze eines Glasstäbchens wird eine Spur von sterilisiertem 2%igem Fluoreszein-Natrium (Achtung: Sehr sauber halten! Verfall der angebrochenen Flasche nach 6 Wochen) in den Bindehautsack (untere Übergangsfalte) gebracht. Zur Verteilung des Farbstoffes schließt der Patient einige Male die Augen, ein nach wenigen Minuten noch vorhandener Farbstoffrest wird mit physiologischer Kochsalzlösung ausgespült.

Während eine intakte Hornhaut keinen Farbstoff annimmt, färben sich Defekte an (z.B. traumatische Kratzer, Herpes corneae, rezidivierende Erosionen, Keratitis photoelectrica, Keratitis epidemica, auch kleine Glassplitter im Bindehautsack). Diese Hilfsmaßnahme deckt bei der Untersuchung mit Lupe und Taschenlampe oft positive Befunde der Hornhaut auf, mit deren Feststellung die Untersuchung bereits beendet ist. Diese Gelb-grün-Färbung ist besonders gut im blauen Licht erkennbar [108].

Auch bei scheinbar unerheblichen Verletzungen muß stets der seltene Abwendbar gefährliche Verlauf (AGV) z.B. einer *Fremdkörperdurchdringung* von Hornhaut, evtl. auch von Linse und Regenbogenhaut, bedacht werden, auch wenn zunächst am Auge relativ wenig Beschwerden bestehen.

Für den weiterbehandelnden Spezialisten kann es wertvoll sein, wenn bereits der Hausarzt als Erstbehandler die Form des Gegenstandes und die Geschwindigkeit des Aufpralls erfragt und diese Informationen weiterleitet (z.B. „Hammer-Meißel-Vorgeschichte"); dadurch können Schlüsse auf das Ausmaß der Augenschädigung gezogen werden [181].

> **!** Bei allen, auch scheinbar leichten Veletzungen des Auges muß der Allgemeinarzt sorgfältig untersuchen und eher großzügig sowie rasch überweisen! Selbstverständlich müssen entsprechende Erstmaßnahmen (z.B. Spülungen, Schmerzbekämpfung mit Lokalanästhetikum, sterile Verbände – keine Salbe ins Auge!) erfolgen.

Auch bei unverdächtigem äußeren Aspekt nach Prellungen sollte eine massive Schädigung des Augapfels mit Einblutung, Linsenluxation und Netzhaut-Aderhaut-Einrissen (als Beispiel für einen extrem seltenen Abwendbar gefährlichen Verlauf) bedacht werden.

> **!** Jede akut entrundete oder reaktionsarme bis reaktionslose Pupille weist auf eine schwere Augenverletzung hin!

Bei Irritationen durch Flüssigkeiten ist der hinzugezogene Arzt oft nicht in der Lage zu entscheiden, ob beispielsweise eine Säure- oder eine Laugenwirkung vorliegt.

Grundsätzlich ist die sofortige und kräftige Spülung aus 15–20 cm Höhe mehrere Minuten lang – in der Praxis oder auch am Unfallort! – angezeigt. Insbesondere Kalkteilchen muß der Erstbehandler soweit wie möglich auch subtarsal entfernen, ohne dabei den Transport in die Klinik zu verzögern [97].

Steht kein Leitungswasser zur Verfügung, können auch Tee, Kaffee, Mineralwasser, Cola oder Bier ersatzweise eingesetzt werden, Milch ist zu meiden. Die Spülflüssigkeit darf nicht in das gesunde Auge fließen.

> **!** Immer daran denken: Ein nach außen blutendes, aber auch ein tränendes Auge kann sowohl im Blut als auch in der Tränenflüssigkeit HIV-Viren enthalten!

Die Untersuchung des Auges nach einem Trauma ist immer schmerzhaft. Ein oft nicht zu beeinflussender Lidspasmus muß mit einigen Tropfen Lokalanästhetikum überwunden werden, um eine schmerzfreie Untersuchung zu gewährleisten.

10.4 Fremdkörper

Fremdkörpereinwirkungen sind regelmäßig häufige Vorkommnisse (Tabelle 10.1). In der Allgemeinmedizin kann als Faustregel gelten, daß im unausgelesenen Material in einem Drittel *Hornhautfremdkörper* (D) und in einem weiteren Drittel *subkonjunktivale Fremdkörper* vorliegen.

Was den Rest angeht, so kommen relativ häufig Patienten mit einem einseitig geröteten Auge und/oder klagen, „es sei etwas ins Auge gefallen", obwohl sich kein Fremdkörper, keine Erosion etc. feststellen lassen. Ist die Angabe glaubhaft, dann können diese Fälle als *Konjunktivitis nach Fremdkörpereinwirkung* (C) aufgefaßt werden. Dabei wird ein Spontanabgang des Corpus alienum angenommen.

> **!** Bei jeder leichten Bindehautentzündung, bei jeder leichten Sehstörung – unabhängig davon, ob ein kleines Trauma vorausging oder nicht, ob eine fieberhafte Erkrankung vorliegt oder nicht – ist ein Herpes simplex möglich! [47]

10.5
Grauer Star (Katarakt), grüner Star (Glaukom)

Visusverschlechterungen sowie Blendneigung – bevorzugt in höherem Lebensalter – sind Beschwerden, die auf einen *grauen Star* (*Katarakt*) (D) hinweisen.

Durch die Blendung einer getrübten Linse wird das Sehen, insbesondere das Kontrastsehen, erheblich beeinträchtigt. Abschattungen des Auges (z.B. Hand, Hutkrempe) oder das Tragen von Sonnenbrillen können die Sehleistung in gewissem Umfang verbessern.

Der graue Star ist ein regelmäßig häufiges Beratungsergebnis in verschiedenen allgemeinmedizinischen Statistiken Österreichs, der Schweiz und Frankreichs seit den 1950er Jahren bis zur Gegenwart (Ränge 218 – 217 – 240 – 194 – 215); [37, 56a, 151, 237].

Nicht mehr regelmäßig häufig an der ersten Linie ist der *grüne Star* (*Glaukom*).

Bei der *Anwendung von Kortikosteroiden* gilt zu bedenken:

Bei örtlicher Applikation können diese innerhalb einer Woche Hornhautdefekte, nach einem Monat ein Glaukom (auch bei allgemeiner Anwendung als Tabletten, Einspritzung oder als Nasenspray!) und nach einem Jahr eine Linsentrübung verursachen [161].

> **!** Vor jeder Operation muß dem Anästhesisten durch den Hausarzt gesagt werden, daß der Patient ein Glaukom hat; auch muß die Art der drucksenkenden Tropfen mitgeteilt werden (Gefahr der Cholinesterasehemmung!).

10.5.1
Banalitäten als Herausforderung

Ein akuter Glaukomanfall wird derzeit in einer durchschnittlichen Allgemeinpraxis höchstens alle 5–10 Jahre beobachtet. In der Regel sind die Fälle typisch bzw. dramatisch genug, um den Arzt an einen grünen Star denken zu lassen.

Das *typische akute Glaukom* ist charakterisiert durch:
- einseitige akute Sehstörung (Farbensehen),
- gerötete, heftig schmerzende Augen,
- reaktionslose oder träge reagierende erweiterte Pupille,
- Kopfschmerz,
- Brechreiz.

> **!** Beim Bild einer Migräne und/oder Erbrechen immer einen Glaukomanfall bedenken! Der sog. „akute Glaukomanfall" erfordert als Notfall die unverzügliche Überweisung zum Spezialisten (Erblindungsgefahr!).

Das akute Glaukom muß – trotz seiner Seltenheit – als Abwendbar gefährlicher Verlauf diagnostisch obligat bedacht werden. Die überragende Dominanz des Banalen bedeutet für die Ärzte in der Praxis eine stete Herausforderung, darüber nicht gefährliche Seltenheiten zu vergessen. Ob es sich tatsächlich um eine Bagatelle gehandelt hat, weiß man ja erst im nachhinein.

> **!** In der Allgemeinmedizin darf die Diagnostik nicht allein von den häufigsten Vorkommnissen gesteuert werden, auch wenn diese sich völlig banal präsentieren [37].

Das Glaukom muß also nicht nur prinzipiell beim uncharakteristischen Kopfschmerz bedacht werden, sondern ebenso bei den Bildern einer Stirnhöhlenentzündung, einer Trigeminusneuralgie, bei gewissen „Zahnschmerzen", bei Symptomen, die für Kopftumoren sprechen, bei Uncharakteristischem Fieber (UF) mit Kephalgien usw.

In diesem Sinne ist in der Praxis möglichst immer an erhöhte Augendruckwerte zu denken, wie es überhaupt stets darum geht, atypisch in Erscheinung tretende Bilder von Krankheiten (z.B. atypische Appendizitiden, Malignome etc.) nicht außer acht zu lassen.

10.5.2
Druckwerte

Augendruckwerte zwischen 10 und 20 mm Hg können als normal gelten.

Die oft beschriebene palpatorische Beurteilung des intraokularen Druckes ist für die verfeinerte Glaukomdiagnostik unbrauchbar; sie ist jedoch für die Erkennung des sehr hohen oder stark erniedrigten Druckes durch den Geübten zulässig (Abb. 10.3). Der Untersucher vergleicht dabei die Spannung auf dem betroffenen Auge mit der auf der gesunden Seite.

10.6
Refraktionsanomalien

Nicht bei allen Menschen, die glauben, schlecht zu sehen, liegt eine Refraktionsanomalie (A/D) vor (Myopie = Kurzsichtigkeit; Hyperopie = Weitsichtigkeit; Astigmatismus; Anisometropie). Refraktionsanomalien gibt es auch bei funktionellen Störungen, z.B. bei Überbelastung durch Bildschirmarbeit, Nervosität oder bei Depressionen.

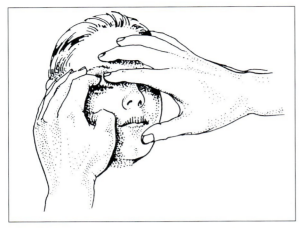

Abb. 10.3. Palpatorische Beurteilung des Augendruckes zur Erkennung von sehr hohem oder stark erniedrigtem Druck in Einzelfällen zulässig. Palpiert wird nicht aus den Schultergelenken, sondern nur mit den Fingern durch das Oberlid hindurch, als ob man auf „Fluktuation" prüfen wollte. Der Patient muß gleichzeitig den Blick senken; man will auf der Sklera (nicht auf der Kornea) palpieren [47]

10.6.1
Prüfung der Sehschärfe

Wir unterscheiden:
- Seh*leistung*: Visus sine correctione.
- Seh*schärfe*: Visus cum correctione.

– Seh*vermögen*: alle Funktionen zusammen, d.h. Sehschärfe, Gesichtsfeld, Farbensehen, Adaptation, Binokularsehen.

Eine einfache Methode der Visusüberprüfung anhand von Alltagssituationen wird in Abbildung 10.4 gezeigt. Die subjektive Sehleistung und -schärfe läßt sich jedoch am besten mit standardisierten Lesetafeln für die Ferne im Abstand von 5 m, für die Nähe im Abstand von 40 cm bei jedem Auge einzeln objektivieren (Abb. 10.5 und 10.6; [97]).

Bei der Sehschärfenbestimmung prüft man das optische Auflösungsvermögen des Auges. Hierunter versteht man die Fähigkeit, 2 getrennte Punkte als solche gerade noch wahrzunehmen. Die Prüfung erfolgt bei jedem Auge einzeln unter Abdeckung des anderen Auges (z.B. Abdeckung mit der hohlen Hand ohne Druck).

Der Ausdruck „Sehschärfe" gibt nicht an, was man ohne Brille sieht, sondern was man *mit der bestmöglichen Brillenkorrektur* erkennt. Man hat sich darauf geeinigt, als normale Sehschärfe (1,0 oder 100%) das richtige Erkennen von Leseproben zu bezeichnen, deren Einzelheiten unter einem Gesichtswinkel von einer Winkelminute (1') erscheinen. Es gibt aber viele Menschen, die noch kleinere Einzelheiten erkennen und eine Sehschärfe von 1,2 (120%) oder 1,6 (160%) haben.

Für die meisten Verrichtungen des täglichen Lebens genügt eine Sehschärfe von 0,5 (50%). Dies bedeutet also nicht, daß ein Auge mit der Sehschärfe 0,5 nur die

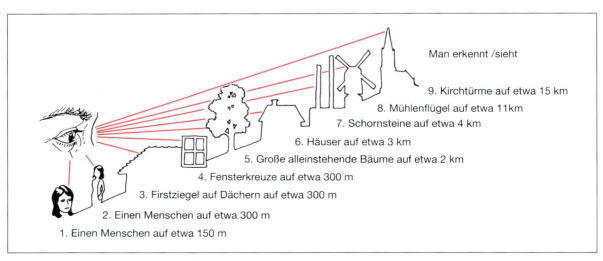

Abb. 10.4. Visusüberprüfung anhand von Alltagssituationen [199]

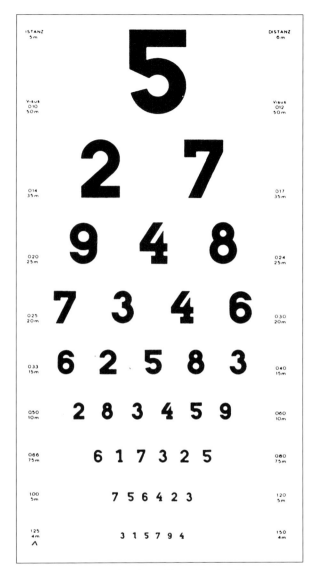 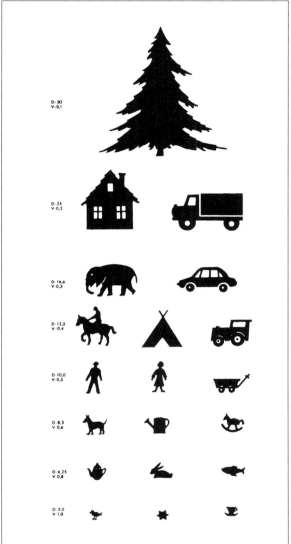

Abb. 10.5. Genormte Sehprobentafeln, Zahlen [135]

Abb. 10.6. Sehtafel für Kinder nach Gorgosch mit Abbildungen in einheitlichen Größenverhältnissen [94]

Hälfte wert sei. In der Rechtsprechung bedeutet in der Regel eine Sehschärfe von 0,5 bei normalem zweiten Auge keine Erwerbsminderung und eine Sehschärfe von 0,5 beider Augen eine Erwerbsminderung von nur 5% [161].

Mit den pseudoisochromatischen Farbtafeln nach Ishihara [119] lassen sich Farbsinnstörungen im Rot-grün-Bereich qualitativ bestimmen. Dieser Test wird beim Allgemeinarzt im Rahmen der Untersuchungen nach dem Jugendarbeitsschutzgesetz sowie bei Führerscheinprüfungen durchgeführt.

Die Farbttafeln sollen im natürlichen Licht und nicht bei Kunstlicht schnell und richtig erkannt werden; dadurch lassen sich vorwiegend bei männlichen Probanden die am häufigsten vorkommenden Rot-grün-Störungen aufdecken. Eine quantitative Erhebung der Störung obliegt dem Facharzt [135].

10.6.2
Fehlsichtigkeit beim Kind

Hinweise auf *Fehlsichtigkeit* beim Kind können sein:
- Häufiges Blinzeln und Zukneifen der Augen, Schrägstellen des Kopfes beim Schauen in die Ferne, Naherücken an den Lesestoff.
- Klagen über Kopfschmerzen, Schwindel, Müdigkeit bei Schulaufgaben und Naharbeit sowie zeitweiliges Einwärtsschielen.
- Häufigeres Stolpern als andere Kinder, Danebengreifen, falsches Abschreiben von der Schultafel.

Mit 1 Jahr besitzen Kinder etwa 10–20% der Sehschärfe des Erwachsenen, mit 2 Jahren 40–80%, mit 3 Jahren 60–100%, mit 4 Jahren 100%. In einigen Fällen kann sich die volle Sehschärfe aber auch schon vor dieser Zeit entwickelt haben.

Spezielle Kindersehtafeln eignen sich bei bestimmten Altersgruppen (Kindergartenkinder) auch zur Prüfung des Sprechvermögens von Zischlauten wie „Schlüssel", „Fisch", „Stuhl" etc.

Etwa drei Viertel der Sehschädigungen bei Kindern sind erblich bedingt.

10.7
Schwellung der Lider

Als mögliche Ursache kommen in Frage das *Gerstenkorn* (*Hordeolum*) (C) (vgl. B 3.9) sowie das *Hagelkorn* (*Chalazion*) (C/D).

Das Chalazion kann oberhalb oder unterhalb des Lidrandes als meist indolentes, derbes Knötchen liegen. Es gibt keine Spontanheilung und sollte deshalb operativ entfernt werden.

Die *Abgrenzung zum Hordeolum* ist nicht immer einfach. Bei häufigerem oder langwierigem Auftreten von Hordeola muß nicht nur ein Diabetes mellitus, sondern auch eine Immuninsuffizienz bedacht werden.

Eine *Lidrandentzündung* (*Blepharitis*) (C) kommt besonders bei Menschen mit zu trockener oder zu fettiger Haut vor, die auch häufig unter Kopfschuppen leiden. Bei langdauernder Lidrandentzündung können die Wimpern ausfallen oder in die falsche Richtung wachsen.

Kombinationen (*Blepharokonjunktivitiden*) sind keine Raritäten.

Ausgedünnte Brauen werden als Hertoghe-Zeichen bei Neurodermitis beobachtet.

10.8
Glaskörpertrübung

Der Patient klagt über *Spinnwebensehen* oder *Schlierensehen* sowie scheinbar vor dem Auge tanzende Mücken („*mouches volantes*"). Solche entoptischen Wahrnehmungen geraten typischerweise beim Blicken in Bewegung und schwingen nach. Eine Therapie erübrigt sich bei diesen harmlosen Beeinträchtigungen. Klagt jedoch der Patient über plötzlich auftretendes *Schleiersehen*, *Flockensehen*, *Verzerrtsehen*, so kann dies ein Hinweis auf eine hintere Glaskörperabhebung oder eine Netzhautabhebung (Abwendbar gefährlicher Verlauf) sein. Die sofortige Einweisung ins Krankenhaus ist in diesen Fällen selbstverständlich.

10.9
Keratitis und Keratokonjunktivitis

Alle *Erkrankungen der Hornhaut* (Kornea) verlaufen mit wenigen Ausnahmen sehr schmerzhaft. Der Patient sucht meist umgehend den Arzt auf. Die Abgrenzung okulärer Benetzungsstörungen und deren Folgen, die als „trockenes Auge" bezeichnet werden, gegenüber anderen Formen des „roten Auges" (z.B. *Keratitis, Konjunktivitis*) ist für den Allgemeinarzt – besonders im Initialstadium der Erkrankung – schwierig.

Das „rote Auge" ist ein *Symptom* (A/B) und keine Diagnose. Es besagt, daß etwas nicht im Normbereich ist und fordert zu genauerer Suche auf.

Ein Zoster im Bereich des Auges (vgl. B 7.6.3) muß im Hinblick auf eine Beteiligung der Hornhaut sorgfältig (mit Fluoreszein) untersucht werden. Bei einer Hornhautaffektion ist zum Spezialisten zu überweisen. In der Regel jedoch greift der Zoster nicht auf die Kornea über.

10.10
Schielen (Strabismus)

Der angeborene bzw. uncharakteristisch in Erscheinung tretende *Strabismus* (C) gehört in der Allgemeinmedizin zu den Vorkommnissen an der Grenze der regelmäßigen Häufigkeit. Der Allgemeinarzt sieht nur einen Bruchteil aller Schielenden. In der Regel wird von den Betreffenden die Beratungsursache (BU) richtig genannt.

Schwankendes Schielen in den ersten Lebensmonaten beunruhigt die Mutter, es muß jedoch zunächst nicht behandelt werden. Mit dem folgenden Test kann versucht werden, *krankhaftes Schielen* zu erkennen:

Wenn einem Kleinkind abwechselnd das rechte oder linke Auge zugehalten wird, weint das Kind normalerweise nicht. Wenn nun ein Auge schielt, und man dieses Auge verdeckt, weint das Kind ebenfalls nicht. Wenn man einem schielenden Kind jedoch das andere, nichtschielende Auge zuhält, weint es in der Regel, weil es mit dem schielenden Auge schlecht sieht.

Diese einfache Untersuchung gilt nicht für beidseitiges (alternierendes) Schielen [161].

Wird der gelegentliche „Silberblick" zur Regel bzw. weicht ein Auge immer ab, so ist die spezialistische Untersuchung obligat.

Ein einfacher Schieltest für Kleinkinder ist in Abbildung 10.7 dargestellt. Der Arzt positioniert sich mit dem Rücken zum Fenster oder unter einer Deckenleuchte. Das Baby hält er so vor sich, daß dessen Augen zum Licht gerichtet sind. Auf der Hornhaut beider Kinderaugen sieht man nun kleine Spiegelbilder des Fensters oder der Leuchte. Sie sollten in beiden Augen seitengleich zur Pupille liegen (Abb. 10.7a). Sind die Spiegelbilder zueinander verschoben (Abb. 10.7b), sollte der Spezialist konsultiert werden.

Das Problem des *Einwärtsschielens* (*Strabismus convergens*) und des *Auswärtsschielens* (*Strabismus divergens*) liegt darin, daß räumliches Sehen nur bei Parallelstellung der Augen möglich ist. Eine Behandlung soll so früh wie

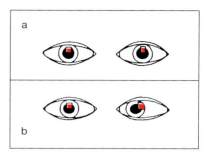

Abb. 10.7a, b. Einfacher Schieltest für Kleinkinder. *a)* Bei richtiger Augenstellung liegt das Spiegelbild auf der Hornhaut etwa auf der gleichen Stelle. *b)* Das Spiegelbild ist seitlich versetzt (z.B. beim Einwärtsschielen des linken Auges) [75]

möglich einsetzen, um eine bleibende Schwachsichtigkeit zu verhindern. Die Sehschule gehört in die Hand des Augenarztes.

Bis zum Alter von 3 1/2 Jahren muß der Strabismus beseitigt sein. Nach dieser Zeit kann räumliches Sehen kaum mehr gelernt werden und das Schielauge wird zunehmend schwachsichtig.

Augenmuskellähmungen (*Strabismus paralyticus*) sind keine regelmäßig häufigen Beratungsergebnisse an der ersten ärztlichen Linie. Die diagnostische Abklärung erfolgt durch den Augenarzt und/oder den Neurologen. Ein Diabetes mellitus sollte zuvor ausgeschlossen sein (diabetische Parese), ein Apoplex oder eine zerebrale Durchblutungsstörung müssen bedacht sein.

Thematik des Fachgesprächs

Aufgabe

Besprechen Sie die in Übersicht 35 aufgeführten Beratungsergebnisse „Beschwerden und Erkrankungen im Bereich der Augen" anhand der anschließenden Fragen sowie der für die entsprechenden Beratungsergebnisse aufgeführten Zusatzfragen!

Übersicht 35

Beschwerden und Erkrankungen im Bereich der Augen

- **Regelmäßig häufig in der Allgemeinmedizin:**
  - Uncharakteristische Konjunktivitis,
  - Hornhautfremdkörper,
  - uncharakteristisches Augentränen,
  - Konjunktivitis durch thermische, aktinische, chemische u.ä. Einflüsse,
  - grauer Star (Katarakt),
  - Refraktionsanomalien,
  - Chalazion,
  - Glaskörpertrübung,
  - Keratitis, Keratokonjunktivitis,
  - Strabismus,
  - Visusstörungen.

- **Nicht regelmäßig häufig (= unter 1.3000 Fälle):**
  - Chronisches Glaukom,
  - Blepharitis.

Fragen
„Beschwerden und Erkrankungen im Bereich der Augen"

1. Alter der Patienten, Häufigkeit in der Allgemeinmedizin.
2. Subjektive Merkmale („Was klagt der Patient?").
3. Kontaktfragen (z.B. „Schon gehabt?", „Wie ist es zugegangen?").
4. Örtliche Symptome (z.B. Schmerzen, Tränen, Blinzeln, Blitzen, Sehverlust, ein- oder zweiseitig).
5. Mutmaßung des Patienten (z.B. „schwache Brille"), Befürchtungen und Ängste des Patienten (z.B. „eitrige Augen", „Blindheit").
6. Objektive Merkmale („Was sieht und prüft der Arzt"), (z.B. Rötung der Bindehaut, Schwellung des Oberlids, Xanthelasmen der Lider, Arcus lipoides, Lichtreflexe im Seitenvergleich).
7. Notwendigkeit und Beispiele für einfache Untersuchungen im Augenbereich (z.B. Visusprüfung, grobe Prüfung des Bulbusdruckes und der Pupillenform, Ektropionieren, Spiegelung des Augenhintergrundes, Prüfung der Pupillenmotorik mit Licht, Prüfung des Gesichtsfeldes mittels Fingerperimetrie).
8. Überlegungen zu Erkrankungen, bei denen das Auge mitbetroffen sein kann (z.B. Masern, Pollinose, M. Bechterew, Diabetes mellitus, Hypertonie, Multiple Sklerose, Kollagenosen inkl. Sjögren-Syndrom, Medikamentennebenwirkungen, z.B. Resochin).
9. Beispiele für Abwendbar gefährliche Verläufe (z.B. progressive Verschlechterung des Sehvermögens nach nur geringfügiger Verletzung des Bulbus).
10. Diskussion der Notwendigkeit und Dringlichkeit der Überweisung zum Spezialisten.
11. Notfallmaßnahmen durch den erstbehandelnden Arzt (Spülung bei Verätzung).
12. Beratung des Patienten bezüglich Schule, Arbeitsplatz, Sport.

Zusatzfragen „Konjunktivitis"

- Mögliche Ansteckungsgefahr (z.B. für die Familie, in der Schule, am Arbeitsplatz).
- Aufklärung des Patienten und seiner Umgebung (eigene Seife, eigenes Handtuch, Papiertaschentücher, Vermeidung von Körperkontakt).
- Behandlung durch den Allgemeinarzt (Tropfen oder Salbe? Präparate!).
- Problematik von Kortisonapplikation bei Binde- und Hornhautentzündungen (im Laufe 1 Woche Schäden an der Hornhaut, im Laufe 1 Monats Glaukom möglich).
- Einsatz und Problematik der wiederholten Applikation von Lokalanästhetika (Präparatebeispiel!).

- Haltbarkeit von nicht antibiotikahaltigen Augentropfen (angebrochene Flasche i.all. bis zu 6 Wochen brauchbar).
- Applikationsintervalle von Augentropfen (4- bis 5mal tgl. körperwarm in den unteren Bindesack einträufeln), von Augensalben (3- bis 5mal tgl.).
  Achtung: Tropffläschchen sollte das Auge nicht berühren (Sterilität!).

Zusatzfragen „Fremdkörper der Hornhaut" und „Verletzungen am Auge"
- Vorgehen bei Entfernung eines Hornhautfremdkörpers (Selbstmaßnahmen des Betroffenen, Maßnahmen und Beratung durch den Allgemeinarzt, Überweisungsnotwendigkeit).
- Fluoreszeinprüfung: Indikation, Durchführung, Aussagekraft.
- Notfallmaßnahmen durch den Hausarzt bei Augenverletzungen (bzw. Erstanweisung an den Laien), z.B. Überwindung des Lidschlußreflexes, kräftiger, seitlicher Wasserstrahl im Intervall, kurz wirkendes Lokalanästhetikum wie Novesine®.
- Abwendbar gefährlicher Verlauf bei Schädelprellungen: Schädelbodenfraktur. *Achtung:* Nach Doppelbildern fragen!
- Diskussion über Sinn und Unsinn von Augenklappen als Verbandmittel.
- Beispiel für epithelregenerierende Mittel (Actihaemyl®, Keratyl®).

Zusatzfragen „Augentränen"
- Mögliche Ursachen für tränende Augen (z.B. Überanstrengung, mechanische oder chemische Schädigung von Bindehaut und Hornhaut, Ektropium, UV-Licht, scheuernde Wimpern, Fremdkörpereinschluß unter dem Lid, Verschluß der abführenden Tränenwege, Zwiebeln, Rauch).
- Mögliche Ursachen für trockene Augen (Diskrepanz zwischen unauffälligem Befund und mit Nachdruck vorgebrachten Beschwerden), z.B. höheres Lebensalter, Rückgang der Tränenproduktion bei Pille, in der Schwangerschaft und in der Postmenopause (Einfluß auf die Stabilität des Tränenfilms), rheumatische Erkrankungen, überheizte und/oder trockene Räume, Tabakrauch, Flugzeug, Autoheizung, Klimaanlage, mangelnder Lidschluß (z.B. bei Fazialisparese).
- Behandlung des „trockenen Auges": Vermeidung der Auslöser, daneben „künstliche Tränen" (je nach Schwere mehrmals täglich bis zu 1- bis 2stündlich Tropfen wie Liquifilm® AT, Oculotect® AT bzw. visköse Substanzen wie Vidisic®-Gel), Weglassen von sekretionshemmenden Medikamenten (Antihistaminika, Adrenalinpräparate, Atropin, β-Blocker).
- Mögliche Ursachen für juckende Augen (z.B. schlecht angepaßte Brillen, Kosmetika, allergische Reaktionen).

Zusatzfragen „Grauer Star (Katarakt)"
- Mögliche Ursachen, z.B. idiopathisch, altersbedingt, traumatisch, thermisch (Glasbläser), stoffwechselbedingt wie durch Diabetes mellitus, medikamentenbedingt wie durch Kortison, physikalisch bedingt wie durch Röntgenstrahlen und Mikrowelle in der Arztpraxis.
- Diskussion der Problematik der sog. Antikataraktika (Linsentrübung medikamentös nicht beeinflußbar).
- Dringlichkeit für eine Staroperation (individuelles Bedürfnis in Abhängigkeit von Beruf und Lebenssituation). Staroperation gehört zu den sichersten operativen Eingriffen (auch im hohen Alter möglich!).
- Korrektur des Sehvermögens durch Linsenimplantate (Intraokularlinsen) und nach der Operation ohne Implantate (Brillen, Kontaktlinsen).

Zusatzfragen „Grüner Star (Glaukom)"
- Therapie der Wahl beim akuten Anfall: Diamox®, möglichst i.v., sofortige Überweisung/Einweisung.
- Chronisches Glaukom: Gabe von Augentropfen (z.B. Pilocarpin, β-Blocker).
- Augendrucksteigernd können wirken: plötzliche größere Flüssigkeitsaufnahme, Aufregung, Überanstrengung, viel Bohnenkaffee. Anfälle auch ohne erkennbare Ursache möglich!
- Medikamente, die augendrucksteigernd wirken und einen Glaukomanfall auslösen können (z.B. trizyklische Antidepressiva, Antihistaminika, Atropin als klassisches Anticholinergikum, Pirenzepin als Magensekretionshemmer). Vorsicht ist u.a. bei längerfristiger Gabe z.B. von Kortikosteroiden und Östrogenen geboten.
- Patientenrisikogruppen, bei denen eine Ophthalmoskopie durch den Allgemeinarzt sinnvoll wäre: z.B. Diabetiker, Hypertoniker, chronische Glaukompatienten.
- Diskussion der Problematik ophthalmoskopischer Untersuchungen in Mydriasis in der Allgemeinpraxis: Vielzahl von Patienten (meist weitsichtig) mit

Engbau der Augenvorderkammer; bei diesen Fällen kann ein akuter Glaukomanfall nach diagnostischer Mydriasis (Winkelblockglaukom) ausgelöst werden (häufige Ursache für akuten Glaukomanfall!).
- Koordination der lokalen und systemischen β-Blockermedikation zwischen Augenarzt und Hausarzt (gegenseitige Information!).
- Altersabhängigkeit: Nach dem 40. Lebensjahr, jedoch auch im Neugeborenen- und Kleinkindesalter Glaukom möglich (frühe Anzeichen: Lichtscheue und besonders große, „schöne" Augen!).
- Erblichkeit: Bei Verwandten von Glaukomkranken soll nach Glaukom gefahndet werden. Augeninnendruckmessung bei familiärer Belastung ab dem 20. Lebensjahr, bei Normalbefund alle 3 Jahre.
- Führung des Patienten: wesentliche Änderung der Lebensweise (geringe Mengen von Alkohol wirken drucksenkend, 1–2 Tassen Kaffee oder Tee ändern den Augeninnendruck, nicht jede Sportart erlaubt).

Zusatzfragen „Refraktionsanomalien"
- Spezialbrillen (z.B. Sportbrillen aus Kunststoff, Bildschirmbrillen, gut abdichtende Sonnenbrillen z.B. bei florider diabetischer Retinopathie).
- Kind und Brille: Das Sehen wird in den ersten 5–6 Lebensjahren erlernt. Frühes Brillentragen schädigt nicht das Auge, Absetzen der Brille beim Sport ist unschädlich.
- Diskussion der radiären Keratotomie als eine die Brechkraft ändernde Operationstechnik.
- Kontaktlinsen (hart, weich) contra Brille (z.B. bei Sport, staubigem Arbeitsplatz).
- Mögliche medizinische Vorteile von Kontaktlinsen (z.B. bei Kurzsichtigkeit ab ca. 5 dpt, bei Astigmatismus, bei aphakem Auge). Mögliche Nachteile: Unverträglichkeit, Verlust beim Einsetzen (alte Menschen!), augenärztliche Kontrollen häufiger erforderlich, Anwendung von Augensalben nicht immer möglich.

Zusatzfragen „Glaskörpertrübung" und „Netzhautablösung"
- Mögliche Erstsymptome einer Netzhautablösung: „Blitze" in der Peripherie des Gesichtsfeldes, „Schwarm von schwarzen Mücken" im Gesichtsfeld (auch bei Glaskörpertrübung vorhanden), „Aufsteigen einer Mauer" oder „Herabsinken eines Vorhanges" als Einschränkung des Gesichtsfeldes.
- Diskussion sog. „durchblutungsfördernder Medikamente" im Hinblick auf die Verbesserung der Durchblutung am Auge.

Zusatzfragen „Keratitis/Keratokonjunktivitis" und „Trockenes Auge"
- Mögliche Ursachen für Keratitis und Keratokonjunktivitis (z.B. Bagatellverletzung des Hornhautepithels mit nachfolgender Infektion, Herpes-simplex-Virus-Befall, Austrocknung bei fehlendem Lidschluß).
- Dringlichkeit der Überweisung zum Spezialisten.
- Beratung des Patienten bei „trockenem Auge". (Medikamentenanamnese: z.B. Antihistaminika, Antidepressiva, Ovulationshemmer, β-Blocker, Diuretika; Arbeitsplatzanamnese: z.B. Beleuchtung, Belüftung; Freizeit: z.B. Chlorwasserbad, Solarium, Hochgebirgswanderung, Segeln).

Zusatzfragen „Strabismus"
- Säugling und Kleinkind: Physiologisch? Wie lange zuwarten?
- Vorübergehendes Doppeltsehen beim Erwachsenen als Abwendbar gefährlicher Verlauf (z.B. bei Augenmuskellähmung, Linsentrübung, Linsenluxation!).

Zusatzfrage „Visusstörungen"
- Sofortige Überweisung zum Spezialisten (Augenarzt, ggf. Neurologe) bei schlagartiger oder rasch zunehmender, einseitiger Sehverschlechterung ohne vorausgegangenes Trauma, z.B. Zentralarterienstammverschluß, Zentralvenenstammverschluß, Erkrankung des Sehnervs (Neuritis nervi optici), Arteriitis temporalis (M. Horton), Amaurosis fugax (vgl. B 11.8), Netzhautablösung.

11 Andere Beschwerden und Erkrankungen im Bereich der Nerven und der Psyche

11.1 Intuitive Diagnostik als Wagnis
11.2 Polymorphe, wahrscheinlich nichtorganische Beschwerden
11.2.1 Tabula diagnostica
11.2.2 Nervenzusammenbruch
11.3 Nervositas, Globus, Tic
11.4 Depressionen
11.4.1 Begriffsbestimmung
11.4.2 Symptomatologie
11.4.3 Begleitsymptome
11.4.4 Depressionen bei Kindern und Jugendlichen
11.4.5 Das ärztliche Gespräch
11.4.6 Psychopharmakotherapie
11.4.7 Selbstmordpläne: Potentiell abwendbarer lebensbedrohlicher Verlauf
11.5 Alkoholismus
11.5.1 Stationäre Behandlung
11.5.2 Poststationäre Behandlung
11.6 Psychosen
11.6.1 Akute und chronische Formen
11.6.2 Schizophrenie
11.6.3 Demenzen
11.7 Neurosen
11.7.1 Angst und Angstkrankheiten
11.7.2 Ängste im Kindes- und Jugendalter
11.8 Apoplexie und Dekubitus
11.8.1 Ischämischer Insult
11.8.2 Hirnblutungen
11.8.3 Dekubitus
11.9 Epilepsiebilder
11.10 Parkinson-Krankheit
11.11 Multiple Sklerose
■ Thematik des Fachgesprächs

Die Zahlen über die Häufigkeit psychogener Erkrankungen in der Allgemeinpraxis divergieren im Schrifttum erheblich. Diese Problematik wurde bereits in B 9.1 („Psyche, Soma oder Psychosoma?") ausführlich erörtert.

Ernstzunehmende Statistiken weisen rund 15% vorwiegend psychogene und etwa 3% ausschließlich psychogene Erkrankungen im allgemeinmedizinischen Beratungsgut aus (vgl. Tabelle 9.1, S. 210; [52]).

Die Zuordnung der Fälle auf die Krankheitsgruppe „Andere Erkrankungen der Nerven und Psyche" muß auf jene Beratungsergebnisse beschränkt bleiben, bei denen es sich beweisbar oder mit höchster Wahrscheinlichkeit um ausschließlich oder überwiegend seelisch bedingte Gesundheitsstörungen handelt. Das erfordert i.allg. eine längere Verlaufsbeobachtung. Die durchschnittlichen somatischen, aber auch die durchschnittlichen psychogenen Störungen an der ersten ärztlichen Linie sind allerdings meist flüchtig.

Folglich handelt der berufstheoretisch geschulte und statistisch arbeitende Arzt richtig, wenn er diagnostisch offengebliebene Fälle (z.B. uncharakteristischer Herzschmerz oder uncharakteristische abdominelle Beschwerden) – selbst wenn sie den Patienten beängstigt haben –, nicht in Kap. 11 (Psyche) sondern in Kap. 5 (Thorax) oder 6 (Abdomen) registriert.

Auch jener Patient, der sich wegen einer harmlosen Warze ängstigt, weil er Krebs befürchtet, ist ein Beispiel dafür, wie man dasselbe Beratungsergebnis verschiedenen „Fenstern" (vgl. Tabelle 1.2, S. 16) zuordnen kann. Diese Angst ist aus ärztlicher Sicht sehr wohl nachvollziehbar. Dennoch ist in diesem Fall als Beratungsergebnis die „kleine Warze" (Fenster 7) und nicht die „große Angst" (Fenster 11) zu klassifizieren [35].

Bestehen keine Zweifel mehr an der *seelischen* Bedingtheit einer Symptomatik, dann ist selbstverständlich die Transferierung von Fenster 7 zu Fenster 11 richtig.

11.1
Intuitive Diagnostik als Wagnis

Vorschriften für die angewandte Medizin kamen bisher hauptsächlich aus dem spezialistischen Bereich. Das gilt auch für die psychischen Störungen.

Ein Psychiater bezieht seine Erfahrungen überwiegend aus einem *ausgelesenen Krankengut* von Überweisungsfällen. Seine Aufgabe ist es in der Regel festzustellen, ob eine und ggf. welche psychische Erkrankung vorliegt. Dabei geht er als Spezialist davon aus, daß bereits zuvor somatische Erkrankungen außerhalb seines Fachgebietes ausgeschlossen wurden.

Beim Allgemeinarzt dagegen sind Organerkrankungen stets nur eine von mehreren Möglichkeiten. So besehen stellt also die *intuitive Diagnostik* (vgl. B 1.4.1) beim „Unausgelesenen Material" immer ein Wagnis dar. Sie wird durch vielerlei Faktoren, nicht zuletzt durch die Körpersprache, gesteuert. Irgendwie denkt der Erfahrene zumeist doch rechtzeitig an die Meningitis, die Pneumonie oder die Appendizitis. Aber es belastet schwer, wenn man in seltenen, anders gearteten Fällen seine Patienten durch die Beiläufigkeit der intuitiven Diagnostik gefährdet sieht.

Die intuitive Diagnostik birgt also in unabänderlicher Weise das Risiko in sich, in die Irre zu gehen. Daher gehört es zur normalen Strategie eines jeden Allgemeinarztes, sich auch dann im somatischen Bereich abzuschirmen, wenn es ganz so aussieht, als hätte man es mit einer seelischen Erkrankung zu tun [42].

11.2
Polymorphe, wahrscheinlich nichtorganische Beschwerden

Die *vegetativ-dystonen* Patienten mit dem „Bild der psychovegetativen Dysregulation" gehören aufgrund des vielfältigen Angebots an somatisch erscheinenden Beschwerden und der dadurch ausgelösten Diagnostik zu den körperlich am besten untersuchten.

In der allgemeinmedizinischen Kasugraphie werden Beschwerden verschiedenster Art und Lokalisation mit einem im wesentlichen über Monate oder Jahre gleichbleibenden Bild als *„Polymorphe, wahrscheinlich nichtorganische Beschwerden (PWN)"* (B) bezeichnet.

11.2.1
Tabula diagnostica

Vorgeschichte und Präsentation lassen den Arzt zunächst aufhorchen, lenken jedoch bald auf das Vorliegen eines psychischen Geschehens.

Der Vielfalt der uncharakteristischen Beschwerden kann der Arzt in besonderen Fällen am ehesten diagnostisch dadurch begegnen, indem er die von Braun erstmals 1960 veröffentlichte „Tabula diagnostica" (Checkliste Nr. 67, sog. „Keine-Ahnung-Programm") einsetzt (Abb. 11.1); ausführliche Beschreibung in *„Programmierte Diagnostik in der Allgemeinmedizin"* [42]).

Historisch gesehen handelt es sich dabei um das erste spezifisch allgemeinmedizinische Werkzeug überhaupt. Die *Tabula diagnostica* ist von vornherein für einen längeren Zeitraum der Patientenführung konzipiert.

Auch wenn die Beschwerden, die der Patient schildert, ganz so in Erscheinung treten, als wären sie rein funktionell, müssen dennoch die betroffenen Organe oder Systeme lege artis untersucht werden. In der Regel fällt die örtliche Routine (vgl. B 7.14.1) negativ aus.

Ein Zuviel an organbezogener Diagnostik kann „psychovegetative Syndrome" verstärken oder prolongieren; dies ist ebenso möglich bei wiederholten Untersuchungen trotz normaler Befunde, oder wenn Leidensdruck und Ängste des Patienten verkannt werden, aber auch, wenn funktionelle Störungen nicht ernst genommen oder abgewertet werden, ebenso wie bei ungezielten Behandlungen, insbesondere in Form unüberlegter Pharmakotherapie [139].

Für den *Umgang mit dem psychovegetativ-ängstlichen Patienten* in der Allgemeinpraxis haben sich folgende Leitlinien bewährt [208]:
– Leiden des Patienten ernst nehmen.
– Langsam vorgehen, keine Übernahme des vom Patienten erlebten Zeitdrucks, möglichen günstigen Spontanverlauf abwarten.
– Offenlegen der eigenen therapeutischen Grenzen (nicht zuviel versprechen!).
– Anhalten des Patienten, den Realitätsgehalt seiner Ängste zu überprüfen.
– Den Patienten mit den befürchteten Konsequenzen konfrontieren.

Auf die Mitteilung der unauffälligen Organbefunde reagiert ein Teil der Patienten mit Erleichterung (oft auch mit Nachlassen der Beschwerden), ein Teil aber mit Ungläubigkeit oder Enttäuschung; diese wiederum können bereits Anzeichen eines Krankheitsbeginns im Rahmen einer neurotischen Entwicklung sein [139].

11.2.2
Nervenzusammenbruch

Eine Sonderform der psychovegetativen Dystonie ist die *akute nervöse Erschöpfung („Nervenzusammenbruch")* (C).

Subjektiv		Objektiv
Beratungsursache		
Erster Eindruck	Psychische und andere Traumen	Konjunktiven/Pupillen
Fieber (Schüttelfrost)	Pyogene Infektionen	Trigeminus
Auffälligkeiten der Umgebung	Tachykardie	Ohren
Husten (Hämoptoe)	Diarrhö/Obstipation	Mundhöhle, Rachen
Algien	Ikterus	Nackenbeugung
Lähmungen	Algurie	Schilddrüse
Krämpfe	Leistungsabfall	Herz
Partner-, familiäre, soziale Problematik	Gewichtsverlust	Lungen
	Durst	Lymphknoten
Dyspnoe	Schwindel	Gelenke
Ödeme	Menses (Gravidität)/Mammae	Haut
Übelkeit/Erbrechen	Noxen (Arbeit/Haus/Hobby)	ASR/PSR
Pollakisurie (Oligurie)	Aids-Möglichkeit	Romberg, Babinski
Mattigkeit	Externe Diagnostik und Therapie	Blutdruck/Puls
Appetitlosigkeit		Rektal/vaginal
Blässe		Gewicht
Hyperhidrosis		Schellong-Test
Schlaflosigkeit		EKG/Langzeit-EKG
Vaginale Blutungen		Blutzucker
Reisen (Tropen)		BSG (BKS)
Selbstmaßnahmen		Blutbild
Exanthem		Urin
Rhinitis (Epistaxis)		Stuhlbluttest
Schluckbeschwerden (nach dem Essen)		Schilddrüsenwerte
Parästhesien		Schwangerschaftstest
Anfälle		Sonstiges Labor
		Sonographie
		Sonstige bildgebende Verfahren
		Beratungsergebnis
		Maßnahmen

Abb. 11.1. Checkliste Nr. 67 für die allgemeinmedizinische Diagnostik bei einer Vielzahl uncharakteristischer allgemeiner und lokaler Beschwerden und Krankheitszeichen („Tabula diagnostica"). (n. Braun u. Mader 2001 [42])

Der Ausdruck „Nervenzusammenbruch" bezeichnet treffend einen Zustand, der durch heftige Emotionen oder Dauerstreß verursacht ist. Der Mensch kann buchstäblich nicht mehr weiter. Im Extremfall gerät er so weit außer Kontrolle, daß er keinem vernünftigen Zuspruch mehr zugänglich ist. Bei solchen (hysterischen) Zuständen und Anfällen handelt es sich um das Versagen klaren Denkens und Wollens in einer scheinbar aussichtslosen Lebenssituation als Ausdruck einer Primitivreaktion [131].

Als *psychogene Ursache* für Erregungszustände können in Frage kommen [17]:
- Unerwartet schwere psychische Traumen, Katastrophen aller Art, selten Schmerzzustände.
- Affektive Durchbrüche bei Neurosen (vorwiegend depressive und hysterische Strukturen).
- Persönlichkeitsstörungen (Neigung zu explosiven und hyperthymen Reaktionen).
- Primitivreaktionen bei einfach strukturierten Persönlichkeiten mit unterdurchschnittlicher Intelligenz.

11.3
Nervositas, Globus, Tic

Nervosität (*Nervositas*) (A) ist bei allen Menschen ein mehr oder weniger häufiger, normaler passagerer Zustand. Er tritt unter ungewöhnlichen psychischen Belastungen (z.B. vor schwerwiegenden Entscheidungen und Auseinandersetzungen oder vor Prüfungen) auf und ist oft mit Ängsten verknüpft.

Es sind so viele Menschen „nervös", daß der Arzt es sich bei den wenigen, die ihn deshalb konsultieren, nicht zu leicht machen sollte. Wichtig ist es, dem Ratsuchenden zu zeigen, daß seine Klagen ernstgenommen werden. Durch Zuwendung und Gründlichkeit kommt es erfahrungsgemäß zur erwünschten Beruhigung, falls bei der Programmierten Diagnostik (Checkliste Nr. 61 für die allgemeinmedizinische Diagnostik bei Nervosität: „Nervositäts-Programm") nichts aufgedeckt wurde. Der Patient verhält sich dann den Belastungen gegenüber mehr gefaßt.

Der Arzt betreibt also durch seine Diagnostik und nicht zuletzt durch sein Zuhören bewußt Psychotherapie [42].

Die Klassifizierung eines *Globus* (A) setzt die sorgfältige Inspektion des Rachens, Schlundes und Kehlkopfes (ggf. auch durch den Spezialisten) voraus. Dazu kommen die Palpation der Schilddrüse und der Lymphknoten, die Sonographie und im Einzelfall die nuklearmedizinische Untersuchung der Glandula thyreoidea. Selbstverständlich müssen die Patienten im Hinblick auf beginnende Organerkrankungen weiter beobachtet werden, auch wenn man von der psychogenen Genese der Mißempfindung überzeugt ist [35].

Als *Tic* (*nerveux*) (A) werden rasche, stereotype (psychogene) Muskelzuckungen bevorzugt im Augen- und Wangenbereich bezeichnet, die keinem offensichtlichen Zweck dienen. Meist sind Jungen bis zum 10. Lebensjahr betroffen; die Einbeziehung der Familie in die Behandlung und Verhaltenstherapie können erfolgversprechend sein.

11.4
Depressionen

Psychische Reaktionen am oder im Körper können aus dem Gefühl heraus entstehen, krank zu sein, oder dann, wenn tatsächlich Abnormes festgestellt wurde. Zu den körperlichen Gesundheitsstörungen treten depressive Verstimmungen und Ängste hinzu.

Jeder erfahrene Arzt weiß, daß manchmal verschiedenste körperliche Beschwerden als *„vorgeschobene Beratungsursache"* präsentiert werden, hinter der sich eine Depression verbergen kann; ebenso sollte in dieser Richtung auch eher beiläufigen Bemerkungen des Patienten beim Hinausgehen Aufmerksamkeit geschenkt werden.

> **!** Nicht jede gedrückte Stimmung, jedes Verstimmtsein, jede Traurigkeit, jedes Deprimiertsein o.ä. darf als „Depression" (C) klassifiziert werden. Die Abgrenzung kann sehr schwierig sein [223].

Die früher im spezialistischen Bereich übliche nosologische Einordnung depressiver Zustände zeigt Abbildung 11.2.

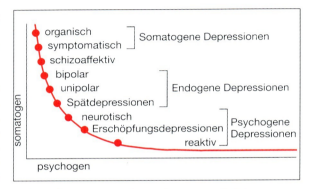

Abb. 11.2. Einordnung der Depressionszustände [205]

11.4.1
Begriffsbestimmung

In den beiden führenden Klassifikationssystemen, der Internationalen Klassifikation (ICD-10) sowie der Klassifikation der Amerikanischen Psychiatrischen Gesellschaft (DSM-IV), wird die früher als endogene Depression bzw. als Melancholie bezeichnete Form der Depression als *„depressive Episode"* (nach ICD-10) bzw. *„Major Depression"* (nach DSM-IV) aufgeführt (Tabelle 11.1).

Tabelle 11.1. Klassifikation depressiver Störungen (ICD-10)			
Hauptformen		Unterformen	
Depressive Episode	F32	leicht mittelgradig schwer	F32.0 F32.1 F32.2
Rezidivierende depressive Episode	F33	leicht mittelgradig schwer	F33.0 F33.1 F33.2
Anhaltende milde Depression (Dysthymia)	F34.1		
Bipolare affektive Störung	F31		

Früher benutzte *beschreibende Darstellungen*, wie die einer Umzugsdepression bzw. Entwurzelungsdepression, werden in modernen Klassifikationssystemen nicht aufgegriffen, da sie wegen der einseitigen Ursachenzuschreibung evtl. irreführend sein können. Jedoch auch die heutige Zeit ist nicht frei von dieser einseitigen Sichtweise, wie an dem vorwiegend aus der Boulevardpresse bekannten Begriff „Burn-out" abgelesen werden kann [124a].

11.4.2
Symptomatologie

Bei einem *depressiven Syndrom* liegen psychische, psychomotorische und somatische Symptome vor (Tabelle 11.2); zur Klassifizierung einer depressiven *Episode* müssen sie mindestens 2 Wochen andauern (Tabelle 11.3).

11.4.3
Begleitsymptome

Wenn die *depressive Verstimmung* im Vordergrund steht und keine wesentlichen körperlichen Störungen vorhanden sind, so kann der Arzt Checkliste Nr. 60 zur allgemeinmedizinischen Diagnostik beim Anschein einer depressiven Verstimmung („Depressions-Programm"; Übersicht 36) zur Hand nehmen und damit seine Diagnostik in ein oder zwei Beratungen durchführen und vertiefen.

Es gibt kaum ein depressives Geschehen, das nicht mit vegetativen Störungen (z.B. Schwitzen, Obstipation, aber auch Durchfällen, Tachykardie, Herzstolpern; vgl. B 11.2 „Polymorphe, wahrscheinlich nicht organische Beschwerden") und somatischen Beschwerden (z.B. Mundtrockenheit, Magendruck, Impotenz, Menstruationsstörungen) einhergeht.

Aufgabe des Hausarztes ist es,
- diese Zusammenhänge zu kennen
- die Patienten gezielt auf solche Symptome hin zu beobachten und sie danach zu fragen;
- vor diesem Hintergrund möglichen Entstehungsbedingungen nachzugehen und
- den weiteren Verlauf zu beobachten.

„Psychovegetative Allgemeinstörungen" (Wieck) können sich in ihren Einzelerscheinungen gegenseitig verstärken und zu einem psychovegetativen Störkreis (Abb. 11.3) führen. Das Resultat kann ein schwerer depressiver Zustand sein.

Es gibt Fälle, in denen die körperliche Symptomatik so überwältigend ist, daß sie den psychischen Hintergrund des Leidens völlig überschatten kann (*larvierte Depression* [127]).

Tabelle 11.3. Symptome der depressiven Episode nach ICD-10

Hauptsymptome	Andere häufige Symptome
– Gedrückte Stimmung – Interese-/Freudlosigkeit – Antriebsstörung	– Konzentrationsstörung – Vermindertes Selbstwertgefühl – Schuldgefühl – Hemmung/Unruhe – Selbstschädigung – Schlafstörung – Appetitminderung
2 oder 3 Hauptsymptome müssen vorhanden sein	2 bis 4 andere Symptome müssen vorhanden sein
Dauer: mindestens 2 Wochen	

Ausschlußdiagnosen: Nicht auf Mißbrauch psychotroper Substanzen (ICD-10: F1) bzw. auf organische psychische Störung rückführbar (ICD-10: F0).

Tabelle 11.2. Psychische, psychomotorische und somatische Symptome der Depression

Psychische Symptome	Somatische Symptome
– Depressive Verstimmung – Freudlosigkeit – Antriebsmangel – Gefühlsverlust – Angst – Innere Leere – Hoffnungslosigkeit – Suizidalität – Depressive Denkinhalte – Entscheidungsschwäche – Denkhemmung/Grübeln	– *Störung der Vitalität* Kraftlosigkeit, fehlende Frische – *Vegetative Störung* Schlafstörungen Leibgefühlsstörung (Schmerz-, Druck- und Kältegefühle, Appetit- und Gewichtsverlust) Störungen der Libido Chronobiologische Auffälligkeiten (z.B. Tagesschwankungen)
Psychomotorische Symptome	
– *Psychomotorische Hemmung* Bewegungsarmut/Stupor Hypo-/Amimie Kommunikationshemmung	
– *Psychomotorische Agitiertheit* Innere/äußere Unruhe Getriebenheit/Raptus Leerer Beschäftigungsdrang	

> **Übersicht 36**
>
> **Checkliste Nr. 60 „Depressions-Programm" [42]**
>
> **Programm**
> – zur allgemeinmedizinischen Diagnostik beim Anschein einer depressiven Verstimmung. Braun u. Mader (2001)
>
> **Subjektiv**
>
> **Beratungsursache**
>
> erster Eindruck
> traurig/niedergeschlagen seit
> schon früher gehabt
> wie oft/Dauer
> gleich/besser/schlechter
> frühere Diagnostik
> frühere Bezeichnung
> frühere Therapie
> schlechter morgens/abends
> zeitweilig beschwerdefrei
> ähnliche Kranke in Umgebung
> verzweifelt über sich/beunruhigt
> vereinsamt/hoffnungslos
> Gefühl nichts wert zu sein/
>   versagt zu haben
> keine Freude am Leben/
>   an Zerstreuungen/
>   an Umgebung uninteressiert
> Denken/Handeln erschwert
> Furcht ohne Grund/
>   vor Krebs/anderen Leiden
> reizbar/oft dem Weinen nahe
> gestörte Konzentration
> Schuldgefühle/Selbstanklagen
> Nervosität
> allgemeine Erschöpfung
>
> Übelkeit/Brechreiz
> körperliche Schwere/Druckgefühle
> Halluzinationen/Wahnideen
> Suizidgedanken
> Urin/Stuhl/Menses
> Schmerzen im Körper
> Schlafstörungen/Angstträume
> sexuelle Störungen
> Veränderungen im Sehen/Hören
> Übergewicht/Magersucht
> ausgelöst durch körperliches Trauma/
>   schwere Krankheit/
>   seelisches Trauma/Scheidung/
>   Verlust in Familie/Partnerschaft/
>   Arbeitsplatz („Mobbing")
>   Alkoholismus/anderes/
>   Gravidität/Partus
> sonstige Ängste
> Vermutung über Ursache/Art
> Selbstbehandlung
> sonst noch
>
> **Objektiv**
>
> Die somatischen Untersuchungen richten sich nach der Art der Beschwerden
>
> **Beratungsergebnis**
>
> **Maßnahmen**

11.4.4
Depressionen bei Kindern und Jugendlichen

Ein depressives Geschehen muß sich bei Kindern nicht so typisch äußern wie bei Erwachsenen; es weist v.a. kindereigentümliche Züge auf, z.B. mangelndes Interesse am Unterricht, Kontaktschwäche, Selbstisolierung (Abb. 11.4).

Depressive Kinder haben oft einen traurigen Gesichtsausdruck, neigen schnell zum Weinen, bewegen sich langsam und haben eine monotone Stimme. Sie beschreiben sich selbst nicht selten in einer negativen Art und Weise wie „ich bin dumm" oder „niemand mag mich". Ihre schulische Leistungsfähigkeit verschlechtert sich, und sie beklagen körperliche Symptome wie Kopf- und Bauchschmerzen.

Kinder im Pubertätsalter berichten häufig über Apathie, Angst, Enttäuschung über sich selbst und über die Unfähigkeit, sich zu konzentrieren. In diesem Alter sind auch *Suizidversuche* häufig.

11.4.5
Das ärztliche Gespräch

Ohne psychische Begleitung ist eine Depressionsbehandlung nicht möglich. Psychopharmaka leisten in der Therapie der Depressionen zwar wertvolle Hilfe, können aber niemals das strukturierte *ärztliche Gespräch*, die *Psychotherapie*, ersetzen.

Oft genügen ein oder zwei initiale Gespräche, um den Kranken aus seiner depressiven Reaktion wieder herauszuführen. Der durchschnittliche Praxisfall ist i.allg. auch bei depressiven Verstimmungen „leicht".

Während bei *reaktiven und neurotischen (psychogenen) Depressionen* meist die alleinige Psychotherapie durch den Hausarzt genügt, sollte bei den *endogenen*

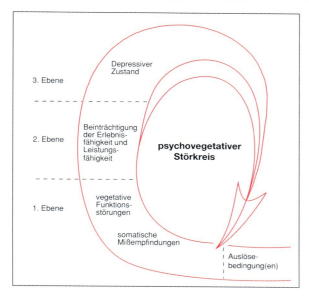

Abb. 11.3. Psychovegetativer Störkreis: Die verschiedenartigen Einzelstörungen des psycho-vegetativen Systems können sich gegenseitig verstärken, so daß ein Circulus vitiosus gebildet wird [164]

und somatogenen Depressionsformen die Psychotherapie neben die somatische Behandlung treten. Die Verantwortung für die therapeutische Führung solcher (schwieriger) Fälle wird jedoch der Allgemeinarzt mit dem Spezialisten teilen.

„Balint-Seminare" und Selbsterfahrungsgruppen können den Arzt für diese Therapie schulen. Das verstehende Annehmen des Patienten oder das vorsichtige Fragen ermöglichen dem neurotisch Depressiven Bestätigung, Geborgenheit und die Chance, fehlgelaufene Entwicklungen zu korrigieren [179].

> **!** Das *verstehende Gespräch auf psychoanalytischer Grundlage* erfordert keine spezielle psychotherapeutische Ausbildung, wohl aber Grundkenntnisse der Dynamik zwischenmenschlicher Beziehungen und der pathogenen Bedeutung ihrer Störungen.

Ein solches *allgemeinärztliches Gespräch* mit dem Depressiven ist jedoch an bestimmte Bedingungen gebunden [109]:
– Beruhigende Versicherungen zu Beginn der Behandlung, daß (rasche) Heilung durchaus möglich ist.

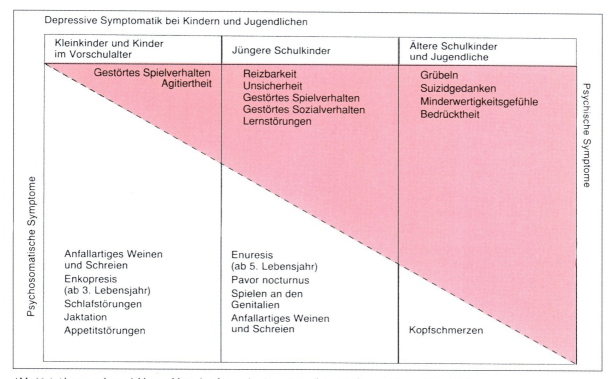

Abb. 11.4. Alters- und entwicklungsabhängige depressive Symptomatik im Kindes- und Jugendalter [198]

- Ausführliches Gespräch mit dem depressiven Patienten.
- Familie mit einbeziehen und Milieu berücksichtigen.
- Der Patient muß den Therapeuten für kompetent halten.
- Die Äußerungen des Arztes sollen überzeugend vertreten werden.
- Der Patient bekommt das Gefühl, daß seine Schwierigkeiten anerkannt werden und daß man ihm helfen kann.
- Vermeiden oberflächlicher Ratschläge („Es wird schon wieder"): keine Aufforderung, sich zusammenzureißen und aktiv zu sein, keine Überredung, in fröhliche Gesellschaft zu gehen oder Kur anzutreten.
- Keine zu frühe Aktivierung durch Physio- und Ergotherapie
- Keine lebenswichtigen Entscheidungen treffen lassen.
- Offene Aussprache über Suizidimpulse.
- Mehrfache Versicherung,
  - daß der Patient kein Einzelfall ist,
  - daß es für die Genese seiner Erkrankung Erklärungen gibt,
  - daß die Erkrankung unangenehm, aber nicht gefährlich ist,
  - daß Verschlechterungen (Stimmungsschwankungen) im Lauf der Therapie als etwas Normales anzusehen sind,
  - daß die emotionale und therapeutische Zuwendung des Therapeuten zum Patienten an keinerlei Bedingungen oder Leistungen geknüpft wird und
  - daß sie bei unzureichendem Therapieerfolg nicht entzogen wird,
  - daß für den Patienten die Therapieziele Etappe für Etappe aufgestellt werden (Behandlungsplan), Besprechung der Nebeneffekte.

Im allgemeinen sollte sich der Arzt vor jedem ausführlichen Gespräch mit folgenden Fragen auseinandersetzen [185]:
- *Was will dieser Patient jetzt von mir?*
- *Wie beschreibt er seine Beschwerden?*
- *Welche Zusammenhänge interessieren ihn?*
- *Was ist in seinem Leben passiert?*
- *Fühlt er sich so alt, wie er ist?*
- *Was klammert er in seinem Leben, in seiner Kurzmitteilung aus?*
- *Handelt es sich um ein Tabu?*
- *Kann er zusammenfassen, wie er sich selbst sieht?*
- *Fühlt er sich anerkannt?*
- *Wird er mit Veränderungen nicht fertig?*
- *Wie sehe ich ihn?*
- *Wie formuliere ich meine Einschätzung über ihn?*
- *Fazit: Wie kommen wir zu einer gemeinsamen Lösung seiner Beschwerden oder zu einer Reaktivierung seiner Selbsthilfefähigkeiten?*

11.4.6
Psychopharmakotherapie

Für die Pharmakotherapie der Depression steht heute eine Vielfalt differenziert einzusetzender Antidepressiva zur Verfügung (vgl. Zusatzfragen „Depressionen" auf S. 290). Die Auswahl wird sich an den Zielsymptomen orientieren [204]:
- ängstlich-agitiert,
- gehemmt-apathisch,
- vital-depressiv,
- neurasthenisch-hypochondrisch.

11.4.7
Selbstmordpläne: Potentiell abwendbar lebensbedrohlicher Verlauf

Suizidgedanken stehen bei den meisten Fällen von Verstimmung nicht im Vordergrund. Trotzdem heißt es für den Arzt, bei Patienten mit auffällig gedrückter Stimmung vorsichtig zu sein. Bekanntlich dissimulieren Depressive allzu oft, um ihre Umgebung zu täuschen [42]. Bei Jugendlichen ist der Selbstmord nach dem Tod durch Verkehrsunfall die zweithäufigste Todesursache. Im höheren und hohen Lebensalter sind häufigste *Motive für einen Suizid* Partnerkonflikte, soziale Isolierung und Einsamkeit, körperliche Krankheiten sowie Konflikte mit Angehörigen. Endogene Depressionen werden oft nicht rechtzeitig erkannt und nicht konsequent behandelt [45].

Etwa 90% aller Selbstmordhandlungen werden vorher durch Brief, Telefonanruf oder andere Äußerungen angekündigt [203].

Der *Selbstmordversuch* (C/D) entbehrt nicht eines demonstrativen Charakters mit Appellfunktion. Für die Angehörigen und den Hausarzt ist es erfahrungsgemäß nur in wenigen Fällen möglich, die in der Literatur beschriebenen Auffälligkeiten des präsuizidalen Syndroms eindeutig zu erfassen:
- Einengung (kein Spielraum mehr),
- gehemmte Aggression („Hand-an-sich-Legen"),
- Selbstmordphantasien (Todessehnsucht).

Oft wird die Umgebung erst bei negativem Ausgang solche Auffälligkeiten im nachhinein erkennen und erklären können.

> **!** Die Grundlage jeder Selbstmordverhütung ist das Gespräch (vgl. B 11.4.5).

Der Arzt muß um so schneller zu einer therapeutischen Entscheidung kommen, je weniger verhüllt sich beim Gespräch eine Suizidabsicht herauskristallisiert.

5 Ratschläge für den Hausarzt:
– Versuchen Sie, mit „auffälligen" Patienten in ein persönliches Gespräch zu kommen und den Kontakt aufrechtzuerhalten!
– Sprechen Sie den Patienten auf eventuelle private Probleme an!
– Achten Sie besonders auf plötzliche oder allmähliche Verhaltensveränderungen des Patienten, die auf ein präsuizidales Syndrom hindeuten könnten!
– Ziehen Sie in Betracht, ob der Patient einer Risikogruppe angehört!
– Nehmen Sie Selbstmordgedanken und -ankündigungen unbedingt ernst, auch wenn sie noch so unglaubwürdig erscheinen mögen!

Bilanzselbstmord liegt vor, wenn beispielsweise ein Krebskranker oder Dialysepatient sein Leben nicht mehr erträglich findet.

Für den zum Suizidenten gerufenen Arzt besteht nach derzeitiger Rechtslage eine Hilfeleistungspflicht in nahezu jedem Fall – selbst beim Bilanzselbstmord [202].

11.5
Alkoholismus

Obwohl viele Menschen *Alkoholprobleme* haben, ist der *Alkoholismus* selbst nur selten Beratungsursache (BU). Meist bitten die Angehörigen den Hausarzt, den Betreffenden vom Trinken abzuhalten. Nur ausnahmsweise wünschen die Alkoholiker selbst Hilfe.

Immerhin gehört der Alkoholismus zu den 120 häufigsten Beratungsergebnissen (BE) in der Allgemeinpraxis (Tabelle 11.4).

Der Arzt sollte zwischen *Alkoholmißbrauch* und *Alkoholabhängigkeit* unterscheiden.

Von *Alkoholismus* (C/D) sollte der Hausarzt in Übereinstimmung mit der Definition der WHO nur dann sprechen, wenn es sich um exzessive Trinker handelt, „deren Abhängigkeit vom Alkohol einen solchen Grad erreicht hat, daß sie deutliche Störungen und Konflikte in ihrer körperlichen und geistigen Gesundheit, ihren mitmenschlichen Beziehungen, ihren sozialen und wirtschaftlichen Funktionen aufweisen" oder Prodrome einer solchen Entwicklung zeigen. Kennzeichnend hierfür ist der *Kontrollverlust* [273]. Ähnliches gilt für *Mißbrauch* und *Abhängigkeit* von Drogen.

Das Bundessozialgericht (BSG) erkannte die „*Trunksucht*" durch Urteil vom 18. Juni 1968 als *Krankheit im Sinne der RVO* an, da es sich hier um einen objektiv faßbaren Zustand „des Körpers und des Geistes handelt, der von der Norm abweicht und der durch eine Heilbehandlung behoben, gelindert oder zumindest vor einer drohenden Verschlimmerung bewahrt werden kann".

Die Einteilung der Alkoholikertypen nach Jellinek aus dem Jahr 1960 (Tabelle 11.5) ist zwar umstritten, aber nach wie vor aktuell.

Als Starkkonsument wird in epidemiologischen Arbeiten definiert, wer mehr als 80 g (= 100 ml) Alkohol/Tag trinkt (etwa 1 l Wein; Wieck). Den Alkoholgehalt verschiedener Getränke gibt Tabelle 11.6 an.

Durch sog. alkoholtypische Muster im Labortest läßt sich der Verdacht auf somatische Schäden durch Alkohol lediglich begründen, jedoch nicht beweisen.

> **!** Für die Erfassung v.a. der psychischen Alkoholabhängigkeit gibt es derzeit keine objektivierenden Tests, die ohne Befragung der Patienten oder ohne Beiziehung von fremdanamnestischen Angaben angewandt werden können [76].

Tabelle 11.4. Häufigkeit (Rang) des Beratungsergebnisses „Alkoholismus" in allgemeinmedizinischen Praxen in Österreich, in der Schweiz und in Frankreich/Paris

Beratungsergebnis (BE)	Österreich		Schweiz	Frankreich	Österreich
	Braun [37] 1954-1959	Braun [37] 1977-1980	Landolt-Theus [151] 1983–1988	Sourzac/Very [237] 1988–1990	Danninger [56a] 1991–1996
Alkoholismus	146	56	116	106	131

Tabelle 11.5. Einteilung der Prägnanztypen der Alkoholiker (mod. n. Jellinek in [243]). Frankreich zählt mehr δ-Typen (Weinbau!), Deutschland mehr γ-Typen. Die Gruppen 2–7 sind Alkoholiker im weitesten Sinne; die Gruppen 5–7 sind Alkoholkranke mit psychischer und physischer Abhängigkeit (Intoxikation). Gruppe 4 ist vorwiegend physisch abhängig (Intoxikation)

Gruppe	Jellinek-Typ	Art	Menge	Wann	Gefährdungsstruktur	Suchtkriterien	Intoxikationsschäden
1 Normalverbraucher	–	Konventionelles Trinken (Sitte)	kleine Mengen (Durst)	regelmäßig oder unregelmäßig	–	–	–
2 Erleichterungstrinker	α	Undiszipliniertes Trinken	Exzesse	besonderer Anlaß	–	–	–
3 Gelegenheitstrinker	β	Undiszipliniertes Trinken	Exzesse	(Wochenende)	–	–	–
4 Kontakttrinker	γ	Süchtiges Trinken	Mißbrauch	regelmäßig zuviel	+	+	+
5 Konflikttrinker	γ	Süchtiges Trinken	Mißbrauch	regelmäßig zuviel	+	+	+
6 Gewohnheitstrinker	δ	Undiszipliniertes Trinken	Mißbrauch	regelmäßig zuviel	–	–	+
7 Quartaltrinker	ε	Süchtiges Trinken	Mißbrauch	periodisch zuviel	+	+	–

Liegen nicht schon äußere Zeichen des *chronischen Alkoholmißbrauchs* vor, besteht die Möglichkeit, aufgrund der Labordaten (Tabelle 11.7) Hinweise auf erhöhten Alkoholkonsum zu erhalten: Dabei sind γ-GT, MCV und CDT („carbohydrat deficient transferrin") zur Abstinenzkontrolle geeignet.

Tabelle 11.6. Anhaltspunkte zur Bestimmung der reinen Alkoholmengen

Menge und Getränk	Alkoholgehalt	Alkoholmenge [ml]
1,0 l Bier	ca. 4% Alkohol	= 40 ml
0,7 l Wein	ca. 10% Alkohol	= 70 ml
0,7 l Sekt	ca. 12% Alkohol	= 84 ml
0,7 l Südwein	ca. 20% Alkohol	= 140 ml
0,7 l Likör	ca. 30% Alkohol	= 210 ml
0,7 l Schnaps	ca. 40% Alkohol	= 280 ml
1 kl. Schnaps	ca. 0,02 l Alkohol	= 8 ml
1 gr. Schnaps	ca. 0,04 l Alkohol	= 16 ml

Tabelle 11.7. Labordiagnostik bei chronischem Alkoholismus bzw. alkoholischer Polyneuropathie

– Erhöhte γ-GT bei normalen oder nur geringfügig erhöhten Transaminasen
– Erhöhtes MCV (mittleres Erythrozytenvolumen)
– Erhöhte Triglyzeride bei normalem oder leicht erhöhtem Cholesterinspiegel
– Erhöhte Harnsäurewerte
– Erhöhtes CDT
– Blutzuckerveränderungen

11.5.1
Stationäre Behandlung

Die *stationäre Entgiftungsbehandlung* („*Entzug*") ist dann notwendig, wenn Patienten unter der Dauereinwirkung alkoholischer Getränke stehen und wenn mit dem Auftreten von Entziehungserscheinungen zu rechnen ist (Feuerlein in [22]).

In der Regel steht die stationäre Behandlung nicht am Anfang der Behandlungskette der Alkoholkrankheit. Eine stringente *ambulante* Entwöhnungsbehandlung ist unter den Bedingungen der niedergelassenen Praxis nur ausnahmsweise erfolgreich durchführbar.

Das Ziel jeder Entwöhnungsbehandlung ist es, den Abhängigkeitsprozeß abzubrechen. Dazu bedarf es einer umfassenden Therapie, die mehrere Wochen, meist aber Monate dauert.

Als *Nachteile* der stationären Behandlungsform gelten:
– Der Patient wird aus seinen realen Lebensbezügen, in denen das zu therapierende Trinkverhalten auftritt, herausgenommen.
– Bei längerfristigen Therapien können Hospitalisierungseffekte auftreten.
– Der Aufenthalt in einer Alkoholiker- bzw. psychiatrischen Klinik bringt meist eine Stigmatisierung mit sich, die oft eine frühzeitige Therapiebereitschaft verhindert oder erschwert.

Demgegenüber bestehen aus verhaltenstherapeutischer Sicht möglicherweise auch *Vorteile*:
- Für den Patienten erfolgt eine kurzfristige Befreiung aus einer aversiven Lebenssituation.
- Ungünstige Verstärkerbedingungen werden ausgeschaltet.
- Das problematische Verhalten wird therapeutisch intensiv kontrolliert.
- Beim Aufbau des erwünschten Verhaltens ist meistens eine sichere Umgebung vorhanden [22].

Trotz aller Bemühungen im stationären Bereich muß über kurz oder lang mit vielen Rückfällen („Abstürzen") gerechnet werden.

11.5.2
Poststationäre Behandlung

Von großer Bedeutung ist die – oft jahrzehntelange – *Nachbehandlung* (*Nachsorge*) nach der stationären Phase, die i. allg. aus folgenden 3 Säulen besteht:
- *Sozio*therapie (z.B. Arbeitsplatz, finanzielle Situation);
- *Verhaltens*therapie (Selbsthilfegruppen wie z.B. Anonyme Alkoholiker);
- *Familien*therapie (z.B. Miteinbeziehung der Partner).

11.6
Psychosen

Als *Psychosen* (C) können Erkrankungen oder Abnormitäten der Psyche angesehen werden, bei denen bestimmte Funktionen eingeschränkt oder erheblich gestört sind, z.B.
- Realitätsbezug,
- Einsicht und
- Fähigkeit, üblichen sozialen Normen oder Lebensanforderungen zu genügen.

Die Medikamente der Wahl bei der Behandlung von Psychosen sind *Neuroleptika* (vgl. Zusatzfragen „Depressionen" auf S. 290f; Tab. 11.8). Diese werden auch bei bestimmten somatischen Erkrankungen als Folge psychischer Vorgänge wegen ihres psycho-vegetativ entkoppelnden, distanzierenden und anxiolytischen Effekts gegeben.

11.6.1
Akute und chronische Formen

Psychotische Erscheinungen können akut und chronisch auftreten. Die Häufigkeit der akuten und chronischen Formen im Unausgelesenen Krankengut einer Allgemeinpraxis und ihre verschiedenen Ränge innerhalb der Untersuchungen der 1950er, der späten 1970er sowie der 1980er Jahre und ihre auffallende Bevorzu-

Tabelle 11.8. Einteilung der Neuroleptika nach ihrem Wirkprofil in Referenz zu Chlorpromazin (Megaphen®)				
Gruppe	Neuroleptika mit sehr starker neuroleptischer Potenz (20- bis 400fache Stärke von Chlorpromazin)	Neuroleptika mit starker neuroleptischer Potenz (bis zur 20fachen Stärke von Chlorpromazin)	Neuroleptika mit mittelstarker neuroleptischer Potenz (bis zur 5fachen Stärke von Chlorpromazin)	Neuroleptika mit schwacher neuroleptischer Potenz (geringere bis an nähernd gleiche Stärke von Chlorpromazin)
Wirkstoffe	Fluphenazin Flupentixol Fluspirilen Haloperidol Benperidol	Perphenazin	Chlorpromazin Clopenthixol Perazin Periciazin Sulpirid	Chlorprothixen Levomepromazin Melperon Pipamperon Promethazin Thioridazin
Wirkprofil	Ausgeprägte antipsychotische, antihalluzinatorische Eigenschaften; praktisch keine sedierende Komponente	Antipsychotische, antihalluzinatorische Eigenschaften; geringe bis mäßig sedierende Komponente	Mäßige antipsychotische Eigenschaften; psychomotorische sowie vegetativ dämpfende, sedierende und schlafanstoßende Komponente	Schwache bis mäßige antipsychotische Eigenschaften; ausgeprägt sedierende, psychomotorisch und vegetativ dämpfende, schlafanstoßende Komponente; z.T. antidepressiver Effekt

Tabelle 11.9. Häufigkeit (Rang) der chronischen und akuten Psychosen in allgemeinmedizinischen Praxen in Österreich (1954–1959 bzw. 1977–1980; [37]) und in der Schweiz (1983–1988; [151]), aufgeschlüsselt nach Geschlecht und Altersgruppe im Krankengut der 70er Jahre

1983–1988		1977–1980		1954–1959		Beratungs-ergebnis	Gesamtzahl	m	w	1977–1980			
										Altersgruppe			
Rang	[‰]	Rang	[‰]	Rang	[‰]					0–14	15–44	45–64	65 +
123	1,8	69	3,3	216	0,9	Psychosen chronische	27	2	25	0	12	3	12
214	0,7	222	0,7	177	1,2	Psychosen akute	6	1	5	0	2	1	3

gung des weiblichen Geschlechtes sind Tabelle 11.9 zu entnehmen.

Eine *chronische Psychose* wird aufgrund der Anamnestik und/oder der Angaben der Familienangehörigen sowie der eigenen Beobachtungen bzw. der spezialistischen Beurteilungen klassifiziert.

Der Arzt sollte Merkmale beurteilen können wie z.B. Charakter, Intelligenz, Stimmung, Gedächtnisleistung, Urteilsvermögen.

In der Regel präsentiert sich die chronische Psychose eher als ein Dauerzustand mit Exazerbationen als eine Heilung mit Remissionen. Die Mehrzahl der Durchschnittspatienten ist im großen und ganzen kooperativ.

Verschiedentlich werden im spezialistischen Bereich die Psychosen nach ihrer Erscheinungsform beschrieben (z.B. affektiv, reaktiv-affektiv, depressiv, manisch-depressiv, schizo-affektiv). Solche Schemata zur Einteilung sind für die Belange der Allgemeinpraxis nur soweit ergiebig, als daraus therapeutische Konsequenzen resultieren.

11.6.2
Schizophrenie

Selten wird der Hausarzt mit Patienten (oder mit Berichten von Angehörigen über solche Kranke) konfrontiert, bei denen die Wahnsymptomatik im Vordergrund steht. Dann denkt er naturgemäß an eine *Schizophrenie*.

Richtungsweisende Symptome für diese Form der Psychose können sein:
– Wahnerlebnisse (Paranoia; z.B. Verfolgungs-, Eifersuchtswahn).
– Krankhafte Sinnestäuschungen (Halluzinationen; z.B. Hören von Stimmen).
– Besondere Erlebnisstörungen (z.B. leibliche Beeinflussungserlebnisse wie „Es kocht in mir").
– Auffällige Ausdrucksformen und Verhaltensweisen (z.B. Pfeifen, Schmatzen, Mißtrauen, Überaktivität, Ideenreichtum, Großspurigkeit),
– Gefährdung der sozialen Existenz.

In der Behandlung der Schizophrenie richten sich heute die Bemühungen neben der Beseitigung der psychotischen Symptome mittels Pharmaka auch auf das Training kognitiver und sozialer Fertigkeiten sowie auf die Führung der Angehörigen, um soziale Streßkomponenten, v.a. aus der Familie und dem Umfeld abzubauen.

11.6.3
Demenzen

Mit zunehmendem Alter gewinnt die Lebens*qualität* steigende Bedeutung gegenüber der Lebens*quantität*. Lebensqualität läßt sich in etwa formulieren als die Fähigkeit, die täglichen persönlichen Verrichtungen unabhängig durchzuführen. Sie wird stark vom Milieu, vom sozialen Status und von den persönlichen Gewohnheiten geprägt (Rudolf Gross [97a]).

Gerade ältere Menschen empfinden den Verlust an Lebensqualität besonders schmerzlich und hilflos, wenn ihnen allmählich ihre vertraute Umgebung entgleitet. Sie vergessen immer häufiger, was sie eben noch gewußt hatten. Sie werden „senil". Die Umgebung taxiert dieses auffällige Verhalten rasch als „Zerebralsklerose" oder „Verkalkung" ab. Hausärzte und Spezialisten sprachen noch bis vor kurzem von „zerebrovaskulärer Insuffizienz" oder „hirnorganischem Psychosyndrom (HOPS)".

Heute spricht man in Übereinstimmung mit der 10. Revision der Internationalen Klassifikation psychischer Störungen (ICD-10) von einem *Demenzsyndrom* (Tabelle 11.10), also von einer sekundären Verschlechterung einer vorher größeren geistigen Leistungsfähigkeit. Inzwischen wird die Zahl der Demenzkranken in Deutschland auf über 1 Mio. geschätzt – und dies mit steigender Tendenz. Bereits über 40% der Heimbewohner können als Demenzkranke gelten. Der größte Teil aller Dementen (vermutlich ca. 750.000) wird jedoch im häuslichen Milieu von Angehörigen oder Sozialdiensten betreut und fällt damit ebenso wie die Betreuung der Demenzkranken im Altersheim in den *hausärztlichen Kompetenz- und Versorgungsbereich*.

Zur Abgrenzung einer Demenz von einer vorübergehenden *Hirnleistungsstörung* wird eine Mindestdauer von einem halben Jahr gefordert (Tabelle 11.10).

> **!** Die Symptome müssen so schwerwiegend sein, daß sie zu einer deutlichen Beeinträchtigung der Alltagsbewältigung führen. Erst dann darf man von einer zumindest leichten Demenz sprechen. Die Grenze zwischen „*eindeutig dement*" und „*noch altersnormal*" verläuft meist fließend [80a].

Die *Alzheimer-Demenz*[8] ist die häufigste Demenzform. Selbst Experten fällt es immer wieder schwer, zwischen der Alzheimer-Demenz und einem Demenzsyndrom zu unterscheiden. Zahlenmäßig häufigster Risikofaktor der Alzheimer-Demenz ist das Alter.

Gerade für den Hausarzt in der Langzeitbetreuung ist es erforderlich, mögliche iatrogene Ursachen der Demenz, ausgelöst durch unkritische und/oder langfristige Verordnung von Pharmaka, zu bedenken (Tabelle 11.11).

Die frühen Stadien der Demenz zeigen eine unspezifische Symptomatik, was Differentialdiagnostik und exakte Diagnose erschweren. Dem Arzt stehen verschiedene *psychometrische Testverfahren* für die tägliche Praxis zur Verfügung:

- der Syndrom-Kurztest (SKT),
- Mini-Mental-Status-Test (MMST),
- Alzheimer Disease Assessment Scala (ADAS),
- Uhrentest (in der Praxis beliebt),
- Test zur Früherkennung von Demenzen mit Depressionsabgrenzung (TFDD): Dieser psychometrische Test kann zwischen *Demenz* und *Depression* diskriminieren, er ist zur frühen Erfassung von Demenzen geeignet und ermöglicht die Abgrenzung der depressiven *Pseudodemenz* und erfordert nur 5-10 min Untersuchungszeit. Der Test beinhaltet eine modifizierte Fassung des Uhrentests (Abb. 11.5 und 11.6) nach Sunderland et al [251a].

Tabelle 11.10. Kriterien zur Diagnose einer Demenz nach ICD-10

1a	Abnahme des Gedächtnisses.
1b	Abnahme anderer kognitiver Fähigkeiten (z. B. Urteilsfähigkeit, Denkvermögen).
2	Kein Hinweis auf vorübergehenden Verwirrtheitszustand.
3	Störung von Affektkontrolle, Antrieb oder Sozialverhalten (mit emotionaler Labilität, Reizbarkeit, Apathie oder Vergröberung des Sozialverhaltens).
4	Dauer der unter 1. genannten Störungen mindestens 6 Monate.

Tabelle 11.11. Iatrogene Ursachen der Demenz [2]

Psychopharmaka (Mißbrauch und falsche Verordnung)	Hypnotika Tranquilizer Antidepressiva
Antiepileptika	Phenytoin Barbiturate
Antihypertonika	Methyldopa Clonidin β-Blocker
Anticholinergika	Atropin u.ä. Spasmolytika
Sonstige	Levodopa Narkotika Steroide Digitalispräparate Chinidin Diuretika Orale Hypoglykämika Entzündungshemmende Präparate Disulfiram Brom Cimetidin Verapamil

---

[8] Bis heute kann sich die Diagnose (Beschreibung 1906 durch den Bayern Alois Alzheimer) weder auf eine klinische Untersuchung noch auf Laborversuche stützen; zur definitiven Bestätigung wäre eine positive histologische Untersuchung nötig. Die Erhöhung der Lebenserwartung hat den Stellenwert der Alzheimer-Erkrankung verändert. Sie ist im Begriff, sich zur wichtigsten Ursache für Morbidität, Invalidität und Mortalität zu entwickeln [2].
Ebenso wie bei den Psychosen (vgl. B 11.6) wurden auch für die Demenzen verschiedene Einteilungen im spezialistischen Bereich vorgeschlagen (z.B. Alzheimer-Typ, senile Demenz, vaskuläre Demenz); solche Einteilungen sind jedoch ebenfalls für die Belange der Allgemeinpraxis nur wenig brauchbar (vgl. B 11.6.1).
Um nach ICD-10 eine Alzheimer-Demenz klassifizieren zu können, müssen die allgemeinen Demenzkriterien erfüllt sein und zudem andere Hirnerkrankungen, systemische Erkrankungen und Alkohol- oder Drogenmißbrauch ausgeschlossen sein.

Abb. 11.5. Test zur Früherkennung von Demenzen mit Depressionsabgrenzung (TFDD) nach Ihl u. Grass-Kapanke (1999), Teil I [15a]

---

1. „Lesen Sie bitte jedes Wort laut vor, und prägen Sie es sich gut ein!"
   Verkäufer ❏   Komet ❏   Nachricht ❏   Spiegel ❏
   Märchen ❏   Dampf ❏   Abenteuer ❏
   „An welche Wörter erinnern Sie sich?"
   „Bitte lesen Sie jetzt die Wörter noch einmal."   Punkte (7)

2. „Welches Datum ist heute?" ____ ____ ____
   Bei Tag +/−1 noch richtig   Punkte (3)

3. „Welche Jahreszeiten gibt es?"
   F ❏   S ❏   H ❏   W ❏   Punkte (4)

4. „Welche Jahreszeit haben wir jetzt?" _____ ❏
   Toleranz für richtige Jahreszeit +/−14 Tage   Punkte (1)

5. „Welche Monate gehören zu dieser Jahreszeit?"
   Frühling   Sommer   Herbst   Winter
   März ❏   Juni ❏   September ❏   Dezember ❏
   April ❏   Juli ❏   Oktober   ❏   Januar   ❏
   Mai   ❏   August ❏   November   ❏   Februar   ❏
   Juni ❏   September ❏   Dezember   ❏   März   ❏   Punkte (4)

6. „Greifen Sie sich erst mit der linken Hand ans rechte Ohr   ❏
   dann mit der rechten Hand ans linke Ohr   ❏
   und klatschen Sie danach in die Hände."   ❏
   Vollständige richtige Reihenfolge der Durchführung   ❏   Punkte (4)

7. „Bitte zeichnen Sie das Zifferblatt einer Uhr mit allen Zahlen
   und stellen Sie die Zeiger auf 11.10 Uhr."   Punkte (10)

8. „Vorhin haben Sie Wörter gelesen, die Sie sich einprägen sollten.
   An welche Wörter können Sie sich noch erinnern?"
   Verkäufer ❏   Komet ❏   Nachricht ❏   Spiegel ❏
   Märchen ❏   Dampf ❏   Abenteuer ❏   Punkte (7)

9. „Für die nächste Aufgabe haben Sie jetzt eine Minute Zeit.
   Bitte nennen Sie mir so viele Tiere, wie Sie können."   Punkte (10)

Punktwerte von 35 und darunter weisen auf eine Demenz hin.   Summe

---

11.7 Neurosen

Der Begriff „Neurose" ist in der Praxis vieldeutig. Der neurotische Patient leider unter
- Nervosität,
- Angst,
- Depression.

Diese Hauptsymptome sind dauernd oder zeitweise von den verschiedensten Kombinationen von irrationaler Angst, Zwangsideen/-handlungen, Müdigkeit und Erschöpfung, Schlaflosigkeit, dauernder Präokkupation mit belanglosen Symptomen und einer Reihe von unerklärlichen Körpersymptomen begleitet. In der Allgemeinmedizin begegnen wir häufig den Typen I–VI (Tabelle 11.12).

Bestimmte Persönlichkeitstypen (Tabelle 11.13) können unmerklich in besondere Neurosetypen münden und sich dadurch von einer Charaktereigentümlichkeit zu einem medizinischen Problem wandeln.

Neurotiker können studieren, arbeiten, ihre Aufgaben in der Familie und ihrem sozialen Umfeld erfüllen,

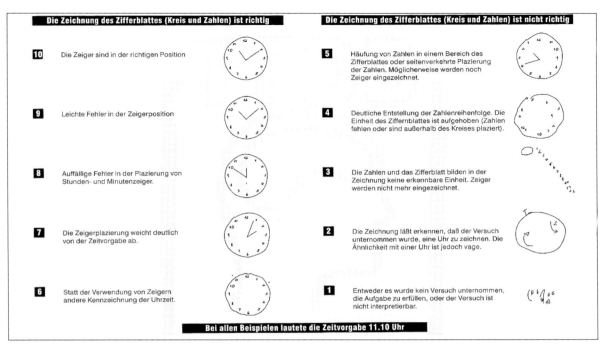

Abb. 11.6. Uhrentest im Rahmen des TFDD, Teil II [15a, 251a]

	Tabelle 11.12. Die Neurosen. Aus einer Vielfalt von Symptomen wurden im spezialistischen Bereich bestimmte Symptomenkomplexe zusammengefaßt. Typ V ist von der nichtpsychotischen Depression schwer zu unterscheiden; Typ VII ist ziemlich selten [105]	
	Neurosetyp	Symptomatologie
I	Angstneurose	Episoden von frei flottierender Angst, anfallsweise oder in Wellen; Körpersymptome wie Herzklopfen, Parästhesien, Schwäche, Schwindel; Pessimismus und Reizbarkeit
II	Hysterische Neurosen	
	a) Konversionsneurose	Körpersymptome an der willkürlichen Muskulatur und der Sensibilität, z.B. paradoxe Lähmungen, Anfälle, Sensibilitätsausfälle und Schmerzen; gespielte Gleichgültigkeit
	b) Dissoziativer Typ	Veränderungen des Bewußtseins und des Gefühls der Identität, z.B. unbewußte Handlungen, Amnesie, Somnambulismus; keine offensichtliche Angst
III	Phobien	Heftige irrationale Angst vor Objekten oder Situationen; die Angstanfälle können von Körpersymptomen begleitet sein
IV	Zwangsneurose	Gedanken mit quälendem Inhalt, die sich immer wiederholen oder sich aufdrängen, unkontrollierbare kleine Verrichtungen, oft mit der Tendenz, etwas zu sühnen, zu reinigen oder ein Übel zu verhüten; im Vordergrund stehen Depressionen und Schuldgefühle; u.U. Präokkupation mit Krankheit
V	Depressive Neurose	Episoden von übersteigerter Selbstkritik, Minderwertigkeitsideen und reduzierte Vitalität, oft begleitet von Körperbeschwerden
VI	Neurasthenische Neurose	Schwäche, Ermüdbarkeit, Erschöpfung, Minderwertigkeitsgefühl, aber wenig Selbstkritik
VII	Neurotische Depersonalisation	Gefühl der Irrealität und Fremdheit gegenüber sich selbst, seinem Körper und seiner Umgebung; u.U. Zustände von Panik
VIII	Hypochondrische Neurose	Krankhafte Präokkupation mit Körpervorgängen und Krankheiten, verbunden mit den verschiedensten Klagen über Körperbeschwerden; Angst- und Erregungszustände können vorkommen; gewöhnlich besteht eine Depression

Tabelle 11.13. Bestimmte Persönlichkeitstypen, die unmerklich in besondere Neurosen übergehen können [105]	
Persönlichkeitstyp	Symptomatologie
1 Paranoid	Dauernd „auf der Hut sein", Mißtrauen, Streitsucht; Einsichtslosigkeit, Humorlosigkeit; Tadelsucht; Selbstüberschätzung, Selbstgerechtigkeit
2 Zyklothym	Rezidivierende Schübe von Depression und gehobener Stimmung, die sich nicht durch äußere Lebensumstände erklären lassen; schwere Verstimmungszustände
3 Schizoid	Kontaktstörung, Vereinsamung, Geheimniskrämerei; Unbehagen bei näherer menschlicher Beziehung; oft exzentrisch, energielos; wenig Freunde
4 Explosiv	Ausbrüche von Wut und Aggression, die nicht mit der sonstigen Persönlichkeitsstruktur übereinstimmen, oft durch geringfügige Provokationen ausgelöst; der Kranke bemerkt, daß er die Kontrolle über sich selbst verliert, was er nachher bedauert
5 Zwanghaft	Dauernde Schwierigkeiten mit selbsterrichteten Schemata; übermäßige Besorgnis um sein Selbstwertgefühl; gespannte Beziehungen zu den Mitmenschen, was zur Isolation führt; Unfähigkeit, sich zu entspannen, schwere Hemmungen; Anfälligkeit für Depressionen
6 Hysterisch	Unreife Persönlichkeit, schauspielerisches Gehabe, Sexualisierung aller Beziehungen, geringe Frustrationstoleranz, nur seichte menschliche Beziehungen, Hörigkeit
7 Asthenisch	Dauernde Schwäche, leichte Ermüdbarkeit, leichtere Verletzlichkeit, geringe Abwehr in Streßsituationen, wenig Energie und Aggressivität
8 Passiv-aggressiv	Obstruktives Verhalten. Sturheit, zweckgerichtete Fehlleistungen und Unterlassungen; Unverträglichkeit gegenüber Autorität, Auseinandersetzungen wegen Anordnungen, oft Schwierigkeiten mit ärztlichen Verordnungen; Externalisierung von Konflikten und Neigung, anderen die Schuld für unliebsame Ereignisse zuzuschieben
9 Inadäquat	Dauernde Unfähigkeit, den normalen Anforderungen des Lebens zu genügen, ohne daß eine Störung der geistigen Entwicklung vorliegt; schwere Abhängigkeit von anderen; Tendenz, versorgt oder von öffentlicher Hilfe abhängig zu werden
10 Antisozial („Soziopath")	Unsoziales oder antisoziales Verhalten in Konflikt mit der Gesellschaft; Selbstsucht, Herzlosigkeit Triebhaftigkeit. Mangel an Loyalität, geringes Schuldgefühl; geringe Frustationstoleranz; Neigung andere zu tadeln, und eine lange Anamnese von menschlichen und sozialen Schwierigkeiten und Strafen.

obwohl sie von Zweifeln, Mangel an Selbstvertrauen und Verzagtheit geplagt werden.

Die Ärzte versuchen, ihnen klarzumachen – und die Betroffenen wissen es oft selbst – daß die störenden Symptome aus ihrer eigenen Psyche stammen. Der Neurotiker ist aber nicht imstande, damit durch Willenskraft fertigzuwerden, und fühlt sich deshalb beschämt und unfähig.

! Die auffallende Ich-Bezogenheit ist ein typisches neurotisches Zeichen: In unangemessener Weise werden Planen und Handeln nur unter dem Aspekt der eigenen Wertigkeit reflektiert („verrückte" Wirklichkeit). Erleben und Deuten unterscheiden sich qualitativ vom Gesunden [110].

Andere Betroffene sind nicht in der Lage und/oder bereit, solche Zusammenhänge zu akzeptieren und laufen von Arzt zu Arzt und zu vielen anderen Therapeuten, um jenem Heiler zu begegnen, der endlich herausfinden soll, was ihnen wirklich fehle. In diesem Punkt unterscheiden sich die Neurosen von den Psychosen (vgl. B 11.6), welche die Persönlichkeit in viel höherem Grade durchdringen und desorganisieren [105].

Auch heute noch gilt die Aussage Jaspers von 1913: „Neurosen heißen die seelischen Abweichungen, welche den Menschen selbst nicht ergreifen, Psychosen solche, welche den Menschen im ganzen befallen." Grenzgänger zwischen Neurose und Psychose sind bekannt (Borderline-Persönlichkeitsstörung).

11.7.1
Angst und Angstkrankheiten

Im Rahmen der Allgemeinmedizin stellt die *Angst* ein spezielles Problem dar. Sie ist ein überragend häufiges, unspezifisches Symptom.

Die häufigste aller Neurosen ist die *Angstneurose* (Tabelle 11.12), die bei jeder noch so ausgeglichenen Person zu jeder Zeit ihres Lebens auftreten kann.

Bei jeder Angst, die zu einer ärztlichen Konsultation führt, sind drei Grundformen der Angst mit entsprechend voneinander abweichenden Behandlungsstrategien zu unterscheiden:
1. angemessene, „normale" Angst (Alltagsangst),
2. primäre Angstkrankheiten,
3. sekundäre Angstsyndrome.

Viele Erwachsene und Kinder haben aus verschiedenen Gründen Angst, wenn sie zum Arzt müssen. Oft sind die Beratungsanlässe derart banal, daß ein Arzt tatsächlich behaupten könnte, das Wesentliche wäre die Angst. Solche *Alltagsängste* bedürfen üblicherweise keiner Behandlung (was Beratung, Gespräche, ausnahmsweise auch Medikamente nicht ausschließt).

Bei den *primären Angstkrankheiten* handelt es sich um charakteristische Angstformen, die sich nach Symptomatik, Verlauf, Komorbidität, teilweise auch Pathogenese als eigenständige Krankheit umreißen lassen. Folgende Angstkrankheiten sind mehr oder minder stark durch bestimmte Leitsymptome charakterisiert:
- *Panikstörung, generalisiertes Angstsyndrom*: spontane und/oder anfallsweise auftretende Angst;
- *phobische Angst*: ausschließlich durch Objekte oder Situationen provozierte Angst;
- *posttraumatische Belastungsstörung*: eine durch außergewöhnliche, exzessive Bedrohung hervorgerufene Angst;
- *Zwangskrankheit*: die mit zwanghaften Vorstellungen und Handlungen verbundene Angst.

Bei den *sekundären Angstsyndromen* handelt es sich meist um weniger umrissene Angstformen (z. B. epileptische Angstanfälle, hyperthyreotes Angstsyndrom, koronares Angstsyndrom).

Bei der *Angstdiagnostik* muß zunächst geklärt werden, ob überhaupt Angst von behandlungsbedürftigem Ausmaß vorliegt. Erst danach stellt sich die Frage, um welche Art von Angsterkrankung es sich handelt. Hilfreich kann dabei ein Kurzfragebogen sein (Abb. 11.7).

Die Vielfalt und variable Ausprägung von Angststörungen spiegelt sich in den unterschiedlichen heute empfohlenen therapeutischen Verfahren wider. Diese können sich an der Ausprägung der körperlichen Symptome und an der Ausprägung des „kognitiven" Anteils orientieren (Tabelle 11.14).

Panikstörungen sind durch ausgeprägte körperliche Symptome (Schwitzen, Herzklopfen, Atemnot, Todesangst) und einen hohen „kognitiven" Anteil (der Patient kann detailliert über seine Symptome sprechen und hat eine gewisse Krankheitseinsicht) charakterisiert. Panikstörungen mit eher geringem „kognitiven" Anteil, wie z. B. Lampenfieber, sind in der Regel mit vegetativen Zeichen vergesellschaftet [15a].

Generalisierte Angststörungen, die i. allg. schwach ausgeprägte körperliche Symptome aufweisen, sind ebenfalls durch einen hohen „kognitiven" Anteil charakterisiert (lange Leidensgeschichte, wechselnde subjektive Symptomatik). Bei generalisierten Angststörungen mit eher geringem „kognitiven" Anteil handelt es sich i. allg. um vorübergehende Unruhezustände.

Für den Hausarzt entscheidend ist die Einsicht, daß Angstsymptome und -syndrome nicht automatisch die Verschreibung eines Tranquilizers nach sich ziehen sollten. Allzu leicht können die Patienten in eine „low-dose dependence" geraten.

11.7.2
Ängste im Kindes- und Jugendalter

Ängste im Kindes- und Jugendalter sind sehr verbreitet, etwa jedes dritte Schulkind leidet darunter. Nicht jeder Angstzustand ist jedoch pathologisch (Tabelle 11.15).

Tabelle 11.14. Bevorzugte Therapieformen (*Kursivschrift*) bei bestimmten Angststörungen in Abhängigkeit von der Intensität der körperlichen Symptome [237b]

	Panikstörungen (starke Symptome)	Generalisierte Angststörungen (schwache Symptome)
Starker „kognitiver" Anteil	• *Tranquilizer (zu Beginn)* • Psychotherapie (verschiedene Methoden) • Antidepressiva (bei eher schweren Fällen SSRI)	• *Psychotherapie* • Tranquilizer (zu Beginn der Behandlung) • SSRI
Geringer „kognitiver" Anteil	• *β-Blocker* • Psychotherapie (Verhaltenstherapie)	• *Beratung, Beruhigung* • evtl. Tranquilizer

Abb. 11.7. Kurzfragebogen zum Angstscreening in der Praxis. Vorbemerkungen für den Patienten: Im folgenden finden Sie eine Aufstellung von Empfindungen, die vorkommen können, wenn man ängstlich ist. Bitte lesen Sie diese Empfindungen sorgfältig durch. Geben Sie jeweils an, wie sehr Sie durch jede dieser Empfindungen in der letzten Woche, einschließlich heute, belastet waren, indem Sie ein Kreuz in der zutreffenden Spalte machen. (Nach [15a])

	Überhaupt nicht	Wenig Es stört mich nicht sehr	Mittel Es war sehr unangenehm, aber ich konnte es aushalten	Stark Ich konnte es kaum aushalten
	(0)	(1)	(2)	(3)
Weiche Knie oder Beine				
Schwindlig oder benommen				
Wacklig oder schwankend				
Zittrig				
Furchtsam				
Schwächegefühl				
Hier bitte nicht ausfüllen!	0	+ Σ _____	+ Σ _____	+ Σ _____
				= Σ Gesamt _____

Auswertung des Fragebogens durch den Arzt:

Einstufung des Patienten	Fragebogenwert
„Keine Angsterkrankung"	0–3 Punkte
„Vermutliche Angsterkrankung"	4–6 Punkte
„Sichere Angsterkrankung"	ab 7 Punkten

Tabelle 11.15. Physiologische Ängste im Kindes- und Jugendalter [229a]

Alter	Angstinhalt
0–6 Monate	Laute Geräusche
6–9 Monate	Fremde
9–12 Monate	Trennung, Verletzung
2. Lebensjahr	Imaginäre Figuren, Tod, Einbrecher
3. Lebensjahr	Tiere (Hunde), Alleinsein
4. Lebensjahr	Dunkelheit
6–12 Jahre	Schule, Verletzung, Krankheit, soziale Situationen, Gewitter
13–18 Jahre	Verletzung, Krankheit, soziale Situationen
über 18 Jahre	Verletzung, Krankheit, Sexualität

Pathologisch werden Ängste dann, wenn sie Kinder und Jugendliche in ihrem altersentsprechenden Lebensvollzug nachhaltig beeinträchtigen.

11.8
Apoplexie und Dekubitus

Der „Gehirnschlag" ist ein relativ häufiges Ereignis in der Allgemeinmedizin. Statistisch nimmt das „*Bild eines apoplektischen Insultes*" (*Schlaganfall*) (C/D) immerhin denselben Rang ein wie „*appendizitische Bilder*" (vgl. B 6.6). Die über 65jährigen sind dabei besonders betroffen, jedoch auch bereits jüngere Jahrgänge.

Das Krankheitsbild „Schlaganfall" hat im wesentlichen drei Ursachen:
- *Hirnembolie* (Ausgangspunkt der Embolie aus dem linken Vorhof, dem linken Herzohr, der linken Herzkammer oder von der Mitralklappe);
- *arterielle Thrombose* mit oder ohne Embolie im Bereich der hirnversorgenden Gefäße (seltener, meist bei älteren Patienten);
- (seltener) *Hirnblutung*.

Auch wenn nicht alle zerebralen Gefäßprozesse plötzlich als Schlaganfälle evident werden, stellt jedoch jede akut eintretende Lähmung und noch mehr jede Bewußtseinsstörung eine echte Notfallsituation dar.

Zum wesentlichen *Erscheinungsbild* eines Schlaganfalls gehören:
- der unterschiedliche Zeitablauf (flüchtig, stationär, progredient),
- die unterschiedlichen Ausfälle in Abhängigkeit vom Ort und von der Größe des Geschehens (ischämischer Herd, Infarkt oder Tumor).

Zum „*Bild einer Apoplexie*" zählen auch die transitorische ischämische Attacke (TIA[9]) sowie der leichte Insult („minor stroke" oder prolongierte reversible ischämisch-bedingte Ausfallerscheinung/PRIND[10]).

Unter TIA wird eine flüchtige zerebrale Funktionsstörung verstanden, deren fokale neurologische Symptome nur Minuten, in der Regel weniger als 1 h, definitionsgemäß nicht länger als 24 h anhalten und sich funktionell völlig zurückbilden. Nach einer TIA kann mit bildgebenden Verfahren bei bis zu 30% der Patienten eine strukturelle Hirnläsion nachgewiesen werden. Der leichte Insult ist dadurch gekennzeichnet, daß die Symptomatik länger als 24 h bis zu mehreren Tagen anhält und sich danach entweder vollständig zurückbildet oder minimale, im Alltag nicht beeinträchtigende Restsymptome hinterläßt. Hier läßt sich mit CT oder MRT sehr häufig eine morphologische Läsion (Hirninfarkt) nachweisen.

Möglichen Komplikationen bei Bettlägerigen (z.B. Versteifung, Kontrakturen, Thrombosen, Dekubitus) muß durch adäquate Maßnahmen von vornherein begegnet werden.

> **!** „Rehabilitation beginnt spätestens sofort!"

---
[9] TIA: „transient ischemic attack".
[10] PRIND: „prolonged reversible ischemic neurological deficit".

11.8.1
Ischämischer Insult

Ischämische zerebrale Insulte zeigen Vorboten (Übersicht 37), die recht unspezifisch sein können.

Die Bedeutung solcher Vorboten wird jedoch meist unterschätzt oder erst gar nicht wahrgenommen, so daß eine TIA mit wichtigen Funktionsstörungen (Tabelle 11.16) folgen kann. Diese wiederum kann Vorbotin eines kompletten Schlaganfalles sein.

Tabelle 11.16. Wichtige Funktionsstörungen bei transitorisch-ischämischen Attacken (TIA) in Abhängigkeit vom arteriellen Versorgungsgebiet [135]

A. carotis interna	A. vertebralis
Amaurosis fugax (plötzlicher einseitiger Visusverlust)	Schwindel
Flüchtige Hemi-/Monoparese	Ohrgeräusche
Flüchtige Hemi-/Monoanästhesie	„drop attacks"
Flüchtige Hemianopsie	Synkopen
Flüchtige Aphasie	Dysarthrie
	Doppelbilder

> **!** Unabhängig von Stärke und Dauer der Funktionsstörungen bei TIA ist die unverzügliche Überweisung oder Einweisung in den spezialistischen Bereich angezeigt (drohender Infarkt!).

Der Hausarzt sollte bei älteren Patienten, v.a. jedoch bei Patienten mit den in Übersicht 37 aufgeführten Prodromalzeichen, die kraniozervikalen Arterien palpieren und im Hinblick auf mögliche hämodynamisch relevante Stenosen auskultieren (Abb. 11.8).

Dabei gilt als Regel, daß Geräusche erst bei einem Einengungsgrad über 50% hörbar werden (*Cave:* Artefakte, fortgeleitete Herzgeräusche).

> **!** Jeder auf eine zerebrale Durchblutungsstörung verdächtige Patient sollte über den Karotiden auskultiert werden. Bei TIA ist die Gefäßauskultation obligat.

Übersicht 37: Prodromi ischämischer Insulte [227]
- Kopfschmerzen,
- Abgeschlagenheit,
- Gedächtnisstörungen,
- Schwindelerscheinungen,
- Schlafbedürfnis,
- Schlafstörungen,
- Verwirrtheit,
- Parästhesien,
- Unruhezustände,
- fokale epileptische Anfälle.

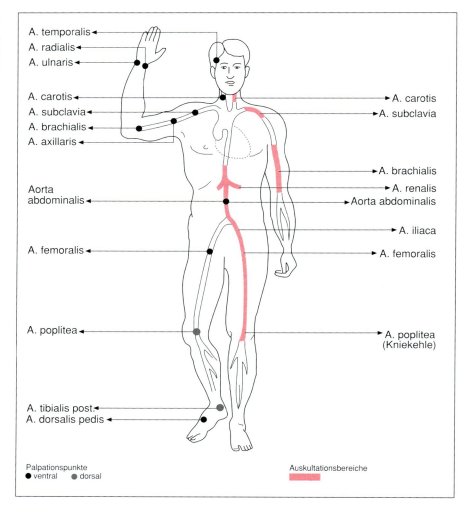

Abb. 11.8. Die wichtigsten Palpations- und Auskultationspunkte. Die Palpation soll alle tastbaren Pulse umfassen. Bei der Auskultation orientiert man sich an den typischen Palpationspunkten

Die Dopplersonographie der extrakraniellen Gefäße ist ein wichtiges Suchverfahren von hohem Aussagewert. 10% der Patienten mit TIA entwickeln im 1. Jahr danach eine Apoplexie.

Hinsichtlich der *Risikofaktoren* für ischämische Schlaganfälle lassen sich unbeeinflußbare von beeinflußbaren Risiken unterscheiden (Tabelle 11.17).

11.8.2
Hirnblutungen

Kleinere Blutungen weisen eine ähnliche Symptomatik auf wie TIA oder ein ischämischer Hirninsult (s. oben); die Differenzierung gelingt in der Praxis i.allg. nicht.

Größere Blutungen sind durch das Leitsymptom der initialen Bewußtlosigkeit charakterisiert. Dazu können weitere typische Zeichen, z.B. schnarchende Atmung, exzessive Blutdruckwerte, gerötetes, zyanotisches Gesicht, Hemiparese treten.

Sofortige Krankenhauseinweisung ist in jedem Fall erforderlich; die Prognose ist ernst. Zerebrale Krampfanfälle sind sowohl bei ischämischen als auch bei blutigen Insulten möglich. Sie müssen in jedem Fall schnellstens unterbrochen werden!

Bei offensichtlich infauster Prognose (tiefes Koma, Cheyne-Stokes-Atmung, mehrfach vorausgegangene Insulte, hohes Alter) und vorhandener häuslicher Pflege kann auf die Einweisung verzichtet werden [97].

Tabelle 11.17. Risikofaktoren für ischämische Schlaganfälle und deren Beeinflußbarkeit [5b]

Risikofaktor	Empfohlene Maßnahme
Unbeeinflußbar:	
Familiäre Disposition	
Alter	
Männliches Geschlecht	
Beeinflußbar:	
Arterieller Hypertonus	Modifikation des Lebensstils, Salzrestriktion, Antihypertensiva
Zigarettenrauchen	Rauchen einstellen
Diabetes mellitus	Blutzucker optimal einstellen
Hypercholesterinämie	Diät, Cholesterinsenker
Hoher Alkoholkonsum	Alkoholkonsum verringern
Erhöhter Hämatokrit	Keine (ggf. Polycythaemia vera behandeln)
Erhöhtes Fibrinogen	Keine (Infektprophylaxe, z. B. Grippeschutzimpfung bei Älteren)
Orale Kontrazeptiva vor der Menopause	Keine
Verminderte körperliche Aktivität	Ausdauersport
Verminderte Flüssigkeitszufuhr	Ausreichende Trinkmenge (1–2 l/Tag)

11.8.3 Dekubitus

Noch immer ist der *Dekubitus* eine der großen Herausforderungen in Prophylaxe und Therapie nicht nur für die Pflegenden von bettlägerig Kranken, sondern auch für den betreuenden Hausarzt. Was sich im Experiment belegen läßt, bestätigt die Praxis: Die *Druckentlastung* ist als Prophylaxe vielen anderen Maßnahmen überlegen (Abb. 11.9). Die *Druckverteilung*, die in Abhängigkeit von Körpergewicht, von Geschlecht und von der Position des Patienten (sitzend oder liegend) entstehen kann, muß entsprechend berücksichtigt werden (Abb. 11.10).

Die *Druckverweilzeit* muß durch regelmäßiges Umbetten auf unter 2 h (120 Min) verkürzt werden. Dies wird erreicht durch Umbetten: nur 30° Schräglage rechts, links und Rückenlage verwenden! Keine 90° Seitenlage (Trochanterdekubitus)!

Eine effektive *Behandlung* des Dekubitus wird sich an wenigen grundsätzlichen Prinzipien orientieren (Tabelle 11.18).

Wenn irgendwann im Verlauf der Behandlung oder Pflege des Kranken ein Dekubitus auftritt, kann dies in der Regel als Hinweis für ungenügende Pflegequalität gelten.

Tabelle 11.18. Wichtige Prinzipien der Dekubitustherapie. (Nach [18a])

- Wiederherstellung einer genügend großen, lokalen Gewebesauerstoffspannung durch Wiederherstellung der Blutversorgung mittels vollständiger Druckentlastung
- Entfernung der Nekrosen durch chirurgisches oder enzymatisches Débridement; wundreinigende Behandlungsmethoden
- Sanierung der lokalen Infektion möglichst ohne Einsatz von Lokaldesinfektionsmitteln
- Wahl von Wundverbänden, die physiologische Bedingungen für Granulationsbildung schaffen
- Behandlung oder Eliminination von Risikofaktoren, z. B. durch Verbesserung des Allgemeinzustands des Patienten mittels hyperkalorischer Ernährung und Mobilisation.

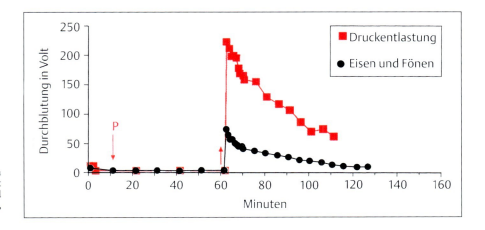

Abb. 11.9. Veränderungen der Hautdurchblutung mit und ohne Eisbehandlung und Fönen. (AG Pflegeforschung, Göttingen [18a])

Abb. 11.10a, b. Druckverteilung auf der Hautoberfläche im Sitzen und Liegen. Die Werte der Isobaren sind in mmHg angegeben.
a) Vergleich zwischen der Druckverteilung bei einem übergewichtigen Mann (150 kg, links) und einer untergewichtigen Frau (45 kg, rechts). Die Dekubitusgefährdung ist bei der Frau höher als beim Mann, weil bei der Frau über den Prädilektionsstellen besonders hohe Druckspitzen gemessen werden. Beim Übergewichtigen wird der Druck gleichmäßiger verteilt.
b) Druckverteilung im Sitzen, wobei links die Beine frei hängen und rechts die Füße auf einer Wippe mit einem Kantengewicht von 12,5 kg ruhen [161a]

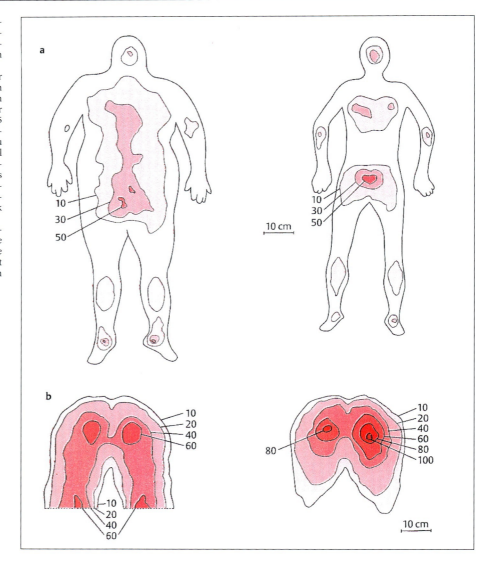

11.9
Epilepsiebilder

Alle epileptischen Anfälle sind durch ihr plötzliches und periodisch wiederkehrendes Auftreten charakterisiert. Hat der Allgemeinarzt aufgrund der Schilderung des Patienten oder seiner Angehörigen den Eindruck, es könnte sich erstmals ein epileptischer Anfall ereignet haben, dann nimmt er vorteilhafterweise Checkliste Nr. 62 („Epilepsie-Programm") zur Hand.

Epileptische Bilder (C) können sich dabei sehr unterschiedlich präsentieren und reichen von motorischen Entäußerungen bis zu psychischen Veränderungen.

Vom praktischen Gesichtspunkt aus ist folgende *Unterscheidung* sinnvoll:
- generalisierte Anfälle *mit* motorischen Entäußerungen (wesentlicher Vertreter: Grand-mal-Anfall),
- generalisierte Anfälle *ohne* motorische Begleiterscheinungen (Petit-mal-Anfall).

Daneben gibt es noch Sonderformen.

Was für die Psychosen (vgl. B 11.6.1) und Demenzen (vgl. B 11.6.3) bezüglich der Problematik verschiedener spezialistischer Einteilungsvorschläge im Hinblick auf die Praxisrelevanz gesagt wurde, gilt auch für die Epilepsiebilder. Grundsätzlich sollte der Allgemeinarzt zum frühestmöglichen Zeitpunkt den Spezialisten im ambulanten oder stationären Bereich konsultieren. Die vornehmliche Aufgabe des Hausarztes besteht eher in der *Langzeitbetreuung* der Patienten und der *Beratung* der Angehörigen.

Das zerebrale Anfallsleiden wird medikamentös mit dem Ziel behandelt, die Krampfschwelle zu erhöhen und dadurch die Anfallshäufigkeit zu vermindern oder die Anfälle ganz zu verhindern.

Generell gilt, daß Epileptiker v.a. nicht an Maschinen mit frei beweglichen Teilen, nicht am offenen Feuer und nicht in exponierter Lage arbeiten sollen.

In der Regel wird heute eine 2- bis 3jährige Anfallsfreiheit vor Erteilung oder Wiedererteilung der Fahrberechtigung gefordert [155]. Eine Epilepsie ist kein Grund, von einer Schwangerschaft abzuraten [5].

Von einem *Status epilepticus* wird dann gesprochen, wenn der Anfall über 10 min dauert und zwischendurch das Bewußtsein nicht zurückkehrt.

11.10
Parkinson-Krankheit

Der *M. Parkinson* nach klassischer Definition (James Parkinson, 1817) zeigt folgende Hauptsymptome:
- Akinesie,
- Rigor,
- Tremor.

Hinzu kommen gehäuft
- Depressionen,
- vegetative Störungen wie Temperaturüberempfindlichkeit,
- erhöhte Schweiß- und Talgsekretion sowie
- Obstipation.

Im allgemeinmedizinischen Krankengut sind die Altersgruppen der über 45jährigen betroffen [37].

Während die *voll ausgebildete Krankheit* durch das typische Auftreten und Aussehen der Patienten (nach vorn geneigte Haltung, Maskenstarre des Gesichts, verlangsamte Bewegungsabläufe, kleinschrittiger Gang, leise Sprache) charakterisiert und einfach zu klassifizieren ist, lassen sich die *frühen Stadien* mit ihrer diffusen Symptomatik in der Allgemeinpraxis oft nur schwer erkennen und werden leicht als Depression, Demenz, allgemeine Alterserscheinung oder „Rheumatismus" (wegen Muskelschmerzen und Verspannungen/Rigor) verkannt.

Wenn der *Tremor* als Symptom überwiegt, wird man rascher an einen M. Parkinson denken. Typisch ist der Ruhetremor, gelegentlich der Halte- und Intentionstremor. Die Masse der Fälle betrifft den „senilen" Tremor. Die Tremordiagnostik erfolgt im spezialistischen Bereich.

Dagegen lassen sich mit *nuklearmedizinischen Verfahren* beim Bild eines M. Parkinson, aber auch eines M. Alzheimer (vgl. 11.6.3) die Funktionsstörungen der Nervenzellen des Gehirns frühzeitig und spezifisch nachweisen: Zum einen ist dieses durch *positronenemissionstomographische Messung (PET)* des regionalen Glukoseverbrauchs des Gehirns möglich, der wiederum an die Nervenzellaktivität gekoppelt ist. Zum anderen läßt sich auch die Kommunikation der Nervenzellen untereinander mit nuklearmedizinischen Verfahren sehr spezifisch messen. Diese diagnostischen Verfahren können eine frühzeitige Therapie dieser Krankheiten ermöglichen und damit zu wesentlichen Fortschritten in der Betreuung dieser Kranken führen..

Neben der L-Dopatherapie zählen insbesondere die Dopaminagonisten zu den wirksamsten Arzneimitteln. Große Hoffnung setzen Ärzte auf die sog. COMT-Hemmer (= Catechol-O-Methyltransferase), wodurch der Zustand der Mobilität („on-time") verlängert wird und die L-Dopadosis reduziert werden kann. Neben der medikamentösen Therapie gelten Krankengymnastik, Logopädie, Ergotherapie und psychosoziale Zuwendung als integrale Behandlungsbestandteile.

Ziel der rationalen Diagnostik und Therapie muß es sein, dem Parkinson-Kranken möglichst lange seine Autonomie, seine beruflichen Aktivitäten und sein gewohntes soziales Umfeld zu erhalten.

11.11
Multiple Sklerose

Neue Fälle von *Multipler Sklerose* (*MS; Enzephalomyelitis disseminata*) sieht der Arzt selten (1 neuer Fall auf 3 Dauerfälle im Beobachtungszeitraum von 3 Jahren); die MS gehört jedoch noch zu den regelmäßig häufigen Vorkommnissen in der Allgemeinpraxis (Tabelle 11.19).

Tabelle 11.19. Häufigkeit (Rang) des Beratungsergebnisses „Multiple Sklerose" in allgemeinmedizinischen Praxen in Österreich [37], in der Schweiz [151] und in Frankreich/Paris [237]

Beratungsergebnis (BE)	Österreich Braun 1954–1959	Braun 1977–1980	Schweiz Landolt-Theus 1983–1988	Frankreich Sourzac/Very 1988–1990
Multiple Sklerose	334[a]	254	185	228

[a] Nicht regelmäßig häufig.

Die Symptomatik tritt beim Frühfall ganz uncharakteristisch in Erscheinung. Immerhin lassen Kombinationen von Sehschwäche/Sehverlust, Augenmuskellähmungen, skandierender Sprache, spastischen Lähmungen, Blasen- und Mastdarmstörungen, Parästhesien zusammen mit Euphorie früher oder später an eine Enzephalomyelitis disseminata denken. Für solche Fälle ist die Checkliste Nr. 64 („MS-Programm") gedacht.

Durch differenzierte Liquoruntersuchungen und die Kernspintomographie (NMR) ist die Diagnostik der MS im spezialistischen Bereich erheblich verbessert worden.

Thematik des Fachgesprächs

Aufgabe
Besprechen Sie die in Übersicht 38 aufgeführten Beratungsergebnisse „Beschwerden und Erkrankungen im Bereich der Nerven und Psyche" anhand der nachfolgenden Fragen und der bei den entsprechenden Beratungsergebnissen aufgeführten Zusatzfragen!

Übersicht 38: Beschwerden und Erkrankungen im Bereich der Nerven und der Psyche

- **Regelmäßig häufig in der Allgemeinmedizin:**
  - Nervositas,
  - Depressionen,
  - Polymorphe, wahrscheinlich nichtorganische Beschwerden (PWN),
  - Alkoholismus,
  - Ängste,
  - Demenz,
  - Psychosen,
  - Apoplexie,
  - Parkinson-Krankheit,
  - Neurosen,
  - Epilepsiebilder,
  - Tic,
  - multiple Sklerose,
  - Suizidversuche.

Fragen
„Beschwerden und Erkrankungen im Bereich der Nerven und der Psyche"

1. Ungefähre Häufigkeit in der Allgemeinpraxis.
2. Notwendigkeit und Dringlichkeit des Hausbesuches.
3. Bevorzugung bestimmter Altersgruppen, Geschlechtsverteilung.
4. Patientenklage: „Was klagt der Patient? Was berichten spontan die Angehörigen?". Erscheinungsbild des Patienten?
5. Ursache/Auslöser/Disposition; „Was fragt der Arzt? Woran denkt er? Was fragt der Arzt die Umgebung des Patienten?"
6. Lokalbefund(e), gezielte körperliche Untersuchung: „Was sieht der Arzt im einzelnen, was prüft er?"
7. Dokumentation: „Was notiert der Arzt?" (z.B. charakteristische Zitate des Patienten oder der Angehörigen), Eindrücke von Patient und seiner Umgebung, Beobachtungen, Untersuchungsergebnisse, Vermerk über Aufklärungsarbeit.
8. Falsifizierung, Exklusion: („Es sieht so aus wie ..., aber was ist es wirklich?"), z.B. Alkoholrausch und Schädel-Hirn-Trauma, Epilepsiebild und Gehirntumor.
9. Beispiele für Abwendbar gefährliche Verläufe („Alles immer ernst nehmen!"), z.B. flüchtige Sehstörungen, versteckte Todesandeutungen. Beurteilung der Suizidgefährdung.
10. Abwartendes Offenlassen („Wie lange zuwarten?").
11. Vorangegangene Selbstmaßnahmen des Patienten oder Maßnahmen seiner Umgebung.
12. Entscheidung des Hausarztes über das Procedere (Alleinbetreuung? Überweisung? Einweisung? Geschlossene Anstalt? Rehabilitationsmaßnahmen? Zusammenarbeit mit dem Spezialisten in geteilter Verantwortung?).
13. Therapeutisches Vorgehen akut- und langzeitgerichtet. Medikamente, Gesprächstherapie.
14. Beratung und Führung des Patienten, seines Partners und/oder seiner Angehörigen (z.B. Hinweise auf Laienliteratur, Gespräche mit dem Patienten, mit seinen Angehörigen, mit dem Betriebsarzt).
15. Indikationen für gezielte Laboruntersuchungen (z.B. Blutbild und Leberenzyme, „drug-monitoring").
16. Indikationen für spezialistische Untersuchungen, z.B. Elektroenzephalographie (EEG), optisch und akustisch evozierte Potentiale, Schädelröntgenaufnahme (kraniale Computertomographie (CT), Kernspintomographie (NMR), zerebrale Angio-

graphie, Hirnszintigramm, Echoenzephalographie, Doppler- und Duplexsonographie.
17. Zusammenarbeit mit den Hilfsberufen (z.B. Krankengymnast, Sprachtherapeut), mit Pflegekräften (z.B. Gemeindeschwester).
18. Selbsthilfegruppen (Motivation zur Mitarbeit, zugrundeliegendes Therapieprinzip).
19. Soziale Hilfen (z.B. Arbeitsplatzsicherung, Hilfsmittel für Behinderte, Aufnahme in Tagesklinik, Pflegeabteilung, behindertengerechter Arbeitsplatz, Umschulung).

Zusatzfragen „Depressionen"
- Beispiele für verschiedene Depressionsformen. Diskussion der Wertigkeit klinischer Einteilungsprinzipien für die Allgemeinmedizin.
- Mögliche Ursachen für organische Depressionen (z.B. Klimakterium, senile Demenz, Schädeltraumen, Epilepsie, Alkoholismus).
- Körperliche (funktionelle) Symptome (z.B. allgemeine körperliche Abgeschlagenheit, Ein- und Durchschlafstörungen, morgendliches „hangover", Kloßgefühl, Kopfschmerz, Schwindel, Sexualstörungen, tages- und jahreszeitliche Schwankungen des Befindens [„Winterdepression"]).
- Psychische Symptome (z.B. traurige Stimmung, innere Leere, Denkhemmung, Angst, Verdrießlichkeit, Antriebsarmut, innere Unruhe).
- Präsentation des depressiven Zustandes bei Kleinkindern, Schulkindern oder Jugendlichen (z.B. Verhaltensstörungen, Schulschwäche).
- Psychopharmakotherapie bestimmter Verhaltensstörungen bei Kindern (z.B. Nagelbeißen, Einnässen).
- Abschätzung der Suizidalität *Merke:* Klares Ansprechen auf Selbstmordgedanken: „Haben Sie schon einmal daran gedacht, sich das Leben zu nehmen?".
- Verhaltensvorschläge für den Arzt im Gespräch mit depressiven Patienten (z.B. ruhig zuhören, vorsichtig fragen, nicht vorschnell trösten, die geschilderten Beschwerden akzeptieren, die geplanten Behandlungsmethoden kurz darstellen, Gespräch aufrechterhalten, Zuversicht und Konstanz zeigen; falsche Aktivitäten und Ratschläge vermeiden: z.B. Kur als Therapieersatz, Drängen zu Entscheidungen).
- Soziotherapie (z.B. Besprechung und Planung von Beschäftigungsmaßnahmen, Arbeit und Freizeit. Soziales Training wie Einkaufen, Gaststättenbesuch).

- Beispiele für Psychopharmaka (Stoffgruppen und Handelspräparate) im Hinblick auf ihre praktische Anwendung:
  Neuroleptika (Antipsychotika):
  – trizyklische Neuroleptika (Phenothiazinderivate), z.B. Chlorpromazin (Megaphen®), Levomepromazin (Neurocil®), Promethazin (Atosil®), Fluphenazin (z.B. Dapotum®).
  – Butyrophenonderivate wie Haloperidol (Haldol®), Fluspirilene (Imap®), Melperon (Eunerpan®).
  Antidepressiva:
  – trizyklische Antidepressiva wie Amitriptylin (z.B. Saroten®), Doxepin (z.B. Aponal®), Imipramin (z.B. Tofranil®);
  – tetrazyklische Antidepressiva wie Maprotilin (Ludiomil®);
  – nichttrizyklische Antidepressiva wie Mianserin (Tolvin®), L-Tryptophan;
  – Monoaminooxidase-(MAO)-Hemmstoffe (z.B. Jatrosom® bzw. Aurorix® = selektiver und reversibler MAO-Hemmstoff);
  – Lithiumsalze (Quilonum®);
  – Selektive Serotonin-Rückaufnahmehemmer (Fluctin®, Fevarin®, Seroxat®);
  – Phytopharmaka wie Johanniskraut-Extrakte (Hypericum) bei leichten bis mittelschweren Depressionen (z.B. Neuroplant®).
  Tranquilizer (Anxiolytika):
  – Benzodiazepinderivate wie Diazepam (z.B. Valium®) und Oxazepam (z.B. Adumbran®);
  – niedrig dosierte Neuroleptika wie Fluspirilen 1,5 mg (Imap® 1,5 mg).
- Wesentliche Nebenwirkungen von trizyklischen Neuroleptika (z.B. übermäßige Sedierung, Hypotension, Herzrhythmusstörungen, anticholinerge Nebenwirkungen wie Mundtrockenheit, Akkommodationsstörungen, Obstipation, Miktionsstörungen sowie Hyperprolaktinämie, Leukopenien und Agranulozytosen, extrapyramidalmotorische Störungen wie Früh- und Spätdysinesien).
- Wesentliche Nebenwirkungen von Benzodiazepinen (z.B. Toleranz und Abhängigkeit, Hangover, Muskelschwäche).
- Mögliche Depressionsauslösung durch bestimmte Pharmaka (z.B. Reserpin, α-Methyldopa, Indometacin, Kontrazeptiva, Steroide).
- Weitere Anxiolytika außer Benzodiazepinen und niedrig dosierten Depotneuroleptika: β-Rezeptorenblocker, Hypnotika (z.B. Barbiturate).

- Behandlungsversuch bei bestimmten therapieresistenten „Algien" (z.B. Zoster- oder Tumorschmerzen) mit Antidepressiva.
- Behandlungsversuch von Schlafstörungen mit Antidepressiva und dem Butyrophenonderivat Melperon (Eunerpan®).
- Schilderung der medikamentösen ambulanten Einstellung eines depressiv-gehemmten Patienten (z.B. gezielte Befragung des Kranken und seiner Angehörigen, Wahl des Medikamentes, initiale Gabe, Dauermedikation, mögliche Zusatzmedikation, begleitende Gesprächstherapie, Therapiedauer, Ausschleichen oder Absetzen, wichtige Interaktionen mit anderen Medikamenten, Gegenanzeigen).
- Beispiel für die medikamentöse ambulante Einstellung eines 60jährigen agitiert-depressiven Patienten.
- Complianceproblematik bei der Einnahme von Antidepressiva.
- Blutspiegelkontrolle bei Lithiumeinnahme: Bei Dauerbehandlung auch nach Jahren kontinuierlicher Einnahme regelmäßig etwa alle 2–3 Monate. Engmaschigere Kontrollen bei erhöhtem Risiko und höherem Lebensalter erforderlich. Absetzen von Lithium wegen des Intoxikationsrisikos nur in Ausnahmefällen erforderlich (Carbamazepin als effektive Alternative). Bei Lithiumeinnahme auch an Kontrolle der Schilddrüsenparameter denken.

Zusatzfragen „Selbstmordpläne"
- Soziale Risikogruppe, z.B. Alleinstehende, Großstädter, Ärzte, Schüler und Studenten, Suchtkranke, Arbeitslose. Risikosituationen, z.B. große Festtage, Partnerverlust.
- Erörterung der Problematik der Einweisung in eine geschlossene Anstalt.

Zusatzfragen „Alkoholismus" und „Nikotinabusus"
- Erörterung der Problematik und der Chancen eines ambulanten Entzuges.
- Trinkgewohnheiten (z.B. Reichtums-, Elends-, Fernsehalkoholismus, Trinksitten bestimmter Kulturkreise).
- *Achtung:* Alkohol in Lebensmitteln und Medikamenten!
- Einteilung der Alkoholiker nach Jellinek (Alpha- bis Epsilon-Alkoholiker).
- Abwendbar gefährlicher Verlauf (z.B. Delirium tremens, epileptische Anfälle bei Alkoholismus, Suizidalität).
- Alkoholismus und möglicher Organbefall, z.B. Leber, Pankreas, Gehirn (z.B. Epilepsie, Psychose, zerebelläre Schäden), Magen und Darm, Nerven (Optikusatrophie, Polyneuropathie), Herz (Kardiomyopathie).
- Mögliche Klagen des Patienten: Appetitlosigkeit und Brechreiz (z. B. beim morgendlichen Zähneputzen); Händetremor (besonders morgens und beim Ergreifen und Erfassen von Gegenständen; starkes, unmotiviertes Schwitzen; Wadenkrämpfe; Gangunsicherheit; schmerzhafte Parästhesien in den Füßen und Unterschenkeln; Potenzstörung; Einschlafstörungen; Unruhe- und Angstgefühle; Konzentrationsstörungen).
- Dissimulation (Verbergen oder Herabmindern vorhandener Krankheitssymptome durch den Patienten): typisch für den Alkoholiker. Häufig (berechtigter) Ausdruck von Angst vor Krankheiten oder auch vor medizinischen Maßnahmen [78a].
- Alkoholismus und Labordiagnostik.
- Alkoholismus und Stoffwechselprobleme, z.B. Fett-, Purin-, Kohlenhydrate-, Vitamin-, Mineralsalzstoffwechsel (Kalium, Magnesium).
- Entgiftungs- und Entwöhnungsbehandlung (ambulant oder stationär?), Nachsorge. Voraussetzungen für die Gewährung von stationären Entwöhnungsbehandlungen (Vorliegen einer Abhängigkeit, Abhängigkeit kann ambulant nicht ausreichend behandelt werden, Motivation des Kranken). Problematik bei fehlender Kooperation.
- Medikamente zur Behandlung des Prädelirs (z.B. Distraneurin®, Haldol®).
- Behandlung mit Distraneurin® (orale Medikation) unter ambulanten Bedingungen: Dosierung, Problematik der Abhängigkeit (nicht länger als 14 Tage!).
- Problematik der parenteralen Distraneurin®-Gabe (Gefahr von Atemdepression und Blutdruckabfall).
- Erörterung des Einsatzes von Nootropika bei zerebralen Alkoholschäden (z.B. Pirazetam).
- Die Säulen der Therapie in der Nachbehandlung (Selbsthilfe und Fremdhilfe; Selbsthilfegruppen wie Anonyme Alkoholiker, Kreuzbund, Blaukreuz).
- Prognostik (auch in Abhängigkeit von verschiedenen sozialen Risikofaktoren).
- Akuter Alkoholismus („Rausch"): Falsifizierung („Es sieht so aus wie ..., aber was ist es wirklich?"), Abwendbar gefährlicher Verlauf (z.B. Ersticken durch Erbrochenes); Problematik der Unterkühlung, der vorausgegangenen Einnahme von Medikamenten; ärztliche Maßnahmen (z.B. Lagerung, Kreislaufstützung, Einweisung).

- Alkohol und Schwangerschaft (z.B. gehäuft Aborte und fetale Mißbildungen).
- Alkoholismus und Sexualität.
- Kritische Menge reinen Alkohols pro Tag in Abhängigkeit vom Geschlecht.
- Zwangsunterbringung nach dem Unterbringungsgesetz oder im Rahmen einer zu errichtenden Pflegschaft über das zuständige Amtsgericht (Indikation und Organisation).
- Nikotinabusus: Mögliche Gründe (in fallender Reihenfolge), z.B. aus Gewohnheit, Genuß, Nervosität, zur Beruhigung, zur Entspannung, aus Langeweile, zur Überbrückung von Pausen, zur Anregung, Appetitminderung [251].
- Mögliche Methoden zur Raucherentwöhnung (z.B. Gruppentherapie, Nikotinpflaster, Akupunktur).

Zusatzfragen „Psychosen" und „Demenz"
- Beschreibung verschiedener Symptome, die an eine Schizophrenie denken lassen.
- Beschreibung verschiedener Symptome, die an eine Demenz denken lassen: z.B. Nachlassen von Initiative, Interesse und Leistungsfähigkeit, Vergeßlichkeit, Gereiztheit.
  Später: Zerstreutheit, Perseveration im Gespräch, im Handeln und in Gedanken, lückenhaftes Frischgedächtnis, veränderte Stimmungslage wie Apathie oder Euphorie, Affektinkontinenz, Stimmungslabilität.
  Später: Entgleisungen im gesellschaftlichen Umgang und Benehmen, Vernachlässigung der Körperpflege, Verschlechterung des Urteilsvermögens.
  Später: Entwicklung paranoider Ideen und Wahnvorstellungen.
- Möglichkeiten der medikamentösen Behandlung der verschiedenen Symptome der Demenz mit Psychopharmaka: Antidepressiva, u.a. trizyklische Substanzen; Butyrophenonderivate wie Melperon (Eunerpan®); Nootropika; trizyklische Neuroleptika; vasoaktive Substanzen (z.B. Mutterkornalkaloide, Ginkgo biloba; Nicergolin, z.B. Sermion®); Cholinesterasehemmer wie Rivastigmin (Exelon®).
- Alkohol- und Drogenpsychosen: Umgang mit dem Patienten, Abwendbar gefährliche Verläufe, Akut- und Langzeitbehandlung. Beispiel für Medikamentenpsychose: Dopaminpsychose bei Gabe von L-Dopa bei der Behandlung des M. Parkinson.
- Behandlung der Alterspsychosen (z.B. soziale Hilfe, aktivierende Pflege, körperliche und kognitive Aktivierung, Psychotherapie).
- Anticholinerge Nebenwirkungen von trizyklischen Antidepressiva (Verstärkung der Verwirrtheit, Herzrhythmusstörungen, Miktionsbeschwerden, Glaukomauslösung, Mundtrockenheit, Obstipation). *Achtung:* ältere Patienten!

Zusatzfragen „Angstkrankheiten"
- Grundformen der Angst.
- Allgemeinärztliche Fragen nach den wesentlichen Beschwerden (z.B. Weiche Knie oder Beine? Schwindel oder benommen? Wacklig oder schwankend? Zittrig? Furchtsam? Schwächegefühl?).
- Nichtmedikamentöse Behandlung durch den Hausarzt (z.B. Beratung, Information, Anleitung zur Selbsthilfe in Form von „Hausaufgaben", Entspannungsprogramme n. Jacobson). *Cave:* Negierung oder Bagatellisierung der Symptome durch den Arzt!
- Grundregeln der medikamentösen Therapie: Behandlung auf 2–3 Monate begrenzen. Bei Symptomatikverschlechterung nach Absetzversuch Medikation auf 6 Monate ausdehnen. Vor Langzeitbehandlung mit Benzodiazepinen Substitutionsmöglichkeiten mit Antidepressiva und Phytoanxiolytika bedenken.

Zusatzfragen „Apoplexie"
- Wichtige *Untersuchungstechniken* beim Bild eines apoplektischen Insults, z.B. Blutdruckmessung beidseits, Gefäßpalpation und -auskultation, Pupillenreaktion, Herzauskultation, Herzrhythmuskontrolle (EKG: Vorhofflimmern als wichtige Ursache für zentrale Embolie), Auskultation der Halsarterien, Babinski-Reflexprüfung als eines der Zeichen für mögliche Pyramidenbahnläsion, Pupillenerweiterung auf der Herdseite, beide Augen blicken in Richtung des Herdes („schauen den Herd an" – Déviation conjuguée).
- *Maßnahmen* während der akuten Schlaganfallphase (z.B. Schaffung eines venösen Zugangs, Kreislaufstabilisierung, Bekämpfung eventueller Krampfanfälle, Einleitung einer antithrombotischen Therapie, z.B. mit i.v.-Azetylsalizylsäure). Krankenhaustransport mit ärztlicher Begleitung? *Cave:* Vermeidung von zu starker Blutdrucksenkung, von zu rascher Diurese!
- Aussagekraft und mögliche Belastung des Patienten durch bestimmte Untersuchungstechniken im spezialistischen Bereich, z.B. Dopplersonographie, Du-

plex, zerebrale Angiographie, digitale Substraktionsangiographie (DSA), Computertomographie (CT), Kernspintomographie (NMR), Hirnszintigraphie, Liquordiagnostik, EEG.
- *Häusliche Führung und poststationäre Betreuung*, auch anstelle einer stationären Behandlung, z.B. Lagerung inklusive Dekubitusprophylaxe, Überwachung der Blasenfunktion und Stuhltätigkeit, Nahrungszufuhr (transnasale Sondenernährung bei fehlendem Schluckreflex, perkutan über Endoskopie gesteuerte Gastrostomie/PEG), Zusammenarbeit mit dem Ernährungspflegedienst. Mobilisation und Bewegungstherapie, Aphasiebehandlung, Förderung der Selbständigkeit in Alltagsverrichtungen (Ergotherapie), Pharmakotherapie möglicher depressiver Begleitsymptomatik.
- Dekubitus: gefährdete Regionen (Kreuzbein, Ferse, Schulter). Prophylaxe (möglichst häufiger Lagewechsel, Spezialmatratze [ggf. Luftpolsterwechseldruck], Lammfellunterlage und -kissen, Trockenhalten).
- *Langzeittherapie:* Auf Gefäß-Risikofaktoren und Grunderkrankungen achten, z.B. Rauchen, orale Kontrazeption, Hyperlipidämie, Hypertonie, Diabetes mellitus, Polyglobulie.
- Diskussion der *Antikoagulanzienbehandlung* bei Vorhofflimmern zur Embolieprophylaxe mit Dicumarol-Derivaten, ggf. Low-dose (z.B. Marcumar®), Diskussion der Gabe von Thrombozytenaggregationshemmern: Dauer der Behandlung, Kontrollen, Kontraindikationen, Interaktion mit anderen Arzneimitteln.
- Diskussion des möglichen Zusammenhangs zwischen Einnahme von Kontrazeptiva und Auftreten von Insulten bei rauchenden Frauen.

Zusatzfragen „Epileptische Bilder"
- Beispiele für nichtepileptische Anfälle (z.B. Affektkrämpfe, synkopale Anfälle, psychogene Anfälle, Narkolepsie, Pavor nocturnus).
- Mögliche Ursachen der symptomatischen Epilepsie (z.B. Hirntumoren, Meningoenzephalitis, vorausgegangene Traumen, perinatale Hirnschäden, genetische Faktoren).
- Ratschläge zur Lebensführung (z.B. Vermeidung von Anfallsprovokationen wie Schlafentzug, Alkohol, Lichtreize, übermäßiger Nahrungs- und Flüssigkeitszufuhr, seelischer und körperlicher Überanstrengung: Führen eines Anfallskalenders).
- Probleme der Compliance (z.B. jahrelange Medikamenteneinnahme, unregelmäßige Einnahme, eigenmächtige Dosisreduktion, Therapieverweigerung, Anfallsprovokationen).
- Wichtige Stoffgruppen von Antikonvulsiva: Carbamazepin (z.B. Tegretal®), Phenytoin (z.B. Zentropil®), Primidon (z.B. Mylepsinum®), Phenobarbital (z.B. Luminal®, Maliasin®); für den Anfall, z.B. Benzodiazepine (Valium®).
- Mögliche wichtige Nebenwirkungen bei Einnahme von Antikonvulsiva (z.B. Müdigkeit, Obstipation, Exanthem). Durch Beeinträchtigung des Vitamin-D-Stoffwechsels und der enteralen Kalziumresorption bei Kindern Rachitis, bei Erwachsenen Osteomalazie möglich (Vorsicht bei Chirotherapie!).
- Charakteristische Nebenwirkung von Phenytoin: Gingivahyperplasie.
- Medikamente, die zu einer Erhöhung der Anfallsbereitschaft führen können (z.B. Euphyllin®, Analgetika, Steroide, orale Ovulationshemmer, Neuroleptika).
- Antiepileptika und Fahrerlaubnis für Kraftfahrzeuge sowie Ausübung bestimmter Berufe wie Dachdecker.
- Epilepsie und Schwangerschaft.
- Vorgehen im *Notfall*: Organisation der Klinikeinweisung, ggf. mit Notarzt; bis dahin: langsame Injektion von Clonazepam (Rivotril®) oder Diazepam rektal, auch Phenobarbital.
- Laborüberwachung („drug monitoring") bei Antiepileptikaeinnahme (z.B. Kontrolle von Blutbild wie Leukozyten und Thrombozyten sowie Urinstatus, Antiepileptika-Serumspiegelbestimmung).
- Überlegungen zur Beendigung der Behandlung (3 Jahre lang anfallsfrei – während dieser Zeit im EEG keine Zeichen einer erhöhten Krampfbereitschaft; langsames Ausschleichen).
- Mögliche Wesensveränderung bei länger dauernder Epilepsie? Fraglicher Medikamenteneffekt?
- Verhalten bei epileptischen Anfällen (Beruhigung der erregten Angehörigen, richtige Lagerung des Patienten, Sicherung gegen Zungen- und Wangenverletzungen, keine Sauerstoffbehandlung bei Zyanose: Prolongierung des Anfalls!, parenterale Medikation).
- Mögliche Komplikationen beim Status epilepticus (z.B. Aspiration von Erbrochenem, Hypoxämie, Bißverletzungen).

Zusatzfragen „Parkinson-Krankheit"
- Mögliche Untersuchungen und Tests in der Allgemeinpraxis, z.B. Beobachtung des Gangbildes, Drehen und Wenden, Mitschwingen der Arme, gebeugter Kopf, Sturzgefährdung, Muskelspannung (Zahnrad-

phänomen), Zittern, vegetative Symptome, Feinmotorik, Heiserkeit, Monotonie der Sprache, Seborrhö, Speichelfluß, Gesichtsstarre, Schriftprobe (Mikrographie), Stimmungslage.
- Medikamentöse Therapie mit den Stoffgruppen Anticholinergika (z.B. Akineton®, Tremarit®), L-Dopa-Präparate (z.B. Madopar®, Nacom®), Cabaseril® in Ergänzung mit L-Dopa, Amantadinderivate (z.B. PK-Merz®) und Prolaktinhemmer (z.B. Pravidel®). Ferner Substanzen wie Lisurid (Dopergin®), Entacapon (Comtess®), Selegilin (Movergan®).
- Behandlung des Tremors, z.B. versuchsweise β-Blocker wie Propranolol (Dociton®); stereotaktische Operationen.
- Zusätzliche Maßnahmen (z.B. Krankengymnastik, Logopädie, Ergotherapie).

12 Sonstige Beschwerden und Erkrankungen

12.1	Diabetes mellitus	12.5.1	Streptokokkenangina oder Scharlach?
12.1.1	Rangverschiebung in der Statistik	12.5.2	Impfungen
12.1.2	Vermeintlich klassische Symptome	12.6	Gewichtsveränderungen
12.1.3	Verändertes Problembewußtsein	12.6.1	Gewichtszunahme
12.1.4	Diät	12.6.2	Gewichtsabnahme
12.1.5	Diabeteskost: Zur Psychologie bei Arzt und Patient	12.7	Fußübel und statische Beschwerden
12.1.6	Selbstkontrolle – Arztkontrolle	12.7.1	Klavus
12.1.7	Diabetisches Fußsyndrom	12.7.2	Kalte Füße
12.2	Uncharakteristische Kopfschmerzen, Migräne	12.7.3	Senk- und Spreizfüße
12.2.1	Situationshypothese	12.7.4	Onychogryposis
12.2.2	Fällestatistik	12.7.5	Tarsalgien
12.2.3	Klassifizierung von Symptomen	12.7.6	Hallux valgus
12.2.4	Intuition und Programmierte Diagnostik	12.8	Kropf und Schilddrüsenüberfunktion
12.2.5	Praktisches Vorgehen	12.9	Gutartige Neubildungen
12.3	Varizen	12.9.1	Knoten in der Brust
12.3.1	Überlappung der Fachgebiete	12.9.2	Gynäkomastie
12.3.2	Patientenklage und Selbstmaßnahmen	12.9.3	Lymphomata
12.3.3	Thrombophlebitis-Bilder	12.10	Bursitis, Hygrom, Tendovaginitis, Ganglion, Epikondylitis
12.3.4	Phlebothrombose-Bilder	12.10.1	Bursitis acuta
12.3.5	Beinkrämpfe	12.10.2	Bursitis chronica
12.3.6	Arterielle Verschlußkrankheit, Extremitätenembolien	12.10.3	Hygrom
12.4	Schlafstörungen/Schlaflosigkeit (Agrypnie)	12.10.4	Tendovaginitis
12.4.1	Tips zur Patientenführung	12.10.5	Ganglion
12.5	Bilder von Masern, Röteln, Varizellen, Mumps, Scharlach	12.10.6	Epikondylitis
		12.11	Anämie
		■	Thematik des Fachgesprächs

Die in den Kapiteln B 1–11 vorgenommene Aufteilung läßt für das verbliebene Kapitel 12 einen völlig inhomogenen Rest „sonstiger" Beratungsergebnisse zurück. Da in der Medizin die Krankheits- und auch Klassifizierungsbegriffe sehr verschiedener Natur sind, gibt es in allen Systematiken Restrubriken, die bunt zusammengesetzt sind.

12.1
Diabetes mellitus

Die Furcht, zuckerkrank zu werden, ist in der Bevölkerung weit verbreitet. Manchem Laien sind vom Hörensagen schwere Spätschäden des *Diabetes mellitus* (C/D), z.B. Verlust des Sehvermögens, Amputation eines Beines oder lebenslange künstliche Niere, bekannt.

Vielleicht wird über die Zuckerkrankheit in der Bevölkerung deswegen so viel gesprochen, weil einerseits die Gewinnung des Ausgangsmaterials (Harn) für die Untersuchung jederzeit problem- und schmerzlos möglich ist und zudem die Analyse selbst durch Teststreifen rasch, einfach und preiswert erfolgen kann.

Aber nicht nur die schweren Spätschäden, auch vermeintliche Frühsymptome (z.B. vermehrter Durst, Hautjucken) und das Wissen um familiäre Prädisposition sind zunehmend im Gesundheitsbewußtsein der Menschen verankert.

12.1.1
Rangverschiebung in der Statistik

Während der Diabetes mellitus in der Statistik der 1950er Jahre noch Rang 144 eingenommen hatte [31], ist er im Krankengut der späten 1970er [37], der 1980er [151] und der 1990er Jahre [237] auf Platz 15 bzw. 28 bzw. 41 bzw. 23 [56a] vorgerückt. Die Einflüsse, die zu dieser Rangverschiebung beigetragen haben, dürfen v.a. bei den durch die Überflußgesellschaft *veränderten Eßgewohnheiten* und der daraus häufig resultierenden *Übergewichtigkeit* zu suchen sein. Dazu kommen noch *Rückgang der schweren körperlichen Arbeit*, *Trägheit* sowie *steigende Lebenserwartung*. Daneben spielt gewiß auch die veränderte Diagnostik des Arztes mit der viel häufigeren Anwendung von Laboranalysen eine Rolle.

Am Diabetes erkranken bekanntlich v.a. die höheren Altersgruppen und da wiederum das weibliche Geschlecht. Das bestätigen langjährige Statistiken aus dem allgemeinmedizinischen Krankengut [37]. Jeder Allgemeinarzt wird dies aus seiner Erfahrung heraus bejahen können.

Bei 59 von 82 Checklisten für den Hausarzt wird eine Urinuntersuchung angeraten; erfahrungsgemäß wird jedoch trotz der zahlreich durchgeführten Streifentests auf diese Weise nur selten ein neuer Diabetes mellitus entdeckt.

Ebenso steht es mit den Gesundenuntersuchungen. Auch dort ist die Erstfeststellung eines Diabetes die ganz große Ausnahme (vgl. unten).

12.1.2
Vermeintlich klassische Symptome

Jeder Hausarzt veranlaßt heute im Lauf der langjährigen Betreuung seiner Patienten aus verschiedenen Gründen, oftmals auch routinemäßig, wiederholt Urin- und Blutuntersuchungen, einschließlich auch auf Glukose. Darüber hinaus werden anläßlich verschiedener Früherkennungsmaßnahmen der Kassen, der Berufsgenossenschaften und im Rahmen von Untersuchungen von Jugendlichen nach dem Arbeitsschutzgesetz, bei Einstellungsuntersuchungen, bei Anforderungen von Gutachten der Versicherer usw. ebenfalls Analysen auf Urinzucker vorgenommen und die Blutzuckerwerte erhoben.

Heute sollte in jeder Allgemeinpraxis der Diabetes frühzeitig aufgedeckt werden. Von Zeit zu Zeit findet sich aber trotz aller Bemühungen ein überraschend stark positiver Harnzuckertest bzw. ein weit überhöhter Blutzuckerwert – und das, obwohl der Patient diesbezüglich jahrelang unauffällig war. In solchen Fällen lenken erfahrungsgemäß nicht die vermeintlich klassische Klage „vermehrter Durst" in Richtung Diabetes, sondern Beratungsursachen wie „Juckreiz in der Scheide oder auf der Eichel", „erneut auftretende Abszesse", „unerwartet schwerer Krankheitsverlauf", „allgemeine Mattigkeit" oder „Gewichtsverlust". Gelegentlich bietet der Betroffene keine besonderen Symptome.

Krause hatte erstmals berufstheoretisch nachweisen können, wie häufig die sog. „klassischen" Diabetessymptome vorkommen und wie erstaunlich selten sie auf diabetischer Grundlage entstehen: „Es ist nicht alles Diabetes, was Durst hat" [136].

> **!** Bei jedem neuen Patienten, der sich bei einem Allgemeinarzt, insbesondere mit unklarer Symptomatik, vorstellt, sollte der Urin mittels Streifentest untersucht werden. Es geht dabei klarerweise nicht nur um den Diabetes, sondern auch um Nephropathien und anderes. Bei Patienten mit sog. Risikoprofil sollte auch nach einem latenten Diabetes mellitus gefahndet werden.

Spezialisten (z.B. Augenarzt, Nervenarzt, Hautarzt, Angiologe) treten bei Abklärung bestimmter, auch mit Diabetes mellitus vergesellschafteter Beratungsprobleme, an den Hausarzt heran, eine Zuckerkrankheit auszuschließen. Dabei ist die Neuentdeckung eines Diabetes mellitus erfahrungsgemäß auch hier die Ausnahme von der Regel.

12.1.3
Verändertes Problembewußtsein

Während der Patient bei den Konsultationen meist schon damit zufrieden ist, offensichtlich nicht an „Zucker" erkrankt zu sein, geht es dem Arzt heute darum, das Netzwerk atherogener Risikofaktoren (*metabolisches Syndrom*, Abb. 12.1) frühzeitig zu erfassen (z. B. Adipositas – vgl. B 12.6.1; Gichtanfälle – vgl. Zusatzfragen „Hyperurikämie, Arthritis urica, Gicht" auf S. 68; koronare Herzkrankheit – vgl. B 5.3; Hypertonie – vgl. B 5.7; Fettstoffwechselstörung – vgl. C 1.2.2; familiäre Disposition – vgl. C 1.2.2).

Durch gezielte Maßnahmen (z.B. Diabetikerschulung, Gewichtsreduktion, Änderung der Ernährungsweise, vermehrte Bewegung, Vermeidung diabetogener Medikamente) kann manchmal das Manifestwerden einer Zuckerkrankheit hinausgezögert werden.

Eine solche langzeitgerichtete Denkweise ist heute in allen ärztlichen Fachgebieten eine Selbstverständlichkeit. Die Compliance der Patienten freilich ist leider unbefriedigend.

12.1.4
Diät

„Diät ist die Grundlage jeder Diabetestherapie". Dieses Prinzip besitzt weiterhin seine Gültigkeit, obwohl der Faktor Diät im Diabetesbehandlungskonzept nur einer von mehreren therapeutischen Gesichtspunkten ist (Abb. 12.2).

Wesentlich für die Höhe des Blutzuckers ist die Zufuhr an Kohlenhydraten. Die Mengen der anzurechnenden Kohlenhydrate werden in Deutschland und Österreich in Broteinheiten (BE) angegeben. Dadurch lassen sich die Nahrungsmittelmengen leichter abschätzen; 1 BE besitzt dieselbe Blutzuckerwirkung wie 12 g Traubenzucker (= 50 kcal).

In der Praxis entsprechen 1 BE z.B.: 1 (hühnereigroße) Kartoffel, 1 mittelgroßer Apfel, 1/2 Brötchen, 1/2 Scheibe Brot oder 1 Glas Milch.

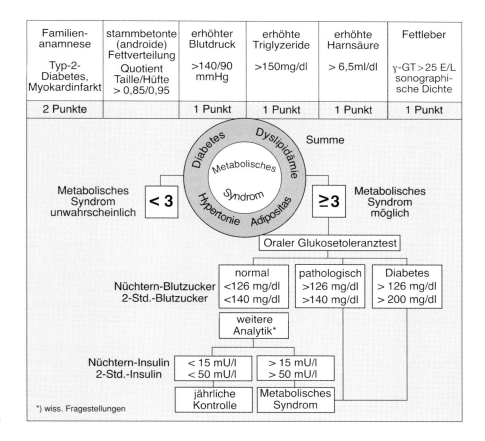

Abb. 12.1. Diagnostischer Leitfaden zur Früherfassung des metabolischen Syndroms

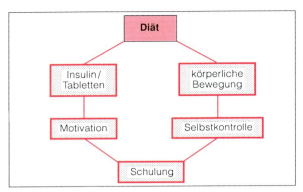

Abb. 12.2. Diabetesbehandlung. Aktuelles Konzept [13]

	Berechnungsbeispiel für den unterschiedlichen Energiebedarf in Abhängigkeit vom Beruf [13]
Übersicht 39	**Sekretärin** Größe 160 cm Körpergewicht 66 kg Broca-Index 1,10/BMI 23 Energiebedarf pro Tag 60 kg × 24 = 1440 kcal Grundumsatz + Leistungsumsatz (1/3) = 440 kcal Gesamtenergiebedarf/Tag = 1880 kcal **Mechaniker** Größe 170 cm Körpergewicht 80 kg 10 kg Übergewicht Broca-Index 1,15/BMI 27 Sollgewicht 70 kg Energiebedarf pro Tag 70 kg × 24 = 1680 kcal Grundumsatz + Leistungsumsatz (ca. 45%) = 760 kcal Gesamtenergiebedarf/Tag = 2440 kcal **Zimmermann** Größe 180 cm Körpergewicht 92 kg Broca-Index 1,15/BMI 28 Sollgewicht 80 kg Energiebedarf pro Tag 80 kg × 24 = 1920 kcal Grundumsatz + Leistungsumsatz (ca. 70%) = 1344 kcal Gesamtenergiebedarf/Tag = 3264 kcal

„Frei", weil sie den Blutzucker kaum erhöhen, sind fast alle Gemüsesorten in üblichen Mengen, wenn sie entsprechend zubereitet wurden.

Eine realistische Kohlenhydratezumessung liegt bei Alltagsbedingungen auf Dauer nicht unter 12 BE. Ein Berechnungsbeispiel für den täglichen Energiebedarf bei 3 verschiedenen Berufen gibt Übersicht 39.

Allen 3 Berechnungsbeispielen liegen isokalorische Kostbedingungen zugrunde, d.h. eine Gewichtsänderung findet nicht statt. Nun hatten aber die Personen in allen 3 Beispielen leichtes Übergewicht, so daß man hier pro Tagesbedarf 10% abrechnen kann, will man eine Gewichtsabnahme erreichen.

Die täglich vom Körper benötigten Energiemengen unterteilen sich in den

Grundumsatz: Das ist diejenige Energie, die der Organismus täglich zum Leben braucht (sie liegt in der Größenordnung von 24 kcal pro kg Sollgewicht, so daß z.B. ein 60 kg schwerer Mensch mit ca. 1440 kcal Grundumsatz pro Tag rechnen muß) und in den

Leistungsumsatz: Das ist der Energieanteil, der für körperliche Betätigung zusätzlich erforderlich und demzufolge abhängig ist von der Art und Dauer der körperlichen Tätigkeit (Übersicht 39).

Generell gilt, daß leichte Arbeit etwa 1/3 des Grundumsatzes, mittelschwere etwa 40–50% und Schwerstarbeit 60–70% zusätzlich an Energie benötigen.

> ! **Die Verordnung der Broteinheiten (BE) hängt ab**
> - vom Körpergewicht,
> - vom Ausmaß der körperlichen Bewegung in Beruf und Freizeit,
> - vom Alter (individuelle Diät!).

Der empfohlene Energieanteil an Kohlenhydraten in der Diabetesdiät liegt bei 40–50% des totalen Energiebedarfs. Obwohl beim Diabetes v.a. die Kohlenhydrate in den Nahrungsmitteln interessieren, muß letztlich die Gesamtkalorienzahl in der Diätberechnung auf der Basis des gegebenen Brennwertes (Joule/J) berücksichtigt werden. Dies ist beispielsweise in den USA ausschließlich der Fall.

Es gibt kohlenhydrathaltige Nahrungsmittel, nach denen der Blutzucker aufgrund der unterschiedlichen faserreichen Struktur
- nicht oder kaum,
- deutlich oder
- sehr schnell ansteigt („glykämischer Index") (Tabelle 12.1).

Diskussionen gibt es seit Jahren um den Stellenwert des beliebten Nahrungsmittels Honig in der Diabetesdiät. Galt der Genuß früher als krasser Diätfehler, so ist Honig aufgrund des jetzt bekannten glykämischen Index von 87% durchaus ein Produkt, das man in der Diabetesdiät einsetzen kann [176].

Tabelle 12.1. Glykämischer Index (GI). Maß für die Resorptionsgeschwindigkeit der Kohlenhydrate (BZ = Blutzucker) [13]

	Lebensmittel	GI [%]
Hoher GI: schnelle Resorption, steiler BZ-Anstieg	Malzzucker Traubenzucker Karotten Kartoffelbrei/Cornflakes Bohnen (breit) Graubrot, weißer Reis Salzkartoffeln Weißbrot	100 100 92 80 79 72 70 69
Mittlerer GI: verzögerte Resorption, abgeschwächter BZ-Anstieg	Müsli, brauner Reis Bananen Rohrzucker Schrot+Korn („All-Bran-Cereal") Haferbrei Spaghetti	66 62 59 51 49 42
Niedriger GI: langsame Resorption, flacher BZ-Anstieg	Trockenbohnen Orangen Äpfel Yoghurt, Eiscrem Milch Trockenerbsen Linsen Fruktose Sojabohnen	40 40 39 36 34 33 29 20

! Für den Diabetiker empfehlen sich 5–7 Mahlzeiten pro Tag, wobei 35% des täglichen Joule-(Kalorien-)Bedarfs mit dem ersten und zweiten Frühstück gedeckt werden sollen.

Die Kohlenhydrate auf möglichst viele Mahlzeiten zu verteilen bedeutet (im Gegensatz beispielsweise zu 3 großen Essen), daß die Insulinfreisetzung nicht jedes Mal zu stark strapaziert wird. Dadurch werden Blutzuckerschwankungen erheblich abgeschwächt.

Auch bei den diätetischen Lebensmitteln für Diabetiker gilt es, die Broteinheiten und den oft sehr hohen Fettgehalt zu beachten. So muß jeder Diabetikerzucker nach BE berechnet werden. Eine kleine Portionsschale mit Diabetikermarmelade schlägt beispielsweise bereits mit 1 BE zu Buche. Im übrigen kann der Zuckeraustauschstoff Sorbit Durchfälle verursachen.

Die Problematik der Berechnung nach Broteinheiten (BE) wird auch an dem sog. „Diätmittel" Diabetikerbier deutlich: Obwohl es zwar durch seinen reduzierten Kohlenhydratanteil besticht, belastet es die Gesamtenergiebilanz durch seinen Alkoholanteil nicht unerheblich.

12.1.5
Diabeteskost: Zur Psychologie bei Arzt und Patient

Wie viele andere chronisch Kranke (Herzkranke, Hypertoniker, Rheumatiker), fordert auch der Zuckerkranke die psychologischen und pädagogischen Fähigkeiten seines Hausarztes heraus. Jeder Diabetespatient ist zunächst einmal verschreckt vom Wort „Diät". Er sieht nur noch den Verzicht auf liebgewordene Eßgewohnheiten und fühlt sich in seiner Lebensfreude wesentlich eingeschränkt. Die Einhaltung und Überwachung einer angemessenen Diät stellen daher den Kranken gleichermaßen wie den Arzt vor vielfältige Aufgaben und Probleme: Einerseits wissen die Patienten, daß eine Diät nötig ist, andererseits halten sie sich – allen Vorhaltungen zum Trotz – erfahrungsgemäß um so weniger an die ärztlichen Vorschriften, je länger sie (ohne lästige Symptome) zuckerkrank sind.

Da Diätfehler beim Diabetiker – im Gegensatz zur Gicht – bekanntlich keine Schmerzen auslösen („Diabetes tut nicht weh!"), denkt der symptomlose Patient im allgemeinen, daß es mit seiner Krankheit nicht so schlimm sei, daß er also auch mal „sündigen" oder die Therapie wechseln könne. Das geschieht zunächst auch ohne besondere Folgen. So schiebt er seine fälligen Kontrolluntersuchungen des Blutzuckers z.B. auf die Zeit nach der Kirschenernte hinaus, er weicht auf „Wundermittel" (wie Sauerkrautsaft und Diabetikertee) aus oder erhöht eigenmächtig die bewußt vorgegebenen Tablettenmengen, damit er „nicht auffällt". Aus Angst vor einer Rüge durch seinen Hausarzt hält er einige Tage vor der Kontrolle strenge Diät ein, um es nachher damit wieder weniger ernst zu nehmen. Je geringer der Leidensdruck, je vertrauter der Zustand oder je stabiler der Verlauf zu sein scheint, um so eher hört er außerdem auf nichtärztlichen Rat.

Die Zuckerkranken lassen sich – wie alle anderen Menschen auch – verführen, Dinge zu essen, von denen sie wissen, daß sie sie nicht konsumieren sollten. Dieses Problem ist jedem erfahrenen Arzt bewußt.

Der Nachholbedarf für eine *effektive Patientenerziehung* erklärt sich aus gewissen Handicaps bei den Ärzten: Sie können nur wenig Ärztliches delegieren und sind auch nicht darauf vorbereitet, ihre Verantwortung in Diagnostik, Therapie und Kontrolle mit den Patienten zu teilen.

Oft kann ein ausführliches Gespräch mit dem Diabetiker Vorbehalte und Ängste abbauen sowie seine richtige Einstellung zur Diät fördern. Da dem Arzt nicht selten die Zeit für eingehende Erklärungen fehlt, sollte er daher – wenn möglich – seine nichtärztlichen Mitarbeiter einsetzen.

Erfahrungsgemäß werden die Medikamente nicht immer verläßlich eingenommen oder gespritzt; etwas besser ist die Compliance der Patienten bezüglich der Vermeidung von krassen Diätfehlern.

12.1.6
Selbstkontrolle – Arztkontrolle

Normalerweise liegt der Blutzuckerspiegel zwischen 60 und höchstens 140 mg % (nach dem Essen). Bei normalen Blutzuckerwerten ist kein Zucker im Urin. Wenn der Blutzucker über ca. 180 mg % ansteigt („Nierenschwelle" für Zucker), tritt Zucker im Harn auf. Die diagnostischen Kriterien des Zuckerstoffwechsels sind Tabelle 12.2 zu entnehmen. Von *Unterzuckerung* (*Hypoglykämie*) spricht man bei Blutzuckerwerten unter ca. 50 mg %.

Die *Selbstkontrolle* durch den Patienten gehört zu den zentralen Lernzielen der modernen Diabetesbehandlung. Selbstkontrolle heißt aber auch, den Patienten in die Überwachung des Erkrankungsgeschehens direkt einzubeziehen und damit am Erfolg der Behandlung zu beteiligen (Tabelle 12.3). Der Patient bestimmt selbst
– den Urinzucker,
– den Blutzucker,
– das Azeton,
– das Körpergewicht.

Ideal für Diabetiker, die Gewicht reduzieren wollen und keine größeren Blutzuckerschwankungen aufweisen, ist die *Kontrolle auf Glukosurie* (1- bis 2mal/Woche jeweils 2 h nach dem Frühstück).

Die Selbstkontrolle schützt vermehrt vor Hypoglykämie und langfristig vor anderen Entgleisungen. Sie ist die Basis der Dosisselbstanpassung; sie weckt mehr Verständnis für die therapeutischen Maßnahmen und führt

Tabelle 12.2. Diagnostische Kriterien für Diabetes mellitus (Empfehlungen der amerikanischen Diabetesgesellschaft/ADA und der WHO von 1997) anhand des Glukosespiegels im Plasma

Stadium	Nüchternglukose*	Zufällig bestimmter Glukosespiegel	Oraler Glukosetoleranztest
Diabetes mellitus	Nüchternglukose ≥ 126 mg/dl (7,0 mmol/l)**	Zufällig bestimmte Glukosewerte ≥ 200 mg/dl (11,1 mmol/l) mit Symptomen***	2-h-Glukosewert ≥ 200 mg/l****
Gestörte Glukosehomöostase	Pathologische Nüchternglukose ≥ 110 und <126 mg/dl	Gestörte Glukosetoleranz = 2-h-Glukose ≥ 140 und <200 mg/dl	
Normal	Nüchternglukose <110 mg/dl	2-h-Glukose < 140 mg/dl	

* die Nüchternglukose ist der bevorzugte Test zur Sicherung der manifesten Krankheit, aber auch eines der beiden anderen Kriterien sichert die Diagnose. Bei Fehlen einer eindeutigen Hyperglykämie mit akuter metabolischer Entgleisung sollte einer von diesen 3 Tests jeweils an einem unterschiedlichen Tag durchgeführt werden, um die Diagnose zu sichern.

** Die Bestimmung des Nüchternglukosewertes setzt voraus, daß eine mindestens 8stündige Nahrungskarenz vorausging.

*** Zufällige Bestimmung: jede beliebige Tageszeit, unabhängig von der Nahrungsaufnahme; die klassischen Symptome sind die Polyurie, Polydipsie und ein unerklärter Gewichtsverlust.

**** Ein oraler Glukosetoleranztest (oGTT) sollte mit 75 g Glukose gelöst in Wasser durchgeführt werden. Für die Routinediagnostik wird der oGTT nicht empfohlen.

Anmerkung: Bei der in Deutschland zumeist üblichen Verwendung von Vollblut zur Glukosebestimmung müssen ca. 10% von den in der Tabelle angegebenen Plasmaglukosespiegeln abgezogen werden, um zu relevanten Kriterien zu gelangen. Beispiel: Normale Nüchternglukosewerte im Vollblut dürfen demnach 98 mg/dl nicht überschreiten.

Tabelle 12.3. Selbstkontrolle: Therapieform und täglicher Aufwand (BZ = Blutzucker) [14]

Diabetestyp	Therapieform	Maßnahmen
Typ-2-Diabetes	Diät	wiegen, 1 mal Urinzucker, postprandial
Typ-2a-Diabetes	orale Antidiabetika	wiegen, 2 mal Urinzucker, nüchtern/postprandial
Typ-2b-Diabetes	Insulin nach Sekundärversagen	wiegen, 3 mal Urinzucker, (BZ nüchtern möglich)
Typ-1-Diabetes stabil einstellbar	Insulin	wiegen, 4 mal Urinzucker, BZ nüchtern
Typ-1-Diabetes instabil	Insulin	wiegen, BZ 1–4 mal tgl. je nach Insulintherapie, Azeton bei BZ-Werten über 300 mg/dl

zur Verbesserung der Einstellung. Daraus ergibt sich für den Patienten ein höheres Maß an Eigenverantwortung. Der Diabetiker ist eher bereit, mit dem Arzt vertrauensvoll zu kooperieren, er erlebt mehr Freizügigkeit in der Lebensführung und darf dank verbesserter Einstellung einer höheren Lebenserwartung sicher sein. Allerdings setzt dies eine gewisse Intelligenz des Patienten voraus. Durch die Selbstüberwachung können v.a. die kurzen Zeitbereiche der Stoffwechselkontrolle erfaßt werden. Für die Beurteilung der Stoffwechselgüte ist jedoch die Gesamteinstellung über längere Zeit von größerer Bedeutung (Übersicht 40).

> **!** Selbstkontrolle muß grundsätzlich mit Arztkontrolle kombiniert sein.

Im Kontrollbereich des Arztes hat sich die Bestimmung des Langzeitzuckers oder des Zuckergedächtnisses, des HbA1c (Glyko-Hb), bewährt.

> **!** Durch die Höhe des HbA1c-Wertes kann das Risiko, Folgeerkrankungen des Diabetes zu erleiden, am besten abgeschätzt werden (UKPDS-Studie).

Die United Kingdom Prospektive Diabetes Study (UKPDS) wurde 1976 mit dem Ziel initiiert, eine Antwort auf die Frage zu geben, ob mikro- und makrovaskuläre Folgeerscheinungen des Diabetes mellitus durch eine verbesserte Blutzuckereinstellung sowie eine enge Führung der Blutdruckwerte verringert werden können. Daneben sollte die Therapiesicherheit der Behandlung des Typ-2-Diabetes beurteilt werden [257a].

Nicht der Blutzuckerwert allein charakterisiert die Schwere der Zuckerkrankheit, sondern das Zusammentreffen mehrerer Faktoren, die schließlich zu einer Blutzuckerentgleisung führen können. In diesem Sinne gilt auch heute noch der Satz von William Osler (1849–1919):

Übersicht 40

Empfehlungen zur ärztlichen Diabeteslangzeitkontrolle von Typ 1 und Typ 2b (Bergis 1989, pers. Mitteilung)

Typ-1-Diabetes
- Mit Selbstkontrolle:
  1 mal/Quartal: Größe, Gewicht, Blutdruck, Urinstatus, Blutzucker spontan, Meßvergleich der selbst erhobenen Laborbefunde mit denen in der Arztpraxis, HbA1c; 1 mal/Jahr: Status des Nervensystems[a] und der Augen, Lipidprogramm; Zusatzuntersuchungen bei Mikroalbuminurie, hier Nierenfunktionsprüfung!
- Ohne Selbstkontrolle:
  Keine der Norm nahe Einstellung erreichbar! Vorschlagsweise alle 4 Wochen: Laborkontrolle wie oben, dazu Blutzuckertagesprofil. Dieses Vorgehen ist jedoch keine brauchbare Methode zur Insulindosisanpassung und Stoffwechselverbesserung; Spätsyndrom wahrscheinlich!
- In der Gravidität:
  Ohne Selbstkontrolle Normalisierung des Blutzuckers nicht möglich! 4wöchige Protokollbesprechung zur Insulindosisanpassung, besonders zwischen 2. und 3. Trimenon.

Typ-2b-Diabetes
- Selbstkontrolle (Harnzuckermessung) unverzichtbar!
  1 mal/Quartal: Größe, Gewicht, Blutdruck Urinstatus (Mikroalbuminurie?), Meßvergleich der selbst erhobenen Laborbefunde mit denen in der Arztpraxis, HbA1c; 1 mal/Jahr: Status des Nervensystems[a] und der Augen, Lipidprogramm; Zusatzuntersuchungen bei Mikroalbuminurie, hier Nierenfunktionsprüfung!
- Bei Insulintherapie: gleiche Empfehlungen wie bei Selbstkontrolle.
- Chronische Entgleisungen: Azetonmessung zur Frage der Ketoazidosegefahr.

---

[a] Zur Untersuchung des „Nervensystems" gehört in der Allgemeinpraxis: Palpation (Hauttemperatur und -feuchtigkeit, Fußpulse); Prüfung der Sensibilitätsqualitäten (Oberflächensensibilität: kutane Berührungs-, Schmerz- und Temperaturreize; Tiefensensibilität: Bewegungs-, Lage- und Vibrationsempfinden). Instrumente: Wattebausch und Monofilament nach Semmes-Weinstein zur Untersuchung des Druck- und Berührungsempfindens (10 g Druck auf der Plantarseite des Metatarsale II im Bereich des Zehenballens), Nadelrad, Kalt-warm-Stab sowie Stimmgabel (128 Hz) nach Rydel-Seiffer zur Prüfung der Vibrationsempfindung (Pallästhesie).

„Es ist wichtiger zu wissen, welcher Diabetiker welche kritischen Blutzuckerwerte hat, als zu wissen, welche kritischen Blutzuckerwerte ein Diabetiker haben kann."

12.1.7
Diabetisches Fußsyndrom

Im Rahmen einer diabetischen *Polyneuropathie* kann es aufgrund der gestörten Schmerzwahrnehmung und des Taubheitsgefühls zu schwerwiegenden Komplikationen kommen. Ein *diabetisches Fußsyndrom* kann viele Ursachen haben wie sensomotorische bzw. autonome Neuropathie, bakterielle und Pilzinfektionen sowie Verletzungen, bei 80% aller Betroffenen ist die sensomotorische Neuropathie führend. Jährlich werden immer noch 25.000-28.000 diabetesbedingte *Amputationen* verzeichnet, mit steigender Tendenz.

Der Hausarzt muß daher möglichst früh an eine *Neuropathie* denken und sie von einer arteriellen Durchblutungsstörung unterscheiden (Tabellen 2.4 und 12.8).

> ! Die häufig bei Diabetikern mit Fußproblemen angenommene *Mikroangiopathie* ist von eher untergeordneter Bedeutung, weitaus häufiger ist die *Makroangiopathie*.

Als weitere Folge der sensomotorischen Störungen und der sich daraus entwickelnden *Fehlbelastung* können Gelenkstörungen entstehen, die bei jedem Schritt – auch ohne daß der Betroffene etwas bemerkt – die gesamte Fußarchitektur zerstören und zur *Osteoarthropathie* führen. Für die Bewertung möglicher Fußläsionen und zur Einschätzung des Ausmaßes der Gefährdung hat sich in den letzten Jahren die *Stadieneinteilung nach Wagner* (Tabelle 12.4) bewährt.

Tabelle 12.4. Stadieneinteilung nach Wagner zur Beurteilung des diabetischen Fußes

Stadium	Läsion
0	Risikofuß, keine offene Läsion
I	Oberflächliche Läsion
II	Läsion bis zur Gelenkkapsel, Sehnen oder Knochen
III	Läsion mit Abszedierung, Osteomyelitis, Infektion der Gelenkkapsel
IV	begrenzte Vorfuß- oder Fersennekrose
V	Nekrose des gesamten Fußes

Das diabetische Fußsyndrom wird heute standardisiert behandelt. Das *Therapieregime* beruht auf folgenden Säulen:
- konsequente Druckentlastung;
- adäquate Wundbehandlung;
- gezielte systemische antibiotische Behandlung;
- Optimierung des Stoffwechsels (Blutglukose, Lipide);
- Nikotinkarenz;
- nach Möglichkeit Verbesserung der Durchblutungssituation (z.B. rheologische Maßnahmen);
- regelmäßige Fußinspektion und orthopädietechnische Versorgung;
- Patientenschulung, Fußpflege;
- wünschenswert: mindestens jährliche Überprüfung der Druckmessung im Schuh (Pedographie).

12.2
Uncharakteristische Kopfschmerzen, Migräne

Von *uncharakteristischen Kopfschmerzen* (A) spricht man in der allgemeinmedizinischen Fachsprache dann, wenn sich dafür keine äußere Ursache (z.B. Schädelprellung, Blutdruckkrise, exzessiver Alkohol- und Nikotingenuß, Überarbeitung) und auch kein sonstiger Befund (z.B. Fieber, Druckschmerz über den Nasenhöhlen, Entzündung im Bereich der Zähne, Refraktionsanomalie) finden läßt.

Als charakteristischer Kopfschmerz wird dagegen in der allgemeinmedizinischen Fachsprache die *Migräne* (C) bezeichnet. Typisch für die Migräne ist der einseitige Kopfschmerz, der anfallsartig, mit Geräuschempfindlichkeit, Lichtscheuheit, Übelkeit, Erbrechen, Sehstörungen usw. in wechselnder Kombination und Intensität in Erscheinung tritt.

Insgesamt betrachtet lassen sich von den Kopfschmerzfällen an der ersten ärztlichen Linie nur wenige einer Migräne zwanglos zuordnen. Es gibt Fälle von Migräne, in denen die Abgrenzung zum uncharakteristischen Kopfschmerz lange Zeit unmöglich ist.

12.2.1
Situationshypothese

Schematische Einteilungsversuche der Kopfschmerzen, wie sie im spezialistischen Bereich bekannt sind (z.B. vaskuläre, Spannungs-, Intoxikations-, Traktionskopfschmerzen, neuralgische Kephalgie), haben sich bisher für die Belange der Allgemeinmedizin als nur wenig brauchbar erwiesen. Dazu ist die Präsentation der diversen Kopfschmerzformen oft zu uncharakteristisch; solche (spezialistischen) Diagnosen werden normalerweise erst am Ende einer langen Kette vielfältiger diagnostischer Bemühungen formuliert. Der Allgemeinarzt dagegen ist gezwungen, rasch zu beraten und zu einer vertretbaren diagnostischen Bewertung seines Beratungsergebnisses zu kommen. Er geht also von einer *Situationshypothese* aus und nicht von einer *Diagnose*.

Die Situationshypothese findet in der Klassifizierung des Falles ihren Ausdruck. Sie ist wie folgt definiert:
- Die Situationshypothese ist das Ergebnis der bewußten statistischen und prognostischen Bewertung von abwartend offenbleibenden Fällen in der Allgemeinmedizin. Sie schafft die Voraussetzungen für eine vertretbare Therapie ohne Diagnosestellung [33].

12.2.2
Fällestatistik

Bekanntlich gibt es viele Leute, die zwar gelegentlich von Kopfschmerzen befallen sind, aber niemals einen Arzt beanspruchen.

Uncharakteristische Kopfschmerzen nahmen sowohl in den 1950er [31] als auch Ende der 1970er Jahre [37] sowie in den 1980er und 1990er Jahren [151] einen hohen Häufigkeitsrang im Krankengut ein (10 bzw. 16 bzw. 13 bzw. 27). Frauen waren dabei öfter betroffen als Männer. In der Allgemeinpraxis kommen auf jeden Dauerkopfschmerzpatienten jährlich 2 neue Kopfschmerzfälle uncharakteristischer Art, d.h. nur jeder dritte wird zum Dauerfall.

In den allgemeinmedizinischen Statistiken sind doppelt soviele Frauen wie Männer von Migräne betroffen [37]. In den 1970er Jahren nahm das Beratungsergebnis „Migräne" Rang 146 ein, in den 80er Jahren war es Rang 119 und in den 1990er Jahren [237] Rang 240 bzw. 224 [56a]. Das Verhältnis von Kopfschmerzfällen zu Migränefällen betrug in der Statistik der 1970er Jahre 11,5‰ : 1,6‰.

12.2.3
Klassifizierung von Symptomen

Bei rund einem Viertel aller Beratungsergebnisse des Allgemeinarztes steht dominierend ein einziges Krankheitszeichen im Vordergrund (s. Abb. 1.2, S. 15). Hat die Diagnostik keinerlei andere nennenswerte Symptome ergeben, so wird dieses Symptom als Beratungsergebnis (BE) klassifiziert (= Symptomklassifizierung). Typische Beispiele für eine Symptomklassifizierung sind:
- Uncharakteristischer Kopfschmerz (A),
- Uncharakteristischer Schwindel (A) (vgl. B 5.8),
- Kreuzschmerzen (A/B) (vgl. B 2.4).

Neben diesem Symptom darf – das sei nochmals betont – kein nennenswertes, anderes, mit der Beratungsursache (BU) zusammenhängendes Krankheitszeichen festgestellt worden sein.

12.2.4
Intuition und Programmierte Diagnostik

Die Beratungsursache (BU) „Kopfschmerzen" soll als Beispiel dienen, mit welchen verschiedenen diagnostischen Methoden der Allgemeinarzt an dieses Beratungsproblem herangeht oder herangehen sollte:
- Intuitive direkte Diagnostik,
- Programmierte allgemeinmedizinische Diagnostik.

Die *direkte Diagnostik* ist der Versuch, eine Beratungsursache (in unserem Fall Kopfschmerzen) *primär*, *unmittelbar* und *intuitiv* einem Krankheitsbegriff (Migräne, Sinusitis frontalis, Kater nach Alkoholabusus) zuzuordnen. Diese direkte Diagnostik ist ein absolutes Minimum, das der Allgemeinarzt nicht unterschreiten darf (vgl. B 7.1). Sie enthält auch stets die wichtigsten Elemente der Falsifizierung („Es sieht so aus wie..., aber was ist es wirklich?").

Die *Programmierte allgemeinmedizinische Diagnostik* anhand von Checklisten ist ein allgemeinmedizinisches, spezifisches Werkzeug, mit dem der Allgemeinarzt bei seinen Problemfällen primär so effektiv arbeiten kann, daß dabei das *typische und atypische Häufige* ebenso wie das *abwendbare Gefährliche* durch die Falsifizierung möglichst umfassend berücksichtigt wird. Erfahrungsgemäß sind die meisten Fälle, die sich uncharakteristisch präsentieren, nach der Programmierten Diagnostik weiterhin uncharakteristisch. Dennoch bleiben bekanntlich abwendbar gefährliche Seltenheiten, wie beispielsweise ein Gehirntumor oder ein Glaukom, längere Zeit unerkannt. Der Arzt darf den unter dem Begriff „Uncharakteristische Kopfschmerzen" offengebliebenen Fall niemals als abgeschlossen betrachten; er muß solange diagnostische Kontrollen verabreden, bis er sicher sein kann, daß es sich tatsächlich um ein harmloses Geschehen handelt.

Solange es nicht in ausreichender Menge Richtlinien gibt, wird der Allgemeinarzt gezwungen sein, bei der

Tabelle 12.5. Wesentliche Unterschiede zwischen Programmierter allgemeinmedizinischer Diagnostik und individueller, intuitiver Routine [54]

Programmierte allgemein medizinische Diagnostik	Individuelle intuitive Routine
Standardisierte Fragen und standardisierte Untersuchung	Regelmäßiges Vergessen und Wiederholen derselben Fragen
Optimum an Zeit und Maximum an Information	Minimum an Zeit bei fragwürdiger Information
Optimale Dokumentation	Mangelhafte bis Nulldokumentation
Keine Konzentration auf die intuitive Produktion wichtiger Fragen	Höchste Konzentration auf intuitive Produktion der wichtigsten Fragen
Optimale Anwendungsmöglichkeit für EDV	EDV-mäßig nur für den einzelnen Arzt verwertbar, da Individuelles nicht für die Allgemeinheit standardisiert werden kann.

Masse seiner Beratungen intuitiv vorzugehen. Dabei wirken sein anerzogenes Wissen und (später) seine Berufserfahrung sowie auch der „gesunde Menschenverstand" zusammen. Klarerweise schneidet hier der gewissenhafte, erfahrene Arzt am besten ab [37].

Wesentliche Unterschiede zwischen Programmierter allgemeinmedizinischer Diagnostik und intuitiver direkter Diagnostik sind in Tabelle 12.5 dargestellt.

12.2.5
Praktisches Vorgehen

Eine komplette Anamnestik und Durchuntersuchung sind in der Praxis nicht realisierbar. Ebensowenig ist es möglich, jeden Kopfschmerzfall zur Abklärung der Reihe nach zum Ophthalmologen, zum Hals-Nasen-Ohrenarzt, zum Neurologen, zum Psychiater, zum Experten für bildgebende Verfahren und in andere fachärztliche Bereiche zu überweisen. Dies ist auch gar nicht erforderlich. Das *Risiko* zu schaden, wird für den Allgemeinarzt entscheidend dadurch herabgesetzt, daß – zumindest bei jedem neuen Fall von Uncharakteristischem Kopfschmerz – die Checkliste einsetzt („Kopfschmerz-Programm" Nr. 70; Übersicht 41).

Die Programmierte Diagnostik muß jedoch nicht in derselben Beratung erfolgen, wenn keine Dringlichkeit vorliegt, sondern sie kann auch auf 2 oder 3 nicht zu weit auseinanderliegende Konsultationen verteilt werden.

Der Allgemeinarzt, der nach eigenem Gutdünken Fragen stellt und den Patienten untersucht, ist selbstverständlich ebenso bestrebt, die wichtigsten Abwendbar gefährlichen Verläufe zu bedenken, bevor er eine Behandlung einleitet; nur kann er dies bei weitem nicht mit derselben Gründlichkeit tun wie mit einem Programm.

Die Überweisung in den spezialistischen Bereich geschieht heute, ohne daß dafür bindende Richtlinien existieren würden.

In den letzten Jahren wurden hochwirksame Migränemedikamente für die Akutbehandlung entwickelt; seither ist der Stellenwert der *medikamentösen Migräneprophylaxe* gesunken. Solche Mittel erfordern eine regelmäßige Einnahme. Als Indikationen für eine Prophylaxe können gelten [90a]:
- mindestens 24 Migräneattacken pro Jahr;
- mindestens 2maliges Auftreten eines Status migraenosus;
- mindestens 2maliges Auftreten einer Migräne mit prolongierter Aura;
- mindestens 1maliges Auftreten eines migränösen Infarktes;
- mangelndes Ansprechen bei schweren Migräneattacken auf Medikamente zur Attackenkoupierung.

12.3
Varizen

Oberflächliche *Krampfadern* (*Varizen*) (C/D) und ein „offenes Bein" (vgl. B 7.5) kann bereits der Laie ohne Schwierigkeiten erkennen. Die Verbreitung und damit auch die Bedeutung von Erkrankungen, die möglicherweise auf das Gefäßsystem hinweisen, werden daran ersichtlich, wie sehr der Allgemeinarzt im Unausgelesenen Krankengut seiner täglichen Sprechstunde damit konfrontiert wird (Tabelle 12.6).

Tabelle 12.6 belegt neben dem hohen Rang dieser Beratungsergebnisse auch die Bevorzugung des weiblichen Geschlechts. Bei allen 3 Beratungsergebnissen wird primär die intuitive direkte Diagnostik (vgl. B 12.2.4 und Tabelle 12.5) angewandt.

12.3.1
Überlappung der Fachgebiete

Was bereits bei B 3.6.2 am Beispiel des Panaritiums (Abb. 3.1) zur Überlappung der Fachgebiete gesagt wur-

> **Übersicht 41**
>
> Checkliste Nr. 70 „Kopfschmerz-Programm" [42]
>
> **Programm**
> – für die allgemeinmedizinische Diagnostik bei Uncharakteristischen Kopfschmerzen als alleinige Beratungsursache. (Braun u. Mader 2001)
>
> **Subjektiv**
> **Beratungsursache**
> erster Eindruck
> Kopfschmerz seit
> gleich/besser/schlechter
> frühere Diagnostik
> frühere Bezeichnung
> frühere Therapie
> jetzt seit
> Intervalle
> Kopfschmerzen einseitig (Lokalisation)
>   an der (den) Schläfe(n)
> Start durch Aufregung/Unfall/Erkältung
> täglich/jahreszeitlich auftretend/Aura
> arbeitsunfähig
> Dauer-, Anfallsschmerz/
>   Begleitsymptome
> Tageszeit des Auftretens/nachts
> Erbrechen/Polyurie
> drückend/hämmernd/Sonstiges
> Intensität
> innen/außen/lokalisiert
> Glaukomzeichen/migräneartig
> Schlaf/Träume
> Appetit
> familiäre Belastung/Allergien
> schlechter/ausgelöst durch
>   Witterungsänderung/
>   Wärme/Kälte/
>   Fernsehen/Bildschirm/Lesen/Brille/Beruf/
>   Körperhaltung!/Licht/Lärm/
>   Anstrengung/Aufregung/Streß/Schule/
>   Medikamente/Pille/Gifte/
>   Menses/Schnarchen/
>   Rauchen/Alkoholika/Kaffee/
> Sonstiges
>
> besser durch Kaffee/Tee/Medikamente/
>   Ruhe/Frischluft/Bewegung/Sonstiges
> chronische Krankheiten
> Miktion/Stuhl/Menses
> Ängste
> Vermutung über Ursache/Art
> Selbstbehandlung
> Sonst noch
>
> **Objektiv**
> Psychisch auffällig
> Hinweis für Organerkrankung
> Halswirbelsäule (Druck, Beweglichkeit)
> Belastung Schädel (Trigeminus)
> Druck auf die Augenbulbi
> Blindgang/Intentionstremor
> Augendruck (Vorderkammern)
> Augenfundus
> Sehvermögen
> Nasen-, Rachenraum
> Nasennebenhöhlen
> Otoskopie
> Blutdruck/Puls
> Urin
> BSG (BKS)
> sonstiges Labor
> Echo/EEG
> Röntgen (Schädel, HWS, Zähne)
> CT/Kernspin
>
> **Beratungsergebnis**
>
> **Maßnahmen**

Tabelle 12.6. Rang und Häufigkeit jener Beratungsergebnisse, die auf das Gefäßsystem hinweisen können; dargestellt im Krankengut der Jahre 1977–1980 [37], aufgeschlüsselt nach Geschlecht und Altersgruppen im Vergleich zum Vierjahresmaterial der Jahre 1955–1959 aus derselben Praxis [31]. Zum Vergleich der Rang für die Jahre 1983–1988 [151] sowie 1991–1996 [56a]. (*Keine Angabe bzw. a: Nicht regelmäßig häufig*)

1991–1996 Rang	1983–1988 Rang	1977–1980 Rang	1954–1959 Rang	Beratungsergebnis	Gesamt-zahl	m.	w.	1977–1980 Altersgruppen (Jahre)			
								0–14	15–44	45–64	> 65
26	40	25	73	Varizen	67	8	59	0	11	34	22
52	37	30	46	Thrombophlebitis	57	8	49	0	14	21	22
84	79	65	66	Ulcus cruris	29	11	18	0	3	15	11
75	140	121	–	Arterielle Verschlußkrankheiten	15	10	5	0	0	6	9
95	88	150	198	Beinkrämpfe	12	4	8	0	2	7	3
–	–	232	261	Akuter arterieller Extremitätenverschluß	5	0	5	0	0	0	5
–	298[a]	241	–	Raynaud-Krankheit	5	3	2	1	0	2	2
–	279	311[a]	174	Muskelkrämpfe	2	2	0	0	1	1	0

de, läßt sich auch am Beispiel der Krampfadern illustrieren:

Verschiedene medizinische Spezialgebiete beanspruchen für sich die Diagnostik und Therapie der Varizenerkrankungen (z.B. die Dermatologie, innere Medizin, Chirurgie, Phlebologie, Gynäkologie). Die Krankheiten „gehören" jedoch *allen* Fächern.

Der Versuch, die ärztlichen Fachangebote gegeneinander abzugrenzen, resultiert aus pragmatisch gewählten Einteilungsprinzipien.

12.3.2
Patientenklage und Selbstmaßnahmen

Für den Hausarzt ist es immer wieder erstaunlich, mit welcher Geduld, Gleichgültigkeit oder Resignation („Es hilft ohnedies nichts") manche Betroffene oft über Jahre hinweg ausgeprägte Venenleiden hinnehmen und ertragen. Andererseits fühlen sich viele Menschen bereits durch vergleichsweise geringfügige Venenveränderungen (z.B. Besenreiser) ästhetisch berührt und suchen den Rat des Arztes.

Sehr viele Beschwerden werden vom Patienten mit einer Venenerkrankung bzw. mit einem „Krampfadernleiden" in Verbindung gebracht, z.B. dicke Beine, anhaltendes Schweregefühl und Müdigkeit in den Beinen, abendliches Anschwellen der Knöchelpartie, Unruhe in den Beinen (besonders bei stehenden Berufen und während der Sommermonate), Knöchelschwellungen nach längeren Autoreisen oder nächtliche Wadenkrämpfe.

Dagegen kennt jeder praktizierende Arzt zahlreiche Patienten beiderlei Geschlechts, die ausgeprägte Varizenkonvolute an Ober- und/oder Unterschenkeln aufweisen und die weder darüber klagen noch sich in ihrem Schönheitsempfinden beeinträchtigt fühlen (Abb. 12.3 und 12.4).

Häufig werden verschiedene Selbstbehandlungsmaßnahmen angewandt. Sie reichen vom Einbinden über Abreiben mit Franzbranntwein bis zur Anwendung von Salben oder Tabletten mit pflanzlichen Inhaltsstoffen; abenteuerlich muten manche Hilfsmittel der Laien gegen „offene Beine" an, z.B. Tierfette oder das Aufbinden kupferner Münzen.

12.3.3
Thrombophlebitis-Bilder

Bestimmte Punkte am Bein, die auf Druck schmerzhaft sind, bedeuten eine entscheidende Hilfe in der Frühdiagnostik und haben sich in jahrzehntelanger Praxis als

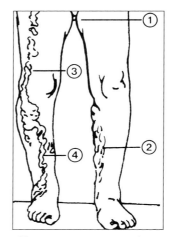

Abb. 12.3. Stammvarizen der V. saphena magna. Linke untere Extremität: Varikosis des Stammes der V. saphena magna mit Krosseinsuffizienz (1) und besonders stark entwickelten Varizen der Innenseite des Unterschenkels (2). Rechte untere Extremität: Krosseinsuffizienz ohne Varizen des Stammes der V. saphena magna, jedoch Varizen der V. saphena accessoria lateralis (Semicircularis-Varikosis, (3) auf der Vorderseite des Oberschenkels und der Außen- und Vorderseite des Unterschenkels (4)

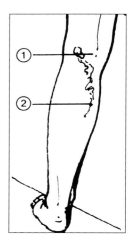

Abb. 12.4. Stammvarizen der V. saphena parva. Varizenkonvolut der linken Kniekehle bedingt durch eine Krosseinsuffizienz (1). Hier ist nicht eine Stammvene, sondern eine auf der Wade innen verlaufende V. communicans varikös ausgebildet (2)

brauchbar erwiesen (Abb. 12.5). Ihre Entwicklung geht den pathologischen phlebographischen Befunden voraus. Im wesentlichen handelt es sich hier um perivasale, entzündliche Infiltrate, um subfasziale und interstitielle Ödeme und um statisch bedingte Myogelosen.

Ob die oberflächlich gelegenen Venen auch entzündet sind, läßt sich oftmals in einfacher Weise feststellen: Die Stränge sind gerötet, leicht erhaben, infiltriert und äußerst druckschmerzhaft. Das Allgemeinbefinden des Patienten muß nicht, kann aber gestört sein.

Ausnahmsweise gestaltet sich die Diagnostik einer (oberflächlichen) *Thrombophlebitis* (*oberflächliche Venenentzündung*) (C) nicht so einfach, wenn Rötung und Infiltration fehlen und lediglich lokale Druckschmerzhaftigkeit besteht. Dies kann beispielsweise im Bereich der Kniekehle, der Wade oder des Unterarmes der Fall sein. Hier muß auch an eine Affektion benachbarter Strukturen (z.B. Meniskus, Muskeln, Sehnen) gedacht werden.

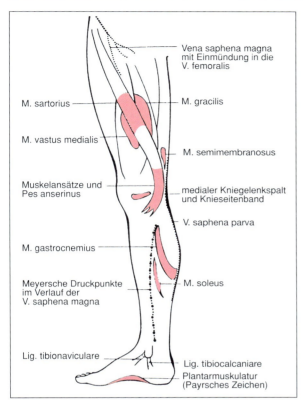

Abb. 12.5. Druckschmerzpunkte bei Venenthrombose und latenter, tiefer Phlebitis [101]

sind die *Phlebothrombosen* (*tiefe Venenentzündungen*) (C) Vorkommnisse, mit denen der Allgemeinarzt in einer Durchschnittspraxis höchstens 1- oder 2 mal jährlich konfrontiert wird.

Das „Bild einer Phlebothrombose" ist immer unter dem Aspekt eines Symptoms einer übergeordneten Erkrankungen zu sehen (*Achtung:* Abwendbar gefährlicher Verlauf!). Als Grundleiden kommen v.a. raumfordernde Prozesse im Bauchraum in Frage (z.B. Kolon, Pankreas, Niere, Prostata, weibliches Genitale). Aber auch Operationen, Schwangerschaft und Entbindung sowie Traumen können der Erkrankung vorausgehen, die auch nach längerer Stase bei Reisen auftritt („Thrombose des ersten Ferientages"; [97]).

Bei Bildern, die an eine *tiefe Venenentzündung* denken lassen (livide Schwellungen an der unteren Extremität oder vermehrter Umfang im Vergleich zum anderen Bein oder Schmerzen an der Fußsohle), sollten unverzüglich anhand des „Thrombose-Programms" Nr. 76 die Fragen gestellt und der Untersuchungsgang eingeschlagen werden.

Die körperliche Untersuchung umfaßt die Prüfung auf Druckschmerz in der Kniekehle, Wadenschmerz bei Dorsalflexion des Fußes und Kulissendruckschmerz (Abb. 12.6, 12.7 und 12.8). Zur vertieften Diagnostik empfiehlt sich als nichtinvasive Methode die Farbduplexaufnahme (Abb. 12.9 und Farbtafel V, Abb. 21 und 22).

Im spezialistischen Bereich stehen verschiedene Methoden in der Diagnostik der Befundabklärung vor operativen Eingriffe an den Venen zur Verfügung.

Bei der Wahl der Therapie von Venenleiden sollte der Hausarzt jene Maßnahmen bevorzugen, die durch konsequentes Wickeln über eine Entstauung des „dicken Beins" (= Ödem) zu einer erheblichen Beschwerdelinderung führen können.

Sind die Klappen der Stammvarizen suffizient (negativer Trendelenburg-Test), soll man die variköse Äste *veröden*; sind sie insuffizient (positiver Trendelenburg-Test), dann ist die Indikation zur *Operation* gegeben.

12.3.4
Phlebothrombose-Bilder

Während die Thrombophlebitiden im allgemeinmedizinischen Krankengut einen Rang zwischen 30 und 40 einnehmen, also relativ häufig vorkommen (Tabelle 1.1),

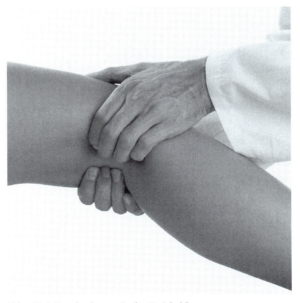

Abb. 12.6. Druckschmerz in der Kniekehle

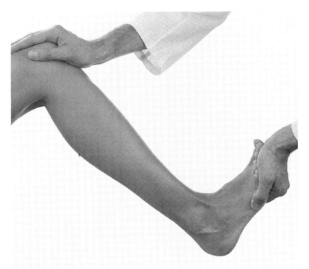

Abb. 12.7. Wadenschmerz bei Dorsalflexion des Fußes

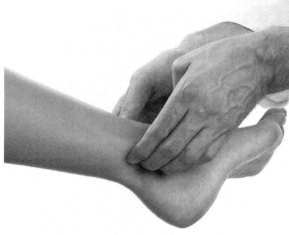

Abb. 12.8. Kulissendruckschmerz

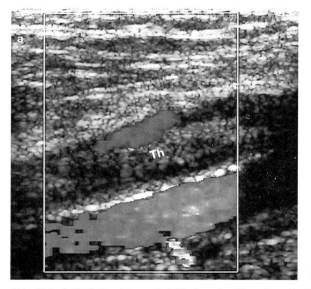

Abb. 12.9a, b. 55jähriger Mann mit 2 Wochen alter Thrombose der V. poplitea links, teilrekanalisiert. (*a*)Längsschnitt, (*b*) Querschnitt. Farbduplexaufnahme. Mögliche Ursache: 6stündige Autofahrt. In den Bildern *a* und *b* oben: V. poplitea mit durchströmtem Restlumen; in der Mitte der Abbildungen *a* und *b*: Thrombus (Th) von mittlerer (*a*) bzw. geringer (*b*) Echodichte. Unten in den Abbildungen *a* und *b*: A. poplitea, frei durchgängig. Farbige Wiedergabe im Anhang auf Farbtafel V, S. 372;

Mit thromboembolischen Komplikationen muß der Hausarzt auch im Rahmen der *postoperativen Nachsorge* vermehrt rechnen, nachdem sich die Verweildauer im Krankenhaus bei kleineren und mittleren Eingriffen im operativen Bereich in den letzten Jahren deutlich vermindert hat. Neben den operativen Risiken (sind durch den Operateur zu beurteilen) müssen dispositionelle Risikofaktoren für thromboembolische Komplikationen auch durch den Hausarzt bedacht werden (Tabelle 12.7).

Tabelle 12.7. Dispositionelle Risikofaktoren für thromboembolische Komplikationen nach Operationen. (Nach Grundlagen der Chirurgie 1997)

- Frühere Thrombosen bzw. Embolien.
- Thrombophilie.
- Immobilisation.
- Maligne Grunderkrankung.
- Übergewicht.
- Alter über 40 Jahre.
- Gravidität.
- Postpartale Phase.
- Ovulationshemmer.
- Varikosis.

Bei der *Thromboembolieprophylaxe* unterscheidet man die medikamentöse Prophylaxe von den physikalischen Methoden wie
- frühe und ausgiebige Mobilisation,
- Hochlagern der Beine,
- Wickeln der Beine mit elastischen Binden,
- evtl. Kompressionsstrümpfe.

Für die *medikamentöse Prophylaxe* stehen 3 verschiedene Substanzklassen für folgende wesentliche Anwendungsgebiete zur Verfügung:
- *Thrombozytenfunktionshemmer:*
  - transitorisch ischämische Attacken (TIA),
  - instabile Angina pectoris,
  - Herzinfarktprophylaxe bei KHK-Patienten.
- *Cumarin-Derivate:*
  - Thromboserezidivprophylaxe,
  - Langzeitbehandlung nach Herzinfarkt bei erhöhtem Risiko bei Thromboembolien,
  - chronisches Vorhofflimmern,
  - künstliche Herzklappen.
- *Heparine:*
  - Thromboseprophylaxe,
  - Therapie der Beinvenenthrombose,
  - Therapie der instabilen Angina pectoris,
  - Antikoagulation bei Hämodialyse und Hämofiltration.

Azetylsalizylsäure ist zur Vermeidung von venösen Thrombosen nach dem derzeitigen Stand der Literatur nicht geeignet. Als schwerste Nebenwirkung der niedermolekularen Heparine gilt die *heparininduzierte Thrombozytopenie Typ II*.

12.3.5
Beinkrämpfe

Patienten, die von „*Beinkrämpfen*" (A) geplagt sind, suchen in den meisten Fällen den Arzt wegen dieser Beschwerden nicht primär auf, sondern erwähnen eher beiläufig das oftmals die Nachtruhe störende Übel.

In der Regel wurden bereits verschiedene Hausmittel (z.B. Einreibungen mit Franzbranntwein) mit mäßigem Erfolg angewandt. Diese besonders nachts im Liegen, meist intermittierend auftretenden schmerzhaften Muskelverhärtungen, verbunden evtl. mit Par- und Dysästhesien oder Einschlafen, können Bewegungsunruhe verursachen. Ziehende Schmerzen in den Muskeln bei „rest-less legs" gehen typischerweise ohne Krämpfe einher.

Im allgemeinen lassen sich bei solchen uncharakteristischen Bein- und insbesondere Wadenkrämpfen weder durch die Anamnese noch durch die Inspektion Traumen oder eine ausgeprägte Varikosis aufdecken.

Bei völlig unklaren *Muskelkrämpfen* (Krampi) (A) empfiehlt sich die Diagnostik mittels der Checkliste Nr. 80 („Muskelkrampf-Programm"), die in der Allgemeinmedizin selten benötigt wird.

12.3.6
Arterielle Verschlußkrankheit, Extremitätenembolien

Während die *arterielle Verschlußkrankheit* (*AVK*) im Krankengut der 1950er Jahre noch Rang 308 eingenommen hatte (und damit nicht regelmäßig häufig war; [31]), findet sich die AVK in den Statistiken Ende der 1970er Jahre und in den 1980er Jahren auf Rang 121 bzw. 140 [37]. Männer sind doppelt so häufig betroffen wie Frauen (Tabelle 12.6). In der Statistik der Pariser Allgemeinärzte Anfang der 1990er Jahre nimmt die AVK Rang 61 ein [237].

Der Hausarzt wird mit allen 4 Stadien der peripheren AVK konfrontiert, wie sie von Fontaine für die sog. *Makroangiopathie* vorgeschlagen wurden (Tabelle 12.8).

Die programmierte Checkliste Nr. 75 („Gefäßverschluß-Programm") ist als Checkliste für den Allgemeinarzt gedacht, schon beim geringsten Hinweis auf eine AVK den Einzelfall am Spektrum der wichtigsten Beschwerden und Krankheitszeichen zu messen. Im Gegensatz zur Makroangiopathie ist bei der sog. *Mikroangiopathie*, der periphere arterielle Pulsstatus meist regelrecht. Sie kann sich manifestieren als:

Retinopathie, Nephropathie oder Hautulzerationen.

Tabelle 12.8. Die 4 Stadien der peripheren arteriellen Verschlußkrankheit (AVK; sog. Makroangiopathie) nach Fontaine.	
Stadium	Merkmale
I	Beschwerdefreier Pulsausfall, apparative Diagnostik ergibt Hinweis auf arterielle Lumeneinengungen; subjektive Beschwerdefreiheit, körperlich voll belastbar
IIa	Latenzschmerz, d.h. Claudicatio intermittens mit Wegstrecken > 200 m
IIb	Beschwerdefreie Gehstrecke < 200 m
III	Ruheschmerzen, trophische Störungen obligat
IV	Gangränbildung

Akute Verschlüsse der Extremitätenarterien stellten regelmäßig häufige Ereignisse sowohl in den 1950er (Rang 261; [31]) als auch in den späten 1970er (Rang 219; [37]), aber nicht in den 1980er Jahren dar [151]. Bei solchen meist dramatischen Fällen dreht es sich an der ersten ärztlichen Linie weniger um diffizile diagnostische Überlegungen als darum, die Betroffenen bei entsprechendem „Aussehen wie ..." raschest einzuweisen. Charakteristisch sind für den akuten peripheren arteriellen Verschluß die „6 P", wie sie in der angelsächsischen Literatur beschrieben sind:
- **P**ain (peitschenartig einsetzender Dauerschmerz),
- **P**ulslosigkeit,
- **P**alor (Blässe der Extremität distal der Verschlußlokalisation),
- **P**arästhesien,
- **P**aralysis (Lähmungen) und evtl.
- **P**rostration (Schock).

! Größte Eile tut not! Die operative Rekanalisation muß innerhalb von 6 h eingeleitet werden.

Bei vasospastischen Erkrankungen, z.B. dem *Raynaud-Syndrom* (C), haben sich die Kalziumantagonisten per os und Nitropräparate, oral oder topisch appliziert, zur Verminderung der Anfallshäufigkeit bewährt.

12.4 Schlafstörungen/Schlaflosigkeit (Agrypnie)

Beunruhigende Schlafstörungen können in jedem Lebensalter auftreten. Gewisse Formen sind typisch für einzelne Altersgruppen, wie *Pavor nocturnus* bei Kindern und Jugendlichen, *Insomnie und Hypersomnie* im mittleren und höheren Alter.

Obwohl Schafstörungen zu den häufigen Beratungsergebnissen der Allgemeinpraxis zählen (Rang 28 bzw. 16 bzw. 20 im Krankengut der 1970er [37] bzw. 1980er [151] bzw. frühen 1990er Jahre [237]), suchen die davon Betroffenen vergleichsweise nur selten allein deswegen ihren Hausarzt auf. Meist wird das Problem obendrein nur als Rezeptwunsch präsentiert. Der Patient ist oft von falschen Vorstellungen über das Ausmaß des Schlafes geleitet. Er beklagt, daß er „die ganze Nacht wach im Bett liege", „jeden Glockenschlag höre" usw. Es handelt sich z.T. um ältere Menschen, die tagsüber zuviel schlafen, wodurch ihnen am Abend die Müdigkeit fehlt, oder die schon sehr früh ins Bett gehen (Langeweile als soziales Problem).

Der Ausdruck „*Schlaflosigkeit*" (A) wird vom Laien i.allg. für jede Beeinträchtigung bezüglich der Dauer, der Tiefe oder der Erholungseigenschaften des Schlafes gebraucht. Schlaftiefe und -dauer sind jedoch individuell sehr variabel. Daher stellt sich die schwierige Frage, ob die vorgebrachten Beschwerden als abnorm zu betrachten sind [105].

Dauert die Schlafstörung länger als 2 Wochen an, ist eine Programmierte Diagnostik mit dem „Schlaf-Programm" (Checkliste Nr. 71) durchzuführen, welche gleichermaßen auf körperliche und seelische Störungen ausgerichtet ist.

Der Hausarzt sollte sich hüten, vorschnell Schlafmittel – und schon gar nicht auf Dauer – zu verschreiben. So hat man z.B. erkannt, daß der weit verbreitete Gebrauch von Benzodiazepinen als Schlafmittel mit *unerwünschten Komplikationen* belastet ist:
- Sie können süchtig machen.
- Nach mittellangem Gebrauch kann eine Rebound-insomnie auftreten mit dem Zwang zur Dosissteigerung.
- Aktive Metaboliten deren biologische Wirkung 36–48 h anhalten kann, kumulieren [105].

Als *problematisch* wird es heute unter folgenden Überlegungen angesehen, Barbiturate zu verwenden:

Enge therapeutische Breite, mögliches Suizidrisiko, schwierige Reanimation bei Suizidversuchen, hohes Abhängigkeitspotential und Interaktion mit anderen Arzneimitteln durch Induktion arzneimittelabbauender Enzyme in der Leber (Schwabe 1990, pers. Mitteilung).

12.4.1 Tips zur Patientenführung

Der rasche Griff zum Rezeptblock löst langfristig nicht das Problem der Schlafstörung. Gerade der Hausarzt

sollte in der Langzeitbetreuung seiner Patienten mit Schlafstörung verschiedene *Tips und Regeln zur Schlafhygiene* zu vermitteln versuchen. Hier einige Beispiele (Finke in [139], [77]):
- Das Schlafdefizit ist meist geringer, als es vom Schlafgestörten vermutet wird.
- Ein entspanntes Im-Bett-Liegen ohne Schlaf besitzt durchaus erholende Wirkung.
- Mahlzeiten: abends nur leichte, evtl. frühzeitig eingenommene Mahlzeiten.
- Regelmäßigkeit: Zur gleichen Zeit zu Bett gehen und am Morgen aufstehen.
- Einschlafritual: Monotonie hilft beim Einschlafen.
- Körperliche Tätigkeit fördert Müdigkeit. Ab dem späten Nachmittag keine geistigen Spitzenleistungen, dafür Abendspaziergang.
- Kaffee, Tee und andere Stimulanzien können stören, Alkohol kann das Einschlafen erleichtern, jedoch den Schlafrhythmus beeinträchtigen.
- Lieber aufstehen, lesen, Radio hören oder fernsehen, als sich stundenlang im Bett wälzen.
- Training des vegetativen Nervensystems: warm und/oder kalt duschen.
- Schlafzimmer: Wohliges, nicht zu weiches Bett, Dunkelheit, Ruhe.
- Das über 15–30 min ausgedehnte Mittagsschläfchen programmiert die abendliche Schlafstörung.
- Erwartungsvolles Einschlafenwollen kann die Schlafstörung verstärken. Die paradoxe Intention: „Ich will gar nicht einschlafen" kann den Terror der Erwartungshaltung durchbrechen helfen.
- Der Patient sollte die Schlafstunden nicht nachrechnen.
- Die Aufmerksamkeit soll sich nicht auf das nächtliche Wachliegen konzentrieren, sondern auf die Bejahung des Wachseins am Tage.
- Wird Schlaf vom Organismus dringend benötigt, so setzt er sich auch gegen den Willen des Betroffenen durch.
- Eine medikamentöse Unterstützung kann durch pflanzliche Präparate erfolgen, z.B. Baldrian (Valeriana officinalis), Hopfen (Humulus lupulus), Melisse (Melissa officinalis), Passionsblume (Passiflora incarnata); mit Zurückhaltung auch chemische Substanzen, z.B. Neuroleptika (z.B. Atosil®, Melleril®, Truxal®) oder kurzfristig Tranquilizer (Benzodiazepinderivate wie Adumbran®, Mogadan®) oder sonstige Mittel wie Chloralhydrat. *Cave*: Barbiturate!

Durch Medikamente ist keine kausale Therapie von Schlafstörungen möglich. Der Schlaf kann vorübergehend bestenfalls „geborgt" werden. Nach Absetzen des Präparates muß die Schuld durch zeitweilige Schlafverminderung gleichsam zurückgezahlt werden.

12.5
Bilder von Masern, Röteln, Varizellen, Mumps, Scharlach

Bei disseminierten Ausschlägen, bevorzugt am Kopf und/oder am Oberkörper, mit und ohne Temperatur fordern viele besorgte Mütter ärztlichen Rat. Sie vermuten dabei häufig schon selbst, daß eine sog. „Kinderkrankheit" vorliegt. Dem liegen teils eigene Erfahrungen von anderen Fällen in der Familie, teils Berichte über ein gehäuftes Auftreten z.B. in Kindergärten, Schulen oder sonst in der Umgebung zugrunde.

Windpocken (*Varizellen*) (Farbtafel, S. 370f) präsentieren sich v.a. im „typischen Stadium" („Sternenhimmel") vergleichsweise „charakteristisch" und ermöglichen eine direkte Diagnostik (vgl. B 7.1, 12.2.4) (wichtig sind Effloreszenzen der behaarten Kopfhaut).

Masern- und Röteln-Bilder (C) können dagegen gerade im Anfangsstadium oftmals schwer gegeneinander abzugrenzen sein.

Am besten lassen sich die Bilder der häufigen Infektionskrankheit mit und ohne Ausschlag am Höhepunkt von Epidemien erkennen (Tabelle 12.9).

Mitunter gehen die Erkrankungshäufigkeiten vorbei, ohne daß selbst ein erfahrener Praktiker sagen könnte, ob er es nun mit Röteln, Masern oder mit keinem von beiden zu tun gehabt hatte.

Immer wieder sieht der Hausarzt Säuglinge und Kleinkinder, die ihm wegen hohen Fiebers vorgestellt werden, aber keine sonstigen Allgemeinerscheinungen bieten. Manchmal tritt dann bei diesen kleinen Patienten am 3. (oder 4.) Tag, wenn das Kind entfiebert, ein feinfleckiger blaßrosa Ausschlag vor allem am Stamm auf, so daß die Klassifizierung „Bild eines *Exanthema subitum*" (oder Pseudorubellae oder Roseola infantum) möglich ist. Das Exanthem selbst dauert meist 2 Tage.

Fieber sowie andere Allgemeinerscheinungen stehen bei Röteln-, Mumps- und Varizellen-Bildern gewöhnlich im Hintergrund.

Sind allerdings Jugendliche von Windpocken befallen, so ist teilweise mit langwierigen Verläufen zu rechnen. Erwachsene erkranken selten; hier kann der Verlauf schwer und von Komplikationen begleitet sein. Patien-

Tabelle 12.9. Häufige Infektionskrankheiten mit und ohne Ausschlag (ohne Berücksichtigung möglicher Effloreszenzen und deren Verteilungsmuster). *Tg.* Tag(e); *Wo.* Woche(n); *Mo.* Monat(o); *J.* Jahr(e); *Ex.* Exanthem; *ASL* Antistreptolysintiter

Röteln
1. Erreger	Rubellavirus	8. Komplikationen[a]	Embryopathie, Arthritis, ZNS
2. Inkubationszeit	14–21 Tg.	9. Impfzeitpunkt	ab 15. Mo.–55 J.
3. Infektiosität	1 Wo. vor Ex., 10 Tg. danach	10. Aktive Immunisierung	Abgeschwächter Lebendimpfstoff[b]
4. Krankheitsdauer[a]	einige Tg.[a]	11. Passive Immunisierung	—
5. Fieber[a]	ca. 38 °C	12. Immunstatus	IgG/IgM
6. Exanthem/Enanthem	Ex.	13. Labor	Titer über 1:32 beweisend, Leukopenie, IgM-AK ab 3. Tag, max. Titer 2–5 Wo. nach Beginn
7. Hauptübertragungsquelle	Tröpfchen, diaplazentar		

Mumps
1. Erreger	Mumpsvirus	8. Komplikationen[a]	Orchitis, ZNS, Epididymitis, Pankreatitis
2. Inkubationszeit	14–24 Tg.	9. Impfzeitpunkt	ab 15. Mo.–55 J.
3. Infektiosität	6 Tg. vor bis 14 Tg. nach Parotisschwellung	10. Aktive Immunisierung	Abgeschwächter Lebendimpfstoff[b]
4. Krankheitsdauer[a]	einige Tg.	11. Passive Immunisierung	—
5. Fieber[a]	subfebril bis maximal 40 °C	12. Immunstatus	IgG/IgM
6. Exanthem/Enanthem	Parotisausführungsgang geschwollen	13. Labor	Leukopenie, Serumamylase erhöht, 4facher Titeranstieg bei akuter Erkrankung
7. Hauptübertragungsquelle	Tröpfchen		

Masern
1. Erreger[h]	Masernvirus	8. Komplikationen[a]	Bakt. Bronchopneumonie Otitis media, ZNS
2. Inkubationszeit	9–14 Tage bis Ex.	9. Impfzeitpunkt	ab 15 Mo.–55 J.
3. Infektiosität	7 Tg. v. Ex. bis z. Abklingen	10. Aktive Immunisierung	Abgeschw. Lebendimpfstoff[b]
4. Krankheitsdauer[a]	Prodromalstadium 3–5 Tg. Ex.-Stadium 4–7 Tg.	11. Passive Immunisierung	
5. Fieber[a]	38–41 °C	12. Immunstatus	IgG/IgM
6. Exanthem/Enanthem	Ex./En. (Koplik)	13. Labor	Leukopenie, Leukoyztose und Linksverschiebung bei bakterieller Infektion
7. Hauptübertragungsquelle	Tröpfchen		

Varizellen
1. Erreger	Varicellavirus	8. Komplikationen[a]	ZNS
2. Inkubationszeit	14–21 Tg.	9. Impfzeitpunkt	Risikogruppen
3. Infektiosität	1 Tg. vor bis 8 Tg. nach Ex. (bis Schorfabfall)	10. Aktive Immunisierung	In Vorbereitung
4. Krankheitsdauer[a]	1–2 Wo. (bis Schorfabfall)	11. Passive Immunisierung	Varicella-Zoster-Immunglobulin
5. Fieber[a]	38–38,5 °C	12. Immunstatus	IgG/IgM
6. Exanthem/Enanthem	Ex.	13. Labor	—
7. Hauptübertragungsquelle	Tröpfchen, Bläscheninhalt		

Pertussis
1. Erreger	Bordetella pertussis	7. Hauptübertragungsquelle	Tröpfchen
2. Inkubationszeit	7–10 Tg.	8. Komplikationen[a]	Bronchopneumonie, Otitis media Enzephalopathie, ZNS
3. Infektiosität	max. bis 2 Wo., abklingend bis 6 Wo.[c]	9. Impfzeitpunkt	13. Wo.–2 J.
4. Krankheitsdauer	Stad. catarrhale 1–2 Wo., Stadium convulsivum 3–4 Wo., Stadium decrementi mind. 3 Wo.	10. Aktive Immunisierung 11. Passive Immunisierung	Inaktivierte Erreger
5. Fieber	subfebril	12. Immunstatus	IgG/IgM
6. Exanthem/Enanthem	—	13. Labor	Leukozytose (über 10 000), Lymphozytose

Tabelle 12.9. Fortsetzung

Scharlach

1. Erreger	β-hämolysierende Streptokokken der Gruppe A	8. Komplikationen[a]	• eitrig (z.B. Otitis, Sinusitis),
2. Inkubationszeit	2–4 Tg.		• toxisch (z.B. Interstitielle Nephritis, Myokarditis, Rheumatoid)
3. Infektiosität	über das akute Krankheitsstadium hinaus, bes. bei eitrigen Komplikationen[e]		• allergisch-hypergisch (akutes rheumatisches Fieber, Glomerulonephritis)
4. Krankheitsdauer[a]	Exanthem[d] 4–5 Tg., Desquamation[d] 2.–3. Wo.	9. Impfzeitpunkt	—
5. Fieber	38 bis über 39 °C	10. Aktive Immunisierung	—
6. Exanthem/Enanthem	Ex./En.	11. Passive Immunisierung	—
7. Hauptübertragungsquelle	Tröpfchen[f], indirekt durch Gegenstände[f]	12. Immunstatus	
		13. Labor	ASL[g], Rachenabstrich

[a] In Abhängigkeit vom Lebensalter.
[b] Impfung bei geschlechtsreifen Frauen nur unter Konzeptionsschutz, Mädchen präpubertär.
[c] Antibiotisch behandelte Patienten sind nicht mehr ansteckend.
[d] Es kommen alle Übergänge vom ausgeprägten Scharlach bis zum sog. Scharlach ohne Exanthem bis zur Streptokokkenangina vor.
[e] Antibiotisch behandelte Patienten nach dem 2. Tag nicht mehr ansteckend.
[f] Umgebungsprophylaxe (Geschwister und übrige Mitglieder der Wohngemeinschaft): vgl. Tabelle 12.10. Schulbesuch frühestens ab 2. Tag nach Therapiebeginn erlaubt. Sog. zweites Kranksein: Auftreten in 3.–5. Wo. als Rezidiv oder Neuinfektion trotz vorausgegangener Behandlung möglich.
[g] Nach antibiotischer Behandlung keine sichere Immunität; bei Unbehandelten lebenslange Immunität.
[h] Meldepflicht auch bei Verdacht.

ten mit gestörter Immunitäts- und Abwehrlage sind besonders anfällig für eine Varizellen- bzw. Zostererkrankung [113].

Durch die relativ hohe Impfquote bei den Kindern (z.B. Mumps, Masern, Röteln) präsentieren sich diese insgesamt selten gewordenen Erkrankungen und deren Hauterscheinungen häufig atypisch. Damit machen sie gelegentlich auch dem Erfahrenen die Zuordnung zu Krankheitsbildern unmöglich. Stets ist zu beachten, daß uncharakteristische Fieberzustände ebenso wie allergische Exantheme (exanthematische) Kinderkrankheiten vortäuschen können. Der Jungarzt mag jedoch beruhigt sein:

Nach wenigen Praxisjahren hat er sich meist genügend Kennerschaft erworben, um aus der Erfahrung heraus weitgehend vertretbar zu urteilen.

Masern, Röteln und Mumps traten früher eher in den ersten Lebensjahren auf. Die Änderung der sozialen Gegebenheiten (z.B. Kleinfamilie) und die Impfung sind die Gründe dafür, daß sich der Erkrankungszeitpunkt mehr und mehr gegen Ende des ersten Lebensjahrzehnts verlagert. Gleichzeitig scheinen insbesondere bei der Masern- und Mumps-, in Einzelfällen auch bei der Rötelnerkrankung, die Komplikationen zuzunehmen. Diese „Kinderkrankheiten" verlaufen also keineswegs stets harmlos.

Bei Schwellungen und Schmerzen im Kieferwinkelbereich sprechen die Eltern und die betroffenen Erwachsenen meist schon selbst den Verdacht auf *Mumps* aus. Eine (exakte) Diagnose allein durch die örtliche Routine bzw. die direkte Diagnostik zu stellen, ist in der Praxis auch für einen Arzt mit großer Kennerschaft nicht möglich. Erst serologische Untersuchungsmethoden bringen die nötige diagnostische Sicherheit.

12.5.1
Streptokokkenangina oder Scharlach?

Halsschmerzen, Fieber sowie Rötung im Gesicht und am Stamm von Kindern werden von den Eltern zwar oft für Masern oder Röteln gehalten, der Arzt denkt hier u.a. natürlich aber auch an *Scharlach*. Nicht selten sind
- Erbrechen,
- stark geröteter Gaumenbogen bzw. Angina oder
- Kopfschmerzen ein weiteres Indiz.

Beweisend für eine Scharlacherkrankung ist jedoch ausschließlich die positive *Kultur* (β-hämolysierende Streptokokken der Gruppe A). Weitgehend zuverlässig sind heute Schnelltests zum Nachweis des Gruppe-A-Streptokokken-Antigens aus dem Rachenabstrich.

> **!** Von „Scharlach" (D) kann man nur dann sprechen, wenn typische Symptome, insbesondere das Exanthem, sowie der positive kulturelle Erregernachweis vorhanden sind.

Steht die Mandelentzündung innerhalb der Symptomgruppe „Halsschmerzen, Fieber, Kopfschmerzen" im Vordergrund und findet sich kein Exanthem, so erfolgt die Klassifizierung als „Angina bzw. Tonsillitis acuta (C)". Sofern im Rachenabstrich Streptokokken nachgewiesen wurden, wird eine „Streptokokken-A-Angina (D)" klassifiziert (vgl. A 1.3).

Für den Hausarzt ist die Entscheidung, ob Scharlach vorliegt oder nicht, im Hinblick auf die Behandlung bedeutungsvoll, da gleichzeitig therapeutische und prophylaktische Maßnahmen getroffen werden müssen (Tabelle 12.10).

Tabelle 12.10. Empfehlungen zur Behandlung von Streptokokken-A-Infektionen (Nach [241, 60a])

A-Streptokokken	Therapie: Ja/Nein, Dauer, oral/evtl. i.m./i.v.
Scharlach – Exanthem – Fieber – Streptokokken-A-Nachweis	Ja, oral Penizillin V, 10 Tage, 100.000 IE/kgKG/Tag
Spreptokokken-A-Angina – Fieber	Ja, oral Penizillin V, 10 Tage, 100.000 IE/kg/Tag
Häufige Scharlachrezidive mit Streptokokken-A-Nachweis	Ja, Penizillin V (oral), evtl. 100.000 IE/kgKG/Tag, 10 Tage, evtl. i.m./i.v.
Häufige Anginarezidive mit Streptokokken-A-Nachweis	Ja, Penizillin V (oral), evtl. 100.000 IE/kgKG/Tag, 10 Tage, evtl. i.m./i.v.
Streptokokken-A-Träger ohne Symptome, gesund	Keine Therapie

Prophylaxe:
Die Infektiosität bei *Tonsillopharyngitis* und *Scharlach* beschränkt sich auf das Akutstadium und ist bereits 24 h nach Beginn der Therapie nicht mehr vorhanden. Kinder können daher bei entsprechend gutem Allgemeinzustand die Gemeinschaftseinrichtungen wie Kindergärten und Schulen bereits 24 h nach Beginn der Behandlung wieder besuchen.
Es gibt jedoch etwa 15 bis 20 %, in Epidemiezeiten auch 25%, gesunde Träger von Streptococcus pyogenes, die aber nur sehr selten als Krankheitsüberträger fungieren. Bei asymptomatischen Kontaktpersonen sind weder eine mikrobiologische Umgebungsuntersuchung noch eine antibiotische Behandlung indiziert.
Ausnahme: Familien oder Gruppen, in denen eine Person mit Zustand nach rheumatischem Fieber oder Glomerulonephritis lebt.
Die Prophylaxe von Patienten mit rheumatischem Fieber kann mit einem oralen Penizillin (2mal 200.000 IE/Tag) oder mit Benzathinpenizillin G 1,2 Mio. (Tardocillin® 1200) i.m. alle 4 Wochen vorgenommen werden. Besonders bedeutsam wegen der hohen Rezidivrate ist die Prophylaxe bei Patienten mit einer Herzbeteiligung.

Die Infektiosität bei Scharlach ist auch heute noch hoch. Es besteht immer Endemiegefahr.

Die meisten Menschen erkranken bei wiederholtem Kontakt mit β-hämolysierenden Streptokokken der Gruppe A nicht mehr unter dem *Vollbild* des Scharlachs mit Exanthem, sondern lediglich an einer Angina, die jedoch ebenso mit Penizillin behandelt werden muß (Tabelle 12.10). Allerdings wird eine Versagerquote für Penizillinpräparate in der Behandlung der Streptokokken-A-Angina mit 20-30% diskutiert [201].

Die Erkennung von Scharlach wird zusätzlich dadurch erschwert, daß auch Uncharakteristisches Fieber (vgl. B 1.2) mit scarlatiniformem Ausschlag einhergehen kann. Der Hausarzt sollte daher großzügig vom kulturellen Erregernachweis Gebrauch machen!

Zuweilen werden dem Hausarzt Kinder vorgestellt, die eine Abschälung der Haut an Händen und Füßen (Desquamation) aufweisen und bei denen die Begleiter auch bei gezieltester Befragung sich an keine Symptome erinnern können, die an einen „Scharlach" hätten denken lassen.

Braun sah in seiner Großstadtpraxis zwischen 1944 und 1954 Scharlach bei rund 1,5% der Fälle. 1954 bis 1959 deutete sich eine Abnahme an; die Häufigkeit lag bei 0,74%, also weniger als 1:1000 (Rang 229). In den Jahren 1977 bis 1980 (Landpraxis) kam kein einziger Fall mehr vor. Dagegen registrierte der Allgemeinarzt Landolt-Theus Ende der 1980er Jahre wieder Scharlachfälle, ebenso der Österreicher Danninger in den 1990er Jahren (Tabelle 12.11).

12.5.2
Impfungen

Impfungen sind wohl die wirksamste Präventivmaßnahme (vgl. S. 351 f und 378 ff), die wir kennen.

Eine Impfung ahmt den natürlichen Immunvorgang beim Kontakt mit einem Erreger nach, ohne daß es aber zu einer schweren Erkrankung kommt. Deshalb sind *Impfkomplikationen* oder andere Gefahren, die mit Impfungen einhergehen können, verglichen mit denen der Erkrankung, zu vernachlässigen.

Die Ärzte in Deutschland orientieren sich an den laufend aktualisierten Impfempfehlungen der Ständigen Impfkommission (STIKO) am Robert-Koch-Institut Berlin. Darin werden *Indikations-* und *Auffrischimpfungen* unterschieden. Bewährt haben sich in der Praxis Impfplan-Übersichten, die von der Industrie angeboten werden (Abb. 12.10) und die sich an den Empfehlungen

Tabelle 12.11. Häufigkeit (Rang) wichtiger Bilder von sog. „Kinderkrankheiten" in allgemeinmedizinischen Praxen in Österreich und in der Schweiz

Beratungsergebnis (BE)	Österreich Braun [37] 1954–1959		Österreich Braun [37] 1977–1980		Schweiz Landolt-Theus [151] 1983–1988		Österreich Danninger [56a] 1991–1996	
	Rang	%	Rang	%	Rang	%	Rang	%
Masernbilder	91	2,9	79	3,1	250	0,5	–	
Rötelnbilder	81	3,2	94	2,6	171	1,1	172	1,0
Varizellen	61	4,1	149	1,6	102	2,1	92	2,7
Mumpsbilder	84	3,1	220	0,7	266	0,4	–	–
Pertussisbilder	34	6,6	349[a]	0,1	206	0,8	241	0,5
Scharlachbilder	229	0,7	–	–	206	0,8	141	1,4

[a] Nicht regelmäßig häufig; vgl. Tabelle 1.1

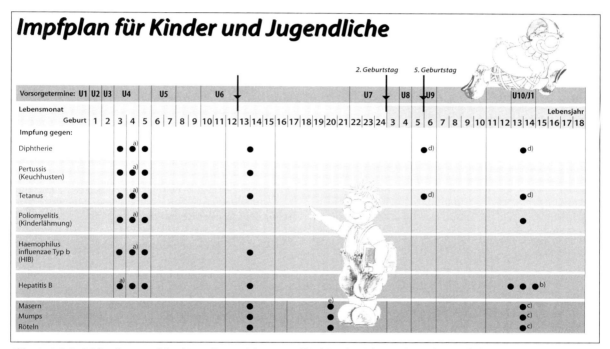

Abb. 12.10. Beispiel für einen Impfplan (Grundimmunisierung, Auffrischimpfung) für Kinder und Jugendliche in Abhängigkeit von den gesetzlichen Vorsorgeterminen U1 – U10/J1 und vom empfohlenen Impfalter sowie von den zeitlichen Impf-Mindestabständen nach den Empfehlungen der Ständigen Impfkommission [Stand: Oktober 2001].

Anmerkungen: *a)* Bei Impfungen mit den betreffenden Impfstoffen als *Einzelgabe* ist lediglich eine dreimalige Vakzination zur Grundimmunisierung erforderlich; bei Verwendung von 4- oder 5fach *Kombinationsimpfstoffen* (DTaP-IPV bzw. DTaP-IPV + HiB) ist generell eine viermalige Vakzination notwendig. *b)* Impfungen, wenn noch nicht erfolgt. *c)* MMR-Impfung für *alle* Kinder und Jugendliche, welche die 2. MMR-Impfung noch nicht erhalten haben. *d)* Bis zum Alter von 4 Jahren (einschließlich) wird zur Auffrischimpfung DT (Diphtherie-Tetanus-Kombinationsimpfstoff für Kleinkinder) verwendet, danach Td (Tetanus-Diphtherie-Kombinationsimpfstoff ab 5 Jahren; enthält verringerten Diphtherie-Anteil). *e)* MMR I: 12.-15. Monat, MMR II: 16.-24. Monat.

Bezüglich der Pneumokokken-Impfung siehe S. 382, bezüglich der Varizellen-Impfung siehe S. 384.

Bezüglich der möglichen Zeiträume bei den Vorsorgeterminen siehe S. 206 und 355.

der STIKO orientieren. Eine ausführliche Übersicht über Indikations- und Auffrischimpfungen, einschließlich der Reiseimpfungen, findet sich im Anhang als Übersicht 48 auf S. 378 ff.

12.6 Gewichtsveränderungen

Gewichtsveränderungen sind ein objektiver und leicht zu kontrollierender Parameter.

Der einzelne Mensch oder seine Angehörigen vermögen i.allg. Auf- und Abwärtsbewegungen des Gewichts gut abzuschätzen. Allerdings gibt es bei Gewichtskontrollen unter exakten Meßbedingungen für den Patienten wie für den Arzt immer wieder Überraschungen bezüglich des tatsächlichen Gewichts.

Der Hausarzt sollte daher zur regelmäßigen Gewichtskontrolle unter annähernd standardisierten Bedingungen (entkleideter Patient) zu Hause anhalten; ebenso aber sollte das Körpergewicht in der Praxis selbst immer wieder objektiviert werden, z.B. mittels Bestimmung des Body-Mass-Index (BMI), Einheit kg/m² Körperoberfläche. *Norm* für Männer (18–27), für Frauen (16–26) oder der Bestimmung des Taillenumfangs („*waist ratio*") oder des Umfangverhältnisses von Bauch zu Hüfte („*waist to hip ratio*"). Speziell diese beiden Maße gelten als Gesundheitsrisiko für metabolische und kardiovaskuläre Erkrankungen. Als pathologische Verhältniswerte Bauch:Hüfte gelten für Männer >1,0 und für Frauen >0,85. Hier sind unbedingt therapeutische Konsequenzen angezeigt. Ein Umfangwert des *Bauches* im Bereich von 94-102 cm bei Männern und 80-88 cm bei Frauen muß als Warnzeichen gelten [154a].

> **Faustregel:**
> Frauen sollten nicht über 80 cm, Männer nicht mehr als 94 cm *Taillen*umfang haben.

1989 wurden die Grenzwerte für die *Definition von Übergewicht* im Erwachsenenalter mit BMI< 27,2 kg/m² für Männer und mit < 26,9 kg/m² für Frauen festgesetzt. Der Gebrauch des BMI hat inzwischen auch für das Kindes- und Jugendalter weiter Verbreitung gefunden; von besonderem Interesse ist hierbei die Einschätzung des *prädiktiven Wertes des BMI im Kindesalter* bezüglich der Entwicklung einer Adipositas im späteren Leben. Ein erhöhter BMI während des Alters von 3-8 Jahren scheint für das Auftreten eines permanenten Übergewichts im späteren Leben ein prädiktives Kriterium zu sein (Abb. 12.11 und Abb. 12.12).

> Für 0- bis 18jährige Kinder und Jugendliche werden alters- und geschlechtsbezogene BMI-Werte oberhalb der 90. Perzentile als *Übergewicht* und oberhalb der 97. Perzentile als *Adipositas* eingestuft.

12.6.1 Gewichtszunahme

Übergewicht oder *Adipositas* werden häufig als Folgezustand überschüssiger Nahrungszufuhr bezeichnet, die über Risikofaktoren zu gehäufter Morbidität und Mortalität führen. Demgegenüber stehen Befunde, die Adipositas als eigenständigen Risikofaktor bzw. eigenständiges Krankheitsbild betrachten. Die *Framingham*-Studie zeigte u.a., daß Adipositas ein eigenständiger kardiovaskulärer Risikofaktor ist.

Obwohl *Gewichtszunahme* in der Bevölkerung eine große Rolle spielt, ist sie nur relativ selten in der Allgemeinpraxis Beratungsursache (BU). Die Klassifizierung erfolgt aufgrund der Relation von Körpergewicht zur Körpergröße.

Wiederholt spricht der Hausarzt bei bestimmten Erkrankungen (z.B. Diabetes, Koxarthrose, Gonarthrose, Hypertonie, Kreuzschmerzen) die Patienten auf ihre *Fettleibigkeit* (*Adipositas*) an. Ebenso beteuern diese Menschen immer wieder, daß ihnen ihr Übergewicht selbst unerklärlich sei, da sie wirklich „nichts" essen.

In geeigneten Fällen (z.B. aus psychologischen Gründen – „ich habe es an den Drüsen") empfiehlt sich die Checkliste Nr. 68 („Adipositas-Programm") zur allgemeinmedizinischen programmierten Diagnostik bei uncharakteristischer Gewichtszunahme oder bei dauerndem, starkem Übergewicht. Dieses Programm ist so ausgelegt, daß zumindest im Bereich des Möglichen auch die wichtigsten, auf endogene Störungen zurückgehende Fettsuchtformen berücksichtigt werden. Hinweise auf solche Erkrankungen ergeben sich allerdings extrem selten.

Praxisalltag
Arzt und Patient wissen dabei gleichermaßen gut, daß alle Wege, langfristig zu einer Gewichtsreduktion zu gelangen, recht mühselig und schwierig sind. Alle Frühjahrs-, Fasten- oder Fitneßkuren haben eines gemeinsam: Der Erfolg ist meist nur von kurzer Dauer. Die anfängliche Begeisterung über den raschen Verlust der

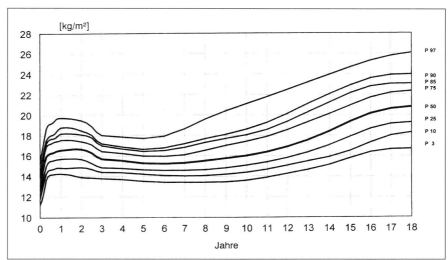

Abb. 12.11. BMI-Perzentilen für Jungen von Geburt bis zum 18. Lebensjahr

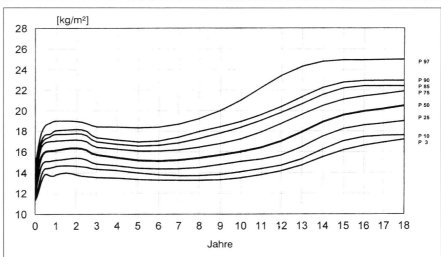

Abb. 12.12. BMI-Perzentilen für Mädchen von Geburt bis zum 18. Lebensjahr

ersten Pfunde weicht bald der Resignation, wenn die Gewichtsabnahme stagniert oder man gar wieder zunimmt („Jojo-Effekt").

Unkontrolliertes Eß- und Trinkverhalten (Fernsehknabbereien, gewohnheitsmäßiges Naschen, Spätmahlzeiten, schnelles Essen, Heißhunger, alkoholische Getränke) machen auf lange Sicht meist den Vorsatz zum Abspecken zunichte. Ebenso sind eine ungünstige Speisenzusammensetzung (fette Hausmannskost – „Fett macht fett" –, Kohlenhydratemast) oder Unkenntnis über den Energiegehalt der Nahrungs- und Genußmittel (z.B. von Bier und hochprozentigen alkoholischen oder gesüßten Getränken, von Back- und Bratfetten, von Eiscreme) dazu angetan, eine Gewichtsabnahme zu verhindern.

Hyperphage und hypophage Reaktion

Seelische und körperliche Reaktionen bestimmen das Appetitverhalten im Sinne von *weniger Appetit* (*hypophage Reaktion*) oder *mehr Appetit* (*hyperphage Reaktion*) (Abb. 12.13 und Abb. 12.14).

Auslöser können sein:
Trauer, Einsamkeit, Ärger, Konflikte, Arbeit, Prüfung, Angst, Langeweile, „Frust".

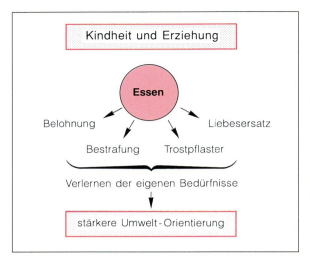

Abb. 12.13. Ursachen der Eßsucht (Hyperphagie) bei Kindern

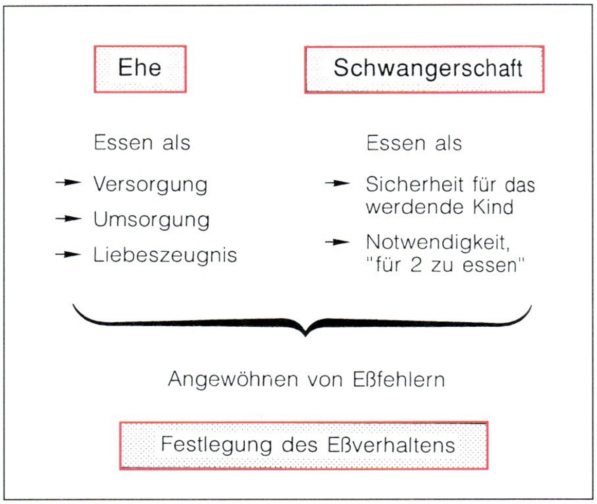

Abb. 12.14. Ursachen der Eßsucht (Hyperphagie) in Ehe und Schwangerschaft [13]

Hier kann Essen als Ersatzerlebnis zu „Kummerspeck" führen.

> ! „Jeder Dicke ißt heimlich oder unheimlich, meist beides!" (Franke in [13]).

Diät, Gruppentherapie
Schier unüberschaubar ist die Zahl der Diäten mit oft wohltönenden Bezeichnungen wie „Hollywood"-Diät, Buttermilch-Diät, Atkins-Diät etc. Alle diese „Außenseiter"diäten sind durch die Höhe des Eiweiß- und/oder Fettanteils in der Nahrung zuungunsten der Kohlenhydrate charakterisiert.

Das totale Fasten („*Nulldiät*") kann ambulant durchgeführt, aber kaum durchgehalten werden. Es ist darauf zu achten, daß der fastende Patient mindestens 3 l Flüssigkeit pro Tag zu sich nimmt. Der Gewichtsverlust beträgt im Durchschnitt täglich etwa 300–400 g, die Gewichtsabnahme verläuft exponentiell (Hausmann u. Kaffarnik in [139]).

Eine Behandlung adipöser Patienten unter Anleitung eines Therapeuten in Gruppen, die nach kurzer Zeit in Selbsthilfegruppen übergeführt werden können, hat sich bewährt (z.B. Weight-Watchers). Die Verhaltensänderung findet nicht nur aus zeitökonomischen Gründen in Gruppen statt, sondern soll v.a. ermöglichen, daß die Patienten sich gegenseitig, auch außerhalb der Gruppensitzungen, unterstützen. Die Ernährungsgewohnheiten sollen selbst beobachtet und selbst bewertet werden. Der Patient kann z.B. feststellen, von welchen Reizen sein Hungergefühl abhängig ist, wie häufig und wie lange er ißt usw. Die *Verhaltensänderung* erfolgt in kleinen Schritten; dies geschieht deswegen, weil sich die Eßgewohnheiten über viele Jahre hinweg eingeschliffen haben. Plötzlich soll dem Patienten bewußt gemacht werden, daß *er alleine* es ist, der für den Behandlungserfolg verantwortlich ist [9]. Allzuviel darf aber auch davon nicht erwartet werden. Viele Teilnehmer scheren bald wieder aus.

> ! Das mühselige Kalorienzählen ist überholt. Methode der Wahl heute: Umstellung der Ernährungsgewohnheiten.

12.6.2
Gewichtsabnahme

Im Gegensatz zur *Gewichtsabnahme* wird der ungewollte *Gewichtsverlust* in der Allgemeinpraxis zum diagnostischen Problem. Er muß selbstverständlich immer sehr ernst genommen werden. Bei *Gewichtsabnahme ohne sonstige Symptome* sollte der Allgemeinarzt seine Beratung mit einer Tabula diagnostica (Checkliste Nr. 67) starten. Dabei gilt es stets, sich die Abwendbar gefährlichen Verläufe vor Augen zu halten.

Eine *Gewichtsabnahme im Senium* ist zwar häufig, aber nicht obligat und hält sich in Grenzen von 5–10 kg [97].

Bei Malignomen, Hyperthyreose, länger dauernden Infekten, Alkoholismus etc. ist Gewichtsverlust ein „normales" Symptom.

Gewichtsverlust beim Säugling bedarf einer äußerst engmaschigen Kontrolle und ist grundsätzlich ernst zu nehmen; frühzeitig ist die Teilung der Verantwortung mit dem Spezialisten erforderlich.

Appetitlose Kinder
Immer wieder sind es die Mütter, die dem Hausarzt *„appetitlose Kinder"* präsentieren; hier genügt oft 1–2 Tage „schlechtes Essen", um sie besorgt zu machen. Dabei wird nicht selten die Frage nach „Blutarmut" oder „Vitaminmangel" aufgeworfen. Ursächlich schuld an der Appetitlosigkeit ist oft genug die Unvernunft der Eltern und/oder der Großeltern oder anderer Haushaltsmitglieder.

Das Körpergewicht muß immer in der Relation zur aktuellen Körpergröße beurteilt werden. Die normale Schwankungsbreite beträgt 10%. Unter Hinweis auf diese biologischen Gegebenheiten ist es in manchen Fällen möglich, die verunsicherte Mutter beruhigt zu entlassen.

Auch wenn sich die Eltern scheinbar unnötig Sorgen machen, muß dennoch *gründlich* untersucht werden. Bei seelisch und körperlich gesund erscheinenden, angeblich „appetitlosen" Kindern empfiehlt sich die Checkliste Nr. 69 („Appetitlose-Kinder-Programm").

Der Arzt weiß aus seiner Erfahrung, daß sich das Eßverhalten in den meisten Fällen wieder rasch normalisiert und eine weitere Diagnostik zunächst entbehrlich ist, wenn das „Zwischendurchfuttern" mit Leckerbissen etc. ein Ende findet. Leider kommt er aber mit Appellen an die Vernunft der Erwachsenen nicht weit, und es bleibt alles beim alten – einschließlich der selbst besorgten „Appetit-Tropfen".

Anorexia nervosa, Bulimie
Scharf abzugrenzen von dem harmlosen Appetitmangel im Kleinkindalter oder von schlechten Eßgewohnheiten ist die *Anorexia nervosa* (*Magersucht*) in der Adoleszenz.

Die *Bulimie* („*Ochsenhunger*") leitet sich her von der paroxysmalen und unbeherrschbaren Einverleibung riesiger Nahrungsmengen mit anschließendem provozierten (meist geheim gehaltenen) Erbrechen.

Anorexia nervosa und Bulimie sind Störungen des Eßverhaltens bei jungen, ehedem gesunden Frauen, die von einer geradezu panischen Angst des Dickwerdens erfaßt sind. Beim Syndrom der Anorexia nervosa wird dieses Ziel hauptsächlich durch drastische Einschränkung der Energiezufuhr erreicht, bei der Bulimie wechseln Anwandlungen von Völlerei („Freßgelage") mit Erbrechen und exzessivem Laxanzienabusus ab. Der Gewichtsverlust ist bei der Bulimie erfahrungsgemäß nicht sehr groß.

Marasmus
Die sog. „*Altersschwäche*" mit allgemeinen geistig-körperlichem Kräfteverfall ist durch die (nicht durch Krankheiten erklärte) Reduktion der wichtigsten Körperfunktionen charakterisiert. Die Lebenskraft nimmt unbeeinflußbar über Monate, oft über Jahre bis zum Tod hin, laufend ab. Schließlich geht der Abbauprozeß so weit, daß diese Menschen zu hilflosen Pflegefällen werden. Tritt inmitten eines solchen Abbauprozesses der Tod ein, so ist der Leichenbeschauer häufig außerstande, dafür eine spezielle Krankheit verantwortlich zu machen. Bekanntlich kommen statt dessen die von einzelnen Beschauern in solchen Fällen bevorzugten Begriffe (etwa Herzinfarkt, Lungenembolie) zum Tragen. Auch hierin wirkt sich das wissenschaftliche Vakuum über der angewandten Heilkunde sehr anschaulich aus [35].

12.7
Fußübel und statische Beschwerden

Jeder erfahrene Praktiker wird spontan die erhebliche Zahl von Fuß- und statischen Beschwerden bestätigen können, weswegen ihn seine Patienten quer durch alle Altersschichten hindurch konsultieren; dies spiegelt sich auch in Tabelle 12.12 wider.

Darüber hinaus gibt es eine Fülle weiterer Beratungsprobleme im Fußbereich (die nicht in Tabelle 12.12 aufgeführt sind), z.B.
– Schwielen, Warzen (vgl. B 7.4),
– bestimmte Verletzungen (vgl. B 4),
– Durchblutungsstörungen (vgl. B 12.3.6),
– Neuropathien (vgl. B 2.2.2),
– Engpaßsyndrome (vgl. B 2.2.2),
– Angeborene Deformitäten etc.

Klavus (Abb. 12.17a), Unguis incarnatus (Abb. 3.6c) und Dornwarze (Abb.7.1) werden auch als die „*kleinen Fußübel*" bezeichnet. Wegen ihrer Häufigkeit und der durch

Tabelle 12.12. Häufigkeit (Rang) von bestimmten Beratungsergebnissen im Bereich des Fußes in allgemeinmedizinischen Praxen in Österreich ([31] bzw. [37]), in der Schweiz [151] und in Frankreich/Paris [237]

Beratungsergebnis (BE)	Österreich Braun [37] 1954–1959	Braun [37] 1977–1980	Schweiz Landolt-Theus [151] 1983–1988	Frankreich Sourzac/Very [237] 1988–1990	Österreich Danninger [56a] 1991–1996
Klavi	104	132	260	190	110
Füße, kalte	288	135	226	216	258
Senkfußbeschwerden	111	139	186	206	–
Statische Beschwerden	172	199	166	111	215
Onychogryposis	–	207	452[a]	–	120
Unguis incarnatus	122	211	167	138	120
Spreizfüße	295	223	386[a]	114	101
Kalkaneodynie/Tarsalgie	249	259	143	269	249
Hallux valgus	307[a]	303[a]	177	223	–

[a] Nicht regelmäßig häufig; vgl. Tabelle 1.1.

sie hervorgerufenen Beschwerden sind sie von großer Bedeutung für die tägliche Praxis.

Sog. *„statische Beschwerden"* bei Erwachsenen werden meist im Fuß, in der Wadenmuskulatur oder im Kniegelenk lokalisiert und weniger im ganzen Bein empfunden [194]. Kinder klagen gelegentlich über uncharakteristische Beinbeschwerden im Rahmen von länger dauernden Belastungen. Bei Kleinkindern fällt den Eltern manchmal *plötzliches Hinken* oder *Nicht-mehr-laufen-Wollen* auf (vgl. B 2.5).

Achsenfehlstellungen bzw. Erkrankungen des Hüftgelenks sollten diagnostisch ausgeschlossen worden sein [91]. Dabei wird der Allgemeinarzt zunächst zu prüfen haben, ob möglicherweise das physiologische X-Bein-Maß (Abb. 12.15) überschritten ist.

Bevorzugt abendliche oder nächtliche *„Wachstumsschmerzen"* bei (meist überbehüteten) Kindern können zunächst abwartend offen beobachtet werden, stets den Abwendbar gefährlichen Verlauf (z.B. Osteosarkom, aseptische Knochennekrosen) vor Augen. Der Arzt muß wissen, daß „Wachstum" nicht schmerzt. Sollten nach 14 Tagen die Schmerzen nicht spontan verschwunden sein, ist spezialistische Abklärung erforderlich.

12.7.1
Klavus

Hühneraugen (*Klavi*; C/D; Abb. 12.16 und 12.17a) können bekanntlich äußerst heftige Schmerzen verursachen. Der Geplagte hat meist schon verschiedene Selbstbehandlungsversuche (Salben, Tropfen, Pflaster), Fußpflegebehandlungen oder Ausschneidungen (Hobel, Rasierklingen) hinter sich, ehe er sich an den Arzt

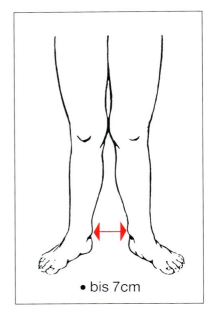

Abb. 12.15. Innenknöchelabstand bei lose aneinandergelegten Kniegelenken bei Kindern jenseits des 2. Lebensjahres etwa 7 cm, immer pathologisch sind 10 cm und mehr. Bei adipösen Kindern ist eine Überschreitung von 2–3 cm möglich [142]

wendet. Häufig findet dieser neben einem aufgeweichten Hornhautareal auch Anzeichen einer Entzündung. Eine Reizung der darunterliegenden Bursa kann an entsprechenden Stellen vorhanden sein.

Druck und Reibung verursachen stets eine Verhornung der Haut. Sie besteht an der Stelle des größten Druckes, also da, wo dicht unter der Haut ein Knochenvorsprung liegt, z.B. an der Fußsohle, unter dem Metatarsalköpfchen II und/oder III, medial am Metatarsalköpfchen I (sog. „Exostose" am Hallux valgus), lateral am Metatarsalköpfchen V (sog. „Exostose" beim „Digitus V varus" [Abb. 12.16], dem Gegenstück des Hallux valgus), an der Spitze der Zehen II–V bei Hammer- oder Krallenzehen oder zwischen zwei kleinen Zehen, wenn Knochenvorsprünge gegeneinander drücken (*Interdigitalklavus*).

Bei entzündeten Hühneraugen müssen alle weiteren Reize wie Druck durch falsches Schuhwerk (Abb. 12.16) oder Manipulationen durch den Patienten unterbleiben; adstringierende, kalte Fußbäder können als angenehm empfunden werden. Die Therapie der Wahl besteht in Druckentlastung und/oder Ruhigstellung.

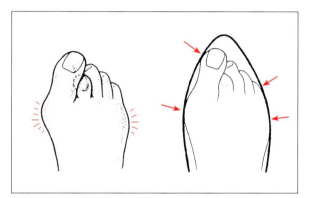

Abb. 12.16. Der breite Vorfuß hat im schmalen Schuh zu wenig Platz, er wird von beiden Seiten gequetscht. Dadurch kommt es zu schmerzhaften Druckstellen am medialen („Hallux") oder lateralen Metatarsalköpfchen. Vorn werden die Zehen in den engen Schuhspitzen zusammengepreßt und eingestaucht, wodurch die typische Hammerzehe entsteht [57]

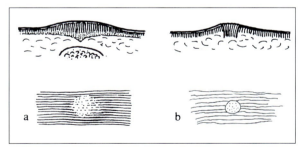

Abb. 12.17a, b. Hühnerauge (Klavus) *(a)* und Dornwarze (Verruca plana) *(b)* im Querschnitt (oben) und in Aufsicht (unten): *(a)* Hühnerauge mit stark verdickter Hornschicht an der Stelle der größten Belastung, d.h. genau über dem darunter liegenden Knochen. Dort bildet sich mit der Zeit ein Dorn aus verhornter Haut, der schmerzhaft ins Fleisch sticht. *(b)* Die Dornwarze liegt in der Regel nicht genau über dem belasteten Knochen. Die Hautlinien führen auf die Warze zu und brechen abrupt ab. Die Warze selbst besteht aus weichen Papillen mit kleinen schwarzen Stippchen.

Der nicht entzündete Klavus wird bis zum zentralen Pfropf hin (Abb. 12.17a) schichtweise abgetragen. Das Rezidiv ist vorprogrammiert, wenn weiterhin unpassendes Schuhwerk getragen wird.

Die *Dornwarze (Verruca plantaris)* (C/D) (vgl. B 7.4) befindet sich im Gegensatz zum Hühnerauge in der Regel nicht genau über dem belasteten Knochen und ist scharf gegen die Umgebung abgegrenzt (Abb. 12.17b). Bei ihrer operativen Exzision gibt es – anders als bei der schichtweisen Abtragung des Klavus – mitunter nennenswerte Blutungen.

Wie alle Viren braucht das HPV („human papilloma virus") gesunde Zellen zu seiner Replikation. Zu diesem Zweck baut es sein genetisches Material als gezielte Information in das Genom der Wirtszelle ein und funktioniert sie für sich um.

Der erfolgreiche Abschluß einer Therapie setzt daher die totale Entfernung der Warze als Wirtszellverband und die Vernichtung allen infektiösen Materials von HPV voraus. Das Einfrieren mit flüssigem Stickstoff, Hochfrequenztherapie oder die Vaporisierung mit dem Laserstrahl leisten im Idealfall beides.

Jeder Arzt, der Warzen behandelt, weiß jedoch, daß man mit Rezidiven rechnen muß.

12.7.2
Kalte Füße

Die Beratungsursache „*kalte Füße*" (A) wird vom Patienten oft eher im Nebensatz erwähnt. Meist befürchtet er eine „Durchblutungsstörung". In der Regel handelt es sich jedoch um eine Empfindung, von deren Harmlosigkeit der Patient rasch zu überzeugen ist. Selbstverständlich müssen zuvor Abwendbar gefährliche Verläufe, z.B. arterielle Durchblutungsstörungen (vgl. B 12.3.6, Tabelle 12.8), ausgeschlossen worden sein.

12.7.3
Senk- und Spreizfüße

Der *Senkfuß* (C/D) ist durch Abflachung des medialen Längsgewölbes beim Auftreten charakterisiert. Im Extremfall ist die Längswölbung auch ohne Belastung vollkommen abgeplattet (*Plattfuß/Pes planus*) (C/D).

Nur Füße mit stärkerer Abknickung des Rückfußes sind als *Knickfuß (Pes valgus)* (C/D) zu bezeichnen. Die Inspektion der (getragenen) Schuhe (Abb. 12.18) kann gelegentlich wertvolle Hinweise in Diagnostik und Therapie geben. Ohne Inspektion der häufig getrage-

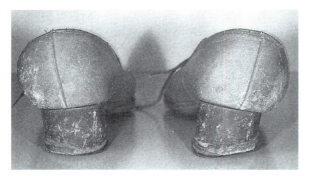

Abb. 12.18. Schuhinspektion

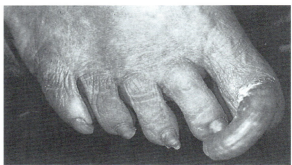

Abb. 12.19. Vogelkrallenzehe (Onychogryposis – auch: Onychogryphosis)

nen Schuhe ist die Untersuchung des Fußes unvollständig.

Spreizfüße verursachen Schmerzen beim Gehen im Bereich der Schwiele unter dem Mittelfußköpfchen II, III und IV. Die Beschwerden sind von Patient zu Patient unterschiedlich. Oft wird versucht, unangenehmen Belastungsdruck durch Abrollen über den Fußaußenrand zu beseitigen; dadurch entstehen dann zusätzlich Schmerzen in den Sprunggelenken.

Patienten mit Senk- und Plattfüßen sind überraschenderweise häufig beschwerdefrei. In diesen Fällen ist eine Behandlung entbehrlich [224].

Bei Kleinkindern bis zum 4. Lebensjahr ist der Fuß meist noch flach, die Fettpolsterung der Fußsohle ergibt das Bild eines kindlichen „Plattfußes"; das Fußgewölbe entsteht erst später. *Korrigierende Einlagen sind daher zu diesem Zeitpunkt nicht richtig.* Der aktive Zehenstand kann den Eltern das normale Wölbungsverhalten demonstrieren.

> **Barfußgehen ist für die kindliche Fußentwicklung die beste Gymnastik!**

Die Schmetterlingsrolle als Zurichtung bei Konfektionsschuhen dient der optimalen Entlastung des schmerzhaften Spreizfußes mit Schwielen und entzündlichen Metatarsalköpfchen, besonders der Zehen II und III.

12.7.4
Onychogryposis

Diese – meist erbliche – *Nageldeformität* (Abb. 12.19) beginnt nach dem 30.–40. Lebensjahr. Der Patient vermutet oft irrtümlich einen Zusammenhang mit drückendem Schuhwerk. Der Nagel läßt sich in einfacher Weise in örtlicher Betäubung entfernen, er wächst jedoch gleichermaßen deformiert wieder nach. Regelmäßiges Rückzwicken und -feilen hält das Fehlwachstum in Grenzen.

12.7.5
Kalkaneodynie

Stechende Schmerzen im Bereich der Ferse beim (morgendlichen) Aufstehen, Verstärkung durch Gehen und Stehen, besonders auf hartem Boden, lassen an einen *Fersensporn* (C/D) denken. In der Röntgenaufnahme des Fersenbeins im seitlichen Strahlengang findet man zumeist keinen knöchernen Vorsprung, der die Schmerzhaftigkeit (*Kalkaneodynie/Tarsalgie*) (A) erklären würde. Auch die Größe eines Sporns (Exostose) korreliert nicht mit dem Beschwerdebild.

Therapeutisch wird zunächst der Schmerzpunkt entlastet, etwa mit einer ringförmigen Polsterung im Schuh, mit Hohllegung in einer Kork-Leder-Einlage oder mittels einer sorgfältig anmodellierten stabilen Metalleinlage.

> **Einlagen, die wegen uncharakteristischer Tarsalgie verordnet wurden, sollen nicht zu lange getragen werden.**

12.7.6
Hallux valgus

Der *Hallux valgus* (*Ballenwinkel*) (C/D) ist bei Frauen weit verbreitet, doch macht er in den meisten Fällen wenig Beschwerden. Enge, spitze Schuhe spielen eine wesentliche Rolle bei der Deformierung des Fußes.

Durch die Fehlstellung der Großzehe kommen die kleinen Zehen in Raumnot, werden ihrerseits deformiert und geraten oft über oder unter die Großzehe (Abb. 12.16). Beides kann ebenfalls schmerzhaft sein.

12.8
Kropf und Schilddrüsenüberfunktion

Spätestens dann, wenn bei Heranwachsenden ein seit längerer Zeit bestehender, geringfügig verdickter Hals an Größe noch zunimmt, drängen die Angehörigen auf eine hausärztliche Abklärung dieses „Blähhalses". In der Regel handelt es sich um eine euthyreote *Adoleszentenstruma*, bei der eine direkte Diagnostik ausreicht.

Die Vergrößerung der Schilddrüse (*Kropf, Struma*) (C/D) stellt in Jodmangelgebieten eine häufige Beratungsursache dar. Extrem ausgeprägte Kröpfe bei Erwachsenen sind in der Sprechstunde heute eine Rarität geworden, da die Patienten i. allg. frühzeitig eine Behandlung erhalten.

Palpatorisch läßt sich die Struma nach WHO-Kriterien in verschiedene Stadien einteilen:
Grad 0: Keine Struma.
Grad I: Tastbare Schilddrüsenvergrößerung.
Grad Ia: Nur tastbar bei zurückgebeugtem Kopf.
Grad Ib: Tastbar und bei zurückgebeugtem Kopf sichtbar.
Grad II: Bei normaler Kopfhaltung sichtbare Schilddrüsenvergrößerung.
Grad III: Sehr große Struma (Struma permagna).

Grundsätzlich ist die Beurteilung der Funktion der Schilddrüse von der Beurteilung des Organs zu unterscheiden. Bei Strumen gilt die diagnostische Sorge – neben einer möglichen Malignität – der routinemäßigen Exklusion einer *Hyperthyreose* (C/D). Legen der Aspekt eines Patienten und sein Verhalten zusammen mit den geklagten Beschwerden nahe, daß eine Schilddrüsenüberfunktion zugrunde liegen könnte, dann ist zur initialen Diagnostik die Checkliste Nr. 78 („Schilddrüsenüberfunktions-Programm") anzuwenden.

„Hyperthyreose" ist eine zusammenfassende Bezeichnung für verschiedene, in der Praxis überwiegend sehr seltene *Krankheitsformen* mit unterschiedlicher Pathogenese:
– Hyperthyreosen vom Typ des M. Basedow,
– Hyperthyreosen bei autonomen Adenomen, bei Malignomen, bei Entzündungen der Schilddrüse,
– Hyperthyreosis facticia bei Überdosierung mit Schilddrüsenhormonpräparaten,
– Hyperthyreose durch Jodapplikation (meist jodhaltige Kontrastmittel): Struma basedowicata (Jod-Basedow),
– thyreotoxische Krise (Basedow-Koma).

Nicht selten läßt sich bei älteren Menschen eine zunächst unklare Tachykardie durch eine aufgedeckte Hyperthyreose, z.B. auf dem Boden eines autonomen Adenoms, erklären.

Andererseits sind viele der bei Hyperthyreose vorkommenden Mißempfindungen auch bei vegetativ Stigmatisierten (vgl. B 11.2) zu finden:
Unruhe, Reizbarkeit, Zittern, Herzrasen, Herzklopfen, Schwitzen, Haarausfall.

Die klassische *Merseburger Trias* (Tachykardie, Struma, Exophthalmus) ist selten.

Beim *Anschein einer Hyperthyreose* sollte auch gezielt nach eingenommenen Medikamenten (z.B. jodhaltige Präparate, östrogenhaltige Antikonzeptiva) gefragt werden, da diese einen Einfluß auf die Schilddrüsenfunktion bzw. Entwicklung einer Struma haben und die Schilddrüsenlaborwerte beeinflussen können.

12.9
Gutartige Neubildungen

Bei anscheinend gutartigen Neubildungen reicht – im Gegensatz zur umfangreichen Diagnostik bei der Möglichkeit eines Malignoms – für gewöhnlich die direkte Diagnostik (vgl. B 7.1, 7.9, 7.16.1, 8, 8.5.2, 8.6, 9.12, 9.17.8, 12.2.4, 12.8) aus, so bei Bildern von
– Ganglien,
– Lipomen,
– Atheromen,
– Gefäßnävi,
– Chalazien,
– Granulomen etc.

Selbstverständlich sind tastbare Knoten (z.B. in der Brust, im Adnex- und Uterusbereich) solange als potentiell bösartig anzusehen, bis nicht das Gegenteil (z.B. histologisch) bewiesen wurde.

12.9.1
Knoten in der Brust

Bei über 80% aller Brustkarzinome werden die Knoten heute von den Patientinnen selbst entdeckt. Frauen, die meist zufällig einen solchen *Knoten in der Brust* finden (Abb. 12.20), sind aufs äußerste beunruhigt und suchen unverzüglich den Arzt auf. Nicht selten wird ein Zusammenhang mit einem Trauma (z.B. Stoß, Kneifen) vermutet. Der Hausarzt palpiert beide Mammae, die Axillen sowie die Lymphabflußgebiete sorgfältig und überträgt meist durch sofortige Überweisung die Verantwortung für das weitere diagnostische und therapeutische Vorgehen den Spezialisten.

Als *Mastopathie* bezeichnet man mehr oder weniger schmerzhafte Knotenbildungen in den Mammae, die bevorzugt präklimakterisch auftreten.

> **!** Was wie eine Mastopathie aussieht, kann sehr wohl ein Mammakarzinom sein.

Solitäre Brustknoten müssen aus diagnostischen, therapeutischen, daneben aber auch aus psychologischen Gründen so rasch als möglich exstirpiert und histologisch untersucht werden [238].

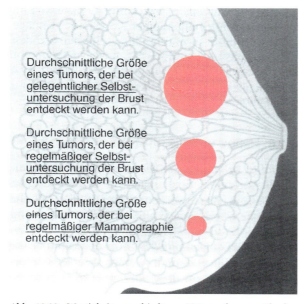

Abb. 12.20. Wertigkeit verschiedener Untersuchungsmethoden beim Screening auf Brustkrebs [16]

> **!** Zur frühen Aufdeckung eines Mammakarzinoms gehören die Selbstkontrolle der Brust nach jeder Menstruation und eine jährliche Kontrolle durch den Hausarzt [238].

12.9.2
Gynäkomastie

Die meist sichtbaren, berührungsempfindlichen und druckschmerzhaften Knoten im Brustwarzenbereich, vorwiegend bei Knaben in der Pubertät, beunruhigen die Betroffenen ebenso wie die Eltern (Angst vor Brustkrebs). Der Arzt hat es am häufigsten mit einer (physiologischen) *Gynäkomastie* (C/D) des Adoleszenten zu tun. Die Knoten können ein- oder beidseitig auftreten. Selbstverständlich muß zum Ausschluß eines Abwendbar gefährlichen Verlaufs örtlich – ggf. einschließlich der Sonographie – sowie im Bereich der Hoden gründlich untersucht werden. Der Hausarzt kann die Eltern beruhigen, da sich die Knoten gewöhnlich binnen einiger Wochen spontan zurückbilden. Selten bleiben sie länger als ein Jahr bestehen.

Es gibt keine sichere medikamentöse Therapie. Sexualhormone sind ohne Wirkung [120]. Bei ausgeprägten und/oder persistierenden Brustdrüsenschwellungen bleibt meist nur die operative Behandlung.

Die neonatalen Brustdrüsenvergrößerungen bei beiden Geschlechtern sind harmlos und bilden sich ohne Therapie rasch zurück [91].

Überzählige Brustwarzen und Brustdrüsen (*Polythelie/Polymastie*) gelten vielfach als eine harmlose Anomalie (Abb. 12.21). Oft findet der Arzt beiläufig im Rahmen einer körperlichen Untersuchung solche Drüsen. Dabei sollte bedacht werden, daß überzählige Brustwarzen mit renogenitalen Dysplasien korreliert sein können [272].

12.9.3
Lymphomata

Normalerweise sind *Lymphknoten* nicht oder kaum palpabel. Ob palpable Lymphknoten Bedeutung gewinnen oder nicht, hängt von ihrer Anzahl, Größe, Begrenzung, Konsistenz, Verschieblichkeit, Schmerzhaftigkeit sowie von der Lokalisation und vom Alter des Patienten ab.

In der Allgemeinpraxis überwiegen einseitige, kaum imponierende, wenig dolente Schwellungen im oberen vorderen Halsbereich.

Abb. 12.21. Überzählige Brustdrüsen treten im Verlauf der embryonalen Milchleisten von der Achsel bis zur Leistenbeuge, vorwiegend auf der linken Seite, auf

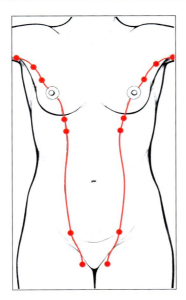

In der Pubertät nehmen Zahl und Größe der Lymphknoten zu. Sie lassen sich nicht nur im Rahmen charakteristischer Krankheitsbilder, wie etwa Röteln oder Masern (vgl. B 12.5), palpieren.

Auch beim Uncharakteristischen Fieber (UF) (vgl. B 1.2) kommt es manchmal zu nennenswerten Lymphdrüsenschwellungen, etwa im oberen vorderen Halsbereich. Im Rahmen von Infektionen aufgetretene Lymphdrüsenvergrößerungen bilden sich fast immer spontan innerhalb von 2–3 Wochen zurück.

Einzelne solcher Drüsenvergrößerungen können jedoch noch wochenlang nach Abklingen der fieberhaften Erkrankung bestehen bleiben. Ähnliches gilt für Residuen nach pyogenen Infekten an der Haut.

Generalisierte und indolente (oder kaum dolente) Vergrößerungen der Lymphdrüsen lassen an Malignome (besonders Leukämie), Lues, AIDS usw. denken.

Die Lokalisation der vergrößerten Lymphknoten kann gelegentlich diagnostisch hilfreich sein. Eine posteriore aurikuläre Adenopathie weist auf Röteln hin. In der Leiste oder im Kieferwinkel werden nicht selten vom Patienten selbst oder bei Routineuntersuchungen Lymphdrüsenvergrößerungen gefunden; sie sind meist ohne Bedeutung. Deckt bei *indolenten* Lymphknoten die Diagnostik nichts weiter auf, dann wird als Beratungsergebnis „Uncharakteristische Lymphdrüsenvergrößerung (A)" klassifiziert. Bedenklicher können Lymphomata in der Achsel, in der Supraklavikulargrube oder in der Ellenbeuge sein [145].

Sehen isolierte Schwellungen genauso aus wie Lymphomata, so müssen durchaus nicht vergrößerte Lymphdrüsen vorliegen; der Arzt sollte bei Anschwellungen in der Hals- oder Inguinalgegend auch mit Vortäuschungen, etwa durch Zysten oder Hernien (vgl. B 6.7) rechnen, obwohl diese selten sind.

Beim Anschein von uncharakteristischen, isolierten, einzelnen oder multiplen, kaum dolenten oder indolenten, vergrößerten Lymphknoten empfiehlt sich die Checkliste Nr. 77 („Lymphknoten-Programm").

Für schmerzende Lymphdrüsenschwellungen, die über 1 Woche bestehen und bei denen sonstige Krankheitszeichen fehlen, wurde die Checkliste Nr. 21 („Lymphadenitis-Programm") entwickelt (vgl. hierzu auch B 3.8).

Schmerzhafte, derbe Lymphknotenschwellungen, v.a. im Zervikalbereich, und körperliche Abgeschlagenheit legen den Verdacht auf eine Lymphadenopathie in Folge eines Protozoeninfekts mit Toxoplasma gondii nahe. Der entsprechende serologische Befund bringt Klarheit.

„Steinharte" Lymphomata lassen sogleich an *Krebs* denken. Sie sind ebenfalls nicht „uncharakteristisch". Solche offensichtlich metastatischen Lymphknoten präsentieren sich als indolent, regional begrenzt, mit dem umgebenden Gewebe verbacken und unbeweglich. Für die Diagnostik dieser Befunde ist der Einsatz des Programms Nr. 77 nicht gedacht.

Die Indikation zur diagnostischen Lymphdrüsenexstirpation und feingeweblichen Untersuchung stellt der Allgemeinarzt in Zusammenarbeit mit dem Spezialisten. Dabei wird man zweckmäßigerweise zervikale oder supraklavikuläre Lymphknoten herausnehmen, da axilläre und inguinale Lymphknoten z.B. durch Infekte unspezifisch verändert sein können. Bei 40% der Patienten liefert jedoch auch die Lymphknotenbiopsie keine exakte Diagnose [105].

12.10
Bursitis, Hygrom, Tendovaginitis, Ganglion, Epikondylitis

In diesem Abschnitt werden jene Beratungsergebnisse zusammengefaßt, die bestimmte akute oder chronische Beschwerden und/oder Krankheitszeichen im Bereich gelenknaher Strukturen betreffen (Tabelle 12.13).

Tabelle 12.13. Häufigkeit (Rang) der Beratungsergebnisse im Bereich gelenknaher Strukturen in allgemeinmedizinischen Praxen in Österreich bzw. in der Schweiz und in Frankreich/Paris

Beratungsergebnis (BE)	Österreich Braun [37] 1954–1959	Österreich Braun [37] 1977–1980	Schweiz Landolt-Theus [151] 1983–1988	Frankreich Sourzac/Very [237] 1988–1920	Österreich Danninger [56a] 1991–1996
Bursitis acuta	176	167	158	189	81
Hygrome, chronische Bursitis	255	170	287[a]	222	–
Tendovaginitis	155	177	50	90	160
Ganglion	130	190	163	182	180
Epicondylitis humeri	123	231	57	105	124

[a] Nicht regelmäßig häufig; vgl. Tabelle 1.1.

12.10.1
Bursitis acuta

Eine *Schleimbeutelentzündung* bzw. -reizung (*Bursitis acuta* bzw. *subacuta*) (C) wird an der ersten ärztlichen Linie v.a. an den Ellenbogen (*Bursitis olecrani*) und an den Knien (*Bursitis praepatellaris*) beobachtet. Typisch ist eine auffallende, abgegrenzte und meist wenig schmerzhafte Schwellung. Kinder und alte Leute sind erfahrungsgemäß höchst selten betroffen.

Eitrige Bursitiden entstehen beispielsweise im Anschluß an eine traumatische Eröffnung der Bursa.

12.10.2
Bursitis chronica

Wiederholte, meist geringfügige Traumatisierungen führen nicht selten zu einer chronischen (sterilen) Entzündung (*Bursitis chronica*) (C) („Studentenellenbogen"). Es gibt jedoch immer wieder Fälle, bei denen sich der Patient an keinerlei Ursache für seine Schleimbeutelschwellung erinnern kann.

Mit einer großkalibrigen Kanüle läßt sich in der hausärztlichen Praxis die Punktion rasch und einfach durchführen. Die Beschaffenheit des Punktats (z.B. putride, serös, sanguinolent) kann einen Hinweis auf die Ursache der Reizung geben. Nicht immer ist es jedoch möglich, Punktat zu gewinnen (z.B. nach Einblutung). Eine kurzfristige Ruhigstellung des betroffenen Gelenks ist angezeigt, besonders nach zuvor durchgeführter Punktion.

Die *chronische Bursitis praepatellaris* tritt meist bei Patienten mit kniender Beschäftigung auf (Fliesenleger, Pflasterer) und kann von einem Kniegelenkerguß in der Regel gut unterschieden werden. Nach Punktion des Schleimbeutelergusses lassen sich manchmal reiskornartige Verdickungen palpieren.

Im Rahmen einer chronischen Polyarthritis (vgl. B 2.6) oder einer Gicht (vgl. Zusatzfragen „Hyperurikämie, Arthritis urica, Gicht" auf S. 68) können gelegentlich entzündliche Veränderungen der Schleimbeutel am Ellenbogen und am Knie auftreten. Für zahlreiche chronische Bursitiden gibt es jedoch keine Erklärung.

12.10.3
Hygrom

Dauerhafte Druckbelastung des Schleimbeutels (chronische Bursitis – vgl. B 12.10.2) kann zu einem schwielenartig verdickten, z.T. mehrkammerigen *Hygrom* mit gelegentlichem Einschluß („Reiskorn") führen. Analoge Auftreibungen können auch von den Sehnenscheiden ausgehen (z.B. Hygroma carpale).

12.10.4
Tendovaginitis

Unter den akuten Tendovaginitiden klassifiziert der Arzt in der Praxis am häufigsten das Bild einer *Paratenonitis crepitans*.

Bei diesem Krankheitsbild liegt eine entzündliche Veränderung des Sehnengleitgewebes in einem Bereich vor, in dem die Sehnenscheiden nicht entwickelt sind, wie beispielsweise die Streck- und Beugesehnen der Finger proximal des Handgelenkes, die Strecksehnen der Zehen, die Sehne des M. tibialis anterior sowie die Achillessehne.

Betroffen sind meist Patienten mit Überbeanspruchung der Hand, z.B. Landwirte, Forstarbeiter, Sekretärinnen, Fließbandarbeiter und Sportler. Die Behandlung ist in der Regel konservativ, die Ruhigstellung steht im Vordergrund der Maßnahmen.

Ein typisches Beispiel für eine stenosierende Sehnenscheidentzündung (*Tendovaginitis stenosans*) ist der *schnellende Finger* (auch „Triggerfinger"). Die konservativen Maßnahmen führen häufig zum Erfolg. Ansonsten besteht die Behandlung in einem kleinen Eingriff (Spaltung der verengten Sehnenscheide in Lokalanästhesie) [280].

Der Rang des Beratungsergebnisses „Tendovaginitis" (C) hat im allgemeinmedizinischen Krankengut der 80er und frühen 90er Jahre deutlich zugenommen (Tabelle 12.13).

12.10.5
Ganglion

Ganglien sind häufige, von Gelenken, Sehnenscheiden oder Bursen ausgehende prallelastische Gebilde bzw. zystische Geschwulstbildungen. Sie werden im Volksmund auch als „Überbeine" bezeichnet.

12.10.6
Epikondylitis

Der „Tennisellenbogen" *(Epicondylitis humeri radialis)* (C) ist in der Allgemeinpraxis weniger ein diagnostisches als vielmehr ein therapeutisches Problem. Auch der Rang des Beratungsergebnisses „Epikondylitis" hat wie das BE „Tendovaginitis" (vgl. B 12.10.4) im allgemeinmedizinischen Krankengut der 1980er und 1990er Jahre deutlich zugenommen (Tabelle 12.13).

Meist klagen die Patienten über schmerzhafte Bewegungseinschränkungen im Ellenbogengelenk, bevorzugt bei Drehbewegungen des Unterarmes bzw. bei Greifbewegungen der Finger (z.B. beim Tennisspielen, Auswringen eines Putzlappens, Umgang mit Schraubenzieher, Öffnen eines Schraubdeckels, Schreiben).

12.11
Anämie

Meist sind es Frauen, die befürchten, eine „Blutarmut" (*Anämie*) zu haben. Oftmals werden Blässe oder ein längerer Krankenhausaufenthalt, allgemeine Müdigkeit und nachlassende Leistungen mit einem „Eisenmangel" in Verbindung gebracht. Ebenso kommen auch Mütter zum Arzt, denen bei ihren Kindern Blässe und Ringe unter den Augen auffallen, oder Leute, denen von der Umgebung die Blässe auf den Kopf zugesagt und eine Blutuntersuchung empfohlen wurde.

Mit einfachen diagnostischen Mitteln (z.B. beginnend mit der Beurteilung der Konjunktivaldurchblutung) läßt sich in der Praxis feststellen, ob und ggf. in welchem Ausmaß eine Anämie vorliegt.

Fiel anamnestisch, physikalisch und im Routinelabor nichts Besonderes auf und ließen sich auch – bei entsprechender Indikation – endoskopisch, mit bildgebenden Verfahren usw. weder eine Blutungsquelle im allgemeinen noch ein Malignom im speziellen nachweisen, so wird der Arzt die Checkliste Nr. 81 zur allgemeinmedizinischen redundanten Diagnostik bei uncharakteristischer Anämie („Anämie-Programm") einsetzen. Dieses Programm ist als Teil einer systematischen Weiterbeobachtung zu verstehen. Es dient aber ebenso der Beruhigung der Patientengruppe.

> **!** Eine trotz Durchuntersuchung unklar bleibende, nennenswerte Anämie ist so lange auf ein (okkultes) Malignom verdächtig, bis nicht das Gegenteil bewiesen wurde [42].

Thematik des Fachgesprächs

Aufgabe

Besprechen Sie die in der Übersicht 42 aufgeführten Beratungsergebnisse „Sonstige Beschwerden und Erkrankungen" anhand der nachfolgenden Fragen und der bei den entsprechenden Beratungsergebnissen aufgeführten Zusatzfragen!

Fragen

„Sonstige Beschwerden und Erkrankungen"

1. Ungefähre Häufigkeit in der Allgemeinpraxis.
2. Überlegungen zur Klassifizierung.
3. Bevorzugte Altersgruppe, bevorzugtes Geschlecht.
4. Notwendigkeit, Dringlichkeit und Zumutbarkeit des Hausbesuchs bei „Kinderkrankheiten".
5. Vermutete Ursache/Auslöser (auch Beruf/Freizeit)/ Disposition.
6. Patientenklage bzw. Klage der Angehörigen („Was klagt der Patient? Angst vor?").
7. Kontaktfragen („Was fragt der Arzt?").
8. Selbstmaßnahmen („Was hatte der Patient bereits unternommen?").
9. Erster Eindruck des Arztes/(Lokal)befund („Was sieht der Arzt?").
10. Untersuchungstechniken in der Allgemeinpraxis („Was prüft der Arzt? Welche apparative und laborchemische Diagnostik setzt er ein?").
11. Spezielle Techniken („Welche Untersuchungen im spezialistischen Bereich veranlaßt der Arzt?").
12. Falsifizierung/Exklusion: „Es sieht so aus wie (z.B. Coma diabeticum) ..., aber was ist es wirklich (z.B. Intoxikation bei Suizidversuch)?".
13. Beispiele für Abwendbar gefährliche Verläufe („Fallstricke"), z.B. Erstfeststellung eines Knotens in der Brust.
14. Sinnvolle Dokumentation („Was notiert der Arzt?").
15. Behandlung durch den Allgemeinarzt:
    – Empfehlungen an den Patienten/die Eltern („Was rät der Arzt?") (z.B. Bettruhe, Lagerung, Schuhwerk, Diät, Freizeit und Fitneß);
    – lokal (z.B. Verbände, Einlagen, Schuhzurichtung, Ruhigstellung);
    – systemisch;
    – abwartendes Offenlassen („Wie lange zuwarten?");
    – Notwendigkeit und Dringlichkeit der Überweisung zum Spezialisten und der Einweisung ins Krankenhaus.

Übersicht 42 — Sonstige Beschwerden und Erkrankungen

- **Regelmäßig häufig in der Allgemeinmedizin:**
  – Diabetes mellitus,
  – uncharakteristische Kopfschmerzen,
  – Varizen,
  – Schlaflosigkeit,
  – Thrombophlebitis,
  – Gewichtszunahme, Adipositas,
  – Marasmus,
  – gutartige Neubildungen (z.B. Ganglien, Lipome, Atherome, Gefäßnävi, Chalazien, Granulome),
  – Masern-Bilder,
  – Rubeolen-Bilder,
  – arterielle Verschlußkrankheit,
  – Senkfußbeschwerden,
  – Lymphomata,
  – Migräne-Bilder,
  – Varizellen,
  – Beinkrämpfe,
  – gutartige Knoten in der Brust,
  – Anämie,
  – Struma,
  – Bursitis acuta/chronica,
  – Hygrom,
  – Tendovaginitis,
  – Appetitlosigkeit, Gewichtsabnahme,
  – Mumps-Bilder,
  – Spreizfüße,
  – Epicondylitis humeri,
  – Extremitätenembolien,
  – Kalkaneodynie.

- **Nicht regelmäßig häufig (= unter 1.3000 Fälle):**
  – Abmagerung
  – Scharlach

16. Notwendigkeit und Intervalle zur Wiederbestellung des Patienten.
17. Arbeits- und Schulbefreiung, Rückstellung vom Schul- und Vereinssport.
18. Erörterung der Reiseproblematik im Hinblick auf Kinderkrankheiten, Diabetes mellitus und Venenleiden.

Zusatzfragen „Diabetes mellitus"

- Wann kann man aufgrund laborchemischer Ergebnisse von einem Diabetes mellitus sprechen?
- Vorgehen bei Kindern/Jugendlichen/Erwachsenen/ bei Menschen im Senium mit positivem Harnzucker und pathologisch erhöhten Blutzuckerwerten.
- Grundzüge der Diabetesdiagnostik: postprandiale Blutzuckerbestimmung, Bestimmung des Urinzuckers (Störung durch hohe Harnsäure, Ascorbinsäure, nitritbildende Bakterien möglich), Azetonnachweis.
- Glukosetoleranztest: Zwei-Stunden-Wert über 200 mg% sicher pathologisch, zwischen 140 und 200 mg% Hinweis auf prädiabetische Stoffwechsellage.
    - Bedeutung von Glykohämoglobin (HbA 1 c)?
    - Normbereich?
- Grundzüge einer Diät bei übergewichtigen, älteren Patienten mit leichtem Diabetes (Altersdiabetes Typ 2): z.B. Kalorien- und Fettreduktion, Vermeidung von raffiniertem Zucker, Vermeidung von Mehlspeisen, vermehrt ballaststoffreiche, langsam resorbierbare Nahrungsmittel wie geschrotetes Roggenbrot, Berücksichtigung des Gesamtenergiegehalts der Lebensmittel in Speisen und Getränken.
- Stellenwert der einzelnen Energieträger in der Diabetesdiät:
    - Fett (60 g/Tag): 1/3 als Brotaufstrich, 1/3 zum Kochen, 1/3 als verstecktes Fett;
    - eiweißhaltige Nahrungsmittel (für magere Produkte keine Beschränkungen!);
    - Kohlenhydrate (grundsätzlich verboten: alle zuckerhaltigen Nahrungsmittel und Getränke; laut Kostplan erlaubt: alle Getreideprodukte – also auch Teigwaren, ferner Kartoffeln und Obst).
- Beispiel für sinnvolle Verteilung des Gesamtkalorienbedarfs von 2000 kcal/Tag: Kohlenhydrate (200–250 g), Eiweiß (75–100 g) und Fett (75–90 g).
- Definition einer Broteinheit (BE), Problematik der Diätberechnung nach BE („Kohlenhydrataustauschtabelle").
- Stellenwert von Ballaststoffen, von „freien" kohlenhydrathaltigen Nahrungsmitteln, Zuckeraustauschstoffen wie Sorbit und Fruktose, Diabetikerdiätmitteln.
- Beispiele für die unterschiedliche Resorptionsgeschwindigkeit der Kohlenhydrate in den einzelnen Nahrungsmitteln („glykämischer Index").
- Stellenwert von Gewichtsreduktion und körperlicher Bewegung im Rahmen eines Gesamtplans?
- Abstimmung zwischen Insulintherapie und Kost: Erstellen eines Tageskostplanes für einen jugendlichen, schlanken, körperlich schwer arbeitenden Typ-I-Diabetiker, der 2 mal täglich spritzt (Abb. 12.22): Zahl der BE (z.B. 20 BE), Häufigkeit der Mahlzeiten (6- bis 7mal), Kohlenhydratanteil der Zwischenmahlzeiten (nicht wesentlich weniger Kohlenhydrate als in den Hauptmahlzeiten!). Beachte: Spätmahlzeit!

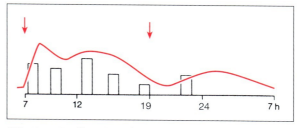

Abb. 12.22. Insulinämie und Verteilung der Kohlenhydrate über den Tag bei Behandlung mit einer Mischung von Normalinsulin und Verzögerungsinsulin morgens und Verzögerungsinsulin allein am Abend. Bei Patienten, die 2mal am Tag Insulin spritzen, besteht zwischen den Mahlzeiten immer eine ausgeprägte Hyperinsulinämie. Daher sollten 6- bis 7mal den Blutzucker steigernde KH gegessen werden (↓ = Insulininjektionen). (Nach [12])

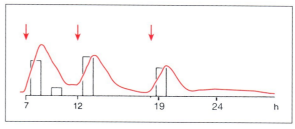

Abb. 12.23 Insulinämie und Verteilung der Kohlenhydrate über den Tag bei Injektion von Normalinsulin 3mal am Tag. Für diese Patienten genügen meistens die Hauptmahlzeiten (↓ = Insulininjektionen). (Nach [12])

> **!** Diabetiker, die vor jeder Hauptmahlzeit Normalinsulin (Altinsulin) injizieren (Abb. 12.23), können – im Unterschied zu den Diabetikern, die 2mal Verzögerungsinsulin spritzen (Abb. 12.22), in den meisten Fällen auf Zwischenmahlzeiten verzichten.

- Erstellen eines Tageskostplanes für eine erheblich übergewichtige 60jährige Frau (Typ 2 b), die mit oralen Antidiabetika (Glibenclamid 3,5 mg 2/0/1 Tbl.) nicht mehr „ausreichend" eingestellt ist: BE (z.B. 12 BE), Gesamtkalorien (z.B. 1200 kcal), Diskussion der Medikamentendosis (Reduktion wegen Hyperinsulinämie!), Diskussion der Gabe von Biguaniden.
- Realistische Einstellung auf Broteinheiten unter Alltagsbedingungen (nicht unter 12 BE!).
- Essensintervalle (3 mal große Mahlzeiten oder 6 mal kleine Mahlzeiten?).
- Diabetesdiät und Alkoholzufuhr (*Achtung:* Hoher Energiegehalt von Alkohol = 7 kcal/g; 0,5 l deutsches Bier enthält ca. 1,5 BE und erhöht den Blutglukosespiegel um ca. 50 mg%; 1 Glas Wein hat 80 kcal). Beschränkung des Alkoholkonsums pro Tag auf höchstens 20 g (0,5 l Bier = 140 kcal) bis 30 g (1/4 l Wein = 210 kcal [13]).

! **Hypoglykämiegefahr bei übermäßigem Alkoholkonsum**[11].

- *Tip:* Den Diabetiker bei Alkoholkonsum zusätzlich Kohlenhydrate essen lassen!
- Hyperglykämiegefahr durch *chronischen* Alkoholmißbrauch: Entzündliche Veränderungen der Bauchspeicheldrüse, dadurch Behinderung der Insulinfreisetzung; Insulinwirkung am Muskel wird abgeschwächt. Verschiedene alkoholische Zubereitungen enthalten Zucker, Malz und Stärke (Kohlenhydrate!).
- Erörterung von Compliance-Problemen unter Alltagsbedingungen in Abhängigkeit von Lebensalter und Diabetestyp.
- Vorteile und Problematik von Diabetikernährmitteln. (Beachtung der Broteinheiten und des häufig hohen Fettgehaltes!).
- Besprechen möglicher Ursachen für „Diätversagen": z.B. Eßsucht (Hyperphagie, geleugnete Diätfehler).
- Mögliche diabetogene Medikamente (z.B. Glukokortikoide, Thiazide/Esidrix®, Saltucin®, Propranolol/Dociton®, Guanethidin, Diazoxid/Hypertonalum®).
- Orale Antidiabetika:
    - *Glukosidasehemmer* wie Acarbose (Glucobay®): Verzögerung des Kohlenhydratabbaus (Einnahme mit den ersten Bissen der Mahlzeit!), Verlangsamung der Glukoseaufnahme ins Blut. In Kombination mit Sulfonylharnstoffen Senkung der Blutzucker- und Hämoglobin-(HbA1)-Werte.
    - *Sulfonylharnstoffe* (z.B. Tolbutamid/Rastinon®, Glibenclamid/Euglucon® N) oder das *Sulfonylharnstoffderivat* (Glimepirid/Amaryl®). Wirkungsweise (Senkung des Blutzuckerspiegels durch Stimulation der Insulinsekretion, Erhöhung der Insulinrezeptoren in der Peripherie), Indikationen (z.B. nicht übergewichtige [!] Typ-2-b-Diabetiker).
    Merke: Bei übergewichtigen Diabetikern nicht zu früh Sulfonylharnstoffe einsetzen. Kombinierbarkeit (z.B. mit Insulin oder Biguanid), Kontraindikationen (z.B. Ketoazidose, Schwangerschaft, fortgeschrittene Niereninsuffizienz), Tagesdosis (Tolbutamid 0,5–2,0 g; Glibenclamid 2,5–15 mg bzw. als Euglucon® N 1,75–10,5 mg), Wirkungsstärke (Tolbutamid schwach, Glibenclamid stark), Arzneimittelinterferenzen bei Einnahme von Sulfonamiden, Analgetika, Antiphlogistika.
    - *Glinide* = „Sprinttabletten" (z. B. Novonorm®, Starlex®): rasche Insulinfreisetzung aus der Bauchspeicheldrüse („endogene Altinsulinspritze"), Einnahme zu jeder Mahlzeit („one meal – one dose, no meal – no dose"). Chemisch keine Sulfonylharnstoffe. Kombination mit fast allen anderen Diabetesmedikamenten außer Sulfonylharnstoffen. Blutzuckerselbstkontrolle $1^{1/2}$–2 h nach der Mahlzeit. Einnahme mit dem ersten Bissen.
    - *Glitazone* = „Insulin-Sensitizer" (z. B. Actos®, Avandia®): Wirkung auf wichtige Schaltstellen im Zellkern, speziell im Fettgewebe, aber auch im Muskel; dadurch (unerwünscht) Gewichtszunahme durch Fettspeicherung und Neigung zu Beinödemen. Kombination mit Sulfonylharnstoffen und Insulin günstig.
    - *Biguanidderivate* (Metformin/Glucophage®, Mediabet®): Wirkungsweise (Steigerung der Insulinempfindlichkeit, verzögerte Glukoseresorption, gesteigerter Glukoseverbrauch der Skelettmuskulatur); Indikation (übergewichtige Diabetiker mit *Sekundärversagen* gegen Sulfonylharnstoffe); Kontraindikationen (z.B. eingeschränkte Leber- und Nierenfunktion, über 65jährige, undisziplinierte Diabetiker); wichtige unerwünschte Wirkung (Laktatazidose: Letalität etwa 50 %!, häufig gastrointestinale Symptome, präoperatives Absetzen!).

---

[11] Alkohol – auch in kleinen Mengen genossen – kann die Zuckerbereitstellung in der Leber blockieren, die Entleerung des gefüllten Magens verzögern sowie die Kohlenhydratresorption im resorptionsbereiten Dünndarm abschwächen [13].

- Insuline:
  - Einteilung nach dem Wirkungsprofil (Normal- oder Altinsuline; Routine-, Intermediär- oder Depotinsuline; Mischinsuline; Langzeit- oder Basisinsuline; Insuline für Spezialanwendungen wie Pumpen- und Injektoreninsuline).
  - Einteilung nach der Therapiestrategie: Konventionelle Insulintherapie (CT); Basisbolustherapie (BBT) – auch intensivierte konventionelle Insulintherapie (ICT) genannt; Insulinpumpentherapie (CSII = kontinuierliche subkutane Insulininfusion).
  - Schnell wirksame Insulinabkömmlinge (Analoga, „Sprintinsuline", z. B. Lispro®, Aspart®): gentechnisch veränderte menschliche Insuline. Spritz-Eß-Abstand nahezu bedeutungslos, Kurzzeitwirkung. Sorgfältige Abstimmung mit der Basisversorgung durch Basisinsulin (am besten in 2 Portionen mit leicht erhöhter Gesamtmenge gespritzt). Biosynthetisches Humaninsulin ist hoch gereinigt, daher weitgehend frei von antigenen Begleitproteinen; daneben auch Extrakte aus Rinder- und Schweinepankreas.
  - Dosierung: Optimale Insulindosierung im Einzelfall nicht vorhersehbar; von vielen Faktoren abhängig wie Diabetestyp, Anpassung an den Blutzucker, Stoffwechsellage, Injektionsort, Injektionshäufigkeit, Injektionsareale. Resorption bei s.c.-Injektionen am schnellsten in der Bauchhaut, am langsamsten in Oberschenkel und Gesäß; mittlere Resorption an den Oberarmen.
- Antidiabetika und Eßabstand:
  Bei Insulinen zwischen 15 und 60 min (abhängig vom Wirkstoff), bei Tabletten (z.B. Euglucon®) unmittelbar vor den Mahlzeiten (bei Tagesdosis von max. 3 Tbl. erfolgt Standardverteilung: 2 Tbl. vor dem Frühstück, 1 Tbl. vor dem Abendessen).
- Überlegungen zur Kontrolle bei medikamenten-/insulinpflichtigen Diabetikern:
  z.B. Kontrollintervalle durch den Patienten von Blut- und Urinzucker, Kontrollintervalle durch den Arzt, Hypo- und Hyperglykämien als Akutkomplikationen, Urinkontrolle auf Azeton, Gewichtskontrollen.
- Diabetes und Schwangerschaft:
  Achtung: Risikoschwangerschaft!
- Gestationsdiabetes: Entwicklung und erstmalige Feststellung in der Schwangerschaft (ca. 2–4 von 100 schwangeren Frauen meist am Ende des zweiten Drittels der Schwangerschaft).
- Diabetes und Familienplanung (Erblichkeit beim Typ 1 viel geringer als beim Typ 2).
- Diabetische Spätschäden, z.B. Angio- und Neuropathien z.B. Niere, Retina, Füße, Magen-Darm-Trakt (Gastroparese), Herz, Haut; Potenz).
- Diabetische Nephropathie: Dialyseabhängigkeit bei Kreatinin zwischen 7 und 8 mg/dl.
- Beratungsproblem „Füße des Diabetikers" (vgl. B 3.6 und 3.6.2): z.B. Trophik der Haut gestört? Claudicatio? Fehlende Fußpulse? Hypästhesie? Abgeschwächter ASR? Hühneraugenpflaster? Schuhwerk? – Empfehlungen zum vorsichtigen Nagelschneiden, Vermeidung von Bagatellverletzungen, Warnung vor Heizkissen/Wärmflaschen; weiterführende Diagnostik wie Ultraschalldoppler.
- Bild einer Hypoglykämie: z.B. Warnsymptome wie Zittern, Schweißausbrüche, Heißhunger, Leeregefühl im Kopf, Bauch; Alarmzeichen wie Bewußtseinsverlust, Krampfanfall, Halbseitenlähmung, Kollaps; Ursachen: z.B. zuviel Insulin, zu viele Tabletten, zuwenig BE, zuviel Bewegung, zuviel Alkohol, Wachstumsschub, Suizidabsicht;
  Therapie bei Warnzeichen:
  Zuckerzufuhr, bei Alarmzeichen (Gabe von 20–50 ml 40%iger Glukose i.v.! Reaktion für gewöhnlich prompt, sollte spätestens nach 10–20 min erfolgen).

> **!** Die probatorische Gabe von Glukoselösung beim hypoglykämischen Koma ohne vorherige Sicherung der „Hypoglykämie" (Blutzuckerwerte unter 50 mg% sind beweisend!) ist obsolet [187]!

- Bild einer Hyperglykämie: z.B. Frühzeichen der Entgleisung, wie trockener Mund, Polyurie, Schwächegefühl, Appetitlosigkeit, Erbrechen und Übelkeit, Atemnot und Kurzatmigkeit, vermehrtes Durstgefühl, Azetonurie, Blutzuckerwerte über 350 mg/dl; Ursachen, z.B. Adrenalinausstoß durch Streß, Infektion, Diätfehler, Hypoglykämiegegenregulation.
- Diskussion der Notwendigkeit einer Klinikeinweisung.
- Indikationen für alljährliche Überweisung zum Augenarzt (Retinopathie, grauer Star).
- Indikation für Überweisung zum Neurologen (Poly- und Mononeuropathie).
- Verstärkung des Risikoprofils bei Vergesellschaftung von Diabetes mit z.B. Übergewicht, Koronarerkrankung, peripheren arteriellen Durchblutungsstörungen, Fettstoffwechselstörungen, Gicht, mehrfache Aborte.

- Diabetes und Führerschein:
  Diabetiker mit Neigung zu schweren Stoffwechselentgleisungen mit Hypoglykämie und Hyperglykämien sind zum Führen von Fahrzeugen aller Klassen ungeeignet. Zuckerkontrollintervalle nach verkehrsmedizinischen (nicht nach allgemeinärztlichen!) Kriterien: *diät*behandelte Diabetiker spätestens alle 12 Wochen durch den Arzt; *oral* behandelte Diabetiker spätestens alle 6–8 Wochen durch den Arzt; *insulin*behandelte Diabetiker spätestens alle 4–6 Wochen durch den Arzt [160].
- Diskussion der Berufswahl:
  Einschränkungen bei z.B. Arbeiten mit Absturzgefahr, Tätigkeit an laufenden Maschinen, bei beruflicher Personenbeförderung, bei berufsmäßigem Waffengebrauch, bei verantwortlichen Überwachungsfunktionen.
- Erörterung der Insulinpumpenbehandlung:
  Grundsätzlich kann jeder Patient mit Insulinmangel mit kontinuierlicher s.c.-Insulininfusion behandelt werden. Therapieversuch sinnvoll, wenn keine ausreichend guten Ergebnisse mit der Injektionstherapie zu erzielen, multiple Injektionen täglich zu aufwendig sind oder flexiblere Gestaltung der Insulintherapie erforderlich ist. Zwischenmahlzeiten nicht erforderlich. *Achtung:* Nur bei verläßlichen Patienten!

Zusatzfragen „Uncharakteristische Kopfschmerzen" und „Migräne"

- Beispiele für die vielfältigen Gründe von Kopfschmerzen/Migräne, wie familiäre Disposition, Gemütsverfassung, Persönlichkeitsstruktur, soziale Konflikte, Streß, toxische Einwirkungen am Arbeitsplatz, Fernsehen, Schlafmangel, sexuelle Überaktivität, Medikamente (Nitrate, Nifedipin, Pille), Genußmittelexzesse, hoher Blutdruck, sklerotische Gefäßveränderungen, Epilepsie, vertebragene Ursachen, Glaukom, Muskelspannung („tension-headache"), Höhendruck (Föhn), hormonelle Schwankungen, Infekte.
- Nahrungs- und Genußmittel als mögliche Auslöser einer Migräneattacke: z.B. gegorene Speisen (reich an Tyramin), Schokolade (enthält Phenyläthylamin), „orientalisches Essen" (Mononatrium-Glutamat/MNG in der Sojasauce), alkoholische Getränke (reich an Histamin), Speiseeis (Kältereiz), Zitrusfrüchte, Käse (Tyramin), „heiße Würstchen" (Nitritgehalt im Pökelfleisch).
- Abwendbar gefährliche Verläufe bei Kopfschmerz (z.B. schwere Sinusitis, Meningitis, Enzephalitis, Gehirntumor, Subarachnoidalblutung, Glaukom, hypertensive Krise, Riesenzellarteriitis Horton).
- Selbstmaßnahmen und Ratschläge für den Patienten: z.B. Kontrolle der Luftfeuchtigkeit im Raum, entspannende Übungen, Konfliktbewältigung, Gefäßtraining (kalte Duschen, Schwimmen, Sport).
- Nichtmedikamentöse Behandlung: z.B. Schulter-Nacken-Massage, Krankengymnastik, therapeutische Lokalanästhesie (TLA), Akupunktur.
- Grundzüge der medikamentösen Behandlung von „Uncharakteristischen Kopfschmerzen" (z.B. peripher wirkende Analgetika wie Parazetamol (z.B. benuron®), Azetylsalizylsäure (Aspirin®), Metamizol (Novalgin®), Propyphenazon, nichtsteroidale Antirheumatika wie Ibuprofen (Indikation, Dosierung für Säuglinge/Kleinkinder/Schulkinder/Erwachsene, Nebenwirkungen, Kontraindikationen, Problematik von Kombinationspräparaten und Abusus).
- Kopfschmerz im Kindesalter (z.B. durch Refraktionsanomalien, behinderte Nasenatmung, familiäre Konflikte, sonstige familiäre Belastung, Schulkonflikte), Problematik der Deutung von „Kopfschmerzen" bei Kindern.
- Prophylaktische, medikamentöse Behandlung der Migräne (z.B. niedrig dosierte β-Blocker, Mutterkornalkaloide, trizyklische Antidepressiva, Clonidin, Antihistaminika). *Merke:* Zurückhaltung mit Analgetika! *Cave:* Sucht! Ergotismus!
- Sofortmaßnahmen bei Migräneanfall [z.B. Ruhe und Reizabschirmung, Sedierung, Mutterkornalkaloide, Antiemetika, Analgetika, ggf. Triptane (Imigran®, Maxalt®) als selektiver Serotoninagonist; enterale oder parenterale Medikation?]. Auch eigene praktische Erfahrungen!

Zusatzfragen „Varizen"

- Mögliche Ursachen (z.B. familiäre Disposition, Schwangerschaften, sitzende und stehende Tätigkeit, ungenügende körperliche Aktivität, Adipositas, statische Fehlfunktionen).
- Diagnostik in der Allgemeinpraxis: Veränderung der Hautfarbe (z.B. Pigmentflecke, Blauverfärbung), Veränderungen der Form, Ödem (?), Palpation der muskelhaltigen Beinabschnitte am stehenden oder hängenden Bein (Hauttemperatur? Gewebsturgor? Muskeltonus? Gefäßveränderungen? Statische Veränderungen an Fuß- und Kniegelenk? Druckschmerzpunkte?), Abtasten der Leistengegend, Prüfungen der

Venenklappenfunktion. Trendelenburg-Test[12], Perthes-Test.[13]
- Weiterführende Maßnahmen im spezialistischen Bereich, z.B. Ultraschalldoppler (USD), Duplex-Verfahren, Lichtreflexionsrheographie (LRR), Phlebographie.
- Indikationen zur Phlebographie, z.B. vor operativer Behandlung von Varizen, bei Ulcus cruris, zum Nachweis einer Varikozele, bei Verdacht auf akute Phlebothrombose.
- Ratschläge für Beinleidende: z.B. Hochlagern der Beine (Fußkeil im Bett), keine einengenden Hüftgürtel oder Socken, Gefäßtraining durch kaltes Duschen, aktivierendes Muskeltraining, Vermeiden von heißen Bädern, Sonnenbädern, Thermalbädern, Fangopackungen, Vermeidung bzw. Bekämpfung von Übergewicht.
- Konservative Therapie durch den Arzt: Kompressionsverband, Gummistrümpfe, Korrektur von Fußübeln, Varizensklerosierung.
- Kompressionsverband als dosierte Kompression auf Gewebe und Venen: Embolieschutz, Entstauung, Prophylaxe.
- Verbandarten: *Nichtnachgiebige Verbände* (z.B. Idealbinde, Zinkleimverband, Dauerbinde, textilelastische Kurzzugbinden); Charakteristikum: geringer Anlagedruck, hoher Arbeitsdruck. *Elastische Verbände* (z.B. Gummibinde, Pflasterbinde, Langzugbinden); Charakteristikum: hoher Anlagedruck, geringer Arbeitsdruck.
- Verbandstechnik.
- Indikationen für nichtnachgiebige Verbände: alle akuten, subakuten und chronischen Thrombosen und Phlebitiden der oberflächlichen und tiefen Venen, alle Stauungen beim postthrombotischen Syndrom, alle Ulcera cruris mit begleitender Phlebitis, Stauungsdermatosen im nicht nässenden Stadium [Verband mit *Kurzzug-* (ideal-) binden kann über Nacht angelegt bleiben].
- Indikationen für elastische Verbände: Behandlung von Ulcera cruris ohne Begleitphlebitis und der chronischen venösen Stauung leichten bis mittleren Grades, nach Verödung von Varizen, Prophylaxe und Nachbehandlung von Venenerkrankungen (*Achtung:* Gummibinden nachts abnehmen!).
- Gegenindikationen für Kompressionsverbände: Arterielle Verschlußkrankheiten (AVK) im Stadium II bis IV.
- Indikation für Kompressionsstrümpfe: Nachsorge, in geringerem Umfang Prophylaxe. *Achtung:* Keine Verordnung bei akuten und subakuten Erkrankungen der Venen!
- Beispiel für die Musterverordnung von sog. Gummistrümpfen: „1 Paar Kompressionsstrümpfe Klasse II (nach Maß?/Konfektion?), Unterschenkellänge, Fußspitzen offen, wegen postthrombotischem Syndrom".
- Diskussion sog. „Venenmittel" als „Ödemprotektiva" (häufige Inhaltsstoffe: Roßkastanienextrakt Aescin, Bioflavonoide, besonders Rutin: Wirkung auf die gestörte Kapillarpermeabilität?).
- Diskussion von heparin- oder hirudinhaltigen Salben (antithrombotischer Effekt?).
- Diskussion der Varizensklerosierung und der Varizenoperation.
- *Daran denken:* Schmerzen im Kniegelenk, ähnlich den arthrotischen Schmerzen, können auch durch Varizenkonvolute bedingt sein (Arthralgia phlebopathica). Lokale Verödung kann Besserung erbringen.

Zusatzfragen „Poststationäre und ambulante Thromboembolieprophylaxe"
- Prinzipien der physikalischen Thromboembolieprophylaxe.
- Arzneimittel, die zur medikamentösen Prophylaxe zur Verfügung stehen (unfraktioniertes Heparin/UFH, niedermolekulare Heparine, Vitamin-K-Antagonisten, Hydroxiäthylstärke/HAES).
- Mögliche Nebenwirkungen der niedermolekularen Heparine (z. B. Haarausfall, kutane Allergien und Osteoporose), schwerste Nebenwirkung: heparininduzierte Thrombozytopenie Typ II (Letalität bis zu 20-30%).
- Diskussion der Frage der Thrombozytenkontrolle unter Gabe von niedermolekularen Heparinen: 2mal/Woche Kontrolle der Thrombozyten (rein empirische Empfehlung).
- Indikationen für poststationäre und ambulante Thromboembolieprophylaxe: operierte Patienten

---

[12] Trendelenburg-Test: Anlegen eines Stauschlauches in Horizontallage nahe der V.-saphena-magna-Mündung am Oberschenkel des erhobenen Beines. Patient steht dann auf. Füllen sich jetzt die Varizen unterhalb der Staubinden innerhalb von ca. 15 s rasch wieder auf, so sind die Klappen der Vv. perforantes insuffizient.

[13] Perthes-Test: legt man am stehenden Patienten eine Stauung am Oberschenkel an und läßt den Patienten umhergehen, so müssen sich die gestauten Krampfadern entleeren, wenn die tiefen Venen in ihrer Funktion nicht beeinträchtigt sind. Bleibt die Krampfaderstauung oder nimmt sie unter Schmerzen sogar zu, ist ein Verschluß der tiefen Venen anzunehmen.

nach Anweisung des Operateurs. Ambulante Patienten mit Immobilisation der unteren Extremität durch gelenkübergreifende Gips- (Kunststoff-)verbände; ferner bei allen Patienten mit frischen Verletzungen und operativen Eingriffen an der unteren Extremität, die einer Immobilisation im gelenkübergreifenden Gips- (Kunststoff-)verband bedürfen und zusätzliche dispositionelle Risiken aufweisen.

Zusatzfragen „Muskelkrämpfe/Krampi" und „Beinkrämpfe"
- Überlegungen zur Ätiologie (meist nicht venös, sondern neuromuskulär bedingt).
- „burning feet" (brennendes Gefühl an den Fußsohlen, das durch Wärme verstärkt wird) und „restless legs": Ausschluß einer Neuropathie und eines Tarsaltunnelsyndroms (TTS)!
- Behandlungsvorschläge, z.B. Magnesium, Chinin.

Zusatzfragen „Arterielle Verschlußkrankheit, Extremitäten-Embolien", „M. Raynaud"
- Mögliche Ursachen und Risikofaktoren, z.B. allgemeine Arteriosklerose (Arteriosclerosis obliterans), arterielle Hypertonie, Diabetes mellitus, Hyperlipidämie, Nikotingenuß, Adipositas, Hyperurikämie.
- Gezielte körperliche Untersuchung: Pulspalpation, Auskultation der großen Gefäßstämme. Ratschow-Lagerungsprobe: rollende Fußbewegungen einmal/s in Rückenlage bei erhobenen Beinen; pathologisch: Hyperämie im Stand ≥15–20 s.
- Apparative (spezialistische) Diagnostik: Ultraschalldopplermessungen, Oszillographie, Rheographie, Angiographie.
- Therapeutische Prinzipien:
  Allgemeine Maßnahmen: reichlich Flüssigkeitszufuhr; Ausschalten der Risikofaktoren; intensives Gehtraining, Förderung der Kollateralisation, Lagerungsübungen nach Ratschow, Hämodilution (durch Aderlaß Senkung des Hämatokrits auf Werte um 40%).
  Gezielte Maßnahmen, z.B. Medikamente, Operationen (z.B. Bypass-Verfahren, Thrombendarteriektomie/TEA), lumbale Sympathektomie, perkutane Angioplastik mittels Ballonkatheter nach Dotter.
- Diskussion der Behandlung mit sog. „vasoaktiven" Medikamenten:
  Gefäßerweiternde Mittel? Beispiele (Pentoxiphyllin/Trental®, Buflomedil/Bufedil®, Naftidrofuryl/Dusodril®), Rheologika? Beispiele (z.B. Dextran 40/Rheomacrodex®), Thrombozytenaggregationshemmer? Beispiel (Azetylsalizylsäure/Aspirin®), Antikoagulation? Dicumarol-Prophylaxe mit Marcumar®?
- Aufklärung des Patienten:
  Gefährlichkeit von Bagatellverletzungen, Nagelpflege, drückender Schuh. *Cave:* Unterkühlung/Überwärmung!
- Diskussion von Methoden außerhalb der Schulmedizin wie Sauerstoffbehandlung, Schlangengifttherapie (Hypofibrinogenierung).

Zusatzfragen „Akuter Verschluß einer Extremitätenarterie"
- Mögliche Ursachen im Bereich des Herzens, z.B. Klappenfehler mit Vorhofflimmern, absolute Arrhythmie, Zustand nach Herzinfarkt, Herzklappenersatz.
- Therapeutische Sofortmaßnahmen außerhalb der Klinik: Schmerzbekämpfung intravenös (z.B. Dolantin®, Fortral®), evtl. Schockbekämpfung, Tieflagerung der Extremität zur Verbesserung des Perfusionsdruckes, Wattepolsterung zur Vermeidung von Auskühlung und von Drucknekrosen, Heparin (z.B. Liquemin®) 10 000 IE i.v.
  Achtung: Heparindosis und Injektionszeitpunkt auf dem Einweisungsschein vermerken! *Cave:* Intramuskuläre Injektionen!

Zusatzfragen „Schlaflosigkeit"
- Mögliche Ursachen:
  Situationsbedingte Faktoren, wie Streß (z.B. wegen Scheidung, Todesfall, Ärger), Fernsehen, Kaffee, zuviel Alkohol, Schichtdienst, Wetterfühligkeit, Zeitverschiebung bei Flugreisen, ungewohnte Sinneseindrücke, Geräusche, Helligkeit;
  somatische Einflüsse (z.B. Schmerzen, Hypoglykämie, Herzinsuffizienz, tachy- oder bradykarde Herzrhythmusstörungen, pulmonale Störungen);
  psychische Störungen (z.B. Depression, Multiinfarktsyndrom);
  andere Ursachen: Medikamente (z.B. β-Blocker), koffeinhaltige Präparate, bestimmte Antidepressiva.
- Allgemeine Behandlungsmaßnahmen:
  z.B. Aufklärung (Ziel: Patient muß lernen, mit seiner spezifischen Schlafveranlagung fertig zu werden), Einübung von Schlafritualen („Schäfchenzählen"), Schlafhygiene (z.B. niedrige Raumtemperatur, kühle Bettwäsche, harte Schlafstätte), Autogenes Training (AT), Respiratorisches Feedback (RFB) nach Leuner.

- Indikationen zur polysomnographischen Untersuchung („Schlaflabor"): Schwere und chronische Ein- und Durchschlafstörungen mit signifikanter Beeinträchtigung der Tagesbefindlichkeit; Verdacht auf nächtliche Atemstillstände bei Schnarchen (Schlafapnoesyndrom); ferner Herzrhythmusstörungen und Tagesschläfrigkeit mit unwillkürlicher Einschlafneigung.
- Notfalltherapie der *Schlafmittelvergiftung* durch den Primärarzt:
  Stabilisierung von Atmung und Kreislauf, Atropin injektion (1 mg i. m.), peripherer Venenzugang, ggf. Asservation des Medikamentes.
  ABC-Schema:
  A = Atemwege freimachen und freihalten.
  B = Beatmen (Atemspende, ggf. Intubation).
  C = Circulation (bei Herzstillstand externe Herzmassage und Beatmung; Volumensubstitution mit Volumenersatzmittel/Elektrolytlösungen über Venenverweilkanülen.

Zusatzfragen „Bilder von Masern, Röteln, Varizellen, Mumps, Scharlach"

- Erster Eindruck bei Bild von Masern: „verrotzt – verheult – verschwollen – Schafshusten".
- Aktive und ggf. passive Immunisierung gegen Polio, Diphtherie, Pertussis, Tetanus, Haemophilus influenzae B (HiB), Mumps, Masern, Röteln, Influenza, Hepatitis A und B, Varizellen: bei Kindern und Erwachsenen, Indikationen, Kontraindikationen, Begleiterscheinungen/Nebenwirkungen. Impfintervalle, Kombinationsimpfstoffe (z.B. MMR, Td).
- Erstellen eines konkreten Impfplanes für das Säuglings-, Kleinkindes-, Vorschul- und Schulalter, ggf. unter Berücksichtigung der Zuordnung zu den Terminen für die gesetzlichen Kindervorsorgeuntersuchungen.
- Notwendige Labordiagnostik und Aufdeckung möglicher Komplikationen bei Bildern von Masern, Röteln, Varizellen, Mumps und Scharlach. (Bei Scharlach routinemäßig Urinstatus 2–3 Wochen nach Auftreten des Exanthems kontrollieren!).
- Andere Erkrankungen durch Streptokokken der Gruppe A (Erysipel, Streptokokkenangina). Andere Antibiotika zum primären Einsatz bei Streptokokkenangina als Alternative zur primären Penizillingabe (Cephalosporine) bzw. Erythromycin-Estolat/Infectomycin® 5 Tage).
- Immunstatus nach Rötelninfektion bzw. -impfung: Titer von 1:8 und 1:16 fraglich bzw. schwach-positiv. Bei Titer von 1:32 und höher kann Immunität angenommen werden.

Zusatzfragen „Übergewicht"

- Ursachen der Adipositas: soziale, psychische, kulturelle und genetische Einflüsse.
- Patientenberatung im Hinblick auf eine mögliche Gewichtszunahme beim Aufhören mit dem Rauchen sowie bei Einnahme bestimmter Medikamente (Östrogene, Psychopharmaka, Kortison).
- Problematik von Adipositas und Diabetes mellitus: Hyperinsulinämie (Übergewichtsdiabetes Typ 2 mit Insulinüberschuß). *Cave:* Gabe von Sulfonylharnstoffen (SH) statt Gewichtsreduktion. SH führen zur Insulinreaktivierung mit Appetitsteigerung.
- Methoden der Gewichtsreduktion:
  Diät bzw. Umstellung des Eßverhaltens (unter regelmäßiger Gewichtskontrolle) Prinzip: Reduktion weniger der Kohlenhydrate als der Kalorienmenge (Fett!), körperliche Betätigung, Gruppentherapie, Medikamente (Appetitzügler: amphetaminähnliche Substanzen; Schilddrüsenhormone), in verzweifelten Fällen (BMI > 40) operativ: Jejunoileostomie; Magenbypass; vertikale Gastroplastik; Magenbanding.
- Diätetische Maßnahmen:
  5 oder 6 möglichst gleichkalorische kleine Mahlzeiten, nichts außer der Reihe essen, Weglassen von Alkoholika, Nüssen, Süßigkeiten u.a., Vermeidung von schnell mobilisierbaren Kohlenhydraten (überschießende Insulinsekretion mit anschließendem Blutzuckerabfall mit nachfolgendem Hungergefühl), Reduktion der Nahrungszufuhr auf 1200 kcal/Tag. Dauer: 1–3 Jahre.
- Broca-Index (an Bedeutung verloren):
  *Soll*gewicht (kg) = Größe (cm) – 100
  *Ideal*gewicht: Sollgewicht – 10% bei Männern/ – 15% bei Frauen.
- Zielwerte des BMI-Index.

Zusatzfrage „Appetitlose Kinder"

- Mögliche Ursachen: Falsche Ansichten der meist übertrieben ängstlichen Mütter, Großmütter und anderer Pflegepersonen (individuelles Eßbedürfnis des Kindes); zu viele kalorienhaltige Getränke. Eßzwang verstärkt die Essensverweigerung.

Zusatzfragen „Anorexia nervosa" und „Bulimie"
- Anorexia nervosa:
  Bevorzugtes Lebensalter (vor oder kurz nach der Pubertät bis vor dem 25. Lebensjahr), Geschlecht (nahezu regelmäßig Frauen), Gewichtsverlust (mindestens 25% des ursprünglichen Körpergewichts), charakteristisch: Amenorrhö, Obstipation.
- Bulimie:
  Variante der Anorexia nervosa? Gewichtsdefizit meist nicht mehr als 15% des Idealgewichts. Menstruation in der Hälfte der Fälle vorhanden.
- Diskussion der Behandlung von Anorexie und Bulimie: Stationär oder ambulant? Familientherapie, Verhaltenstherapie, Psychotherapie.

Zusatzfragen „Statische Beschwerden"
- Mögliche Störfaktoren, z.B. verschiedene Beinlängen (echte Differenz?), Valgus – oder Varusstellung im Kniegelenk, Fußgewölbe? Schuhkontrolle (einseitig) abgelaufene Absätze und Sohlen (außenüberlagerter Fuß).
- Beispiele für aseptische Knochennekrosen im Beinbereich: M. Perthes, M. Osgood-Schlatter, M. Kienböck.

Zusatzfragen „Klavus" und „Callositas"
- Behandlung von Hühneraugen:
  Konservativ, z.B. mittels Filzringen, Salizylpflaster, -lösungen, Tragen von Sandalen; operativ wie Abhobeln, Exzision des Klavus, Resektion des unter der Druckstelle liegenden Knochenvorsprungs.
- Vorfußschwielen:
  Entstehungsmechanismus (Druck!); Behandlung, z.B. Abhobeln der Schwielen, salizylharnstoffhaltige Salben, Korrektur der Fehlbelastung des Fußgewölbes durch Einlagen in Langform mit Entlastung an den Druckstellen.

Zusatzfrage „Kalte Füße"
- Diskussion möglicher Zusammenhänge zwischen „kalten Füßen" und vegetativer Dysregulation oder mit dem Beruf, ferner mit Mykosen, Warzen, Katarrhen der oberen Luftwege und der Blase.

Zusatzfragen „Senk-, Spreiz- und Knickfüße"
- Aktive Maßnahmen bei mangelhafter Fußwölbung, v.a. bei Kindern/Jugendlichen: Fußgymnastik, Barfußlaufen, Zehengreifübungen, Zehengang.
- Verordnung von Einlagen und Schuhzurichtungen bei Kindern und Erwachsenen bei Senk-, Spreiz- und Knickfüßen sowie bei anderen Indikationen wie Insuffizienz der Bein- und Rückenmuskulatur, Varikosis; Einlagenmaterialien (Kunststoff, Kork, Metall z.B. Aluminium, V2A-Stahl, mit oder ohne Lederbeschichtung, mit oder ohne Supinationskeile und Fersenbettung).
- Verordnung von Zurichtungen an der Laufsohle wie Vorfußrolle oder Schmetterlingsrolle. Formulierung der Rezeptur.
- Diskussion der Notwendigkeit von Konfektions- oder Maßverordnung bei Einlagenversorgung.
- Geeignetes Schuhwerk für Einlagenversorgung: Mehrösige Schnürschuhe, Konfektionsschuhe zur Einlagenmessung mitbringen!
- Bei Knickfüßen aktives Muskeltraining u.a. durch Tragen von Holzsandalen.
- Hinweise für den Kauf von Kinderschuhen:
  Bewegliche lose Sohlen für Kinderschuhe, keine Einengung des Vorfußes durch modisches Schmalhalten der Schuhe, Zehenfreiheit, Vermessung des Kinderfußes beim Schuhkauf nach dem „Weiten-Maß-System" (WMS-Schuhe).
- Indikation für die Versorgung mit orthopädischem Schuhwerk:
  z.B. Ausgleich von Beinverkürzungen über 3 cm, Stützung sämtlicher Fußgewölbe, Zustand nach Frakturen im Fußbereich (z.B. Fersenbeinbruch); Kooperation mit dem Spezialisten beispielsweise bei angeborenen Fußfehlbildungen (z.B. Klumpfuß).

Zusatzfragen „Hallux valgus"
- Ideales Schuhwerk: Besonders vorne weite Schuhe, seitlich ausgeweitetes Oberleder, offene Schuhe wie Sandalen.
- Behandlung durch Schutzkissen, Hallux-Bandage, Operation (erhebliche Komplikationsrate, oft schlechte Spätresultate!).

Zusatzfragen „Kropf und Schilddrüsenüberfunktion"
- Mögliche Ursachen für einen Kropf:
  sog. Kropfgebiete (von Nord nach Süd zunehmender Jodmangel in der Nahrung; relativer Jodmangel in der Schwangerschaft); hormonelle Umstellung (Pubertät, Gravidität, Menopause); Jodbedarf der embryonalen Schilddrüse ab der 10.–12. Schwangerschaftswoche; familiäre Disposition.
- Tägliche Jodzufuhr bei gesunder Schilddrüse: 150–200 µg/Tag (WHO).
- Jodprophylaxe: 5 g Jodsalz verhilft zu etwa 100 µg Jod; besonders jodhaltig: Seefisch (z.B. Schellfisch, See-

lachs, Scholle); 2 mal frischer Seefisch pro Woche beugt möglichem Jodmangel vor; Jodtabletten zu 200 µg Jodid/Tag für Erwachsene.
- Mögliche Komplikationen einer Jodprophylaxe: Induktion einer Hyperthyreose (selten), Auslösen einer echten Jodallergie (absolute Rarität).
- Schilddrüsendiagnostik und Wertigkeit einzelner Methoden:
Gezielte Befragung, Palpation, Halsumfangsmessung, Ultraschalluntersuchung, TSH-Basalwert, f T3, f T4. Bei pathologischen Ergebnissen weiterführende Diagnostik: Szintigraphie, Punktionszytologie, Tracheazielaufnahme, Ösophagusbreischluck, ggf. CT oder MRT.
- Symptome, die an eine Schilddrüsenüberfunktion denken lassen. Kontraindikation für Röntgen-Kontrastmittel!
- Definition von „heißen Knoten" (= überaktive autonome Adenome mit vermehrter Anreicherung der Radioaktivität im Szintigramm), von *kalten Knoten* (selten – 5 bis 15 % – bösartige Veränderungen des Schilddrüsengewebes im chirurgischen Krankengut). Definition der *Autonomie*: Hormonproduktion unabhängig vom Bedarf des Organismus und von der hypophysären, hypothalamischen Regulation.
Autonomes Adenom: Die autonomen Zellen sind in einem Verband zusammengefaßt. *Disseminierte Autonomie* (nur im Jodmangelgebiet!): autonome Zellen sind diffus über die Schilddrüse verteilt.
- Indikation für Szintigraphie: Hyperthyreose und nodöse Veränderungen > 1 cm Durchmesser.
- Therapie der Jodmangelstruma und der euthyreoten Struma: Jodid (Erwachsenendosis 200 µg Jodid/Tag) oder Kombinationspräparate Jodid/L-Thyroxin (z.B. Thyronajod®), ggf. Operation.
- Einnahmemodus von Schilddrüsenhormonpräparaten: ggf. schleichende Dosierung (zwingend erforderlich bei Patienten mit KHK), Steigerung in wöchentlichen Abständen bis zur Tageshöchstmenge. Mögliche Nebenwirkungen bei Überdosierung: Tremor, Tachykardie, Hyperhidrosis.
Achtung: Verstärkung der Wirkung von Antikoagulanzien (Cumarinderivate)! Verminderung der Wirkung von blutzuckersenkenden Mitteln, z.B. Insulin.
- Therapie der Hyperthyreosen:
Zunächst thyreostatische Behandlung mit Substanzen wie Carbimazol (Carbimazol®) oder Thiamazol (Favistan®) und nach Normalisierung der Schilddrüsenparameter Operation. Ausnahmen: Konservativer Behandlungsversuch bei Immunhyperthyreose Typ Basedow ohne relevante Struma (50 % Remission). Radiojodtherapie bei kleinen Strumen ohne kalte Knoten und bei Kontraindikation für Operation.
- Verlaufskontrolle der hormonellen Strumatherapie: Alle 6-12 Monate körperliche Untersuchung (Tastbefund, Halsumfang, Puls, Gewicht etc.), Sonogramm, Bestimmung des T3-Spiegels im Serum, TSH (*Beachte*: letzte Tabletteneinnahme am Vortag!), ggf. weiterführende Diagnostik, wenn Verdacht auf Schilddrüsenhormonüberdosierung oder thyreoidale Autonomie besteht, die durch das Schilddrüsenhormonpräparat demaskiert wurde: Szintigramm etc.
- Operationsindikationen beim Kropf:
Strumagröße (Stadium II nach vergeblichem konservativen Behandlungsversuch mit Schilddrüsenhormon, Stadium III), Strumafolgen (Einengung von Trachea, von Ösophagus und/oder Gefäßen), Malignitätsverdacht, lokale Beschwerden. Primär kein Alterslimit!
- Betreuung der Patienten nach Strumaresektion:
Lebenslange Rezidivprophylaxe zumindest mit Jodid (Erwachsenendosis 150-200 µg Jodid/Tag) oder bei beidseitig operierter Schilddrüse mit Kombinationspräparaten Jodid/L-Thyroxin (z.B. Thyronajod®). Kontrolluntersuchung 2-3 Monate postoperativ mit Labor und Ultraschall, ggf. Szintigraphie. Danach jährliche Laboruntersuchungen und Ultraschallkontrollen alle 2 Jahre.

Zusatzfragen „Knoten in der Brust"
- Bei Inspektion und Palpation zu beachten:
Brustwarzen, Warzenhof, Hautveränderungen, Hautverfärbung, verstärkte Venenzeichnung, Sekretion.
- Instruktionen zur Selbstuntersuchung der weiblichen Brust: Nach dem 20. Lebensjahr 1 mal im Monat am Ende oder nach der Periode, Untersuchung bei nasser Haut (z.B. beim Duschen), systematischer Untersuchungsgang unter Berücksichtigung aller Quadranten, Untersuchung vor dem Spiegel, Untersuchung im Sitzen und im Liegen.
- Beispiele für spezialistische Untersuchungsmethoden und Diskussion ihrer diagnostischen Wertigkeit: Mammographie, Thermographie, Feinnadelpunktionszytologie, Pneumozystomammographie, Galaktographie, Probeexzision.
- Konservative Behandlung bei gutartigen Brustveränderungen (Mastodynie, Mastopathie): Nichthormonell wie kühlende Salben und Umschläge, Pflanzenextrakte mit Agnus castus (z.B. Mastodynon®), Di-

uretika, Methylxanthin-Entzug (Kaffee, Tee, Schokolade), Vitamin B1, Vitamin E, Akupunktur. Hormonell wie lokale Gestagene (z.B. Progestogel®), Prolaktinhemmer (Pravidel®), Minipille (z.B. Microlut®).
- Diskussion und Indikationen zur (regelmäßigen) Mammographie:
  Anamnestisches Risiko, Alter über 50 Jahre, vorausgehendes Karzinom der anderen Seite; aber auch beim geringsten Verdacht auf eine Neubildung, bei psychischer Unsicherheit, bei sehr großen und schlecht palpierbaren Mammae.
  Beachte: Mammographie aus Beurteilungsgründen möglichst postmenstruell durchführen!

Zusatzfragen „Mammakarzinom"
- Suspekte sichtbare und tastbare Veränderungen, die an ein Mammakarzinom denken lassen (auch bei Männern):
  Unterschiedliche Bewegungen der Brüste beim Anheben beider Arme, einseitig eingezogene Brustwarze, einseitige Sekretion aus der Brustwarze, Einziehung oder Vorwölbung der Haut, Auftreten einer „Apfelsinenhaut" in einem abgrenzbaren Bezirk, Rötung und Schwellung der Haut, verstärkte Gefäßzeichnungen, ekzematöse Veränderungen von Mamille und Areolabereich, unterschiedliche Konsistenz der Brüste, umschriebene Induration, tastbare regionale Lymphknoten (axillär, supra- und infraklavikulär), geringe Verschieblichkeit eines tastbaren Knotens, Größenzunahme eines bekannten Knotens, Fixierung des Knotens unter der Haut oder auf dem Pektoralismuskel.
- Charakterisierung:
  frühzeitig metastasierender Tumor, häufiges Karzinom der Frau, bei kleinem Knoten von 1–2 cm bereits 20–40% okkulte Fernmetastasen, Metastasierung bevorzugt in Knochen, Lungen, Leber, Gehirn und kontralaterale Brust.
- Diskussion eines möglichen Zusammenhangs von Mammakarzinom und Pille (derzeit umstritten).
- Psychische Stadien eines möglichen Krankheitsverlaufes bei Krebskranken:
  Angst – Rationalisierung – Verdrängung – kontraphobische Abwehr – Verleugnung – Depression – Aggression und Projektion – Schuld – Abhängigkeit und Autonomie – Wiederbelebung guter innerer Erfahrungen – innerseelische Spaltung [180].

Zusatzfragen „Gynäkomastie"
- Physiologische Gynäkomastie: bei Neugeborenen, Adoleszenten, alten Männern.
- Beispiele für pathologische Gynäkomastie:
  vermehrte Östrogenbildung wie bei Hodentumoren, Lungenkarzinom, Lebererkrankungen; Nebenwirkung bestimmter Medikamente in der Langzeitbehandlung (wie z.B. Östrogene bei Männern, Spironolacton, Cimetidin, INH, Digitalis, Rauwolfia-Präparate).
- Untersuchungsschritte bei Adoleszentengynäkomastie:
  Messung der Hoden (Orchidometrie), Palpation der Hoden, Untersuchung der Schambehaarung.
- Diagnostik bei Gynäkomastie im Erwachsenenalter:
  Fragen nach Medikamenten, Alkohol; Hodenuntersuchung (Tumor?), Abklärung der Leberfunktion; evtl. weitere Diagnostik im spezialistischen Bereich.

Zusatzfragen „Lymphomata"
- Kontaktfragen, z.B. nach Verletzung, Insektenstich, Tierkontakt, Umgebungsinfektionen, Vita sexualis, berufliche Tätigkeit.
- Einsatz und Aussagekraft bestimmter Laboruntersuchungen wie BKS, Leukozyten, Hb, Differentialblutbild; Komplementbindungsreaktionen, z.B. auf Mononukleose, Toxoplasmose, Röteln; Sternalpunktion.
- Diagnostische Rückschlüsse aus der Lokalisation vergrößerter Lymphknoten: z.B. retroaurikulär im Rahmen einer exanthematischen Erkrankung: Röteln, Masern; auffallende bilaterale Vergrößerung im vorderen Halsbereich: Mononukleose (Pfeiffersches Drüsenfieber), Toxoplasmose. Unilateral supraklavikulär: Malignom im Thorax oder im Abdomen; linksseitig lokalisierter supraklavikulärer Lymphknoten („Virchow-Drüse"): Mammakarzinom, intraabdominelle Tumoren, v.a. von Magen, Ovarien, Hoden und Nieren; axillär: Mammakarzinom; kubital beidseits: sekundäre Lues; inguinal: venerische Infektionen wie primäre Lues, Lymphogranuloma venereum, Weicher Schanker, ferner Anus-, Rektum-, Prostata-, Vulva-, Hodenkarzinom; meist unilateral am Hals: maligne Tumoren (z.B. M. Hodgkin, Non-Hodgkin-Lymphome). *Achtung:* Jeder „Tumor" am Hals ist – abgesehen von einer eindeutig harmlosen Struma – bis zum Beweis des Gegenteils als bösartig anzusehen!

Zusatzfragen „Bursitis acuta" und „Bursitis chronica"

- Behandlung der akut-eitrigen Bursitis olecrani nach vorausgegangener vergeblicher Ruhigstellung, einschließlich Umschlägen: Inzision und Drainage, nach Abheilung wird eine Bursektomie empfohlen.
- Vorgehen bei der chronischen Form: wiederholte Punktionen; ggf. Ruhigstellung; Injektion kleiner Steroiddosen möglich; ggf. Bursektomie.
- Beispiele für weitere praxisrelevante Bursitiden, z.B. B. praepatellaris, B. trochanterica (vgl. Abb. 2.3 in B 2.2).
- Therapeutisches Vorgehen bei Bursitis im Bereich des Fußes über Skelettvorsprüngen, z.B. Hallux valgus, Fußrist, Haglund-Exostose des Fersenbeins: Ruhigstellung, entzündungshemmende Lokalbehandlung, Wechsel der Sportart, anderes Schuhwerk, Druckentlastung.

Zusatzfragen „Tendovaginitis"

- Lokalisation von Insertionstendopathien und Zusammenhang mit sportlichen Aktivitäten: Rotatorenmanschette (Wurf); Achillessehne (Lauf, Sprung); oberer und unterer Patellapol (Sprint, Sprung, Volleyball, Basketball); Adduktoren (Fußball); Ellbogen (Tennis); Plantarfaszie am Fuß (Lauf).
- Spontanrupturen der Sehnen durch degenerative Veränderungen im Sehnengewebe oder nach Kortisonanwendung, z.B. Achillessehne, lange Bizepssehne, Sehnen im Handbereich.
- Therapie der akuten Form: Eisbeutel, Antiphlogistika, Ruhigstellung, Aufklärung über Zusammenhang mit Sport und Arbeitsplatz.
- Therapie der chronischen Form:
  Wärme, funktionelle Verbände, physikalische Therapie, Antiphlogistika, u.U. operative Spaltung des Paratenons; ferner Ausgleich von Fehlformen und fehlerhaften Bewegungsabläufen (Einlagenversorgung, Längenausgleich, Schuhzurichtung durch Absatzerhöhung bei Achillessehnenbeschwerden).
  Cave: Kortisoninjektionen im Bereich von Achillessehne und Ligamentum patellae!

Zusatzfrage „Ganglion"

- Therapie der Wahl: Operative Entfernung (*Achtung:* hohe Rezidivquote).

Zusatzfragen „Epicondylitis humeri radialis und ulnaris"

- Schilderung des Untersuchungsganges (Berührungs- und Druckempfindlichkeit an den Epikondylen, Verstärkung der Schmerzen beim kräftigen Faustschluß und bei der Dorsalextension des Handgelenks gegen Widerstand).
- Mögliche Ursachen, z.B. einseitige körperliche Belastung am Gebrauchsarm (z.B. bei Tennisspielern radialseits, bei Golfern ulnarseits).
- Therapiemaßnahmen:
  z.B. temporäre Schonung (evtl. Ruhigstellung), Kataplasmen, lokale Infiltration, elektrophysikalische Therapie, Krankengymnastik und Massagen auch im Schulter-Nacken-Bereich, ggf. Epikondylitisbandage, z.B. n. Beige, Vermeidung der belastenden Bewegungsmuster, als Ultima ratio Hohmann-Diszision (Trennung der Streck- bzw. Beugesehnen am Epikondylus: dadurch Muskelverkürzung).

Zusatzfragen „Anämie"

- Ursachen der Anämie:
  Verlust an Erythrozyten (akute oder chronische Blutungen), verminderte Erythrozytenproduktion (Eisenmangelanämie, aplastische Anämie), gesteigerter Erythrozytenabbau (hämolytische Anämie).
- Laborbasisdiagnostik:
  Hämoglobin (sicherheitshalber Doppelansatz!); bei Hb-Verminderung: Erythrozyten + Leukozyten + Hämatokrit + Stuhl auf okkultes Blut sowie HbE + MCHC aus den Grunddaten[14].
- Ferritinwerte im Serum unterhalb des Normbereichs sichern eine Eisenmangelanämie ohne Sternalpunktion sehr hohe Werte oberhalb des Normbereichs: Hämochromatose bedenken!
- Beispiele für Eisenmangelanämie:
  Blutverluste (häufig menstruell, gastrointestinal, Blutspenden); gesteigerter Eisenbedarf (Schwangerschaft, Stillzeit, Wachstumsalter); ungenügende Eisenzufuhr mit der Nahrung; perniziöse Anämie (z.B. nach abgebrochener Behandlung mit Vitamin B_{12}).
- Deutlich erhöhte Retikulozytenwerte beim unbehandelten Patienten:

---

[14] $\dfrac{Hb\ (g\%)}{Ery\ (Mio.)} \times 10 = HbE$ (Normalbereich 27–32 pg)

$\dfrac{Hb\ (g\%)}{Hk\ (Vol\text{-}\%)} \times 100 = MCHC$ (Normalbereich 30–36%)

Tabelle 12.14. Differentialblutbild bei Erwachsenen, Kindern und Säuglingen [218]							
Blutkörperchen		Erwachsene		Kinder		Säuglinge	
Erythrozyten/mm³		♂ 4,5–6 Mio. ♀ 4,1–5,4 Mio.		4,5–5,5 Mio.		6 Mio.	
Thrombozyten/mm³		200 000–300 000		200 000–470 000		200 000–470 000	
Leukozyten[a]		4000–9000/µl 4–9 G/l		8000–12 000/µl 8–12 G/l		9000–15 000/µl 9–15 G/l	
		[%]	absolut	[%]	absolut	[%]	absolut
Granulozyten (Polymorphkernige)	Neutrophile	55–70	2200–6300/µl 2,2–6,3 G/l	35–70	2800–8400/µl 2,8–8,4 G/l	25–65	2250–9750/µl 2,25–9,75 G/l
	Stabkernige	3–5	120–450/µl 0,12–0,45 G/l	0–10	–1200/µl –0,12 G/l	0–10	–1500/µl –0,15 G/l
	Segmentkernige	50–70	2000–6300/µl 2–6,3 G/l	25–65	2000–7800/µl 2–7,8 G/l	22–65	2250–9750/µl 2,25–9,75 G/l
	Eosinophile	2–4	80–360/µl 0,08–0,36 G/l	1–5	80–600/µl 0,08–0,6 G/l	1–7	90–1050/µl 0,09–1,05 G/l
	Basophile	0–1	–90/µl –0,09 G/l	0–1	–120/µl –0,12 G/l	0–2	–300/µl –0,03 G/l
Mononukleäre	Monozyten	2–6	80–540/µl 0,08–0,54 G/l	1–6	80–720/µl 0,08–0,72 G/l	7–20	630–3000/µl 0,63–3,0 G/l
	Lymphozyten	25–40	1000–3600/µl 1–3 G/l	25–50	2000–6000/µl 2–6 G/l	20–70	1800–10 500/µl 1,8–10,5 G/l

[a] Normalwerte der Leukozyten (in der oberen Zeile sind die alten Werte/ml Blut, darunter die neuen offiziellen Werte in G/l [= Giga /l = x 10⁹/l Blut] angegeben: %-Werte sollen durch Anteil ersetzt werden, d.h. 50% = 0,5).

Hinweis auf hämolytische Anämie (Zahl der Retikulozyten im peripheren Blut als Maß für die erythropoetische Aktivität des Knochenmarks).
- Prinzip des Blutausstrichs (Differentialblutbild; Tabelle 12.14):
Beurteilung und Bestimmung des Prozentanteils der einzelnen Leukozytenarten (neutrophile Granulozyten; jugendliche, stabkernige, segmentkernige Granulozyten; eosinophile Granulozyten; basophile Granulozyten; sowie der Monozyten und Lymphozyten) nach spezieller Färbung (meist n. Pappenheim). Zur Ausstrichdifferenzierung gehört auch die Beurteilung der Erythrozyten in Bezug auf Größe, Form, Farbe, abnorme Formen und Einschlüsse. Das gleiche gilt für die Thrombozyten.
- Resorbierbarkeit von zweiwertigen (Ferro-) und dreiwertigen (Ferri-)Eisensalzen. Ferrisalze für die perorale Therapie von Eisenmangelzuständen ohne Bedeutung wegen mangelhafter Resorption durch die Darmschleimhaut.

Bewährt: Ferroverbindungen mit Zusatz von Askorbinsäure (z.B. Eryfer®). Einnahme auf nüchternen Magen. Patient auf mögliche Magenunverträglichkeit und schwarzen Stuhl hinweisen.
- Problematik der parenteralen Eisentherapie mit dreiwertigen Eisenverbindungen: Reizung der Gefäßwände durch die intravenöse Injektion (Thrombophlebitis, akute Vergiftungssymptome wie Kopfschmerzen, Hitzegefühl, Übelkeit, Erbrechen, Herzschmerzen, evtl. Kollaps!); bräunliche Verfärbung der Haut an der Injektionsstelle bei intramuskulärer Gabe.

Merke: Intravenöse Eisenanwendung ausschließlich, wenn perorale Eisentherapie wirkungslos bleibt!
- Seltene Indikation für parenterale Eisenzufuhr: manche Darmerkrankungen (z.B. Kolitis).
- Indikationen für die (ambulante) Transfusionstherapie: chronische normovolämische Anämien mit Hypoxiesymptomen, chronische aplastische Symptome, maligne Systemerkrankungen des hämatopoetischen Systems, hereditäre und erworbene korpuskuläre

hämolytische Anämien, palliative Therapie, Strahlentherapie. Vollblut nur bei Hypovolämie, sonst Erythrozytenkonzentrate.
- Diskussion der Eigenblutgabe zur Vermeidung von Fremdbluttransfusionen (Vermeidung HIV-kontaminierter Blutkonserven, Hepatitis, Zytomegalie, Krebs). Indikationen: z.B. elektive Eingriffe. Eigenblutspenden in mehreren Etappen bereits Wochen vor dem Operationstermin organisieren! Gleichzeitige Eisengabe!
- Beispiele für Krankheiten, die typischerweise mit einer Anämie einhergehen können: chronische Polyarthritis (c.P.), Urämie, Leberzirrhose.
- Medikamente, die Leukopenien auslösen können: z.B. Zytostatika, Analgetika, Thyreostatika, Antikonvulsiva, Antirheumatika.
- Eosinophilie als Hinweis auf allergische Ätiologie (Medikamente, Asthma, Heuschnupfen) und parasitäre Erkrankungen (z.B. Würmer). Das Ausmaß der Eosinophilie ist kein Indikator für die Krankheitsaktivität!

C   Weiterbildung

1 Der Facharzt für Allgemeinmedizin

1.1 Geschichte der Weiterbildung
1.2 Inhalt des Fachgesprächs
1.2.1 Frageformen
1.2.2 Prüfungsfragen (Beispiele)
1.2.3 Hilfestellung für den Kandidaten im Prüfungsgespräch
1.3 Seminarweiterbildung Allgemeinmedizin

Der *Facharzt für Allgemeinmedizin* (Allgemeinarzt) unterscheidet sich rechtlich vom Praktischen Arzt (Arzt) dadurch, daß er
- wie jeder andere Arzt auch (z.B. Facharzt für Chirurgie, Ophthalmologie, Gynäkologie usw.)
- eine in der Weiterbildung vorgeschriebene und curricular ausgestaltete Weiterbildungszeit von derzeit (1998) 5 Jahren in der Allgemeinmedizin und daran anschließend vor der Ärztekammer eine Prüfung („Facharztprüfung") ablegen muß, um diese Bezeichnung führen zu dürfen.

Die Weiterbildungsstätte ist im Rahmen des Curriculums mindestens 3mal zu wechseln.

1.1 Geschichte der Weiterbildung

In der ehemaligen Bundesrepublik Deutschland (= alte Bundesländer) reicht bis ins Jahr 1950 die Diskussion zurück, die „Weiterbildung zum Praktischen Arzt[1]" in der Berufsordnung zu verankern. Dies wurde schließlich vom 64. Deutschen Ärztetag 1961 in Wiesbaden vollzogen.

Der 65. Deutsche Ärztetag (1962 in Norderney) beschloß dann „mit überwältigender Mehrheit" eine Weiterbildungszeit von mindestens 3 Jahren als Voraussetzung zum Führen der Bezeichnung „Praktischer Arzt". Damit war der Durchbruch zur berufspolitischen Anerkennung der *Allgemeinmedizin als gleichwertiges Fachgebiet* neben den bereits bestehenden Fächern erfolgt.

Die Bezeichnung für den curricular 4jährig weitergebildeten „Arzt für Allgemeinmedizin" bzw. „Allgemeinarzt" konnte erst 1968 auf dem Ärztetag in Westerland durchgesetzt werden [166].

In der ehemaligen DDR wurde dagegen bereits 1967 die Bezeichnung „Facharzt für Allgemeinmedizin" eingeführt, ein Ausbildungs- und Prüfungsstandard für verbindlich erklärt und somit eine Gleichstellung mit allen anderen Fachrichtungen vollzogen [95].

1966 wurde in der ehemaligen Bundesrepublik Deutschland der 1. Lehrauftrag für Allgemeinmedizin an der Universität Freiburg erteilt. Seit 1989 gibt es an allen Universitäten im Westen Deutschlands Allgemeinmedizin als obligatorisches Lehr- und Prüfungsfach [71].

Auf dem 1. Gesamtdeutschen Ärztetag in Hamburg (1991) wurde auf Antrag der Allgemeinärzte aus den neuen Bundesländern die Wiedereinführung der Bezeichnung „Facharzt" für alle weitergebildeten Ärzte beschlossen. Zwei Jahre zuvor hatte sich der Ärztetag in Kassel bereits erstmals für eine mindestens 3jährige Pflichtweiterbildung als Zulassungsvoraussetzung zu kassenärztlicher Tätigkeit ausgesprochen. Ab dem 1.1.1994 ist eine Niederlassung als Vertragsarzt nur noch nach abgeschlossener Weiterbildung, also auch in der Allgemeinmedizin, möglich.

Seit 1999 ist die vom 100. Deutschen Ärztetag in Eisenach 1997 beschlossene 5jährige Weiterbildungsordnung in allen Landesärztekammern in Kraft.

---
[1] Erst seit 1968 sprachliche und inhaltliche Unterscheidung der Bezeichnungen „Praktischer Arzt" (ohne abgeschlossene Weiterbildung oder ohne allgemeinmedizinische Weiterbildung) und „Allgemeinarzt" (mit qualifizierter allgemeinärztlicher Weiterbildung).

1.2 Inhalt des Fachgesprächs

„Die während der Weiterbildung erworbenen Kenntnisse werden in einem Fachgespräch vor dem Prüfungsausschuß dargelegt. Der Prüfungsausschuß entscheidet aufgrund der vorgelegten Zeugnisse und der ergänzenden mündlichen Darlegungen des Antragstellers, ob dieser die vorgeschriebene Weiterbildung erfolgreich abgeschlossen und die vorgeschriebenen besonderen ... Kenntnisse in dem von ihm gewählten Gebiet ... erworben hat" (Muster-Weiterbildungsordnung § 13).

Gegenstand des Fachgesprächs sind die „Richtlinien über den Inhalt der Weiterbildung", die über die Ärztekammer bezogen werden können.

1.2.1 Frageformen

Das Fachgespräch mit dem Kandidaten wird von den einzelnen Prüfern ggf. auch vom Prüfungsvorsitzenden und dem Vertreter des Ministeriums durchgeführt.

Innerhalb des Fachgesprächs sind verschiedene *Frageformen* bzw. *Aufgabenstellungen* möglich:

- Einzelne *konkrete* Fragen:
  z.B. Impfungen vor Auslandsreisen. – Was besagt ein erhöhter ASL-Titer? – Mögliche Gefahr von Diazepam (Valium®) i.v./i.m.?
- Ein *Fragenkomplex*:
  z.B. Vorgehen in der Praxis bei Patientenklage über Blut im Stuhl.
- *Beurteilung* eines vorgelegten Elektrokardiogramms, eines Spirogramms o.ä.
- *Beschreibung* und *Diskussion* eines bestimmten Beratungsergebnisses:
  z.B. Panaritium, Bild einer Konjunktivitis.
- *Beurteilung* eines mikroskopischen Befundes, auch anhand einer vorgelegten Abbildung:
  z.B. Urinsediment.
- *Diskussion* der Wertigkeit einzelner Laborparameter anhand eines vorgelegten Laborblattes:
  z.B. Stufendiagnostik von Leber- oder Nierenerkrankungen.
- *Schilderung* der Vorgehensweise des Kandidaten nach Vorstellung einer Kasuistik durch den Prüfer:
  z.B. „Ich wurde heute früh zu einem 6jährigen Kind mit Erbrechen und Bauchschmerzen gerufen...".

1.2.2 Prüfungsfragen (Beispiele)

Im folgenden wird versucht, einige Prüfungsfragen in ungeordneter Reihenfolge konkret darzustellen.

Im übrigen wird auf die umfangreichen Anleitungen zu Fragen und Zusatzfragen bezüglich des Fachgespräches im Hauptteil B dieses Buches verwiesen (vgl. B 1 Übersicht 2; B 2 Übersicht 7; B 3 Übersicht 8; B 4 Übersicht 10; B 5 Übersicht 15; B 6 Übersicht 20; B 7 Übersicht 26; B 8 Übersicht 29; B 9 Übersicht 34; B 10 Übersicht 35; B 11 Übersicht 38; B 12 Übersicht 42).

Grundprinzipien verschiedener Diäten; Sinn und Unsinn?
Stichwörter:
Gicht – Diabetes mellitus – Adipositas – Arthrose – Hyperlipidämie – Leber-/Gallenerkrankungen – Magen- und Zwölffingerdarmerkrankungen – Neurodermitis – Osteoporose.

Fallschilderung
37jähriger Patient kommt mit erheblichen diffusen Schulterschmerzen rechts, die seit 2 Tagen bestehen, zum Arzt. Die aktive Elevation des Armes ist nur minimal möglich. Der Patient legt bei dieser Konsultation ein Röntgenbild vor, das vor einem halben Jahr bei einem Orthopäden angefertigt wurde. Die Zielaufnahme (Abb. 13.1) zeigt eine bohnengroße periartikuläre Verkalkung über dem Tuberculum majus.

Fragen:
- Welche Fragen richtet der Arzt an den Patienten?
- Welche gezielte körperliche Untersuchung nimmt er vor?
- Welches Beratungsergebnis dokumentiert der Arzt?
- Was rät er?
- Wie geht er therapeutisch vor?

Erregernachweise
Frage:
- Wann können Erregernachweise in der Allgemeinpraxis sinnvoll bzw. notwendig sein?

Stichwörter:
Durchfall – Bild einer Geschlechtskrankheit – Angina tonsillaris – putrider Auswurf – Harnwegsinfekt – Otitis media perforata – Abszeß – weitere Beratungsergebnisse.

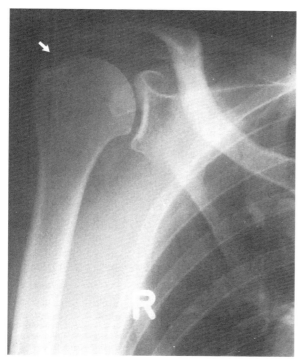

Abb. 13.1. Kasuistik „Schulterschmerzen rechts" unter Vorlage eines Röntgenbildes. Weißer Pfeil zeigt kleines Kalkdepot

Soforttherapie der Anaphylaxie
Aufgabe:
- Beschreiben Sie die Lokal- und Allgemeintherapie bei gesteigerter Lokalreaktion, milder Allgemeinreaktion und schwerer Allgemeinreaktion z.B. nach Injektion eines Allergoid-Depots (Tabelle 13.1)!

Selbsthilfegruppen im Gesundheitswesen
Aufgaben:
- Benennen Sie Beispiele für Selbsthilfegruppen, auf die der Allgemeinarzt angesprochen werden und bei denen er aktiv in der Betreuung mitwirken kann!
Stichwörter:
Anonyme Alkoholiker – Diabetiker – Parkinson-Kranke – Multiple-Sklerose-Kranke – Koronarsportgruppen – Rheumagruppen – Adipositasgruppen („weight watchers") – Stomagruppen (ILCO) – Zöliakiegruppe – Familiengruppe von Depressiven – Eß- und Magersüchtige – Drogen- und Medikamentensüchtige – AIDS-Infizierte und -Erkrankte – Stillberatungskreis – Asthma-, Allergie- und Ekzemkranke – Neurodermitis- und an Psoriasis Erkrankte – Krebsselbsthilfegruppen.

- Welche Motive der Gruppenbildung sind Ihnen bekannt?
Beispiele:
Kontaktaufnahme, Austausch mit anderen Betroffenen, Verringerung von Angst, Verringerung sozialer Isolation, Unterstützung anderer Betroffener, Solidarität mit Angehörigen einer Betroffenengruppe u.a.

Wesentliche Wirkung der Elektrotherapie
Überwiegend hyperämisierend:
- Mikrowelle, Ultraschall, Spulenfeld, Kurzwelle, Kondensorfeld.

Überwiegend analgetisch:
- intermittierender Strom, diadynamische Ströme, Galvanisation (Stanger-Bad).

Physiotherapeutische Verordnungen
Aufgaben:
- Erläutern Sie die *Prinzipien* der physiotherapeutischen Behandlung bei nachfolgenden Erkrankungen (Formulierung der Verordnung):
  - aktivierte Omarthrose rechts;
  - Zustand nach apoplektischem Insult mit Hemiparese links, bettlägerig;
  - Zustand nach Innenbandläsion (operativ versorgt) rechtes Kniegelenk;
  - Koxarthrose links, noch nicht operationspflichtig.

Harnsediment
- Erklären Sie anhand der Abb. 13.2 die wichtigsten Bestandteile des Harnsediments:
  - krankhafte Zellelemente (Leuko-, Erythrozyten; Platten-, Nieren-, geschwänzte Epithelien; Harnzylinder);
  - Erreger (v.a. Bakterien, Trichomonaden);
  - Harnsalze (v.a. Urate, Harnsäure, Kalziumoxalat).

Hausärztliche Funktionen
Aufgabe:
- Benennen und erörtern Sie anhand von Beispielen die hausärztlichen Funktionen, wie sie von der Deutschen Gesellschaft für Allgemeinmedizin (DEGAM) beschrieben worden sind!
1. Primärärztliche Funktion.
2. Haus- und familienärztliche Funktion.

Tabelle 13.1. Soforttherapie der Anaphylaxie. Dieses Schema kann nur als Richtlinie dienen; je nach Einzelfall ist ein abweichendes ärztliches Handeln erforderlich.

	Gesteigerte Lokalreaktion	Milde Allgemeinreaktion	Schwere Allgemeinreaktion
Symptome	Quaddelgröße über 10 cm Ø (Rötung, Juckreiz, Pseudopodien), beginnende lymphogene Ausbreitung	Quaddelgröße über 10 cm Ø (Rötung, Juckreiz, Pseudopodien), beginnende lymphogene und haematogene Ausbreitung mit Rhinitis, Konjunktivitis, Asthma, generalisiertem Exanthem oder Urtikaria.	**Alarmsyndrom:** Juckreiz in Handtellern und Fußsohlen und unter der Zunge. **Therapie einleiten!** Schwerster vasomotorischer Kollaps mit graublasser Zyanose – RR-Abfall – Tachykardie – Bewußtlosigkeit, Erbrechen – Stuhl- und Urinabgang. Bei **protrahiertem** Verlauf: Quaddelgröße über 10 cm Ø (Rötung, Juckreiz, Pseudopodien), beginnende lymphogene und haematogene Ausbreitung mit Rhinitis, Konjuktivitis, Asthma, generalisiertem Exanthem oder Urtikaria, Schwindelgefühl, u.U. mit schwerem Asthma und Quincke-Ödem (Larynx, Trachea).
Lokaltherapie	1. Abschnürbinde oberhalb des Allergoid-Depots 2. Um- und Unterspritzung des Allergoid-Depots mit 0,01 ml/kg (bis zu 0,5 ml) Suprarenin® 1:1000 3. Steroidhaltige Creme (lokal)	1. Abschnürbinde oberhalb des Allergoid-Depots 2. Um- und Unterspritzung des Allergoid-Depots mit 0,01 ml/kg KG (bis zu 0,5 ml) Suprarenin® 1:1000 3. Steroidhaltige Creme (lokal)	
Allgemeintherapie	1. Peroral: Antihistaminika 2. Eventuell i.v. Antihistaminika	1. Venen-(Verweil-) Kanüle einlegen. 2. Antihistaminika i.v. 3. Suprarenin 1: 1000 s.c.: 0.01 ml/kg KG (bis zu 0,5 ml) u. U. mehrfach, notfalls alle 15 min 4. Bei Bedarf: Theophylline langsam i.v. 5. Dosier-Aerosol mit β_2-Adrenergika 6. Wasserl. Kortikosteroide i.v. (z.B. Fortecortin® Monofertigspritzen). *Ständige RR- und Pulskontrolle*	**Lebensrettend:** 1. Bei Erwachsenen 0,5–1,0 ml einer mit 0,9% NaCl 1:10 verdünnten Suprarenin®-Lösung 1:1000 bzw. bei Kindern 0,01 ml pro kg KG einer mit 0,9% NaCl 1:10 verdünnten Suprarenin®-Lösung 1:1000 (bis zu 0,3 ml) sehr langsam i.v. injizieren! Abschnürbinde *oberhalb* des Allergoid-Depots! 2. Antihistaminika i.v. 3. Wasserlösliche Kortikosteroide i.v. *Reihenfolge 1-3 beachten!* 4. Notfalls noch 2 bis 3 mal im Abstand von je 15 min Suprarenin® 1:1000 subkutan: 0,01 ml/kg KG (bis zu 0,5 ml) 5. Stabile Seitenlage wegen Aspirationsgefahr 6. Bei Asthma Broncholytika, Theophylline 7. Bei Larynxödem Spraystöße mit inhalierbarem Adrenalin (Infectokrupp® Inhal), u.U. Intubation, Tracheotomie 8. Bei Kreislaufstillstand Reanimation 9. Bei protrahiertem Verlauf Volumensubstitution, Plasmaproteinlösung mit Noradrenalin oder Dopamin. *Ständige RR- und Pulskontrolle!* Bei Herzstillstand: 1,0 ml einer mit 0,9% NaCl 1:10 verdünnten Suprarenin®-Lösung 1:1000.

3. Koordinationsfunktion mit Spezialisten in Klinik und Praxis sowie mit medizinischen Fachberufen und die Beurteilung der Zumutbarkeit für den Patienten.
4. Soziale Integrationsfunktion unter Einbeziehung von Hilfen aller Art und Vertretung der gesundheitlichen Interessen des Patienten nach außen („Gesundheitsanwalt").
5. Gesundheitsbildungsfunktion: Umfaßt die Gesundheitsberatung und Gesundheitserziehung einschließlich Maßnahmen der Prophylaxe und Rehabilitation.

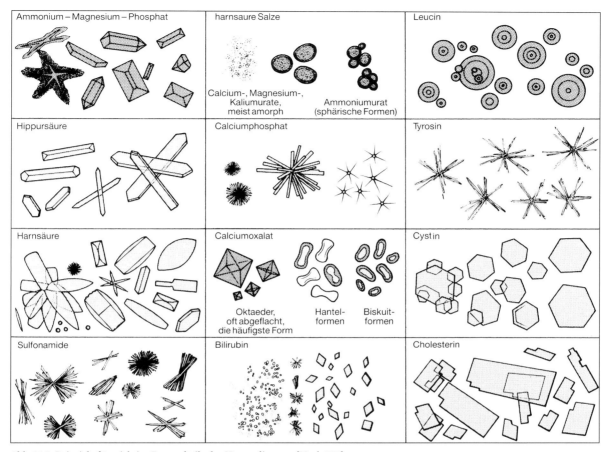

Abb. 13.2. Beispiele für wichtige Bestandteile des Harnsediments. [Nach 218]

6. Ökologische Funktion: Hausärztliche Tätigkeit bei Fragen zu gemeindenahen, gesundheitsfördernden Maßnahmen.
7. Ökonomische Funktion: Hausärztliche Verantwortung für den problemgerechten Einsatz von medizinischen Ressourcen; Zumutbarkeit von bestimmten medizinischen Maßnahmen.

Familienmedizin
Aufgaben:
- Beschreiben Sie die Aufgaben der Familienmedizin!
  Hinweise:
  Die Hilfe einer ganzen Familie kann als Quelle medizinischer Versorgung den Hausarzt bei seinen Bemühungen um den Patienten unterstützen. Familien verfügen über ein Potential, gerade auch in Form traditioneller Werte, wie Liebe und Heim, die als wirksamstes Instrument für den Heilungsprozeß eingesetzt werden können. Familienmedizin soll nach Schwartz langfristig subjektive Beeinträchtigungen oder objektive Funktionseinbußen, die über den physiologischen Alterungsprozeß hinausgehen, verhindern [232].
  Die Forderung nach präventiver Neuorientierung in der Medizin ist am besten in der Familienmedizin umsetzbar.

Frage:
- Welche verschiedenen Stufen umfaßt der Lebenszyklus einer Familie (nach Garcia-Shelton und Brody in [252]) mit seinen jeweils charakteristischen Problemen, die in komplexen familiären Interaktionen,

auch mit der Umwelt, einer Lösung zugeführt werden sollten [215]?

Antwort:
Stufe 1: Das neue Paar.
Stufe 2: Die Geburt des 1. Kindes.
Stufe 3: Die Familie während der Schulzeit.
Stufe 4: Die heranwachsende Familie.
Stufe 5: Die sich in Bewegung setzende Familie.
Stufe 6: Die Familie des leeren Nestes.
Stufe 7: Die alternde Familie.

Frage:
- Welche besondere Risiken können sich für eine Familie ergeben [21]?

Antwort:
1. Verlust eines Familienmitgliedes.
2. Aufnahme eines Gebrechlichen oder Behinderten.
3. Aufnahme von Familienmitgliedern mit Überforderung der Anpassungskräfte der Eltern.
4. Übermäßige Belastung oder Benachteiligung aus der Umwelt.
5. Gestörte Verbindung oder Beziehungsleitbilder.
6. Stark begrenzte Überwindungs- und Anpassungskapazität.
7. Krisen mit Übersteigerung der Anpassungsfähigkeit.

Hausärztliche Hilfen bei familienmedizinischer Problematik

Organisation und Sicherstellung z.B. von Betreuungsleistungen, Beratung, Erörterung des Problems, Führung des Nichtbetroffenen, Beratungen und Empfehlungen, emotionale Unterstützung.

Weitere familienmedizinische Themen: Beratung und Führung der „Familie Alk"

Aufgabe:
- Nehmen Sie Stellung zu Übersicht 43 unter familienmedizinischen Gesichtspunkten!

Röteln in der Großfamilie

Aufgabe:
- Führen Sie anhand der Übersicht 44 eine hausärztliche Beratung der Mitglieder der „Familie Rabe"

> **! Merke:**
> Hausärztliche Familien*medizin* ist nicht identisch mit der (eher psychoanalytisch, erfahrungszentriert, strukturell, strategisch orientierten) Familien*therapie*.

Übersicht 43 „Familie Alk": Diskussion der Beratung und Führung unter familienmedizinischen Gesichtspunkten (mod. n. H. Hamm, pers. Mitteilung 1991)

♂ 67 Jahre Rentner (Vater)	♀ 56 Jahre Hausfrau (Mutter)
chronisch-bronchitisches Syndrom, Lungenemphysem, Rechtsherzinsuffizienz, Zustand nach Herzinfarkt, beginnende Hüftarthrose, HWS-Syndrom, Depression, starker Raucher, Nachtwächter in einer chemischen Fabrik	Adipositas, Diabetes mellitus, Alkoholabhängigkeit, Hepathopathie, Fettstoffwechselstörung, Hypertonie, Linksherzinsuffizienz, Descensus uteri, Hämorrhoiden, Varikose, Kniearthrose, chronische Obstipation mit Laxanzienabusus, zeitweise Harnwegsinfekte, Menopause
♀ 27 Jahre Verkäuferin (Tochter)	♂ 28 Jahre Bauarbeiter (Sohn)
Adipositas, Varikose, Senkfußleiden, hormonelle Konzeptionsverhütung, Sehstörung (hochgradige Myopie) starke Raucherin	LWS-Syndrom, Psycholabilität starker Raucher

innerhalb derselben Wohngemeinschaft bei akuter Rötelnerkrankung der 9jährigen Tochter vor!

Prävention

Aufgabe:
- Definieren Sie die verschiedenen Formen der Prävention und geben Sie Beispiele dafür!

Primäre Prävention
Beratung von Gesunden (z.B. über gesunde Ernährung und Lebensführung; Streßabbau und Entspannung; Impfungen; Einstellen des Rauchens, bevor Gesundheitsschäden faßbar sind; Östrogensubstitution im Klimakterium, bevor Osteoporose auftritt).

Sekundäre Prävention
Erkennen von Krankheiten im Frühstadium, wenn diese nicht oder noch wenig symptomatisch sind und eine Therapie wesentliche Veränderungen der Lebensqualität bedeutet (z.B. Krankheitsfrüherkennung im Rahmen von Vorsorgeuntersuchungen).

Übersicht 44 — „*Familie Rabe*": Diskussion der Beratung und Führung bei akuter Rötelnerkrankung unter familienmedizinischen Gesichtspunkten (H. Hamm, pers. Mitteilung 1991)

Vater
♂ 46 Jahre
   Lehrer

Röteln mit 4 Jahren
Impfung ∅

Mutter
♀ 39 Jahre
   Krankenschwester

Röteln nicht bekannt
Impfung ∅
Grav.-mens. IV
Röteln-Titer 1:16

Kind
♂ 10 Jahre

Röteln negativ
Impfung pos.

Großmutter
♀ 70 Jahre
   Rentnerin

Röteln nicht bekannt
Impfung ∅

Kind
♀ 19 Jahre

Röteln: jetzt erkrankt
(Infektion in der Schulklasse)
Impfung ∅
(Allergieneigung)

Kind
♀ 3 Jahre

Röteln negativ
Impfung ∅
(Allergieneigung)

Kind
♀ 17 Jahre
   Kinderpflegerin

Röteln nicht bekannt
Impfung ∅

Tertiäre Prävention
Alle Bemühungen, die Verschlechterung einer bestehenden Krankheit zu verhindern (also Rezidivprophylaxe wie Marcumarisierung nach Herzinfarkt, gute Einstellung des Blutdrucks nach Apoplexie) und Spätfolgen vorzubeugen (z.B. Verbesserung des Stoffwechsels bei Diabetikern).

Impfberatung
Aufgaben:
- Schildern Sie Impfzeitpunkte, Impfintervalle und Begrenzung der Impfungen auf bestimmte Lebensalter nach den Empfehlungen der Ständigen Impfkommission (STIKO) (vgl. B 12.5.2, Abb. 12.10, Tabellen 13.2 und 13.3 sowie Übersicht 48 auf S. 378ff.). Wie gehen Sie mit Impfverweigerern um?
- Was muß bei der Beratung und Aufklärung des Impflings sowie bei der Durchführung der Impfung beachtet werden? (vgl. S. 385).
  – Information über den Nutzen der Impfung.
  – Hinweise auf mögliche Nebenwirkungen und Komplikationen.
  – Empfehlungen über Verhaltensmaßnahmen im Anschluß an die Impfung.

Tabelle 13.2. Tetanus-Immunprophylaxe im Verletzungsfall in Anlehnung an die Ständige Impfkommission (STIKO) am Robert-Koch-Institut (RKI). Stand: 01.10.2001

Vorgeschichte der Tetanus-Immunisierung (Anzahl der Impfungen)	saubere, geringfügige Wunden		alle anderen Wunden[1)]	
	Td oder DT[2)]	TIG[3)]	Td oder D[2)]	TIG[3)]
Unbekannt	ja	nein	ja	ja
0-1	ja	nein	ja	ja
2	ja	nein	ja	nein[4)]
3 oder mehr	nein[5)]	nein	nein[6)]	nein

[1)] Tiefe und/oder verschmutzte (mit Staub, Erde, Speichel, Stuhl kontaminierte) Wunden, Verletzungen mit Gewebszertrümmerung und reduzierter Sauerstoffversorgung oder Eindringen von Fremdkörpern (z.B. Quetsch-, Riß-, Biß-, Stich-, Schußwunden); schwere Verbrennungen und Erfrierungen; Gewebsnekrosen; septische Aborte.
[2)] Kinder unter 6 Jahren DT, ältere Personen Td (d.h. Tetanus-Diphtherie-Impfstoff mit gegenüber dem DT-Impfstoff verringertem Diphtherietoxoid-Gehalt).
[3)] TIG = Tetanus-Immunglobulin, im allgemeinen werden 250 IE verabreicht, die Dosis kann auf 500 IE erhöht werden; TIG wird simultan mit Td/DT-Impfstoff angewendet.
[4)] Ja, wenn die Verletzung länger als 24 Stunden zurückliegt.
[5)] Ja (*eine* Dosis), wenn seit der letzten Impfung mehr als 10 Jahre vergangen sind.
[6)] Ja (*eine* Dosis), wenn seit der letzten Impfung mehr als 5 Jahre vergangen sind.

Die Tetanus-Immunprophylaxe ist unverzüglich durchzuführen. Fehlende Impfungen der Grundimmunisierung sind entsprechend der für die Grundimmunisierung gegebenen Empfehlungen nachzuholen.
Die STIKO-Empfehlungen zur Tetanus-Immunprophylaxe im Verletzungsfall wurden den Empfehlungen des wissenschaftlichen Beirates der Bundesärztekammer angeglichen. Es sollte Diphtherie-Tetanus-Toxoidimpfstoff benutzt werden.
Beachte: nach abgeschlossener Grundimmunisierung mit Td gelten in der Regel keine Maximalabstände („jede Impfung zählt").

Tabelle 13.3. Hepatitis-B-Immunprophylaxe bei Exposition mit HBV-haltigem Material (z. B. Blut oder Kanüle im Abfall). Ständige Impfkommission (STIKO) am Robert-Koch-Institut (RKI). Stand: 01.10.2001

Aktueller Anti-HBs-Wert	Erforderlich ist die Gabe von	
	HB-Impfstoff	HB-Immunglobulin
≥100 IE/l	Nein	Nein
≥10–<100 IE/l	Ja	Nein
<10 IE/l	Ja	Ja
Nicht innerhalb von 48 h zu bestimmen	Ja	Ja

Für geimpfte Personen gilt generell:
1. Keine Maßnahmen notwendig,
   – wenn bei exponierter Person Anti-HBs nach Grundimmunisierung ≥100 IE/l betrug und die letzte Impfung nicht länger als 5 Jahre zurückliegt oder
   – wenn innerhalb der letzten 12 Monate ein Anti-HBs-Wert von ≥100 IE/l gemessen wurde (unabhängig vom Zeitpunkt der Grundimmunisierung).
2. Sofortige Verabreichung einer Dosis Hepatitis-B-Impfstoff (ohne weitere Maßnahmen),
   – wenn Anti-HBs nach Grundimmunisierung ≥100 IE/l betrug und die letzte Impfung 5-10 Jahre zurückliegt.
3. Sofortige Testung des Empfängers (EP),
   – wenn EP nicht bzw. nicht vollständig geimpft ist oder
   – wenn EP „Low-Responder" ist (anti-HBs nach Grundimmunisierung <100 IE/l) oder
   – wenn der Impferfolg nie kontrolliert wurde oder
   – wenn die letzte Impfung länger als 10 Jahre zurückliegt.

– Aufklärung über Eintritt und Dauer der Schutzwirkung sowie über das Erfordernis von Wiederholungs- bzw. Auffrischimpfungen.
– Erhebung früherer Impfungen, einschließlich Befragung über das Vorliegen von Allergien und die möglicherweise vor kurzem erfolgte Gabe von Immunglobulin.
– Erfragen der aktuellen Befindlichkeit zum Ausschluß akuter Erkrankungen.
– Eintrag der erfolgten Impfung im Impfpaß bzw. Ausstellen einer Impfbescheinigung.

Onkologische Nachsorge und Schmerztherapie
Aufgaben:

- Äußern Sie sich zu den Aufgaben und Zielen der Tumornachsorge!
  Hinweise:
  Art, Differenzierung (*Grading*) und Ausdehnung (*Staging*) eines malignen Tumors und seiner Metastasen sind wesentliche Grundlagen für Therapie und Prognose [72, 182].
  Die Befunde des Klinikers werden unter Einbeziehung der morphologischen Diagnose des Pathologen mit dem internationalen pTNM-Schema der UICC (vgl. Abb. 6.3) verschlüsselt:
  pT = Größe bzw. Ausdehnung des Primärtumors,
  pN = Regionäre Lymphknotenmetastasen,
  pM = Fernmetastasen.
  Die Tumornachsorge zielt u.a. auf die Früherkennung von Rezidiven und ihre kurative bzw. palliative Behandlung; dabei muß folgendes bedacht werden:

- Lokalrezidiv und/oder regionäres Lymphknotenrezidiv,
- Fernmetastasen,
- palliative Maßnahmen,
- Therapiefolgen (z.B. Lymphödem),
- Zweitmalignom,
- soziale Hilfestellung.
• Schildern Sie die Ziele der Schmerztherapie in der Tumornachsorge.
Hinweise:
Die Schmerzbehandlung kann und soll zu Hause in gewohnter Umgebung des Patienten durchgeführt werden. Die wirksame Schmerzbehandlung ist tragende Säule der Tumornachsorge bei progredienten Krankheitsverläufen und ist für den Patienten auch ein Maßstab zur Beurteilung der Kompetenz seines Hausarztes.

Aufgabe:
• Stellen Sie die Grundregeln der systemischen medikamentösen Schmerztherapie vor!
Antwort:
- Bei Dauerschmerz Analgetika regelmäßig nach festgelegtem Zeitplan verordnen.
- Fixe Dosierungsintervalle.
- Auswahl der Analgetika (peripher wirkende, zentral wirkende Analgetika, schwach und stark wirkende Opiate).
- Möglichst wenig Präparate.
- Adjuvante Arzneimittel wie Antidepressiva, Neuroleptika, Antikonvulsiva, Kortikosteroide, Kalzitonin, Benzodiazepine, Spasmolytika bei viszeralen kolikartigen Schmerzen.
- Möglichst Monopräparate.
- Gezielte Kombination von Monopräparaten zur Wirkungsoptimierung und Reduktion unerwünschter Nebenwirkungen.
- Individuelle Dosierung im therapeutischen Bereich (Analgesie).
- Möglichst orale bzw. transdermale (z.B. Fentanyl/Durogesic®) Applikation (Serumspiegel schwankt geringer als bei parenteraler Gabe, Selbständigkeit des Patienten, geringere Abhängigkeit von der Pflegeperson).
- Rechtzeitige Erkennung, Überwachung und Behandlung von Nebenwirkungen.
- Bei Dauerschmerz keine Unterbrechung der Therapie.
- Schmerzdokumentation im Schmerztagebuch oder Nachsorgekalender.
- Darstellung der subjektiven Intensität der vom Patienten erlittenen Schmerzen anhand einer visuellen Analogskala.
- Stufenschema der WHO
  Stufe 1:
  zunächst Einsatz von nichtopioiden Analgetika wie Azetylsalizylsäure, Paracetamol, Metamizol, Ibuprofen, Indometacin und Diclofenac.

  Stufe 2:
  Codein, Tilidin, Naloxon, Tramadol und Dextropropoxyphen.

  Stufe 3:
  Morphin, Buprenorphin, Pethidin und Levomethadon.

- Portsystem (Abb. 13.3): Mögliche Indikationen: Ständige oder intermittierende parenterale Injektionen oder Infusionen von Medikamenten, Ernährungslösungen sowie Transfusionen bei schlechten Venenverhältnissen und Applikationsnotwendigkeit toxischer Substanzen (z. B. Zytostatika, hochkalorische Nährstofflösungen).Implantierung: In örtlicher Betäubung unter das rechte Schlüsselbein; Vorschieben des Katheters in die entsprechende Vene oder Arterie.

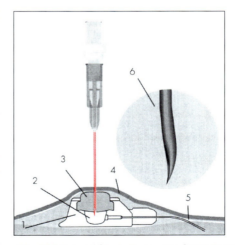

Abb. 13.3. Beispiel für ein Portsystem der Fa. Fresenius: *1* implantierter Port; *2* Injektionskammer; *3* Silikonmembran; *4* Haut; *5* Katheter; *6* Spezialkanüle (Detail)

– Betäubungsmittelverordnung:
10. Änderung der Betäubungsmittel-Verschreibungsverordnung (BtMVV) vom 1.2.1998:
Auf speziellem Rezept: Arzneimittelbezeichnung, Packungsgröße, Einnahmeanweisung, vollständige Adresse des Arztes mit Telefonnummer. Verordnung an Höchstmenge für 30 Tage (= für Morphin 20000 mg) gebunden. Höchstmengenüberschreitung in begründeten Fällen mit Zusatz „A" möglich. Im Notfall Verordnung auf Normalrezept mit Vermerk „Notfall".

Laborparameter
Aufgabe:
- Benennen Sie Laborparameter, die Ihrer Meinung nach notwendig und rationell in der Diagnostik und ggf. in der Verlaufskontrolle folgender Bilder von Krankheiten sein können!
- Welche weiteren Analysen halten Sie für angezeigt?
  – Bild einer Appendizitis,
  – Bild eines Keuchhustens,
  – allgemeine Müdigkeit bei junger Frau,
  – Bild eines Herzinfarktes,
  – übergewichtige Diabetikerin,
  – jugendlicher Hypertoniker,
  – präoperative Diagnostik,
  – diffuse Gelenkschmerzen,
  – unklare Lymphknotenschwellung,
  – Indikation zum Aderlaß,
  – Bild einer Harnleiterkolik,
  – Fieber und Durchfall nach Tropenaufenthalt,
  – Druckgefühl im Hals,
  – Gewichtsabnahme.

Fettstoffwechselstörungen
Aufgaben:
- Grundzüge der Diätetik bei Fettstoffwechselstörungen. Medikamentöse Behandlung mit pflanzlichen Lipidsenkern (z.B. Allium sativum), chemisch definierten Lipidsenkern [Fibraten; Cholesterolsynthese-Enzym-Hemmer (CSE-Hemmer); „Statine", z.B. Mevinacor®], Organpräparaten [z. B. tierische Omega-3-Fettsäuren im Fischöl (Eicosapentaensäure); pflanzliche Omega-3-Fettsäure (α-Linolensäure)] und mit anderen Lipidsenkern (z.B. Colestyramin, Nikotinsäure, β-Sitosterin) im Hinblick auf den in klinischen Studien nachgewiesenen Wirksamkeitsbeleg zur Erreichung bedeutsamer therapeutischer Ziele (Abb. 13.4).

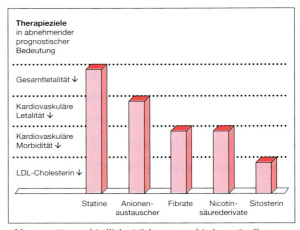

Abb. 13.4. Unterschiedliche Wirkung verschiedener Stoffgruppen zur Behandlung von Fettstoffwechselstörungen [5a]

- Erläutern Sie die *präventive Betreuung* (d.h. fachgerechte Anleitung und Motivation des Patienten zu dauerhafter Veränderung bestimmter Lebensgewohnheiten) durch den Hausarzt bei Patienten mit *Hypercholesterinämie* anhand des Stufenmodells zur Erkennung von Hochrisikopatienten für den Herzinfarkt (Abb. 13.5), auch unter Berücksichtigung eines ggf. pathologischen Lipoprotein-a-Wertes [Lp(a)].

Screening
Aufgabe:
- Definieren Sie den Begriff „*Screening*" und geben Sie Beispiele dafür!

Definition:
Vermutliche Identifizierung von in der Masse asymptomatischen Personen mit niedriger Wahrscheinlichkeit, der gesuchten Zielkrankheit mit Hilfe eines rasch und einfach anwendbaren sowie billigen Tests, der keine diagnostische Treffsicherheit haben muß, näher zu kommen (WHO). Kurzdefinition: Krankheitssuche bei beschwerdefreien Personen.
Bezüglich des Stuhlscreenings auf okkulte Blutung vgl. B 6.4.2 auf S. 143.

Praxisnotfall: Kind hat vermeintliche Giftpflanze in den Mund gesteckt
Aufgabe:
– Beraten Sie die Angehörigen des Patienten ggf. bereits am Telefon!

Abb. 13.5. Stufenmodell als Richtschnur zur Früherkennung von Hochrisikopatienten für den Herzinfarkt [6]

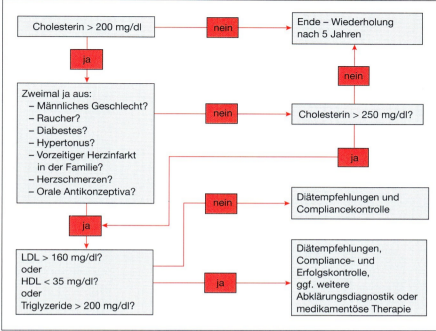

Antwort:
- Was wurde gegessen? Wieviel? Wann? Gewicht und Alter des Kindes?
- Ruhe bewahren und Ruhe vermitteln!

Beachte:
Obwohl von Kindern sehr häufig Pflanzenteile in den Mund gesteckt oder gegessen werden (Pflanzeningestion), kommt es dabei nur selten zu *Vergiftungen*.

Pflanzen in unseren Breiten, die eine deutliche Symptomatik hervorrufen können:
  Goldregen, Maiglöckchen, Dieffenbachie, Gartenbohne, Engelstrompete, Seidelbast, Oleander, Tollkirsche, Wiesenbärenklau, Eisenhut.
  Die aufgenommenen Mengen sind in der Regel nur gering. Intoxikationen mit deutlicher oder schwerer Symptomatik gibt es nur in seltenen Fällen. Kontaktaufnahme mit Giftnotrufzentrale!

! **Die Symptome einer Ingestion sind weit weniger unangenehm als ein durch Ipecacuanhasirup induziertes Erbrechen!**

Früherkennungsuntersuchungen im Säuglings- und Kindesalter

Aufgabe:
- Erläutern Sie die Funktion/Aufgabe der Früherkennungsuntersuchungen im Kindesalter!

Antwort:
Die regelmäßige Teilnahme an den 10 vorgegebenen Untersuchungen (U1 bis U10) eröffnet die Möglichkeit, Auffälligkeiten in der Entwicklung eines Kindes frühzeitig zu entdecken, den Behandlungsbeginn vorzuverlegen und eine Verbesserung der Prognose zu erzielen. Die sonographische Screening-Untersuchung der Säuglingshüften erfolgt innerhalb des durch die Früherkennungsuntersuchung U3 vorgegebenen Zeitraums (4.–6. Lebenswoche).

- Gibt es für die Früherkennung andere Strategien als im kurativen Bereich?

Antwort:
Die zur effektiven Früherkennung notwendigen Untersuchungsstrategien unterscheiden sich von denjenigen, die der Arzt im Kurativbereich anwendet. Ein effektives *Screening* zeichnet sich durch den eher zurückhaltenden Einsatz diagnostischer Methoden

aus, setzt aber andererseits besondere Kenntnisse und Fertigkeiten voraus [80].

- Schildern Sie die normale motorische Entwicklung während des 1. Lebensjahres (Abb. 13.6)!
- Schildern Sie die Prüfung der Lagereflexe beim Säugling (Tabelle 13.4) im Hinblick auf zerebrale Bewegungsstörungen!

		4. Wo. 5. Wo. 6. Wo.	4. Mo. 5. Mo. 6. Mo.	9. Mo. 10. Mo. 11. Mo 12. Mo	
Kopfkontrolle	Rückenlage	zur Seite liegend dabei oft ATNR	median median liegend noch ATNR < heben selten ATNR		asymmetr. ton. Nackenreflex stets fakultativ
	Bauchlage	zur Seite liegend < heben bis 45°	heben bis 90°		ab 5.–6. Woche beim Heben aktive Kopfwendung mit Blickfixierung
	Bauchlage schwebend	fällt horizontal	über Rückenniveau gehalten		Bauchlage schwebend = ventral Suspension
	zum Sitzen gezogen				4.–6. Woche: Kopf kommt beim Hochziehen zeitweise mit, fällt dann wieder zurück
Rumpfkontrolle	Sitzen				4.–6. Woche: gleichmäßige Rückenrundung ab 4. Mon.: Rückenstreckung, nur Rundung unterhalb L 3. ab 6. Mon.: Abstützen mit zunehmend gestreckten Armen und offenen Händen
	Vierfüßler				4. Woche: Knie noch oft unter Bauch, 5.–6. Woche: zunehmend Beinstreckung 4.–6. Woche: Hände beim Abstützen zunehmend geöffnet, Arme zunehmend gestreckt
	Stehen (unter Achseln gehalten)	Stütz- Abasie reaktion Astasie	trägt Körpergewicht		Stützreaktion: Bei Bodenberührung reflektorische Kontraktion der Beuge- und Streckmuskulatur des Beines. Astasie: Stehunfähigkeit, Abasie: Unfähigkeit Basis zu finden. 6.–8. Mon.: Tanzen und Wippen beim Anstellen der Beine.
Hand	Greifen	Faust offen	palmares Greifen	Scherengriff Pinzettengriff	Handhaltung halb geöffnet. Palmares Greifen: ohne Daumenopposition, Gegenstände werden von der ulnaren Seite her ergriffen. Scherengriff: Grundglied des Daumens wird benutzt. Pinzettengriff: Griff zw. Daumen u. Fingerkuppen
			2händig < 1händig	läßt Griff wieder los	
Lokomotion	Rollen		vom Bauch auf Rücken	vom Rücken auf Bauch	
	Kriechen		I	II	Kriechen I: Rumpf am Boden Kriechen II: im Vierfüßlerstand
	Aufsitzen			mit leichter Hilfe < selbständig	
	Aufstehen			mit Hilfe < frei	
	Gehen			mit Hilfe < frei	freies Gehen kann mit 12 Mon. beginnen

Abb. 13.6. Überblick über die normale motorische Entwicklung während des 1. Lebensjahres (*Wo*, Woche; *Mo*, Monat; [179])

Tabelle 13.4. Prüfung der Lagereflexe beim Säugling [197]

Reaktion	Auslösung
Vojta-Reflex	Rasches Seitwärtskippen des Kindes aus vertikaler in horizontale Seitenlage; Kind wird am Rumpf gehalten, Rücken zum Untersucher
Traktionsversuch	Kind wird aus Rückenlage an den Unterarmen langsam zum Sitzen hochgezogen; die Bewegungsantwort an Kopf und Beinen ist zu beachten
Kopfabhangversuch nach Pelper und Isbert	Aus Rückenlage (Kopf in Mittelstellung, Hände geöffnet) wird das Kind an den Knien gefaßt und plötzlich (mit dem Kopf nach unten) in die Vertikale gebracht
Kopfabhangversuch nach Collis (vertikal)	Aus Rückenlage wird das Kind an einem Knie gehalten und plötzlich (mit dem Kopf nach unten) in die Vertikale gebracht
Horizontalabhangversuch nach Collis	Kind wird am Oberarm und am gleichseitigen Oberschenkel in der horizontalen Seitenlage frei gehalten; die (provozierte) Bewegungsantwort an den freien Extremitäten wird beobachtet
Landau-Reflex	Kind wird unter dem Bauch auf der flachen Hand streng in der horizontalen Lage gehalten
Axillarhängeversuch	Kind wird am Rumpf gehalten, Kopf nach oben, Rücken zum Untersucher

Jugendgesundheitsuntersuchung
Aufgabe
– Erläutern Sie die Funktion/Aufgabe der Jugendgesundheitsuntersuchung als Leistung der Gesetzlichen Krankenversicherung nach der Definition von 1998!

Antwort
– Die Jugendgesundheitsuntersuchung kann zwischen dem vollendeten 13. und vollendeten 14. Lebensjahr von den Versicherten in Anspruch genommen werden. Die Toleranzgrenzen betragen jeweils 12 Monate vor bzw. nach diesen Zeitpunkten.
– Die Maßnahme gliedert sich in eine Erhebung der *anamnestischen Befunde*, in eine *körperliche Untersuchung*, ggf. eine *Erhebung von Laborparametern* bei Verdacht auf eine familiäre Hypercholesterinämie sowie die *Veranlassung gezielter Maßnahmen*.
– Bei der *Anamnese* ist zu achten auf: chronische Erkrankung, körperliche Behinderung, seelische Störung, Impfstatus und Jodprophylaxe, besondere Familiensituation einschließlich familiäre Hypercholesterinämie, Schulleistungsprobleme (Lern- und Leistungsstörungen), Gesundheitsverhalten (Rauchen, Alkohol, Drogen), motorische/visomotorische Auffälligkeiten, dissoziales Verhalten, Eßstörungen, affektive Störungen, Stimmbruch bzw. Thelarche und Menarche bei Knaben bzw. Mädchen, Sexualkontakte.
– Die *anamnestischen Fragen* sollten auch (unter Einbeziehung der begleitenden Erziehungsberechtigten) einem möglichen aggressiven Verhalten gelten. Zur Behandlung von aggressiven Verhaltensstörungen haben sich verhaltenstherapeutische Ansätze im Vergleich zu anderen Therapieformen bisher noch am besten bewährt. Voraussetzung ist allerdings, daß Hilfe gewünscht wird (Therapiemotivation/Veränderungswunsch) und angenommen werden kann (Therapiebeziehung: Akzeptanz und Respekt).
– *Körperliche Untersuchung* u.a. Gewicht und Körpergröße (BMI), Blutdruck, Labor (Gesamtcholesterin), Struma nach WHO-Stadien (vgl. B 12.8), Fehlhaltung, Skoliose, Bewegungseinschränkung der Hüfte.

Die 5 verschiedenen Stadien der Genitalentwicklung und Pubesbehaarung bei Jungen und die Stadien der Brustentwicklung und Pubesbehaarung bei Mädchen werden nach Marshall u. Tanner [251b] (Tabelle 13.5 bis 13.7) definiert. Die Beschreibung des normalen Pubertätsverlaufs ist Voraussetzung für das Erkennen von peripubertären Störungen. Das Original des Berichtsvordrucks verbleibt beim Arzt und soll dort 5 Jahre aufbewahrt werden.

Hausbesuch im Notdienst
Aufgabe:
● Nennen und diskutieren Sie die häufigsten Beratungsergebnisse im Wochenendnotfalldienst bei Tage (nach Tönies [255]):
  – Ischialgie,
  – Asthma bronchiale,
  – Stenokardie,
  – Uncharakteristisches Fieber (UF)/Afebrile Allgemeinreaktion (AFAR),
  – Bronchitis acuta,

Tabelle 13.5. Stadien der Brustentwicklung beim Mädchen n. Tanner und Marshall (Thelarche)

Stadium	Alter (Jahre)	Charakteristika	Bild
B 1	<8	Infantil; keine palpable Drüse; Uterus beginnt zu wachsen; pH vaginal: alkalisch	
B 2	10-11	Brustknospen; Brustdrüse und Warzenvorhof leicht erhaben; Wachstum ↑; Vaginalschleim ↑; Hüftrundung, Beckenknochen ↑; pH-Wert vaginal: sauer; Thelarche, Pubarche	
B 3	12-13	Brust und Areola ↑; Brustform entspricht adult; äußere und innere Genitalien ↑; Gonadarche; Höhepunkt des Wachstumsschubes	
B 4	13	Brust und Areola ↑↑; Menarche; Axillarche; Menses unregelmäßig	
B 5	14-15	Voll entwickelte Brust; regelmäßige Menses mit Ovulation (Menarche); Schwangerschaft möglich	
	16-17	Abschluß des Skelettwachstums	

Tabelle 13.6. Genitalentwicklung beim Knaben n. Tanner und Marshall

Stadium	Alter (Jahre)	Charakteristika	Bild
G 1	<10	Infantil; Hodenvolumen <3 ml	
G 2	12-13	Skrotum ↑; Hodenvolumen 3-8 ml; wenig Haare an Penis (oder Labia majora bei Mädchen); Adrenarche	
G 3	13-14	Testes und Skrotum ↑; Penis wächst besonders in die Länge; evtl. Brustdrüsenschwellung (Pubertätsgynäkomastie); Gonadarche; Pubarche; Höhepunkt des Wachstumsschubes; Stimmbruch	
G 4	14-15	Skrotalhaut dunkler; Penis wird dicker; Entwicklung der Glans; Hodenvolumen 12 ml; Behaarung des Philtrums; Axillarche; Samenerguß	
G 5	16	Genitalien wie Erwachsener; reife Spermien; Akne	
G 6	17-18	Körperbehaarung	
	18-19	Abschluß des Skelettwachstums	

Tabelle 13.7. Pubes und Hoden. (Nach Tanner und Marshall [251b])

Stadium	Bild
PH 1	Infantile Verhältnisse
PH 2	Wenige, gering pigmentierte Haare an der Peniswurzel bzw. an den großen Labien
PH 3	Kräftigere, dunklere, gekräuselte Haare bis über die Symphyse ausgedehnt
PH 4	Wie beim Erwachsenen, aber nicht auf die Oberschenkel übergehend
PH 5	Wie beim Erwachsenen
PH 6	Auf der Linea alba Richtung Nabel weiterreichend (80% bei Männern, 10% bei Frauen).

- Erbrechen und Durchfall,
- erhöhter Blutdruck,
- Kollaps,
- Kreuzschmerzen,
- Bauch- und Gallenkoliken.

Immunprophylaxe der Hepatitis B
Aufgaben:
- Benennen Sie Situationen, die eine Hepatitis-B-Übertragungsmöglichkeit beinhalten (vgl. Tabelle 13.3 und Übersicht 47, S. 373)!
Antwort:
  - Medizinbereich (z.B. Verabreichung von Blut oder Blutbestandteilen, Kontamination mit Hepatitis-B-Virus bei Spritzen und Nadeln, Schleimhautkontakt mit infizierten Fingern);
  - Kosmetik und Körperpflege (z.B. Tätowierung, Durchstechen von Ohrläppchen, Maniküre);
  - Sozialbereich (z.B. enger körperlicher Kontakt, wie Speichel, Sperma, Menstrualblut, parenterale Anwendung von Suchtmitteln; Wohnverhältnisse, Schulen).
- Benennen Sie die Indikationen für aktive Immunisierung mit Hepatitis-B-Impfstoff in Gebieten mit niedriger Hepatitis-B-Durchseuchung (Mitteleuropa etc.)!
Antwort:
  - Beruflich bedingtes Risiko (Gesundheitswesen, Bereich Körperpflege wie Friseure und Kosmetikerinnen).
  - Krankheitsbedingtes Risiko (z.B. Patienten auf Dialyse-, hämatologischen und onkologischen Stationen, Behinderte in Heimen, Neugeborene von Hepatitis B-infektiösen Müttern).
  - durch besondere Lebensumstände bedingtes Risiko (Partner von Hepatitis-B-infektiösen Personen, Homosexuelle, Prostituierte, Drogenabhängige, Gefängnisinsassen).
  - In Regionen mit üblicherweise hohem Infektionsrisiko (z.B. Kinder und andere anfällige Personengruppen, die z.B. nach Afrika reisen).
- Benennen Sie den Marker für ausreichende Immunität nach Hepatitis-B-Impfung.
Antwort:
  - Ausreichender Schutz bei Anti-HBs ≥ 100 IE/l.

Der alte Patient
Aufgaben:
- Nennen und erörtern Sie wesentliche Aspekte in der hausärztlichen Diagnostik, Therapie und Langzeitbetreuung von alten und kranken Menschen!
  - Beschwerdefreiheit, Symptomarmut bzw. atypische Beschwerdesymptomatik im Alter.
  - Definition „alt": 70 Jahre und darüber.
  - Definition „geriatrischer Patient": „Ein biologisch älterer Patient, der durch altersbedingte *Funktionseinschränkungen* bei Erkrankungen *akut gefährdet* ist, der zu *Multimorbidität* neigt und bei dem ein *besonderer Handlungsbedarf* rehabilitativ, somatopsychisch und psychosozial besteht" (Zentraleuropäische AG der gerontologisch-geriatrischen Gesellschaften).
  - Einteilung der geriatrischen Patienten im amerikanischen Kulturraum: „go-go´s!/slow-go´s/no-go´s".
  - Die häufigsten geriatrischen Funktionsdefizite: Instabilität – Immobilität – Inkontinenz – intellektueller Abbau.
  - Die häufigsten Erkrankungen der über 65jährigen in der allgemeinmedizinischen Fälleverteilung.
  - Definition *geriatrisches Assessment*: „Diagnostisches Instrument zur geriatrischen *Funktionsbewertung* mit dem Ziel der Entwicklung eines *Behandlungs- und Betreuungsplanes*." Bewertung der physischen, kognitiven, emotionalen, ökonomischen und sozialen Funktionen sowie der häuslichen Umgebung.

1.2.3
Hilfestellung für den Kandidaten im Prüfungsgespräch

Halten Sie sich – bevor Sie eine Antwort geben – an die Regel:

 Zunächst die Gedanken ordnen und dann reden!

Wenn Sie völlig durcheinander sind und bei der Darstellung eines Beratungsproblems nicht mehr die um-

---

[2] Ausführliche Hinweise zur Facharztprüfung (Zulassungsverfahren, Prüfungsausschuß, Prüfungsdauer, Ablauf der Prüfung, Nichtbestehen der Prüfung, Widerspruch und Wiederholungsprüfung) sowie zur Prüfungstechnik einschließlich beispielhafter Prüfungsfragen finden sich neben „Hundert goldenen Tips für Praxisinhaber und Assistent" in dem Buch von F.H. Mader und H. Weißgerber: Der Assistenzarzt in der Allgemeinpraxis. Handbuch für Praxisinhaber, Assistent und Famulus. Springer, Berlin, Heidelberg, New York, 1998.

Übersicht 45

Checkliste für die systematische Vorgehensweise bei der Beschreibung eines Beratungsproblems in einem Prüfungsgespräch nach F. H. Mader und H. Weißgerber

Beratungsproblem XY

I. Angebot des Patienten
1. Alter/Geschlecht
2. Patientenklage („Was klagt der Patient? Angst vor?")
3. Angehörige („Was berichten sie spontan und auf Befragen durch den Arzt?")
4. Kontaktfragen und Anamnestik („Wie eröffnet der Arzt das Gespräch, und was fragt er gezielt?")
5. Selbstmaßnahmen („Was hatte der Patient bereits unternommen?")
6. Ursache/Auslöser/Disposition (auch Beruf/Freizeit)
7. (Lokal)befund („Was sieht und prüft der Arzt?")
8. Spezielle Hilfsmittel („Was veranlaßt der Arzt?")
9. Hausbesuch (Notwendigkeit/Dringlichkeit/Zumutbarkeit)

II. Beurteilung durch den Arzt
1. Hypothese („Was vermutet der Arzt?")
2. Falsifizierung/Exklusion („Es sieht so aus wie ..., aber was ist es wirklich?")
3. Abwendbar gefährliche Verläufe (AGV)
4. Atypische Verläufe („Fallstricke")
5. Diagnostische Zuordnung („Zu welcher Beurteilung entschließt sich der Arzt? Klassifizierung?")
6. Häufigkeit in der Allgemeinpraxis
7. Dokumentation („Was notiert der Arzt?")

III. Maßnahmen des Arztes
1. Erstanweisung am Telefon (Helferin/Arzt)
2. Überweisung/Einweisung („Formulierung der Fragestellung?")
3. Abwartendes Offenlassen des Falles und der Bezeichnung („Wie lange?")
4. Beratung („Was rät der Arzt?")
5. Behandlung (allgemein/speziell)
6. Zusammenarbeit mit Spezialisten und medizinischen Fachberufen
7. Medikamente (lokal/systemisch)
8. Wiederbestellung
9. Arbeits-/Schulsportbefreiung
10. Arbeitsplatz/Rehabilitation

Übersicht 46

Zusammenstellung der 20 Blöcke Lehr- und Lernziele im Gebiet Allgemeinmedizin nach Inhalt und Stundenzahl im Rahmen der 240stündigen Seminarweiterbildung. Gegenüberstellung der 80stündigen Seminarweiterbildung (fett).

Themenblock		Zeit (Stunden)	Themenblock		Zeit (Stunden)
Block 1	**Spezifische Inhalte und Aufgaben der Allgemeinmedizin**	**12**	Block 13	Betreuungskonzepte bei chronischen Krankheiten	16
Block 2	Allgemeine Befindlichkeit	12	**Block 14**	**Betreuungskonzepte für den geriatrischen Patienten**	**8**
Block 3	Beschwerden, Erkrankungen und Affektionen des Muskel-Skelett-Gelenk-Systems	16	Block 15	Handlungsanleitungen für Notfälle	16
Block 4	Beschwerden des Brustraumes und des Gefäßsystems	16	**Block 16**	**Psychosomatische Grundversorgung (Teil 1): Einführung in die Psychosomatik/ Gesprächsführung**	**20**
Block 5	Beschwerden des Bauchraumes, der Harnwege und der Geschlechtsorgane	16	**Block 17**	**Psychosomatische Grundversorgung (Teil 2).** Einführung in die Balintgruppenarbeit. **Verbale Interventionstechniken**	**20**
Block 6	Beschwerden im Bereich der Haut und bei sexuell übertragbaren Krankheiten	8	**Block 18**	**Allgemeinärztliche Besonderheiten der Arzneibehandlung**	**12**
Block 7	Beschwerden im Bereich von Kopf, Hals und Augen	4	**Block 19**	**Prävention, Gesundheitsförderung, Kooperation: 8 Stunden**	**16**
Block 8	Gynäkologische Beschwerden, Schwangerschaft, Fertilität	8	Block 20	Sozialmedizin und vertragsärztliche Tätigkeit	12
Block 9	Kinder und Jugendliche	8	Gesamtstundenzahl		240
Block 10	Häufige Verletzungen	4			
Block 11	Beschwerden des Nervensystems und der Psyche	12			
Block 12	Spezielle therapeutische Verfahren in der Allgemeinmedizin	4			

fangreichen Fragen und Zusatzfragen aus den Kapiteln B und C dieses Buches vor Augen haben, orientieren Sie sich notfalls an der bei uns seit Jahren bewährten *Checkliste* (Übersicht 45), mit der Sie systematisch an den Fall herangehen können!

1.3
Seminarweiterbildung Allgemeinmedizin

Der 95. Deutsche Ärztetag hat 1992 die Mindestweiterbildungszeit in der Allgemeinmedizin von bisher 4 Jahre auf 3 Jahre reduziert.

Um diese Verkürzung zu kompensieren, wurde ein Weiterbildungskurs von 240 h („*Seminarweiterbildung*") eingeführt. Diese ist im Rahmen der heute gültigen 5jährigen Weiterbildung in der Allgemeinmedizin auf 80 Stunden reduziert (Übersicht 46).

Durch die Teilnahme an diesen Kursen, die von den einzelnen Landesärztekammern federführend angeboten werden, sollen die in der täglichen Patientenbetreuung erworbenen *Kenntnisse* und *Fertigkeiten* verfestigt und erweitert werden. In der Begegnung mit erfahrenen allgemeinärztlichen Dozenten und mit angehenden Fachkollegen können die eigenen beruflichen *Erfahrungen* kritisch hinterfragt, neu gewichtet oder bestätigt werden (ausführlicher in [171a]. Offizielle Grundlage dieser Kurse ist das Kursbuch Seminarweiterbildung, Teil 1 und 2 [48a].

Dieses Kursbuch umfaßt 20 Blöcke „Lehr- und Lernziele im Handlungsbereich Allgemeinmedizin"; das vorliegende Buch ist inhaltlich auf das „Kursbuch" abgestimmt (Übersicht 46).

D   Anhang

Legende zu Farbtafel I:

1 Adipöser 67jähriger Patient, ehemaliger Raucher. Vom Aspekt „Blue-bloater-Typ". Mehrfach stationär innerhalb der letzten 10 Jahre wegen obstruktiver Bronchitis und dekompensiertem Cor pulmonale. Symptomatische Polyglobulie. Hausärztliche Behandlung u.a. auch mit Aderlässen. Exitus subitus.

2 Hochpositiver Tuberkulin-Hauttest (Tine-Test) bei 18jährigem. Ablesung nach 48 Stunden. Routinetest im Rahmen der Jugendarbeitsschutzuntersuchung durch den Hausarzt. Überweisung zum Pulmologen bzw. ans Gesundheitsamt. Zur Aussagekraft des Tests vgl. B 5.12!

3 75jährige rüstige Frau, beunruhigt wegen Rötung auf der linken Brust, die sich seit 8 Tagen ausbreitet. Keine weiteren Beschwerden, keine Selbstmaßnahmen. Untersuchungszeitpunkt: Juli. Palpation beider Brüste und der regionalen Lymphknoten durch den Hausarzt unauffällig, keine mamilläre Absonderung, keine weiteren Hautzeichen, keine Allgemeinerscheinungen. Aufgrund der Kennerschaft (Endemiegebiet, Untersuchungszeitpunkt Sommer, Ausbreitungstyp der Rötung) primär Vermutung eines Erythema chronicum migrans. Ausschluß des Abwendbar gefährlichen Verlaufs (inflammatorisches Mammakarzinom!) durch Überweisung zum Radiologen. Rastermammographie beidseits „ohne suspekte Mikrokalzifikationen", jedoch „ödematöse Zeichnungsvermehrung links". „Therapie ohne Diagnose" mit Penizillin. Rasche Rückbildung der Rötung. Mammographiekontrolle in 4 Wochen völlig unauffällig.

4 Bild einer Finger- und Zehennagelmykose bei 45jährigem Mann. Befall nahezu aller Nägel. Patient hat sich offensichtlich damit abgefunden („Nagelkur hat auch nichts gebracht"). Aufdeckung im Rahmen einer Gesundenuntersuchung („Check-up"). Durch den Hausarzt Erörterung der Problematik, aber auch der Chancen einer Nagelsanierung.

Farbtafel I

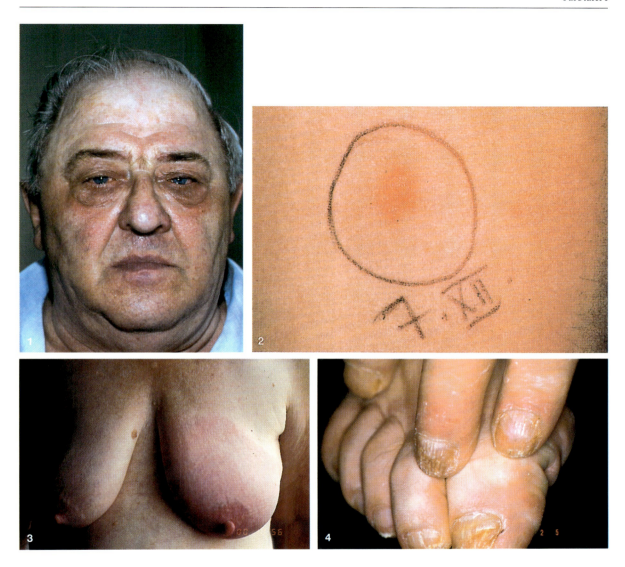

Legende zu Farbtafel II:

5 Bild eines Mundsoors bei munterem 3wöchigen Säugling. Mutter stört sich an den festhaftenden Belägen, vermutet selbst einen Pilz. Vulva, After und übriges Integument des Kindes unauffällig. Maßnahmen: Schnullerhygiene, Nystatin-Tropfen, Wiedervorstellung in 8 Tagen.

6 Bild eines Soorbefalls von Vulva und After mit Satellitenherden bei 5jährigem Mädchen, seit einigen Tagen beobachtet. Kein weiterer Befall des Integuments, keine Allgemeinerscheinungen, kein Juckreiz, Mutter beschuldigt Schwimmbad. Keine weitere Diagnostik. Behandlung mit Kaliumpermanganat-Bädern; Nystatin lokal und systemisch. Wiedervorstellung in 5 Tagen.

7 65jähriger Mann, selten beim Hausarzt, wird von seiner Frau wegen eines nicht abheilenden „krustenbildenden Geschwürs" an der Unterlippe geschickt. Auf gezieltes Befragen ergeben sich Pfeifenraucheranamnese und als Selbsthilfemaßnahmen Lippenschutzstift und Kortisonsalbe des Nachbarn. Unter der Klassifizierung „Bild eines Unterlippenkarzinoms" (a) sofortige Teilung der Verantwortung mit dem Spezialisten (Plastischer Chirurg) und Überweisung. Keilexision (b). Histologische Bestätigung der malignen Entartung. Örtliche Kontrollen durch den Hausarzt zunächst vierteljährlich vereinbart.

8 Leukozyten, Erythrozyten, Bakterien im Interferenzkontrastmikroskop (1 000 x): Erythrozyten und Leukozyten zeigen Zeichen der Zytolyse (alkalisch reagierender Harn bei bakterieller Infektion!) Zahlreiche stäbchenförmige Bakterien. Beratungsergebnis: Akute Pyelonephritis bei Nierenbeckenstein.

Farbtafel II 367

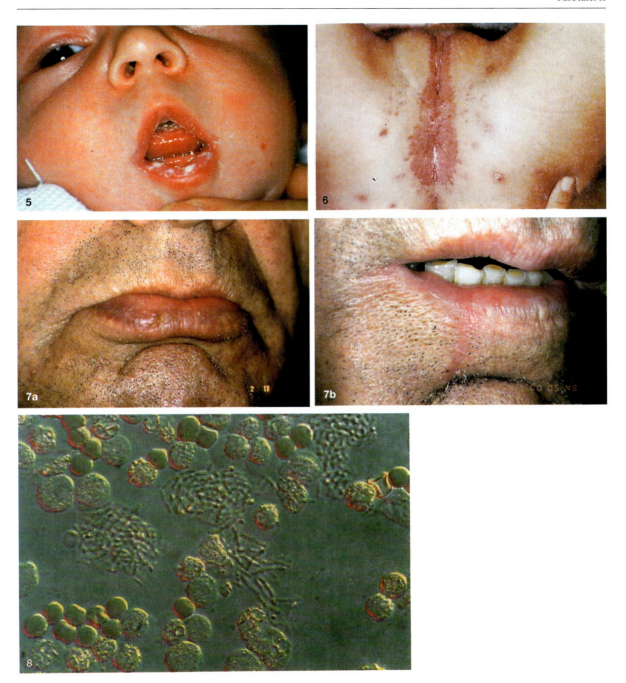

Legende zu Farbtafel III:

9 Einziehung des Trommelfells und der Schrapnellmembran durch Tubenkatarrh

10 Otitis media acuta mit stark vorgewölbtem Trommelfell

11 Hochakute Mittelohrentzündung mit dem voll entwickelten Bild der Otitis externa bullosa haemorrhagica

12 Dicke Rachen-Schleimstraße bei 10jähriger. Subjektiv erheblich verlegte Nasenatmung, frustrane Selbstbehandlung seit 14 Tagen mit Nasentropfen. Keine Allgemeinerscheinungen, Trommelfelle beidseits eingezogen. Diaphanoskopie nicht aussagekräftig. Vorgehen: Absetzend der Nasentropfen wegen möglichem Privinismus, Umsetzen auf Hochschniefen von verdünnter Emser® Sole, ungezielte Antibiotika-Gabe mit Makrolid. Wiedervorstellung in 10 Tagen, bei Verschlechterung sofort.

13 4jähriges Kind, wegen rezidivierender Infekte der oberen Luftwege und Hörstörungen fortlaufend in pädiatrischer und hausärztlicher Behandlung. Derzeit kein Infekt. Befund: Tonsillen-Hyperplasie beidseits, einige kleine, gut verschiebliche regionale Lymphknoten. Überweisung zum HNO-Arzt zur Beurteilung der Frage einer Adenotomie, ggf. Tonsillektomie. Nebenbefund: Karies.

14 Hautbefund und Betrachtung durch das Dermatoskop: Schwarze punktförmige Pigmentverdichtungen am rechten Bildrand (→) und grau-blaue Areale (*), die für eine Abtropfung der pigmentierten Zellen in das mittlere Korium sprechen. Radiäre schwarze Streifen (→) mit abruptem Abbruch des Pigmentmusters zur Peripherie. Im unteren Anteil nävusartiges Bild (N). Histologische Diagnose: Superfiziell spreitendes malignes Melanom (Level III, Tumordicke 0,6 mm) [43]

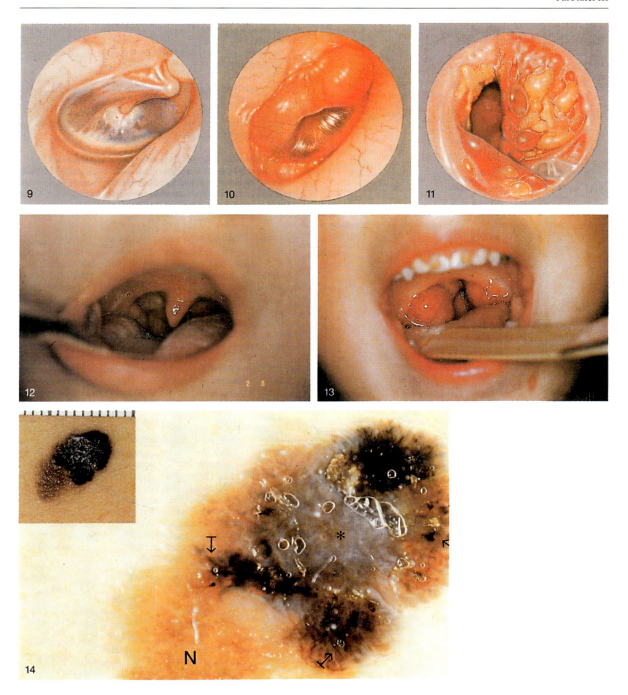

Legende zu Farbtafel IV:

15 Nachweis von intrazellulären Diplokokken mit Methylenblaufärbung [258]

16 Nachweis von intraleukozytären Diplokokken mit Gramfärbung [258]

17 Extrazellulär gelagerte Keime in der Gramfärbung: Kein sicherer Anhalt für Gonorrhö [258]

18 Säuglingshoden bei Durchleuchtung mit Licht: Positive Diaphanoskopie bei Hydrocele testis eines 3 Monate alten Säuglings. Als Lichtquelle wird das Fiberglaskabel des Kaltlichtprojektors verwendet. Beruhigung der Mutter, Kontrolle der meist spontanen Rückbildung in 4 Wochen, ggf. Überweisung zum Kinderchirurgen.

19 6jähriges Mädchen mit Varizellen in Abheilung (Krustenstadium), die von einem anderen Kollegen vor 8 Tagen klassifiziert und mit juckreizstillender Lotio behandelt wurden. Aktueller Beratungsanlaß für die besorgten Eltern im kassenärztlichen Notfalldienst: eindrucksvolle Rötung und Schwellung im rechten Unterbauch. Keine Allgemeinerscheinungen, 37,7° C rektal Temperatur. Bild einer Superinfektion durch Aufkratzen einer Varizellenpustel. Systemische Gabe eines Breitspektrumpenizillins. Wiedervorstellung in 2 Tagen.

20 32jährige Patientin, erste Schwangerschaft in der 38. Woche, bei Verwandten zu Besuch. Seit 3 Tagen kleiner, schmerzhafter Knoten am After, selbst „Analvenenthrombose" vermutet. Gezieltes Befragen: Bereits in der 27. Schwangerschaftswoche eine damals erbsgroße Thrombose bei 12 Uhr gehabt, die sich auf Heparinsalbe gut zurückgebildet hatte (jetzt noch Marisque an dieser Stelle). Auf weiteres gezieltes Befragen: Vor 5 Tagen scharf gewürztes chinesisches Essen. Befund: Nicht mehr frische, haselnußgroße perianale Thrombose bei 6 Uhr (Steinschnittlage), reizlose Marisque bei 12 Uhr, Fluor vaginalis in graviditate, rekto-digital: Sphinktertonus unauffällig, im Seitblickproktoskop n. Blond mittelgroße Hämorrhoiden. Vorgehen: Keine Stichinzision wegen Ödem, Gravidität und vor allem nicht gesicherter Weiterbehandlung. Erneute konservative Behandlung mit Salbe und Sitzbädern. Keine diagnostische und therapeutische Maßnahme des Ausflusses.

Farbtafel IV

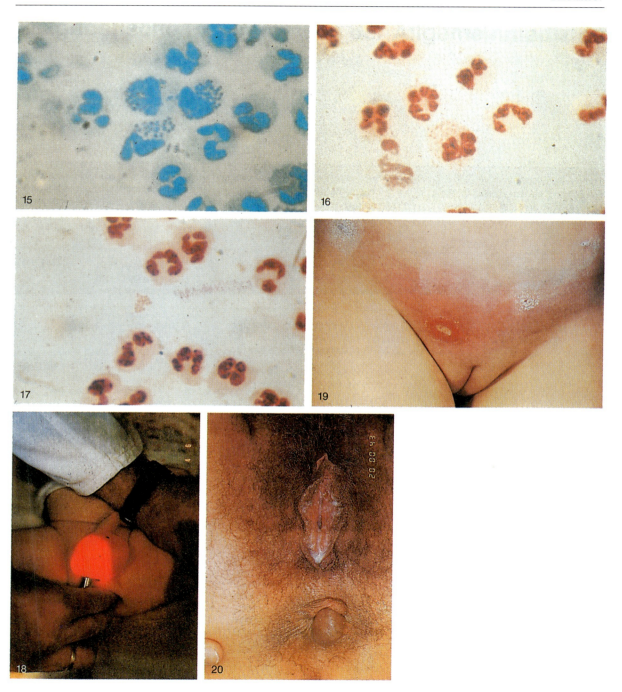

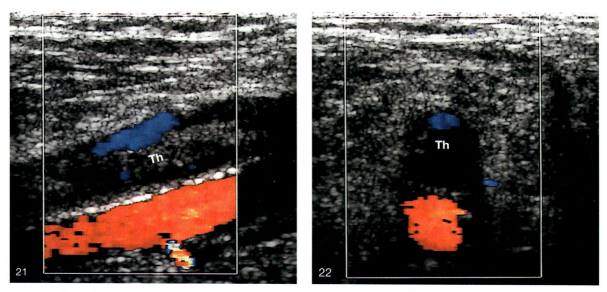

Legende zu Farbtafel V:

55jähriger Mann mit 2 Wochen alter Thrombose der V. poplitea links, teilrekanalisiert. Mögliche Ursache: 6stündige Autofahrt. Farbduplexaufnahme. Längsschnitt (21), Querschnitt (22). In den Abbildungen 21 und 22 oben: V. poplitea mit durchströmtem Restlumen (blau), in der Mitte der Bilder 21 und 22: Thrombus (Th) von mittlerer (21) bzw. geringer (22) Echodichte. Unten in den Abbildungen 21 und 22: A. poplitea, frei durchgängig. (Vgl. dazu Abschn. B 12.3.4 auf S. 307 ff)

Diagnostische Programme in der Allgemeinmedizin

Übersicht 47

Zusammenstellung der verwendeten 75 „Diagnostischen Programme" nach Programmnummer und Erwähnung auf den entsprechenden Seiten in diesem Buch. Auf jenen Seiten, die **fett** gedruckt sind, wird das Programm komplett vorgestellt. Sämtliche Programme sind dargestellt und ausführlich beschrieben in: Braun RN, Mader FH (2002) Programmierte Diagnostik in der Allgemeinmedizin. 82 Checklisten für den Hausarzt. 4. Auflage. Springer-Verlag, Berlin Heidelberg New York Tokio

Programm Nr.	Kurzbezeichnung des Programms	Anwendung	Erwähnt in diesem Buch auf Seite(n)
1	Fieber-Programm	für uncharakteristische Fieberfälle (UF) und deren fieberfreie Varianten (Afebrile Allgemeinreaktion/AFAR)	30, **31**, 32, 35
2	Husten-Programm	für den anscheinend leicht kranken, fieberhaften Patienten mit Husten als Leitsymptom	33
5	Pseudo-Krupp-Programm	bei Stridor im Rahmen eines akuten, fieberhaften Geschehens (= Bild eines Pseudo-[Kehlkopf-] Krupps)	37
6	Interkostago-Programm	für länger als 1 Woche bestehende oder therapieresistente, uncharakteristische Interkostalschmerzen (Interkostago)	49
7	Thoraxschmerz-Programm	für Patienten mit (über 1 Woche bestehenden) sonstigen uncharakteristischen myalgischen oder neuralgischen Thoraxschmerzen (Thorago)	49
8	Lumbago-Programm	für Patienten mit lateralen Myalgien oder Neuralgien im Bereich zwischen Thorax und Becken, die anscheinend banal sind, aber nach 1wöchiger Dauer vorgestellt oder 1 Woche lang erfolglos behandelt wurden (Lumbago)	49, 55
9	Kreuzschmerz-Programm	für akute und länger andauernde, uncharakteristische Schmerzzustände im Kreuzbeinbereich beim offenbar leicht kranken Patienten (Sakrago)	49
10	Glutäalschmerz-Programm	für Patienten mit scheinbar banalen, jedoch über 1 Woche bestehenden und/oder therapieresistenten Myalgien oder Neuralgien im glutäalen Bereich (Glutäago)	49

Programm Nr.	Kurzbezeichnung des Programms	Anwendung	Erwähnt in diesem Buch auf Seite(n)
11	Gelenk-Programm	für uncharakteristische Arthropathien von 1-2wöchiger Dauer oder bei Therapieresistenz	52
13	Schulterschmerz-Programm	bei uncharakteristischen Schmerzen im Schultergelenkbereich	49, 52
16	HWS-Syndrom-Programm	zur Bestätigung oder zum Ausschluß eines Zervikal-Syndroms oder eines zervikalen Bandscheibenschadens bei therapieresistenten, uncharakteristischen (kombinierten) Nacken-, Schulter- oder Armschmerzen	49
17	Bandscheiben-Programm	zur Bestätigung oder zum Ausschluß eines lumbalen Bandscheibenschadens oder einer Spondylarthrose als Ursache der Beschwerden	49, 55
19	Ischias-Programm	für Schmerzen im Bereich des N. ischiadicus, die seit mindestens 1 Woche unbeeinflußbar bestehen	49, 220
20	Perlèche-Programm	zur problemorientierten Diagnostik bei über 1 Woche unbeeinflußbar bestehender Faulecken (Angulus infectiosus, Perlèche)	75
21	Lymphadenitis-Programm	für über 1 Woche bestehende, schmerzende Lymphdrüsenschwellungen, bei denen sonstige Krankheitszeichen fehlen	74, 325
22	Knieverletzungs-Programm	vorwiegend zur Differenzierung anscheinend leichter Verletzungen im Kniegelenkbereich	65, 86
23	Herzinsuffizienz-Programm	für die allgemeinmedizinische Diagnostik bei dringendem Verdacht auf eine Herzmuskelschwäche	101
24	Schwindel-Programm	für die allgemeinmedizinische Diagnostik bei uncharakteristischem Schwindel	116, **117**
25	Hypertonie-Programm	für die allgemeinmedizinische Diagnostik, wenn der Blutdruck bei zweimaliger Vorausmessung deutlich erhöht war	109, **110**, 112 f
26	Herzschmerz-Programm	für die allgemeinmedizinische Erstuntersuchung bei uncharakteristischen, in der Herzgegend innerlich lokalisierten Schmerzen	105
27	Polymorphe Herzbeschwerden	für die allgemeinmedizinische Erstberatung bei uncharakteristischen, kombinierten (z.B. Präkordialschmerz, Sternaloppression, Herzklopfen, Dysrhythmien), auf das Herz weisenden Symptomen	107
28	Tachykardie-Programm	für die allgemeinmedizinische Diagnostik bei Angaben über anfallsweises Herzjagen oder Herzklopfen	107

Übersicht 47 (Fortsetzung)

	Programm Nr.	Kurzbezeichnung des Programms	Anwendung	Erwähnt in diesem Buch auf Seite(n)
Übersicht 47 (Fortsetzung)	33	Hypotonie-Programm	zur allgemeinmedizinischen Diagnostik beim Anschein einer Hypotonie, auch nach einer akuten Kreislaufinsuffizienz unklarer Genese	127
	34	Brechdurchfall-Programm	zur allgemeinmedizinischen Diagnostik bei offensichtlich leicht kranken Patienten mit bis zu 1 Woche bestehendem Erbrechen und/oder Durchfall	139
	35	Brech-Programm	für die allgemeinmedizinische Diagnostik bei bereits seit einiger Zeit bestehendem, zeitweiligen Erbrechen	139
	36	Durchfall-Programm	für die allgemeinmedizinische Diagnostik bei etwa 1 Woche und länger andauerndem, häufigen Stuhlgang	140
	37	Kolik-Programm	für die allgemeinmedizinische Diagnostik bei uncharakteristisch erscheinenden Krämpfen im abdominellen Bereich	144, 146
	38	Oberbauch-Programm	für die allgemeinmedizinische Diagnostik bei uncharakteristischen Ober- und Mittelbauchbeschwerden	141, 144, 146
	39	Unterbauch-Programm	für die allgemeinmedizinische Diagnostik bei uncharakteristischen Krankheitszeichen mit Zentrum im Unter- und/oder Mittelbauch	141, 144
	40	Bauchschmerz-Programm	für die allgemeinmedizinische Diagnostik bei diffusen oder völlig undifferenzierten Bauchbeschwerden	141, 144f
	41	Stuhlverstopfungs-Programm	für die allgemeinmedizinische Diagnostik bei Personen, die „ohne sonstige Beschwerden" über trägen Stuhlgang klagen	152
	45	Juckreiz-Programm	für die allgemeinmedizinische Diagnostik bei allgemeinem Pruritus ohne sonstige nennenswerte Krankheitszeichen	174
	46	Haarausfall-Programm	für die allgemeinmedizinische Diagnostik bei uncharakteristischem, diffusen Haarausfall	179
	48	Ausschlag-Programm	für die allgemeinmedizinische Diagnostik bei ausgedehnter uncharakteristischer Dermatose	166, 182
	49	Ohrschmerz-Programm	für die allgemeinmedizinische Diagnostik bei Schmerzen in der Ohrregion ohne andere lokale oder sonstige Krankheitszeichen	196
	50	Ohrgeräusche-Programm	für die allgemeinmedizinische Diagnostik bei uncharakteristischen Ohrgeräuschen	199
	53	Pollakisurie-Programm	für die allgemeinmedizinische Diagnostik bei zunächst uncharakteristisch erscheinendem, häufigen Harndrang (Pollakisurie)	215

Programm Nr.	Kurzbezeichnung des Programms	Anwendung	Erwähnt in diesem Buch auf Seite(n)
54	Dysurie-Programm	für die allgemeinmedizinische Diagnostik beim uncharakteristischen, schmerzhaften und/oder erschwerten Harnlassen (Algurie/Dysurie)	215
57	Fluor-Programm	für die allgemeinmedizinische Diagnostik bei uncharakteristisch scheinendem Scheidenausfluß	235, 249
58	Klimax-Programm	für die allgemeinmedizinische Diagnostik beim Anschein klimakterisch bedingter Beschwerden	228
59	Skrotum-Programm	für die allgemeinmedizinische Diagnostik beim Anschein einer Hydrocele testis	225
60	Depressions-Programm	zur allgemeinmedizinischen Diagnostik beim Anschein einer depressiven Verstimmung	**270**
61	Nervositäts-Programm	für die allgemeinmedizinische Diagnostik bei Nervosität	268
62	Epilepsie-Programm	zur allgemeinmedizinischen Diagnostik beim Anschein eines epileptischen Anfalls	128, 286
63	Ménière-Programm	für die allgemeinmedizinische Diagnostik beim Anschein, daß eine Menièrsche Krankheit vorliegt	118
64	MS-Programm	für die allgemeinmedizinische Diagnostik beim Anschein, daß eine Multiple Sklerose vorliegt	288
67	Tabula diagnostica	für die allgemeinmedizinische Diagnostik bei einer Vielzahl uncharakteristischer allgemeiner und lokaler Beschwerden und/oder Krankheitszeichen	140 f, 266, **267**, 318
68	Adipositas-Programm	zur allgemeinmedizinischen Diagnostik bei uncharakteristischer Gewichtszunahme oder bei dauerndem, starken Übergewicht	316
69	Appetitlose-Kinder-Programm	für die allgemeinmedizinische Diagnostik bei seelisch und körperlich gesund erscheinenden, angeblich „appetitlosen" Kindern	319
70	Kopfschmerz-Programm	für die allgemeinmedizinische Diagnostik bei uncharakteristischen Kopfschmerzen	304, **305**
71	Schlaf-Programm	für die allgemeinmedizinische Diagnostik bei uncharakteristischer Schlaflosigkeit	310
72	Ohnmachts-Programm	zur allgemeinmedizinischen Diagnostik bei uncharakteristischer, kurzdauernder Ohnmacht	128
73	Anfalls-Programm	für die allgemeinmedizinische Diagnostik bei uncharakteristischen Anfallsleiden aller Art	128

Übersicht 47 (Fortsetzung)

	Programm Nr.	Kurzbezeichnung des Programms	Anwendung	Erwähnt in diesem Buch auf Seite(n)
Übersicht 47 (Fortsetzung)	75	Gefäßverschluß-Programm	für die allgemeinmedizinische Diagnostik beim Anschein einer arteriellen Verschlußkrankheit (AVK)	309
	76	Thrombose-Programm	für die allgemeinmedizinische Diagnostik beim Anschein einer Thrombose der tiefen Unterschenkelvenen	307
	77	Lymphknoten-Programm	für die allgemeinmedizinische Diagnostik beim Anschein von uncharakteristischen, isolierten, einzelnen oder multiplen, kaum dolenten oder indolenten, vergrößerten Lymphknoten	325
	78	Schilddrüsen-Programm	zur allgemeinmedizinischen Diagnostik beim Anschein einer Hyperthyreose	323
	80	Muskelkrampf-Programm	für die allgemeinmedizinische Diagnostik bei uncharakteristischen Muskelkrämpfen	309
	81	Anämie-Programm	zur allgemeinmedizinischen Diagnostik bei uncharakteristischer Anämie	327
	82	Tropenrückkehrer-Programm	für die allgemeinmedizinische Diagnostik bei Patienten, die nach Tropenaufenthalten heimkommen und eine völlig uncharakteristische Symptomatik bieten	139

Übersicht 48: Indikations- und Auffrischimpfungen der Ständigen Impfkommission (STIKO) am Robert-Koch-Institut (RKI). Stand: 01.10.2001

Impfung gegen	Kategorie	Indikation bzw. Reiseziel	Anwendungshinweise (Beipackzettel)
Cholera	R	Auf Verlangen des Ziel- oder Transitlandes; nur noch im Ausnahmefall; eine WHO-Empfehlung besteht nicht.	Nach Angaben des Herstellers
Diphtherie	A	Alle Personen bei fehlender oder unvollständiger Grundimmunisierung, wenn die letzte Impfung der Grundimmunisierung oder die letzte Auffrischimpfung länger als 10 Jahre zurückliegt	Die Impfung gegen Diphtherie sollte in der Regel in Kombination mit der gegen Tetanus (Td) durchgeführt werden. Eine begonnene Grundimmunisierung wird vervollständigt, Auffrischimpfung in 10-jährigen Intervallen.
	I	Bei Diphtherie-Risiko (Gefahr der Einschleppung, Reisen in Infektionsgebiete) Überprüfung der Impfdokumentation; bei fehlendem Impfschutz ist die Impfung besonders angezeigt für • Medizinisches Personal, das engen Kontakt zu Erkrankten haben kann • Personal in Laboratorien mit Diphtherie-Risiko • Personal in Einrichtungen mit umfangreichem Publikumsverkehr • Aussiedler, Flüchtlinge und Asylbewerber aus Gebieten mit Diphtherie-Risiko, die in Gemeinschaftsunterkünften leben, sowie für das Personal dieser Einrichtungen (siehe entsprechende Impfempfehlungen) • Bedienstete des Bundesgrenzschutzes und der Zollverwaltung • Reisende in Regionen mit Diphtherie-Risiko	Nichtgeimpfte oder Personen mit fehlendem Impfnachweis sollten 2 Impfungen im Abstand von 4–8 Wochen und eine 3. Impfung 6–12 Monate nach der 2. Impfung erhalten. Eine Reise in ein Infektionsgebiet sollte frühestens nach der 2. Impfung angetreten werden. Bei bestehender Diphtherie-Impfindikation und ausreichendem Tetanus-Impfschutz sollte monovalent gegen Diphtherie geimpft werden.
	A	Bei Epidemien oder regional erhöhter Morbidität	Entsprechend den Empfehlungen der Gesundheitsbehörden
FSME (Frühsommer-meningo-enzephalitis)	I	Personen, die sich in FSME-Risikogebieten aufhalten oder Personen, die durch FSME beruflich gefährdet sind (z.B. Forstarbeiter, Exponierte in der Landwirtschaft, exponiertes Laborpersonal) **Risikogebiete in Deutschland** sind zur Zeit insbesondere: **Bayern:** südlicher Bayerischer Wald, Niederbayern entlang der Donau ab Regensburg (besonders Region Passau) sowie entlang der Flüsse Paar, Isar (ab Landshut), Rott, Inn, Vils, Altmühl **Baden-Württemberg:** gesamter Schwarzwald (Gebiet zwischen Pforzheim, Offenburg, Freiburg, Villingen, Tübingen, Sindelfingen); Gebiete entlang der Flüsse Enz, Nagold und Neckar sowie entlang des Ober-/Hochrheins, oberhalb Kehls bis zum westlichen Bodensee (Konstanz, Singen, Stockach)	Grundimmunisierung und Auffrischimpfungen nach Angaben des Herstellers (Altersbegrenzung beachten) Entsprechend den Empfehlungen der Gesundheitsbehörden; Hinweise zu FSME-Risikogebieten – veröffentlicht im *Epidemiologischen Bulletin* des RKI, Ausgabe 16/2001 – sind zu beachten. Die postexpositionelle Gabe von spezifischem Immunglobulin wird nicht generell empfohlen. Sie kann jedoch bei Erwachsenen und Jugendlichen über 14 Jahren erwogen werden, wenn eine Zeckenexposition sicher nicht länger als 96 Stunden zurückliegt (s.a. *Epid. Bull.* 8/2001).

Indikations- und Auffrischimpfungen 379

Übersicht 48 (Fortsetzung)

Impfung gegen	Kategorie	Indikation bzw. Reiseziel	Anwendungshinweise (Beipackzettel)
		Hessen: Odenwald, LK Marburg-Biedenkopf	
		Rheinland-Pfalz: LK Birkenfeld	
		(Saisonalität beachten: April–November)	
	R	Aufenthalte in FSME-Risikogebieten außerhalb Deutschlands	
Gelbfieber	R	Entsprechend den Impfanforderungen der Ziel- oder Transitländer (tropisches Afrika und Südamerika mit endemischem Gelbfieber), ferner sind die Hinweise der WHO zu Gelbfieber-Infektionsgebieten zu beachten.	Einmalige Impfung in den von den Gesundheitsbehörden zugelassenen Gelbfieber-Impfstellen; Auffrischimpfung in 10-jährigen Intervallen
Haemophilus influenzae Typ b (Hib)	I	Personen mit anatomischer oder funktioneller Asplenie	
Hepatitis A (HA)	I	1. HA-gefährdetes Personal* medizinischer Einrichtungen, z.B. Pädiatrie und Infektionsmedizin 2. HA-gefährdetes Personal in Laboratorien (z.B. Stuhluntersuchungen) 3. Personal* in Kindertagesstätten, Kinderheimen u.ä. 4. Personal* in psychiatrischen Einrichtungen oder vergleichbaren Fürsorgeeinrichtungen für Zerebralgeschädigte oder Verhaltensgestörte 5. Kanalisations- und Klärwerksarbeiter 6. Homosexuell aktive Männer 7. Personen mit substitutionspflichtiger Hämophilie 8. Kontaktpersonen zu an Hepatitis A Erkrankten (Riegelungsimpfung) 9. Personen in psychiatrischen Einrichtungen oder vergleichbaren Fürsorgeeinrichtungen für Zerebralgeschädigte oder Verhaltensgestörte 10. Personen, die an einer chronischen Lebererkrankung leiden und keine HAV-Antikörper besitzen * Unter „Personal" sind hier medizinisches und Fach- und Pflegepersonal sowie Küchen- und Reinigungskräfte zu verstehen.	Grundimmunisierung und Auffrischimpfung nach Angaben des Herstellers Eine Vortestung auf HA-Antikörper ist bei vor 1950 Geborenen sinnvoll sowie bei Personen, die in der Anamnese eine mögliche HA aufweisen bzw. längere Zeit in Endemiegebieten gelebt haben. Bei einer aktuellen Exposition von Personen, für die eine Hepatitis A ein besonderes Risiko darstellt, kann zeitgleich mit der ersten Impfung ein Immunglobulin-Präparat gegeben werden.
	R	Reisende in Regionen mit hoher Hepatitis-A-Prävalenz	
Hepatitis B (HB)	I	Präexpositionell: 1. HB-gefährdetes medizinisches und zahnmedizinisches Personal; Personal in psychiatrischen Einrichtungen oder vergleichbaren Fürsorgeeinrichtungen für Zerebralgeschädigte oder Verhaltensgestörte; andere Personen, die durch Blutkontakte mit möglicherweise infizierten Personen	Hepatitis-B-Impfung nach den Angaben des Herstellers; im Allgemeinen nach serologischer Vortestung bei den Indikationen 1. bis 6.; Kontrolle des Impferfolges ist für die Indikationen unter 1. bis 4. erforderlich. Auffrischimpfung entsprechend dem nach Abschluss der Grundimmunisierung erreich-

Impfung gegen	Kategorie	Indikation bzw. Reiseziel	Anwendungshinweise (Beipackzettel)
		gefährdet sind, wie z.B. betriebliche bzw. ehrenamtliche Ersthelfer sowie Mitarbeiter von Rettungsdiensten, Polizisten, Sozialarbeiter und Gefängnispersonal mit Kontakt zu Drogenabhängigen 2. Dialysepatienten, Patienten mit häufiger Übertragung von Blut oder Blutbestandteilen (z.B. Hämophile), Patienten vor ausgedehnten chirurgischen Eingriffen (z.B. vor Operationen unter Verwendung der Herz-Lungen-Maschine) 3. Patienten mit chronischen Lebererkrankungen sowie HIV-Positive, die HBsAg-negativ sind 4. Durch Kontakt mit HBsAg-Trägern in der Familie gefährdete Personen 5. Patienten in psychiatrischen Einrichtungen oder Bewohner vergleichbarer Fürsorgeeinrichtungen für Zerebralgeschädigte oder Verhaltensgestörte 6. Besondere Risikogruppen, wie z.B. homosexuell aktive Männer, Drogenabhängige, Prostituierte, länger einsitzende Strafgefangene 7. Durch Kontakt mit HBsAg-Trägern in einer Gemeinschaft (Kindergärten, Kinderheime, Pflegestätten, Schulklassen, Spielgemeinschaften) gefährdete Personen	ten Antikörperwert (Kontrolle 1–2 Monate nach 3. Dosis): • bei Anti-HBs-Werten < 100 IE/l umgehend erneute Impfung (1 Dosis) und erneute Kontrolle • bei Anti-HBs-Werten ≥ 100 IE/l Auffrischimpfung (1 Dosis) nach 10 Jahren Bei Fortbestehen des Infektionsrisikos Auffrischimpfungen in 10-jährigen Intervallen
	R	Reisende in Regionen mit hoher Hepatitis-B-Prävalenz bei längerem Aufenthalt oder bei zu erwartenden engen Kontakten zur einheimischen Bevölkerung	
	I	Postexpositionell: • Medizinisches Personal bei Verletzungen mit möglicherweise erregerhaltigen Gegenständen, z.B. Nadelstichexposition • Neugeborene HBsAg-positiver Mütter oder von Müttern mit unbekanntem HBsAg-Status	Siehe Immunprophylaxe bei Exposition, S. 352
Influenza	I	Personen über 60 Jahre Kinder, Jugendliche und Erwachsene mit erhöhter gesundheitlicher Gefährdung infolge eines Grundleidens, wie z.B. chronische Lungen-, Herz-Kreislauf-, Leber- und Nierenkrankheiten, Diabetes und andere Stoffwechselkrankheiten, Immundefizienz, HIV-Infektion Personen mit erhöhter Gefährdung, z.B. medizinisches Personal, Personen in Einrichtungen mit umfangreichem Publikumsverkehr	Jährliche Impfung, vorzugsweise im Herbst (September–November) mit einem Impfstoff mit aktueller, von der WHO empfohlener Antigenkombination
	A	Wenn Epidemien auftreten oder auf Grund epidemiologischer Beobachtungen befürchtet werden	Entsprechend den Empfehlungen der Gesundheitsbehörden

Übersicht 48 (Fortsetzung)

Übersicht 48 (Fortsetzung)

Impfung gegen	Kategorie	Indikation bzw. Reiseziel	Anwendungshinweise (Beipackzettel)
Masern	I	Ungeimpfte bzw. empfängliche Personen in Einrichtungen der Pädiatrie, in Gemeinschaftseinrichtungen für das Vorschulalter und Kinderheimen Postexpositionell: Ungeimpfte bzw. einmal geimpfte Kinder mit Kontakt zu an Masern erkrankten Personen; möglichst innerhalb von 3 Tagen nach Exposition	Einmalige Impfung, vorzugsweise mit MMR-Impfstoff
Meningokokken-Infektionen (Gruppen A, C, W135, Y)	I	Gesundheitlich Gefährdete: Personen mit Immundefekt, insbesondere Komplement-/Properdindefekte, Hypogammaglobulinämie; Asplenie	Bei Kindern < 2 Jahren konjugierter MenC-Impfstoff (dabei Empfehlungen des Herstellers zum Impfschema beachten) und nach vollendetem 2. Lebensjahr im Abstand von 6–12 Monaten durch 4-valenten Polysaccharid-Impfstoff (PS-Impfstoff) ergänzen. Eine Impfung von Personen nach dem vollendeten 2. Lebensjahr mit konjugiertem MenC-Impfstoff, im Abstand von 6–12 Monaten gefolgt von einer Impfung mit 4-valentem PS-Impfstoff.
	R	Reisende in epidemische/hyperendemische Länder, besonders bei engem Kontakt zur einheimischen Bevölkerung; Entwicklungshelfer (WHO-Hinweise beachten)	Eine Impfung von Personen ab dem vollendeten 2. Lebensjahr mit epidemiologisch indiziertem A,C- oder A,C,W-135,Y-Polysaccharid-Impfstoff. Für Kinder < 2 Jahre steht eine Impfprophylaxe mit konjugiertem Impfstoff zur Verfügung, wenn vor einer Krankheit durch die Serogruppe C geschützt werden soll.
	R	Vor Pilgerreise (Hadj)	Eine Impfung mit 4-valentem PS-Impfstoff (Einreisebestimmungen beachten)
	R	Schüler/Studenten vor Langzeit-Aufenthalten in Ländern mit empfohlener allgemeiner Impfung für Jugendliche oder selektiver Impfung für Schüler/Studenten	Entsprechend den Empfehlungen der Zielländer
	I	Gefährdetes Laborpersonal (bei Arbeiten mit N.-meningitidis-Aerosol!)	Impfung mit 4-valentem PS-Impfstoff Indizierte Wiederimpfungen für alle oben angegebenen Indikationen nach Angaben des Herstellers, für PS-Impfstoff im Allgemeinen nach 3 Jahren
	I	Gehäufte Erkrankungen (Cluster) oder Ausbrüche	Auf Empfehlung der zuständigen Gesundheitsbehörde.

Impfung gegen	Kategorie	Indikation bzw. Reiseziel	Anwendungshinweise (Beipackzettel)
Mumps	I	Ungeimpfte bzw. empfängliche Personen in Einrichtungen der Pädiatrie, in Gemeinschaftseinrichtungen für das Vorschulalter und Kinderheimen Postexpositionell: Ungeimpfte bzw. einmal geimpfte Kinder mit Kontakt zu an Mumps erkrankten Personen; möglichst innerhalb von 3 Tagen nach Exposition	Einmalige Impfung, vorzugsweise mit MMR-Impfstoff
Pertussis	I	Personal in Pädiatrie und Infektionsmedizin sowie in Gemeinschaftseinrichtungen für das Vorschulalter	Einmalige Impfung; bei Vorliegen weiterer Impfindikationen ggf. mit Kombinations-Impfstoff
Pneumokokken-Krankheiten	I	Personen über 60 Jahre	Eine Impfung mit Polysaccharid-Impfstoff; Wiederholungimpfung im Abstand von 6 Jahren

	I	Kinder (ab vollendetem 2. Lebensmonat), Jugendliche und Erwachsene mit erhöhter gesundheitlicher Gefährdung infolge einer Grundkrankheit:
		1. Angeborene oder erworbene Immundefekte, wie z.B.:
		   – Hypogammaglobulinaemie, Komplement- und Properdindefekte
		   – bei funktioneller oder anatomischer Asplenie
		   – bei Sichelzellenanaemie
		   – bei Krankheiten der blutbildenden Organe
		   – bei neoplastischen Krankheiten
		   – bei HIV-Infektion
		   – nach Knochenmarktransplantation
		2. Chronische Krankheiten, wie z.B.:
		   – Herz-Kreislauf-Krankheiten
		   – Krankheiten der Atmungsorgane
		   – Diabetes mellitus oder andere Stoffwechselkrankheiten
		   – Niereninsuffizienz/nephrotisches Syndrom
		   – Liquorfistel
		   – vor Organtransplantation und vor Beginn einer immunsuppressiven Therapie
			Kinder (ab vollendetem 2. Lebensjahr), Jugendliche und Erwachsene erhalten eine einmalige Impfung mit Polysaccharid-Impfstoff;
			
			bei weiterbestehender Indikation Wiederholungimpfung im Abstand von 6 (Erwachsene) bzw. frühestens 3 Jahren (Kinder unter 10 Jahren)
			
			Säuglinge und Kleinkinder (vom vollendeten 2. Lebensmonat bis zum vollendeten 2. Lebensjahr) erhalten Pneumokokken-Konjugat-Impfstoff nach folgendem Schema:
			• Säuglinge bis zu einem Alter von 6 Monaten erhalten ab dem vollendeten 2. Lebensmonat 3 Impfungen im Abstand von jeweils 1 Monat, gefolgt von einer 4. Impfung im 2. Lebensjahr
			• Säuglinge im Alter von 7–11 Monaten erhalten 2 Impfungen im Abstand von 1 Monat, gefolgt von einer 3. Impfung im 2. Lebensjahr
			• Kinder im Alter von 12–23 Monaten erhalten 2 Impfungen im Abstand von 2 Monaten.

	I	Frühgeborene (< 38 W); Kinder mit niedrigem Geburtsgewicht (< 2.500 g); Säuglinge und Kinder mit Gedeihstörungen oder neurologischen Krankheiten, z.B. Zerebralparesen oder Anfallsleiden	Zur Erreichung eines optimalen Schutzes soll die Impfserie möglichst unmittelbar nach Vollendung des 2. Lebensmonats begonnen und zeitgerecht fortgeführt werden. Kinder mit erhöhter gesundheitlicher Gefährdung sollten in Ergänzung der Impfung mit Pneumokokken-Konjugat-Impfstoff im 3. Lebensjahr eine Impfung mit Polysaccharid-Impfstoff erhalten (im Mindestabstand von 2 Monaten nach der letzten Impfung mit Konjugat-Impfstoff)

Übersicht 48 (Fortsetzung)

Übersicht 48 (Fortsetzung)

Impfung gegen	Kategorie	Indikation bzw. Reiseziel	Anwendungshinweise (Beipackzettel)
Polio-myelitis	A	Alle Personen bei fehlender oder unvollständiger Grundimmunisierung	Personen mit drei dokumentierten OPV-Impfungen gelten als vollständig immunisiert. Ungeimpfte Personen erhalten IPV entsprechend den Angaben des Herstellers. Ausstehende Impfungen der Grundimmunisierung werden mit IPV nachgeholt. Eine routinemäßige Auffrischimpfung wird nach dem vollendeten 18. Lebensjahr nicht empfohlen.
	I	Bei Poliomyelitis-Risiko Überprüfung der Impfdokumentation; bei fehlendem Impfschutz ist die Impfung besonders angezeigt für • medizinisches Personal, das engen Kontakt zu Erkrankten haben kann • Personal in Laboratorien mit Poliomyelitis-Risiko • Personen mit engem Kontakt zu Erkrankten • Reisende in Regionen mit Infektionsrisiko (die aktuelle epidemische Situation ist zu beachten, insbesondere die Meldungen der WHO) • Aussiedler, Flüchtlinge und Asylbewerber aus Gebieten mit Polio-Risiko, die in Gemeinschaftsunterkünften leben, sowie das Personal dieser Einrichtungen	Impfung mit IPV, wenn die Impfungen der Grundimmunisierung nicht vollständig dokumentiert sind oder die letzte Impfung der Grundimmunisierung bzw. die letzte Auffrischimpfung länger als 10 Jahre zurückliegen.
	A	Bei Polio-Ausbruch	Riegelungsimpfung mit OPV entsprechend den Anordnungen der Gesundheitsbehörden
Röteln	I	Ungeimpfte bzw. empfängliche Personen in Einrichtungen der Pädiatrie, der Geburtshilfe und der Schwangerenbetreuung sowie in Gemeinschaftseinrichtungen für das Vorschulalter und in Kinderheimen Seronegative Frauen mit Kinderwunsch Postexpositionell: Ungeimpfte bzw. einmal geimpfte Kinder mit Kontakt zu an Röteln erkrankten Personen; möglichst innerhalb von 3 Tagen nach Exposition	Einmalige Impfung – vorzugsweise mit MMR-Impfstoff – bei Frauen mit nachfolgender Kontrolle des Röteln-Impferfolges
Tetanus	A	Alle Personen bei fehlender oder unvollständiger Grundimmunisierung, wenn die letzte Impfung der Grundimmunisierung oder die letzte Auffrischimpfung länger als 10 Jahre zurückliegen	Die Impfung gegen Tetanus sollte in der Regel in Kombination mit der gegen Diphtherie (Td) durchgeführt werden. Eine begonnene Grundimmunisierung wird vervollständigt, Auffrischimpfung in 10-jährigen Intervallen.
	I	Postexpositionell	Vgl. Tabelle 13.2, S. 352

Übersicht 48 (Fortsetzung)

Impfung gegen	Kategorie	Indikation bzw. Reiseziel	Anwendungshinweise (Beipackzettel)
Tollwut	I	Präexpositionell: Tierärzte, Jäger, Forstpersonal u.a. Personen bei Umgang mit Tieren in Gebieten mit Wildtiertollwut sowie ähnliche Risikogruppen Personal in Laboratorien mit Tollwutrisiko	Dosierungsschema nach Angaben des Herstellers Personen mit weiterbestehendem Expositionsrisiko sollten regelmäßig eine Auffrischimpfung entsprechend den Angaben des Herstellers erhalten. Mit Tollwutvirus arbeitendes Laborpersonal sollte halbjährlich auf neutralisierende Antikörper untersucht werden. Eine Auffrischimpfung ist bei < 0,5 IE/ml Serum indiziert.
	R	Reisende in Regionen mit hoher Tollwutgefährdung (z.B. durch streunende Hunde)	
	I	Postexpositionell	
Tuberkulose		Die Impfung mit dem derzeit verfügbaren BCG-Impfstoff wird nicht empfohlen.	
Typhus	R	Bei Reisen in Endemiegebiete	Nach Angaben des Herstellers
Varizellen	I	1. Seronegative Patienten vor geplanter immunsuppressiver Therapie oder Organtransplantation	Nach Angaben des Herstellers 1 Dosis bei Kindern vor dem vollendeten 13. Lebensjahr; 2 Dosen im Abstand von mindestens 6 Wochen bei Kindern ab 13 Jahren, Jugendlichen und Erwachsenen Anmerkung: Impfung nicht unter intensiver immunsuppressiver Therapie durchführen (z.B. in der Anfangsphase der Behandlung), sondern nur unter folgenden Voraussetzungen: • klinische Remission ≥ 12 Monate • vollständige hämatologische Remission (Gesamtlymphozytenzahl ≥ 1.200/mm^3 Blut) • Unterbrechung der Erhaltungstherapie vor und nach der Impfung eine Woche „Empfängliche Personen" bedeutet: anamnestisch keine Windpocken, keine Impfung und bei serologischer Testung kein Nachweis spezifischer Antikörper
	I	2. Seronegative Patienten unter immunsuppressiver Therapie	
	I	3. Seronegative Patienten mit Leukämie	
	I	4. Empfängliche Patienten mit schwerer Neurodermitis	
	I	Empfängliche Personen mit engem Kontakt zu den unter Punkt 1 bis 4 Genannten	
	I	Seronegative Frauen mit Kinderwunsch	
	I	Ungeimpfte 12- bis 15-jährige Jugendliche ohne Varizellenanamnese	
	I	Seronegatives Personal im Gesundheitsdienst, insbesondere der Bereiche Pädiatrie, Onkologie, Gynäkologie/Geburtshilfe, Intensivmedizin und der Betreuung von Immundefizienten sowie bei Neueinstellungen in Gemeinschaftseinrichtungen für das Vorschulalter	
		Empfehlungen zur postexpositionellen Varizellen-Prophylaxe Postexpositionelle Varizellen-Prophylaxe durch Inkubationsimpfung: Bei empfänglichen Personen mit Kontakt zu Risikopersonen ist eine postexpositionelle Impfung innerhalb von 5 Tagen nach Exposition* oder innerhalb von 3 Tagen nach Beginn des Exanthems beim Indexfall zu erwä-	Postexpositionelle Prophylaxe durch passive Immunisierung mit Varizella-Zoster-Immunglobulin (VZIG): Die postexpositionelle Gabe von VZIG wird empfohlen innerhalb von 96 Stunden – nach Exposition*, sie kann den Ausbruch einer Erkrankung verhindern oder deutlich abschwächen.

Impfung gegen	Kategorie	Indikation bzw. Reiseziel	Anwendungshinweise (Beipackzettel)
		gen. Dies ist jedoch keine ausreichende Begründung für den Verzicht auf die Absonderung gegenüber Risikopersonen * Exposition heißt: • 1 Stunde oder länger mit infektiöser Person in einem Raum • *face-to-face*-Kontakt • Haushaltskontakt	Eine postexpositionelle Varizellenprophylaxe mittels VZIG wird empfohlen für varizellenempfängliche Personen mit erhöhtem Risiko für Varizellenkomplikationen, dazu zählen: • ungeimpfte Schwangere ohne Varizellenanamnese, • seronegative immundefiziente Patienten • Neugeborene, deren Mutter 5 Tage vor bis 2 Tage nach der Entbindung an Varizellen erkrankte Für Applikation und Dosierung von VZIG sind die Herstellerangaben zu beachten!

Aufklärungspflicht vor Schutzimpfungen

Vor Durchführung einer Schutzimpfung hat der Arzt die Pflicht, den Impfling oder seine Eltern bzw. Sorgeberechtigten über die zu verhütende Krankheit und die Impfung aufzuklären, damit sie über die Teilnahme an der Impfung entscheiden können. Die Aufklärung sollte umfassen:
– Information über die zu verhütende Krankheit,
– Behandlungsmöglichkeit der Krankheit,
– Nutzen der Schutzimpfung für das Individuum und die Allgemeinheit,
– Art des Impfstoffs,
– Durchführung der Impfung,
– Dauer des Impfschutzes,
– Verhalten nach der Impfung,
– Kontraindikationen,
– mögliche Nebenwirkungen und Impfkomplikationen,
– Notwendigkeit von Auffrischimpfungen.

Bei Minderjährigen ist regelmäßig die Einwilligung der Eltern bzw. Sorgeberechtigten einzuholen. Jugendliche können selbst einwilligen, wenn sie die erforderliche Einsichts- und Entscheidungsfähigkeit besitzen; das ist in der Regel mit 16 Jahren der Fall. Bei Einzelimpfungen ist die mündliche Form der Aufklärung ausreichend und die Methode der Wahl. Die durchgeführte Aufklärung ist durch den impfenden Arzt in den Patientenunterlagen zu dokumentieren. Wird der mündlichen Aufklärung ein entsprechendes Aufklärungsmerkblatt zugrunde gelegt, sollte der impfende Arzt in seiner Dokumentation darauf verweisen.

Erläuterungen
A = Impfung mit breiter Anwendung und erheblichem Wert für die Gesundheit der Bevölkerung
I = Indikationsimpfung bei erhöhter Gefährdung von Personen und Angehörigen von Risikogruppen
R = Reiseimpfungen (von der WHO veröffentlichte Informationen über Gebiete mit besonderem Infektionsrisiko beachten)

Literaturverzeichnis

1. Albegger K (1992) Rhinosinusitis im Säuglings- und Kindesalter. Allgemeinarzt 14: 43–56
2. Allard M, Signoret J-L, Stalleicken D (1988) Alzheimer Demenz. Springer, Berlin Heidelberg New York Tokyo
2a. Allert M-H, Strutz J (1999) Das Symptom Schwindel. Allgemeinarzt 21: 368-377
3. American Heart Association (1987) Handbuch des koronaren Risikos. Bochum
4. Anlauf M (1988) Blutdruckselbstmessung. Fortschr Med 104: 561–562
5. Arzneimittelkommission der Deutschen Ärzteschaft, mod. (1988) Arzneiverordnungen, 16. Aufl. Deutscher Ärzte-Verlag, Köln
5a. Arzneimittelkommission der deutschen Ärzteschaft (1999) Empfehlungen zur Therapie von Fettstoffwechselstörungen, 2. Aufl. Dtsch Ärzte-Verlag, Köln
5b. Arzneimittelkommission der deutschen Ärzteschaft (1999) Handlungsleitlinien Primär- und Sekundärprävention des ischämischen Insults. Dtsch Ärzte-Verlag, Köln
6. Assmann G, Gleichmann U (1989) Stufenmodell zur Erkennung von Hochrisikopatienten für den Herzinfarkt. Dtsch Ärztebl 86: 2663–2664
7. Auberger HG, Niesel H CH (1990) Praktische Lokal-anästhesie. 4. Aufl. Thieme, Stuttgart New York
8. Bartels H (1981) Uro-Sonographie. Springer, Berlin Heidelberg New York
9. Basler H-D (1989) Gruppenarbeit in der Allgemeinpraxis. Springer, Berlin Heidelberg New York Tokyo
10. Bates B, Berger M, Mühlhauser I (1985) Klinische Untersuchung des Patienten. Schattauer, Stuttgart New York
11. Bauer H (1987) Praxis der Ulkus-Therapie – Chirurgische Alternativen. Allgemeinarzt 8: 1216–1227
12. Berger M, Jörgens V (1989) Praxis der Insulintherapie, 3. Aufl. Springer, Berlin Heidelberg New York Tokyo
13. Bergis K (1986) Arbeitsbuch Regionale Diabetesschulung Arzt (RDSA). Bad Mergentheim
14. Bergis K (1988) Diabetes-Informationen I–V. Kassenarzt aktuell. KV Nord-Württemberg
15. Bernoth E, Link M, Weise W (1984) Gynäkologie – Differentialdiagnose und Klinik. Thieme, Leipzig
16. Berufsverband der Frauenärzte (1991) Welche Frauen sollten zur Mammographie. Gyne 5: 198
17. Berzewski H (1983) Der psychiatrische Notfall. Perimed, Erlangen
18. Betz-Unger C (1987) Parenterale Gabe von nichtsteroidalen Antirheumatika. Allgemeinarzt 9: 340–347
18a. Bienstein C, Schröder G, Braun M, Neander KD (1997) Dekubitus. Thieme, Stuttgart
19. Bisalski P (1991) Adenotomie und Tonsillektomie im Kindesalter. Allgemeinarzt 12: 80–84
20. Boenninghaus H-G (1980) Hals-Nasen-Ohrenheilkunde für den Allgemeinarzt. Springer, Berlin Heidelberg New York
21. Bolman WM (1968) Preventive psychiatry for the family theory. Am J Psychiatry 25: 50–64
22. Bonsels-Götz CH, Bess LR (1984) Alkoholismus. Behandlung in der Klinik. Berlin-Verlag, Berlin
22a. Borchgrevnik GE et al. (1998) Acute treatment of whiplash neck sprain injuries. Spine 23: 25-31
23. Bosse K (1980) Erkrankungen von Haar und Kopfhaut. Biberach
24. Bräuninger H (1983) Medikamentöse Therapie der Hals-Nasen-Ohren-Krankheiten, 4. Aufl. Thieme, Stuttgart New York
25. Brandt H (1962) Indikation zur Vaginaluntersuchung in der Allgemeinmedizin und ihre Bedeutung für die Früherkennung des Unterleibskrebses der Frau. MMW 104: 352–358
26. Brandt H (1965) Zur Verschleppung des Unterleibskarzinoms der Frau durch den allg. Prakt Arzt. Dtsch Gesundheitswesen 20: 1959–1965
27. Braun RN (1955) Über fundamental wichtige, bisher unbekannte, die allgemeine Morbidität betreffende Gesetzmäßigkeiten. Vortrag Ges Ärzte 11.3. Wien. (Referiert in Wien Klin Wochenschr 25. 3. 1955)
28. Braun RN (1957) Gezielte Diagnostik. Schattauer, Stuttgart
29. Braun RN (1958) der Erkältungs-Begriff und seine Bedeutung für die praktisch angewandte Medizin. Med Welt 43: 1705–1707
30. Braun RN (1960) Praktisch angewandte Medizin und Prophylaxe. Landarzt 36: 523
31. Braun RN (1961) Feinstruktur einer Allgemeinpraxis. Diagnostische und statistische Ergebnisse. Schattauer, Stuttgart
32. Braun RN (1964) Über die innere Genitaluntersuchung in der Allgemeinpraxis. MMW 106: 2254–2258
33. Braun RN (1970) Lehrbuch der ärztlichen Allgemeinpraxis. Urban & Schwarzenberg, München Berlin Wien
34. Braun RN (1973) Indikationen zur EKG-Untersuchung in der Allgemeinpraxis. ZFA 49: 222–225
35. Braun RN (1976) Diagnostische Programme in der Allgemeinmedizin. Urban & Schwarzenberg, München Berlin Wien
36. Braun RN (1982) Allgemeinmedizin – Standort und Stellenwert in der Heilkunde. Kirchheim, Mainz
37. Braun RN (1986) Lehrbuch der Allgemeinmedizin. Theorie, Fachsprache und Praxis. Kirchheim, Mainz
38. Braun RN (1988) Was leistet die intuitive Diagnostik beim Herzschmerz? Wien Klin Wochenschr 100: 83–86
39. Braun RN (1988) Wissenschaftliches Arbeiten in der Allgemeinmedizin. Springer, Berlin Heidelberg New York Tokyo
40. Braun RN, Danninger H, Braun RNK (1992) Kennerschaft – Ein neuer Begriff aus der Praxisforschung. Med Welt 43: 343–344
41. Braun RN, Buchstaller W (1986) Programmierte Diagnostik bei Atemwegserkrankungen. Allgemeinarzt 7: 1042–1048

41a. Braun RN, Haber P (1998) Das Fälleverteilungsgesetz. Entdeckung, Fortschreibung und Konsequenzen – Praktisches Vorgehen bei Fällestatistiken – Korrelationsanalytische Signifikanzberechnung. Allgemeinarzt 20: 1848-1860
42. Braun RN, Mader FH, (2002) Programmierte Diagnostik in der Allgemeinmedizin, 4. Aufl. Springer, Berlin Heidelberg New York Tokyo
43. Braun-Falco O, Stolz W, Bilek P et al. (1991) Differentialdiagnostischer Wert des Dermatoskop für den Allgemeinarzt. Allgemeinarzt 12: 496–505
44. Braun-Falco O, Bergner TH, Przybilla B (1989) Die gesunde Bräune. Allgemeinarzt 11: 810
45. Bron B (1989) Der suizidale alte Mensch. Dtsch Ärztebl 86: 3793–3801
46. Brückle W (1987) Die Polymyalgie rheumatica. Internist 28: 639–643
47. Brückner R (1982) Der Augenkranke in der Allgemeinpraxis. 2. Aufl. Thieme, Stuttgart New York
48. Brügger A (1980) Die Erkrankungen des Bewegungsapparates und seines Nervensystems. 2. Aufl. Fischer, Stuttgart New York
48a. Bundesärztekammer (Hrsg) (1994) Kursbuch Seminarweiterbildung, Teil 1 und 2. Lehr- und Lernziele für die theoretischen Weiterbildungskurse im Fach Allgemeinmedizin nach den Richtlinien zur (Muster-)Weiterbildungsordnung der Bundesärztekammer, 2. Aufl. Köln (ISBN-Nr. 0945-1951)
49. Burian K (1981) HNO-Erkrankungen. Praxis der Allgemeinmedizin, Bd 2. Urban & Schwarzenberg, München Wien Baltimore
50. Chung HS (1986) Wieviel Zeit erfordert die Programmierte Diagnostik in der Allgemeinpraxis beim Fieberfall? Allgemeinarzt 7: 480–484
51. Clement M, Vivier du A (1990) Praxis der kutanen Steroidtherapie. Blackwell Ueberreuter, Berlin
52. Crombie D (1963) The procrustean bed of medical nomenclature. Lancet I: 1205
53. Daniel F, Müller E (1975) Praktische Dermatologie. Paris München
54. Danninger H (1989) Die Programmierte Diagnostik in der Allgemeinmedizin. Allgemeinarzt 11: 293–298
55. Danninger H (1991) Qualitätskontrolle in der Allgemeinmedizin. Med Welt 42: 1070–1073
56. Danninger H, Khoutani FA (1992) Der Zeitfaktor in der Allgemeinmedizin. ZFA 68: 189–191
56a. Danninger H (1997) Fälleverteilung in der Allgemeinmedizin. 5 Einjahresstatistiken (1991–1996) einer österreichischen Allgemeinpraxis.Allgemeinarzt 19: 1584–1589; 1716–1718; 1800–1810
56b. Daschner F (1992) Salmonellen-Hysterie in Deutschland: unnötige Stuhluntersuchungen bei asymptomatischen Ausscheidern. Dtsch Ärztebl 89: 3245
57. Debrunner AM (1988) Orthopädie, 2. Aufl. Huber, Bern
58. DEGAM (1980) Hodenhagener Beschlüsse in der Neufassung nach den Baden-Badener Beschlüssen der Deutschen Gesellschaft für Allgemeinmedizin (DEGAM)
58a. Deutsche Gesellschaft für Allgemeinmedizin und Familienmedizin (1999) Leitlinie Brennen beim Wasserlassen. ZFA Forum Qualität
59. Detert E R (1981) Die Plage mit den Kopfläusen. Allgemeinarzt 3: 468–470
60. Deutsche Gesellschaft für Endokrinologie (1989) Östrogen/Gestagen-Substitution während und nach den Wechseljahren. Extracta Gynaecol 13, Suppl
61. Deutsche Liga zur Bekämpfung des hohen Blutdrucks (1984) Hochdruck in der Schwangerschaft. Heidelberg
62. Deutsche Liga zur Bekämpfung des hohen Blutdrucks (1987) Empfehlungen für die Behandlung des Hochdrucks im Alter. Heidelberg
63. Deutsche Liga zur Bekämpfung des hohen Blutdruckes e.V. (1997) Empfehlungen zur Hochdruckbehandlung. 13. Aufl. Heidelberg
64. Deutsche Liga zur Bekämpfung des hohen Blutdrucks (1989) Hypertonie und Sport. 1. Aufl. Heidelberg
64a. Dihlmann W (1995) Das Eisberg-Prinzip. Röntgendiagnostik bei entzündlich-rheumatischen Erkrankungen. Dtsch Ärztebl 92: 954-960
65. O´Donoghue DH (1970) Treatment of injuries to athletes, 2nd edn. Sounders, Philadelphia
66. Döring GK (1990) Hormonale Kontrazeption. Allgemeinarzt 12: 934–940
67. Döring GK (1990) Empfängnisverhütung, 12. Aufl. Thieme, Stuttgart New York
68. Dorndorf W (1983) Schlaganfälle, 2. Aufl. Thieme, Stuttgart New York
69. Dreibholz KJ, Haehn K-D, Hildebrandt GS et al. (1972) Ergebnisse, Probleme und Konsequenzen einer vergleichenden Diagnosestatistik. Allg Med Int. 1: 103–110
70. Dreibholz KJ, Haehn, K-D, Hildebrandt GS et al. (1974) Häufigkeit von Krankheitsbezeichnungen in fünf Allgemeinpraxen. Allg Med Int 3: 21–25
71. Dückert M (1991) Der Praktische Arzt und Hausarzt in Deutschland nach 1945. Allgemeinarzt 12: 77–78
72. Empfehlungen zur Tumornachsorge (1989) Bayer. Ärztebl, Beiblatt 7: I–VIII
73. Ermann M, Scharfenstein J (1987) Psychosomatische Aspekte muskulärer Schmerzen. Internist 28: 652–658
74. Ewe K (1991) Möglichkeiten der Diagnostik bei Diarrhoe und Obstipation. Vasomed Aktuell 10: 30–36
75. Federspiel K (1987) Mit anderen Augen. Kiepenheuer & Witsch, Köln
76. Feuerlein W (1988) Zur Definition und Diagnostik des Alkoholismus. Internist 29: 301–306
77. Fisch HU, Hubert M (1985) Schlaflosigkeit. Schweiz Ärzte Ztg 66: 1009–1112
78. Fischer GC (Hrsg) (1991) Geriatrie für die hausärztliche Praxis. Springer, Berlin Heidelberg New York Tokyo
78a. Fischer G (1993) In: Helmich P Allgemeinmedizin. Urban & Schwarzenberg, München Baltimore
79. Fischer GC, Busse V, Krause F et al. (Hrsg) (1993) Allgemeinmedizin. Springer, Berlin Heidelberg New York Tokyo
80. Flatten G (Hrsg) (1991) Hinweise zur Durchführung der Früherkennungsuntersuchungen im Kindesalter. Deutscher Ärzte-Verlag, Köln
80a. Förstl H (Hrsg) (2001) Demenzen in Theorie und Praxis. Springer, Berlin Heidelberg New York Tokio
81. Frank W (1991) Bedeutung des kleinen Fuchsbandwurmes. Allgemeinarzt 12: 969–971
82. Fritsch P (1983) Dermatologie. Springer, Berlin Heidelberg New York
83. Frommhold H, Koischwitz D (1991) Sonographie des Abdomens. Thieme, Stuttgart New York
84. Gächter A (1980) Hüftprothesenoperationen. Prä- und postoperative Behandlung. Allgemeinarzt 2: 1229–1234
85. Gartman H (1979) Juckende Dermatosen, 2. Aufl. Zyma, Köln
86. Gatzenberger H, Sefrin P (1992) Arzttasche und Notfallkoffer. Kirchheim, Mainz
87. Gerrish SP, Jones AS, Watson M, Wight RG (1987) Adult epiglottitis. Br Med J 295: 1183–1184
88. Gnauck R (1988) Screening nach Dickdarmkrebs. Wien Med Wochenschr 138: 257–260

89. Gnauck R (1989) Diagnostik des Kolonkarzinoms – Verbesserte Methoden zur Früherkennung. ZFA 65: 621–625
90. Gnauck R (1989) Früherkennung des kolorektalen Karzinoms. Diagnostica Dialog 1: 12–15
90a. Göbel H, Heinze A, Kuhn K (2000) Medikamentöse Migräneprophylaxe. Allgemeinarzt 22: 1220-1225
91. Goering U (1993) Beratungsproblem Kinder. Springer, Berlin Heidelberg New York Tokyo
92. Göpel H (1975) Beratungsursachen in einer Allgemeinpraxis. Prakt Arzt 23: 3508–3526
93. Göpel H (1984) Beratungsursachen in einer Allgemeinpraxis: Weitere morbiditätsstatistische Forschungen. Allgemeinarzt 5: 336–343
94. Gorgosch J (1991) Sehtests bei Kindern. Allgemeinarzt. 13: 1288–1291
95. Grethe H (1990) Der Facharzt für Allgemeinmedizin in der DDR. Allgemeinarzt 11: 766–768
96. Grethe H, Grosse G, Junghanns G, Köhler C (1984) Leitfaden der Allgemeinmedizin. Volk & Gesundheit, Berlin
97. Grethe H, Grosse G, Junghanns G, Köhler C (1990) Allgemeinmedizin. Volk & Gesundheit, Berlin
97a. Gross R, Löffler M (1997) Prinzipien der Medizin. Eine Übersicht ihrer Grundlagen und Methoden. Springer, Berlin Heidelberg New York Tokio
98. Gülzow G, Lenarz T (1985) Hörsturz oder Mittelohrschwerhörigkeit. Allgemeinarzt 6: 99–103
99. Haase A (1990) Krankheitsbild Skabies. Allgemeinarzt 11: 600–601
100. Hadorn W (1966) Vom Symptom zur Diagnose, 5. Aufl. Karger, Basel New York
101. Haid H (1991) Venenleiden. Kirchheim, Mainz
102. Hamm H (1986) Allgemeinmedizin – Familienmedizin, 2. Aufl. Thieme, Stuttgart New York
103. Handschak H (1986) Die Versorgung fieberhafter Zustandsbilder durch den Dringlichen Hausbesuchsdienst. Z Klin Med 41: 1749–1753
104. Hansen WE (1987) Internistische Gastroenterologie. Springer, Berlin Heidelberg New York Tokyo
105. Harrison (1986) Prinzipien der Inneren Medizin, Bd. I–II. Schwabe, Basel Stuttgart
106. Haupt H (1990) Pseudo-Krupp – Ursachen und Behandlungsmöglichkeiten. Asthma, Bronchitis, Emphysem 8/4: 22–28. pmi, Frankfurt
107. Häussler S, Liebold R, Narr H (1982) Die kassenärztliche Tätigkeit, 2. Aufl. Springer Berlin Heidelberg New York
108. Heilmann NK (1978) Ophthalmoskopie, 2. Aufl. Enke, Stuttgart
109. Helmchen H, Linden M (1981) Depressive Erkrankungen. Urban & Schwarzenberg, München
110. Helmich P, Hesse E, Köhle K et al. (1991) Psychosoziale Kompetenz in der ärztlichen Primärversorgung. Springer, Berlin Heidelberg New York Tokyo
110a. Hesse V et al. (1999) Körper-Masse-Index: Perzentilen deutscher Kinder im Alter von 0 bis 18 Jahren. Kinderärztl Praxis 8: 542-553
111. Hildinger-Löhmer A (1990) Phytotherapeutika bei Prostata-Hyperplasie. Allgemeinarzt 11: 993–996
112. Hofstetter A (1990) Die Zystitis der Frau. Allgemeinarzt 11: 1044–1050
113. Holzner A (1985) Aktuelle Impfpraxis. Kirchheim, Mainz
114. Holzner A, Fachverband Deutscher Allgemeinärzte (FDA) (1991) Impfplan für Deutschland; 3. Aufl. München Nittendorf
115. Horder J, Horder E (1954). Illness in general practice. Practitioner 173: 177–180
116. Hübner W-D (1991) Phytotherapie in der Praxis. Allgemeinarzt 12: 90–93
117. Illing S (1988) Allergische Erkrankungen im Kindesalter. Hippokrates, Stuttgart
118. Impfvereinbarung (1991) Dtsch Ärztebl 88: 2310–2311
119. Ishihara S (1989) Tests for coulor-blindness. Kanehara, Tokyo
120. Jährig K (1991) Das Kind in der Allgemeinpraxis, 2. Aufl. Fischer, Jena
121. Jorde W, Schata M (1992) Nahrungsmittelallergie in der Allgemeinpraxis. Allgemeinarzt 14: 959–973
122. Jork K (Hrsg) (1987) Gesundheitsberatung. Springer, Berlin Heidelberg New York Tokyo
123. Jung H, Kublie F, Wult KH (1980) Gynäkologie und Geburtshilfe. Enke, Stuttgart
124. Kaiser R (1975) Hormonale Behandlungen von Zyklusstörungen, 5. Aufl. Thieme, Stuttgart
124a. Kasper S (1997) Depression Angst Zwang. Deutscher Universitäts-Verlag, Wiesbaden
125. Keeman JN (1985) Kleine chirurgische Eingriffe. Wetenschappelijke uitgeverij Bunge, Utrecht/NL
126. Kees A (1990) Der leere Hodensack. Allgemeinarzt 11: 218–224
127. Kielholz P., Pöldinger W, Adams C (1981) Die larvierte Depression. Deutscher Ärzte-Verlag, Köln
128. Kirchgeorg M (1987) Grundlagen und Indikationen für das Langzeit-EKG. Allgemeinarzt 9: 604–616
129. Klaue P (1982) Checkliste Ambulante Chirurgie. Thieme, Stuttgart New York
130. Klaus D (1990) Hochdruckbehandlung in der Praxis. Dtsch Ärztebl 87: 1238–1243
131. Kleinsorge H, Klumbies G (1959) Psychotherapie in Klinik und Praxis. Urban & Schwarzenberg, München Berlin
132. Knapp U (1981) Die Wunde. Thieme, Stuttgart New York
133. Knoch H-G, Klug W, Melzer B (1991) Das Hämorrhoidalleiden in der täglichen Praxis. Ärztebl Sachsen 2: 248–254
134. Koch R (1917) Die ärztliche Diagnose. 1. Aufl. Bergmann, Wiesbaden
135. König B (Hrsg) (1988) Die Allgemeinmedizin, Bd I–II. Perimed, Erlangen
136. Krause W (1962) Die klassischen Symptome des Diabetes mellitus in der Sprechstunde des Praktischen Arztes. Landarzt 38: 65–68
137. Krause W (1991) Medikamentöse Sexualtherapie. Medica, Düsseldorf
138. Kroker PB (1991) Die Auswahlprüfung der britischen Internisten. Dtsch Ärztebl 88: 1053–1057
139. Krück F, Kaufmann W, Bünte H et al. (1987) Therapiehandbuch, 2. Aufl. Urban & Schwarzenberg, München Wien Baltimore
140. Krupp MA (1972) Diagnose und Therapie in der Praxis. Springer, Berlin Heidelberg New York
141. Krupp MA, Chatton MJ, Margen S et al. (1972) Diagnose und Therapie in der Praxis. Springer, Berlin Heidelberg New York
142. Kühr J, Messler H (1989) Statische Fehlbildungen im Wachstumsalter. Kinderarzt 20: 1367–1372
143. Künzer W (1990) Harnwegsinfekte bei Kindern. Allgemeinarzt 11: 302–308
143a. Kuntz P, Pieringer-Müller E, Hof H (1996) Infektionsgefährung durch Bißverletzungen. Dtsch Ärztebl 93: 969-972
143b. Kurz R (2000) Praxisrelevante Lebererkrankungen im Überblick. Allgemeinarzt 22: 762-768
144. Kuschinsky G, Lüllmann H (1989) Kurzes Lehrbuch der Pharmakologie und Toxikologie, 12. Aufl. Thieme, Stuttgart New York

145. Lampert F (1981) Pädiatrie in der Praxis. VCH-Edition Medizin, Weinheim Deerfield Beach/FL Basel
146. Lampert F (1982) Pädiatrie. Springer, Berlin Heidelberg New York
147. Landolt-Theus P (1986) Distorsio pedis. Allgemeinarzt 7: 837–840
148. Landolt-Theus P (1986) Schnupfen. Ther Umschau/Rev Therapeut 43: 646–649
149. Landolt-Theus P (1988) Wie vergleichbar sind Fällestatistiken. Med Gen Helvetica 8: 37–39
150. Landolt-Theus P (1989) Uncharakteristischer Fieberzustand beim älteren Menschen. Med Gen Helvetica 9: 15–17
151. Landolt-Theus P (1992) Fälleverteilung in der Allgemeinmedizin. Fünf-Jahres-Statistik einer Schweizer Allgemeinpraxis. Allgemeinarzt 14: 254–268
152. Landolt-Theus P, Danninger H, Braun RN (1994) Kasugraphie. Beschreibung der regelmäßig häufigen Fälle in der Allgemeinpraxis, 2. Aufl. Kirchheim, Mainz
153. Lang E (1976) Geriatrie. Fischer, Stuttgart
154. Lauritzen C (1974) Die Therapie des Klimakteriums. Therapiewoche 45: 5198
154a. Lean MEJ, Han TS, Morrison CE (1995) Waist circumference as a measure for indicating need for weight management. BMJ 311: 158
155. Lechner H, Scrinzi O (1983) Der Anfallskranke in der Sprechstunde. Banaschewski, Gräfelfing
156. Lederbogen K (1984) Rektoskopie Sigmoidoskopie Koloskopie. Thieme, Stuttgart
157. Lenarz T (1989) Ohrgeräusche. Dtsch Ärztebl 86: 1752–1757
158. Leonhard L (1992) Allergologie in der Praxis. Kirchheim, Mainz
159. Levene G M, Calnan C D (1987) Farbatlas der Dermatologie, 2. Aufl. Enke, Stuttgart
160. Lewrenz H, Friedel B (1985) Krankheit und Verkehr. Schriftenreihe Bundesminister für Verkehr, Bonn
161. Leydhecker W (1987) Was Sie über Ihre Augen wissen müssen, 2. Aufl. Trias, Stuttgart
161a. Lindan O, Greenway RM, Piazza JM (1965) Pressure distribution on the surface of the human body: Arch Phys Med 46: 378-385
162. Lindemayr H (1988) Berufsekzeme in Österreich. Allgemeinarzt 9: 1055–1062
163. Lown B, Wolf M (1971) Approaches to sudden death from coronary heart desease. Circulation 44: 130–142
164. Luban-Plozza B (Hrsg) (1989) Der psychosomatische Zugang. Chance für Patient und Arzt. pmi, Frankfurt
164a. Lucius H (1998) Chronische Rückenschmerzen – Existieren Leitlinien/Standards? Versicherungsmedizin 50: 145-148
164b. Lucka J (1998) Neue Erkenntnisse zum sogenanten HWS-Schleudertrauma. Versicherungsmedizin 50: 124-130
165. Maas R (1986) Schnelltestaudiometrie und Hörgeräteanpassung. Allgemeinarzt 7: 162–166
166. Mader FH (1983) Der Assistenzarzt in der Kassenpraxis. Kirchheim, Mainz
167. Mader FH (1985) Osteoporose. Allgemeinarzt 6: 430–436
168. Mader FH (1987) Gezielte und ungezielte Überweisungen. Allgemeinarzt 9: 1193–1196
169. Mader FH (1989) Interdisziplinäre Kooperation. Aspekte des allgemeinärztlichen Überweisungsverhaltens. ZFA 65: 733–738
170. Mader FH (1990) In: Mohr J, Schubert C (Hrsg) Ethik der Gesundheitsökomomie. Springer, Berlin Heidelberg New York Tokyo
171. Mader FH (1992) Was ist Allgemeinmedizin? Berufstheoretische u. praktische Gesichtspunkte. Allgemeinarzt 14: 270– 279
171a. Mader FH, Weißgerber H (1998) Der Assistenzarzt in der Allgemeinpraxis. Handbuch für Praxisinhaber, Assistent und Famulus. Springer, Berlin, Heidelberg, New York
172. Mader FH, Müller K, Weißgerber H (1992) Die okkulte Blutung. Zur Frühdiagnostik des kolorektalen Karzinoms in der Allgemeinpraxis. Allgemeinarzt 14: 888–892
173. Mader FH, Weißgerber H (1990) Leistungsumfang einer Allgemeinpraxis. Allgemeinarzt 11: 132–134
174. Mantel K, Butenandt O (1979) Epiglottitis und stenosierende Laryngotracheitis. Fortsch Med 97: 546
175. Mathies H, Schneider P (1987) Rheumatische Krankheiten, 2. Aufl. Deutscher Ärzte-Verlag, Köln
176. Matzkies F (1990) Stoffwechsel '89. Innovations-Verlag, Seeheim-Jugenheim
176a. Mau W, Mahrenholtz M, Zeidler H (1994) Kreuzschmerzen – Diagnostik aus internistischer Sicht. Dtsch Ärztebl 91: 500-513
177. Mayer B, Gülzow J (1985) Provozierbarer Schwindel. Allgemeinarzt 6: 289–292
178. Mayer B, Gülzow J (1985) Provozierbarer Schwindel. Allgemeinarzt 6: 452–456
179. Meerwein F (1986) Das ärztliche Gespräch, 3. Aufl. Huber, Bern
180. Meerwein F (1991) Einführung in die Psyche-Onkologie. Huber, Bern Göttingen Toronto
181. Mellin KB (1990) Augenverletzungen: Was der Hausarzt wissen muß. Allgemeinarzt 11: 137–142
182. Mettenleitner M (1990) Periodenblutungstermin. Allgemeinarzt 12: 856–863
183. Miehlke A et al. (1980) Arbeitsbuch HNO. Urban & Schwarzenberg, München Wien Baltimore
184. Mittelbach HR (1976) Die verletzte Hand. Springer, Berlin Heidelberg New York
185. Morgenstern C, Schirmer M, Vosteen K-H (1983) Gleichgewichtsstörungen. Primed, Erlangen
186. Morscher E, Gächter A (1984) Hüftschmerzen. Allgemeinarzt 6: 684–689
187. Mühlhauser J, Berger M (1989) Hypoglykämisches Koma. In Notfallmedizin nach Leitsymptomen, 2. 20Aufl. Deutscher Ärzte-Verlag, Köln
188. Müller J (1989) Beitrag zur Analyse der Allgemeinmedizin (Rostocker Studie). Dissertation B. Akademie für Ärztliche Fortbildung, Berlin
189. Müller K (1987) Die Leichenschau. Gewebeproben und Abstriche, Kirchheim, Mainz
190. Müller W, Lautenschläger J (1990) Die generalisierte Tendomyopathie (GTM). Teil 1: Klinik, Verlauf und Differentialdiagnose. Zeitschrift für Rheumatologie 49: 11–21
191. Müller-Faßbender H (1989) Insertionstendopathien. Allgemeinarzt 11: 967–972
192. Müller-Faßbender H, Rieger H (1988) Erkrankungen der Sehnen und Sehnenansätze. Allgemeinarzt 10: 1116–1122
193. Müller-Vahl H (1987) Was versteht man unter dem Nicolau-Syndrom? Allgemeinarzt 8: 376–378
194. Münzenberg KJ, Thomalski G (1986) Beinschmerz. VCH-Edition Medizin, Weinheim
195. Neubig H (1993) Praxis der Gesprächsführung. Kirchheim, Mainz
195a. Neuhaus H (1998) Vorsorge zur Prävention oder Früherkennung des kolerektalen Karzinoms. Dtsch Ärztebl 95: 530-537
196. New York Heart Association/NYHA (1928) Criteria for the classification and diagnoses of heart desease. New York Heart Association, New York/NY
196a. Niedner R (1996) Glukokortikosteroide in der Dermatologie. Dtsch Ärztebl 98: 2868–2872

197. Niethard FU, Pfeil J (1989) Orthopädie. Hippokrates, Stuttgart
198. Nissen G (1971) Depressive Syndrome im Kindes- und Jugendalter. Springer, Berlin Heidelberg New York Tokyo
199. Opel H (1984) Ratgeber für Augenpatienten. Perimed, Erlangen
200. Paul E (1989) Wachstumsdynamik maligner Melanome. Fortschr Med 107: 97–102
201. Peiseler G-J (1990) Aktueller Stand der Antibiotikatherapie bei Streptokokken-A-Angina, Publimed, München
202. Penning, R, Betz P (1991) Bilanzselbstmord und ärztliche Hilfeleistungspflicht. MMW 133: 105
202a. Petro W (1999) Asthma Bronchitis Emphysem, 2. Aufl. Bad Reichenhall
203. Pohlmeier H (1987) Patienten, die vor dem Selbstmord stehen. Allgemeinarzt 8: 1151–1155
204. Pöldinger W (1967) Kompendium der Psychopharmakotherapie. Deutsche Hoffmann La Roche, Grenzach
205. Pöldinger W, Adams C (1991) Ambulante Pharmakotherapie bei Depressionen, Angsterkrankungen, chronischen Schmerzzuständen. Deutscher Ärzte-Verlag, Köln
206. Pratschke E (1990) Leistenbruchoperationen bei Erwachsenen. Allgemeinarzt 12: 562–566
207. Priebe S (1988) Psychovegetativ-ängstliche Patienten. MMW 130: 857–858
208. Prosénc F (1966) Beratungsergebnisse in einer Landpraxis. Bericht über 10 Praxisjahre unter Berücksichtigung von fachärztlichen Niederlassungen in diesem Zeitraum. Hippokrates 37: 429
209. Prosénc F (1967) Über bemerkenswerte Variationen bei der Fälleverteilung in der Allgemeinpraxis. Med Welt 18: 2647–2648
209a. Prinz Ch (2000) Helicobacter pylori: Aktuelle Diagnostik und Therapie. Allgemeinarzt 12: 1046-1048
210. Prosénc F, Brandt H, Braun RN et al. (1964) Über den diagnostischen Wert spontaner Angaben des Kranken bei seiner Erstberatung durch den Praktischen Arzt. Med Klinik 59: 964
211. Raab W (1972) Dermatologie. Fischer, Stuttgart
212. Rabe T (1990) Gynäkologie und Geburtshilfe. VCH, Weinheim
213. Rabe T, Runnebaum B (1982) Kontrazeption. Springer, Berlin Heidelberg New York
214. Rahe M (1985) Blutdruckmessung bei Kindern und Jugendlichen. Allgemeinarzt 6: 535–542
215. Rakel RE (1984) Textbook of family practice, 3rd edn. Saunders, Philadelphia, London Toronto Mexico City Rio de Janeiro Sidney Tokyo
216. Reifferscheid M (1970) Chirurgie. Thieme, Stuttgart
217. Riecker G (1991) Therapie innerer Krankheiten, 7. Aufl. Springer, Berlin Heidelberg New York Tokyo
218. Roche Lexikon Medizin (1987) 2. Aufl. Urban & Schwarzenberg, München Wien Baltimore
219. Rohde B (1973) Dermatologie in Stichworten. Hamburg
220. Rohde B (1982) Alte und neue Fragen zum Thema Psoriasis. Allgemeinarzt 4: 596–597
221. Rost R, Hollmann W (1982) Belastungsuntersuchungen in der Praxis. Thieme, Stuttgart New York
222. Rost R, Lagerström D, Völker K (1990) Fahrradergometrische Belastungsuntersuchungen bei Herz-Kreislauf-Patienten. Echo, Köln
223. Rudolf GAE (1986) Der depressive Patient in der ärztlichen Sprechstunde. Vieweg, Braunschweig
224. Schilling FW (1994) Einlagen und Schuhzurichtungen. 3. Aufl. Kirchheim, Mainz
225. Schindera I (1989) ÜV-Schein zur Aufdeckung von Berufsdermatosen. Allgemeinarzt 3: 198
226. Schindler AE, Schindler E-M (1989) Gynäkologie und Geburtshilfe für die Praxis. Hippokrates, Stuttgart
227. Schirmer M (1982) Der Schlaganfall. Perimed, Erlangen
228. Schlorhaufer W (1985) Hörstörungen. Allgemeinarzt 6: 744–745
228a. Schmaedel DV, Mader FH, Driesch VVD (2000) Behandlung depressiver Patienten durch den Allgemeinarzt. Dr. W. Schwabe, Karlsruhe
229. Schmidt GW (1981) Leitfaden der Säuglings- und Kinderheilkunde. 5. Aufl. Tropon, Köln
229a. Schmidt MH, Blanz B (1991) Spezifische Angstsyndrome im Kindes- und Jugendalter. Dtsch Ärztebl 88: 59-65
230. Schmidt-Voigt J (1985) Herz-Kreislauf-Funktionstests in der Praxis. Kirchheim, Mainz
231. Schumann LK (1986) Nase und Bronchialsystem. Allgemeinarzt 7: 1227–1230
232. Schwartz FW (1983) Was leistet die Präventivmedizin? ZFA 59: 101–106
233. Schweizerische Vereinigung gegen Tuberkulose und Lungenkrankheiten (1987) Richtlinien zur Diagnose und Behandlung des Asthma bronchiale im Kindesalter. Schweiz Ärzteztg. 68: 2369–2371
234. Seiler WO (1989) Die Zystitis des geriatrischen Langzeitkatheterträgers. Med Gen Helvetica 9: 3–9
234a. Semler J (2000) Bedeutung der Osteoporose im Praxisalltag. Allgemeinarzt 15: 1134-1139
234b. Smolle J, Mader FH (2001) Beratungsproblem Haut. Diagnostik, Therapie und Pflege im Praxisalltag. Springer, Berlin Heidelberg New York Tokio
235. Sonnleitner A (1986) Über die Bedeutung der derzeit individuellen Benennung der Beratungsergebnisse für die statistische Berechnung von Häufigkeitswerten in der Allgemeinmedizin. Med. Dissertation, Universität Wien
236. Soost H-J, Baur S (1990) Gynäkologische Zytodiagnostik, 5. Aufl. Thieme, Stuttgart
237. Sourzac R, Very G (1991) In: Rosowsky O (1991) Etudes des pathologies les plus frequent recontrées dans la pratique quotidienne du generaliste. Société Francaise Médicine Générale, Paris
237a. Specht-Leible N, Oster P, Schlierf G (1998) Sturzbedingte Verletzungen im Alter – Leitsymptome gebrechlicher Sturzpatienten. Klinikarzt 1: 1-5
237b. Spiegel R (1999) Psychopharmaka heute. Ars Medici 16: 1031-1036
238. Stamm H, Stamm HE (1985) Praktische Gynäkologie. Ecomed, Landsberg
239. Staudinger P, Matzen KA (1991) Gips-Tips 1, 2. Aufl. Pia, Nürnberg
240. Stegner H-E (1980) Gynäkologie und Geburtshilfe. Enke, Stuttgart
241. Stehr K (1989) Diagnose und Therapie bei Streptokokken-A-Infektionen. Kinderarzt 20: 1839–1840
242. Steigleder K (1986) Therapie der Hautkrankheiten, 3. Aufl. Thieme, Stuttgart New York
243. Stemplinger F (oJ) Alkoholikerfibel für den Arzt, Nr. 27. Schriftenreihe Bayer Landesärztekammer, München
244. Steuerer O, Fosteen K-H, Schloßhauer B (1969) Lehrbuch der Hals-, Nasen- und Ohrenkrankheiten, 16. 20 Aufl. Bergmann, München
245. Stöhr M (1981) Die Spritzenlähmung des N. ischiadicus. Allgemeinarzt 4: 15–17
246. Stöhr M, Riffel B (1988) Nerven- und Nervenwurzelläsionen. VCH-Edition, Medizin, Weinheim

247. Stöhrer M (1979) Urologie bei Rückenmarksverletzten. Springer, Berlin Heidelberg New York
248. Stolz W, Bilek P. Merkle T et al. (1991) Differentialdiagnostischer Wert des Dermatoskops für den Allgemeinarzt. Allgemeinarzt 12: 496–505
249. Stotz S (1976) Rheumadiagnostik. Erkrankungen der Weichteile. Ärztl Prax 28: 2178–2183
250. Streicher HJ (1969) Grundriß chrirurgischer Indikationen. Thieme, Stuttgart
251. Stumpfe K-D, Väthjunker A (1991) Raucherentwöhnung im Alter. Allgemeinarzt 13: 942–952
251a. Sunderland T, Hill J, Mellow A, Lawler BA, Gundersheimer J, Newhouse PA, Grafman JH (1989) Clock drawing in Alzheimer's Disease: A novel measure of dementia severity. J Am Geriatr Soc 37: 725–729
252. Taylor RB (1983) Family medicine, 2nd edn. Springer, Berlin Heidelberg New York
253. Thies-Zajonc S, Köhle M, Szecsenyi J (1990) Überweisungsverhalten von Hausärzten, Gebietsärzten und Klinikern. Allgemeinarzt 12: 568–580
254. Tilscher H, Eder M (1989) Der Wirbelsäulenpatient. Springer, Berlin Heidelberg New York Tokyo
255. Tönies H (1991) Hausbesuch und Diagnostik im Notdienst. Springer, Berlin Heidelberg New York Tokyo
256. Tronnier H (1988) Ekzemkrankheiten. Allgemeinarzt 10: 422–428, 486–490, 560–564
257. Uexküll T von (1969) Funktionelle Syndrome in psychosomatischer Sicht. Wien Klin Wochenschr 81: 391
258. Ulrich R (1990) Geschlechtskrankheiten. Marseille, München
259. Varlemann H (1991) Tuberkulin-Diagostik in der Allgemeinpraxis. Allgemeinarzt 12: 212–214
260. Volkheimer G (1983) Wurminfestationen. Allgemeinarzt 5: 1139–1142
261. Völter D (1984) Kompendium der Urologie. Fischer, Stuttgart New York
262. Vossschulte K, Kümmerle F, Peiper H-J, Weller S (1982) Lehrbuch der Chirurgie. Thieme, Stuttgart
263. Wassilew S (1985) Hautmykosen. Urban & Schwarzenberg, München Berlin Baltimore
264. Weerda H (1989) Hals-Nasen-Ohrenheilkunde. Enke, Stuttgart
264a. Weigl AI et al. (1999) Tuberkulin-Hauttestung. Eine praktische Anleitung. Kinder Jugendarzt 30: 1149-1151
265. Weikert M (1985) Einfache Hörprüfungen in der Allgemeinpraxis. Allgemeinarzt 6: 192–198
266. Weiss J et al (1990) Risikofaktoren für die Entwicklung maligner Melanome in der Bundesrepublik Deutschland. Hautarzt 41: 309
267. Weiss RF (1982) Lehrbuch der Phytotherapie, 5. Aufl. Hippokrates, Stuttgart
268. Weißgerber H, Mader FH (1994) Uncharakteristische Abdomenopathien in der Allgemeinpraxis. Ein Beitrag zur Fällestatistik. Allgemeinarzt 16:69–72
269. Werner J (1984) Regelung der menschlichen Körpertemperatur. De Gruyter, Berlin New York
270. Wessinghage D (1984) Taschenatlas der Rheumatologie. Thieme, Stuttgart New York
271. Wetz B, Steffen R, Raemy H, Jakob RP (1987) Spätergebnisse nach konservativer Therapie fibulotalarer Bandläsionen mit der Aircast-Schiene. Schweiz Z Sportmed 35: 115–118
272. Weyers H (1986) Über- und Unterzahl von Brustdrüsen. Allgemeinarzt 7: 171–173
273. Wieck HH, Schrader A, Daun H, Witkowski R (1982) Krankheit Alkoholismus. Perimed, Erlangen
274. Wiedmann K-H (1988) Diagnostik und Therapie akuter Durchfallerkrankungen. Therapiewoche 38: 168–176
275. Winkel D, Vleeming A, Fisher S et al. (1985) Nichtoperative Orthopädie des Bewegungsapparates. Bd I–III. Fischer, Stuttgart New York
276. Witte A (1991) Tuberkulin-Diagnostik in der Allgemeinpraxis. Allgemeinarzt 12: 214
277. Wolf AS (1980) Diagnostik der Sterilität in der Allgemeinmedizin. Allgemeinarzt 2: 26–30
278. WHO (1980) World Health Organisation Expert Committee on Diabetes mellitus – second report. WHO technical report series 646. Geneva
278a. WHO (1999) Journal of Hypertension. Vol. 17 No 2
279. Zielinski HW (1990) Das trockene Auge. Augenarzt 24: 170–174
280. Zilch H, Weber U (1989) Lehrbuch Orthopädie. De Gruyter, Berlin New York

Sachwortverzeichnis

Bei Wörtern mit „C" siehe auch unter „K" oder „Z" bzw. umgekehrt.
M. = Morbus

5-α-Reduktasehemmer
  Finasterid/Proscar® 245
5-Hydroxytryptamin/Serotonin 145
ABCDE-Regel 180
ABC-Schema 335
Abdomenopathie 4, 209f.
Abdomenopathien, sonstige 141
abdominelle Beschwerden 16
– Krämpfe 144
Abduzenslähmung 10
Abführtees 158
Abgang 9
Abmagerung 7
Abort 292, 331
–, Früh ~ 237
–, mit Fieber 237
–, septischer 352
–, Spät ~ 237
–, Neigung 247
– –, habituelle 249
Abortus 9, 131, 227, 237f., 249
Abrasio 247f.
Abriß der Fingerstrecksehne 85
absolute Arrhythmie 334
Abstillen, primäres 80
Abszedierung 69
Abszeß 5, **70**, 164, 346
–, Anal ~ 75
–, dentogener 6, 71
–, iatrogener 9
–, paranephritischer 32
–, periproktitischer 79
–, Schweißdrüsen ~ 71
–, Spritzen ~ 76, 80
Abwartendes Offenlassen 17, **18f.**, 20f., 25, 32, 80, **123**, 183, 303
Abwehrspannung 92, 160
Abwendbar gefährlicher Verlauf (AGV) **18**, 20f., 28, 30, 34, 45, 48f., 51f., 57, 64, 74, 79, 96, 116, 142, 144, 148f., 183, 186, 195, 204f., 211f., 244ff., 248, 256, 260, 263, 291f., 303, 307, 318, 320f., 332, 364
– – –, potentieller 272
Acarbose/Glucobay®/Glukosidasehemmer 330
ACE-Hemmer 39, 102, 114f., 130, 134, 187
Achillessehnenreflex (ASR) 47
Achillessehnenruptur 339
Achillodynie 46
Aciclovir/Zovirax® 186
Ackerschachtelhalm 216

Acne neonatorum 79
Acne vulgaris 5, 14
Actihaemyl®/epithelregenerierendes Mittel 263
Actonel®/Risidronat 230
Actos®/Insulin-Sensitizer 330
Adalat/Nifedipin® 115
Adam-Stokes-Anfall 132
adenoide Wucherungen 205
Adenome, autonome 323, 337
Adenotomie 197, 202, 205
Adenotonsillarhyperplasie 202
Adenotonsillektomie 202
Aderhauteinriß 256
Aderlaß 354, 364
Adhäsionsbeschwerden 11
Adipositas 4, 104, 158, 165, 210, 248, 297, **316ff.**, 334f., 350
–, Diät 318
–, Gruppentherapie 318, 335, 347
Adipositas-Programm 316, 376
Adnexgeschwulst 11, 227
–, benigne 235
Adnexitis 234, 249
Adnexitis acuta 6, 227
– chronica 210
Adoleszentenalter, Probleme 10
Adrenalin 128
– inhalierbares 346
–, Präparate 263
Adstringenzien 186
Adumbran®/Benzodiazepinderivat/Oxazepam 311
Aequamen®/Betahistin 134
Aerophagie 11
Aescin/Roßkastanienextrakt 333
afebrile Allgemeinreaktion (AFAR) 16, 25, **26**, 32f., 35, 355
Affektinkontinenz 292
Affektkrämpfe 293
Afterload 102
Agnolyt®/Mönchspfeffer/Fructus agni casti 247
Agnus castus/Mastodynon® 337
Agranulozytose 290
Agrypnie 4, **310f.**
Aids 32, 123, 250, 267, 325
– -Möglichkeit 31
Ajmalin 132
akarizide Mittel 188
Akinesie 287
Akineton®/Anticholinergikum/

Piperiden 157, 294
Akkommodationsstörungen 290
Akne 79, 226, 250f.
– vulgaris 71
–, Mallorca 79
–, Neugeborenes 79
–, Ovulationshemmer 79
–, Psyche 79
–, Pubertät 79
–, Schwangerschaft 79
–, Sonnen ~ 79
–, Steroid ~ 184
–, Vitamin B 79
– -Bilder 70
Aknefug® simplex Creme 79
Akupunktur 63, 67, 94, 132, 205, 292, 332, 338
– Punkte 49
Albothyl®/Kresol 80, 206
Aldara®/Imiquimod 185
Alendronat/Fosamax®/Bisphosphonat 58, 230, 248
Alfacalcidol/Doss®/Vitamin-D-Metabolit 248
Algien 43
Algopareunie 227
Algurie 5, 214ff., 267
Alibidinie 226
Alkohol 48, 65, 68, 93, 104, 115, 186, 188, 248, 293, 334, 357
– und Schwangerschaft 292
– und Sexualität 292
–, Abhängigkeit 291, 350
–, kritische Menge 292
–, poststationäre Behandlung 275
–, Abusus 132
–, Genuß, exzessiver 302
–, Typeneinteilung 291
Alkoholiker 39
–, Typen 273f.
alkoholische Polyneuropathie 274
Alkoholismus 6, 100, 162, 247, 270, **273ff.**, 290f.
–, chronischer 157
–, Entgiftungsbehandlung 291
–, Familientherapie 275
–, Labordiagnostik 274, 291
–, Selbsthilfegruppen 275
–, stationärer Entzug 274
–, Verhaltenstherapie 275
Alkoholkonsum 159
–, hoher 285

Alkoholmengen, Abschätzung 274
-, Mißbrauch 273
- -, chronischer 274, 330
-, Psychose 292
alkoholtoxische Fettleber 154
Allergene 122, 167, 188
-, Berufs~ 188
-, Inhalations~ 131, 188
-, Kontakt~ 188
-, Nahrungsmittel~ 188
allergenfreie Kost 175
Allergenkarenz 131
allergenstandardisierte Kost 175
Allergie 177, 254
-, Kontakt~ **171**
-, Lebensmittel~ 12
-, Milben 188
-, Nahrungsmittel~ 175
-, Penizillin 174f.
-, Pseudo~ 188
-, Sonne 185
-, Diagnostik 33, 122
-, Gruppen 347
Allergiker 82
allergische Rhinopathie 207
Allergoid-Depot 348
Allergoid-Depot-Injektion 347
Allgemeinarzt 19, 116, 266, 345
allgemeinärztliches Gespräch 271
Allgemeinmedizin 71, **343**
-, Arzt für 345
-, Ausbildung 3
-, Berufstheorie 3
-, Definition 3
-, Fach 3
-, Facharztprüfung 346
-, Fachsprache 3
-, Funktion 3
-, Grundlagenforschung 3
-, Kasugraphie 3, 15, **18**, 45f., 51, 100, 165
-, Konzept 20
-, Lehrauftrag 345
-, Lehrfach 345
allgemeinmedizinische Weiterbildung 345
Allgemeinpraxis 3, 88
Allgemeinreaktion, afebrile 4, **26**
Allgemeinsymptome 33
Allium sativum 354
Alloarthroplastik 67
Allopurinol/Zyloric® 68
Alltagsängste 281
Aloe 157
Alopecia areata 9, 178f., 184
- diffusa 8, 178f., 190
Alopezie, androgenetische 179
-, postpartale 190
α1-Rezeptorenblocker/Flotrin® 245
α1-Blocker 114
α2-Stimulatoren, zentrale 134
Alpha-Linolensäure 354
Alpha-Liponsäure/Thioctacid® 66
Alpha-Methyldopa 115, 234, 290
Alpha-Methyl-L-Dopa 157

Alprostatil/Medicated Urethral System for Erection (MUSE) 247
Alrheumun®/Ketoprofen/Propionsäure-derivat 66
alter Patient 359
ältere Menschen 33
Altershochdruck 133
Altersschwäche 319
Altersschwerhörigkeit 199
Alterungsprozeß, physiologischer 349
Altinsulin 331
Aluminiumhydroxid-Antazida 159
Alupent® 132
Alzheimer Disease Assessment Scala (ADAS) 277
Alzheimer-Demenz 277
Amantadinderivat/PK-Merz® 294
Amara 159f.
Amaryl®/Glimepirid/Sulfonylharn-stoffderivat 330
Amaurosis fugax 264, 283
Ambroxol/Mucosalvan® 131
ambulantes Blutdruckmonitoring (ABDM) 133
Amcinonid 168
Amenorrhö 9, 210, 227, **230f.**, 233, 248, 250, 336
Amilorid 134
Amin-Kolpitis 249
Amitriptylin/Antidepressivum 58
Amitriptylin/Saroten® 290
Amnesie, retrograde 92
Amoxizillin 124, 132, 148, 173, 187, 194
Ampho-Moronal®/Amphotericin B 190
Ampho-Moronal-V-Lösung 189
Amphotericin B 189
Amphotericin B/Ampho-Moronal® 190
Ampizillin 124, 234
Amuno®/Indometacin 248
Anaesthesin® 185
Analabszeß 75
-, Dilatation 161
-, Fissur 158, 161
-, Fistel 142
Analgetika 52, 66, 96, 234, 248, 293, 330, 332, 343, 353
-, nichtopioide 353
-, Karzinom 142
-, Prolaps 9, 141
Anämie 102, 134, 147, **327**, 339
-, aplastische 339
-, chronische aplastische 340
- -, normovolämische 340
-, Eisenmangel~ 339
-, hämolytische 339f.
-, kongenitale 11
-, perniziöse 339
Anämie-Programm 327, 377
Anaphylaxie 347
-, Soforttherapie 348
-, Besteck 96
Anasarka 100
Androgenentzug 245

Aneurysma 106, 132
-, Ruptur 57
Anfall, synkopaler 128
Anfälle 6, 267
Anfalls-Programm 128, 376
Angina pectoris 102, 106, 130, 309
Angina Plaut-Vincent 34, 40
Angina tonsillaris 4, 25f., 346
-, Streptokokken~ 313f., 335
Angiographie 129, 334
-, zerebrale 289f., 293
Angiom, thrombosiertes 179
Angiopathie 331
Angioplastik, perkutane nach Dotter 334
Angiotensin-Converting-Enzyme (ACE)-Hemmstoffe 39
Angst 56, 58, 226, 278, **280ff.**, 290ff., 338
- im Kindes- und Jugendalter 281
-, Alltags~ 281
-, Diagnostik 281
-, Störungen, generalisierte 281
-, Zustände 244
Ängste 6
- im Kindes- und Jugendalter, physio-logische 282
- vor 31
-, Verlassens~ 226
-, Gefühle 229
-, Krankheiten **280ff.**, 292
Angstneurose 6, 279f.
Angstscreening 282
Angulus infectiosus 11, **75**, 80
Anionenaustauscher 354
Anis 39, 160
Anisometropie 257
Ankle-brace-Orthese 96
Anomalien, menstruelle 230
Anonyme Alkoholiker 291, 347
Anorexia nervosa **319**, 336
Anorexie 9, 336
Anorgasmie 227
Anovlar® 239
Anschlußheilverfahren 106
Antazida 147, 157, 234
-, aluminiumhaltige 158f.
-, Magnesium~ 159
Anthelminthika 151, 162, 234
Antiallergika 125
Antiarrhythmika 39, 106
Antibabypille 239
Antibiotika 39, 96, 157, 162, 168f., 178, 234, 244, 248, 335
-, Lokal~ 80
-, Therapie 124, 244
anticholinerge Nebenwirkungen 290
Anticholinergika 159, 263, 277
Anticholinergika/Akineton®/Tremarit® 294
Anticholinergikum/Pirenzepin 159
Antidepressiva 58, 134, 158, 247, 264, 277, 291f., 334, 353
-, trizyklische 263, 292, 332
Antidiabetika 234, 331
-, orale 185, 301, 330

Antidysmenorrhoika 248
Antiemetika 157, 234
Antiepileptika 277, 293
–, Serumspiegelbestimmung 293
Antiepileptikum/Phenytoin/Zentropil®
 157
Antigene, parasitäre 188
Anti-HBs-Wert 352, 379
Antihistaminika 39, 167, 174, 263f.,
 332, 348
Antihypertensiva 134, 157, 285, 234,
 277
Antikataraktika 263
Antikoagulanzien 80, 109, 132f., 186,
 337
–, Behandlung 86, 190, 293
–, Therapie 127, 206
Antikoagulation 186, 334
Antikonvulsiva 341, 353
Antikonzeption 233
– bei Stillenden 248
– post partum 248
–, hormonale 242
–, nichthormonelle 241
–, Beratung 20
Antikonzeptiva 111, 157, 248,
–, orale 355
–, Versagerquote 250
Antimalariamittel 162, 169, 178, 184, **190**
Antimykotika 67
Antimykotikum/Lamisil®/Terbinafin
 189
Antiparkinsonmittel 294
Antiphlogistika 96, 185, 330, 339
Antipsychotika 290
Antipyrese 39
Antipyretika 29, 39f., 248
Antirheumatika 76, 157f., 341
Antiseptika 79
Antiskabiosum/Jacutin®/Quellada®/
 Permethrin 189
Antistreptolysintiter(ASL) 313
Antisympathotonikum 114
Antitussiva 39, 131
Antra®/Protonenpumpenblocker 159
Antriebsarmut 290
Aphasie 283
Aphthen 172
aplastische Anämie 339
Apohydromorphinhydrochlorid/
 Uprima® 247
Aponal®/Doxepin/trizyklisches Anti-
 depressivum 290
apoplektischer Insult 5, 347
Apoplex 261, 347
–, Prodromalzeichen 283
Apoplexie 221, **282ff.**, 292, 351
Appendektomie, laparoskopische 160
Appendizitis 18, 39, 75, 137, 244, 266,
 354
–, akute 28, 148
–, atypische 28, 257
– -Bild 5
appendizitische Bilder 148
– -Symptomatik 137

appetitlose Kinder 319, 335
Appetitlose Kinder-Programm 319,
 376
Appetitlosigkeit 26, 31, 33, 271, 291,
 331
Appetitzügler 335
Arava®/Leflunomid 67
ARBA (aufgedeckte, realisierbar
 behandlungsbedürftige Affektion)
 236
Arbeitslosigkeit 148
arbeitsmedizinische Beratungen 20
Arbeitsplatz 59, 66, 156, 169, 270
– und Sport 339
–, Probleme 7
Arbeitsruhe 63
Arbeitsschutzgesetz 296
Arbeitsunfähigkeit 39, 228
Arelix®/Piretanid 134
Argentum nitricum/Höllenstein 190
Arrhythmie 101, 159
–, absolute 108, 334
Artemisia absinthum/Wermut 39
arterielle Durchblutungsstörung 48
– –, periphere 47, 65
arterielle Verschlußkrankheit (AVK)
 6, 305, **309f.**, 333f.
arterieller Extremitätenverschluß
 305
Arteriitis temporalis 264
Arteriosclerosis obliterans 334
Arteriosklerose 5, 206
Arthralgia phlebopathica 333
Arthritis 75
– acuta 8
– psoriatica 61
– purulenta 11
– urica 5, 68, 297, 326
–, Infekt ~ 62
–, postinfektiöse 67
Arthrodese 67
Arthrographie 96
Arthropathien 4, 16, **43ff., 51f.**, 64f.,
 177
Arthrose 4, 346
–, aktivierte 60, 67
Arthrosis deformans 44, **59f.**, 66
Arthroskopie 63, 65, 97
Arzneimittel-Exanthem 5
– -induzierte Diarrhöen 157
– -Intoxikation 5
– -Schädigungen 48
Arzt für Allgemeinmedizin 345
ärztliche Kompetenz 59
ärztliches Gespräch 270f.
Arzt-Patienten-Beziehung 173
Ascaris lumbricoides 150
aseptische Femurkopfnekrose 60
– Gewebsnekrose 76, 80
ASL-Titer 80, 346
Aspart®/Insulinanalogon 331
Aspirin®/Azetylsalizylsäure 109,
 130ff., 332, 334
Aspisol®/Azetylsalizylsäure 106
asthenische Persönlichkeit 280

Asthma 341, 348
– bronchiale 5, 120, 131, 210, 355,
– cardiale 101, 122
–, Analgetika ~ 131
–, Bäcker ~ 131, 188
–, Belastungs ~ 131
–, Diagnostik 122
–, Misch ~ 122
–, psychogenes 244
–, Therapie 122
–, Anfall 122
–, Auslöser 125
–, Gruppen 347
Astigmatismus 257, 264
Astonin®-H/Mineralokortikoid 135
Aszites 11, 102
AT-II-Blocker 134
Atemdepression 106
Atemnot 105
Atenolol 115
Atenolol/Tenormin® 130
ätherische Öle 216
Atherom 6, **174**, 323
Atopie 169, 184
atopische Dermatitis 166, 168
Atosil®/Neuroleptikum/Promethazin
 290, 311
Atropa belladonna/Pirenzepin/Anti-
 cholinergica 159
Atropin 132, 245, 263, 277
Atropinderivat/Ipratropium/Atrovent®/
 Itrop® 131, 245
Attestanliegen 20
atypische Bauchbeschwerden 149
– Verläufe 18, 21, 146
Audiogramm 201
–, Sprach ~ 206
Audiometrie 199f.
–, Schnelltest ~ 200
– Screening 206
Aufbaukost 138, 175
Auffrischungsimpfungen 378ff.
aufgedeckte, realisierbar behandlungs-
 bedürftige Affektion (ARBA) 236f.
Aufklärung 81f.
Aufnahme, gehaltene 84
Aufstoßen 244
Auge, rotes 254, **260**
Auge, trockenes 260, 263f.
Augen, trockene 11
–, Druck, Beurteilung 258
– –, Werte 257
– -Erkrankungen 16
–, Schmerzen 7
–, Tränen 9, 263
–, Tropfen 263
– –, antibiotikahaltige 263
Aurorix®/selektiver MAO-Hemmstoff
 290
Ausdauersport 285
Ausdauertraining 134
Ausfluß, uncharakteristischer 235
Auskultationspunkte 284
Auspitz-Phänomen 172
Ausschlag 26, 31, 165, 177

Ausschlag-Programm 166, 182, 375
Außenranderhöhung 66
Autogenes Training (AT) 132, 159, 334
Autoimmunerkrankung 383
autonome Adenome 323
Avandia®/Insulin-Sensitizer 330
AV-Block 132, 135
AV-Blockierung 130
Axillarche 358
axillare Grenzwerte 29
Azeton 300
-, Nachweis 329
Azetonurie 331
Azetylsalizylsäure (ASS) 39, 58, 66, 109, 130ff., 157, 159, 174, 248, 292, 309, 332, 334, 353
Azetylsalizylsäure/Aspisol® 106
Azulfidine®/Sulfasalazin 162

B12-Mangel-Anämie 7
Babinski-Reflex 267
Babinski-Weil-Versuch 119
Bacitracin 40
Bäckerasthma 131, 188
Baclofen/Muskelrelaxans 58
Bactrim® forte/Trimethoprim + Sulfonamid 245
Badekur 66
Bagatelle 94, 257
-, vermeintliche 82
Bajonett-Pinzette 88
Baker-Zyste 11, 51, **65**
Bakterienlysate 41
Bakteriurie 248
-, signifikante 215f., 244
Balanitis 7, 222, 246
Balanoposthitis 75, 222
Baldrian/Valeriana officinalis 311
Balint-Seminare 271
Ballenrolle 65
Ballondilatation 103
banale Gesundheitsstörungen 19
Banalität 33, 257
- als Herausforderung 257
Bandagen 64
Bänderschwäche 59
-, Insuffizienz 84
-, Läsionen 83
-, Ruptur 84
Bandscheiben-Programm 49, 55, 374
-, Schaden, präsakraler 45
-, Vorfall 53
Bandwürmer 151
Barbiturate 277, 290, 310f.
Bärentraubenblätter 217
Bartholinitis 75
Basaliom **179**, 183
Basaltemperatur, Kurve 230
-, Verlauf 232
-, Messung 238, 241, 248, 250
Basedow-Koma 323
- -Schilddrüse 337
Basis-Bolus-Therapie (BBT) 331
Basisdermatika 169
Basisinsulin 331

Batrafen®/Ciclopirox 190
Bauchkolik 359
-, Krämpfe 144
-, Schmerzen 40, 146
- -, Erwachsene 145
Bauchschmerz-Programm 141, 144f., 375
Bauchwandbrüche 149f.
BCG-Impfstoff 382
BCG-Impfung 133
Beckenboden, Senkung 237
-, Gymnastik 246, 249
Beckenvenenthrombose 186
Beconase® 207
Befreiungsmanöver 120f.
Beinkrämpfe 5, 305, **309**, 334
Beinlängenausgleich 339
Beinlängendifferenz 60, 336
Beinödeme 5, 16, 99ff., 245, 307
Beinverkürzung 65
Belastungsasthma 131
Belastungsdyspnoe 101
Belastungs-EKG 108
Belladonna 245, 248
Beloc®/Metoprolol 130
Benennung 15
Benperidol 275
Benuron®/Parazetamol 332
Benzathinpenizillin G/Tardocillin® 1200 314
Benzbromaron/Urikosurikum 68
Benzodiazepin 90, 310, 353
Benzodiazepin/Valium® 132, 293
-, Derivate 290, 311
Benzoylperoxid 79
Bepanthen® 207
- -Lösung 186
Beraten, rasches 21, **211**
Beratung 15
Beratungsergebnis (BE) **15**, 17, 24
Beratungsergebnisse, regelmäßig häufige 14
Beratungsmedizin 20
Beratungsproblem 15, **360**
Beratungsursache (BU) 14, **15**, 24
-, vorgeschobene 226, 268
Berotec®/Fenoterol 131
Berufsdermatosen 169
Berufsgenossenschaft 82
berufsgenossenschaftliche Vorschriften 169
Berufsjargon 27
berufstheoretische Forschung 210
Berufstheorie 20, 45
Berufsverletzungen 88
Beruhigungsmittel 90
Besenreiser 306
β1-Rezeptorenblocker, kardioselektive 130
- -, nichtselektive 130
β2-Adrenergika 346
- -Adrenozeptoragonist/Foradil P® 126
β2-Sympathomimetikum 122, 131
β-Adrenergika 131

Betarezeptorenblocker 102, 114f., 128, 130, 132, 134, 186, 247, 263f., 277, 281, 290, 332, 334
-, nichtselektive 115
Beta-Carotin 185
β-hämolysierende Streptokokken 39, 62, 313f
Betahistin/Aequamen® 134
Betaisadona®/Polyvidon-Jod 134, 190, 205
Betamethason 67
Betamethasonvalerat 168
β-Methyldopa 134
β-Sitosterin 354
Betäubungsmittelverschreibungsordnung 158, 354
Bettlägerigkeit 28f.
Bettruhe 31, 102
Bettsanierung 188
Beugekontraktur 86
Bewegungsarmut 229
Bewegungsbad 64
Bewertung 15
Bewußtlosigkeit 92, 284, 348
Bienengiftallergie 96
Bifiteral®/Laktulose 158
Bifonazol/Mycospor® 190
Biguanidderivate/Metformin/Glucophage® 330
Bilanzselbstmord 273
Bild einer Krankheit 15f., **17**, 45, 164, 178
bildgebende Verfahren 20
Bindehautblutung 254
Bindehautentzündung 254
-, Neugeborenes 255
Bioflavonoide 333
biopsychosoziale Gesamtschau 21
bipolare affektive Störung 268
Birkenblätter 216
Bisacodyl/Dulcolax®/Phenylmethan 158
Bisoprolol 115
Bisphosphonat/Actonel®/Fosamax® 58, 248
Bißanomalie 196
Bißverletzungen 5, **86f.**,
Bizepssehnenruptur 85, 339
Blähungen 162
Bläschen auf der Haut 171
- im Mund 172
Blase 171
-, Blutung 245
-, instabile 246
-, Überlauf~ 245
Blasen, pemphigoide 11
Blasenbeherrschung 221
-, Beschwerden 214
-, Entzündung 214
-, Funktion 293
-, Halsadenom 217
-, Papillom 245
-, Punktion 244
-, Spülung 244
-, Training **221**, 245
-, Wandtumor 345

Blässe 267
blauer Finger 86
– Fleck 86
Blei 48
Blepharitis 10, 260
Blepharokonjunktivitis 260
Blindgang 119
Blockbilder, partielle 132
Blockierungen 46
Blue-bloater-Typ 123, 364
Blumberg-Zeichen 160
Blut am Stuhl 7, 141f., 161
– im Harn 6
– im Stuhl 143f., 344
Blutarmut 327
Blutausstrich, Prinzip 339
Blutdruck 164
–, Belastungsmessung 112
–, Langzeitmessung (ABDM) 112
–, Meßtechnik 111
–, Normwerte 113
–, Krise 302
–, Manschettengröße 111
–, Messung, ambulante 114
– –, automatische (ABDM) 129
Blutdruckmonitoring, ambulantes (ABDM) 112
–, Werte bei Kindern und Jugendlichen 112
Blutegel 171
–, Salbe 185
Bluterguß 86
blutiger Harn 245
Blutkörperchensenkung (BKS/BSG) 32, 61, 67, 122, 124, 162, 166, 215, 244, 267, 305, 338
Blutreinigung 158
Blutsenkungsgeschwindigkeit 234
Blutung aus dem Ohr 11
–, Dauer ~ 231
–, intrakranielle 95
–, vaginale 246
Blutzucker 300
Body-Maß-Index (BMI) 298, 316, 355, 357
–, Kinder 317
Bodyplethysmographie 33
Borderline-Persönlichkeitsstörung 280
Bornholm-Krankheit 50
Borrelia Burgdorferi 173, 187
Borreliose 14, 173f., 187
Brachialgie 58
–, nächtliche 6
Bradykardie 106f., 130, 132
Brechdurchfall 141
–, Epidemie 138
Brechdurchfall-Programm 139, 375
Brechreiz 32, 138, 148, 160, 270, 291
Brech-Programm 139, 375
Breitspektrumantibiotikum 195
Brennessel 216
Bricanyl®/Terbutalin 131
Brillantgrün 205
Brille und Kind 264

Brillenkorrektur 258
Broca-Index 335
Brom 277
Bronchialkarzinom 124, 126
Bronchiolitis 125
Bronchospasmolyse 125
Bronchitis 33f., 99
– acuta 7, 357
– asthmatica 6, 34, 100, 124f., 131f.
–, afebrile 26
– chronica 124
–, Emphysem ~ 125
–, obstruktive 362
–, rezidivierende 41
Bronchodilatation 33
Broncholytika 350
–, pflanzliche 131
Bronchopneumonie 312
Bronchoskopie 33, 129
Broncho-Vaxom®/Bakterienlysat 41, 132
Broteinheit 298
Bruch, Rippen ~ 89
Bruchband 150, 156, 159
Bruchkraut 216
Brunnenkressekraut 217
Brüste, sezernierende 10
Brustentwicklung n. Tanner u. Marshall 357f.
Brustkrebs 247
Brustneubildung, gutartige 7
Bufedil®/Buflomedil 334
Bukkoblätter 217
Bulimie 319, 336
Bulla 171
Bullrichsalz®/Natriumhydrogenkarbonat 160
Bupivacain/Lokalanästhetikum 58
Buprenorphin 351
Burn-out 269
Burning feet 334
Bursektomie 64, 339
Bursitiden 48
Bursitis 325f.
– acuta 7, 326, 339
– calcarea 52
– chronica 9, 326, 339
– olecrani 326
– praepatellaris 326, 339
– trochanterica 339
Bursopathien 51
Buscopan®/Scopolamin 158, 161
Butazolidin®/Phenylbutazon/Pyrazolon 66, 80
Butyrophenonderivat/Eunerpan®/Melperon 291
Bypass 126
–, Operation 103, 132

C, s. auch K
Cabaseril®/Antiparkinsonmittel 294
Cadmium-Disulfid 190
Calcipotriol oder Tacalcitol/Vitamin-D-Analoga 173
Calcitonin 58, 230

Calcitonin/Parathormon-Antagonist/Cibacalcin® 248
Callositas **170**, 319, 336
Campylobacter jejuni 140, 157
Candida albicans 184
–, Befall 174, 187
–, Kolpitis 249
–, Mykose 177, 189
Candidose der Mundschleimhaut 10
Canesten®/Clotrimazol 190
Captopril/ACE-Hemmer 39, 115
Carbamazepin/Tegretal® 186, 291, 293
Carbimazol/Carbimazol® 39, 337
Carbo medicinalis 157
Carbohydrat Deficient Transferrin (CDT) 74
Carcinoma in situ 236
Carvedilol/Dilatrend® 115, 130
Castanea 39
Catapresan®/Clonidin 116
Catarrhal child 35, 40
Cauda-equina-Syndrom 53f.
Caverject®/Schwellkörperautoinjektionstherapie (SKAT) 247
CEA-Spiegel 131
Cephalosporin 124, 132, 234, 335
Cerumen obturans 205
Cerumen, s. Z
Cetavlon®/quartäre Ammoniumverbindung 190
Chalazion 9, 75, **260**, 323
Checkliste für Prüfungsgespräch 358
Check-up 222, 364
Cheilitis 7
Chelidonin/Schöllkrautextrakt 160
Chemonukleolyse 64, 66
Chemotherapeutika 39, 96, 244
Chemotherapie 124, 244
Chenodesoxycholsäure (CDC) 160
Cheyne-Stokes-Atmung 284
Chinidin 39, 277
Chinin 134, 205
Chinolone 245
Chinosol®/Chinolinderivat 189f.
Chirobrachialgien 43f.
Chirodiagnostik 64
Chirotherapie 133
Chirurg 72, 81
Chirurgie 44, 71
chirurgisches Instrumentarium 88
Chlamydien 62, 123, 187, 225, 246
–, Infektion 250
Chloralhydrat 311
Chloramphenicol 185
Chlormezanon/Muskelrelaxans 58
Chloroquin/Resochin® 67, 134, 187, 234
Chlorpromazin/Megaphen® 275, 290
Chlorprothixen 275
Choledocholithiasis 160
Cholelithiasis 7, 137, 141, 162
Cholera 234
Cholera-Impfung 378
Choleretikum 158
Cholestase 187

Cholesterinsteine 160
Cholesterolsynthese-Enzym (CSE)-
    Hemmer 354
Cholezystektomie, Beschwerden nach
    9
Cholezystitis 57
Cholezystolithiasis 160
Cholezystopathie 6
Cholinesterasehemmer/Rivastigmin/
    Exelon® 292
Chondropathia patellae 60
Chondroprotektiva 66
Chrom 169
Chronic Obstructive Pulmonary Disease
    (COPD) 124f.
chronische Otitis media 195
– Polyarthritis 6, 43f., **60ff.**, 67, 326
Ciclopirox/Batrafen® 190
Cimetidin 39, 277, 338
Cimetidin/Histamin-(H2-)Rezeptor-
    antagonisten 159
Cimetidin/Ranitidin/Famotidin/Nizat-
    idin/Roxatidin 159
Cimicifuga/Wanzenkraut/Traubensilber-
    kerze 247
Ciprobay®/Gyrasehemmer 245
Clarithromycin 148
Clobetasolpropionat 168
Clocortolonhexanoat 168
Clocortolonpivalat 168
Clofibrat 234
Clonazepam/Rivotril® 40
Clonidin/Catapresan® 116, 277
Clonidin/zentraler Alpha2-Stimulator
    134, 332
Clont®/Imidazolderivat 158
Clopenthixol 275
Clotrimazol/Canesten® 190
CMV-Antikörper 40
Codein/Opiumalkaloid 39, 351
Coitus interruptus 238, 241
Colchicum 68
Colestyramin 354
Colitis mucosa, psychogene 244
– ulcerosa 161
– –, psychogene 244
Colon irritabile 145
Commotio cerebri 8, **92**, 139
Compliance 114, 238, 291, 293, 297,
    300, 330, 355
Computertomogramm (CT) 33, 57,
    95, 214, 283, 293, 337
Computertomographie 66, 89, 201,
    248, 289, 293
Comtess®/Entacapon 294
COMT-Hemmer (Catechol-O-Methyl-
    transferase) 287
Conazepam/Rivotril® 293
Condylomata acuminata 10, **170**, 185,
    190
Conglutinatio 222
Convallaria 130
COPD 132
Cor pulmonale 101, 364
Corpus-luteum-Insuffizienz 232

Cortex frangulae 158
Corynebakterien 69
Corynebakteriosen 189
Cox-2-Hemmer/Vioxx®/Rofecoxib 66f.
Coxa valga 60
Coxa vara 60
Crataegus 130
Criniton® 190
Cromoglicinsäure (DCNG) 207
Cumarin/Marcumar® 186
Cumarinderivate 190, 337
Cumarine 67
Curriculum, allgemeinmedizinisches
    343

Daktar®/Miconazol 190
Dapotum®/Fluphenazin 290
Darmgrippe 138
–, Trägheit 5
–, Verschluß 138
D-Arzt 87
Dauerkatheterismus 244
Dauerkatheterträger 215, 224f.,
Defäkographie 158
Definition Allgemeinmedizin 3
Dehydroergotamin 128
Dekubitus 282ff., **285f.**
–, Behandlung 285
–, Gefährdung 286
–, Prophylaxe 285, 292f.
–, Therapie 285
Delirium tremens 291
Deltoidago 46
Demenz 287, **292**
–, Alzheimer 277
–, Depressionsabgrenzung 278f.
–, Diagnosekriterien 277
–, iatrogene Ursachen 277
–, senile 290
Demenzen **276ff.**
Demenzkranker, häusliche Versorgung
    277
–, Syndrom 276
Denaverin/Spasmalgan® 248
Depo-Clinovir® 250
Depotinsulin 331
Depotneuroleptika 290
Depression 5, 17, 56, 59, 100, 134, 226,
    228, 244, 250, 275, 278, 287, 290, 334,
    350
– bei Kindern und Jugendlichen 270
–, Abgrenzung Demenz 278f.
–, Formen 290
–, larvierte 269
–, Major 269
–, Winter ~ 290
Depressionen **268ff.**
–, endogene 268
–, psychogene 268
–, somatogene 268
Depressions-Programm 270, 376
depressive Episode 268
– Neurose 279
– Verstimmung 269
– Syndrom 269

Dermabrasion 79, 191
Dermatitis 165
– acuta 5
–, atopische 165f., 168
–, Kontakt ~ 166
–, periorale 175, 184, 188
–, psychogene 244
–, seborrhoische 166
–, Stauungs ~ 166
Dermatologe 72
Dermatomykosen 5, 177, 182
Dermatophyten 177, 189
Dermatose, uncharakteristische 182
–, unklare 6
Dermographismus 50
Descensus uteri 227, 237
– – et vaginae 8
– vaginae 227, 237
Desinfektionsmittel 169
Desmopressin/Minirin® 245
Desoximethason 168
Detrusitol®/Tolterodin/
    Anticholinergikum 246
Déviation conjuguée 292
Dexamethason 67, 168
Dextropropoxyphen 351
Diabetes mellitus 4, 14, 48, 65, 70f., 79,
    103f., 115, 118, 130, 158, 160, 162, 165,
    171, 174, 187ff., 205, 215, 226f., 244,
    246ff., 250, 253, 261ff., 285, 293, **295ff.**,
    309, 329f., 335, 346, 350f., 355, 381
– – und Adipositas 330
– – und Alkohol 330
– – und Berufswahl 332
– –, Amputation 302
– –, Arztkontrolle 300f
– –, Blutzuckerselbstkontrolle 300f.,
    330
– –, Diagnostik 329
– –, diagnostische Kriterien 300
– –, Diät 297f., 329
– –, Energiebedarf 298
– –, Glukosetoleranztest 329
– –, Glukosurie 300
– –, glykämischer Index 298f.
– –, Grundumsatz 298
– –, Hypoglykämie 330
– –, Insulinpumpenbehandlung 332
– –, Kohlenhydrate 299
– –, Langzeitkontrolle 301
– –, Makroangiopathie 302
– –, Mikroangiopathie 302
– –, Neuropathie 302
– –, Schulung 298
– –, Typeneinteilung 301
– und Familienplanung 331
– und Führerschein 332
– und Schwangerschaft 331
–, Alters ~ 329
–, Kost 299f.
Diabetiker 39
–, übergewichtiger 352
diabetische Nephropathie 115, 331
– Parese 261
– Spätschäden 331

diabetischer Fuß 331
– Fuß, Stadieneinteilung n. Wagner 302
diabetisches Fußsyndrom 302
diabetogene Medikamente 297
diadynamische Ströme 345
Diagnose, exakte 15, 16, 18, 21, 24ff., 44f., 52, 70, 84, 100, 123, 162, 164, 166, 178, 254, 260, 303, 325
–, Pseudo ~ 141
–, zeitgebundene 46
–, Begriff, individueller 210
Diagnostik 15
–, direkte 71, 87, **164**, 174, 199, 201, 209
–, intuitive 101, 265f.,
–, intuitive primäre 33
Diagnostische Programme 20, 49, **373ff.**
Dialysepatient 161, 187, 379
Diamox® 263
Diane® 35/antiandrogene Pille 190, 251
Diaphanoskopie 202, 225, 246
Diarrhö 267
–, arzneimittelinduzierte 157
Diät 39, 297
–, Eliminations ~ 175
–, reizarme 167
–, Such ~ 175
–, Anweisung 138
–, Beratung 79
–, Empfehlung für Steinträger 214
Diäten 67
–, Fehler 298
–, Mittel 299
–, Plan bei Durchfall 140
Diazepam rectiole 40
Diazepam/Valium® 40, 290, 346
Diazoxid/Hypertonalum® 330
Dichromat 166
Dickdarmkarzinom 143
Dickdarmkrebs 161
dicke Beine 306
Diclofenac 58, 353
Diclofenac/Voltaren®/Essigsäurederivat 66
Dicumarol/Marcumar® 109
Dicumarol-Derivate 293
– -Prophylaxe 334
Dieffenbachie 355
Differentialblutbild 122, 338f.
–, Normalwerte 340
Diflucortolonvalerat 168
digitale Substraktionsangiographie (DSA) 293
Digitalis 102, 338
Digitalisierung 102
–, Intoxikation 130
–, Präparate 157, 277
–, Therapie 158
Digitoxin 130
Digitus V varus 320
Digoxin 130
Dihydergot®/Mutterkornalkaloid 135
Dihydralazin/Vasodilatator 134
Dilatrend®/Carvedilol 130

Dimethylpolysiloxan/Sab® 160
Diphtherie 335
Diphtherie-Impfung 378, 382
diphtherischer Krupp 36
direkte Diagnostik 87, **164**, 174, 224f., 235, 311
Diskusprotrusion 46
Dissimulation 291
Distorsio genus 5, 82
– pedis 4, 82, **83ff.**, 96
Distorsion **83**, 91
–, HWS 93
Distorsionen, sonstige 4
Distorsionsprophylaxe 96
Distraneurin® 291
Disulfiram 277
Dithranol/Psoralen® MT 187
Diurese 292
Diuretika 115, 130, 157, 185, 216, 264, 277, 338
Diverticulitis acuta 9
Divertikulitis 146
DNCG 125
Dociton®/Propranolol 130, 162, 294, 330
Dokumentation **81f.**, 87, 93, 106, 112, 235, 304
–, Impfungen 383
Dolantin® 334
Domperidon/Motilium® 157
Dontisolon®/kortikoidhaltige Mundpaste 186
Dopamin 348
–, Agonist 287
–, Psychose 292
Dopergin®/Lisurid 294
Doppelbilder 263, 283
Doppelkontrastdarstellung 162
Doppeltsehen 264
Dopplersonographie 284, 290, 292
Dornwarzen 170, 321
Dorsalgie 58
Doss®/Alfacalcidol/Vitamin-D-Metabolit 248
Doxepin/Aponal®/trizyklisches Antidepressivum 58, 290
Doxyzyclin/Vibramycin® 132, 173, 187, 245
Dranginkontinenz 222
Dreimonatsspritze 239, 241, 250
Dreiphasen-Präparate 250
Dridase®/Oxybutinin 246
Drogen 357
–, Abhängige 379f.
–, Abhängigkeit 273
–, Mißbrauch 273
–, Psychose 292
–, Sucht 7
–, Süchtige 347
Drosera 39
Druckgefühl im Hals 203, 352
Druckpunkte 51
drug fever 39
drug monitoring 129ff., 289, 293

Dulcolax®/Bisacodyl/Phenylmethan 158
Dumpingsyndrom 159
Dunkelfelduntersuchung 244
Dünndarmbiopsie 162
Dünndarmdurchbruch 149
Duplexsonographie 290
Duplexuntersuchung 292, 333
Dupuytren-Kontraktur 10, 43f., 191
Durchblutungsstörungen 319, 321
–, periphene 48, 309f
–, zerebrale 261
Durchfall 4, 26, **138ff.**, 157, 162, 184, 250, 269, 346, 357
– bei Kindern 140
– über 1 Woche 9
–, Diätplan 140
Durchfall-Programm 140, 375
Durchspülungstherapie 216
Durogesic®/Fentanyl 353
Durst 267
–, vermehrter 296
Dusodril®/Naftidrofuryl 334
Dysarthrie 283
Dysästhesie 309
Dysfunktion, erektile (ED) 227
Dyshidrose 167
Dyshidrosis pedum 184
dyshidrotisches Ekzem **171**
Dyskrinie 125
Dysmenorrhö 5, 50, 209, 227, **230**, 231, 248, 250
Dyspareunie 227
Dyspepsie, Säuglings ~ 141
Dysphagie 8
Dysplasien 237
Dyspnoe 5, 100, 210, 212, 267
Dysrhythmie 8
Dysthymia 268
Dysurie 5, 214f.
Dysurie-Programm 215, 376

E. coli 195, 214
EBV-Antikörper 40
Echinacea angustifolia/Sonnenhut 39
– purpurea/Sonnenhut 39
Echinacin/Resistan® 186
Echinococcus multilocularis 150
Echinokokkose 150
Echoenzephalographie 290
Echokardiogramm 102
Econazol/Epi-Pevaryl® 190f.
EEG 135, 293, 305
Efeublätterextrakt/Prospan® 131
Effloreszenz, uncharakteristische 182
Effluvium capillorum 178f.
Effortil®/Sympathomimetikum 135
Ehe, sterile 8
EHEC 162
Eichel, Entzündung 222
Eierstockentzündung 234
Eigenblutbehandlung 79
–, Injektionen 67
–, Spende 340
–, Therapie 132, 186

Einjahresstatistik 13
Einlagen 66, 322, 336
–, Kork-Leder 322
–, Versorgung 339
Einnässen 220
Einphasen-Präparate 250
Einreibungen 39
Einweisung 17
Eis 94, 96
Eisenhut 353
Eisenmangel 189
–, Anämie 5, 339
Eisenpräparate 158
Eiweißreaktion im Urin 215
Ejaculatio deficiens 227
– praecox 227, 247
– retardata 227
Ejakulat 247
EKG 48, 102, 109, 292, 346
–, Belastungs ~ 102, 108, 132
–, Kontroll ~ 104
–, Langzeit- 108, 132, 135
–, Ruhe ~ 102, 132, 135
– -Ableitung 212
– -Indikationen zur Ableitung 212
– -Kontrolle 130
– -Veränderungen 130
– -Zeichen 132
Ektopie, Portio 236
Ektozervix 237
Ektropionierung 255
Ekzem 4, 164, **165ff.**, 177, 184, 187
–, Afterfalte 172
–, akutes 166f.
–, anogenitales 6
–, Checkliste 167
–, chronisches 166f.
– –, lichenifiziertes 185
–, Diagnostikvorschlag 166
–, dyshidrotisches 167, **171**
–, Einteilungsprinzipien 165
–, endogenes 167
–, Exsikkations ~ 168
–, Gehörgangs ~ 205
–, Gesichts ~, Säuglings ~ 11
–, Hand- 184
–, intertriginöses 7, 165
–, irritatives 165
–, Kinder ~ 166
–, Kleinkinder ~ 165
–, Kontakt- 165, 168, 184
–, lichenifiziertes 168
–, lichtinduziertes 166
–, Lokaltherapie 168
–, mikrobielles 165
–, Nomenklaturprobleme 165
–, Palmar ~ 166
–, Pflegemaßnahmen 167
–, Plantar ~ 166
–, Programmierte Diagnostik 166
–, psychogenes 244
–, rezidivierendes 167
–, seborrhoisches 7, 184
– – Säuglings ~ 184
–, Skabies 165

–, Stadien 166
–, Stauungs ~ 168, 184
–, subakutes 166
–, Therapie 167
–, Unterschenkel 165
–, Ursache 166
–, Verläufe 169
Ekzeme, Hände und Füße 5
Ekzemgruppe 345
Elektroenzephalographie (EEG) 289
Elektrolyttherapie 141
Elektromyographie (EMG) 63, 66
Elektroneurographie (ENG) 63
Elektrostimulation 94
Elektrotherapie 63, 67, 347
Eliminationsdiät 175
Embolia cutis medicamentosa 76, 80
Embolie 132, 283, 292
–, Prophylaxe 293
Embryo-Transfer 247
Emmert-Plastik 79
Empfängnisverhütung 238
Emphysem 11, **123f.**, 125
Emser® Sole 40, 207
Enalapril 115
Endokarditisprophylaxe 132
Endometriose 11, 227, 244
Endometritis 227
endoskopisch-retrograde Cholangio-
    Pankreatikographie (ERCP) 160
Endozervix 237
Engelstrompete 355
Engpaßsyndrome 319
–, periphere 48
Enkopresis 271
Entacapon/Comtess® 294
Enteritis, Säuglings ~ 141
Enterobiasis 150f., 162
Enterobius vermicularis 150
Enterokokken 215
enterotoxinbildende E. coli (ETEC) 139
Enthesopathien 45f.
Entzündung 91
Enuresis diurna 220f.
– nocturna 6, 9, 210, **220**, 245
–, primäre 221
–, sekundäre 221
Enzephalitis 332
Enzephalomalazie 5
Enzephalomyelitis disseminata 287
Enzephalopathie 312
Eosinophilie 122, 183, 341
EPH-Gestose 233
Epicondylitis radialis 46
– ulnaris 46
Epicondylopathia humeri 5
Epidermophytid 9
Epididymitis 9, **225**, 246f.
Epigastralgie 4, **146**
epigastrische Hernien 146
Epiglottitis 36f.,40
Epikondylitis 43f., **325ff.**
– humeri radialis 339
– – ulnaris 339
–, Bandage n. Beige 339

Epilepsie 128, 290f.
– und Fahrerlaubnis 293
–, Bilder 7, 286f.
Epilepsie-Bilder 7
Epilepsie-Programm 128, 286, 376
Epileptiker 287
epileptische Anfälle 283
Epi-Pevaryl®/Econazol 190f.
Epiphysenlösung 90
Epistaxis 5, 201, 206, 267
Epitheliom, malignes 179
Epizoonosen 166
Epogam®/Nachtkerzenöl 184
Eradikationstherapie 148
Erbfaktor 248
Erblindung 255
Erbrechen 4, 26, 34, 92, 134, **138f.**, 148,
    157, 160, 162, 195, 250, 257, 313, 340,
    348, 355, 359
– über 1 Woche 9
Erbrechen-Programm 139
ERCP 57, 162
erektile Dysfunktion 227
Erfahrungsheilkunde 41
Erfrierungen 352
Ergotherapie 287, 293f.
Ergotismus 332
Erkältung 27, **28**, 198, 205
Erkältungsbegriff 27
Erkrankung 17
Ernährung 68, 104, 168, 229
Erosio portionis 227, **235f.**
– – cervicis 11
Erregernachweis **27f.**, 70, 346
Erregertestung 197
Erregungszustände 267
Erschöpfung, akute 7
–, nervöse 99
Erwerbsminderung 259
Eryfer®/Ferroverbindung mit Ascor-
    binsäure 4
Erysipel 9, 30, 39, 69, **175f.**, 188, 335
Erysipeloid 176
Erysipelothrix insidiosa 176
Erythem 87, 172
Erythema chronicum 173
– – migrans 187, 362
– migrans 173
– nodosum 11
Erythrasma 10, 189
Erythromycin 40, 195, 234, 335
Erythrozyturie 246
Erytrozytenkonzentrate 340
Esidrix®/Thiazid 330
Eßgewohnheiten, veränderte 296
Essigsäurederivate/Amuno®, Voltaren®
    66
Essigwasser 188
Eßstörung 357
Eßsucht 318
Eßsüchtige 345
Eßverhalten 318, 335
Etagenwechsel 36
Ethambutol 234
Ethinylestradiol (EE) 239

Etofenamat/Rheumon®/Anthranilsäure-
  derivat 66
Euglucon® N/Glibenclamid/Sulfonyl-
  harnstoff 330
Eukalyptus 39
Eunerpan®/ Melperon/Butyrophenon-
  derivate 290f.
Euphyllin®/Theophyllin/Xanthin-
  derivat 131, 293
Evidence based medicine (EBM) 230
Exanthem 175
Exantheme, uncharakteristische 6
Exelon®/Rivastigmin/Cholinesterase-
  hemmer 293
Exklusion 49
Exkoriation 5, 82, **87**
Exoderil®/Naftifin 190
Exophthalmus 11, 323
Exostose 11, 320, **322**
Exostosis multiplex 11
Expektoranzien 39
–, pflanzliche 131
Exsikkationsdermatitis 185
Exsikkationsekzem 168
Exsikkose 39
Extension 67
Externa, kortikoidhaltige 169
extrakorporale Stoßwellenlithotripsie
  (ESWL) 161, 244
extrapyramidalmotorische Störungen
  290
Extrasystolie 7, 14, **107ff.**, 132, 210,
Extrauteringravidität 10, 227, 233
Extremitätenarterienverschluß 310
–, akuter 11
Extremitätenembolie 334
Exulzeration 179

Facharzt für Allgemeinmedizin 345
Facharztprüfung 345, 359
–, Frageformen 346
–, Kasuistik 346
–, Prüfungsfragen, Beispiele 346
Fachgespräch 24
Fachkenntnisse, spezielle 14
Fachsprache **18**, 24, 45, 53, 165, 228
–, Allgemeinmedizin 3
–, allgemeinmedizinische 13, 18, 26,
  33, **210**
Fadendrainage 80
Fadenwarzen 185
Fällebezeichnung 13
Fällestatistik 13f., 25, 303
Fälleverteilung 13, 18
–, Rang 3
Fälleverteilung, Regelmäßigkeit der ~
  3
Fälleverteilungsgesetz 3
Fallneigung 116
Fallstricke 28, 40, 88, 92, 100, 137,
  145f., 149, 195, 198, 203, 225, 245f.
Falsifizierung 87, 107, 123, 183, 197,
  291, 303
familienärztliche Funktion 347
Familienberatung, genetische 249

Familiengruppe von Depressiven 345
Familienmedizin 349f.
–, Rötelnerkrankung 351
Familienplanung 227f.
–, natürliche (NFP) 250
Familienprobleme 6
Familientherapie 132, 247, 336
Famotidin/Histamin-(H2-)Rezepto-
  rantagonisten 159
Fansidar®/Malariamittel 234
Farbduplexaufnahme 307, 372
Färbemethoden 224
Färberröte 216
Farbtafeln nach Ishihara 259
Farbensehen 257
Farnkrautphänomen 211, 238, 250
Farnkristall-Test 238
Faulecken 75
Favistan®/Thiamazol 337
Fazialislähmung 9
Fazialisparese 195, 263
Fehlgeburt 237
Fehlhaltung 357
Fehlsichtigkeit, Kind 260
Feigwarzen/Condylomata acuminata
  185
Feinmotorik 294
Felden®/Piroxicam 66
Felinose 31
Femoralhernie 149
Fenchel 160
Fenoterol/Berotec® 131
Fensterung, endonasale 202
Fentanyl/Durogesic® 353
Fernmetastasen 353
Ferritinwerte 339
Fersenbeinbruch 336
Fersenbettung 336
Fersensporn **322**
Fettleber, alkoholtoxische 154
Fettleibigkeit 316
Fettstoffwechselstörungen 297, 331, 354
Fevarin®/selektiver Serotonin-Rück-
  aufnahmehemmer 290
Fibrate 354
Fibrinogen 104
Fibrinolytika 186
fibromyalgisches Syndrom **50**
Fieber 80, 123, 148, 158, 162, 193, 195f.,
  212, 215, 267, 302, 314, 354
– bei Dauerkatheter 32
– und alte Menschen 28f.
– und Sport 29
–, bei Kindern 28
–, Drogen 32
–, Epileptiker 39
–, hohes 175
–, iatrogenes 30
–, Impf ~ 12
–, Management 31f.
–, Metall ~ 32
–, mit Abort 237
–, mit auffälligen Myalgien 11
–, mit Halsschmerzen und Husten 14
–, nicht mehr uncharakteristisches 30

–, rheumatisches 11, 313f.
–, Schwangerschaft 39
–, Senkung 39
Fieber, siehe auch Uncharakteristisches
  Fieber
–, Spiel ~ 29
–, Tumor ~ 32
–, unbekannten Ursprungs 32
–, uncharakteristisches 4, **26ff.**, 171,
  253, 255, 257
–, Verlaufskurven 32
–, wochenlang anhaltendes 32
–, zentrales 32
Fieberkrampf **37**, 39ff.
Fieberkurve 32, 39
Fiebermessung, Infrarotmethode 29
Fieber-Programm 30, **31**, 32f., 35, 39,
  50, 373
Fieberwerte, axillar 29
–, rektal 29
Filzläuse 189
Finasterid/Propecia® 190
Finasterid/Proscar®/5-α-Reduktase-
  hemmer 245
Finger, schnellender 327
Fingerfraktur 5
Fingerstrecksehnenabriß 85
Fischbandwurm 150
Fischrose 176
Fissura ani 6, 141f., 161, 187
Fistelleitung 8, 76, 80
Flatulenz 10
Fliegenmaden 171
Flohbisse 10
Flores sambuci/Holunder 39
Flores tiliae/Lindenblüten 39
Flotrin/α1-Rezeptorenblocker 245
Flucloxacillin/Staphylex® 78
Fluctin®/selektiver Serotonin-Rück-
  aufnahmehemmer 290
Fluimucil®/N-Azetylzystein 131
Fluocortolon 168
Fluocortolonhexanoat 168
Fluor 7, 14, 189, 209f., 234
– vaginalis 227, 235, 249
Fluorcortinbutylester 168
Fluoreszeinanfärbung 256
–, Prüfung 263
–, Untersuchung 260
Fluor-Kalzium-Kombination 230
Fluoroandrenolon 168
Fluorouracil/Verrumal®/Mitosehemmer
  185
Fluor-Programm 235, 249, 376
Fluorsalze 248
Flupentixol 275
Fluphenazin/Dapotum® 275, 290
Flupiritin 58
Fluspirilene/Imap® 275, 290
Fluß-Volumen-Kurve 33, 125
Follikelsprung 235, 241
Follikulitis 10, **70**, 79
Folsäure 185, 248
Foradil P®/Beta2-Adrenozeptoragonist
  126

Formaldehyd 169
Fortekortin® 348
Fortral® 334
Fosfomycin-Trometamol/Monuril®
  3000 245
Fraisen 37
Fraktur, Finger ~ 5
–, Grünholz ~ 90
–, Handwurzelknochen ~ 90
–, Klavikula ~ 91f., 95
–, Navikulare ~ 90
–, Radius ~ 97
–, Rippen ~ 89
–, Zehen ~ 5
Frakturen 4, 76, 81, **89ff.**, 229, 336
–, Spontan ~ 245
Frauenkrankheiten 227
Fremdkörper 82, 87ff., 95, 122, 198,
  254
– aller Aperturen 8
–, Entfernung 205
–, Gehörgang 205
–, Hornhaut 256, 263
–, Kinder 235
–, Larynx 40
–, Ohren 195
–, subkonjunktivaler 8, 255
–, unter Haut und Nägeln 6
–, Aspiration 33
–, Gefühl, Rachen, Globus 10
–, Verletzungen 89
Frenulumriß 10
Frenzel-Leuchtbrille 120
Friseurberuf 184
–, Chemikalien 169
Friseure 169
–, Schäden 190
Frösteln 26
Fructus agni
  casti/Mönchspfeffer/Agnolyt® 247
Frühdyskinesien 290
frühe Schwerhörigkeit, Kinder 199
Früherkennung 109, 168
–, kolorektales Karzinom 144
–, Krebs ~ 212
Früherkennungsuntersuchung 222
–von Kindern 355ff.
Frühsommermeningoenzephalitis
  (FSME) 173, 183, 187
Frühsommermeningoenzephalitis
  (FSME)-Impfung 378f.
FSME-Impfung 378f.
FSME-Virus 173
fT3-Wert 337
fT4-Wert 337
Fuchsbandwurm 150, 162
Fucidine®/Fusidinsäure 78
Führerscheinprüfung 259
Funktion, Allgemeinmedizin 3
Furcht 58
– vor 31
Furosemid/Lasix® 134
Furunkel 6, **70**, 72, 79
–, Gehörgangs ~ 71
–, Nasen ~ 79

–, Naseneingangs ~ 207
–, Oberlippen ~ 79
Furunkulose 10, 70
Fusafungin/Locabiosol® 40
Fusidinsäure/Fucidine® 78
Fuß, diabetischer, Stadieneinteilung 302
Füße, kalte 8
Fußfehlbildung 336
Fußgymnastik 322, 336
Fußheberparese 10
Fußpilz 190
Fußsohlenreflex 56
Fußübel 319ff.
Fußverstauchung 4, 83

Galaktographie 337
Galaktorrhö 10
Gallenblasenoperation, Zustand nach
  146
Gallenerkrankungen 346
Gallenkolik 145, 359
Gallensteinsymptomatik 137
Galvanisation 345
Gamma-Globuline 41, 132
Ganglien 323
–, Blocker 157
Ganglion 7, **325ff.**, 339
Gangrän 309
Gangstörung 90
Gardnerella-Kolpitis 249
Gastroenteritis 138
gastroösophagialer Reflux 33
Gastroparese 331
Gastroplastik, vertikale 335
Gastrozepin®/Pirenzepin 245
Geburt 6, 227, 233
Gedächtnisverlust 93
Gefäßnävi 323
Gefäßstenosen 283f.
Gefäßverschluß-Programm 309, 377
Gehhilfen 64
Gehirnerschütterung 8, 92
Gehirnschlag 282ff.
Gehirntumor 118, 303
Gehörgangsekzem 5, 7, 197, 205
Gehörgangsfurunkel 71, 197
Gehörsturz, akuter 10
Gehschulung 64
Gelbfieber-Impfung 379
Gelenkbelastungen 60
–, Erguß 65, **86**
–, Ersatz 64
– –, Beschwerden nach 9
– –, Zustand nach 44
–, Infektion 77
–, Injektionen 77
–, Instabilität 66
–, Laxizität 11, 96
Gelenk-Programm 52, 374
–, Punktat 61
–, Punktion 68, 77
–, Schmerzen, diffuse 354
–, Toilette 67
Gemeindeschwester 290
Generalist **211**

Genitalentwicklung n. Tanner u.
  Marshall 357f.
Gentamyzin 134, 205
Gentianaviolett 186, 205
Genu valgum 60, 65
– varum 60, 65
geriatrischer Patient 359
geriatrisches Assessment 359
Gerinnungsstörungen 206, 250
Gerstenkorn **75**, 171, **260**
Gesamt-IgE 33
Geschlechtskrankheiten 235, 346
Geschmacksstörungen 9
Gesichtsekzem beim Säugling 11
Gesichtsstarre 294
Gespräch, ärztliches 270f.
Gestagen 239
–, lokales/Progestogel® 338
–, Depot 239
Gestagendepot/Implanon®Implantat
  239
gestagenreduzierte Pille/Minulet® 251
Gestationsdiabetes 331
Gesundenuntersuchung 364
Gesundheitsbewußtsein 110
Gesundheitsbildungsfunktion 348
Gesundheits-Check-up 222
gesundheitspolitische Rahmen-
  bedingungen 19
Gesundheitsstörungen, banale 19
Gesundheitsuntersuchung, Jugendliche
  357
Gesundheitszeugnis 94
Gewebsnekrose, aseptische 80
Gewichtsabnahme 161, **318f.**, 354
Gewichtskontrolle 101
Gewichtsprotokoll 102
Gewichtsreduktion 335
Gewichtsveränderungen 316
Gewichtsverlust 147, 162, 267, 269,
  296, **318f.**
–, Säugling 319
–, unerklärbarer 300
Gewichtszunahme 4, 228, 250, **316**
Gewürzsumach 216
Gicht 6, 88, 326, 331, 346
–, Anfälle 297
Giftnotrufzentrale 355
Gingivahyperplasie 293
Gingivitis 7, 75
Gingivostomatitis 172
Ginkgo biloba 292
Gipsschiene, Unterarm ~ 90f.
–, Verband 91, 96
Glaskörperabhebung 260
–, Trübung 260, 264
Glaucoma simplex 130
Glaukom 132, 139, 257, 263f., 303, 305,
  332
–, chronisches 10, 263
–, Winkelblock ~ 264
–, Anfall 184, 257, 263f.
–, Diagnostik 257
Gleichgewichtsprüfungen 119f.
Gleithoden 11, 226

Sachwortverzeichnis

Glibenclamid/Euglucon® N/Sulfonyl-
  harnstoff 330
Gliederschmerzen 26
Glimepirid/Amaryl®/Sulfonylharnstoff-
  derivat 330
Glinide/Novonorm®/Starlex® 330
Glitazone/Insulin-Sensitizer 330
Globus 7
Globus nervosus 203
Globusgefühl 34, **203**, 210, 244, **267f.**,
  354
Glomerulonephritis 70, 313f.
Glossitis 10
Glottisödem 174
Glucobay®/Acarbose/Glukosidasehem-
  mer 330
Glucophage®/Metformin/Biguanid-
  derivate 330
Glukokortikoide 67, 131, 330
–, inhalative 122
Glukose, Nüchtern ~ 300
–, Spiegel 300
–, Toleranztest 329
– –, oraler 300
Glukosidasehemmer/Acarbose/Gluco-
  bay® 330
Glukosurie 11, 300
Glutäago 46
Glutäalschmerz-Programm 49, 373
glykämischer Index 298f., 329
Glykohämoglobin 329
Glykoside 130, 132
Glykosidspiegel 130
Glyzerin 158
Gold 67
Goldgeist® forte/Pyrethrum 189
Goldregen 355
Goldrute 216
Goldrutenkraut/Solidago virgaurea
  217
Goldverbindungen 39
Gonarthropathie 51
Gonarthrose 60f., 67
Gonokokken 62, 224
–, Arthritis 67
–, Infektion 235
Gonorrhö 8, 224, 250
Grading 352
Gramfärbung 224
Grand-mal-Anfall 286
Granulome 323
Grauer Star 8, 257, 263, 331
Gravidität 227, **233f.**, 237, 248, 270,
  309, 336
Gravidität s. Schwangerschaft
–, Extrauterin ~ 227, 233
Grenzwerthypertonie 113, 133
grippaler Infekt 27, 153
Grippe 27, 39, 201
–, Darm ~ 138
–, Hongkong 27
–, Spanische 27
–, Krupp 36
–, Mittel 28
–, Schutzimpfung 39, 285

Grundumsatz 298
Grüner Star 257, 263
Grünholzfraktur 90f.
Gruppentherapie 335
Guajak-Test 161
Guanethidin 330
Gummiligatur n. Barron 142, 161
Gummistrumpf 134, 185, 333
Gürtelrose 171f.
gutartige Neubildungen 323
gynäkologische Erkrankungen 228
–, Untersuchung 210f., 228
Gynäkomastie 159, 209, 246, **324**, 338
Gyrasehemmer 132, 245

H_1-Rezeptorenblocker 39
H_2-Blocker 159f.
H_2-Rezeptorenblocker 39, 148
Haar, eingewachsenes 10
–, Ausfall **178f.**, 190, 323, 333
Haarausfall-Programm 179, 375
Haarkrusten 11
–, Transplantation 190
–, Verlust 178
Haemophilus influenzae 124, 195
Haemophilus influenzae B (HiB) 335
Haemophilus influenzae B (HiB)-
  Impfung 380
Hagelkorn **260**
Haglund-Exostose 339
Haldol®/Haloperidol 290f.
Hallux valgus 7, 320f., **322f.**, 336, 339
– -Bandage 336
Halluzinationen 270, 276
Halonävus 190
Haloperidol/Haldol® 275, 290
Halsschmerzen 4, 17, 19, 31f., **34**, 40,
  314
–, afebrile 26, 34
Haltungsanomalie 6
Hämangiom 9
– der Leber 153
Hämarthros 9, 82, 86, 96
Hämatemesis 157
Hämatome 5, 81, **86**, 92, 96, 161
–, subdurales 96
–, subkonjunktivales 86
–, subunguales 180
Hämaturie 6, 96, 209, 212, 215, **220f.**
–, falsche 246
Hammerzehe 9, 321
Hämochromatose 339
Hämodialyse 309
Hämofiltration 309
Hämoglobinurie, Marsch ~ 246
Hämolyse 57
hämolytisch-urämisches Syndrom
  (HUS) 162
Hämophilie 379
Hämoptoe 10, 157, 267
Hämoptyse 157
Hämorrhagien, venöse 11, 86
hämorrhagische Kolitis 162
Hämorrhoidalekzem 142
–, Prolaps 142

Hämorrhoiden 5, 59, **141f.**, 158, 161,
  187
–, Sklerosierung n. Blond 142, 161
Handekzem 184
Handeln, problemorientiertes 21
Hand-Fuß-Mund-Syndrom 172
Handwurzelknochenfraktur 90
Harn, Blut im 245
–, Dauerableitung 246
–, Analyse 215
–, Diagnostik 220
–, Drang, imperativer 223
–, Inkontinenz **222ff.**, 224, 246
Harnleiterkolik 139, 354
–, Stein 245
Harnröhrenausfluß 224
–, Entzündung 224
Harnsalze 244
–, Säure 244, 345
– –, Kristalle 67, 244
– –, Steine 214
–, Sediment 215f., **347**, **349**, 366f.
–, organisiertes 244
Harnverhaltung 159, 245
Harnweginfekt 218, 220, 222
Harnwegsdesinfizienzien 216
Harnwegsinfekt 4, 346
–, Kinder 215
–, komplizierter 245
Harnwegsinfektion, postkoitale
  Prophylaxe 245
–, komplizierte 214
Harnzuckermessung 301
Häufigkeitsrang 13
Häufigkeitsstatistiken 14
Hauhechel 216
Hausarzt 19, 59, 93, 106, 109, 118, 122,
  124, 134, 138, 140, 163, 168f., 171,
  173, 226, 229, 238, 247, 257, 269, 273,
  283, 299, 302, 308, 310f., 314, 354,
  364, 366
– und Familie 226
– und gynäkologische Vorsorgeunter-
  suchung 235
hausärztliche Funktionen 347ff.
– Langzeitbetreuung 100
Hausarztpraxis 124
Hausbesuch **28f.**, 148f., 213, 244
– im Notdienst 357
–, Notfall 106
häusliche Führung 293
Hausmittel 139, 157
Haustiere 188
Hautarzt 72
–, Verfahren 184
Hautatrophie 184
–, Erfrierungen 9
–, Erkrankungen 16
–, Flecken 179
–, Krebs 8, 179
–, Mykosen 189
–, Narben, schmerzende 7
–, Parasiten 11
–, Pflege 79, 168, 172
– –, Creme 167

–, Probleme 163
–, Reibetest 122
–, Schutz 168
–, Temperaturprüfung 301
–, Tumore, maligne 179
–, Typ 180, **181**
–, Veränderungen 179
–, Wunden 4, **87f.**
HAV-Antikörper 379
HBsAg-Träger 380
HDL-Cholesterin 104
Heberden-Polyarthrose 61
Hefen 177
Hefepilz 191
Heftpflasterverband 90
Heiserkeit 6, 26, **35**, 36, 40, 294
Helicobacter pylori 147
Heliotherapie 187
Hemianopsie 283
Hemiparese 284, 347
Heparin 39, 67, 190
–, niedermolekulares 333
–, unfraktioniertes 333
Heparin/Liquemin® 186, 334
–, Salbe 185
–, Therapie 133
Hepatitis 30, 57, **152ff.**, 340
Hepatitis A 335, 379
Hepatitis A-Immunglobulin 379
Hepatitis A-Impfung 379
Hepatitis acuta 8
Hepatitis A-E 153f
Hepatitis B 62, 335
– – -Immunglobulin 380
– –, Immunprophylaxe 350, 357
– – -Impfung 379f.
–, Impfberatung 161
–, Serologie 57, 154, 161
–, Suchprogramm 155
Hepatopathien 11, **152ff.**
Herba equiseti/Schachtelhalm 217
Hernia epigastrica 10, 150
– femoralis 10, 150
– incarcerata 10, 150
– inguinalis 5, 149f.
– umbilicalis 9, 150
Hernie, eingeklemmte 141
Hernien **149f.**, 159, 209, 325
Herpangina 172
Herpes 250, 255
– corneae 11
– simplex 7, 41, **171**, 172
– zoster 6, 57, 99, **171f.**, 226, 260, 291, 313
Herzangst 133
–, Beschwerden 228
– –, funktionelle 107
–, Drücken 107
–, Fehler 126
–, Geräusche 283
–, Glykoside 130
–, Infarkt 5, 100ff., 104, **105f.**, 108, 133, 146, 212, 319, 354
– –, Früherkennung von Hochrisikopatienten 355
– –, Langzeitbehandlung 309

– –, transmuraler, Hinterwand 17
– –, Zustand nach 247, 334
– –, Prophylaxe 309
–, Insuffizienz **100ff.**, 108, 130, 171, 212, 334
– –, akute 132
– –, chronische 4, 100
Herzinsuffizienz-Programm 101, 374
–, Jagen 107
–, Klappenersatz 133, 334
–, Klopfen 7, 107, 210, 323
–, Neurose 107
–, Rhythmusstörungen **107ff.**, 132f., 134, 212, 290
– –, bradykarde 334
–, Schmerz, uncharakteristischer 265
–, Schmerzen 340, 353
Herzschmerz-Programm 105, 374
–, Schwäche 99
–, Stillstand 346
–, Stolpern 107, 269
–, Tod 108
– –, plötzlicher 106ff.
–, Versagen, akutes 8
–, Vitien 7
Heuschnupfen 35, 341
Hexachlorophen/Kresolderivat 190
Hexenschuß 46, 171
Hiatushernie 9, 104, 159
Hidradenitis 71
– axillaris 8, 14
Hinken 60
–, plötzliches 320
Hinterwandinfarkt, akuter 105
Hirnblutung 283, 284f.
–, Druckerhöhung 93
–, Embolie 283
–, Infarkt 283
–, Insult, ischämischer 284
–, Leistungsstörung 277
hirnorganisches Psychsyndrom (HOPS) 276
–, Szintigramm 290, 293
Hirntumor 293
Histamin 188
Histamin-(H2-)Rezeptorantagonisten/ Cimetidin/Ranitidin/Famotidin/ Nizatidin/Roxatidin 159
Hitzewallungen **228**
Hitzschlag 39
HIV und Tränenflüssigkeit 256
– -Infektion 133, 381
– -positiv 10
HNO 71
– -Erkrankungen 16
Hochdruck, blauer 101
–, Behandlung 113
Hochfrequenzchirurgie 185, 190
Hochfrequenztherapie 321
Hoden, Deszensus 226
–, Gleit ~ 226
–, Pendel ~ 226
–, Spontandeszensus 246
–, Untersuchung 338
–, Palpation 338

Hodensack 225
–, leerer 225, 246
–, Schmerzen 9
–, Schwellung 246
–, Torsion 10, 246
–, Tumor 75, 225, 246, 338
–, Untersuchung 338
–, Volumen 358
Höhensonne 167, 187
Hohlhandphlegmone 176
Hohmann-Diszision 339
Höllenstein/Argentum nitricum 190
Holunder/flores sambuci 39
Homöopathie 67
Homöopathika 63
Homophilie 161
Homosexualität 11, 224
Homosexuelle 379f.
Honeymoon-Zystitis 244
Hopfen/Humulus lupulus 311
Hordeolum 7, 14, **75**, 76, 80, 171, 253, **260**
Hormone 234
hormonelle Kontrazeptiva 250
Hornhauterosionen 256
–, Fremdkörper 7, **256**, 263
–, Verletzungen 255
Hörprüfung 206
Hörschwellenaudiogramm 206
Hörstörung 118
– bei Kindern 205
Hörsturz **198**, 205
Hörverlust 118, 134, 200, 206
Hörverminderung 10
HOT-Studie 113
HPV-Infektion 60
Hüftdysplasie 7
Hüftgelenk, Untersuchungstechnik beim Säugling 65
Hühneraugen 320f., 336
Human Papilloma Virus (HPV) 321
Humaninsulin 331
Humulus lupulus/Hopfen 311
Husten 4, 26, 31f., 34, 100, 123, 267
–, afebriler 17, **33**, 39
–, persistierender 33
–, Blocker 39
–, Bonbons 39
–, Mittel 39
Husten-Programm 33, 373
HWS-Distorsion 93
HWS-Schleudertrauma 93
HWS-Syndrom-Programm 49, 374
Hydatidentorsion 225
Hydrocele testis **225**
Hydrochlorothiazid 185
Hydrocortisonacetat 168
Hydrocortisonbutyrat 168
Hydrokortison 67, 168
Hydronephrose 7
Hydroxyethylstärke (HES) 333
Hydrozele 149
Hydrozele testis 9, 246
Hygiene, häusliche 157
–, Beratung 20

Hygrom 9, 325f.
Hygroma carpale 326
Hypästhesie 331
Hyperaldosteronismus 11
Hypercholesterinämie 5, 130, 285, 354
–, familiäre 357
Hyperglykämie 331f.
Hyperhämoglobinämie 11
Hyperhidrose 8, 210, 337
–, lokale 9
Hypericum/Johanniskraut-
  Extrakt/Neuroplant® 300 290
Hyperimmunglobulin 40
Hyperinsulinämie 329f.
Hyperizin 216
Hyperkeratose 7, 185
Hyperlipidämie 115, 293, 344
Hyperlipoproteinämie 158
Hyperlordose 56
Hypermenorrhö 9, 210, 227, 230f., 248, 250
Hypernephrom 57, 245
Hyperopie 257
hyperphage Reaktion 317
Hyperphagie 318, 330
Hyperplasia mammae 12, 227
Hyperprolaktinämie 290
hypersensitiver Karotissinusreflex 135
Hypersomnie 310
hypertensive Krise 134, 234, 332
– Notfälle 115f.
Hyperthermie 39, 219
–, rektale/urethrale 245
Hyperthyreose 32, 102, 132, 157, 319, **323f.**, 336f.
–, Immun ~ 337
Hypertonalum®/Diazoxid 330
Hypertonie 4, 14, 16f., **99ff.**, 101, 103f., **109ff.**, 133, 205f., 212, 226, 248, 250, 253, 262f., 285, 293, 297, 299, 332, 350, 355, 359
– und Pille 251
– und Sport 133
–, Alters ~ 133
–, arterielle 334
–, Belastungsmessung 112
–, familiäre Belastung 111
–, Grenzwert ~ 113, 133
–, Grenzwerte 111
–, Meßtechnik 111
–, Notfall 115
–, Prävalenz 109f.
–, Praxis ~ 113f.
–, Schwangerschafts ~ 112, 116
–, Selbstmessung 112
–, Stufentherapie 114
–, Therapie 113
Hypertonie-Programm 109, **110**, 112f., 374
Hypertoniker, jugendlicher 352
Hypertriglyzeridämie 12
Hypertyhreosis facticia 323
Hyperurikämie 8, 68, 297, 326, 334
Hyperventilation 7

Hypnotika 277, 290
Hypochondrie 12, 56, 212
hypochondrische Neurose 279
Hypofibrinogenierung 334
Hypoglykämie 134f., 300, 330ff., 332
Hypoglykämika, orale 277
Hypokaliämie 212
Hypomenorrhö 210, 227
hypophage Reaktion 317
Hyposensibilisierung 96, 125, 131
– und Impfungen 131
Hyposphagma 254
Hypothalamushormon/Kryptocur® 247
Hypothyreose 7
Hypotonie 8, 16, 99ff., **127f.**, 210
Hypotonie-Programm 127, 375
Hypoxis rooperi 216
Hysterektomie 248

Ibuprofen 58, 248, 332, 351
Ibuprofen/Brufen®, Propionsäure-
  derivat 66
Idealgewicht 335f.
Ikterus 9, 161, 267
Ileitis terminalis 75, 162
Ileus 10, 150
Iliosakralgelenk (ISG) 46
Imap®/Fluspirilene 290
Imidazolderivate 39, 158
Imigran®/Triptan 290
Imipramin/Tofranil® 245, 290
Imiquimod/Aldara® 185
Immobilisation 309
Immundefekte 189
Immundefizit 379
Immunglobuline 234
Immunisierung, aktive 174, 183, 234, 335
–, passive 183
Immunprophylaxe, Hepatitis A/B 161
Immunstimulanz/Uro-Vaxom® 245
Immunstimulanzien 39f., 183
Immunsuppression 214, 383
Immunsuppressiva 67
Immuntherapie 96, 131
Imodium®/Loperamid/Motilitäts-
  hemmer 157
imperativer Harndrang 223
Impetigo contagiosa 6, 70, 164
Impfberatung 20, **351ff.**
–, Fieber 12, 26, 30, 41
–, Intervalle 335
–, Komplikationen 314
–, Plan 315, 335
–, Status 357
–, Stoffe 234
– –, Kombinations ~ 335
Impfung 233
–, Aufklärung 349
–, Beratung 351ff.
–, Low-Responder 352
Impfungen **314ff.**
– bei Hyposensibilisierung 131
– und Fieberkrampf 37

–, Auffrischungen ~ 314, 316, **378ff.**
–, Aufklärungspflicht **383**
–, Indikations ~ 314, 316, **378ff.**
–, Reise ~ 316, 383
Impfverpflichtung 161
Impfverweigerer 351
Implanon®Implantat/Gestagendepot 239
Impotentia coeundi 246f.
– generandi 227, 247
Impotenz 269
–, erektile 227
Inanspruchnahme des Arztes 35
–, primäre, freie 19
Inanspruchnahmen 17
Incontinentia alvi 9
Indikationsimpfungen 378ff.
Indometacin 58, 131, 134, 290, 351
Indometacin/Amuno®/Essigsäure-
  derivat 66, 248
Induratio penis plastica 191
Infarkt, stummer 105
Infarktenzyme 132
Infektanfälligkeit 202
Infektarthritis 62, 67
Infekte, rezidivierende 41
Infektion, Operationsraum 79
Infektionsschutzgesetz 246
Infiltrate, unklare 5
Influenza 27, **28**, 188, 204, 234, 335
– -Impfung 381
Infrarotkoagulation 142, 161
Infraspinago 46
Infusionscholezystocholangiogramm 160
Inguinalhernien 159
Inhalation 207
Inhalationsbehandlung 40
Injektion, intraarterielle 76
–, intraartikuläre 77
Injektionstechnik, intramuskulär 76
–, ventroglutäale 76
Injektionstechniken 64
Injektoreninsulin 331
Inkontinenz 6
–, Drang ~ 222f.
–, Reflex ~ 222
–, Streß ~ 222, 224
–, Überlauf ~ 222
–, Urge ~ 222ff.
Innenbandläsion 347
Innenohrschwerhörigkeit 199
Innere Medizin 44
innere Prophylaxe 212, 228
INR-Selbstkontrolle 133
Insektenstiche 5, 81, **82**, 164, 188
Insemination, homologe/heterologe 247
Insertionstendinosen 48
Insertionstendopathien 46, 339
Insomnie 310
Instrumentarium, chirurgisches 88
Insulin 234, 301, 330, 337
–, Normal ~ 329
–, Resorption 331
–, Verzögerungs ~ 329

Insulinämie 329
Insulinanaloga/Lispro®/Aspart® 331
Insuline 331
–, Pumpenbehandlung 332
–, Pumpentherapie (CSII) 331
– -Sensitizer/Actos®, Avandia® 330
–, Therapie 301, 329
intensivierte konventionelle Insulintherapie (ICT) 331
interdigitale Fußmykose 178
Interdigitalklavus 321
Interkostago 46ff., 99
Interkostago-Programm 49, 373
Interkostalneuralgie 49, 171
Intermediärinsulin 331
International Classification of Diseases (ICD-10) 15
International Norminalized Ratio (INR) 109
Internationaler Prostata Symptome Score (IPSS) 219
Interskapulago 46
Intertrigo 7, 165
Intervallbehandlung 169
Intimhygiene 246
Intoxikation 355
Intraokularlinse 263
Intrauterinpessar (IUP) 239, 241, 249ff.
Intuition 20, 30, **303f.**
intuitive Diagnostik 101
– Routine 304
Inzidenz 111
Iontophorese 67
Ipecacuanah-Sirup 157, 355
Ipratropiumbromid/Atrovent® 131
IPV-Impfstoff 381f.
Irrigoskopie 162
Ischiadikusneuritis 47, 53
Ischialgie 220, 357
Ischiasneuritis 76
Ischias-Programm 49, 220, 374
Isoconazol/Travogen® 190
Isoniazid 48, 234
Isopropylalkohol 190
Isoptin®/Verapamil 162
Isosorbiddinitrat 130
Isosorbidmononitrat 130

Jacutin®/Quellada®/Antiskabiosium 189
Jargonsprache 27
Jatrosom®/Monoaminooxidase-(MAO)-Hemmstoff 290
Jejunoileostomie 335
Jellin®-Salbe 205
Jodid/L-Thyroxin/Thyronajod® 337
Jodmangel 336
–, Gebiet 337
–, Struma 337
Jodprophylaxe 357
Jodsalzprophylaxe 336f
Jodzufuhr 336
Johanniskraut 166, 185, 216
Johanniskraut-Extrakt/Hypericum/Neuroplant® 300 290

Juckreiz 6, 177f., 180f., 189, 197, 296, 348
–, allgemeiner 6
–, am After 6
–, uncharakteristischer 174
Juckreiz-Programm 174, 375
Jugendarbeitsschutzgesetz 259
Jugendgesundheitsuntersuchung 357f.

Kachexie 79
Kalendermethode 241
Kaliumpermanganat 185, 189f., 366
Kalkaneodynie **322**
kalte Füße 210, 321f., 336
Kalzitonin 353
Kalziumantagonisten 102, 114f., 130, 132, 134, 310
Kalziumoxalat 244, 347
–, Steine 214
Kamille 186, 248
Kamillenblüten 217
–, Extrakt 159
Kammerflimmern 102
Kaolin 157
Kapselschmerz, traumatischer 51
Kapuzinerkresse 216
Kapuzinerkressekraut 217
Karbunkel 70, 79
Kardiomyopathie 291
–, obstruktive 10
Kardiopathie, polymorphe 6
Karlsbader Salz/Kalium-Natrium-Sulfat 158
Karminativa 160
Karotissinusdruckversuch 135
Karpaltunnel-Syndrom (KTS) 8, 12, 48, 66
Karzinom 319, 323, 327
–, Abdomen 338
–, Anus 338
–, Bronchus 75
–, Corpus uteri 247
–, Gehirn 293, 303, 332
–, Hals 338
–, Haut 8, 190
–, Hirn 293
–, Hoden 75, 220, 225, 246, 338
–, Kolon 307
–, Lippe 366f.
–, Lunge 338
–, Magen 338
–, Magen-Darm 75
–, Mamma 75, 247, **324**, 338, 364f.
–, Mastdarm 75
–, Metastasierung 338
–, Mikro ~ 211, 236
–, Nieren 307, 338
–, Ovarien 338
–, Pankreas 307
–, Portio 220
–, Prostata 217, **219f.**, 307, 338
–, Rachen 75
–, Rektum 338
–, Schilddrüse 75
–, Thorax 338
–, Unterlippe 75, 336f.

–, Uterus 220, 230, 235
–, Vulva 338
–, weibliches Genitale 307
–, Zunge 75
–, Zweit ~ 351
Karzinome, s. Malignom 325
–, atypische 257
Karzinompatienten 159
–, Therapie 157
Käsekrankheit 134
Kastration 247
Kasugraphie 13, 15, **18**, 45f., 51, 100, 165
–, Allgemeinmedizin 3
Kataplasmen 339
Katarakt 8, 257, 263
Katecholamine 128
Katheterismus 216, 244
–, Dauer ~ 245
–, fraktionierter 245
–, Probe ~ 245
–, Selbst ~ 246
Katzenbart 216
Katzenkratzer 31
Keloid 7, 9, **182**, 191
Kennerschaft **69f.**, 163, 174, 364
Kephalgie 257
–, neuralgische 302
Keratitis 9, **260**, 264
– epidemica 256
– photoelectrica 256
Keratokonjunktivitis 9, **260**, 264
Keratolyse 189
keratolytische Salbe 185
Keratotomie 264
Keratyl®/epithelregenerierendes Mittel 263
Kernspin s. NMR 283, 337
Kernspintomographie (NMR) 66, 288f., 293
Kerzenphänomen 172
Ketoazidose 301, 330
Ketoconazol/Nizoral® 189
Ketoprofen/Alrheumun®/Propionsäurederivat 66
Keuchhusten, s. Pertussis 335, 354
Keuchhusten-Bild 9
KHK-Familienanamnese 104
Kibler-Falte 64
Kiefergelenkschmerz 93
Kieferhöhlenentzündung 201
–, Spülung 201
Kind und Brille 264
–, gestörtes 10
–, schreiendes 9
Kinder, sexuelle Mißhandlung 227
Kinderarzt 72
Kindergartenkinder 260
Kinderkrankheiten **311ff.**, **313**, 315
–, Schuhe 336
–, Vorsorge 206
Kindervorsorgeuntersuchung 335
Kinderwunsch 228, 249
Kinetosen 134
Klassifikation 93

Klassifikationssysteme 15
Klassifizierung 4, **15**, 18, 24, 164, 166, 171, 177, 198, 210, 213, 311
–, prozeßgerechte **25f.**
Klavikulafraktur 10, 82, 91f., 95
Klavus 9, **320f.**, 336
–, Interdigital ~ 321
Kleinkinder 35, 37, 162, 167
– und Fieber 29
–, Kostplan 175
Kleinwuchs 248
Klimakterische Beschwerden 6, 227ff., 247
Klimakterium 228, 250, 290
–, Antikonzeptionsmöglichkeiten 247
Klimareiz 168
–, Therapie 167, 184
Klimax-Programm 228, 376
Klinik, Zusammenarbeit mit 21
Kliniker 166
Klinomycin®/Minocyclin 245
Klumpfuß 336
Knalltrauma 205
Knaus-Methode 241, 249
Kneipp-Anwendungen 134
Knickfüße 321f., 336
Kniegelenkinjektion 96
–, Punktion 96
–, Verletzungen 85f.
Knieschmerzen bei Kindern 60
Knieschule 65
Knieverletzungs-Programm 65, 86, 374
Knochenbrüche 89
–, Metastasen 245
–, Nekrose, aseptische 320
–, Schmerzen 245
–, Verletzung 84
Knopflochdeformität 67
–, Panaritium 73
Knötchenflechte 182
Knoten in der Brust 324, 337
Kobalt 169
Kochsalzbegrenzung 115
–, Reduktion 102
–, Zufuhr 134
Kodan®/Kresol 190
Kodein 152
Kodeinpräparate 158
Kohabitarche 250
Kohlenhydrate 299
Kolik, Bauch ~ 359
–, Gallen ~ 359
–, Harnleiter ~ 354
–, Anfall 161
kolikartige Schmerzen 353
Koliken, Bilder von 212
–, Nabel ~ 144
Kolik-Programm 144, 146, 375
Kolitis 10, 210, 342
–, chronische 140
kolitische Bilder 144
Kollagenosen 32, 262
Kollaps 342, 359
Kolondoppelkontrasteinlauf 158

Kolonkarzinom 57, 161
–, Nachsorge 161
Kolophonium 169
kolorektales Karzinom, Früherkennung 144
Koloskopie 57, 142, 144, 161
Kolpitis 6, 249
Kolpokleisis 249
Kolposkopie 236
Koma 284
Kombinationsimpfstoffe 335
Komedonen 12
Komedonenstichelung 79
Kommotio 7, 82, 134
Kompetenz, ärztliche 59
Kompressionsstrümpfe 309
Kompressionstherapie 171, 185
Kompressionsverband 68, 168, 185f., 333
Konakion® 133
Kondensorfeld 345
Kondom 241, 250
–, Urinal 246
Konjunktividen, uncharakteristische 254
Konjunktivitis 5, 14, 75, 171, **254**, 346, 348
– durch chem. u. physik. Einflüsse 8
–, nach Fremdkörpereinwirkung 8, 256
–, Schwimmbad 255
Kontaktallergie **171**
–, Dermatitis 166
–, Ekzem 165, 168, 184
–, Linsen 255, 264
Kontrakturen 283
Kontrazeption 242, 249f., 293
–, natürliche Methoden 238
–, postkoitale 251
Kontrazeptiva 242, 290
Kontrazeptiva, hormonelle 240, 250
Kontrazeptiva, orale 115, 186, 189, 239
Kontusionen 4, 82, **83**, 91, 96, 177
konventionelle Insulintherapie (CT) 331
Konversionsneurose 56
Konzentrationsschwäche 244
Konzentrationsstörungen 198
Konzept Allgemeinmedizin 20
Konzeption 233
–, ungewollte 238
–, Erwartung 228
–, Optimum 241
Koordinationsfunktion mit Spezialisten 348
Kopfläuse 188
Kopfschmerz, charakteristische 302
–, Intoxikations ~ 302
Kopfschmerz-Programm 304, **305**, 376
–, Programmierte Diagnostik 303f
–, uncharakteristische 257, 305, 332
Kopfschmerzen 4, 26, 92f., 111, 210, 228, 253, 271, 283, 290, 314, 340
–, Klassifizierung 303
–, Spannungs ~ 50, 302

Kopfschuppen 185
Kopfweh 19
Korbhenkelriß 65
Koronarangiogramm 105
koronare Herzkrankheit (KHK) **102f.**, 106, 130, 132
Koronarinsuffizienz 212
Koronarsklerose 102
Koronarsportgruppen 132, 347
Körpergewicht 101f.
–, Hygiene 165
Körpertemperatur, Höhe 29
Körpertemperatur, normale 29
Korrekturosteotomie 67
Kortikoide 168, 174, 189
kortikoidhaltige Externa 169
Kortikosteroide 58, 67, 96, 158, 169, 257, 268, 348, 353
Kortison 122, 178, 335
–, Angst 131
–, Äquivalenzdosen 131
–, Injektionen, lokale 339
–, Spray 207
Koxarthropathie 51
Koxarthrose 61, 67, 171, 347
Kragenknopfpanaritium 73
Krallennagel 12
Krampfaderleiden 306
Krampfadern 4, 166, 306
–, oberflächliche 304
–, Verödung 185
Krämpfe 141
–, abdominelle 4
–, Affekt ~ 293
–, uncharakteristische 146
Krampi 309, 334
Krankengut, selektiertes 163
–, unausgelesenes 4
Krankengymnast 290
Krankengymnastik 94, 133, 294, 339
Krankheit **17**, 20
–, Bild einer 15, 45
–, klinische 18
Krankheiten 3, 13f.
Krankheitsbild 15f., **17**
Krapp 216f.
Krätze 176f.
Krebs, s. Malignom
–, Abstrich 249
–, Früherkennung 211f.
Krebskranker, psychische Stadien 338
–, Selbsthilfegruppen 347
–, Vorsorge 180, 212, 249
Krebsvorsorgeuntersuchung, Männer 217
Kreislauffunktionsprobe 127
–, Insuffizienz 99ff., 212
– –, akute 128
– –, periphere 5
– –, periphere akute 16
–, Kollaps 135
–, Regulationsstörungen 127f.
–, Stillstand 348
–, Training 133
Kreuzschmerz und Psyche 56

Kreuzschmerz-Programm 49, 373
Kreuzschmerzen 4, 16, **43ff.**, 46, **52f.**, 55f., 66, 177, 210, 226, 303, 359
Kropf **323f.**, 336
Krosseinsuffizienz 306
Krupp, diphtherischer 36
–, Pseudo ~ 36
–, Bilder 36, 40
Kryochirurgie 185
–, Therapie 64f., 67, 191
Kryptocur®/Hypothalamushormon 247
Kryptorchismus 225f., 246
–, Hormontherapie 246
–, Operation 246
Kuhmilchintoleranz 160
Kulissendruckschmerz 307f.
Kümmel 160
Kündigungsschutz, Schwangerschaft 249
Kunstharze 169
Kürbissamen/Semen cucurbitae 216f.
Kürrettage 230
Kurzsichtigkeit 257
Kurzwelle 94, 347

Labordiagnostik 162
–, Parameter 346, **353**, 357
–, Tests 106
–, Untersuchungen 20, 80
Labyrinthitis acuta 8
Lactitol 158
Lagerungsschwindel, paroxysmaler 120
Lähmung 80
Laienbereich 19
Laienwelt 27
Lakritzensaft 159
Laktatazidose 330
Laktatdehydrogenase (LDH) 61
Laktation 80
Laktose 158
Laktulose/Bifiteral® 157f.
Lambliasis 10
– intestinalis 158
Lamblien 140, 157
Laminektomie 64
Lamisil®/Terbinafin/Antimykotikum 189
Landau-Reflex 357
Landwirtschaft 169
Langzeitbehandlung 292
–, Betreuung 100, 127, 139
– –, hausärztliche 100
–, Blutdruckmessung (ABDM) 114, 129
– -EKG 108, 129
–, Insulin 331
–, Katheterträger 215
Lanolin 184, 207
Lansoprazol (Agopton®), Pantoprazol (Pantoloc®, Rifun®) 159
Lärmschutzprophylaxe 205
Laryngitis 6
–, afebrile 26
–, stenosierende 122
Laryngoskopie 35

Laryngotracheitis 36, 40
– subglottica 10
Larynxödem 348
Lasègue-Zeichen 56
Laser 94
–, Behandlung 191
–, Therapie 321
–, Vaporisierung 185
Lasix®/Furosemid 134
Lateropulsion 119
Latexallergie 250
Läuse 189
–, Filz ~ 189
–, Befall 176
Lavendel 131
Lävokardiographie 102
Laxanzien 157, 234
–, Abusus 157f., 319
–, Einnahme 244
LDL-Cholesterin 104
LDL-Hypercholesterinämie 103
L-Dopa 287, 292
L-Dopa-Präparat/Madopar®/Nacom® 294
Lebensalter und Rückenschmerzen 58
Lebensführung 20
Lebensmittelallergie 12
Lebensmittelvergiftung 157
Lebensqualität 218, 276, 348
–, Index 219
Lebenszyklus der Familie 349
Leberenzymwerte 153
–, Erkrankungen **152ff.**, 161, 346
–, Flecken 152, 179
–, Funktion 152
–, Metastasen 154
–, Schaden 162
–, Schutzpräparate 162
–, Verfettung, fokale 153
–, Vergrößerung 100
–, Zirrhose 10, **152ff.**, 341
Leflunomid/Arava® 67
Leibschmerzen 144
Leistenhernie 149, **150**
Leistungsumsatz 298
Leitsymptom 69, 139
Leitungsanästhesie 73
Lentigo 190
– senilis 190f.
– simplex 190
Leseproben 258
Letalität 28
Leukämie 189, 246, 325
Leukopenien 290, 341
Leukotriene 188
Leukotrien-Rezeptor-Antagonist/Montelukast/Singulair® 131
Levodopa 277
Levomepromazin/Neurocil® 275, 290
Levomethadon 353
Levonorgestrel 239
Levurose 160, 187, 244
Libido 250, 269
–, Verlust 228
–, Verminderung 228f.

Lichen atrophicus 246
– planus 184
– ruber planus 10, 182
– sclerosus 246
Lichenifizierung 182
Lichtdermatose, polymorphe 185
Lichtreflexionsrheographie (LRR) 333
Lidocain 132
Lidrandentzündung 260
Lidschwellung 260
Liebstöckl 216
Ligatur, Gummiband ~ n. Blond 142
Lindenblüten/Flores tiliae 39
Linsenimplantat 263
Linsenluxation 256, 264
Linsentrübung 264
Lipidsenker 354
–, pflanzliche 354
Lipom 7, **174**, 323
Lipoprotein-a-Wert (Lp[a]) 354
Lippen, aufgesprungene 7
Lippenbremse 131
Lippenschanker 75
Liquemin®/Heparin 186, 334
Liquifilm®AT/künstliche Tränen 263
Liquordiagnostik 293
Lispro/Insulinanalogon 331
Listeriose 31
Lisurid/Dopergin® 294
Lithium 79, 187
Lithiumsalz/Quilonum® 290
Lithiumspiegel, Kontrolle 291
Litholyse 160
Lithrotripsie, extrakorporale (ESWS) 161
Locabiosol®/Fusafungin 40
Loceryl®/Nagellack, antimykotischer 189
Löffel, scharfer 88
Löfgren-Syndrom 12
Logopädie 294
Lokalanästhetika 58, 186, 188, 256
Lokalantibiotika 80, 96
Lokalsymptome 33
Loperamid/Imodium®/Motilitätshemmer 157
Loslaßschmerz 160
Low-dose-Heparin 186
Low-dose-Marcumarisierung 293
Low-dose-Prophylaxe, Harnwege 245
Löwenzahn 216
L-Tryptophan/nichttrizyklisches Antidepressivum 290
Lubricatio deficiens 227
Ludiomil®/Maprotilin/tetrazyklisches Antidepressivum 290
Lues 12, 75, 325, 338
Luftwegekatarrh 5, 16, 25, 336
Luftwegekatarrhe, kombinierte **35f.**, 201
Lumbago 46f., 49, **54f.**, 56, 171
Lumbago-Programm 49, 55, 373
Lumbalgie 52, 58
Lumbalsyndrom, rezidivierendes 59
Lumboischialgie 52f.

Lungenembolie 7, 101, 105, 133, 186, 319
Lungenemphysem 125
Lungenentzündung 30, 99, 123
Lungenfunktionsdiagnostik 33
Lungenfunktionsprüfung 122
Lungenkarzinom 338
Lungenödem **101**
Lungenriß 96
Lungentuberkulose 10, **125f.**
Luxationen 6, 82
LWS-Syndrom 52
Lyme-Arthritis 12, 62, 173
Lymphadenitiden 12, **74f.**, 80, 325
Lymphadenitis-Programm 74, 325, 374
Lymphdrüsenvergrößerung, uncharakteristische 325
Lymphknoten **324f**
–, vergrößerte 75
–, Biopsie 325
–, Vergrößerung 30
Lymphknoten-Programm 74, 325, 377
–, Schwellung 80
– –, unklare 352
Lymphödem 353
Lymphogranuloma inguinale 75
– venereum 338
Lymphomata 5, 324f., 338
Lymphoretikolosarkom 75
Lynestrol 239

M. Alzheimer 287
M. Basedow 323, 337
M. Bechterew 57, 67, 262
M. Crohn 75, 161f.
M. Hodgkin 124, 338
M. Horton 264, 332
M. Kienböck 336
M. Menière 116, **118f.**, 134, 198, 205
M. Osgood-Schlatter 60, 336
M. Parkinson 8, 287, 292ff.
M. Perthes 60, 336
M. Pfeiffer 12, 40
M. Raynaud 305, 310, 334
M. Recklinghausen 10
M. Reiter 12, 224
M. Scheuermann 45
M. Sudeck 9
M. Whipple 75
M. Wilson 5
Macrogol/Movicol® 152
Madenwürmer 150f., 162
Madopar®/L-Dopa-Präparat 294
Magen, perforierter 105
–, Banding 335
–, Bypass 335
Magen-Darm-Katarrh 138
–, Erkrankungen 346
–, Geschwür 141, 158
–, Katarrh, akuter 18
–, Schmerzen 105
–, Spülung 157
Magersucht 319
Magersüchtige 347

Magnesium 132
Magnesium-Antazida 159
Maiglöckchen 355
Majordepression 268
Makroangiopathie 302, **309f.**
Makrohämaturie 214, **220f.**, 245
Makrolide 124, 132
Malabsorption 141, 157, 160
Malaria 12, 28
–, Prophylaxe 234
Maldigestion 160
Maliasin®/Phenobarbital 293
maligne Hauttumore 179
malignes Melanom **179f.**
Malignom 33f., 49, 179, 186, 189f.
–, Anal ~ 142
–, Bronchial ~ 124
–, Colon ~ 161
–, Dickdarm ~ 142
–, Haut ~ 8
–, Lunge ~ 126
Malignom, s. Karzinom, Tumor
Malzzucker 299
Mamillenschmerzen 9, 227
Mamma lactans 227
–, Probeexzision 337
–, Rötung 362
–, Sekretion 337
–, Selbstuntersuchung 324, 337
–, Thermographie 337
–, Hyperplasie 227
–, Karzinom 75, 247, 338, 364f.
– –, Männer 338
–, Knoten 324, 337
–, Punktionszytologie 337
Mammographie 324, 337f.
Mammographie, Pneumozysto ~ 337
Management, prä- und poststationäres 106
Mandelentzündung 4, 314
Mangelernährung 90
MAO-Hemmstoffe 290
Maprotilin/Ludiomil®/tetrazyklisches Antidepressivum 290
Marasmus 165, **319**
– senilis 5
Marcumar®/Cumarin 109, 186, 334
Marcumarisierung 351
Marfan-Syndrom 12
Mariske 141f.
Marschhämoglobinurie 246
Masern 30, 32f., 39, 141, 163, 204, 234, 253, 255, 262, **311ff.**, 325, 335, 338
–, IgM/IgG 312
– -Bild 8
–, Impfung 133, **381**
–, Meldepflicht 312f.
Masker-Therapie 205
Massagen 59, 94, 133, 339
Mastitis 9, **74**, 79
–, akute 14
Mastodynie 9, 227, 250, 337
Mastodynon®/Agnus castus 337
Mastopathie 324, 337

Mattigkeit 4, 26, 138
Maxalt®/Triptan 332
Mazeration 178
Mediabet®/Metformin/Biguanidderivat 330
Medianuskompression 12
Medikamente, diabetogene 297, 330
Medikamentensüchtige 347
Meerrettichwurzel 217
Megaphen®/Chlorpromazin 290
Melanom 164
–, malignes **179f.**, 181
Melanosis recti 158
Meldepflicht 157, 246
–, Masern 312f.
Melissa officinalis/Melisse 311
Melleril®/Neuroleptikum 311
Melperon/Butyrophenonderivate/ Eunerpan® 275, 290f.
Menarche 357f.
Mendel-Mantoux-Test 126, 133
Menière-Programm 118, 376
Meningitis 10, 30, 266, 332
– acuta 28
Meningoenzephalitis 293
Meningokokken 62
– -Impfung 381
Meniskektomie 65
Meniskusläsion 6, 60, 82, 97
–, Schädigung 85
Meniskuszeichen n. Steinmann 65, 97
Menopause 104, 131, 228f., 247, 285, 336
Menorrhagie 230f.
Mensesverschiebung 242
Menstruationsblutung 242
–, Kalender 248
–, Störungen 269
–, Verschiebung 248
–, Zyklus 29, 188, 228
menstruelle Anomalien 31, 230
Mentha/Minze 39
Mentholspiritus 188
Meralgia paraesthetica 48, 76
Merfen®-Tinktur/Desinfizienz 178
Merseburger Trias 323
Mesotitis 202, 205
Mestranol (ME) 239
metabolische Erkrankungen 60
metabolisches Syndrom 297
Metallstaub 169
Metamizol/Novalgin® 131, 161, 332, 351
Metamucil® 152
Metastasen, Knochen ~ 219, 245
–, Leber 154
Meteorismus 6, 160, 210
Metformin/Glucophage®/Biguanidderivate 330
Methotrexat 67
Methyldopa 277
Methylenblaufärbung 224
Methylprednisolon 67
Metoclopramid/Paspertin®/ Prokinetikum 157, 159

Metoprolol/Beloc® 115, 130
Metronidazol 148
Metrorrhagie 9, 230f.
Mevinacor®/Statine 352
Mianserin/Tolvin® 290
Miconazol/Daktar® 184, 190
Microlut®/Minipille 240, 338
Mictonetten®/Propiverin 245f.
Migräne 6, 157, 210, 250, 253, 257, **302ff.**, 332
– und Pille 251
–, Basilaris ~ 118
–, Anfall 332
–, Patient 139
–, Prophylaxe, medikamentöse 304
Mikroangiopathie 309
Mikrographie 294
Mikrohämaturie 214, **220f.**
Mikropille 239, 250
Mikrowelle 249, 263, 347
Mikrowellenbehandlung 250
Miktionsbeschwerden 12, 292
Miktionsprotokoll 223, 246
Miktionsstörungen 53, 245, 290
Milchsekretion 227
Milchstau 74
Milchstauung, akute 9
Miliar-Tuberkulose 133
Milligan-Morgan-Parks-Hämorrhoidektomie 142
Milzverletzung 96
Mineralien 234
Mineralokortikoide 134
minimal-invasive Chirurgie 161
Mini-Mental-Status-Test (MMST) 277
Minipille 239f., 241, 250
Minipille/Microlut® 240, 338
Minirin®/Desmopressin 245
Minocyclin 245
Minoxidillösung 190
Minozyklin 79
Minulet®/gestagenreduzierte Pille 251
Minutentherapie 187
Mischinsulin 331
Mißbildungen, fötale 292
Mitralklappenersatz 133
–, Fehler 108, 132
Mittelohrentzündung 4, 71, **193ff.**, 195, 199
Mittelohrkatarrh 195
Mittelohrschwerhörigkeit 199, 206
Mittelstrahlurin 215f.
MMR (Mumps-Masern-Röteln)-Impfstoff 381f.
Mobbing 270
Mobilisation 67
Modeschmuck 166
Mogadan®/Benzodiazepinderivat 311
Mollusca contagiosa 8
Molsidomin 130
Monarthritis 8
Monarthropathie 43f.
Monarthropathie mit Erguß 6, 60, **62**, 67

Mönchspfeffer/Agnolyt®/Fructus agni casti 247
Monoaminooxidase-(MAO)-Hemmstoff/Jatrosom® 134, 290
Monofilament nach Semmes-Weinstein 301
Mononeuropathie 331
Mononucleosis infectiosa 12, 34, 40
Monotonie 294
Monozytose 40
Montelukast/Singulair®/Leukotrien-Rezeptor-Antagonist 131
Monuril® 3000/Fosfomycin-Trometamol 245
Moraxella catarrhalis 195
Morbidität 3, **28**
Morning-after pill 241
Moronal®/Nystatin 190
Morphin 152, 351
Morton-Neuralgie 12
Moskitoklemme 88
Motilitätshemmer/Loperamid/Imodium® 139, 157
Motilium®/Domperidon 157
Motivation 59
mouches volantes 260
Movergan®/Selegilin 294
MS-Programm 288, 376
Mucosolvan®/Ambroxol 131
Müdigkeit 4, 26, 354
Mukolytika 131
Multiinfarktsyndrom 334
Multimorbidität 357
Multiple Sklerose 7, 223, 245, 262, 287f.
Multiple-Sklerose-Kranke 345
Mumps 311ff., 335
– -Bild 9
–, Erkrankung 246
– -Impfung 381
–, IgM/IgG 312
–, Orchitis ~ 225, 247
Mundatmung 12
–, Geruch 12, 152
–, Soor 189
–, Trockenheit 159
Musaril®/Myotonolytikum 66
MUSE (Medicated Urethral System for Erection)/Alprostatil 247
Muskelathrophie 67
Muskelkater 8, 46f.
Muskelkrampf-Programm 309, 377
–, Krämpfe 9, 305, 309, 334
–, Relaxantien 58, 94
–, Riß 5, 82f., 85
–, Ruptur 85
–, Schmerzen, psychogene 58
–, Schwäche 290
–, Verletzungen 85
–, Verspannungen 45
–, Zerrung 5, 82f., 85
Muskulatur und Psyche 66
Mutter, stillende 160
Mutterkornalkaloid/Dihydergot® 135
Mutterkornalkaloide 292, 332

Muttermal 179
Mutterschutz 248
Myalgie 50, 58
–, exogene 8
Myalgien 16, 43ff., 105, 177, 210
–, auffällige 26
Myasthenia gravis 12
Myco-Jellin® 205
Mycospor®/Bifonazol 190
Mydriasis 264
Mykid 167, 171
mykologische Untersuchung 177
Mykontral/Tioconazol 190
Mykoplasmen 123
Mykose 172, 177
–, Fuß ~ 178
–, Hände und Füße 6, 364f.
Mykosen 336
–, Bilder von 177
–, Erregernachweis 178
–, Onycho ~ 189, 364f.
–, Richtlinien 177
Mykosplasmen 225, 246
Mylepsinum®/Primidon 293
Myogelosen 49, 53, 306
Myokardfibrose 102
Myokardinfarkt 100ff., 103, 105f., 132, 212
–, stummer 132
Myokarditis 212, 313
Myokardszintigraphie 102
Myom, submuköses 230
Myoma uteri 10, 227, 238, 249
Myopathien 51
Myopie 257
Myositis ossificans 12
Myotendinosen 59
Myotonolytika/Musaril®, Norflex®, Sirdalud® 66
Myringitis bullosa haemorrhagica 195
Myrrhe 186
Myrtenblattsonde 88
Myrtol 131

Nabelhernie 9, 150
Nabelkoliken 144, 160
Nachblutung 81
Nachlast 102
Nachtkerzenöl/Epogam® 184
Nachtschatten, bittersüßer/Solanum dulcamare/Cefabene® 184
Nachtschweiß 11
Nackenbeschwerden 93
Nackenschmerz 94
Nacom®/L-Dopa-Präparat 294
Nadelhalter 88
Nadelrad 301
Nadolol 115
Naftidrofuryl/Dusodril® 334
Naftifin/Exoderil® 190
Nägel, brüchige 11
Nagel, eingewachsener 74
Nagelbeißen 290
–, Deformität 322
–, Dystrophie 11

–, Extraktion 74
–, Falzentzündung 72
–, Fehlbildung 9
–, Mykose 8
Nährstofflösungen, hochkalorische 353
Nahrungsmittelallergie 157
Nahrungspause 157
Nahtdehiszenz 96
Nahtmaterial, unverträgliches 76
Nahtverschlußtechniken 96
Naloxon 351
Naproxen 248
Narbenbeschwerden 11
Narbenhernie 7, 150
Narkolepsie 293
Narkotika 277
Nase, trockene 8
Näseln 202
Nasenatmung, behinderte 207
Nasenbluten 111, 201, 206
–, Selbstmaßnahmen 206
–, Dusche 207
–, Nebenhöhlenaffektion 41
–, Nebenhöhlenentzündungen 201, 207
–, Polypen 207
–, Spray 257
–, Tamponade 207
–, Tropfen, abschwellende 195, 197, 204, 207
natürliche Familienplanung (NFP) 250
natürliche Kontrazeptionsmethoden 238
Nausea 5
Nävi 190
–, blaue 190
Navikularefraktur 90
Nävus 6, 179
–, Halo ~ 190
–, Sutton- 190
Nävuszellnävus 179, 181, 190
N-Azetylzystein/Fluimucil® 131
Nebacetin® 80
Nebenhodenentzündung 225
Neisserien 69
Nekrose, aseptische Gewebs ~ 76
Neomyzin 185
Neoplasien, benigne 4
–, maligne 5
Nephritis, interstitielle 313
Nephrolithiasis 57
Nephropathie 7, 133, 296, 309
–, diabetische 115
Nephrotomie 244
Nephrotoxizität 187
Nervenerkrankungen 16
–, Kompression 5
–, Zusammenbruch 7, 266f.
nervöse Erschöpfung 266f.
Nervosität 4, 257, 267f., 278
Nervositäts-Programm 268, 376
Nerzfett 184
Nesselsucht 174

Netzhautabhebung 260
–, Ablösung 264
–, Einriß 256
Neubildung, Brust, gutartige 7
Neubildungen, gutartige 323
Neuralgie 4, 46, 50
–, einfache 47
Neuralgien 4, 16, 43ff., 196
Neuralrohrdefekte 248
Neuraltherapie 63, 67, 133
Neurasthenie 279
Neuritiden 16, 43ff.
Neuritis 5
– nervi optici 264
Neuroborreliose 173
Neurochirurgie 44
Neurocil®/Levomepromazin 290
Neurodermitis 164ff., 184, 346f.
Neurodermitisgruppe 347
Neuroleptika 275, 290, 293, 353
–, trizyklische 290, 292
Neuroleptikum/Atosil® 311
Neurologie 44
Neurolyse, operative 66
Neuropathie 309, 331, 334
–, diabetische 302
Neuropathien 319
Neuroplant® 300/Johanniskraut-Extrakt/Hypericum 290
Neurose, depressive 279
Neurosen 278ff.
Neutrall-Null-Methode 86, 97
Nicergolin/Sermion® 292
nichthormonelle Verhütung 241
nichtsteroidale Antirheumatika (NSAR) 58, 66ff., 80, 115, 185, 187, 207, 332
Nickel 169
–, Allergie 184
Nicolau-Syndrom 76, 80
Nidationshemmer 242
niedermolekulare Heparine 309
Nierenbeckenentzündung 9
–, Ruptur 12
–, Stein 364
Nierenbeschwerden 214
–, Funktionsstörung 7
–, Werte 244
–, Insuffizienz 7, 330
–, Kolik 212f.
–, Schwelle 300
Niesen 26
Nifedipin/Adalat® 115, 332
Nikotin 188
–, Abstinenz 130
–, Abusus 6, 131, 185, 291f., 350
–, Pflaster 292
Nikotinsäure 353
Nissen 176f., 189
Nitrate 102f., 130, 132, 332
Nitrattoleranz 102
Nitrofurantoin 48, 215, 245
Nitroglyzerin 102, 130, 134, 162
Nitrokörper 102
Nitropräparate 161, 310

NMR 95ff.
Non-Hodgkin-Lymphome 338
Non-sickness-Kontakte 13, 20
Non-ulcer-Dyspepsie 148
Non-Ulkus-Dyspepsie (NUD) 160
Nootropika 291f.
Noradrenalin 128, 348
Norflex®/Myotonolytikum 66
Normalinsulin 329, 331
Nosographie 18
Notarzt 81
Notfall 198, 354
–, Praxis ~ 354
–, Besteck 96
Novalgin®/Metamizol 161, 332
Novesine®/Lokalanästhetikum 263
Novonorm®/Glinid 330
Noxenur®/Parasympatholytikum 245
Nüchternschmerz 147
Nulldiät 318
NYHA-Klassifikation 101f
NYHA-Stadien 130
Nykturie 12, 100, 218
Nystagmus 119f., 134
Nystatin/Moronal® 184, 189f., 366

Oberbauchbeschwerden 147, 162
–, Koliken 161
Oberbauch-Programm 141, 144, 146, 375
–, Schmerzen 4, 147
objektives Befinden 29
Obstipation 5, 151f., 158f., 210, 267, 269, 287, 290, 292f., 336, 350
–, Behandlung 152
–, Still ~ 158
obstruktive Atemwegserkrankung 125, 130
Oceral®/Oxiconazol 190
Ochsenhunger 319
Ödeme 267
–, Bein ~ 99ff.
Ödemprotektiva 333
Offenlassen, Abwartendes 18f.
Ogino-Methode 241, 249
Ohnmacht 8, 135, 217
Ohnmachts-Programm 128, 376
Ohren, abstehende 11
Ohrenklingen 6, 199, 210
Ohrensausen 6, 118, 198, 205
Ohrentropfen 196, 205
Ohrfluß, chronisch-rezidivierend 10
Ohrgeräusche 134, 193, 198f., 283
Ohrgeräusche-Programm 199, 375
Ohrschmalzverschluß 197
Ohrschmerzen 196
Ohrschmerz-Programm 196, 375
Ohrspülung 198, 205
Okklusion 168
okkulte Blutung 143f.
okkultes Blut im Stuhl 339, 354
ökologische Hausarztfunktion 349
ökonomische Hausarztfunktion 349
– Zwänge 211
Ölbäder 173

Oleander 355
Ölflecken 173
Oligomenorrhö 230f.
Oligophrenie 221
Oligurie 12
Omarthropathie 51, 52
Omarthrose, aktivierte 347
Omega-3-Fettsäure 354
onkologische Nachsorge 352f.
Onychogryposis 12, 322
Onychomykose 8, 189, 364
Ophthalmologie 71
Opiate 92, 244, 351
Opioide 58
orale Kontrazeptiva 239, 285
oraler Glukosetoleranztest (oGTT) 300
Orbita-blow-out-Fraktur 86
Orchidometrie 338
Orchitis 9, 225, 246
–, Mumps ~ 225, 247
Orgasmusstörungen 227
Orientbeule 11
Orthesen 64
–, Versorgung 66
Orthonyxiebehandlung 79
Orthopäde 19, 44
orthostatische Dysregulation 134
– Hypotension 90
örtliche Routinen 177
Ösophagitis 8
Ösophagogastroduodenoskopie 147, 160
Ösophagusbreischluck 337
–, Divertikel 10
Ossalgie 5, 43ff., 46
Osteoarthropathie 173
Osteochondrose 55f.
–, juvenile 60
Osteochondrosis dissecans 11
Osteodensitometrie 248
Osteomalazie 293
Osteoporose 11, 57, 66, 89f., 229f., 247f., 333, 346, 350
–, postmenopausale 230
–, Prophylaxe 230
Osteoporose, Therapie 230
Osteosarkom 320
Östrogene 157, 230, 246, 263, 335
– bei Männern 338
–, Lokalbehandlung 188
–, Mangel 187
–, Therapie 247
Oszillographie 334
Otalgie 6, 196f., 205
Otitis externa 5, 75, 205
– – diffusa 197
– – furunculosa 7, 71, 197
– media 71, 141, 146, 312f.
– – acuta 4, 193ff., 204
– – chronica 204
– – perforata 195, 346
– –, chronische 195
Otologika 205
Otosklerose 199

Otoskopie 71, 194. 305
Ott-Maß 64
Ovarialinsuffizienz 247
Ovarialzysten 235
Ovulation 238, 358
Ovulationshemmer 133f., 239f., 242, 264, 309
–, orale 293
Ovulationstermin 241
Ovulationszeichen 239
ovulatorischer Zyklus 232
Ovulum, Schaum ~ 241
Oxazepam/Adumbran® 290
Oxiconazol/Oceral® 190
Oxybutinin/Dridase® 246
Oxyuren 150f., 162, 174, 187
Oxyuriasis 8, 150
Ozonwerte, kritische 132

Pädiater 72
Pad-Test 224
painful arc 64
Pallästhesie 301
Palpitationen 7, 100, 107
Panaritium 7, 72f., 79, 210, 304, 346
– articulare 73
– cutaneum 72, 74
– ossale 73
– subcutaneum 72f.
– subunguale 72f.
– tendinosum 73
–, Knopfloch ~ 73
–, Kragenknopf ~ 73
Panikstörung 281
Pankreasinsuffizienz 160
–, Karzinom 57
–, Kopfkarzinom 162
Pankreatitis 57, 140
– acuta 8, 28
Pankreatopathie 9
Papanicolaou-Abstrich 249
– -Stadien 236
– -Test 227
– -Test III/IV 10
– -Untersuchung 211, 235
Paraffinum subliquidum 158
Parageusien 9
Paranoia 276, 292
paranoide Persönlichkeit 280
Paraphimose 222, 246
–, Reposition 222
Parasiten 123
–, Haut ~ 11
Parasitose 341
Parästhesien 5, 244, 267, 283, 291, 310
Parasympatholytika 245f.
Paratenonitis crepitans 326
Parazentese 195, 204
Parazetamol/Benuron® 39f., 234, 332, 353
Parese, diabetische 261
–, Fußheber ~ 10
–, peripherer Nerven 10
Parkinson-Krankheit 8, 287, 293f.
– -Kranke 345

Paronychie 5, 72f., 74, 79
Parotisaffektion 196
Parotitis epidemica 246
– marantia 12
– -Bild 9
paroxysmale Hämoglobinurie 57
Partnerbehandlung 246
–, Konflikte 272
–, Probleme 5
Parulis 71, 75, 79
Paspertin®/Metoclopramid/Prokinetikum 157, 159
Passiflora incarnata/Passionsblume 311
Patient, Mitarbeit 18
Patientenführung 168
– bei Schlafstörungen 310f.
Patientenklage 53
Patientenschulung 125
Paukenerguß 195
Pavor nocturnus 293, 310
Peak-flow 125
Peak-flow-Kurve 126
Peak-flow-Messung 122
Pearl-Index 241
Pedikulose 11, 166, 176f., 188f.
Pedographie 302
PEG (perkutane endoskopische Gastrostomie) 293
PEG-Sonde 159
Pektin 157f.
Pektorago 46
Pemphigus 12
Pendelhoden 11, 226
Peniskarzinom, Penis 246
–, Prothese 247
Penizillamin 67
Penizillin 40, 188, 335, 364
Penizillin G 124, 234, 246
–, orales 314
–, Allergie 174f.
–, Resistenz 246
Pentoxifyllin/Trental® 334
peptische Ulzera 147, 210
Perenterol®/Hefe 157
perforierter Magen 105
Perianalthrombose 141f., 161
Periarthritis humeroscapularis 46
Periarthropathia coxae 46
– humeroscapularis 52
Periarthropathien 4, 43, 51, 64f.
Periarthrosis genus 46
Perimenopause 228
perinatale Hirnschäden 293
periorale Dermatitis 175, 188
Periostalgien 5, 43f., 46
Periostitis, Unterkiefer 75
periproktitischer Abszeß 80
Peritonsillarabszeß 9, 34, 40
Peritonsillitis 9
Perkussion 101
perkutane endoskopische Gastrostomie (PEG) 293
Perlèche 11, 75
Perlèche-Programm 75, 374

Permethrin/Antiskabiosum 189
Perniones 9
Perphenazin 275
Persönlichkeitsstörungen 267
Persönlichkeitstypen 278, 280
Perthes-Test 333
Pertussis 33, 34, 312, 335, 354
- -Antigen 380
-, Bild 9, 14
-, IgM/IgG 312
Peru-Balsam 185
Pes planus 321f.
- valgus 321
Petechien 12
Petersilie 216
Pethidin 353
Petit-mal-Anfall 286
Pfählungsverletzung 87
Pfefferminze 160
Pharyngitis 5, 75, 177
-, afebrile 26, 34
Phasenkontrastuntersuchung 244
Phenobarbital/Luminal® 293
Phenothiazinderivate 290
Phenyläthylamin 332
Phenylbutazon/Butazolidin® 66
Phenylmethan/Bisacodyl/Dulcolax® 158
Phenytoin 277
Phenytoin/Zentropil®/Antiepileptikum 67, 157, 293
Phimose 8, 209, 221f., 246
-, echte 222
-, Para ~ 222
-, physiologische 222
Phlebographie 185, 333
Phlebothrombose 185, 307f., 333
Phlegmone 12, 69, 79, 176
Phobien 279
Phosphatsteine 214
Photoallergie 185
-, Chemotherapie 173
-, Sensibilisierung 185
-, Therapie 173, 183
Phytoanxiolytika 292
-, Pharmaka 63, 218, 245, 290
Phytosterole 216
-, Therapie 216
Piercing 184
Pigmentflecke 332
Pigmentzellnävus 181
Pille 241, 248
- danach 238, 241, 251
- und Hypertonie 251
- und Migräne 251
- und Rauchen 251
- und Varikosis 251
-, antiandrogene/Diane® 79, 251
-, Dreiphasen ~ 239
-, Einphasen ~ 239f.
-, Sequentialpräparate 239f.
-, Zweiphasen ~ 239f.
Pillenbeschwerden 12, 227
-, Müdigkeit 250
-, Pause 250

-, Rezepterneuerung 109
-, Unverträglichkeit 251
Pilocarpin 263
Pilonidalsinus 76
Pilz, Fuß ~ 190
-, Befund 177
-, Infektionen 166
-, Kultur 165, 169, 177
-, Nachweis 177
Pink-puffer-Typ 123
Pinkus-Pille 239
Pinzette 88
Pipamperon 275
Piperiden/Akineton® 157
Pirazetam 291
Pirenzepin 263
Pirenzepin/Gastrozepin® 159, 245
Piroxicam/Felden® 58, 66
Pityriasis rosea 8, 181f., 189, 191
Pityriasis versicolor 7, 181f., 189
PK-Merz®/Amantadinderivat 294
Plantago-ovata-Samenschalen 158
Plantarwarzen 170, 185
Plattenepithelkarzinom 179f.
Plattfuß 321f.
Platzwunde 92
Plethysmographie 185
Pleuraerguß 12, 102
Pleuritis 12
Pneu 96
Pneumokokken 62, 69, 194
- Impfstoff 381
-, Infektion 124
Pneumomammographie 337
Pneumonie 5, 30, 33, 39, 123f., 141, 146, 266
-, Grippe 39
pneumonische Bilder 123, 132
Pneumozystomammographie 337
Podophyllinspiritus 185, 190
Polio 335
Poliomyelitis 234, 335
- -Impfstoff 381f.
Polio-Risiko 382
Politzer-Luftdusche 205
Pollakisurie 8, 26, 31, 209, 214ff.,
Pollakisurie-Programm 215, 375
Pollenflugkalender 188
Pollinose 262, 341
Polyarthritis, chronische 43ff., 60ff., 326, 341
Polycytämia vera 285
Polydipsie 10, 300
Polyglobulie 293
-, symptomatische 364
Polymastie 324f.
Polymenorrhö 230f., 250
Polymorphe Herzbeschwerden-Programm 107, 374
polymorphe Kardiopathie 107, 133
polymorphe, wahrsch. nichtorg. Beschwerden (PWN) 6, 99, 266, 269
Polymyalgia rheumatica 12, 64
Polyneuropathie 47f., 291
-, alkoholische 274
-, diabetische 66, 302

Polyneuropathien 65f.
Polypen 202
polysomnographische Untersuchung 335
Polythelie 324f.
Polyurie 300, 331
Polyvidon-Jod/Betaisadona® 190
Portio 237
Portio-Ektopie 236
- -Erosion 235f.
-, Kappe 239, 241f., 250
-, Karzinom 220
-, Material 237
Portsystem 353
Positronenemissionstomographie (PET) 287
Postdiskektomiesyndrom 53
Posthitis 222, 246
postinfektiöse Arthritis 67
postkoitale Kontrazeption 251
Postmenopause 115, 263
postoperative Nachsorge 308
post pill amenorrhoea 230, 233, 250
postprandialer Schmerz 147
poststationäre Betreuung 293
postthrombotisches Syndrom 186, 333
- Ulkus 170
posttraumatische Belastungsstörung 281
Potenz 245, 250, 331
-, Störung 291
präarthrotische Deformitäten 60
präkordiale Schmerzen 4
Präkordialschmerz 48, 210
Praktischer Arzt 19, 345
Prämenopause 228
prämenstruelles Syndrom 227
präoperative Diagnostik 152, 354
Präputialverklebung 209, 222
Präservativ 239
Prävalenz 110
Prävention 350f.
-, primäre 130
-, Sturz ~ 89
Pravidel®/Prolaktinhemmer 294, 338
Praxishypertonie 113f.
Praxisstatistik 24
Prednicarbat 168
Prednisolon 58, 67, 131, 168
Pregnosticon®-Test 233
Preiselbeerblätter 217
Prellungen 81, 83, 86
Preload 102
Presbyakusis 9
Priapismus 246
Prick-Test 33
Priessnitz-Wickel 39
primäre Prävention 130
Primärmedaillon 182
Primärnarbe 96
Primidon/Mylepsinum® 293
Primula 39
PRIND (prolonged reversible ischemic neurological deficit) 283

Privin® 206
Privinismus 40, 207
Probleme am Arbeitsplatz 7
– in der Familie 6
–, sonstige 10
problemorientiertes Handeln 21
Procain 134, 205
Procainamid/Antiarrhythmikum 39
Proctalgia fugax 158
Progesteron 230, 234
Progestogel®/lokales Gestagen 338
Prognose 284, 303, 352
Programmierte Diagnostik 20, 31, 55, 212, 266, 303f.
programmierte Untersuchung 146
Prokinetika 159f.
Proktalgie 12
Proktoskop 142
Proktoskopie 141, 158, 162
Prolaktinhemmer/Pravidel® 294, 338
Prolaps LWK 54
prolonged reversible ischemic neurological deficit (PRIND) 283
Promethazin/Atosil® 275, 290
Propafenon 132
Propecia®/Finasterid 190
Prophylaxe 348
Propionsäurederivate/Ibuprofen/Ketoprofen 66
Propiverin 220
Propiverin/Mictonetten® 245
Propiverin/Mictonorm® 245f.
Propranolol/Dociton® 130, 162, 294, 330
Propyphenazon 332
Proscar®/Finasterid/5-a-Reduktasehemmer 245
Prosénc-Phänomen 19
Prospan®/Efeublätterextrakt 131
Prostaglandin 188
Prostata Symptome Score, internationaler 219
–, Karzinom 217
–, Operationstechniken 219f.
–, Phytopharmaka 218
–, Adenom 132, 216f., 244
–, Hyperplasie 5
– –, benigne (BPH) 216, 217ff., 245
– –, Stadien 218
–, Hypertrophie 100
–, Karzinom 57, 219f., 245
–, Mittel 216
–, Palpation 245
–, Sonographie 218
prostataspezifisches Antigen (PSA) 57, 245
–, Untersuchung 214
Prostatektomie, radikale 219
Prostatitis 11, 57, 224
Prostituierte 380
Proteinurie 8, 244
Protonenpumpenhemmer 148f., 159
Provokation, unspezifische 33
Prüfungsgespräch, Checkliste 360
Prurigo 165
Prurigoknoten 184

Pruritus 174f., 187, 210
– anogenitalis 6, 209
–, allgemeiner 6
–, histaminbedingter 188
–, lokaler 7
Pseudodiagnose 141
Pseudoerysipel 176
Pseudokrupp 36
– -Bild 10
Pseudo-Krupp-Programm 37, 373
pseudoradikuläre Schmerzausbreitung 53
pseudoradikulärer Schmerz 55
Pseudorubellae 311
Psoasschmerz 160
Psoralen® MT/Dithranol 187
Psoriasis 164, 184, 186, 197
Psoriasis arthropathica 187
Psoriasis und Ernährung 187
– und Psyche 187
– vulgaris 7, 172f.
Psyche 167, 209, 211
– und Haltung 58
– und Hauterkrankungen 169
– und Muskeltonus 50
– und Muskulatur 66
psychische Belastung 158
– Erkrankungen 16
– Faktoren 56
– Stadien bei Krebskranken 338
– Störungen 162
psychogene Anfälle 293
– Erkrankungen 265
– Faktoren 247
psychometrische Testverfahren 277
psychoorganisches Syndrom 11
Psychopharmaka 245, 277, 280, 292, 335
Psychopharmakotherapie 272, 290
Psychose 287, 291
–, akute 8, 276
–, Alkohol ~ 292
–, Alters ~ 292
–, chronische 6, 276
–, Dopamin ~ 292
–, Drogen ~ 292
Psychosen 275, 280, 292
Psychosoma 209
psychosomatischer Behandlungsansatz 159
psychosoziale Beratung 20
– Führung 106, 169
– Zuwendung 287
psychosoziales Umfeld 125
Psychotherapie 107, 132, 167, 212, 268, 271, 281, 292, 336
psychovegetative Allgemeinstörungen 269
– Syndrome 266
psychovegetativer Störkreis 271
Pterygium 11
Ptosis 12
Pubarche 358
Pubertät 336
Pubertätsverlauf 357
Pufferabsätze 66

Pulmicort®/inhalatives Kortikosteroid 131
Pulmonalembolie 106
Puls 101
Pumpeninsulin 331
Punktion, intraartikuläre 77
Punktionszytologie 337
Pyelitis 10, 39
Pyelographie 212
–, intravenöse 244
Pyelonephritis 9, 57, 215ff.
–, akute 366f.
Pylorusstenose 157
Pyodermien 9, 69ff., 163
pyogene Erkrankungen 14
– Infektionen 6
– – der Haut 16, 69ff.
Pyokokken 69
Pyralvex®-Gel 186
Pyrazolonderivate 188
Pyrethrum/Goldgeist® forte 189

Quaddeln 174
Quadrizepsreflex 47
Quellstoffe 158
Querschnittslähmung 226
Quetschungen 82
Quick-Wert 109
Quilonum®/Lithiumsalz 290
Quincke-Ödem 8, 348

Rachenmandelvergrößerung 202
Rachitis 293
radikulärer Schmerz 55
Radiofibrinogentest 185
Radiojodtherapie 337
Radiusfraktur 6, 91, 97
Raloxifen 230
Ranitidin/Histamin-(H2-)Rezeptorantagonisten 159
Raritäten 33, 36
RAST 33
Rastinon®/Tolbutamid/Sulfonylharnstoff 330
Ratschow-Lagerungsprobe 334
Rauchen 103f., 115, 186, 229, 248, 250, 291, 355, 357
– und Pille 251
–, Frauen 293
Raucher 368
Rauchvergiftung 11
Rausch 291
Raute/Herba rutae hortensis 248
Rauwolfia 338
Raynaud-Syndrom 9, 310
Reanimation 348
Rectodelt® 40
Refertilisierung 250
Reflexinkontinenz 222
Refluxösophagitis 40, 147, 159
Refluxzystogramm 244
Refraktionsanomalien 10, 254, 257f., 264, 302
Refraktionsfehler 254
Regelanomalien 5

regelmäßig häufig 24
Regelmäßigkeit der Fälleverteilung 3
Regelstörungen 228
Rehabilitation 132, 348
Rehydradationslösung, orale 139
Reiseberatungen 20
Reisediarrhö 139, 158
Reiter-Trias 224
Reithosenanästhesie 54
Reizblase 215, 217, 223, 245
Reizdarm 50
Reizdarmsyndrom 145, 160
rektale Untersuchung 144, 148, 158, 160, 162, 212, 214, 217, 224
Rektalprolaps 9
Rektoskopie 57, 141, 161f.
Rektozele 223, 237
Rektumkarzinom 57, 75
Rektusdiastase 159
Rentenanliegen 20
–, Problematik 132
Reserpin 134, 157, 247, 290
Resistan®/Echinacin 186
Resochin®/Chloroquin 67
Resorcin 262
respiratorisches Feedback (RFB) 334
Restharn 244
–, Bildung 132
Restless legs 10
Retinoid/Tigason®/Vitamin-A-Säure 187
Retinoide 79
Retinopathie 309, 331
retrograde Amnesie 92
Retrolisthese 56
Revaskularisierung 103
Reye-Syndrom 39
Rezeptwünsche 20
Rheographie 334
Rheologika 334
Rheomacrodex® 334
Rhesusinkompatibilität 248
Rheuma 43
Rheumafaktoren 61, 62, 67
Rheumagruppen 347
rheumatisches Fieber 314
Rheumatismus 46
Rheumatoid 313
Rheumatologie 44
Rhinitis 4, 26, 177, 267, 348
–, afebrile 35
Rhinobronchitis 36
Rhinologika 205
Rhinopathie, allergische 207
Rhizarthrose 51, 61
Rhythmusstörungen 132
Richtlinien, Mykosen 177
–, Therapie ~ 178
Rickettsien 123
Riesenfaltengastritis 147
Riesenzellarteriitis 332
Rigor 287
Rinderbandwurm 150
Rinne-Test 194, 199, 205f.
Rippenbruch 89

Rippenfellentzündung 99
Rippenfrakturen 6, 99
Rippengürtel 90
Rippenserienfraktur 90
Risedronat/Bisphosphonat/Actonel® 58, 230
Risikofaktoren 103
Rivanol®/Acridin-Derivat 190
Rivastigmin/Cholinesterasehemmer/Exelon® 293
Rivotril®/Clonazepam 40, 293
Rofecoxib/Vioxx®/Cox-2-Hemmer 66f.
Romberg-Versuch 119
Romberg-Zeichen 119, 267
Röntgen-Kontrastmittel 337
Rosazea 175, 188
Roseola infantum 311
Roßkastanie 217
Roßkastanienextrakt/Aescin 185, 234, 333
Rotatorenmanschettenläsion 339
–, Ruptur 52, 85
Röteln 62, 75, 205, 234, 253, 255, 311ff., 325, 335, 338, 350
– -Bild 7
–, Erkrankung 351
–, IgM/IgG 312
– -Impfstoff 382
–, Titer 80, 335
rotes Auge 254, 260
Rot-grün-Störung 259
Rotlicht 80
Routineinsulin 331
Rovsing-Zeichen 160
Rubeolen 75, 163, 253, 311ff., 335, 338
Rückenmarkatrophie 11
Rückenschmerzen 19, 245
– und Lebensalter 58
–, chronische 57f.
Rückenschulung n. Brügger 66
Rucksackverband 91
Ruhigstellung 87, 96
Ruminieren 12
Rundrücken 59
Ruptur der langen Bizepssehne 85
Rutin 333
Rydel-Seiffer-Stimmgabel 301

Sab®/Dimethylpolysiloxan 160
safer sex 238
Sägepalme/Sabal serrulata 217
Sagrotan®/Kresol 190
Sakrago 46
Sakraldermoid 10
Salbei 186
Salbutamol/Sultanol® 131
Salizylalkohol 205
Salizylate 188, 205
Salizylpflaster 336
Salizylsäure 168, 173, 187
Salizylspiritus 184
Salizylvaseline 78, 185, 187
Salmonellen 139, 141
–, Ausscheider, asymptomatischer 140
–, Dauerausscheider 157

– -Gastroenteritis 140
–, Infektion 157
Salmonellose 162
Saltucin® 330
Sandelholz 217
Sarkoidose 12
Saroten®/Amitriptylin/trizyklisches Antidepressivum 290
Sauerstoffbehandlung 334
Säugling 366
–, Ernährung 74
–, Lagereflexe 357
–, Soorbefall 178
Säuglinge 162, 167
Säuglingsdyspepsie 141
Säuglingsenteritis 141
Schachtelhalm/Herba equiseti 217
Schädelbodenfraktur 263
Schädel-Hirn-Verletzung 92
–, Prellung 92
–, Verletzung 92f.
Schafgarbenextrakt 249
Schafshusten 335
Schallempfindungsschwerhörigkeit 199
Scharfer Löffel 88
Scharlach 34, 311ff., 313, 335
–, Bild 7, 17f.
–, Exanthem 313
–, Prophylaxe 314
–, Rezidiv 314
Schaumovulum 241
Scheidenausfluß 235
–, Diaphragma 239, 241f., 250
–, Pessar 249
–, Spülung 249
Schellong-Test 127, 267
Schere 88
Schicksalsschlag 7
Schielen 260f
Schilddrüse, autonomes Adenom 337
–, Diagnostik 337
–, Entzündung 323
–, heißer Knoten 337
–, kalter Knoten 337
–, Operation 337
–, Radiojodtherapie 337
Schilddrüsenfunktion und Schwangerschaft 248
Schilddrüsenhormone 234
Schilddrüsen-Programm 323, 377
–, Überfunkion 11, 323f., 336
Schiller-Jod-Probe 236
Schimmelpilze 177
schizoide Persönlichkeit 280
Schizophrenie 276
Schlafapnoesyndrom 335
–, Hygiene 311
–, Labor 334f.
Schlaflosigkeit 210, 228, 267, 310f., 334
Schlafmangel 255
Schlafmittel 90
–, Vergiftung 335
Schlaf-Programm 310, 376
Schlafritus 59

–, Störungen 4, 26, 31, 39, 50, 100, 198, 244, 269, 283, 291, 310f.
–, Unterlage 59
Schlaganfall 103, 282ff.
Schlaganfall, Risikofaktoren 284, 285
Schlangengifttherapie 334
Schleifendiuretika/Furosemid/Torasemid (Torem®)/Piretanid (Arelix®) 134
Schleimhautprotektiva/Karbenoxolon/Sucralfat/Ulcogant® 159
Schlingentisch 64, 67
Schluckstörungen 8, 93, 147
Schlüsselbeinbruch 91f.
Schlüsselblume 216
Schmarotzer, unklarer 11
Schmerzbekämpfung 92, 96, 106, 132
Schmerzen, präkordiale 4
–, Zoster 291
schmerzhafter Bogen 64
Schmerztherapie 352ff.
–, Stufenschema der WHO 353
Schmerztyp 58
Schmetterlingsrolle 322, 336
Schmierblutung (spotting) 248, 250
Schnarchen 12
schnellender Finger 327
Schnupfen 4, 26, 31, 35, 40, 201, 207
Schober-Zeichen 64
Schock 132, 158
–, septischer 237
–, Apotheke 131
–, Bekämpfung 92
–, Index 92
Schöllkrautextrakt/Chelidonin 160
Schrittmacherindikationen 132
Schuhe, Kinder ~ 336
Schuheinlagen 66
–, Inspektion 321
–, Verordnung 336
–, Zurichtung 65, 336, 339
– – bei Konfektionsschuhen 322
– –, Schmetterlingsrolle 336
Schulbefreiung 335
Schulbesuch 197
Schulkind 281
Schulleistungsprobleme 357
Schulschwäche 290
Schulsportbefreiung 9
Schulter-Arm-Syndrom 45
Schulterschmerzen 347
Schulterschmerz-Programm 49, 52, 374
Schultersteife, schmerzhafte 52
Schulunterricht 197
Schuppenablösung 187
Schuppenflechte 172f.
Schuppenkrause 182
Schuppenröschen 181
Schürfwunde 5, 92
Schüttelfrost 175, 216, 237, 267
Schutzimpfung, Grippe 39
Schwäche 4
Schwanenhalsdeformität 67
Schwangere 216, 247, 380
Schwangerenbetreuung 233

Schwangerenvorsorge 249
Schwangerschaft 6, 14, 41, 134, 157, 173, 187, 189, 227f., 230, 233, 244, 250, 287, 307, 309, 330f., 336, 339
– und Blutparameter 234
– und Diabetes 331
– und Fernreisen 249
– und Hyposensibilisierung 131
– und Medikamente 234
–, EPH-Gestose 233
–, Früh ~ 248
–, Kündigungsschutz 249
–, Mehrlings ~ 250
–, Mitteilungspflicht 249
–, Risiko ~ 248
–, Schilddrüse 248
–, Spät ~ 248
Schwangerschaftsabbruch 234, 248
–, Erbrechen 9, 227
–, Hypertonie 116
–, Komplikationen 133
–, Risiko 247
–, Störungen 248
–, Test 139
–, Zeichen, sichere 233
– –, sichere/unsichere 248
schwarzer Krebs 179
Schwefelbäder 185
Schwefelschüttelmixtur 167
Schweinerotlauf 176
Schweißausbrüche 26, 228
Schweißdrüsenabszesse 8, 71
Schwellkörperautoinjektionstherapie (SKAT)/Caverject® 247
Schwellung, Sublingualdrüsen ~ 10
Schwellungen 5
Schwerhörigkeit 199f., 202, 205
–, Alters ~ 199, 206
–, Innenohr ~ 199f.
–, Kinder 200
–, Mittelohr 199, 206
Schwermetalle 65
Schwielen 170, 319, 322, 336
Schwindel 4, 16, 93, 99ff., 111, 113, 127, 134, 193, 195, 210, 283, 290, 348
–, Befreiungsmanöver 120f.
–, charakteristischer 118ff.
–, Lagerungs ~ 116, 120
–, uncharakteristischer 116f., 303
Schwindelbefreiungsmanöver 116
Schwindel-Programm 116, 117, 374
Schwitzen 50, 269, 291, 323
Scilla maritima 130
Scopolamin/Buscopan® 158, 161
Screening 354
–, Sonographie der Säuglingshüfte 355
Seborrhö 250, 294
Seborrhoea capillitis 185
seborrhoische Dermatitis 166
seborrhoisches Ekzem 184
Sebostase 167
Sedierung 106
Sehleistung 258
Sehnendurchtrennung 7, 82

Sehnenluxation 11
–, Ruptur 7, 339
Sehnenscheidenentzündung 176
Sehnenverletzung 85, 88
Sehprobentafeln 259
Sehschädigungen 260
Sehschärfe 258f.
–, Bestimmung 258
–, Prüfung 258
Sehschule 261
Sehschwäche 159
–, Schwäche, passagere 11
–, Störungen 111
–, Vermögen 258
Seidelbast 355
Seiltänzergang 119
Selbstbehandlung 31, 168
Selbstbeobachtung 74
Selbsterfahrungsgruppen 271
Selbstheilkraft 169
Selbstheilungstendenz 50
Selbsthilfegruppen 64, 168, 184, 290f., 347
Selbstmord, Bilanz ~ 273
–, Pläne 272, 291
–, Verhütung 273
–, Versuch 272
Selegilin/Movergan® 294
selektiertes Krankengut 163
selektive Serotonin-Wiederaufnahmehemmer (SSRI) 281
selektive Ultra-Violett-Therapie/SUB 187
selektiver Serotoninagonist/Triptan 332
selektiver Serotonin-Rückaufnahmehemmer/Fluctin® 290
Selen-Disulfid 190
Semen cucurbitae/Kürbissamen 217
Seminarweiterbildung Allgemeinmedizin 360f.
Semmes-Weinstein, Monofilament 301
Sempera®/Itraconazol/Antimykotikum 189f.
senile Kolpitis 249
Senkfuß 321f.
–, Beschwerden 7
Senkfüße 336
Senkungsbeschwerden 237
Senna 157
Sennesblätter 158
Sensibilitätsstörungen 66
septischer Schock 237
Septumdeviation 11, 201, 207
Sequentialpille 240
Sermion®/Nicergolin 292
Serotonin/5-Hydroxytryptamin 145
Seroxat®/selektiver Serotonin-Rückaufnahmehemmer 290
Serumimmunfluoreszenz 40
Seuchenrechtsneuordnungsgesetz 157
sex, safer 238
Sexual Transmitted Deseases (STD) 250

Sexualhormone 115, 248
Sexualität 226
– und Alkohol 292
Sexualprobleme 7, 210, 226f., 242, 247, 290
Sexualverhalten 249
sexuelle Dysfunktionen 226
– Störungen 215
sexueller Mißbrauch 227
– Reaktionszyklus 226
Shigellen 141
Sialolith 12
Sigmoidoskopie 142, 144
Sildenafin/Viagra® 130, 227
Singulair®/Montelukast/Leukotrien-Rezeptor-Antagonist 131
Sinus cavernosus-Thrombose 207
Sinusitis 313, 332
– ethmoidalis 12
– frontalis 6, 201, 257
– maxillaris 4, 201
–, Bade ~ 207
–, dentogene 207
Sirdalud®/Myotonolytikum 66
Sitosterin 217
Situationshypothese 302
Sjögren-Syndrom 262
Skabies 12, 166, 176f., 188f.
–, ekzematöse 165
Skalpell 88
SKAT/Schwellkörperautoinjektions-therapie/Caverject® 247
Skelettwachstum 358
Skidaumen 45
Sklerosierung n. Blond 142, 161
Skoliose 357
Skrotum-Programm 225, 376
small airways disease 125
Sodbrennen 5, 159f.
Sol. pyoctanini 189
Solanum dulcamare/Cefabene®/bitter-süßer Nachtschatten 184
Sole 131
Solidago virgaurea/Goldrutenkraut 217
Sollgewicht 335
Sondenernährung 159
–, transnasale 293
Sonnenallergie 185
–, Bestrahlung 173
Sonnenbrand 87, 165, 184
Sonnenhut/Echinacea purpurea 39
–, Lichtallergie 8
–, Strahlen 179
Sonographie 57, 129, 146, 160f., 213f., 244, 324, 337
–, intravaginale 211
–, Prostata 218
sonographisches Screening, Säuglings-hüften 355
Soor 10, 189, 246, 366f.
–, Balanitis 189
–, Befall 178
– -Kolpitis 249
–, Mund ~ 366f.

Sotalol 115
soziale Existenz, Gefährdung 276
– Hilfen 290
– Hilfestellung 353
– Integrationsfunktion 348
– Problematik 267
Soziopath 280
Spannungskopfschmerzen 50
Spasmalgan®/Denaverin/Spasmo-analgetikum 244, 248
Spasmodic Croup 36
Spasmolyt®/Trospiumchlorid 246
Spasmolytika 160, 277, 353
–, Blasen ~ 245
Spasmolytikum 145
Spätdyskinesien 290
Spectinomycin/Stanilo® 246
Speichelfluß 294
–, vermehrter 11
Spermiogramm 247
Spermizide 238
Spezialfächer 14
Spezialist 15, 19, 44f., 100, 108, 116, 134, 150, 161, 164, 169, 173, 182, 190, 201, 205, 211, 215, 220, 228, 255, 257, 264ff., 287, 296, 306, 336, 348, 366
–, Zusammenarbeit mit 21, 180f.
Spezialisten 14, 79
Sphinktertraining 161
Spinalstenose 46
Spine-Test 64
Spirometrie 109, 129
Spironolacton 134, 338
Splenomegalie 155
Spondylarthrose 55
Spondylitis ankylosans 45
Spondylolisthese 12, 56, 59
Spondylose 56
Spontanfrakturen 245
Sport und Arbeitsplatz 339
– und Hypertonie 133f.
–, Medizin 44
Sprachaudiogramm 206
Sprachtherapeut 290
Sprachverständnis 200
Spreizfüße 11, 322, 336
Spriogramm 346
Spritzenabszeß 77, 80
–, Schädigung 76, 80
Spritz-Eß-Abstand 331
Sprue/Zöliakie 12, 157, 162
Spucken 157
Spulwürmer 150f.
Sputum, blutiges 10
–, vermehrtes 8
Stack-Schiene 85
Staging 352
Stammtischblase 245
Stammvarikosis 306
–, Varizen 307
Standards 20
Ständige Impfkommission am Robert-Koch-Institut (STIKO) 378ff.
Stanger-Bad 347
Stanilo®/Spectinomycin 246

Staphylex®/Flucloxacillin 78
Staphylokokken 69f., 194
Starlex®/Glinid 330
Staroperation 263
Statine/Mevinacor® 354
statische Beschwerden 7, 319ff.
Status epilepticus 287, 293
– migraenosus 304
Stauungsdermatitis 166
Stauungsdermatosen 333
Stauungsekzem 167f., 184
Steinmann-Zeichen 65
Stenokardie 357
Stent 103
sterile Ehe 8, 227
Sterilisation 250
Sterilisierung 239
Sterilität 247
Sternalpunktion 339
Sterngang 119
Steroidakne 184
Steroide 111, 115, 183, 277, 290, 293
–, potente 168
Steroidtherapie 178
–, kutane 184
Stichverletzungen 6, 82, 86f., 154
STIKO (Ständige Impfkommission) 378ff.
Stillberatungskreis 347
Stillen 74, 249
Stillobstipation 158
Stillzeit 339
Stimmgabel nach Rydel-Seiffer 301
–, Prüfung 199
–, Test 198
–, Untersuchung 206
Stimmungslabilität 292
Stimmungslage 294
Stirnhöhlenentzündung 30, 257
Stolperfallen 90
Stomagruppen (ILCO) 347
Stomatitis 9, 226
– aphthosa 6, 172
Störfelder 67
Stoßwellenlithotripsie, extrakorporale (EWSL) 161, 244
Strabismus 11, 260f., 264
– convergens 261
– divergens 261
– paralyticus 261
Strahlentherapie, Zustand nach 245
Streckhemmung, Gelenk 12
Streptokinasetherapie 132
Streptokokken 69f., 194
Streptokokken-A-Angina 313f., 335
Streptomycin 134, 205
Streß 158, 171, 187f., 198, 331
–, Abbau 133, 174
–, Aufnahme, Röntgen 85
–, Echo, Kardiologie 102
–, Inkontinenz, Urologie 222, 224, 237
–, Ulzera, Gastroenterologie 158
Stridor 36
Strophulus infantum 11

Struma 323f., 336, 338
-, basedowicata 323
-, euthyreote 7, 337
-, Größenstadien 337
-, Jodmangel ~ 337
-, Operationsindikation 337
-, retrosternale 203
-, Rezidivprophylaxe 337
-, Stadieneinteilung 323
Stufendiagnostik 346
Stufentherapie der Hypertonie 114
Stuhl, Blut am ~ 7
Stuhlbluttest 142, 146, 161
Stuhlgang, imperativer 10
-, Kultur 162
Stuhltätigkeit 293
-, Untersuchung 162
Stuhlverstopfungs-Programm 152, 375
Sturz auf die Hand 90
-, Prävention 89
-, Prophylaxe 230
Styloiditis radii 46
SUB/selektive Ultraviolett-Therapie 187
Subarachnoidalblutung 332
subdurales Hämatom 96
subjektives Befinden 29
subkonjunktivaler Fremdkörper 256
Substraktionsangiographie (DSA), digitale 293
Suchdiät 175
Suchkost 175
Sucht 247
Suizidabsicht 331
Suizidalität 269, 290f.
-, Gedanken 270, 272
-, Impulse 271
-, Risiko 310
-, Versuch 9, 310
Sulfasalazin/Azulfidine® 67, 162
Sulfonamide 166, 185
Sulfonylharnstoffe 157, 330, 335
Sulpirid 275
Sultanol®/Salbutamol 131
suprapubische Harnableitung 245
Suprarenin®-Lösung 348
Supraspinago 46
Supraspinatussehnensyndrom 52
Süßholz 39
Sutton-Nävus 190
swimmers ear 205
Sympathektomie, lumbale 334
Sympathomimetikum/Effortil® 135
Symptom 16, 20, 44f., 106, 147, 174, 178, 198
Symptome 13ff.
-, allgemeine ~ 33
-, lokale ~ 33
Symptomgruppe 25, 44f., 147
Symptomgruppen 13, 15f., 164
Symptomgruppen-Klassifizierung 17, 210
Symptom-Klassifizierung 17, 210, 220, 303
symptothermale Methode 250
Syndets 169, 184

Syndrome 3, 13f.
Syndrom-Kurztest (SKT) 277
synkopaler Anfall 128, 135
Synkope 8, 132, 283, 293
Synovektomie 64
Syphilis 246
Systematik, zweidimensionale 14f.
Szintigraphie 337

Tabula diagnostica 140f., 266f., 318, 376
Tacalcitol oder Calcipotriol/Vitamin-D-Analoga 173
Tachykardie 29, 100, 106, 107, 267, 269, 323, 337, 348
-, anfallsweise 7
Tachykardie-Programm 107, 374
Tanner-Stadien 358
Tapeverband 96
Tardocillin® 1200/Benzathinpenizillin 314
Targesin-Rollkur 159
Tarivid®/Gyrasehemmer 245
Tarsalgie 6, 322
Tarsaltunnelsyndrom (TTS) 48, 334
Taubheit 93
Tausendguldenkraut 159
Teepause 157
Teer 168, 187
-, Bäder 173
-, Derivate 190
-, Stuhl 161
-, Zusätze 184
Tegretal®/Carbamazepin 186, 293
Telemetrie 129
Temperatur, rektale 39
-, Erhöhung, wochenlange 8, 26, 29
Tempoanomalien 231
Tendinitis calcarea 52
Tendomyopathie, generalisierte 50
Tendomyosen 53
Tendopathien 48, 51
Tendovaginitis 43f., 48, 91, 325ff., 339
- acuta 5
- stenosans 327
Tennisarm 339
Tennisellenbogen 5, 45, 326
Tenormin®/Atenolol 130
TENS (transkutane elektrische Nerven-stimulation) 186
Terbutalin/Bricanyl® 131
Tetanus 335
Tetanus-Immunglobulin 352
Tetanus-Immunprophylaxe 352
Tetanus-Impfstoff 382
-, Prophylaxe 80, 234
Tetragynon®/Postkoitalkonzeptivum 251
Tetrazepam/Muskelrelaxans 58
Tetrazyklin 79, 132, 166, 185, 245
Thalassaemia minor 9
Thalasso-Therapie 187
Thalliumvergiftung 179
Thelarche 357f.
Theophyllin 131, 348

therapeutische Lokalanästhesie (TLA) 66, 332
Therapie ohne Diagnose 17, 52, 303
Therapierichtlinien 178
-, Verweigerung 293
Thesit-Lotio 188
Thiamazol/Favistan® 39, 337
Thiazide 134
Thiazide/Esidrix® 330
Thioctacid®/Alpha-Liponsäure 66
Thioridazin 275
Thoraxprellung 99
Thoraxschmerz-Programm 49, 373
-, Verletzung 89
Thrombangitis obliterans 11
Thrombektomie 186
Thrombendarteriektomie (TEA) 334
Thromboembolieprophylaxe 309, 333
-, Risiko 250
thromboembolische Komplikationen, Risikofaktoren 308f.
Thrombolyse 103
Thrombophilie 133, 309
Thrombophlebitis 4, 30, 39, 185, 305, 306f., 340
-, akute 164
Thromboplastinzeit 109
Thrombose 4, 283, 372
-, Beckenvenen 186
-, perianale 142
-, Sinus cavernosus 207
-, Teilrekanalisation 372
Thrombose-Programm 307, 377
-, Prophylaxe 186
thrombotisch-thrombozytopenische Purpura (TTP) 162
Thrombozytenaggregationshemmer 293, 309, 334
Thrombozytopenie 333
-, heparininduzierte 309
Thrombozytose 12
Thrombusausräumung 185
Thymian 39
Thyreoiditis 11
Thyreostatika 39, 79, 341
Thyreotoxikose 179
thyreotoxische Krise 323
Thyronajod®/Jodid/L-Thyroxin 337
TIA (transient ischemic attack) 283f.
Tic 10, 267
Tic nerveux 268
Tiefensensibilität, Prüfung 301
Tigason®/Retinoid/Vitamin-A-Säure 187
Tilidin/Valoron® 131, 353
Tinct. Castellani 205
Tinct. cum belladonna 159
Tinct. jodi 190
Tinea 5
-, interdigitale 6
TINE-Test 126, 364f.
Tinnitus 6, 93, 199
- aurium 198
Tioconazol/Mykontral® 190
Tizianidin/Muskelrelaxans 58

Todessehnsucht 272
Tofranil®/Imipramin/trizyklisches Antidepressivum 245, 290
Tolbutamid/Rastinon® 330
Tollkirsche 159, 355
Tollwut 95
– -Impfstoff 382
Tollwutlebendimpfstoff für Füchse 382
Tolterodin/Detrusitol®/ Anticholinergikum 246
Tolvin®/Mianserin/nichttrizyklisches Antidepressivum 290
Tonsillarhyperplasie 7, 202, 205
Tonsillektomie 40, 202f., 205, 368
Tonsillentumor 75
Tonsillitis 16, 28, 30, 34, 39, 75, 210
– acuta 4, 34
– chronica 34
Torem®/Torasemid 134
totale Endoprothese (TEP) 67
Toxoplasma gondii 325
Toxoplasmose 12, 249, 338
– -Titer 80
Tracheazielaufnahme 337
Tracheobronchitis 36
Tracheotomie 348
Traktion 67
Traktionsversuch 357
Tramadol 351
Tränenflüssigkeit 255
Tränensackentzündung 9
Tranquilizer 277, 281, 290, 311
Transaminasenerhöhung 250
Transdermale Systeme (TTS) 247
Transfusion 353
–, Therapie 340
transitorische ischämische Attacke (TIA) 250, 283, 309
transkutane elektrische Nervenstimulation (TENS) 186
transnasale Sondenernährung 293
Trapezoidago 46
Traubenzucker 299
Trauer 58
Travogen®/Isoconazol 190
Tremarit®/Anticholinergikum 294
Tremor 8, 50, 287, 337
–, Hände 291
Trendelenburg-Phänomen 64
Trendelenburg-Test 307, 333
Trental®/Pentoxifyllin 334
Triamcinolon 67
Triamcinolonacetonid 168
Triamteren 134
Trichiasis 10
Trichomonaden 187, 215, 225, 244, 246, 249f., 347
Trichorhizogramm 190
Trigeminusneuralgie 257
trigger points 49
Triggerfinger 10, 327
Triglyzeride 104, 133
Trimenon-Koliken 160
Trimethoprim 215

Trimethoprim + Sulfonamid/Bactrim® forte 245
Trinkverhalten 224
Tripletherapie 148
Tripper 255
Triptane/Imigran®/Maxalt® 332
Trizyklika 292
trockenes Auge 260, 263f.
Trommelfell 194, 196
–, Defekt 199
–, Perforation 11, 204
–, Vorwölbung 195
Tropenaufenthalt 354
–, Krankheiten 28
–, Reise 31
Tropenrückkehrer-Programm 139, 377
Troponin-Test 132
Trospiumchlorid/Spasmolyt® 246
Truxal®/Neuroleptikum 311
TSH-Basalwert 337
Tubenbelüftung 196
–, Störung 202
Tubenkatarrh 5, 198f., 205
–, akuter 197
–, chronischer 197
Tubenligatur 239, 250
Tuberkulin-Hauttest 80, 126, 364f.
Tuberkulose 33, 124
– -Impfstoff 382
–, intestinale 75
–, Miliar ~ 133
–, Tests 133
Tuberkulostatika 162, 234
Tumor, s. Malignom
Tumor 53
–, Gehirn ~ 303
–, Kopf 257
–, Nachsorge 152, 162, 352
–, Schmerzen 291
Tüpfelnägel 173
Typhus 234
– -Impfstoff 382
tyraminhaltige Speisen 134, 332
Tyrosin-Allergoidpollen 131
Tyrothricin 40

Übelkeit 5, 34, 92, 116, 134, 160, 162, 195, 250, 270, 340
Überbein 327
Überdruckkammer 205
Übergewicht 60, 309, 316, 331, 333, 335
Überprüfung 206
Überweisungen 17, 20, 169
Überweisung, gezielte 19
–, ungezielte 19
Uhrentest 277, 279
UKPD-Studie 301
Ulcus corneae 12
Ulcus cruris 5, 166, 170f., 305, 333
– – postthromboticum 170
– – varicosum 170, 185
–, Behandlung 171
–, Diagnostik 170

Ulcus duodeni 57, 141, 148, 158
– venerium 75
– ventriculi 57
Ulkus, peptisches 6, 147
–, psychogenes 244
Ultraschall 94f., 345
Ultraschall-Doppleruntersuchung (USD) 333f.
–, Therapie 63
–, Untersuchung 337
Umstellungsosteotomie 64
Umweltgifte 48
Unabwendbar gefährlicher Verlauf 33
Unausgelesenes Krankengut 19, 21, 45, 69, 76, 82, 123, 163, 166, 201, 210, 229, 275
uncharakteristische Kopfschmerzen 302ff.
uncharakteristischer Juckreiz 174
uncharakteristisches Fieber (UF) 4, 14, 16f., 25ff., 34, 43, 50, 70, 82, 123, 171, 190, 212, 234, 325, 357
– –, bei Alten 28
– –, bei Kindern 28
– –, Zustand nach 5, 26
Unguis incarnatus 7, 74, 79
Unkovertebralarthrose 45
Unruhe, innere 244
Unterbauch-Programm 141, 144, 375
Unterberger-Tretversuch 119f.
Unterbringungsgesetz 292f.
Unterkieferöffnungssperre 12
Unterzuckerung 300
Uprima®/Apohydromorphinhydrochlorid 247
Urämie 341
Urate 244, 347
Ureterkolik 212
–, Konkremente 214
Urethralinsuffizienz 223f.
–, Striktur 12
Urethritis 7, 224f.
– non specifica 210
–, nichtgonorrhoische 246
Urethrozystogramm, retrogrades 244
Urge-Inkontinenz 222ff., 246
Uricult® 215
Urikostatikum/Zyloric® 68
Urikosurikum/Benzbromaron 68
Urin, Blut im 245
–, Analyse 32
–, Diagnostik 212, 220
–, Eiweiß im 244
–, Kontinenz 222ff., 246
–, Kontrolle 40, 78
–, Kultur 57, 244
–, Sediment 57, 133, 213, 244, 346
– – im Mikroskop 366
–, Status 101, 139, 244, 335
–, Zucker 296, 300f.
Urogenitalerkrankungen 16
Urogramm 133
Urolithiasis 5, 141, 212, 216
Urologe 19
urologische Untersuchung 210

Urosepsis 216
Uro-Vaxom®/Immunstimulans 245
Ursodesoxycholsäure (UCD) 160
Urtikaria 7, 82, 174f., 187f., 210, 348
–, IgE-mediierte 188
–, psychogene 244
Uterus myomatosus 249
–, Amputation 249
–, Exstirpation 247, 249f.
–, Karzinom 220
–, Myom 10
UV-A-Schutz 185
UV-A-Sonnenlicht 187
UV-A-Strahler 187
UV-Belastung, kumulative 190
UV-B-Strahlen 185
UV-B-Strahlung 187
UV-Exposition 79
UV-Licht 180, 263
UV-Strahlen 255

Vagina sicca 12, 227
vaginale Untersuchung 144, 160, 210f., 213, 228, 230, 235
vaginaler Sekretabgang 235
Vaginalsmear 211
– -Untersuchung 235
–, Spreizspekulum 211, 237
–, Spülung 241
–, Therapeutika 249
–, Untersuchung 212, 234f.
– –, bimanuelle 233
Vaginismus 227
Vaginitis 6, 210, 227
Vagotomie 159
Valeriana officinalis/Baldrian 311
Valgusstellung 336
Valium®/Diazepam 40, 132, 290, 293, 346
Valoron®/Tilidin 131
Valsalva-Preßversuch 195, 197, 205
Vaporisierung 321
Varicella-Zoster-Virus 186
– –, Immunglobulin 312, 383
Varikosis 309, 336, 350
– und Pille 251
–, Selbstmaßnahmen 306
Varikozele 11, 149, 247, 333
Varizellen 311ff., 335
– -Impfstoff 383
–, IgM/IgG 312
Varizen 4, 6, 164, 210, 304ff., 332f.
–, Operation 333
–, Sklerosierung 333
Varusstellung 336
Vasektomie 239, 250
Vaseline 207
Vaskulitis 11
vasoaktive Substanzen 292
Vasodilatator/Dihydralazin 114, 134
Vasodilatatoren 130
Vasokonstringenzien 255
Vasomotal®/Betahistin 134
vegetabile Kost 167
vegetative Symptome 294

Venenentzündung 4
–, oberflächliche 185
–, tiefe 307
Venenmittel 234, 333
Venen-Stripping 184
–, Thrombose 96, 133, 307f.
Venoprotektiva 185
venöse Hämorrhagien 86
Verapamil/Isoptin® 132, 152, 162, 277
Verätzung 5, 82
Verbandswechselintervalle 96
Verbrennungen 5, 14, 81f., 87, 96, 352
Verbrühungen 87
Verdachtsdiagnose 149
Vergeßlichkeit 8, 228, 292
Vergiftung 157
–, pflanzliche 352
–, Symptome 340
Verhaltensstörungen 357
Verhaltenstherapie 245, 268, 281, 336
Verhütung, nichthormonelle 241
Verkühlung 27, 32
Verläufe, atypische 18
Verlaufskurve 32
Verletzung, Biß ~ 82, 86
–, Fremdkörper ~ 89
–, Hornhaut 255
–, infizierte 5
–, innere 92
–, Kanülen ~ 87
–, leichte 81
–, Pfählungs ~ 87
–, schwere 81
–, Sehne 85f., 88
–, Stich ~ 82
–, stumpfe 81
–, Thorax ~ 89
Verletzungen 4, 6, 14, 16, 71, 81ff., 105
–, Auge 255
–, Berufs ~ 88
–, Muskel ~ 85
Verödung, Krampfadern 185
Verrucae 4, 169, 336
– filiformes 170
– planae juveniles 170, 321
– plantares 169f., 321
– vulgares 169f.
Verrumal®/Fluorouracil/Mitosehemmer 185
Versagerquote, Pille 241
Verstauchungen 83
Verstopfung 5, 151f.
Vertebralisinsuffizienz 134
Verwirrtheit 283
Verzögerungsinsulin 329
Vesiculae 171
Viagra®/Sildenafin 130, 227
Vibramycin®/Doxycyclin 245
Vibrationsempfinden, Prüfung 301
Vidisic®-Gel/visköse Substanz 263
Vielgebärende 248
Vioform®/Desinfizienz 186

Vioxx®/Rofecoxib/Cox-2-Hemmer 66f.
Virchow-Drüse 338
– -Lymphom 75
– -Trias 185
Viren 123
Virushepatitis, akute 161
–, Infekt 27
Visus 258
–, Störungen 7, 264
Vita sexualis 226, 228, 246, 249, 338
Vitamin A 234
Vitamin B 186, 234
Vitamin B1 338
Vitamin B12 66, 339
Vitamin C 234
Vitamin D 230, 234, 248, 293
Vitamin D3 230, 248
Vitamin E 338
Vitamin K 186, 234
Vitamin-A-Säure/Retinoid/Tigason® 79, 187
Vitamin-A-Überdosierung 190
Vitamin-B12-Substitution 159
Vitamin-B-Komplexmangel 189
Vitamin-D-Analoga/Calcipotreol oder Tacalcitol 173, 187
Vitamine 234
Vitamin-K-Antagonisten 333
Vitaminmangel 65
Vitiligo 10
Vojta-Reflex 357
Völlegefühl 152
Vollrausch 92
Volon® A 186
Voltaren®/Diclofenac/Essigsäurederivat 66
Vorfußrolle 336
Vorhaut, Entzündung 222
–, Verengung 221ff.
–, Verklebung 222
Vorhofflimmern 5, 132f., 293, 309, 334
Vorhofseptumdefekt 126
Vorlast 102, 130
Vorlaufphänomen 64
Vorsorge, Kinder 206
–, Krebs ~ 212
–, Untersuchung 221, 226, 350
– –, gynäkologische 235
– –, Männer 217
Vorsorgeuntersuchungen 161
– bei Kindern 206
V-Phlegmone 176
Vulvitis 6, 209, 227

Wacholderbeeren 216
Wachstumsalter 339
Wachstumsschmerzen 320
Wadenschmerzen 8, 308
Wahnvorstellungen 292
waist to hip ratio 316
Wallungen, Hitze ~ 6, 228
Wanzenkraut/Cimicifuga/Traubensilberkerze 247

Wärmetherapie 67, 207
Warze 4
–, seborrhoische 179
Warzen 164, 169f., 191, 319, 336
–, Faden ~ 170, 185
–, paronychiale 185
–, Plantar ~ 170, 185
Wasserbruch 225
Wasserlassen, Störungen 19
Wasserstoffperoxid 190
Weber-Test 194, 199, 205f.
Wechseljahre 228
Wegerich 39
Wehen, falsche 12, 227
weicher Schanker 338
Weichteilverletzung 91
weight watchers 347
Weiten-Maß-System (WMS)-Schuhe 336
Weiterbildung 163
–, allgemeinmedizinische 345ff.
Weiterbildungsordnung 345
Weitsichtigkeit 257
Weizenkleie 158
Wermut/Artemisia absinthum 39, 159
Wespengiftallergie 96
Wickeltechnik 171, 185
Wiesenbärenklau 355
Windeldermatitis 184
–, Soor 184
Windpocken 39, 311ff., 335
Winkelblockglaukom 264
Wismut-Salze 159
Wood-Leuchte 191
Wundausschneidung 88
Wunde, banale 82
–, Gelegenheits ~ 88
–, Platz ~ 92
–, Quetsch ~ 88
–, Schürf ~ 92
–, Taschen 88
Wunden 14, 352
–, Haut ~ 4, 87f.
Wundhäkchen 88
Wundheilung, gestörte 96
Wundrose 175
Wundverschluß, primärer 88
Wundversorgung 88

Würmer 343
Wurmkur 174
Wurzelreizsyndrom 52f.

Xanthinderivat/Theophyllin/Euphyllin® 131
X-Bein 320

Yersinien 62, 140, 157

Zahnabszesse 14
–, Medizin 71
–, Schmerzen 257
–, Technik 169
Zeckenenenzephalitis 173
Zeckenstiche 7, 173f., 187
Zeckenzange 187
Zehendeformation 12
Zehenfraktur 5
Zehennagel, eingewachsener 7, 74, 226
–, Mykose 364f.
Zeitfaktor 3, 19
Zeitwahlmethode 238
Zement 166
Zementallergie 184
Zentralarterienverschluß 264
Zentropil®/Phenytoin 67, 293
Zentropil®/Phenytoin/Antiepileptikum 157
Zerebralsklerose 118, 223, 276
zerebrovaskuläre Insuffizienz 276
Zerrungen 81, 83, 86
Zerumen 4, 198f., 205
–, Löffel 205
Zeruminalpfropf 195, 197
Zervikalgie 58
Zervix 237
–, Polyp 10, 227
–, Schleim 250
–, Sekret 211
Zervizitis 227
–, chronische 236
Zigarettenmißbrauch 131
–, Rauchen 103f., 125, 285, 291
Zinkleimverband 96, 185
Zinköl 189
–, Paste 184
– -Talkum-Puder 189

Zirkumzision, ovaläre/radikale 222, 246
Zittern 8, 29
Zöliakie 160, 162
–, Gruppe 347
Zoster generalisatus 186
– necroticans 186
– ophthalmicus 186
– oticus 186
–, Immunglobulin 186
–, Schmerzen 291
–, symptomatischer 186
Zovirax®/Aciclovir 186
Zuckerkrankheit 295ff.
Zungenbrennen 8, 210
Zustand nach Gelenkersatz 43f.
Zuwarten, kontrolliertes 148
zwanghafte Persönlichkeit 280
Zwangskrankheit 281
Zwangsneurose 279
Zwangsunterbringung 292
zweidimensionale Systematik 14f., 17, 24f., 44
Zweiphasen-Präparate 250
Zwergpalme 216f.
Zwölffingerdarmerkrankungen 344
Zyanose 293, 348
Zyklamat 185
Zyklus, normaler 240
–, ovulatorischer 232
–, Störungen 230, 250
–, Verschiebung 242, 250
Zylinderurie 215
Zyloric®/Allopurinol 68
Zysten 325
–, Ovarial ~ 235
Zystitis 4, 57, 210
–, akute 215
–, hämorrhagische 245
Zystopyelitis 9f., 30
Zystourethrotonometrie 224
Zystozele 223, 237
Zytodiagnostik, gynäkologische 236
zytologischer Abstrich 211, 235
Zytostatika 219, 343, 353
–, Therapie 190

Hautnah beraten

Praxistipps und 101 Fallbeispiele

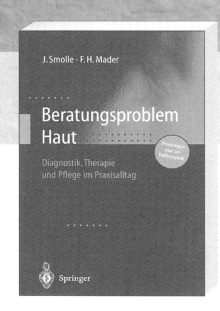

J. Smolle, F.H. Mader, Nittendorf
Beratungsproblem Haut
Diagnostik, Therapie und Pflege im Praxisalltag

2001. Etwa 385 S. 66 Abb. in Farbe. Brosch.
DM 99,90; sFr 88,–; ab 1. Jan. 2002: € 49,95
ISBN 3-540-41706-0

Mit über **100 Fallvorstellungen** aus dem Praxisalltag erleichtert diese Einführung die **hausärztliche Beratung** bei Hautproblemen.

Die Themenpalette reicht von der **Diagnose** und **Therapie** über **Hautpflege** bis hin zu den in der Allgemeinpraxis häufig auftretenden Beratungsergebnissen mit Hautmanifestation. Schwerpunkte sind die abwendbar gefährlichen Verläufe, abwartendes Offenlassen und therapeutische Grundzüge.

Didaktisch klar, kompakt und **verständlich** ist das Buch der ideale Leitfaden für die Praxis und die Prüfungsvorbereitung.

Springer · Kundenservice
Haberstr. 7 · 69126 Heidelberg
Tel.: (0 62 21) 345 - 217/-218
Fax: (0 62 21) 345 - 229
e-mail: orders@springer.de

Die €-Preise für Bücher sind gültig in Deutschland und enthalten 7% MwSt.
Preisänderungen und Irrtümer vorbehalten. d&p · BA 41716/1 (7787)

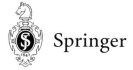